Lehrbuch Orthopädie

Mit Beiträgen von

H.-M. Mayer, H. Mellerowicz,
B. D. Partecke, M. Sparmann,
U. Weber, R. Wolff,
E. Zapfe und H. Zilch

# Lehrbuch
# Orthopädie
## mit Repetitorium

Herausgegeben von H. Zilch und U. Weber

Walter de Gruyter
Berlin · New York 1989

Prof. Dr. med. H. Zilch
Chefarzt der Klinik für
Unfall-, Wiederherstellungs- und Handchirurgie
des Krankenhauses Goslar
Kösliner Str. 12
D-3380 Goslar

Prof. Dr. med. U. Weber
Ärztlicher Direktor der
Orthopädischen Klinik und
Poliklinik der Freien
Universität Berlin, Oskar-Helene-Heim,
Clayallee 229
D-1000 Berlin 33

Dieses Buch enthält 259 Abbildungen und 14 Tabellen

*CIP-Titelaufnahme der Deutschen Bibliothek*

**Lehrbuch Orthopädie**: mit Repetitorium / hrsg. von H. Zilch u. U. Weber
[Mit Beitr. von H.-M. Mayer ...]. = Berlin ; New York : de Gruyter, 1988
ISBN 3-11-010766-X
NE: Zilch, Hans [Hrsg.]


Didaktisches Konzept: Dr. U. Herzfeld, Gaiberg
Zeichnungen: H. R. Giering-Jänsch, Berlin
Umschlagentwurf: Rudolf Hübler, Berlin
Satz: INTERDRUCK, Leipzig
Druck: Appl, Wemding
Bindung: Lüderitz & Bauer GmbH, Berlin

# Vorwort

Das vorliegende Buch stellt ein modernen Gesichtspunkten der Orthopädie Rechnung tragendes Lehrbuch mit Repetitorium für den Studenten dar. Es ist aber weit mehr. Die Art der Wiedergabe von Problemen des orthopädischen Alltags mit Beleuchtung des wissenschaftlichen Hintergrundes wendet sich zugleich an den jungen in Weiterbildung befindlichen Assistenzarzt. Er findet hier die für seine praktische Arbeit notwendigen Grundlagen ohne größere Abstecher in theoretische Erörterungen oder abweichende Lehrmeinungen.

Zwei Autoren haben sich zusammengefunden, die außer ihrer fachlichen Kompetenz als Orthopäden auch über die Qualifikation eines Arztes für Chirurgie verfügen. So wird es selbstverständlich, daß auch die traumatologischen Probleme der Bewegungsorgane nicht zu kurz kommen. Darüber hinaus wird der Leser mit den Problemen der plastischen und Wiederherstellungschirurgie vertraut gemacht, soweit sie als fester Bestandteil historisch in der Orthopädie zur Entwicklung gelangt sind. Auch neuere Aufgaben der Orthopädie wie die Sportmedizin finden in dem Lehrbuch ihren Niederschlag.

So präsentiert das neue Buch den gegenwärtigen Stand unseres Faches. In klarer Sprache und übersichtlicher Form zur Darstellung gebracht, kann dieses Lehrbuch als eine wertvolle Bereicherung der orthopädischen Literatur betrachtet werden. Man darf seiner raschen Verbreitung sicher sein.

Berlin, Frühjahr 1988 *Günter Friedebold*

# Anschriftenverzeichnis der Autoren

MAYER, H.-M., Dr. med.
Neurochirurgische/Neurologische Klinik im
Klinikum Steglitz der Freien Universität Berlin,
Hindenburgdamm 30, D-1000 Berlin 45

MELLEROWICZ, H., Dr. med.
Orthopädische Klinik und Poliklinik der
Freien Universität Berlin, Oskar-Helene-Heim,
Clayallee 229, D-1000 Berlin 33

PARTECKE, B.-D., Dr. med.
Handchirurgische Abteilung der Berufsgenossenschaftlichen Unfallklinik,
Bergedorfer Str. 10, D-2050 Hamburg 80

SPARMANN, M., Priv. Doz. Dr. med.
Orthopädische Klinik und Poliklinik der
Freien Universität Berlin, Oskar-Helene-Heim,
Clayallee 229, D-1000 Berlin 33

WEBER, U., Prof. Dr. med.
Orthopädische Klinik und Poliklinik der
Freien Universität Berlin, Oskar-Helene-Heim,
Clayallee 229, D-1000 Berlin 33

WOLFF, R., Dr. med.
Orthopädische Klinik und Poliklinik der
Freien Universität Berlin, Oskar-Helene-Heim,
Clayallee 229, D-1000 Berlin 33

ZAPFE, E., Dr. med.
Orthopädische Klinik und Poliklinik der
Freien Universität Berlin, Oskar-Helene-Heim,
Clayallee 229, D-1000 Berlin 33

ZILCH, H., Prof. Dr. med.
Klinik für Unfall-, Wiederherstellungs- und
Handchirurgie im Kreiskrankenhaus Goslar,
Kösliner Str. 12, D-3380 Goslar

# Kurzinhaltsverzeichnis

# Inhaltsverzeichnis

# 1 Allgemeine Orthopädie

**1 Allgemeine Orthopädie**

## 1.1 Wesen und Aufgaben der Orthopädie

*R. Wolff*

Patienten, die einen Orthopäden aufsuchen, klagen über
- Schmerzen im Bereich des Bewegungsapparates (Koxarthrose, Lumbalgie),
- Formabweichungen (Skoliose, Klumpfuß, Genua vara) oder
- Funktionsverlust (Lähmungen, z. B. nach Poliomyelitis).

**Orthopädie**
Behandlung von Erkrankungen und Verletzungen des Bewegungsapparates.

Die Ursache der Beschwerden ist durch eingehende Diagnostik zu erforschen und zu behandeln. Eine kausale Therapie ist auch heute bei vielen Krankheitsbildern nicht möglich: Endoprothesen, Muskelplastiken und Medikamente beseitigen letztlich nur Symptome und schließen auch Risiken ein (Infektion nach operativen Eingriffen, Prothesenlockerung, Nebenwirkung von Medikamenten).

Zum Orthopäden führen
- Schmerz,
- Formabweichung,
- Funktionsverlust.

Die rechtzeitige Diagnose von Formabweichungen und Fehlbildungen im frühen Säuglings- und Kindesalter ermöglicht es vielfach, in den weiteren Wachstums- und Entwicklungsprozeß steuernd einzugreifen – eine der fruchtbarsten und oft auch schwierigsten Aufgaben der Orthopädie (z. B. Spreizhose und Pavlik-Bandage zur Behandlung der Hüftdysplasie bzw. -subluxation; Epiphyseodese bei Achsenabweichungen; Korsettversorgung bei Skoliose). Durch Lagerungsschienen und Bewegungsübungen lassen sich Gelenkkontrakturen in Fehlstellung nach Lähmungen verhindern, was die Voraussetzung für spätere plastische Maßnahmen ist.

**Präventive Orthopädie**
frühe Diagnose
→ Wachstumssteuerung.

Durch regelmäßige Vorsorgeuntersuchungen sind hochstehende Hüftluxationen und schwere Skoliose im deutschsprachigen Raum selten geworden: der klinische Verdacht auf eine Hüftluxation läßt sich bereits kurz nach der Geburt durch Ultraschalluntersuchungen – also ohne Strahlenbelastung – verifizieren.

Der Begriff „Orthopädie“ (orthos = gerade; pais = Kind) wurde Mitte des 18. Jahrhunderts von Nicolas Andry geprägt, ebenso das Symbol des gekrümmten Bäumchens, das an einen geraden Stab gebunden ist. Es veranschaulicht, wie einem verkrüppelten Stamm – oder einem Kind mit Fehlbildungen – durch gezielten Einsatz äußerer Kräfte zu geradem Wachstum verholfen werden kann (Abb. 1).

Zum Aufgabengebiet der Orthopädie gehört ferner die Rehabilitation, d. h. die möglichst weitgehende Wiedereingliederung von Patienten nach Verletzungen, sowie die Einschätzung der verbliebenen Erwerbs- und Arbeitsfähigkeit.

**Rehabilitation**

Viele Erkrankungen – wie Rachitis, Tuberkulose, Poliomyelitis – haben durch bessere Ernährung und Schutzimpfungen an Bedeutung verloren. Kinder mit Spina bifida und Zerebralparese überleben dagegen heute länger und stellen hohe Anforderungen an den Orthopäden. Wegen der höheren Lebenserwartung nehmen degenerative Gelenkerkrankungen (Koxarthrose, Gonarthrose) und Folgen der Osteoporose (Wirbelkörper- und Schenkelhalsfrak-

Rachitis
Tbc
Polio ↓

degenerative Gelenkerkrankungen
Arbeitsunfälle
Mißbildungen ↑

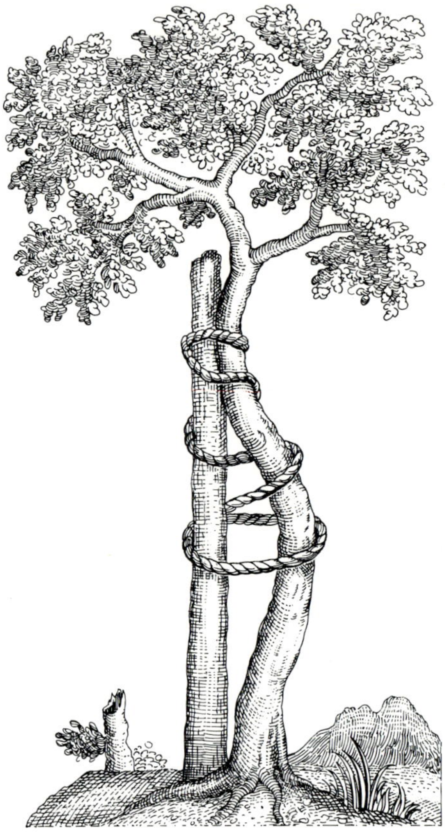

**Abb. 1**
Symbol orthopädischen Handelns

turen) zu. Schwere Arbeitsunfälle verlangen oft aufwendige und langdauernde rekonstruktive Maßnahmen.

Die Orthopädie verdankt ihre zunehmende Bedeutung in den letzten Jahren wesentlich den Fortschritten auf den Gebieten der

- Mikrochirurgie (Replantation von Gliedmaßen, Übertragung von vaskularisiertem Knochenspan und vaskularisierten Muskel-Hautlappen),
- Diagnostik (Arthrographie, Computertomographie, Kernspinresonanztomographie, Szintigraphie, Ultraschalluntersuchung),
- Biomechanik,
- Endoprothetik (Hüft- und Knieprothesen haben nach 10 Jahren eine Erfolgsquote von 80–90%),
- Tumortherapie (gliederhaltende Chirurgie, Chemotherapie),
- prothetischen Versorgung (myoelektrische Prothesen),
- Frakturbehandlung (nach Richtlinien der Arbeitsgemeinschaft für Osteosynthese – AO),
- Chemonukleolyse bei Bandscheibenprotrusion.

Fortschritte in der Orthopädie
in **Diagnostik:**
- Computertomographie,
- Kernspinresonanztomographie,
- Ultraschall,

in **Therapie:**
- Mikrochirurgie,
- Endoprothetik,
- Osteosynthese,
- Tumortherapie,
- Chemonukleolyse.

Übertragungen von homologen Gelenken, homologem Knorpel, Eingriffe im Bereich der Epiphysenfugen sowie verschiedene Verfahren der Elektrostimulation zur Beschleunigung der Frakturheilung und Therapie von Pseudarthrosen gehören noch weitgehend dem experimentellen Stadium an, eine endgültige Wertung ist bisher nicht möglich.

## 1.2 Entstehungsursachen orthopädischer Erkrankungen

*R. Wolff*

Häufige Ursachen orthopädischer Erkrankungen sind:

- Verletzungen,
- angeborene Fehlbildungen und Systemerkrankungen,
- Überbelastungen, degenerative Veränderungen,
- Entzündungen,
- neurogene Funktionsstörungen,
- systematische Erkrankungen, Stoffwechselstörungen, hormonelle Störungen, Autoimmunerkrankungen (Rachitis, Gicht, rheumatische Erkrankungen) und
- Gewebeneubildungen (Tumor).

**Erkrankungsursachen:**
- Verletzung,
- Fehlbildung,
- Überlastung,
- Entzündung,
- Systemerkrankung,
- Tumor,
- neurogene Funktionsstörung.

Die Ätiologie vieler Erkrankungen läßt sich mit heutigem Wissen und derzeitigen diagnostischen Methoden nicht erfassen: Diagnosen, wie idiopathische Skoliose oder idiopathische Hüftkopfnekrose, zeugen davon.

Ätiologie oft unklar: „idiopathisch".

Nach **Verletzungen** kann die unzureichende Reposition von Frakturen zu Achsenfehlstellungen und konsekutiven unphysiologischen Gelenkbelastungen führen, was besonders im Bereich der höher belasteten unteren Extremität bedeutsam ist. Verheilt eine Unter- oder Oberschenkelfraktur z. B. in Valgusfehlstellung, wird der laterale Anteil des Kniegelenkes vermehrt belastet, arthrotische Veränderungen sind mögliche Folge. Frakturen mit Gelenkbeteiligung müssen „wasserdicht" rekonstruiert werden, da sonst eine veränderte Druckverteilung resultiert (Inkongruenzarthrose). Nach Verletzungen der Epiphysenfuge läßt sich auch bei sachgerechter Versorgung ein Fehlwachstum (einseitiger Schluß der Wachstumsfuge) nicht immer vermeiden. Frakturen der langen Röhrenknochen können bei Kindern zu einem überschießenden, aber auch verzögerten Wachstum führen und spätere Korrekturosteotomien erfordern. Während Rotationsfehler bei kindlichen Frakturen stets zu korrigieren sind, gleichen sich Achsenfehlstellungen bis zu 30° – in Abhängigkeit vom Alter des Kindes, also der verbleibenden Wachstumspotenz – weitgehend aus. Mediale Schenkelhalsfrakturen und traumatische Hüftluxationen schädigen in hohem Prozentsatz die Blutzufuhr des Hüftkopfes: Nekrosen sind die Folge.

**Verletzungsfolgen**
- Achsenabweichung
- Inkongruenz der Gelenkfläche
- Fehlwachstum

↓
unphysiologische Gelenkbelastung
↓
Arthrose

**Angeborene Fehlbildungen** und Systemerkrankungen des Skeletts beruhen meist auf genetisch fixierten Schäden, die dominant oder rezessiv vererbt werden. Die Einteilung ist nicht einheitlich. Spranger unterscheidet Hypo- und Hyperplasien, Dysplasien (Entwicklungsstörungen des Knorpel-Knochengewebes, z. B. multiple kartilaginäre Exostosen, Osteogenesis imperfecta) und Dysostosen.

**Angeborene Fehlbildungen**
Ursache
endogen: Genveränderung (dominanter/rezessiver Erbgang),

Exogene Faktoren, wie Röntgenstrahlung, Medikamente (Thalidomid), Infektionskrankheiten der Mutter (Röteln) sowie Zwangshaltungen im Uterus führen ebenfalls zu angeborenen Fehlbildungen.

exogen: Röntgenstrahlung,
Medikamente,
Infektion,
Lage im Uterus.

Sind nur einzelne Gliedmaßen betroffen, ist eine Unterscheidung nach *morphologischen* Kriterien möglich:

- Störungen in der Ausbildung von Gliedmaßen (Defektbildungen, z. B. Amelie, Spalthand, Klumphand),
- Störungen bei der Differenzierung (Syndaktylie, Klinodaktylie = angeborene Achsenfehlstellung, Kamptodaktylie = Beugefehlstellung, radioulnare Synostose),
- Duplikationen (Polydaktylie),
- übermäßiges bzw. zu geringes Wachstum (Makrodaktylie, Hypoplasie des Daumens) und
- Schnürfurchen.

*Fehlbildung von Gliedmaßen:*
- Störung der Ausbildung,
- Störung der Differenzierung,
- Duplikation,
- Störung des Wachstums,
- Schnürfurchen.

Frühzeitige rekonstruktive Eingriffe können vielfach zu wesentlichen Funktionsverbesserungen führen (Pollizisation, Entfernung überzähliger Gliedmaßen).

Coxa valga und dysplastische Hüftpfanne bedingen eine vermehrte unphysiologische Belastung von Gelenken und können zu Schmerzen führen, bei geringer Ausprägung ist Beschwerdefreiheit bis zum Lebensende möglich.

**Degenerative Veränderungen**
Mißverhältnis von
Belastung ↔ Belastbarkeit,
Begünstigung durch präarthrotische Deformität.

Kennzeichen **degenerativer Veränderungen** sind Abnutzungen des Gelenkknorpels. Ursache ist ein Mißverhältnis von Belastbarkeit und tatsächlicher Belastung des betroffenen Gelenkes. Eine angeborene Minderwertigkeit der betroffenen Strukturen, Stoffwechselstörungen und Medikamente (Cortison) mögen wesentliche begünstigende Faktoren sein, ebenso Achsenfehlstellungen, Hüftdysplasien, Morbus Perthes und Epiphysenlösungen (präarthrotische Deformität, Hackenbroch).

Weitere Überlastungserscheinungen sind Ermüdungsbruch und die zahlreichen Insertionstendopathien (Schulter, Ellenbogen, Achillessehne).

**Entzündung**
- bakteriell,
- abakteriell;
- spezifisch (Tbc, Typhus),
- unspezifisch.

Bakterielle Infektion:
lymphogene Streuung,
hämatogene Streuung,
iatrogene Ursache.

Bei den **Entzündungen** (vgl. 2.6) lassen sich bakterielle und abakterielle unterscheiden. Bakterielle Infektionen entstehen durch hämatogene (Erreger meist Staphylokokken) oder lymphogene Streuung sowie nach chirurgischen Interventionen (Osteitis). Spezifische Entzündungen sind – im Gegensatz zu den unspezifischen – durch eine für den Erreger typische Reaktion des Gewebes gekennzeichnet (Tbc, Typhus, Lues). *Schwellung, Schmerz, Überwärmung* und *Hautrötung* sind die klassischen Symptome der Entzündung.

**Neurogene Funktionsstörung**
- pränataler/nataler Hirnschaden (Zerebralparese),
- Geburtstrauma (Plexusschaden),
- Infektion (Polio)

spastisch: zentral
schlaff: peripher.

**Neurogene Funktionsstörungen** (vgl. 2.10) sind oft Folge pränataler und nataler Schädigung des Gehirns (Zerebralparese). Bei der Geburt können Überdehnungen und Zerrungen des Armes zu Plexusschädigungen und damit Lähmungen führen (Typ Erb-Duchenne bei Läsion der Zervikalwurzeln C5/C6, Typ Klumpke bei Schädigung der Wurzeln C7/Th1). Die schlaffen Lähmungen nach Poliomyelitis gehen mit Wachstumsstörungen einher. Zentrale Lähmungen sind spastisch, d. h. der Muskeltonus ist erhöht, die Reflexe sind gesteigert. Die periphere Lähmung ist dagegen schlaff, der Muskeltonus ist verringert oder aufgehoben.

**Tumoren** führen ebenfalls zum Orthopäden. Sie können von allen Geweben ausgehen: Haut, Fettgewebe, Nerven, Sehnen, Muskulatur, Knorpel und Knochen. Wichtig ist hier die schnelle Abklärung, ob es sich um maligne Gewebeproliferationen handelt (vgl. 2.4).

**Benigne Knochentumoren**
- Osteochondrom,
- Chondrom,
- Osteoid-Osteom,
- Osteoblastom,
- aneurysmat. Knochenzyste.

Semimaligner Knochentumor:
- Riesenzelltumor (benigne 50 %, aggressiv-rezidivierend 35 %, maligne 15 %)

Benigne und semimaligne Knochentumoren sind:
- Osteochondrom (osteokartilaginäre Exostose),
- Riesenzelltumor (aggressiv, semimaligne),
- Chondrom,
- Osteoid-Osteom,
- Osteoblastom,
- aneurysmat. Knochenzyste.

**Maligne Knochentumoren**
- Plasmozytom,
- Osteosarkom,
- Chondrosarkom,
- Ewing-Sarkom,
- Lymphom.

Maligne Knochentumoren:
- multiples Myelom (Plasmozytom),
- Osteosarkom,
- Ewing-Sarkom,
- Chondrosarkom,
- Lymphom.

*Diagnostik der Knochentumoren:*
Hinweis durch
Patienten,
Prädilektionsort,
Röntgenbefund.

Exakte Diagnose durch Biopsie.

*Alter* des Patienten (Osteosarkom und Ewing-Sarkom treten bevorzugt bei Patienten unter 20 Jahren, Riesenzelltumoren bei Patienten über 20 Jahren auf), *Lokalisation* (Prädilektionsstelle des Osteosarkoms ist der Bereich des Knies, insbesondere der distale Femuranteil; Riesenzelltumoren treten fast ausschließlich im epiphysären Bereich des Knochens auf) und *Röntgenbild* (scharf begrenzte Läsionen ohne Destruktion im Randbereich sind meist gutartig) geben oft wertvolle diagnostische Hinweise – beweisend ist jedoch allein der histologische Befund. Durch Anamnese und Diagnostik ist abzuklären, ob es sich um einen Primärherd oder eine Metastase handelt. Maligne Tumoren erfordern die Exzision, Amputationen sind heute nicht mehr immer erforderlich. Durch rekonstruktive Maßnahmen – Überbrückung der Defekte durch autologen oder homologen Knochen bzw. eine maßgefertigte Prothese – lassen sich Gliedmaße und Gelenkfunktionen erhalten, ohne die Prognose zu verschlechtern. Prä- und postoperative Chemo- und Strahlentherapie sind vom behandelnden Ärzteteam festzulegen (Orthopäde, Onkologe, Radiologe bzw. Nuklearmediziner).

*Therapie der Knochentumoren:*
- Tumorexzision, evtl. Amputation,
- Chemotherapie,
- Strahlentherapie.

Behandlungsteam:
Orthopäde – Onkologe – Radiologe – Nuklearmediziner

Weitere Ursachen orthopädischer Krankheitsbilder sind fibröse Gelenkstreifen, Ankylosen, Gelenkkontrakturen durch Hautnarben (nach Verbrennungen), muskuläre Kontrakturen im Bereich der Hüfte und des Halses (muskulärer Schiefhals) sowie anatomische *Engpässe* im Bereich der Schulter, des Armes und der Wirbelsäule.

Weitere Ursachen:
verschiedene Formen der Gelenkkontrakturen.

**Kompressionssyndrome** (vgl. 2.10.9)
*Karpaltunnel-Syndrom:* Kompression des N. medianus zwischen den Handwurzelknochen und dem Retinaculum flexorum sowie dem Lig. carpi palmare.
*Thorax-Auslaß-Syndrom:* Einengung des Plexus brachialis sowie von A. und V. subclavia in der supraklavikulären Region durch 1. Rippe und die verschiedenen Anteile des M. scalenus (Thoracic-outlet-Syndrom).
*Guyon-Loge* (Kompression des N. ulnaris) am Handgelenk, *Supinatorschlitz* (Ast des N. radialis) und *Pronator-teres-Syndrom* (N. medianus) als weitere Engstellen seien hier nur namentlich erwähnt. Knöcherne Veränderungen im Bereich der Foramina intervertebrale der Halswirbelsäule sowie Bandscheibenvorfälle komprimieren ebenfalls Nervenwurzeln und führen zu Schmerzen oder sensiblen und motorischen Ausfällen (vgl. 3.3.4).
*Impingement-Syndrom:* Akromion und Lig. acromio-claviculare drücken auf einen Teil der Rotatorenmanschette, insbesondere auf die Sehne des M. supraspinatus, bei Abduktion des Armes. Auf die Bedeutung von Formabweichungen (Genua valga, Genua vara) wird in 1.6 (Biomechanik) eingegangen.

**Engpaßsyndrome**
- Karpaltunnel-Syndrom,
- Thorax-Auslaß-Syndrom,
- Guyon-Loge (N. ulnaris),
- Supinator-Loge (N. radialis),
- Pronator-teres-Syndrom (N. medianus),
- Impingement-Syndrom.

## 1.3 Allgemeine Untersuchungstechniken

**Orthopädische Diagnostik**

*R. Wolff, H. Zilch*

Vor jeder Diagnose steht die Erhebung der Anamnese und die exakte klinische Untersuchung.
Die **Familienanamnese** ermöglicht Rückschlüsse auf den Erbgang sichtbarer Fehlbildungen des Muskel- und Skelettsystems, sie gibt ferner Hinweise auf weniger offensichtliche Erkrankungen (Skoliose, Hüftdysplasie, Stoffwechselstörungen). Bei Säuglingen ist die Geburtslage, die Art der Entbindung und die Verfassung nach der Geburt (Apgar-Index, Zyanose ist möglicher Hinweis auf Hirnschaden) bedeutsam. Fehlen erste Bewegungen des Fetus während des 4. oder 5. Schwangerschaftsmonats, können neuromuskuläre Störungen vorliegen. Angaben über die physische und mentale Entwicklung in den ersten Lebensmonaten helfen bei der Aufdeckung von Verletzungen der oberen Extremität bzw. von Lähmungen.

**Voraussetzung:**
- Familienanamnese,
- Eigenanamnese.

**Eigenanamnese:** Angaben zum aktuellen Beschwerdebild umfassen folgende Fragen: Wann traten die Schmerzen erstmals auf? Sind sie nachts oder morgens stärker (Karpaltunnel-Syndrom)? Treten sie auch in Ruhe auf? Sind sie abhängig von der Belastung? Strahlt der Schmerz diffus aus oder läßt er sich lokalisieren (Dermatom)? Bestehen Muskelschwächen und Sensibilitätsverluste? Wann traten Deformitäten erstmals auf, nehmen sie zu?

**Schmerz**
- Zeitpunkt,
- Ruheschmerz,
- Belastungsschmerz,
- Lokalisation,
- Ausstrahlung.

Bei Erwachsenen sind die Fragen nach Allergien, Einnahme von Medikamenten, Nikotin- und Alkoholkonsum sowie Gewichtsverlust wichtig.

**Klinische Untersuchung**
Beurteilung der Haltung, des Gangbildes.

## 1.3.1 Allgemeinzustand

Die klinische Untersuchung beginnt mit einer Überprüfung von Gangbild (s. 1.5) und Haltung des entkleideten Patienten (s. 1.4). Auch das Ausziehen sollte beobachtet werden: Schonhaltungen, Bewegungsdefizite und Ausweichbewegungen liefern erste Hinweise auf das Krankheitsbild. Der Patient ist von allen Seiten zu betrachten. Zu beurteilen sind:

*Untersuchung im Stehen*
von vorn:
- Beurteilung der Beinachsen,
- Spreizen der Füße mit Ent- und Belastung,
- Senkfuß, Spreizfuß, Hohlfuß,
- Tasten der Spina iliaca ant. sup. → Bekkengeradstand bzw. Beckentiefstand,

seitlich:
- Form der Wirbelsäule,
- Beckenkippung,
- Form des Brustkorbes,

von hinten:
- Schulterstand,
- Form der Wirbelsäule (Abfahren der Dornfortsätze),
- Form der Taillendreiecke (Skoliose).

Beurteilung der Muskulatur (Atrophien?)

## 1.3.2 Untersuchung im Stehen

- **Form der Wirbelsäule** (Abb. 2): Rundrücken, hohlrunder Rücken, Flachrücken, Gibbus-Bildung (anguläre Kyphose), Seitausbiegungen (Hinweis ist z. B. eine Asymmetrie der Taillendreiecke),
- **Schulter- und Beckengeradstand** (Orientierungspunkte am Becken: Spina iliaca ant. superior). Ein Beckentiefstand ist Hinweis auf eine Beinlängendifferenz, er kann Ursache einer „statischen Skoliose“ sein, die sich durch Unterlage von Brettern unter das verkürzte Bein ausgleichen läßt.
- **Muskelatrophien** (Oberschenkelmuskulatur – insbesondere M. vastus medialis – bei Kniebinnenverletzung; M. deltoideus bei Verletzung des N. axillaris, Scapula alata bei Ausfall des M. serratus bzw. des N. thoracicus longus).
- **Thoraxform:** Trichterbrust, Kielbrust (eine erhebliche Einsenkung des Sternums kann zu Störungen der Herz- und Lungenfunktion führen, eine operative Korrektur ist dann erforderlich).
- **Form der Beinachsen:** Genua und Crura vara bzw. valga, Rekurvation.
- **Fußform:** Senk-Spreizfuß, Knickfuß, Plattfuß, Hohlfuß (Pes excavatus, deutet auf neurologische Erkrankungen hin), Spitzfuß, Hackenfuß, Sichelfuß (Pes adductus), Zehendeformitäten.

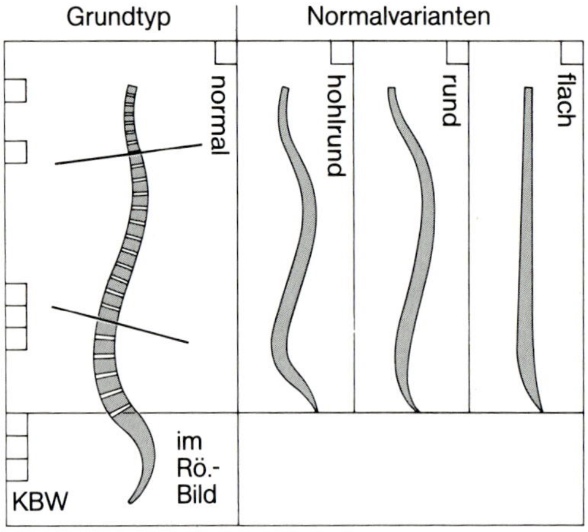

a

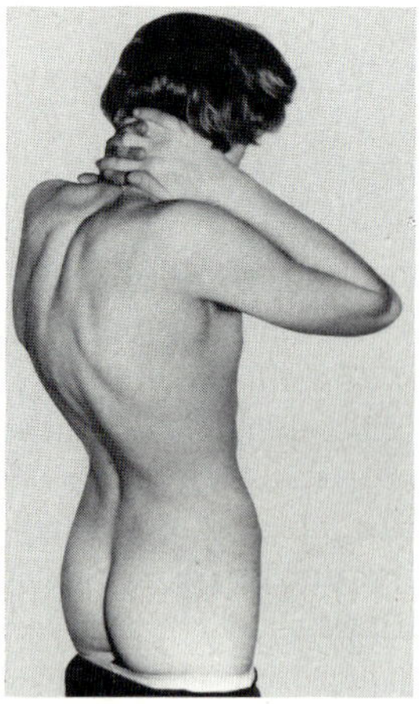
b

**Abb. 2**
a) Seitprofile des Rückens b) Hohlrunder Rücken

*Inspektion, Palpation, Prüfung der Muskelkraft*

## 1.3.3 Inspektion, Palpation, Prüfung der Muskelkraft

*Inspektion*
Schwellung, Hautverfärbung, Schwielen, Muskelatrophie.

Zur Untersuchung gehören die
- **Inspektion:** Schwellungen, Hautveränderungen, Schwielenbildung an Hand und Fuß als Zeichen der Belastung, Muskelatrophien;

- **Palpation:** Überprüfung von Muskelverspannungen, Myogelosen, Ermittlung von Resistenzen, Druckdolenzen und Überwärmung, die Überprüfung von Sensibilität und Durchblutung sowie die Abschätzung der Muskelkraft.

**Palpation**
Muskelverhärtung, Resistenzen, Druckdolenzen, Überwärmung, Sensibilität, Durchblutung.

Die **Muskelkraft** wird nach folgendem Schema bewertet:
0: komplette Lähmung, keine Kontraktion nachweisbar;
1: schwache Muskelkontraktion ist palpabel, eine Bewegung im Gelenk jedoch nicht möglich;
2: Bewegung unter Ausschaltung der Schwerkraft möglich;
3: Bewegung gegen die Schwerkraft möglich;
4: Bewegung gegen Schwerkraft und leichten Widerstand möglich;
5: volle Muskelkraft, komplettes Bewegungsausmaß gegen vollen Widerstand.

**Muskelkraft**
von 0–5 bewertet.

## 1.3.4 Summarische Funktionsprüfung

Es folgen pauschale Bewegungsprüfungen der Wirbelsäule (Finger-Boden-Abstand beim Vorneigen) und der Schulter (Schürzengriff, Nackengriff). Eine Rotationsfehlstellung der Wirbelsäule führt bei Inklination zu einer vermehrten Lendenwulst bzw. einem Rippenbuckel, beides typische Zeichen für eine Seitausbiegung bzw. Skoliose. Bei Bandscheibenirritationen sind Ausweichbewegungen typisch. Bei Insuffizienz der Glutealmuskulatur sinkt beim Stand auf dem erkrankten Bein das Becken zur gesunden Seite ab (Trendelenburg-Zeichen) (Abb. 3).

**Summarische Funktionsprüfung**

- Nackengriff
- Schürzengriff

Trendelenburg-Zeichen (Beckenkippung beim Einbeinstand)
Wirbelsäulenbeweglichkeit:
- Entfaltung der Dornfortsätze
- Finger-Boden-Abstand
- Ausweichbewegungen (Bandscheibenirritation)

Lendenwulst, Rippenbuckel bei Seitausbiegung (Skoliose)

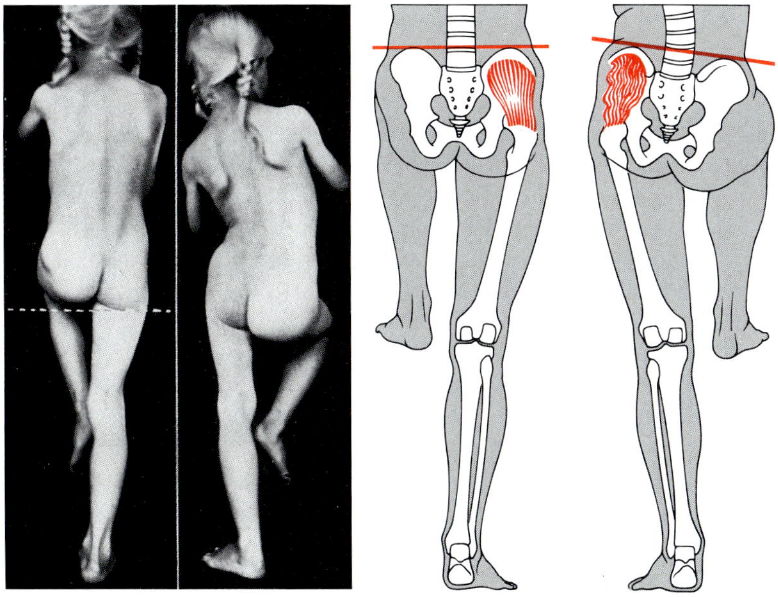

**Abb. 3** Trendelenburg-Zeichen: Bei suffizienter Glutealmuskulatur bleibt das Becken bei Einbeinstand gerade.

## 1.3.5 Bewegungsprüfung

Die Untersuchung einzelner Gelenke erfordert die detaillierte Angabe des Bewegungsausmaßes (aktiv *und* passiv) nach der **Neutral-Null-Methode.** Von der natürlichen Stellung des Gelenkes ausgehend, werden jeweils Streckung und Beugung gemessen und in Grad angegeben. Kann das Ellenbogen-

**Bewegungsprüfung**

*Neutral-Null-Methode*
z. B. Ellenbogengelenk 10°/0°/140°,
Kniegelenk 0°/20°/20° –
Ankylose in 20° Beugung.

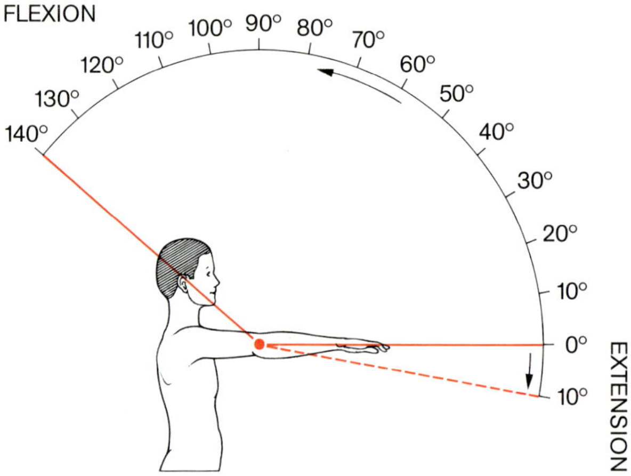


**Abb. 4** Bewegungsausmaß Ellenbogengelenk: 10/0/140° nach der Neutral-Null-Methode

gelenk z. B. um 10° überstreckt und 140° gebeugt werden, lautet die korrekte Angabe: Extension/Flexion: 10°/0°/140° (Abb. 4). Die Angabe besteht also immer aus 3 Winkelangaben einschließlich der Neutralstellung 0° (normalerweise die mittlere Zahl). Wird die Neutralstellung nicht erreicht, besteht z. B. ein Streckdefizit von 10° bei gleicher Beugung, lautet die Angabe: Extension/Flexion: 0°/10°/140°. Eine Ankylose des Kniegelenkes in 20° Beugung wird notiert: 0°/20°/20°, eine Bewegung im Handgelenk von 40° nur im Streckbereich: 40°/0°/0°. Das Bewegungsausmaß der erkrankten Seite wird mit der gesunden Seite – bzw. mit Normwerten – verglichen. Bei der Bewegungsprüfung ist auf Krepitation und Schmerzangaben zu achten.

## 1.3.6 Neurologische Untersuchung

**Neurologische Untersuchung**
u. a. zur Differenzierung von Pseudoparalysen (schmerzbedingte Bewegungseinschränkung) und Muskelatrophien durch Inaktivität von neurogenen Störungen.

Jede orthopädische Untersuchung endet mit einer neurologischen Untersuchung. Schmerzbedingte Bewegungseinschränkungen können z. B. Lähmungen vortäuschen. Ein typisches Beispiel ist die akute Tendinitis calcarea als Teilaspekt der Periarthropathia humeroscapularis mit der Unfähigkeit, den Arm zu abduzieren. Sie wird daher auch als Pseudoparalyse bezeichnet. Der N. axillaris ist jedoch intakt.

Auch ausgeprägte Muskelatrophien müssen nicht Folge einer Lähmung, sondern können durch längere Inaktivität entstanden sein.

**Motorische Störungen**
*Spastische Lähmung:*
zentral gelegen,
erhöhter Muskeltonus,
Muskeleigenreflexe gesteigert,
Koordinations- und Gangstörungen.

*Nukleäre Lähmung:*
Ort: motorische Vorderhornzelle (Poliomyelitis, spinale Muskelatrophie),
schlaffe Lähmung,
keine Sensibilitätsstörung.
*Radikuläre Lähmung:*
motorische und sensible Ausfälle:
Kennmuskeln, Dermatome.

Die **motorischen** Störungen haben je nach Höhe der Läsion unterschiedliche Erscheinungsbilder:

- **Spastische Lähmung:** Sie ist zentralbedingt, d. h. ihre Schädigung liegt oberhalb der motorischen Vorderhornzelle. Folge: erhöhter Muskeltonus, Steigerung der Muskeldehnungsreflexe, Koordinationsstörungen, Pyramidenbahnzeichen, Gangstörungen.
- **Nukleäre Lähmung:** Läsionen der motorischen Vorderhornzelle bedeuten eine Lähmung vom peripheren Typ wie bei der spinalen Muskelatrophie oder der Poliomyelitis anterior acuta. Die Lähmung ist schlaff, Sensibilitätsstörungen fehlen.
- **Radikuläre Lähmung:** In der Mehrzahl der Fälle ist bei einer Schädigung der Spinalnervenwurzeln sowohl eine motorische als auch eine sensible Schädigung nachzuweisen. Die letzteren folgen sog. Dermatomen, bei motorischen Störungen sind sog. Kennmuskeln betroffen, die im Idealfall nur aus einer Wurzel versorgt werden. Daher sind aus der peripher neurologischen Untersuchung eindeutige Rückschlüsse auf die Höhe der Schädigung möglich (Abb. 5).

- **Lähmungen des Plexus und der peripheren Nerven** sind ebenfalls schlaffe Lähmungen. Die Höhenlokalisation richtet sich nach dem Ausfall der innervierten Muskeln. Bei der Beurteilung der Lähmung muß zwischen einer inkompletten (Parese) und einer vollständigen Lähmung (Paralyse) unterschieden werden.

*Lähmung des Plexus und peripherer Nerven:*
schlaffe Lähmung
– Parese: Teillähmung
– Paralyse: vollständige Lähmung.

Bei **sensiblen Störungen** (Abb. 5) muß zwischen einer Anästhesie, Hyp- oder Hyperästhesie unterschieden werden. Parästhesien können in Form der Kribbelparästhesien auftreten oder das Gefühl wie „Ameisenlaufen", „von tausend Stecknadeln" oder wie „eingeschlafen" vermitteln.

Die Überprüfung der Tiefensensibilität gelingt mit dem Lageempfinden und dem Vibrationssinn.

**Sensible Ausfälle**
Unterscheidung zwischen Anästhesie, Hyp- und Hyperästhesie und Parästhesien (Mißempfindung).

**Vegetative Funktionsstörungen** zeigen sich in Ausfällen der Schweißsekretion (z. B. der ersten 3½ Finger bei Medianuslähmung), in Piloarrektion und in Störung der Vasomotorik. So können replantierte Finger u. U. eine gute Funktion wiedererlangen, die Gebrauchsfähigkeit bleibt aber trotzdem wegen starker Überempfindlichkeit gegenüber Temperaturwechsel – insbesondere Kälte – herabgesetzt.

**Vegetative Störungen**
– Störung der Schweißsekretion,
– Piloarrektion,
– Störung der Vasomotorik (z. B. nach Replantation).

**Reflexuntersuchungen** runden den Untersuchungsgang ab. Veränderte *Muskeleigenreflexe* lenken auf Störungen des Reflexbogens.

| | | |
|---|---|---|
| Bizepsreflex: | C5, C6 | N. musculocutaneus |
| Brachioradialisreflex: | C5, C6 | N. musculocutaneus |
| Trizepssehnenreflex: | C7, C8; | N. radialis |
| Patellarsehnenreflex: | (L2), L3, L4; | N. femoralis |
| Achillessehnenreflex: | S1, S2; | N. tibialis |

*Pyramidenbahnzeichen* treten bei Störungen des 1. motorischen Neurons auf (z. B. Babinski-Gruppe).

*Reflexuntersuchungen:*
Muskeleigenreflexe,
Pyramidenbahnzeichen
(Babinski-Gruppe),
Nervendehnungsschmerz,
Lasègue,
Bragard.

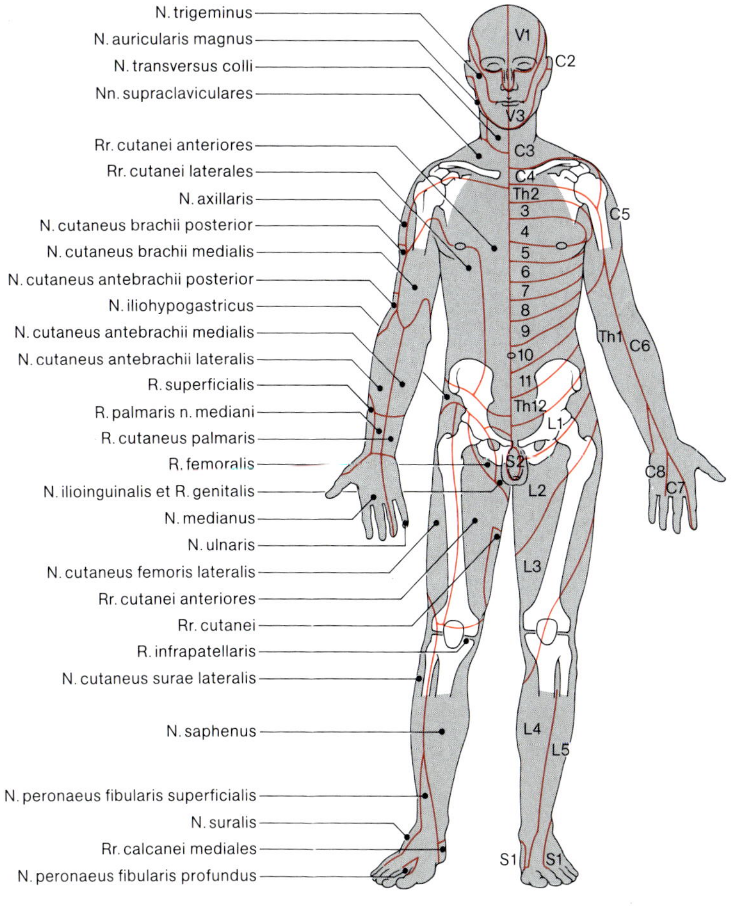


**Abb. 5** Nervöse Versorgung der Haut (Nerv und Wurzel)

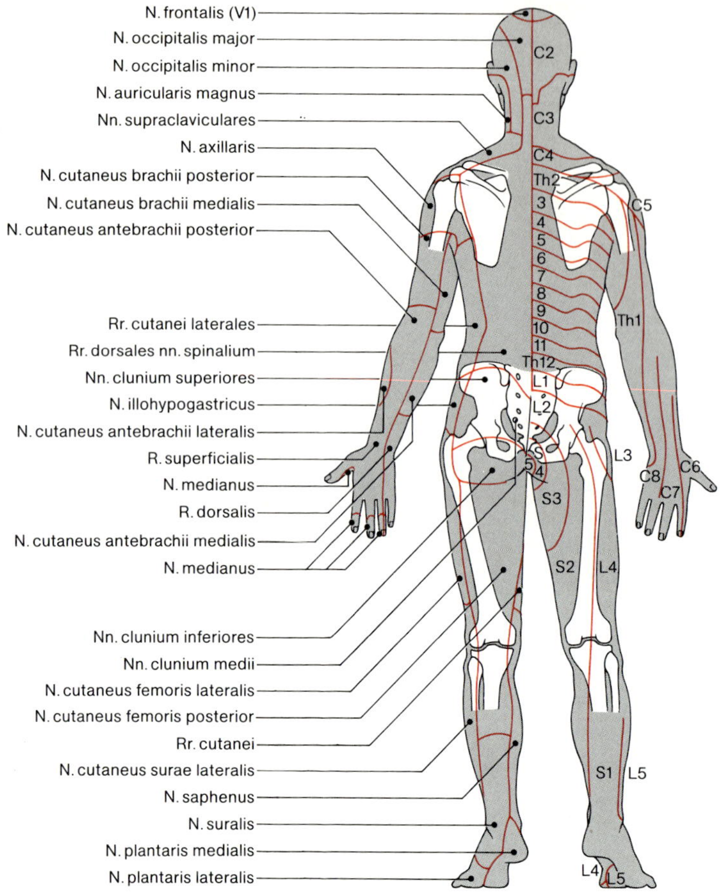


**Abb. 5** Nervöse Versorgung der Haut (Nerv und Wurzel)

*Nervendehnungsschmerzen* können z. B. bei raumfordernden Prozessen im Wurzelbereich ausgelöst werden. Beim liegenden Patienten wird ein Bein passiv gestreckt angehoben. Das *Lasègue*-Zeichen ist positiv, wenn Schmerzen bei einer Hüftbeugung unter 80° auftreten. Durch Dorsalextension des Fußes wird der Schmerz intensiviert: *Bragard*-Zeichen positiv.
Die Tabelle 1 gibt die Nerven- und Wurzelversorgung der wichtigsten Muskeln wieder.

**Tabelle 1** Nervöse Versorgung einschließlich Wurzel der wichtigsten Muskeln

| Muskel | |
|---|---|
| Sternokleidomastoideus | XI |
| Trapezius | XI |
| Zunge | XII |
| Zwerchfell | C 3 *4* (5) |
| Levator scapulae | C 3 *4 5* |
| Rhomboidei | 4 *5* |
| Serratus anterior | *5 6 7* |
| Supraspinatus | 4 *5* 6 |
| Infraspinatus | 4 *5* 6 |
| Pectoralis major | *5 6 7* |
| Subskapularis | *5 6* 7 |
| Latissimus dorsi | 6 *7 8* |
| Teres major | 5 *6* 7 |
| Deltoideus | *5 6* |
| Bizeps und Brachialis | *5 6* |

| | |
|---|---|
| Flexor dig. superficialis | C 7 *8* |
| Flex. dig. prof. II, III | *7 8* |
| Flex. pollicis longus | *7 8* |
| Pronator quadratus | *7 8* |
| Abductor pollicis | *7 8* |
| Opponens pollicis | 7 8 |
| Flex. poll. brevis (Caput superfic.) | *8* (Th1) |
| *N. ulnaris* | |
| Flexor carpi ulnaris | C 7 *8* Th1 |
| Flex. dig. prof. IV, V | *7 8* |
| Hypothenar | 8 *1* |
| Palmaris brevis | 8 *1* |
| Interossei | 8 *1* |
| Adductor pollicis | 8 *1* |
| Flex. poll. brevis (Caput prof.) | 8 *1* |
| *N. radialis* | |
| Trizeps | C 6 *7 8* |
| Brachioradialis | 5 *6* |
| Ext. carpi rad. longus | *6 7* (8) |
| Ext. carpi rad. brevis | *6 7* (8) |
| Supinator | 5 *6* 7 |
| Ext. digitorum communis | 6 *7* 8 |
| Ext. digiti minimi | *7* 8 |
| Ext. carpi ulnaris | *7* 8 |
| Abd. pollicis longus | *7* 8 |
| Ext. pollicis longus | *7* 8 |
| Ext. pollicis brevis | *7* 8 |
| Ext. indicis | *7* 8 |
| *N. medianus* | |
| Pronator teres | C *6 7* |
| Flexor carpi radialis | *6 7* |
| Palmaris longus | *7 8* Th1 |
| Rücken | |
| Abdomen | Th 6–12 |
| Iliopsoas | L 1 *2 3* 4 |
| Adduktoren | *2 3 4* |
| Abduktoren (Glut. med.) | *4 5* S *1* |
| Innenrotation Oberschenkel | *4 5* *1* |
| Außenrotation Oberschenkel | *4 5* *1 2* |
| Glutaeus maximus | 5 *1 2* |
| Quadriceps femoris | 2 *3 4* |
| Kniebeuger, innere | 4 *5* *1 2* |
| Biceps femoris (äußere Kniebeuger) | 5 *1* 2 |
| *N. peronaeus* | |
| Tibialis anterior | L *4 5* |
| Ext. digitorum longus | (4) *5* S *1* |
| Ext. hallucis longus | (4) *5 (1)* |
| Peronaei | (4) *5* *1* |
| Ext. digitorum brevis | (4) *5* *1* |
| *N. tibialis* | |
| Gastrocnemius, Soleus | 5 *1 2* |
| Tibialis posterior | *5* *1* |
| Zehenflexoren | *5* *1* 2 |

## 1.3.7 Röntgenuntersuchung

**Röntgenuntersuchung**
Zu erkennen sind:
- Formabweichungen,
- Strukturveränderungen.

Röntgenaufnahmen immer in 2 senkrecht zueinander stehenden Ebenen.

Durch Röntgenuntersuchungen lassen sich Formabweichungen und Strukturänderungen des Knochens erfassen, indirekt sind ferner Aussagen über Knorpelveränderungen (z. B. Verschmälerung des Gelenkspaltes) möglich. Um den dreidimensionalen Knochen beurteilen zu können, sind immer Aufnahmen in zwei Ebenen erforderlich. Bei alleiniger Aufnahme in einer Ebene werden Luxationen (insbesondere hintere Schulterluxation), Epiphysenlösungen und Dislokationen sowie Stufenbildungen bei Frakturen u. U. nicht erkannt.

**Kind:** Knochenkerne stellen sich erst ab gewissem Lebensalter dar.
Hüftkopf-Epiphysenkern:
ab 3. Lebensmonat.

Reifebestimmung durch Röntgenaufnahme des Handskeletts (Pyle-Greulich), Vergleich mit Normtafel.

Beim Kind: Aufnahme der Gegenseite zur exakten Beurteilung von Epi- und Apophysen.

**Besonderheiten im Kindesalter**

Beim Kind stellen sich viele Skelettanteile erst nach ausreichender Kalkeinlagerung dar. So stellt sich der epiphysäre Hüftkopfkern beim Säugling erst im Alter von 3 Monaten dar, die Hüfte ist röntgenologisch also erst dann zu beurteilen (Luxation, Dysplasie). Das Auftreten von Knochenkernen am Handskelett wird zur Bestimmung (Reifebestimmung) des biologischen Alters und Abschätzung der endgültigen Körpergröße benutzt (Vergleich mit Normtafeln von Pyle-Greulich). Die zunehmende Verknöcherung der Darmbeinapophysen erlaubt eine Abschätzung einer noch möglichen Skolioseprogredienz (Risser-Zeichen).
Um nach Verletzungen im Kindesalter eine Aussage über Dislokationen und Ausrisse von Epi- bzw. Apophysen – letztere sind bei der Ossifikation epiphysennah-metaphysär auftretende Nebenkerne, die sich zu Knochenvorsprüngen entwickeln, z. B. Tuberositas tibiae – zu erhalten, wird die gesunde Gegenseite zum Vergleich herangezogen. Denn die knorpeligen Wachstumsfugen, die sich nur röntgen-negativ als Unterbrechung des Knochens abbilden, sind in ihrer röntgenologischen Darstellung starken altersabhängigen Schwankungen unterworfen, so daß ihre Beurteilung auch für einen Erfahrenen schwierig sein kann.

**Gehaltene Aufnahmen**
(Haltegerät, manuell)
Vergleich mit Gegenseite zum Ausschluß einer konstitutionellen Bänderschwäche.

Bei **gehaltenen Aufnahmen** zum Nachweis einer Bandverletzung (Sprunggelenk, Kniegelenk, Daumengrundgelenk) ist ebenfalls eine Vergleichsaufnahme der Gegenseite erforderlich, um Fehldiagnosen bei einer physiologischen Bandlaxität zu vermeiden. Auf gleichartige Belastung (Haltegerät, manuell) und Projektion (Winkelveränderung durch unterschiedlichen Strahlengang) ist unbedingt zu achten (Abb. 6).

**Funktionsaufnahmen** der Wirbelsäule dekken auf:
- Blockierung eines Segmentes
- Hypermobilität eines Segmentes.

**Funktionsaufnahmen** der Wirbelsäule (HWS, LWS) lassen die Mobilität in den betroffenen Bewegungssegmenten erkennen.
Achsenaufnahmen der unteren Extremität mit und ohne Belastung helfen bei der Planung von Korrekturosteotomien (Beinlängendifferenz, Fehlstellung).

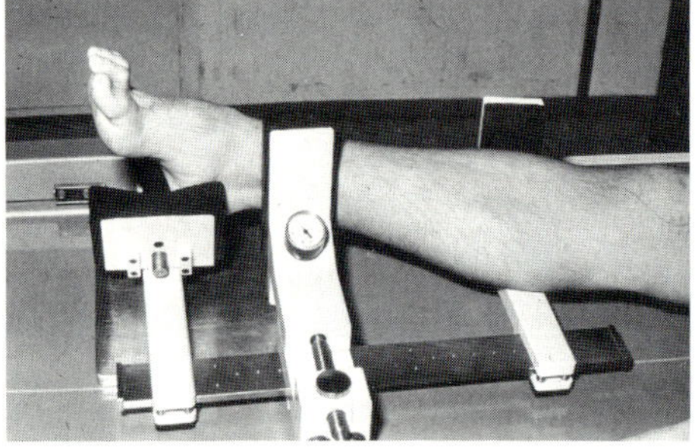

a

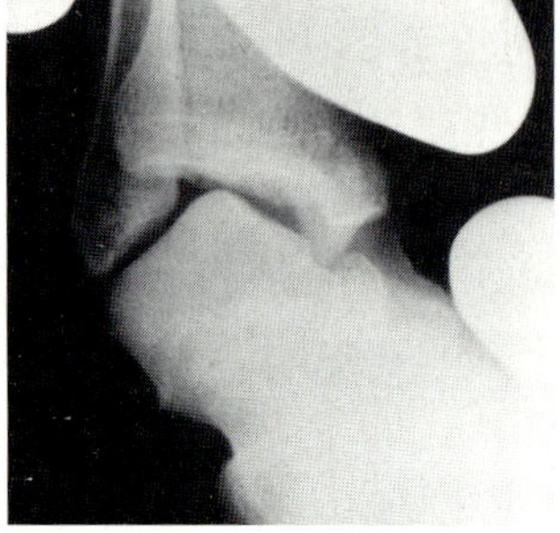

b

**Abb. 6** Gehaltene Aufnahmen des oberen Sprunggelenkes zum Nachweis lateraler Bandrupturen
a) apparativ, b) manuell mit Taluskippung

Durch **Schichtaufnahmen** lassen sich die Tumorausdehnungen ermitteln, was jedoch meist besser mit einem **Computertomogramm** gelingt. Raumfordernde Prozesse im Bereich der Wirbelsäule (z. B. Bandscheibenvorfall und Frakturen) lassen sich mit diesem Verfahren ebenfalls darstellen. Durch eine spezielle Aufnahmetechnik werden Querschnittsbilder des Knochens und der Weichteilgewebe über einen Computer jeweils „errechnet". Die Computertomographie wurde von Godfrey Hounsfield entwickelt und 1973 für Schädeluntersuchungen eingeführt.

**Schichtaufnahme, Computertomographie**
zur besseren Darstellung von pathologischen Prozessen.

**Projektionsphänomene:** Bei einem Film-Fokus-Abstand von 1 m ist unter bestimmten Voraussetzungen eine naturgetreue Abbildung des Knochens in Form und Größe gewährleistet. Dies gilt aber nur für die im Zentralstrahl gelegenen Strukturen, solche in der Peripherie des Röntgenbildes sind verprojiziert. Dies ist z. B. besonders bei der Beurteilung einer Wirbelkörperhöhe oder des Zwischenwirbelraumes zu beachten, um Fehldiagnosen zu vermeiden. Bei unsicheren Befunden müssen *Zielaufnahmen* gefordert werden, bei denen der zu untersuchende Bezirk vom Zentralstrahl getroffen wird.

Liegt der Knochen nicht parallel zur Filmkassette, wird er ebenfalls nur verprojiziert abgebildet. Bei einer normalen Beckenübersicht in Außenrotation der Beine wird der Collum-Diaphysen-Winkel zu groß abgebildet, da die Antetorsion des Schenkelhalses nicht ausgeschaltet worden ist. Soll der Schenkelhalswinkel (z. B. vor Umstellungsosteotomien, bei Hüftdysplasien) bestimmt werden, läßt sich der tatsächliche Wert nur bei Ausschaltung der Antetorsion, also einer entsprechenden Innenrotation der Beine, im a. p. Strahlengang ermitteln. Bei Kindern werden Aufnahmen unter Standardbedingungen (a. p. Aufnahme und Lauensteinaufnahme) angefertigt, die Winkel ausgemessen und aus einer Tabelle die korrigierten tatsächlichen Angaben entnommen.

**Projektionsphänomene**
Naturgetreue Abbildung des Knochens:
- Er muß im Zentralstrahl und
- parallel zur Filmkassette liegen,

Fehlinterpretation durch *Verprojizieren:*
- Höhenminderung eines Wirbelkörpers oder eines Zwischenwirbelraumes,
- unkorrekter Schenkelhalsschaftwinkel durch Nichtausschalten der Antetorsion.

**Spezielle röntgenologische Befundungen**

1. **Degenerative** Veränderungen

- *Knorpel* (Chondrose): Der Gelenkknorpel wird dünner, im Röntgenbild resultiert eine Gelenkspaltverschmälerung. Der Knorpel verliert seine dämpfende Wirkung, subchondral findet sich im Bereich der Hauptbelastungszonen eine reaktive Osteosklerose. Die Zugbelastung des Kapsel-Bandapparates führt zu spornartigen Knochenausziehungen.
- *Gelenk* (Arthrose): Verschmälerung des Gelenkspaltes, Randanbauten (exophytäre Randwulstbildung), subchondrale Sklerose, Bildung von Geröllzysten, paraartikuläre Verkalkungen.
- *Sehnenansatzbereich:* Kalkeinlagerung, spornartige Ausziehungen am Sehnenansatzbereich (Achillessehne, Plantarfaszie, M. supraspinatus).

**Degenerative Veränderungen:**
*Chondrose*

Zeichen der *Arthrose:*
- verschmälerter Gelenkspalt,
- exophytäre Randwulstbildung,
- subchondrale Sklerose,
- Geröllzysten,
- paraartikuläre Verkalkung.

2. **Entzündliche** Veränderungen

- *Gelenk:* Die Entzündung der Synovialmembran führt zu Hyperämie und Exsudation, also zum Erguß. Zunächst ist der sichtbare Gelenkspalt daher *erweitert* (ebenso im Initialstadium des Morbus Perthes, hier durch ein Knorpelödem). Zirkulationsstörung und schmerzbedingte Inaktivität führen zur Osteoporose, beginnend direkt unterhalb des subchondralen Knochens, so daß dieser zunächst durch scharfe Konturzeichnung verdeutlicht wird. Lytische Veränderungen im Knorpel- und Knochenbereich führen später zu subchondralen Arosionen. Schließlich finden sich Osteolysen, Gelenkspaltverschmälerung bis hin zur -aufhebung und u. U. eine Ankylose.
- *Knochen:*
  Akute Osteomyelitis: lamelläre oder spikulaähnliche Periostverkalkungen nach 8–10 Tagen, dann lokale Entkalkungen der befallenen Spongiosastrukturen, mottenfraßähnlich, fleckige Aufhellungen, schließlich Sequesterbildung (DD: Tumor).

**Entzündliche Veränderungen am Gelenk:**
- Gelenkspalt erweitert (Frühphase),
- Kalksalzatrophie,
- Zysten,
- Lysezonen,
- Gelenkspaltverschmälerung,
- Ankylose.

**Entzündliche Veränderungen am Knochen: Osteomyelitis**
- akute:
  lamelläre oder spikulaähnliche Periostverkalkung, lokale Entkalkung, fleckige Aufhellungen, Sequester, DD: Tumor

– chronische:
unregelmäßige Sklerosierung, periostale Appositionen, DD: Osteoid-Osteom, Plattenepithelkarzinom, Fibrosarkom.

Chronische Osteomyelitis: unregelmäßige Sklerosierung des Knochens, periostale Appositionen (DD: Osteoid-Osteom, Plattenepithelkarzinom, Fibrosarkom).

**Osteoporose**
Im Röntgenbild erst nach erheblicher Entkalkung (20–30%) sichtbar:
vermehrte Transparenz,
Strukturen wie mit Bleistift nachgezogen,
Keilwirbel im Bereich der BWS,
Fischwirbel an der LWS.

Lokale Osteoporose bei:
- Inaktivität,
- Morbus Sudeck,
- PCP.

DD: Osteomalazie, Tumor, HPT.

3. **Osteoporose**
Nach dem 40.–45. Lebensjahr setzt eine Dichte- und Strukturveränderung des Knochens ein. Eine Osteoporose liegt vor, wenn die Spongiosa nur noch 70% ihrer höchsten Dichte hat (bei Frauen nach dem 55., bei Männern nach dem 60. Lebensjahr). Röntgenbefund: Die Transparenz des Knochens nimmt zu, die Struktur erscheint wie mit dem Bleistift gezogen (Abb. 7). Keilwirbelbildung im Bereich der BWS (Kyphosebildung durch Fraktur der ventralen Wirbelkörperanteile), Fischwirbelbildung im Bereich der LWS. Die Knochendichte in den Metaphysen nimmt ab. Sicherung der Diagnose durch Biopsie aus Beckenkamm, Neutronenaktivierungsanalyse, densiometrische Methoden.
Spezielle Form: Steroidosteoporose.
Spezielle lokale Osteoporosen bei
- Inaktivität,
- Morbus Sudeck,
- PCP,
- (Tumor, Entzündung).

*DD:* Osteomalazie, Hyperparathyreoidismus, Plasmozytom (Klärung durch Laborwerte, Biopsie).

**Osteomalazie**
Unzureichender Einbau von Kalzium,
Röntgenbefund:
Dichte des Knochens herabgesetzt, Spongiosastruktur unscharf, verwaschen.

DD: Osteoporose, HPT.

4. **Osteomalazie:** Der Knochen baut nur unzureichend Kalksalze ein. Röntgenbefund: Dichte des Knochens ist herabgesetzt, die Spongiosastrukturen erscheinen verwaschen und unscharf.
Ursache: Störung der Kalziumresorption (Vitamin D-Mangel), Kalziummangel, Nierenschäden.
DD: Osteoporose, Hyperparathyreoidismus.

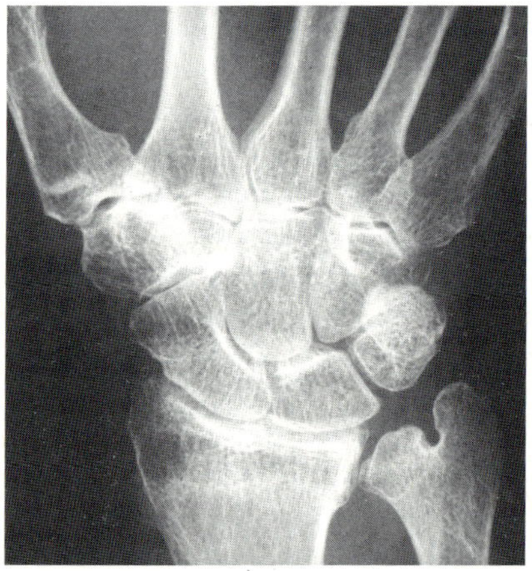

**Abb. 7**
Osteoporose der Handwurzelknochen. Die Kortikalis erscheint wie mit einem Bleistift nachgezogen.

**Kontinuitätsunterbrechung:**
Frische Fraktur:
scharfkantige, reaktionslose Unterbrechung. Durch Resorption am Frakturspalt bessere Darstellung nach ca. 14 Tagen.

**Spontanfrakturen**
Am vorgeschädigten Knochen durch inadäquates Trauma bei Osteoporose, Osteomyelitis, Knochenzysten und Tumoren, Metastasen.
Röntgenbild: Neben Fraktur primäre Osteolysen.

5. **Kontinuitätsunterbrechung:** Eine *frische Fraktur* zeichnet sich durch eine scharfkantige reaktionslose Unterbrechung des Knochens aus. Im Verlauf des Heilungsprozesses kommt es zunächst infolge Resorption im unmittelbaren Frakturbereich zu einer Verdeutlichung der Frakturlinie. Eine *Fissur,* z. B. im Os scaphoideum, wird daher nach 10–14 Tagen anläßlich einer Röntgenkontrolle deutlich erkennbar, da der unmittelbare Frakturrand schärfer abgebildet wird. Mit zunehmendem Knochenneubau „verdämmert" der Frakturspalt, er wird unscharf und verschwindet langsam.
*Spontanfrakturen* entstehen durch inadäquate Gewalt bei vorgeschädigtem Knochen, so bei Osteoporose, Osteomyelitis, Knochenzysten und Enchondromen, insbesondere bei Knochenmetastasen. Diese „pathologischen" Frak-

turen zeigen im Bereich der Fraktur primär Osteolysen, Defekte und Kortikalisverdünnungen.
*Ermüdungsbrüche* sind schleichende Kontinuitätsunterbrechungen bei gleichzeitigen Reparationsvorgängen. Die Frakturlinie ist daher unscharf mit Kallusreaktionen.

**Ermüdungsbrüche**
Nebeneinander von schleichender Unterbrechung und Reparationsvorgängen.

Auf die röntgenologischen Zeichen von Implantatlockerung (Lysesaum), Pseudarthrosen und Osteochondronekrose (Stadien der Nekrose) wird in den entsprechenden Kapiteln eingegangen.

6. **Physikalisch bedingte Knochenschäden**
*Osteoradionekrosen:* Osteolysen nach Bestrahlungen, z. B. am Beckenskelett und Hüftkopf nach Bestrahlung des weiblichen Genitalkarzinoms. Die Osteolysen können auch erst Jahre nach der Bestrahlung auftreten.
*Vibrationsschäden:* Osteonekrosen des Os lunatum bei Preßluftarbeiten werden bei entsprechend langer Disposition als Berufskrankheit anerkannt.
*Tauchunfälle, Caissonkrankheit:* Aseptische Knochennekrosen mit Zystenbildungen im subchondralen Knochenbereich (z. B. Hüftkopfnekrose) mit Ernährungsstörungen des Knorpels, die zu frühzeitiger Arthrose führen. Auch Sensibilitätsstörungen bis hin zu Querschnitt-Symptomen können auftreten.
Ursache: Infolge des erhöhten Druckes wird Sauerstoff und Stickstoff vermehrt gelöst. Bei zu plötzlichem Aufstieg wird Stickstoff durch den nachlassenden Außendruck in Bläschenform frei (Gasembolie).

**Physikalisch bedingte Knochenschäden:**
**Osteoradionekrosen**
Knochenuntergang (Osteolysen) infolge ionisierender Strahlen, z. B. am Becken und Hüftkopf nach Bestrahlung des weiblichen Genitalkarzinoms.
**Vibrationsschäden**
Bei Preßluftarbeiten:
Nekrose des Os lunatum.
**Taucherunfälle, Caissonkrankheit**
Durch zu schnelle Dekompression Stickstoff in Bläschenform im Blut (Gasembolie).
Folge:
- aseptische Knochennekrose (Hüftkopf),
- neurologische Störungen (bis Querschnittslähmung).

## 1.3.8 Kernspin(resonanz)tomographie (MRT)

**Kernspintomographie**
Beurteilung von Weichteilstrukturen, Durchblutungs- und Stoffwechselvorgängen.

Kerne bzw. Moleküle mit einer ungeraden Anzahl von Protonen verfügen über ein magnetisches Moment (Spin), sie sind kleinen Stabmagneten vergleichbar und richten sich in einem magnetischen Feld aus. Ein dazu senkrechter Impuls führt zu einer Umorientierung. Kippen die Protonen in ihre Ausgangslage zurück, wird ein schwaches Signal abgegeben, das sich über Computer in ein Bild umsetzen läßt. Der Bildcharakter läßt sich durch Variation verschiedener Parameter ändern (z. B. Repetitionszeit, Echozeit).
Mit diesem noch neuen und aufwendigen Verfahren lassen sich Weichteilstrukturen und deren pathologische Veränderungen erfassen, evtl. auch Durchblutungs- und Stoffwechselvorgänge (die Signalintensität von Flüssigkeiten hängt von ihrer Fließgeschwindigkeit ab). Knochennekrosen lassen sich frühzeitig erkennen, ebenso Muskelverletzungen.

## 1.3.9 Ultraschalluntersuchungen

**Sonographie**
Früherkennung der Hüftluxation, Weichteilveränderungen.

Sie dienen zur Erfassung von Weichteilveränderungen (Muskel- und Sehnenverletzungen, Impingement-Syndrom im Schulterbereich) und von Hüftluxationen im Säuglingsalter. Hier hat sie gegenüber der Röntgenuntersuchung folgende Vorteile: nicht strahlenbelastend, bereits beim Neugeborenen einsetzbar, also vor der röntgenologischen Darstellung des Hüftkopfepiphysenkerns, der erst im 3. Lebensmonat zur Darstellung kommt.

## 1.3.10 Arthroskopie

**Arthroskopie**
Beurteilung von Knie-, Schulter-, Hand-, Ellenbogen-, Sprunggelenk.

Über ein feines optisches System lassen sich Gelenkbinnenräume (Knie-, Schulter-, Ellenbogen-, Hand- und Sprunggelenk) direkt oder über einen Bildschirm betrachten. Im Kniegelenk lassen sich Meniskus- und Kreuzbandverletzungen und Knorpelschäden sichern (Treffsicherheit 95 %). Knorpelglättungen und Meniskektomien sind ebenfalls arthroskopisch möglich.

**Myelographie**

Nachweis eines Bandscheibenvorfalls.

## 1.3.11 Myelographie

Ein wasserlösliches Kontrastmittel wird in den Rückenmarkskanal gespritzt. Raumfordernde Prozesse (Bandscheibenvorfall) unterbrechen die Kontrastmittelsäule oder dellen sie ein.

**Arthrographie**

- Knie: Beurteilung von Meniskusverletzungen, Kniekehlenzysten.
- Schulter: Nachweis einer Ruptur der Rotatorenmanschette.
- Hand: Nachweis einer Diskusverletzung.

## 1.3.12 Arthrographie

Ein Kontrastmittel (und Luft) wird unter sterilen Bedingungen in das betreffende Gelenk eingespritzt. Mögliche Komplikationen sind Infektion und Allergie auf das Kontrastmittel.

- **Knie:** Darstellung von Kniekehlenganglien und Meniskusläsionen. Meniskusverletzungen lassen sich meist mit einer Treffsicherheit von ca. 90 % ermitteln. Zur Diagnostik von Verletzungen wird heute die Arthroskopie vorgezogen, da sich Knorpel- und Kreuzbandschäden besser erfassen lassen.
- **Schulter:** Die Arthrographie dient zur Darstellung von Einrissen in der Rotatorenmanschette: Kontrastmittel strömt in die Bursa subakromialis.
- **Hüfte:** Die Arthrographie kann die Ursachen eines fehlgeschlagenen Repositionsversuches einer kindlichen Hüftluxation aufdecken (z. B. eingeschlagener Limbus, Pannusgewebe).
- **Handgelenk:** Indikation zur Arthrographie ist der Verdacht auf eine Diskusverletzung.

**Szintigraphie**

Nachweis des erhöhten (verminderten) Knochenstoffwechsels.
Erfassen von:
- Tumoren, Metastasen,
- Fissuren,
- Prothesenlockerung,
- Entzündung.

## 1.3.13 Szintigraphie

Die Szintigraphie erlaubt Aussagen über den Knochenstoffwechsel. Dem Patienten wird eine radioaktive Substanz (z. B. $^{99}Tc^{m}$-phosphat, Halbwertzeit 6 Stunden) verabreicht. Nach 2–5 Stunden wird die Aktivitätsverteilung im Körper gemessen. Eine erhöhte Aufnahme von Radionukleiden erfolgt in Gebieten mit erhöhter metabolischer Aktivität (wobei der genaue Mechanismus noch unklar ist). Anwendungsgebiet: Nachweis von Tumoren und Metastasen, Nachweis von Fissuren, insbesondere Ermüdungsfrakturen (vermehrte Aktivität ca. 5 Tage nach der Fraktur nachweisbar), Nachweis von Entzündungen und Prothesenlockerungen. Durch Verwendung spezieller radioaktiver Substanzen (z. B. Gallium 67) sind zukünftig vielleicht Abgrenzungen zwischen Lockerung und Entzündung möglich.

**Elektromyographie** (EMG) und **Nervenleitgeschwindigkeit** (NLG)

Einsatz bei Nervenschäden (z. B. Kompressions-Syndrom) und zur Beurteilung der Regeneration.

## 1.3.14 Elektromyographie

Das EMG und die Bestimmung der *Nervenleitgeschwindigkeit* ermöglichen die Erfassung von Nervenschäden und Regeneration. Unterer Grenzwert der normalen Leitgeschwindigkeit im Bereich der oberen Extremität: 50–60 m/s. Eine Verlängerung der distalen motorischen Latenzzeit unter 4 m/s sichert z. B. die Diagnose eines Karpaltunnelsyndroms (⅔ der Patienten), ein normaler Wert schließt sie allerdings nicht immer aus.

### 1.3.15 Laboruntersuchungen

Blutsenkung, Bestimmung von Hämoglobin, Anzahl der roten und weißen Blutkörperchen, Harnsäure, Elektrophorese, die Parameter des Kalziumstoffwechsels und der Rheumafaktoren geben wichtige diagnostische Hinweise. Pathologische Werte sind aber weder notwendiger noch hinreichender Beweis für ein orthopädisches Krankheitsbild. So ist z. B. der HLA-B27-Faktor im Serum von über 90 % (80–95 %) der Patienten mit einem Morbus Bechterew nachweisbar, aber auch bei 4 % der Normalbevölkerung.
Weitere Untersuchungstechniken in der Orthopädie sind Angiographien, optische Vermessungen von Oberflächen (Formabweichungen der Wirbelsäule) und Abstriche von infizierten Wunden zur Austestung von Erregern und wirksamen Antibiotika.

**Laboruntersuchungen**

Zur Verifizierung von
- Entzündungen (einschließlich Rheuma),
- Tumoren,
- Stoffwechselstörungen.

## 1.4 Haltung des Menschen

*R. Wolff, H. Zilch*

Eine „gute Haltung" – gekennzeichnet durch erhobenen Kopf, eingezogenen Bauch, leicht vorgeschobenen Brustkorb und zurückgenommene Schultern – wird oft mit psychischen und physischen Faktoren, wie Lebensbejahung, körperlicher Fitness und harmonischer Körperkontrolle verbunden. Um die Haltung – also die relative Position unterschiedlicher Körperteile zueinander – zu objektivieren, ist eine Bezugsebene bzw. ein Bezugssystem erforderlich. Meist wird hierzu eine transversale Ebene durch den Körperschwerpunkt verwendet. Die Beckeneingangsebene ist geneigt, die geschwungene Wirbelsäule schneidet die Senkrechte durch den Körperschwerpunkt an charakteristischen Punkten. Die Haltung des Menschen wird durch ein Zusammenspiel der Rücken-, Bauch- und Beckenmuskeln reguliert. Schwach ausgebildete Bauchmuskulatur und ein verkürzter M. iliopsoas führen z. B. zu einer vermehrten Beckenkippung, einer vermehrten kompensatorischen Lendenlordose mit unphysiologischer Belastung der Wirbelgelenke. Die *Statik* ist verändert, nicht nur die der Wirbelsäule, sondern auch die der Hüftgelenke, die in einer unphysiologischen Stellung belastet werden. Die Bauchmuskelschwäche wird verstärkt. Schmerzen in der Lendenwirbelsäule und den Hüften sind häufige Folge dieser Statikstörung.
Die Haltung des Menschen wird also beeinflußt:
1. **Funktionell** durch den Tonus der Muskulatur (Rückenstrecker, Bauch- und Beckenmuskeln). Eine Kräftigung der Muskulatur kann in einfachen Fällen die Haltung verbessern und Rückenschmerzen lindern. Die Bauchhöhle läßt sich mit einem wassergefüllten Gummibehälter vergleichen. Der hydrostatische Druck ist überall gleich. Wird eine Verformung nach lateral und ventral durch entsprechende Kontraktion der Bauchmuskeln verhindert, kann durch diesen „Behälter" ein Teil des Körpergewichtes getragen werden. Eine entsprechend ausgebildete Bauchmuskulatur ist für die Entlastung der Wirbelsäule also wesentlich.
Auch *Schmerzen* können über bestimmte Rezeptoren Haltungsänderungen bedingen.
Am bekanntesten ist die Bewegungsunfähigkeit der Lendenwirbelsäule mit Steilstellung oder Seitausbiegung bei akutem Bandscheibenvorfall.
Auch bei Gelenkergüssen nimmt der Patient unwillkürlich eine Schonhaltung ein, die ihm Schmerzerleichterung verschafft: Schmerzentspannungshaltung. Das durch Erguß überdehnte Kniegelenk wird in leichter Beugung gehalten, da das Gelenk in dieser Stellung das größte Volumen aufnehmen

**Haltung des Menschen**

*Normale Haltung:*
- erhobener Kopf,
- eingezogener Bauch,
- Schultern zurückgenommen,
- Lot geht durch den Körperschwerpunkt.

Haltung durch Zusammenspiel der
- Bauch-,
- Rücken-,
- Beckenmuskulatur.

Schwache Bauchmuskeln führen zur Beckenkippung.
Folge: Kompensatorische Hyperlordosierung der LWS,
veränderte Statik
→ Kreuzschmerzen.

**Beeinflussung der Haltung**
1. Funktionell
• durch Muskeltonus.
Daher:
Kräftigung der Muskulatur führt zur Entlastung der Wirbelsäule.

2. Strukturell
- **komplexe Störungen**
  Körperasymmetrien.
- **Achsenfehler**
  z. B. Genu varum, valgum, recurvatum.
  Achsenaufnahmen des ganzen Beines mit Bestimmung der Mikulicz-Linie (Tragachse).

- **Torsionsfehler**
Innenrotationsgang des Kleinkindes durch vermehrte Antetorsion des Schenkelhalses häufiger als durch Torsion der Tibia.
Bei strukturellen Skoliosen.

- **Längendifferenzen**
angeboren
– partieller Riesenwuchs,
– Tibiahypoplasie,
erworben
– im Kindesalter:
  Poliomyelitis, nach Verletzung der Wachstumsfuge, Hüfterkrankungen,
– posttraumatisch:
  Folge: Beckenschiefstand, Skoliose.
Unterscheidung zwischen echter, scheinbarer und funktioneller Beinlängendifferenz.
- **Kontrakturen**
  Ankylose: erworbene Versteifung
  Arthrodese: operative Versteifung
  Fibröse Steife: Kapselschrumpfung bei erhaltenem Gelenkspalt.

- **Pathologische Gelenkbeweglichkeit**
  Bandlaxität:
  angeboren: z. B. Larsen-Syndrom,
  erworben: posttraumatisch.

Habituelle Luxation:
gewohnheitsmäßig ohne adäquates Trauma (Schulter, Patella).

Schlottergelenk:
pathologische Beweglichkeit in allen Ebenen.

kann, die Kapsel und damit ihre Rezeptoren am wenigsten gedehnt werden;

2. durch **strukturelle** (anatomische) Veränderungen.

- *Komplexe Formstörungen* durch Körperasymmetrien oder partiellen Riesenwuchs.
- *Achsenfehler:* Sie erlangen an der unteren Extremität größere Bedeutung. Während eine Coxa vara oder valga als präarthrotische Deformität eine veränderte Statik bedingen, aber kaum sichtbar sind, sind diese am Kniegelenk als Genu varum oder valgum augenfälliger, ebenso das Genu recurvatum mit pathologischer Überstreckbarkeit. Das Ausmaß der Achsenabweichung wird anhand einer Achsenaufnahme des ganzen Beines bestimmt. Die Tragachse (Mikulicz-Linie) verläuft normalerweise durch die Mitte des Hüftkopfes, des Kniegelenkes und des oberen Sprunggelenkes (s. Abb. 231, S. 438).
- **Torsionsfehler:** Eine vermehrte Innendrehung des Unterschenkels gegenüber dem Oberschenkel bedingt einen Innenrotationsgang. Normalerweise beträgt die Torsion der Tibia etwa 25°, d. h. die quere Achse des oberen Sprunggelenkes (OSG) ist im Vergleich zur queren Kondylenachse des Kniegelenkes um 25° nach außen gedreht. Daher muß bei einer exakten Röntgenaufnahme des OSG im a. p. Strahlengang der Unterschenkel um 25° nach innen gedreht werden.
  Ein verstärkter Innenrotationsgang wird beim Kleinkind häufiger durch eine vermehrte Antetorsion des Schenkelhalses als durch eine vermehrte Tibiatorsion verursacht. Eine vermehrte Antetorsion des Schenkelhalses ist in diesem Alter physiologisch, er normalisiert sich bis zum 8. Lebensjahr. Daher verliert sich diese Gangstörung bis zu diesem Lebensabschnitt.
  An der Wirbelsäule stellt sich bei strukturellen Skoliosen eine Torsion ein.
- **Längendifferenzen:** Diese können angeboren, z. B. beim partiellen Riesenwuchs oder Tibiahypoplasie, oder erworben sein: Poliomyelitis, Verletzung der Wachstumsfuge und Hüftgelenkserkrankungen. Im Erwachsenenalter ist eine posttraumatische die häufigste Ursache.
  Die Beinlängendifferenz bedingt einen Beckenschiefstand und eine Seitausbiegung der Wirbelsäule (Skoliose). Der Patient kompensiert die Fehlhaltung durch eine Spitzfußstellung der verkürzten Seite.
  Es muß zwischen einer echten, scheinbaren und funktionellen Beinlängendifferenz unterschieden werden (vgl. 3.8.7).

**Kontrakturen** bewirken sowohl eine veränderte Haltung als auch ein verändertes Gangbild, z. B. auch durch die o. g. funktionelle Beinverkürzung.
Ankylose: Infolge einer Erkrankung knöchern eingesteiftes Gelenk mit völligem Funktionsverlust.
Arthrodese: iatrogene Gelenkversteifung (operativ)
Fibröse Steife: kapsuläre Schrumpfung mit Einsteifung des Gelenkes bei röntgenologisch weitgehend erhaltenem Gelenkspalt. (Differentialdiagnose der Kontrakturen s. 2.11).
**Pathologische Gelenkbeweglichkeiten** verursachen Haltungs- und Gangstörungen.
Eine Bandinsuffizienz kann angeboren (z. B. angeborene Knieluxation beim Larsen-Syndrom) oder erworben (posttraumatisch) bedingt sein.
Von einer *habituellen* Luxation spricht man, wenn ein Gelenk gewohnheitsmäßig verrenkt wird, d. h. ohne ein adäquates Trauma (Schultergelenk, Kniescheibe).
Ein *Schlottergelenk* läßt eine pathologische Bewegung in alle Richtungen zu, z. B. am Kniegelenk in sagittaler und frontaler Ebene.

Eine generalisierte Überstreckbarkeit findet sich beim Ehlers-Danlos-Syndrom.

**Haltungsschwäche:** Haltungsinsuffizienz mit unzweckmäßigem funktionellem Haltungsmuster: Rundrücken, verstärkte Lendenlordose, Beckenkippung, vorgezogener Schultergürtel. Wird vermehrt bei Jugendlichen beobachtet.

**Haltungsfehler:** Funktionell bedingte Fehlhaltungen, die wie die Haltungsschwäche ausgleichbar sind (s. Abb. 2).

Rundrücken: großbogige kyphotische Einstellung der Wirbelsäule.

Hohlrunder Rücken: verstärkte Brustkyphose, verstärkte Lendenlordose.

Flachrücken: Abflachung aller Krümmungen.

Bei den Haltungsfehlern ist eine Tendenz zur Fixierung, d. h. zu einer Fehlform, gegeben.

**Haltungsfehlformen:** Strukturell bedingte Verkrümmungen, die aktiv nicht mehr ausgleichbar sind.

Skoliosen: Seitausbiegung der Wirbelsäule in der Frontalebene.

Kyphosen: arkuäre Form bei Morbus Scheuermann, Spondylitis ankylosans, Osteoporose,
angulàre Form: nach Entzündungen, z. B. Tbc, posttraumatisch mit Ausbildung eines Keilwirbels.

**Haltungsschwäche**
Haltungsinsuffizienz der Muskulatur
- Rundrücken, vorgezogene Schultern,
- verstärkte Lendenlordose, Beckenkippung,

voll ausgleichbar.

**Haltungsfehler**
Funktionelle Fehlhaltung
Rundrücken,
hohlrunder Rücken,
Flachrücken.
In der Jugend ausgleichbar, aber
- Tendenz, in Fehlform überzugehen.

*Haltungsfehlform*
strukturell bedingte Fehlform, aktiv nicht ausgleichbar.
Skoliosen (Seitausbiegung)
Kyphosen
- arkuär: Morbus Scheuermann, Spondylitis ankylosans, Osteoporose,
- angulär: posttraumatisch, nach Entzündung (Keilwirbel).

## 1.5 Ganganalysen

*R. Wolff*

**Ganganalysen**

Durch Gang- und Bewegungsanalysen wird versucht, strukturelle und funktionelle Veränderungen des Bewegungsapparates zu erfassen. Zunächst muß der Bewegungsablauf von spezifischen Bevölkerungsgruppen charakterisiert werden, um Normwerte zu erfassen. Ferner sind Kriterien zu ermitteln, die eine Unterscheidung zwischen einem normalen und pathologischen Gangbild ermöglichen. Die Ganganalyse von Patienten soll schließlich ermöglichen, Krankheitsbilder zu diagnostizieren, Behandlungsmethoden zu empfehlen und den Erfolg einer Therapie bzw. die Funktion einer Orthese oder Prothese zu kontrollieren.

Erfassung von funktionellen Veränderungen des Bewegungsapparates.

- Normales,
- pathologisches Gangbild.

Erfolgskontrolle bei Orthesen- und Endoprothesenversorgung.

Das Gangbild variiert auch bei der Normalbevölkerung erheblich, so daß z. Zt. hauptsächlich Vergleichswerte ermittelt werden. Die potentiellen Möglichkeiten für die klinische Diagnostik lassen sich erst in der Zukunft ausschöpfen. Voraussetzung einer klinisch akzeptablen Ganganalyse sind:

1. Die gemessenen Parameter müssen mit den funktionellen Abweichungen korrelieren,
2. die Daten sollten nicht auch durch eine einfachere klinische Untersuchung zu erfassen sein,
3. Die Meßmethode muß empfindlich genug sein, um auch geringe funktionelle Veränderungen zu erfassen. Die Meßaufnehmer dürfen dabei den Bewegungsablauf nicht verändern.
4. Die Daten müssen reproduzierbar sein und eine zusammenfassende Bewertung ermöglichen.

Ganganalyse muß
- valide,
- verläßlich,
- reproduzierbar,
- zumutbar sein.

Zur Überprüfung des Gangbildes dient eine instrumentierte Gehstrecke. Charakteristische Größen sind Schrittlänge und Schrittfrequenz. Das erste Aufsetzen des Fußes (Kontaktpunkt ist beim normalen Gehen die Ferse) kennzeichnet den Beginn eines Gangzyklus, der erneute Bodenkontakt desselben Fußes sein Ende. Jedes Bein hat eine Stand- und eine Schwingphase: die Standphase nimmt 60% des Gangzyklus ein, die Schwungphase 40%. Kurzfristig haben beide Füße gleichzeitig Bodenkontakt (10%). Der Körper-

Ganganalyse, gemessene Parameter:
- Schrittlänge,
- Schrittfrequenz,
- Dauer der Standphase, Schwungphase,
- Bodenreaktionskraft.

schwerpunkt bewegt sich auf einer sinusförmigen Kurve in Laufrichtung (Amplitude ≈ 2 cm, in Vertikal- und Horizontalrichtung). Die vertikale Bodenreaktionskraft bcim normalen Gang übertrifft das Körpergewicht um etwa 20%. Die Verlaufskurve der Kraft zeigt zwei typische Gipfel (beim ersten Bodenkontakt und beim Abdruck) mit zwischenliegendem Tal. Bei sehr langsamem Gehen flachen die Gipfel ab, beim Rennen wachsen sie bis zum 2,5fachen Körpergewicht an.

Meßmethodik bei der Ganganalyse mit:
- Filmkameras,
- Schaltkontakte an Sohle und Boden,
- Kraftmeßplatte, Lichtschranken,
- Elektrogoniometer.

Ursachen des pathologischen Gangbildes:
- Beinlängendifferenz,
- Kontraktur oder Ankylose,
- Schmerzen,
- Instabilität,
- Lähmung,
- (Ischialgie).

Die *Meßmethoden* sind aufwendig. Die Methodik benötigt Filmkameras, Schaltkontakte an Sohlen und Boden, Kraftmeßplatten, Lichtschranken und einen Elektrogoniometer.

**Zum pathologischen Gangbild führen:**

1. Beinlängendifferenzen (asymmetrisches Gangbild, Verkürzungshinken),
2. Kontraktion oder Ankylosen,
3. Schmerzen bei Belastung (Schmerzhinken),
4. Instabilität (Hüftluxation, Störungen im dynamischen Muskelgleichgewicht durch Muskelinsuffizienz oder Muskellähmungen: Trendelenburg-Hinken),
5. Ischialgie, Lumbalgie.

**Verkürzungshinken**
bei stärkerer Beinverkürzung Spitzfußstellung der verkürzten Seite,
Kniebeugung auf gesunder Seite.

**Verkürzungshinken:** Leichte Beinverkürzungen werden durch eine Neigung des Beckens ausgeglichen. Bei größeren Differenzen wird eine Spitzfußstellung eingenommen bzw. das Kniegelenk auf der längeren Seite nicht voll gestreckt, eine übermäßige Auf- und Abbewegung des Schwerpunktes beim Gang läßt sich so vermeiden und wird nur bei extremer Verkürzung sichtbar.

Als Extremform des Verkürzungshinkens:
Kotau- oder Verbeugungshinken.

Das *Kotauhinken* oder Verbeugungshinken stellt die Extremform bei starker Hüft- und Kniegelenkskontraktur dar mit deutlich wellenförmiger Bewegung des Körperschwerpunktes.

**Insuffizienzhinken**
Trendelenburg-Hinken,
watschelndes Gangbild bei Instabilität im Hüftgelenk oder Insuffizienz der Glutealmuskulatur.

Duchenne-Hinken:
Neigung des Oberkörpers zur Standbeinseite,
führt zur Druckentlastung des erkrankten Gelenkes.

**Insuffizienzhinken:** Bei einer statischen Instabilität (hohe Hüftdislokation) kann das Becken während der Stützphase nicht stabilisiert werden, es sinkt zur gesunden Seite ab. Es resultiert ein watschelndes Gangbild mit positivem Trendelenburg-Phänomen (s. Abb. 3). Beim Gehen wird der Oberkörper zur Standbeinseite geneigt. Das Duchenne-Hinken dient der Verminderung der Druckbelastung des erkrankten Hüftgelenkes (Entlastungshinken). Eine Insuffizienz der Glutealmuskulatur (Abduktoren) läßt das Becken ebenfalls zur gesunden Seite absinken. Ursachen können z. B. eine Überforderung der Abduktoren bei Hüftdysplasie, Lähmungen oder ein Trochanterhochstand sein.

**Schmerzhinken**
verminderte Stützphase des erkrankten Beines.

**Schmerzhinken:** Kennzeichnend für Schmerzen im Hüftgelenk ist eine verminderte Stützphase (Bodenkontaktzeit) der betroffenen Extremität. Die betroffene Hüfte wird in Schonhaltung gebracht (leichte Flexion, Abduktion und Außenrotation). Beim Gehen werden erst die Zehen aufgesetzt, der Abdruck vom Boden ist schwächer. Beim Vorwärtsschwingen des betroffenen Beines kreist das Becken um das gesunde Standbein, um das außenrotierte kranke Bein in Laufrichtung zu bringen. Beim reinen Entlastungshinken wird in der Stützphase des erkrankten Beines das Becken angehoben und der Schwerpunkt des Körpers dem Hüftgelenk genähert.

Bei Ankylose des Hüftgelenkes:
kompensatorische Mehrbewegung der Lendenwirbelsäule.

Bei einer *Ankylose* oder Kontraktur im Hüftgelenk erfolgt kompensatorisch eine vermehrte Bewegung der Lendenwirbelsäule und der gesunden Hüfte, so daß die Patienten bemerkenswert gut gehen.

**Amputation**
Unterschenkelamputation:
normales Gangbild.
Oberschenkelamputation:
verändertes Gangbild.

Patienten mit *Amputationen* unterhalb des Kniegelenkes entwickeln bei gutangepaßter Prothese ein flüssiges Gangbild, bei Amputationen oberhalb des Kniegelenkes ist das Bewegungsmuster verändert. Eine Streckung im Kniegelenk ist jetzt erst möglich, wenn der Körperschwerpunkt die Gelenkachse überschreitet. Die Stützphase ist insgesamt verkürzt, der Energieverbrauch beim Gehen erhöht.

## 1.6 Biomechanik

*R. Wolff*

Aufgabe der Biomechanik ist es, mit den Mitteln der Natur- und Ingenieurwissenschaften Probleme zu lösen, die mit lebenden Systemen in Verbindung stehen. Erste systematische Untersuchungen über Bewegungsabläufe beim Menschen gehen bereits auf Leonardo da Vinci (1452–1519) zurück. Zunehmende Bedeutung und Anerkennung erlangte die Biomechanik Mitte der 60er Jahre mit der Entwicklung und Verbreitung künstlicher Gelenke sowie der zunehmenden internen sowie externen Fixierung von Frakturen. Grundlegende Überlegungen über Kräfte und ihre Auswirkungen auf den Bewegungsapparat veröffentlichte Friedrich Pauwels 1965 in seinen „Gesammelten Abhandlungen zur funktionellen Anatomie des Bewegungsapparates“. Durch technische Fortschritte wurde die Ermittlung und Berechnung von Gelenkkräften möglich. Die Biomechanik beschäftigt sich heute mit:
- Materialeigenschaften (Knochen, Knorpel, Endoprothesen, Osteosynthesematerial),
- Bewegungsanalysen,
- Analyse der Kräfte, die auf Gelenke und das Skelettsystem einwirken,
- biologische Auswirkung von Kräften.

Gerade der letzte Punkt ist kennzeichnend für die *Bio*mechanik: Das Verhalten eines starren Körpers gegebener Abmessung und mit bekannten Eigenschaften läßt sich unter der Einwirkung einer definierten Kraft recht gut voraussagen und im Experiment reproduzieren. Die Eigenschaften von Knochen, Sehnen und Muskel sind dagegen individuell recht unterschiedlich – sie hängen u. a. vom Alter und Geschlecht ab. Größe und Richtung der einwirkenden Kräfte sowie ihre Angriffspunkte sind oft nicht bekannt oder nur näherungsweise abzuschätzen. Ferner wirken auf das lebende Gewebe oder die Verankerung einer implantierten Prothese meist submaximale Kräfte über einen langen Zeitraum, der Körper paßt sich in weiten Grenzen an, wobei diese Anpassungsreaktionen auch wieder individuell unterschiedlich sind. Die Kortikalis eines Röhrenknochens kann sich verdicken, zu hohe Krafteinwirkungen können andererseits zu Resorptionen führen, zu häufige submaximale Krafteinwirkungen zum Ermüdungsbruch.

Mit einem Marknagel läßt sich oft Belastungsstabilität, mit einer Plattenosteosynthese Übungsstabilität erreichen. Die Anfangsstabilität und die Belastung der Implantate läßt sich recht gut abschätzen. Mit fortschreitender knöcherner Konsolidierung wird die Kraftübertragung zunehmend vom Kno-

**Arbeitsgebiete der Biomechanik**
- Prüfung von Materialeigenschaften (Knochen, Knorpel, Prothesen)
- Bewegungsanalysen,
- Kräfteanalysen,
- biologische Auswirkung von Kräften.

Die Biomechanik untersucht die Einwirkung von Kräften auf **lebendes** Gewebe.
Lebendes Gewebe kann sich weitgehend adaptieren: z. B. Dickenzunahme des Knochens.
Wird die individuelle Belastungstoleranz überschritten, kommt es beim Knochen zum Ermüdungsbruch.

Stress-protection:
Knochen atrophiert unter einer Osteosyntheseplatte, da er von der Kraftübertragung ausgeschaltet ist. (Abzugrenzen sind lokale Resorptionen infolge von Durchblutungsstörungen.)

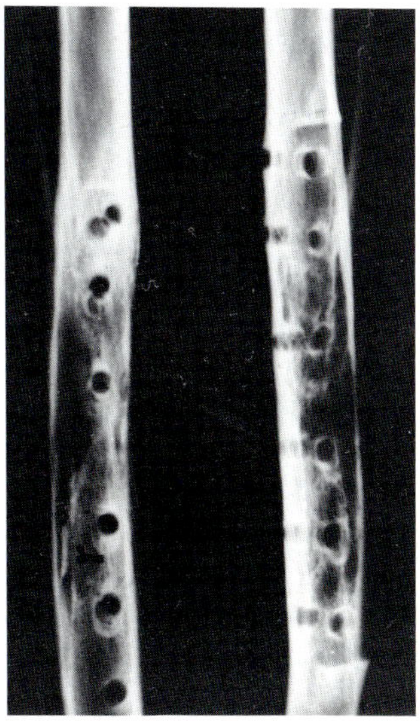

**Abb. 8**
Knochenatrophie nach Plattenentfernung infolge Stress-protection

chen übernommen, was auch erforderlich ist, um einen Ermüdungsbruch des Materials zu verhindern. Ist die Fraktur durchbaut, atrophiert der Knochen unter einer Osteosyntheseplatte, da er hier entlastet wird (Stress-protection): das Material muß also wieder entfernt werden. Der Knochen ist dann zunächst geschwächt, Schraubenlöcher sind potentielle Ausgangspunkte einer Refraktur (Abb. 8).

Optimierung von Osteosynthesen und Implantaten.

Mit Hilfe der Biomechanik lassen sich Abmessung und Lage des Osteosynthesematerials optimieren. Fehlgeschlagene Osteosynthesen sind z. T. durch unzureichende Beachtung mechanischer Grundgesetze erklärbar. Grundsätzlich sind prothetische Versorgung und Osteosynthesen so durchzuführen, daß Biegemomente klein gehalten werden (Valgusstellung einer Femurprothese, mediale Abstützung und Aufrichtung von Schenkelhalsfrakturen). Ferner ist bei Osteosynthesen das Material (Platte, Zuggurtung) so zu plazieren, daß es auf der Dehnungsseite des Knochens liegt und die Fraktur durch die Muskeln, die über diese Fraktur ziehen, zusätzlich komprimiert wird. Druckkräfte und mechanische Ruhe begünstigen die knöcherne Konsolidierung, erhebliche Scher- und Biegekräfte sowie übermäßige Bewegung führen zur Pseudarthrose.

Die Bedeutung biomechanischer Überlegungen in der Orthopädie soll an einigen Beispielen erläutert werden, vorher seien einige Grundbegriffe der Mechanik wiederholt:

Physikalische Grundbegriffe
Newton-Axiome
$F = a \cdot m$

Kraft ist die Ursache einer Bewegungsänderung oder Deformation.

**Newton-Gesetz:**

1. Jeder Körper beharrt im Stadium der Ruhe oder gleicher Geschwindigkeit, wenn dieser Zustand nicht durch Einwirkung einer äußeren Kraft verändert wird. Damit ergibt sich folgende Definition: *Kraft* ist die Ursache einer Bewegungsänderung (bzw. Deformation).
2. Die Bewegungsänderung (Beschleunigung) eines Körpers ist seiner Masse und der einwirkenden Kraft direkt proportional und erfolgt in Richtung der angreifenden Kraft.
3. Die gegenseitige Kraftwirkung zweier Körper aufeinander ist immer von gleicher Größe und entgegengesetzter Richtung (actio = reactio).

actio = reactio
Kraft ist eine vektorielle Größe, sie ist bestimmt durch:
Richtung,
Richtungssinn,
Betrag,
Angriffspunkt.

Die Kraft ist eine vektorielle Größe, d. h. sie ist durch Richtung, Betrag, Richtungssinn sowie ihren Angriffspunkt festgelegt. Sie kann vektoriell in ihre Komponenten zerlegt werden.

In der Biomechanik sind äußere Kräfte, wie z. B. Schwerkraft, Bodenreaktionskraft, von inneren Kräften, die z. B. von Muskeln und Sehnen auf die Gelenke ausgeübt werden, zu unterscheiden. Innere Kräfte wirken ferner zwischen Prothese und Knochen bzw. Zement und Knochen.

Bezugssystem: erforderlich zur Beschreibung von Bewegungen,
z. B. Kartesisches System mit drei zueinander senkrechten Achsen.

Um Bewegungen zu beschreiben, ist ein Bezugssystem erforderlich. Es kann ein übliches kartesisches Koordinationssystem (X-, Y-, Z-Achse senkrecht zueinander angeordnet) sein, das sich mit dem zu untersuchenden System bewegen oder von ihm unabhängig sein kann.

Internationale Einheiten:
Meter (Länge)
Kilogramm (Masse)
Sekunde (Zeit)

Alle Meßwerte sind mit Einheiten zu versehen, wobei die hier benötigten Grundeinheiten Meter (m), Sekunde (s) und Kilogramm (kg) sind (SI-Einheiten). Normierungen – Beziehung der Kraft auf das Körpergewicht, einer Schrittlänge auf die Beinlänge – sind anzustreben.

Gleichgewichtsbedingung (statisches Gleichgewicht für starren Körper):
Die Summe aller angreifenden Kräfte und Momente ist Null

$\sum F_i = 0$
$\sum M_i = 0$
(Moment: vektorielles Produkt aus Kraft und wirksamem Hebelarm.)

Fallen Körperschwerpunkt und Angriffspunkt der Kraft nicht zusammen, so wird ein freier Körper nicht nur beschleunigt, sondern auch gedreht. Es wirkt ein Moment, das Produkt aus Kraft und wirksamem Hebelarm (er ist senkrecht zur Kraft gerichtet).

Ein starrer Körper ist im statischen *Gleichgewicht*, wenn die Summe aller angreifenden Kräfte und Momente Null ist:

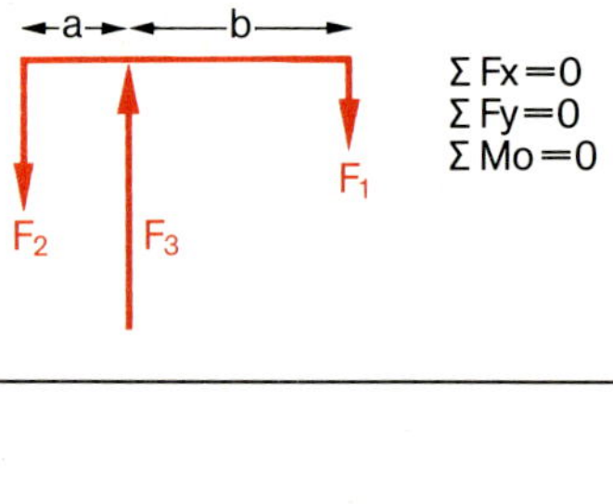

Diese drei Grundgleichungen sind erforderlich, um unbekannte innere Muskelkräfte über bekannte äußere Reaktionskräfte zu berechnen. Mit diesen drei Gleichungen lassen sich jedoch nur drei unbekannte Größen ermitteln. Bei der Belastungsanalyse menschlicher Gelenke überschreitet die Anzahl einwirkender Muskelkräfte sowie der zusätzlich wirkenden Kräfte des Kapsel-Bandapparates stets die Anzahl der zur Verfügung stehenden Gleichungen. Auch sind die Angriffspunkte der Muskeln meist nur angenähert bekannt, es sind daher immer vereinfachende Annahmen zu treffen und letztlich nur semiquantitative (abschätzende) Aussagen möglich. Bei der Betrachtung eines Gelenkes ist ferner die Anzahl seiner Freiheitsgrade – d. h. die Anzahl der voneinander unabhängigen Bewegungsmöglichkeiten – zu berücksichtigen. Ein Scharniergelenk hat 1 Freiheitsgrad (Rotation um die X-Achse), ein freier Körper 6 (Rotation um X-, Y-, Z-Achse sowie Translation in X-, Y-, Z-Richtung), ein Kugelgelenk 3 (Rotation um X-, Y-, Z-Achse).

Belastungsanalyse menschlicher Gelenke: Es sind nur semiquantitative Aussagen möglich, da die Anzahl der Variablen die Anzahl der zur Verfügung stehenden Gleichungen überschreitet.

Freiheitsgrade eines Gelenkes = Anzahl voneinander unabhängiger Bewegungsmöglichkeiten.
Scharniergelenk: 1 Freiheitsgrad,
Kugelgelenk: 3 Freiheitsgrade (z. B. Hüfte).

Bei vielen biomechanischen Abschätzungen wird die Anzahl der Freiheitsgrade begrenzt, das Kniegelenk z. B. vereinfacht als Scharniergelenk angesehen, obwohl bei Beugung und Streckung tatsächlich gleichzeitig eine Rotations- und Translationsbewegung stattfindet.

Mit den bisherigen Ausführungen lassen sich bereits Aussagen über die Belastung von Gelenken machen:

Kräfte lassen sich vektoriell addieren (Parallelogramm der Kräfte; Abb. 9). Bei gleichbleibender Kraftentwicklung des M. quadriceps femoris wächst die resultierende Kraft auf das retropatellare Gleitlager mit zunehmender Kniebeugung an. Patienten mit einer Chondropathia patellae geben Schmerzen beim Treppensteigen und -herabgehen an: der M. quadriceps femoris muß hier vermehrte Kraft entwickeln, das Kniegelenk ist gegenüber dem normalen Gang vermehrt gebeugt, die Kraftwirkung auf das Femoropatellargelenk ist erhöht. (Entscheidend ist eigentlich nicht die Kraft F, sondern der Druck $p = \frac{F}{A}$ auf das Gelenk). Bei obiger Überlegung wird angenommen, daß die Kontaktfläche A zwischen Patella und Femurkondylen bei zunehmender Beugung konstant bleibt, was tatsächlich nicht der Fall ist.). Bei entsprechender Symptomatik sollten also tiefe Kniebeugen vermieden werden.

Bei zunehmender Beugung im Kniegelenk wächst der retropatellare Anpreßdruck. Bei einer Chondropathia sind also Beugungen über 90° zu vermeiden – ebenso bei Tendopathien.

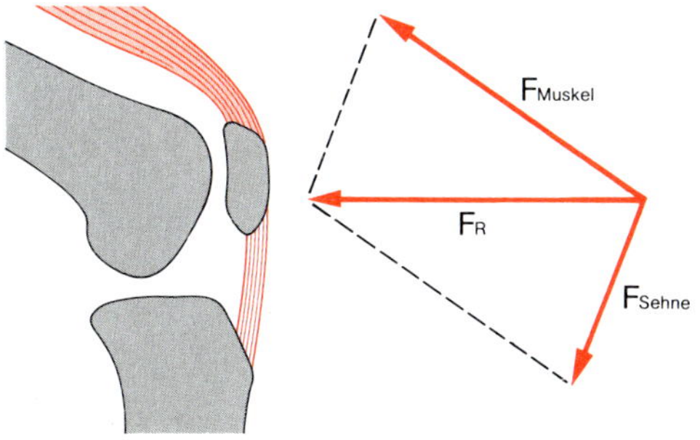


**Abb. 9** Druckbeanspruchung des femoropatellären Gleitlagers, über Vektoren berechenbar

Aus Abbildung 10 ergibt sich die Kraft $F_A$, die die Wadenmuskulatur eines 700 N schweren Menschen entwickeln (überschreiten) muß, wenn er sich auf die Zehenspitzen stellen will. Die Bodenreaktionskraft $F_B$ muß gleich dem Körpergewicht sein, die wirksamen Hebelarme werden a = 6 und b = 15 cm angenommen:

$$F_B \cdot b = F_A \cdot a$$

$$F_A = \frac{15}{6} F_B = 2{,}5\, F_B$$

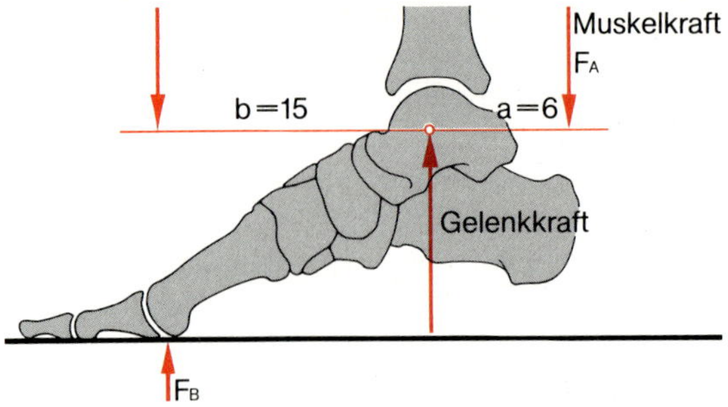


**Abb. 10** Berechnung der Kraft der Wadenmuskulatur beim Zehenstand

Zum Abheben der Ferse muß die Wadenmuskulatur also eine Kraft entwikkeln, die einem mehrfachen des Körpergewichts entspricht. Auf das Sprunggelenk wirkt dabei die Summe der Kräfte von $F_A$ und $F_B$.

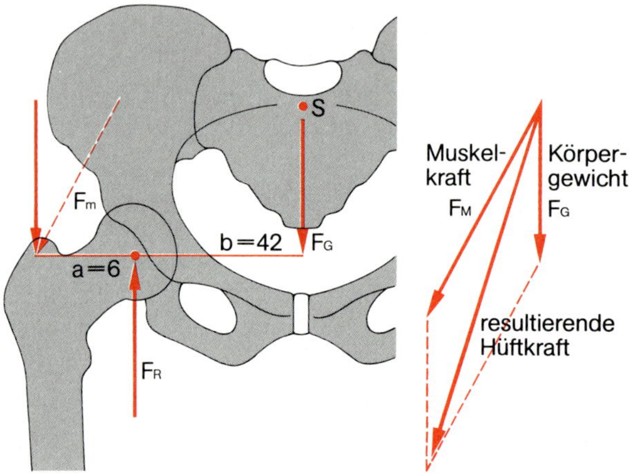


**Abb. 11** Berechnung der Krafteinwirkung auf das Hüftgelenk

Zum Abschluß wird die Kraftwirkung auf das Hüftgelenk ($F_R$) abgeschätzt (Abb. 11). Vereinfacht sollen nur drei Kräfte auf das Becken wirken: das Körpergewicht $F_G$ (abzüglich Gewicht des Standbeines), die Kraft der Abduktoren, die ein Abkippen des Beckens verhindern ($F_A$ = Vertikalkomponente dieser Kraft) und die Reaktionskraft $F_R$ (Vertikalkomponente) auf das Hüftgelenk durch das geometrische Zentrum des Azetabulums. $F_G$ greift im Körperschwerpunkt an, sein Abstand vom Drehpunkt sei b. a ist der wirksame Hebelarm der Abduktoren. Im Gleichgewicht gilt:

$$\sum M = 0$$
$$\sum F = 0$$
$$F_G + F_R + F_A = 0$$
$$F_R = -F_A - F_G$$
$$\text{mit } b \cdot F_G = a \cdot F_A$$
$$F_R = \frac{b}{a} F_G = F_G$$
$$F_R = \frac{12}{6} \cdot 700 + 700 = 2\,100\ \text{N}$$

Beim Einbeinstand wirkt auf das Hüftgelenk das 2,5- bis 3fache des Körpergewichts. Beim Lauf und Sprung addieren sich zusätzliche Beschleunigungskräfte!

Diese sehr vereinfachende Rechnung zeigt, daß auf das Hüftgelenk beim Einbeinstand das 3fache Körpergewicht einwirkt. Beim Gang bzw. schnellen Lauf addieren sich Beschleunigungs- bzw. Bremskräfte. Lehnt sich der Patient auf die Seite des Standbeines, werden der Abstand zwischen Schwerpunkt und Hüftgelenk verringert, der Hebelarm b verkleinert, die für das Gleichgewicht erforderliche Kraft der Abduktoren und damit die Belastung des Hüftgelenkes herabgesetzt (Duchenne-Hinken).

Die Kraftwirkung beim Gehen beträgt – in Abhängigkeit von der Geschwindigkeit – etwa:

- Hüftgelenk: 4- bis 7faches Körpergewicht,
- Kniegelenk: 3,5- bis 6faches Körpergewicht,
- Sprunggelenk: 2,2- bis 4,8faches Körpergewicht.

Die mittlere Kontaktfläche zwischen Femurkopf und Azetabulum liegt bei 27 $cm^2$, der Druck beim Gehen beträgt für einen 700 N schweren Menschen also etwa $p = \frac{4 \times 700}{2700} \approx 1\ N/mm^2$. Für die Belastung der Gelenke der unteren Extremität tragen die Muskelkräfte der über das Gelenk ziehenden Muskelgruppen, die den äußeren Kräften das Gleichgewicht halten, mehr bei als das eigentliche Körpergewicht!

Druckbelastung im Hüftgelenk beim Gehen: $\approx 1\ N/mm^2$.

Die *Gesamtbelastung* eines Gelenkes läßt sich durch die Vergrößerung des Hebelarmes eines Muskels vermindern. An der Hüfte wird dieses Ziel durch eine Varisierungsosteotomie erreicht: der Hebelarm der Abduktoren wird verlängert, sie benötigen weniger Kraft zur Stabilisierung des Beckens, die Gesamtbelastung des Gelenkes wird herabgesetzt. Eine Valgisierung verkürzt den Hebelarm, die Abduktoren müssen entsprechend mehr Kraft entwickeln, die Belastung der Hüfte wird größer. Ohne zusätzliche Eingriffe (Tenotomien) kann also die Beanspruchung des Hüftgelenkes nach einer derartigen Operation – trotz evtl. vergrößerter Kontaktfläche – vermehrt sein.

Belastung eines Gelenkes läßt sich reduzieren durch

1. Veränderung des Körpergewichts,
2. Veränderung der Hebelarme,
3. Veränderung der kraftübertragenden Fläche.

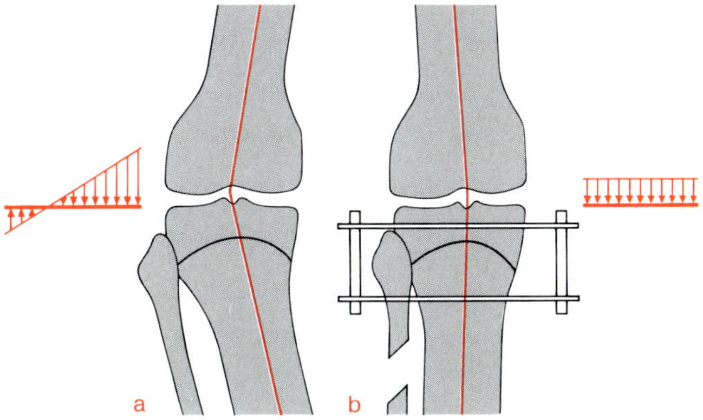


**Abb. 12** Kraftvektor auf das Tibiaplateau bei Genu varum (a) und nach Korrekturosteotomie (b)

Die Belastung eines Gelenkes läßt sich ferner durch eine Vergrößerung der gewichttragenden Fläche ($p = \frac{F}{A}$) herabsetzen, durch Umstellungen läßt sich eine gleichmäßige Kraftverteilung erzielen. Bei einer Varusdeformität des Kniegelenkes wird hauptsächlich das mediale Tibiaplateau belastet. Nach einer *Umstellungsosteotomie* verläuft der resultierende Kraftvektor durch die Mitte des Kniegelenkes, die Lastverteilung erfolgt gleichmäßiger (Abb. 12). Bei leichteren Formen der Hüftdysplasie läßt sich durch eine intertrochantäre Varisierungsosteotomie eine bessere Überdachung des Hüftkopfes erreichen (eine gute Kongruenz zwischen Kopf und Pfanne ist dabei vorauszusetzen). Der zu erwartende Operationseffekt kann durch eine vorherige Röntgenaufnahme in Abduktionsstellung der Beine überprüft werden. Die resultierende günstige Veränderung der Muskelhebelarme wurde bereits erwähnt.

**Eigenschaften von Osteosynthese- und Prothesenmaterial**

*Eigenschaften von Osteosynthese- und Prothesenmaterial*

Wirkt auf eine Feder die Kraft F, so ist nach dem Hook-Gesetz die Verlängerung l der Größe dieser einwirkenden Kraft direkt proportional:

$$F = E \cdot l$$

E ist dabei ein Proportionalitätsfaktor, der eine Aussage über die Materialeigenschaft dieser Feder macht.

Ideal elastisches Verhalten: Spannung δ und Dehnung ε sind direkt proportional
$\delta = E \cdot \varepsilon$
E = Elastizitätsmodul

Für ein ideal elastisches Verhalten gilt, daß Spannung $\delta = \frac{F}{A}$ und Verformung $\varepsilon = \frac{\Delta l}{L}$ eines Körpers mit dem Querschnitt A und der Länge L einander proportional sind

$$\delta = E \cdot \varepsilon$$

$$\frac{F}{A} = E \cdot \frac{l}{L}$$

Der Proportionalitätsfaktor E heißt Elastizitätsmodul (Einheit $N/mm^2$). Er ist ein Maß für den Widerstand, den ein elastischer Körper seiner Deformierung entgegensetzt. Der Elastizitätsmodul einiger in der Orthopädie verwendeter Werkstoffe beträgt:

Elastizitätsmodul unterschiedlicher Materialien

| Stahllegierungen | *E (N/mm²)* | *Anwendung* |
|---|---|---|
| (Fe-Cr-Ni-Mo) | $0{,}20 \times 10^6$ | Osteosynthesematerial |
| CO-CR-Legierung | $0{,}22 \times 10^6$ | Prothesen |
| TI-6Al-4V | $0{,}11 \times 10^6$ | Prothesen |
| $AL_2O_3$-Keramik | $0{,}38 \times 10^6$ | Prothesen |
| Polyäthylen | $1{,}4 \times 10^3$ | Prothesen (Pfanne) |
| Knochenzement | $2{,}8 \times 10^3$ | |
| Knochen (Kortikalis) | $0{,}01 \times 10^6$ | |

Die verwendeten Stahllegierungen (Fe-Cr-Ni-Mo Schmiedestahl) bestehen zu 17–20% aus Cr, zu 10–14% aus Ni, 2–4% aus Mo und weniger als 0,08% C (Rest: Fe). Ti-6Al-4V: 5,5–6,5% Al, 4,5% Vanadium.

Co-Cr-Mo-Legierung (gegossen): 63–70% Co, 25–30% Cr, 5–7% Mo, geringe Verunreinigungen durch Mn, Ni, Fe, C (Verarbeitung teuer, aber gutes Korrosionsverhalten).

Bei der Implantation von Endoprothesen werden also Materialien unterschiedlicher Elastizität und Steifigkeit (Knochen-Zement-Prothese) miteinander verbunden und unterschiedlich belastet.

Die Belastbarkeit einer Osteosyntheseplatte oder einer Prothese hängt vom Querschnitt ab, genauer: von der Geometrie und Massenverteilung bezogen auf die Biegeachse (Flächenträgheitsmoment).

Wirkt auf einen einseitig fixierten Stab ein Moment, so biegt er sich. Das Material auf der konvexen Seite steht unter Spannung, auf der konkaven Seite herrscht Druck. Entlang der neutralen Achse sind Druck und Längenänderung Null. Die Verformung hängt von der Belastung, dem Elastizitätsmodul und dem Profil des Stabes ab. Ein Maß für den profilabhängigen Verformungswiderstand ist das sog. Flächenträgheitsmoment; es hängt von der Geometrie und Massenverteilung – bezogen auf die Biegeachse – ab. Bei gleicher einwirkender Kraft und gegebenem Materialvolumen ist ein I-förmiges Profil belastbarer als ein O-förmiges oder □-förmiges. Diese Erkenntnisse werden z. B. bei der Formgebung von Marknägeln berücksichtigt.

Manche Materialien, wie Kunststoffe und auch Metalle, zeigen bei höheren Temperaturen ein zeitabhängiges Spannungs-Dehnungsverhalten: Sie verformen sich auch dann weiter, wenn die einwirkende Kraft konstant bleibt (plastische Deformierung, Kriechverhalten). Polyäthylenmaterialien (z. B. Hüftpfanne) müssen daher eine ausreichende Dicke haben und dürfen nicht zu hoch belastet werden. Metallarmierungen verbessern die Belastbarkeit.

Biomechanik in der Endoprothetik:
- Analyse der Gelenkmechanik,
- Analyse von Materialeigenschaften,
- Konstruktion der Gelenkprothese,
- Test der Prothese im Labor,
- Ganganalysen.

**Prothesentypen:**
- verblockt (formschlüssig, constraint),
- teilverblockt,
- unverblockt (kraftschlüssig, unconstraint).

*Formschlüssige Prothesen*
Stabilität durch Prothesenkonstruktion, hohe Beanspruchung der Verankerung. Beispiel: Prothese mit Scharniergelenk (Guepar-Knie).

**Bedeutung der Biomechanik für die Endoprothetik:**

1. Analyse der normalen und pathologischen Gelenkmechanik,
2. Analyse von Materialeigenschaften,
3. Konstruktion eines Gelenkes (unter Berücksichtigung der vorherigen Punkte),
4. Test im Labor,
5. Objektivierung funktioneller Ergebnisse nach klinischer Erprobung, Fehleranalyse.

Zunächst ist die Größe und Verteilung der auf das Gelenk wirkenden Kräfte (Kinetik) abzuschätzen, um sicherzustellen, daß die Prothese die zu erwartenden Belastungen toleriert. Ist die Prothese *formschlüssig* (verblockt),

d. h. wird die Stabilität allein durch ihre Formgebung und Konstruktion gewährleistet (Scharniergelenk), so wird die Verankerung stärker beansprucht als bei *kraftschlüssigen* (unverblockten) Prothesen, wo über Bänder und Muskelkraft die Gelenkführung erreicht wird. Der alleinige Oberflächenersatz (Schlittenprothese am Kniegelenk) bietet geringere Gelenkstabilität, die Verankerung an den Grenzflächen Prothese/Knochen bzw. Zement/Knochen wird aber weniger belastet, so daß dieser Prothesentyp vorzuziehen ist.

*Kraftschlüssige Prothesen*
Stabilisierung der Prothese durch Bandstrukturen und Muskulatur. Geringe Beanspruchung der Verankerung, daher bessere Voraussetzung für dauerhafte Verankerung. Voraussetzung: stabiler Bandapparat.

Die verwendeten Materialien sollen gute *tribologische Eigenschaften* (Reibung, Abrieb, Schmierung) haben, sie müssen körperverträglich und korrosionsbeständig sowie ausreichend stabil sein. Für Dauerimplantate (Prothesen) werden Titan, Stahl, Kobalt-Chrom-Legierungen, hochmolekulare Kunststoffe (Polyäthylen) und Keramikwerkstoffe (Bioglas, $Al_2O_3$-Keramik) verwendet. Titan ist relativ leicht, jedoch nicht so stabil wie die anderen metallischen Werkstoffe. Kobalt-Chrom-Legierungen sind sehr hart, die Herstellung ist schwierig, der Abrieb aber sehr gering.

**Tribologische Eigenschaften**
– Reibung, Abrieb, Verschleiß

Abriebpartikel
↓
Fremdkörpergranulom
↓
Prothesenlockerung

Keramik ist spröde, aber ausgezeichnet körperverträglich und zeigt ebenfalls geringen Abrieb (Keramikkopf gegen Keramikpfanne bzw. Keramikkopf gegen Kunststoffpfanne). Günstige Materialkombinationen mit guten Gleiteigenschaften (low-friction) sind Polyäthylen gegen Kobalt-Chrom-Legierung, Keramik gegen Keramik oder Keramik gegen Polyäthylen.

Low-friction (Charnley):
Prinzip der geringen Reibung zwischen den artikulierenden Materialien, z. B. Metall → Polyäthylen, Keramik → Keramik, Keramik → Polyäthylen.

Die Formgebung der Prothese muß ein ausreichendes Bewegungsausmaß erlauben, sollte eine nur geringe Resektion von Knochen und Weichteilgewebe bei der Implantation erfordern und eine sichere Fixation im Knochen garantieren.
Im Labor läßt sich die Stabilität der Prothese und ihrer Verankerung durch zyklische Belastungen mit Prüfmaschinen testen (erforderlich sind über 1 Millionen Belastungszyklen), ebenso Korrosion, Reibung und Abrieb. Inadäquates Material, Verarbeitungsfehler oder schlechte Formgebung können Ursache von Fehlern sein, eine falsch dimensionierte Polyäthylenkomponente kann sich plastisch deformieren (daher erfolgt häufig eine zusätzliche Metallarmierung). Bei der klinischen Anwendung ist die korrekte Position (Valgusstellung der Hüftprothese, richtige Plazierung eines Kniegelenkes) und die technisch richtige Verankerung für das Langzeitergebnis entscheidend. Bei Nachuntersuchungen sind ausreichendes passives und aktives Bewegungsausmaß, Gelenkstabilität und Stabilität der Verankerung Kriterien für den Erfolg. Die verwendete Untersuchungstechnik muß einfach, valide, reliabel und reproduzierbar sein.
Die Bedeutung der Biomechanik kann hier nur angedeutet und an einigen Beispielen stark vereinfacht erläutert werden. Von der hier betrachteten groben Gelenkbewegung sind die tatsächlichen Bewegungen der Gelenkoberflächen zueinander zu unterscheiden, die letztlich für Reibung und Abrieb entscheidend sind. Die drei Grundformen der Oberflächenbewegung lassen sich an einer Walze auf einer Ebene veranschaulichen: Die Walze kann auf der Oberfläche gleiten ohne sich zu drehen (sliding); die Walze kann sich drehen, wobei der Kontaktpunkt auf der Ebene unverändert bleibt (spinning, z. B. bei einem Scharniergelenk) und die Walze kann auf der Ebene abrollen (rocking). Beim letzten Beispiel sind Reibung und Abrieb minimal.

Die Bedeutung der Prothesenposition veranschaulicht Abbildung 13.
Das Biegemoment bei einer Prothese mit kurzem Hals und Valgusstellung ist gering. Fällt die Zementunterstützung proximal am Prothesenaufsitz fort (Lockerung), wird die mediale Abstützung nach distal verlagert. Das Biegemoment ist durch den längeren Hebelarm vergrößert. Da der Prothesenquerschnitt distal abnimmt, nimmt die Materialbeanspruchung erheblich zu: ein Ermüdungsbruch ist die mögliche Folge.

Geringe Belastung einer Hüftprothese bei
– Implantation in Valgusstellung,
– kurzem Prothesenhals.

Duokopfprothese, biopolare Prothese: Ein relativ kleiner Prothesenkopf artikuliert in einer kugelförmigen Polyäthylenkappe vom Durchmesser des zu

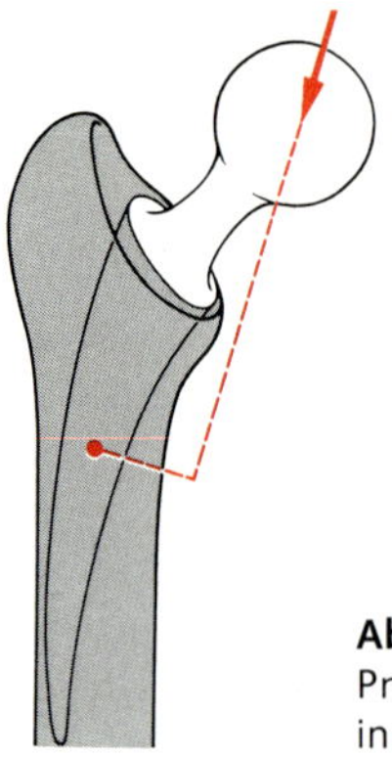

**Abb. 13**
Prothesenposition
in ungünstiger Varusposition

ersetzenden Hüftkopfes. Die „Kappe" kann von einer Metallschicht überzogen sein. Die primäre Artikulation erfolgt im inneren kleinen Kugelgelenk, die sekundäre zwischen Polyäthylen- bzw. Metallkappe und Gelenkknorpel. Scherkräfte zwischen Metall und Knorpel werden reduziert, da die Hauptbewegung im inneren Gelenk erfolgt. Die Druckbelastung auf das Azetabulum – und damit die Gefahr der Protrusion – wird durch den größeren äußeren Schalendurchmesser möglichst klein gehalten. Das Bewegungsausmaß ist größer als bei einer konventionellen Kopfprothese.

Behandlungsmethoden

## 1.7 Behandlungsmethoden

*R. Wolff, H. Zilch*

**Medikamente**

### 1.7.1 Medikamente

*Antirheumatika*
- analgetisch,
- antiphlogistisch wirkende,
- Chondroprotektiva
  (Förderung der Biosynthese von Knorpelgrundsubstanz).

*Myotonolytika*

*Antibiotika*
Perioperative/postoperative Prophylaxe ggf. bei Endoprothesenimplantation indiziert.
Osteitis/Osteomyelitis:
zusätzliche Gabe nach chirurgischer Herdsanierung, evtl. lokal in Form von Gentamycin-Knochenzementkugeln.

In der Orthopädie werden zur Arthrosebehandlung häufig *analgetisch* und *antiphlogistisch wirkende Substanzen (Antirheumatika)* sowie Kortison-Präparate als Injektionen eingesetzt. Behandelt werden letzlich nur Symptome: Knochenheilung, Formabweichungen und degenerative Veränderungen lassen sich mit Medikamenten nicht positiv beeinflussen. Die intraartikuläre Applikation von Knorpelaufbaupräparaten (Chondroprotektiva) soll die Knorpelregeneration bei beginnender Chondromalazie fördern. Die Wirkung dieser Substanzen ist im Tierversuch nachgewiesen, die klinische Wirksamkeit beim Menschen ist jedoch noch nicht gesichert.
Präparate:
Arteparon® (Glykosaminoglykanpolysulfat),
- Arumalon® (Glykosaminoglykan-Peptid-Komplex),
- Dona 200 S® (D-Glukosaminsulfat),
- Ney Arthros® (Organextrakte).

Die Substanzen wurden meist in Form von insgesamt 8 bis 10 intraartikulären Injektionen 2mal wöchentlich verabreicht (vgl. Kap. 2.7.1.1, S. 225).
(Bei einigen Präparaten ist die i.a. Injektion nicht mehr zulässig, bei anderen wird die Indikationsstellung überprüft – mögliche Nebenwirkungen!)
Die sog. Chondropathia patellae des Jugendlichen bessert sich in einem hohen Prozentsatz auch ohne jede Therapie.
*Antibiotika* werden bei Knochen- und Weichteilinfektionen nach Austestung der Erreger intravenös verabreicht. In den schlecht durchbluteten nekrotischen Knochenabschnitten oder Sequestern – sie unterhalten die Entzündung – wird die notwendige Hemmkonzentration meist nicht erreicht, so daß chirurgische Herdsanierungen Voraussetzung für den Erfolg sind. Die perioperative Antibiotikabgabe bei der Implantation von Endoprothesen

scheint die Infektionsrate zu senken, gleiche Ergebnisse sind jedoch mit Reinraumkabinen zu erreichen. Häufig erfolgt eine Beimischung zum Knochenzement bei Prothesenauswechselung (Refobacinpalacos®).

Bei der Tumorbehandlung werden *Chemotherapeutika* nach festgelegten Protokollen verwendet, bei Tbc Tuberkulostatika in üblicher Kombination.

*Chemotherapeutika*

Die Altersosteoporose läßt sich durch langfristige Gabe einer Kombination von Fluor- und Calciumionen beeinflussen (evtl. zusätzliche Gabe von Anabolika, Schmerzbeeinflussung durch Calcitonin).

Osteoporosetherapie: Langfristige Gabe von Calcium- und Fluorionen.

Problematisch bleibt weiterhin die medikamentöse Beeinflussung des Morbus Sudeck: eine Kombination von Antiphlogistika, Antidepressiva (Beeinflussung der psychischen Komponente), Calcitonin und einem Präparat, das die Durchblutung fördert (Hydergin), wird z. Zt. meist angewandt, evtl. auch Magnetfeldtherapie.

Morbus Sudeck: Antiphlogistika, Antidepressiva, Calcitonin (evtl. Hydergin®, Trental® zur Beeinflussung der Durchblutung).

Die Störungen des Knochenstoffwechsels beim Morbus Paget werden meist mit Diphosphonat und Calcitonin behandelt. Calcitonin hemmt die Aktivität der Osteoklasten, was zu einer Osteolysehemmung und sekundären Osteoblastendämpfung führt. Als Neuropeptid hat es außerdem positiven Einfluß auf Schmerzsymptome. Ob sich auch periartikuläre Verkalkungen nach Hüftendoprothesen mit Diphosphonat dauerhaft beeinflussen lassen, ist umstritten.

Morbus Paget: Diphosphonat, Calcitonin.

Auf die speziellen Probleme bei der Behandlung des *rheumatischen Formenkreises* (Basismedikamente für Langzeittherapie: Goldsalze, D-Penicillamin, Antimalariamittel, Immunsupressiva, Chininderivate) soll hier nur hingewiesen werden.

*Basistherapie beim rheumatischen Formenkreis*
Goldsalze, D-Penicillamin, Antimalariamittel, Immunsupressiva.

Peripher wirksame *Analgetika* und *nicht steroidale Antiphlogistika*: Sie sind kurzfristig zur Behandlung von Schmerzen und Schwellungen indiziert, insbesondere, wenn der Patient notwendige postoperative Bewegungsübungen sonst nicht tolerieren würde. Übelkeit und Magenbeschwerden lassen sich durch einen Wechsel des Präparates i. a. beseitigen. Nicht steroidale *Antirheumatika* bewirken über die Prostaglandinhemmung eine verminderte Detritusphagozytose, dadurch eine geringere Freisetzung lysosomaler Enzyme. Ob der Knorpelstoffwechsel insgesamt eher positiv oder negativ beeinflußt wird, gilt noch als umstritten.

*Analgetika, nicht steroidale Antiphlogistika*
bei postoperativen und posttraumatischen Schmerzen und Schwellungen.

*Nicht steroidale Antirheumatika*
Wirkung durch Prostaglandinhemmung
→ Herabsetzung lysosomaler Enzyme.

Die *Emboliegefahr* operierter Patienten läßt sich durch Thromboseprophylaxe mit Heparinpräparaten (2–3× täglich 5000 I. E. Heparin bzw. Heparin-Dihydergot-Substanzen oder 1× täglich niedermolekulares Heparin) herabsetzen. Eine vermehrte Blutungsneigung besteht nicht.

*Embolieprophylaxe*
2–3× täglich 5000 I. E. Heparin sc. oder Heparin-Dihydergot (bettlägerige Patienten ab 16. Lebensjahr).

Hämatome und Distorsionen werden gerne mit *Salben* (Heparin, Nikotinsäure) behandelt. Sie haben im wesentlichen einen psychologischen Effekt, Hautrötung und Überwärmung sind nur Zeichen einer Hautreizung mit reaktiver Mehrdurchblutung – kein Beweis einer Tiefenwirkung. Nur wenige Substanzen (z. B. DMSO, Dimethylsulfoxid) können die Hautbarriere überwinden.

*Salben*
bei Hämatomen und Distorsionen Wirksamkeit meist sehr gering. Nur wenige Substanzen durchdringen die Haut.

*Muskelrelaxanzien:* Ihr Indikationsgebiet liegt bei schmerzhaften Muskelverspannungen (Schulter- und Nackenmuskulatur, Rückenmuskulatur bei Lumbalgie). Nach wirksamen Dosen klagen die Patienten oft über Müdigkeit.

*Muskelrelaxanzien*
bei Muskelverhärtungen, bei radikulären Reizungen.

*Cortison:* Eine 2- bis 3malige Injektion ist bei Insertionstendopathien und Bursitiden im Schulter- und Ellenbogenbereich sowie am Ursprung der Adduktoren gerechtfertigt (meist in Kombination mit einem Lokalanästhetikum). Kortison unterdrückt wirksam entzündliche Reaktionen des Gewebes, behindert aber auch regenerative und reparative Vorgänge, erhöht also die Rupturgefahr hochbelasteter Sehnen. Im Bereich der Achillessehne und des Lig. patellae sollten diese Präparate daher nicht verwendet werden. Intraartikuläre Injektionen sind ebenfalls nur selten gerechtfertigt (Infektionsrisiko). Bei häufiger Applikation sind systemische Nebenwirkungen möglich. Kortison hemmt entzündliche Prozesse unterschiedlicher Genese. Es hemmt die

*Cortison*
Wirksame Entzündungshemmung, aber auch Behinderung reparativer Vorgänge, keine intratendinöse Injektion (Rupturgefahr).
Kontraindikation: bakterielle Infektionen, Mykosen, Ulcus pepticum, Diabetes mellitus.
Nebenwirkung beachten.

Proliferation von Bindegewebezellen und Granulozyten (Wundheilung!) sowie die Chondroitinsulfatsynthese des Knorpelgewebes.

Bei häufiger lokaler Applikation oder systemischer Gabe (Rheumatiker) können folgende Nebenwirkungen auftreten:

- Hautveränderungen: Pigmentzunahme, Purpura, Akne, Erythem;
- Knochenveränderung: Osteoporose, Fraktur;
- Knorpelveränderung: Hemmung der Chondroitinsulfatsynthese (Mukopolysaccharidsynthese);
- Appetit- und Gewichtszunahme,
- Kochsalz- und Wasserretention (Kaliumverlust, Ödembildung)
- diabetogener Effekt, Hemmung der lokalen und allgemeinen Abwehr (Hemmung der Proteinbiosynthese in lymphatischen Organen),
- Ulkusbildung, androgene Funktionssteigerung, Nebennierenrindeninsuffizienz, psychische Beeinflussung.

Bei systemischer Gabe ist die circadiane Rhythmik des Cortisol-Gehalts im Plasma zu beachten (Tagesdosis zwischen 6–8 Uhr morgens geben).

Kontraindikationen: Ulcus pepticum, Herzerkrankung oder Hypertension mit Herzinsuffizienz, *Infektionen*, Psychosen, Diabetes mellitus.

Superoxid-Dismutase:
Indikation: entzündliche Veränderungen.
Prinzip: Neutralisierung von Sauerstoffradikalen.

*Orgotein* (Superoxid-Dismutase): Bei entzündlichen Reaktionen werden Sauerstoffradikale frei, die normalerweise von körpereigener Superoxid-Dismutase neutralisiert werden. Bei akuten Entzündungen kann obiges Gleichgewicht gestört sein und die entzündliche Reaktion durch lokale Orgotein-Injektion (Peroxinorm®) günstig beeinflußt werden.

Synoviorthese: Yttrium 90, Osmiumsäure intraartikulär.

Bei rezidivierenden Gelenkergüssen nach Arthrose kann die *Synoviorthese* mit Yttrium 90 oder Osmiumsäure eine Alternative zur operativen Synovektomie darstellen; diese Präparate können jedoch zu einer Knorpelschädigung führen.

Chemonukleolyse:
in Ausnahmefällen
bei Protrusion oder
Prolaps.

Durch Chymopapain läßt sich in ausgewählten Fällen Bandscheibengewebe auflösen *(Chemonukleolyse).* Technik: Unter Bildwandlerkontrolle wird zunächst eine Diskographie angefertigt. Beim Nachweis eines Prolaps wird dann Chymopapain injiziert. Komplikationen: allergische Reaktion, Diszitis. (Voraussetzung: geschlossener äußerer Faserring!)

Intraartikuläre Injektionen:
Nur unter sterilen Kautelen!

*Injektionstherapie:* Intraartikuläre Injektionen dürfen nur unter sterilen Bedingungen (steriles Abdecken, Handschuhe) vorgenommen werden. Als Substanzen werden Kortisonderivate, Knorpelaufbausubstanzen, Lokalanästhetika und Orgotein verwendet (Komplikation: Gelenkinfektion).

*Gewebeinfiltration* bei
Myalgien,
Tendopathien.
Paravertebrale Injektionen.
Kein Cortison intratendinös!

Bei Myalgien und Tendopathien erfolgen lokale *Gewebeinfiltrationen* mit Anästhetika und Cortisonderivaten im Bereich des Schmerzzentrums. Die intratendinöse Injektion von Cortison ist wegen der Gefahr der Sehnenschädigung kontraindiziert. Bakterielle Entzündungen und Mykosen sind weitere Kontraindikationen. Spezielle Anwendungsformen der Injektionstherapie sind:

Paravertebrale Injektion,
therapeutische Lokalanästhesie (z. B. Oberst-Anästhesie),
periphere Nervenblockade (lumbale Wurzelblockade).

## 1.7.2 Verbände

**Verbände**
Aufgabe des Verbandes:
- ruhigstellen,
- fixieren,
- redressieren,
- extendieren
- stützen.

**Fixierende Verbände**
Fixierung der Gelenke:
- in Funktionsstellung,
- Abpolstern von Knochenvorsprüngen,
- Spaltung des Gipses bei frischer Fraktur.

Verbände sollen ruhigstellen, fixieren, redressieren, extendieren oder stützen.

**Fixierende Verbände:** Für die *Ruhigstellung* werden Gips- bzw. Kunststoffverbände verwendet. Nach Verletzungen und operativen Eingriffen werden oft Gipsschalen angelegt, um eine ungestörte (Wund-)Heilung zu ermöglichen. Bei der konservativen Frakturbehandlung dienen Gipsverbände nach der Reposition zur Ruhigstellung und *Fixierung,* die beiden benachbarten Gelenke müssen in den Verband einbezogen werden. Gelenke steifen nach längerer Immobilisierung ein, sie sollen daher in „Funktionsstellung" fixiert werden. Kapsel- und Bandschrumpfungen müssen vermieden werden (Abduktion im Schultergelenk, Flexion der Fingergrundgelenke um 80°). Markante Knochenvorsprünge sind abzupolstern, ein Druck auf oberflächlich verlaufende Nerven (N. peronaeus am Fibulaköpfchen) ist zu vermeiden. Nach frischen Frakturen wird der primär angelegte Gipsverband gespalten, um Durchblutungsstörungen zu verhindern.

Verbandmaterial z. B.:
- elastische Binde,
- Tape,
- Elastoplast,
- Gips,
- Kunststoff (Fiberglas, Polyurethan),
- Zinkleim.

Frakturen werden im Kindesalter weitgehend konservativ behandelt (Ausnahme: Gelenkfrakturen), da eine längere Immobilisierung von Gelenken eher toleriert wird.

**Extensionsverbände** sollen nach Knochenbrüchen eine Reposition ermöglichen und halten bzw. Verkürzungen durch Muskelzug vermeiden. Die Extension ist über die Haut mit Pflastern möglich (Extensionsbehandlung nach Bryant bei Oberschenkelfrakturen des Kleinkindes), ferner über eine Knöchellaschenextension (zur OP-Vorbereitung nach Schenkelhalsfrakturen), eine Drahtextension durch Kalkaneus, Tibiakopf, Femurkondylen oder Olekranon (Extension nach Unter- und Oberschenkelfrakturen, nach suprakondylären Humerusfrakturen) und schließlich über die Verschraubung eines Metallbügels am Schädel (Crutchfield-Klammer oder Halo-Ring als Extension nach Halswirbelfrakturen).

**Extensionsverband**
Pflasterextension bei Kleinkindern
Drahtextension:
- Femurkondylus, (Oberschenkelfraktur),
- Tibiakopf (Oberschenkelfraktur; Nachteil: Belastung der Kniebänder, Vorteil: keine Infektionsgefahr am verletzten Knochen),
- Kalkaneus (Unterschenkelfraktur),
- Crutchfield-Klammer oder Halo-Ring an Kalotte bei Halswirbelsäulenverletzungen.

**Stützverbände** werden vor allem nach Distorsionen im Bereich von Knie-, Sprung- und Handgelenk angewendet (elastische Binde, Tape-Verband). Elastische Kompressionsverbände sollen die Resorption von Hämatomen fördern bzw. die Entstehung von Schwellungen (Ödemen) verhindern.

**Stützverband**
nach Distorsionen.

**Redressierende Verbände** und **Schienen** finden bei der Behandlung von Klump- und Sichelfuß, der Skoliose-Therapie und der Behandlung von Kontrakturen weite Anwendung.

Fehlstellungen sollen durch gezielten Druck und Zug korrigiert werden. Quengelverbände sollten Kontrakturen passiv langsam lösen, so z. B. am Finger-, Ellenbogen- oder Kniegelenk.

**Redressierender Verband** (Schienen)
Prinzip: Korrektur von Fehlstellungen bei
- Sichelfuß,
- Klumpfuß,
- Skoliose.

Quengelverband:
- Fingerkontraktur,
- Ellenbogenkontraktur.

*Lagerungsschienen* (z. B. nach Arthrolyse) sollen erreichte Winkelstellungen oder bei Lähmung eine bestimmte Gelenkposition halten, so das Handgelenk in Dorsalextension bei Radialislähmung oder den Daumen in Opposition durch einen Opponenssplint bei Medianusausfall.

**Lagerungsschienen**
Halten bestimmte Gelenkpositionen z. B. bei Lähmung
- Radialisschiene (Handgelenk),
- Opponenssplint (Ausfall: N. medianus).

*Dynamische Schienen* unterstützen durch einen konstanten und gerichteten Zug eine verloren gegangene oder geschwächte Muskelkraft, so daß bestimmte Gelenkbewegungen wieder ermöglicht werden. Über einen Auslegerbügel an einer Grundschiene befestigt, wird der Zug über Gummizügel erreicht.

**Dynamische Schienen**
bestehen aus:
- Grundschiene,
- Auslegerbügel,
- Gummizügel.

## 1.7.3 Physikalisch-krankengymnastische Therapie, Beschäftigungstherapie

Nach längerer Ruhigstellung oder operativen Eingriffen führt der Patient erste Bewegungs- und Kräftigungsübungen unter *krankengymnastischer Anleitung* durch. Mit neurophysiologisch begründbaren Bewegungskombinationen lassen sich bemerkenswerte Erfolge erzielen (PNF, propriozeptive neuromuskuläre Faszilitation). Bei neurologischen Erkrankungen finden spezielle Verfahren (Bobath, Vojta) Anwendung.

Wesentlich ist die Krankengymnastik in der Nachbehandlung von Arthrolysen und der Beseitigung von Kontrakturen.

Durch Applikation von Wärme oder Kälte (Eis) können Schmerzen und entzündliche Reaktionen im geschädigten Bereich vermieden werden. Ursprüngliches Bewegungsmuster und funktionelle Leistungsfähigkeit der verletzten Extremität sollen wiederhergestellt werden.

**Krankengymnastisch-physikalische Therapie**
Grundformen der Krankengymnastik:
- Lagerung,
- Bewegungsübungen,
- therapeutische Massage.

Bobath-Methode:
Indikation: spastische Lähmung, fördert die gelähmten Partien.
Kryotherapie:
Wirkung: reaktive Hyperämie, Anästhesierung der Hautrezeptoren.
Indikation: Kontrakturen unterschiedlicher Art, Insertionstendopathien, Entzündungen.
Kontraindikation: neurologische Störungen, periphere Durchblutungsstörungen.

Passive Bewegung
durch Dehnung über Dauerkräfte.

**Passive Bewegung:** Durch krankengymnastische Dehnungsübungen, durch bestimmte Lagerung (z. B. Biegeböckchen für das Kniegelenk) und Einwirkung von Kräften als Dauerkraft oder in phasischer Anwendung können Verkürzungen beseitigt werden. Diese passiven Dehnungsübungen stehen rangmäßig jedoch hinter aktiven Übungen.
Längere Ruhigstellung bedingt neben der Atrophie von Muskeln und Knochen auch Knorpelveränderungen und evtl. eine Verkürzung von Bandstrukturen und Kapselverklebungen. Geben diese Verklebungen nicht nach, können sie in Narkose gewaltsam gelöst werden.

Brisement:
Durch bewegen in Narkose → Lösung von Verklebungen.

*Brisement: Die sofort einsetzende krankengymnastische Therapie muß eine erneute Einsteifung verhindern. Ein Brisement wird häufig am Schulter-, seltener am Kniegelenk durchgeführt (Gefahr: iatrogene Bandverletzung, Fraktur).*

**Massage**
Handgriffe: Streichung, Knetung, Reibung, Zirkelung, Vibration.
Indikation: muskulärer Hartspann, narbige Adhäsionen.
Kontraindikation: frisches Trauma, Hauterkrankungen, Knocheninfektionen.

**Massage:** Verspannte Muskulatur läßt sich durch Massage auflockern. Mit der Bindegewebmassage sollen über Lösungen von Verspannungen reflektorisch segmentgleiche innere Organe beeinflußt werden. Kontraindikationen sind frische Verletzungen und entzündliche Prozesse. Sonderform: Unterwasser-Druckstrahlmassage (Indikation: massive Muskelverspannung).

**Hydrotherapie**
zur Rehabilitation – Gedenkmobilisation, Muskelkräftigung.

**Hydrotherapie:** Bei Übungen im Bewegungsbad wird der Auftrieb des Wassers genutzt. Sie sind in der Rehabilitationsphase wertvoll, wenn erst eine Teilbelastung erlaubt ist. Wassertemperatur: 30 – 32 °C. Ziel: Gelenkmobilisation, Muskelkräftigung, Gehschulung. Das Gewicht der im Wasser befindlichen Körperteile ist auf ca. $\frac{1}{10}$ reduziert. Sonderform: Überwärmungsbad (40 – 42 °C).

**Extensionsbehandlung**
bei Zervikalsyndrom, Lumbalgien.
Formen nach Glisson, Perl.

**Extensionsbehandlung:** Ziel ist die Entlastung der Bandscheiben im HWS- und LWS-Bereich. Formen: Glisson-Extension, Perl-Extension. Indikation: Zervikalsyndrom, akute Lumbalgie. Kontraindikation: Tumor, Entzündung, ausgeprägte Spondylose. Knöchellaschen-Extension: Entlastung von Hüft- und Kniegelenken.

**Elektrotherapie**
Wirkung:
- Wärmeerzeugung,
- Schmerzlinderung.

**Elektrotherapie.** Mit dieser speziellen Therapieform lassen sich grundsätzlich 2 verschiedene Wirkungen erzielen:
1. Wärmeerzeugung durch aktive Hyperämisierung.
2. Schmerzlinderung durch elektrochemische Veränderungen mit Reizwirkung auf Nerven und Muskeln.

Zur Anwendung kommen 2 grundsätzlich verschiedene Anwendungsformen: Niederfrequenztherapie und Hochfrequenztherapie.

1. Niederfrequenztherapie (0–1000 Hz)
   **Galvanisation** = Gleichstrom
   Anwendung:
   - trocken
   - naß: Stangerbad
     Vierzellenbad
   - Iontophorese (Penetration von Pharmaka)

Indikation: Schmerzen.

**Niederfrequenztherapie** (Frequenzbereich 0–1000 Hz)
1. **Galvanisation** bedeutet kontinuierlich fließender – konstanter – *Gleichstrom.* Er kann trocken oder auch als Stanger-Bad (als elektrisches Vollbad, u. U. mit Zusatz von Pflanzenextrakten), als Vierzellenbad (Wannen = Zellen für jede Extremität) oder als Iontophorese zur Anwendung kommen. Bei der Iontophorese wird der Gleichstrom als Transportmittel für Pharmaka in Salbenform benutzt, die in Ionenform die Haut penetrieren und somit in der Tiefe wirksam werden können (z. B. Histamin). Indikationen für Galvanisation: Gelenk- und Weichteilschmerzen unterschiedlicher Genese, Neuralgien, Ischialgien.

**Reizstromtherapie**
- einfache Impulsströme:
  - konstanter Wechselstrom
  - Exponentialstrom (dreieckiger Impuls)
  - Schwellstrom

  Indikation:
  Muskelatrophie, Nervenschädigung
  Sonderform: TENS
  (= Transkutane elektrische Nervenstimulation)

2. **Reizstromtherapie.** Hier kommen einfache und kombiniert Impulsströme zur Anwendung.

*Einfache Impulsströme* sind der konstante faradische (Wechsel-)Strom oder niederfrequente Wechselströme mit verschiedenen Impulsformen: Dreieckform = Exponentialstrom, Viereckform, An- und Abschwellung der Impulshöhe = Schwellstrom.

Indikation: Bei Nervenschädigung zur Verhinderung der Muskelatrophie. Sonderform: Transkutane elektrische Nervenstimulation (TENS) zur Therapie chronischer Schmerzzustände. Auch bei bestimmten Skolioseformen wird durch Stimulierung der Rückenmuskulatur auf der Konkavseite versucht, die Progredienz der Skoliose aufzuhalten.

*Kombinierte Impulsströme* sind z. B. die diadynamischen Ströme, bei denen ein- oder zweiwegig gleichgerichtete Wechselströme wirken oder der Interferenzstrom mit 2 sich kreuzenden elektrischen Feldern.

**Hochfrequenztherapie** (100 kHz–3000 MHz).

Je nach Wellenlänge wird in Kurzwellen-, Ultrahochfrequenz- und Mikrowellentherapie unterteilt. Sie erzeugt Wärme und dient daher der reinen Wärmetherapie (Diathermie). Indikationen ergeben sich bei degenerativen Erkrankungen des Bewegungsapparates, z. B. bei Arthrosen, Spondylosen, eine Ultraschalltherapie (Frequenz 0,8 MHz) bei Insertionstendopathien.

– kombinierte Impulsströme
diadynamische Ströme
Interferenzstrom

2. Hochfrequenztherapie (100 kHz bis 3000 MHz)
   – Kurzwelle
   – Ultrahochfrequenz
   – Mikrowelle

   Wirkung: reine Wärmetherapie (= Diathermie).
   Indikation: degenerative Erkrankungen.

**Elektrische Felder** werden zur Beschleunigung der Frakturheilung und Durchbauung von Pseudarthrosen benutzt. Die Applikation erfolgt über am Knochen befestigte Elektroden oder über ein äußerliches elektromagnetisches Feld. Auch beim Morbus Sudeck wird ein elektromagnetisches Feld therapeutisch eingesetzt. Eine abschließende Beurteilung dieser Verfahren ist z. Z. noch nicht möglich.

**Elektrische Felder**
Anwendung bei:
- Pseudarthrosen,
- Sudeck-Syndrom.

**Beschäftigungs- und Arbeitstherapie** (Ergotherapie): Sie fördert die manuelle Geschicklichkeit und die Wiedereingliederung des Patienten in seine Umwelt. Behinderte können zum selbständigen Essen, Waschen und Anziehen angeleitet werden. Erwachsene führen allgemeine handwerkliche Arbeiten durch: Holz-, Ton-, Lederarbeiten, Korbflechten u. ä. Hierdurch werden erkrankte Gelenke und Gelenkketten *unbewußt* mobilisiert und die Muskulatur gekräftigt, während bei der krankengymnastischen Behandlung bestimmte Muskeln ganz *bewußt* trainiert werden. Später erfolgen berufsbezogene Arbeiten und Haushaltstraining.

**Beschäftigungs- und Arbeitstherapie**
Mobilisierung von Gelenken,
Kräftigung der Muskulatur,
Übung der Geschicklichkeit,
Training zur Selbsthilfe.

**Manuelle Medizin** (Chirotherapie): Die theoretischen Grundlagen der Chirotherapie sind auch heute erst unzureichend abgesichert. Durch gezielte Manipulation sollen Subluxationen beseitigt und fehlendes Gelenkspiel (Joint play nach Mennell) wiederhergestellt werden. Indikation: Blockierungen im Bereich der Extremitätengelenke, der Wirbelsäule, des Sakroiliakalgelenkes. Jeder Chirotherapie muß eine eingehende klinische und röntgenologische Untersuchung vorausgehen.

Kontraindikation: Tumoren, frische Frakturen oder Luxationen, floride Spondylitis, akuter Schiefhals, Kauda-Syndrom.

**Manuelle Therapie**
Indikation:
Blockierung an Wirbelgelenken, Extremitätengelenken und des Sakroiliakalgelenkes.
Vorher: eingehende klinische Untersuchung, Röntgenbild.

## 1.7.4 Grundzüge der operativen Behandlung

**Grundzüge operativer Behandlung**

Der Operationstrakt bildet eine abgeschlossene Einheit, er sollte nur über Schleusen zugänglich sein. Räume für septische Eingriffe sind streng abzutrennen. In modernen Operationsabteilungen werden Temperatur und Luftfeuchtigkeit konstant gehalten, die Luft wird im eigentlichen Operationssaal 25- bis 90mal pro Stunde ausgetauscht – in speziellen Kabinen (Endoprothetik) bis zu 200mal. Zwischen den Eingriffen wird der Raum mit einer antiseptischen Lösung ausgewischt. Der Operationstrakt darf nur in Schutzkleidung, Operationsschuhen, mit Kopfhaube und Mundschutz betreten werden.

Operationstrakt:
– abgetrennte Einheit,
– Filterung und Austausch der Luft zur Reduzierung der Keimzahl.

Der Patient wird im Vorbereitungsraum auf speziellen – meist strahlendurchlässigen – Operationstischen gelagert und das Operationsgebiet rasiert. Falsche Lagerung kann zu Nervenschäden führen, z. B. Überstreckung des Plexus brachialis, Druck auf den N. peronaeus oder den N. ulnaris. Viele Eingriffe werden durch das Anlegen einer pneumatischen Blutleere erleichtert. Der korrekte Druck – nach dem Auswickeln der betroffenen Extremität – hängt vom Alter des Patienten, seinem Blutdruck und dem Durchmesser des Armes oder Beines ab (Arm beim Erwachsenen: bis 300 mm Hg, Bein: bis 500 mm Hg). Die Blutleere muß nach 1½ bis 2 Stunden für 10 Minuten geöffnet werden.

Lagerung des Patienten:
Cave Nervenschädigung durch Druck (N. peronaeus) oder Überdehnung (Plexus).

**Blutleere** oder **-sperre** nach 1½–2 h für 10 min unterbrechen.
Druckwerte:
Oberarm 300 mm Hg
Oberschenkel 500 mm Hg

**Eingriffe am Knochen**
- Ausgleich von Längendifferenzen,
- Achsenkorrektur,
- Auffüllen von Defekten
- Tumorresektion,
- Stabilisierung nach Frakturen.

Osteosynthesematerial:
- Platten,
- Marknägel,
- Schrauben,
- Kirschner-Drähte;

spezielle Verfahren:
- Fixateur externe (offene Frakturen)
- Fixateur interne (Aufrichtung und Stabilisierung von Wirbelfrakturen)

Stabilität der Osteosynthese:
- belastungsstabil,
- übungsstabil,
- lagerungsstabil.

**Voraussetzung für die Knochenheilung**
- ungestörte Blutversorgung,
- Stabilität = mechanische Ruhe, erreichbar durch: Kompressionsosteosynthesen
  - Kompressionsplatten
  - Zugschrauben.

Orthopädische Operationen werden an Knochen, Gelenken und Weichteilgeweben durchgeführt.

**Eingriffe am Knochen:** Ziel des Eingriffes ist es
- Längendifferenzen auszugleichen,
- Achsenabweichungen zu korrigieren,
- Knochendefekte aufzufüllen (nach Trauma, Tumor, Infektion),
- bei Gelenkdysplasien (Hüfte) durch Osteotomien (Knochendurchtrennung) eine bessere Überdachung und damit günstigere Druckverteilung zu schaffen (Varisierung, Beckenosteotomie),
- Tumorresektion,
- Stabilisierung von Knochenfragmenten nach Frakturen.

Die Fixation einer Osteotomie oder Fraktur erfolgt mit geraden und/oder gewinkelten Osteosyntheseplatten, Schrauben, Marknägeln oder Kirschner-Drähten. Bei Infektion oder erheblichen Weichteilschäden wird der Fixateur externe (bzw. Orthofix) verwendet, um fernab der Fraktur und damit dem infektgefährdeten Gebiet Osteosynthesematerial zu plazieren (Abb. 14). Die Osteosynthese soll *übungsstabil* sein. *Belastungsstabilität* läßt sich im allgemeinen nur nach Osteosynthesen mit dem Marknagel erreichen. *Lagerungsstabil* sind Osteosynthesen mit Kirschner-Drähten. Sie erfordern in der Regel eine zusätzliche Gipsfixation.

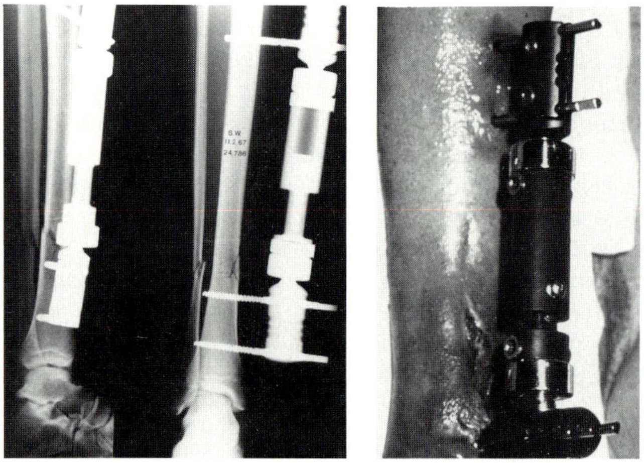

a b

**Abb. 14** a) Orthofix als Klammerfixateur externe bei offener Unterschenkelfraktur b) klinisches Foto

**Voraussetzung für ungestörte Knochenheilung:** Um eine rasche Heilung zu gewährleisten, darf die *Blutversorgung* des Knochens nicht unterbrochen werden: Muskulatur und Periost sind möglichst nicht oder nur sparsam abzulösen. Jeder Marknagel unterbricht die medulläre Versorgung und führt zu nekrotischen Veränderungen, die das Ausheilungsergebnis i.a. aber nicht gefährden.

Voraussetzung für die ungestörte Heilung ist weiterhin die weitgehende mechanische *Ruhigstellung* des verletzten Gebietes. Dieses Ziel wird durch Kompressionsosteosynthesen erreicht: Bei der Verwendung sog. dynamischer Kompressionsplatten (Abb. 15) werden die Knochenfragmente beim Anziehen der Schrauben aneinandergepreßt. Der konisch zulaufende Schraubenkopf verschiebt den Knochen um ca. 1 mm, wenn das zugehörige Bohrloch an den Plattenrand gesetzt wurde; Zugschrauben (Abb. 16) erhöhen die Stabilität wesentlich. Ein Klaffen der Osteotomie auf der plattenfernen Seite muß durch vorheriges Biegen vermieden werden. Drainagen im Operationsgebiet verhindern postoperative Hämatome.

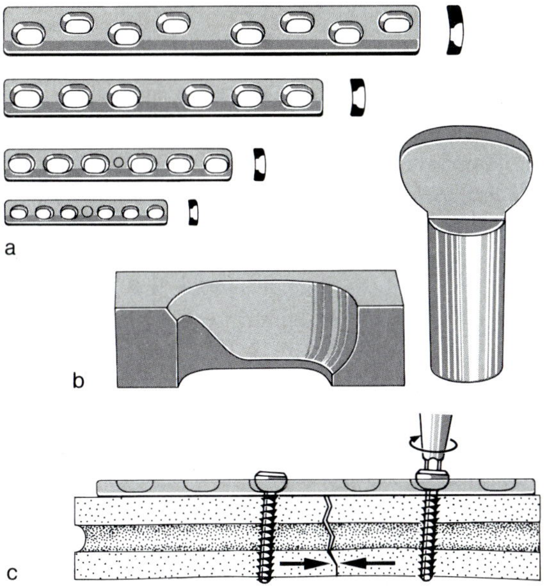


**Abb. 15** a) Verschiedene DC-Platten (Dynamische Compression)
b) beim Eindrehen der Schraube rutscht diese über eine schiefe Ebene
c) Anwendung bei Stabilisierung einer Fraktur

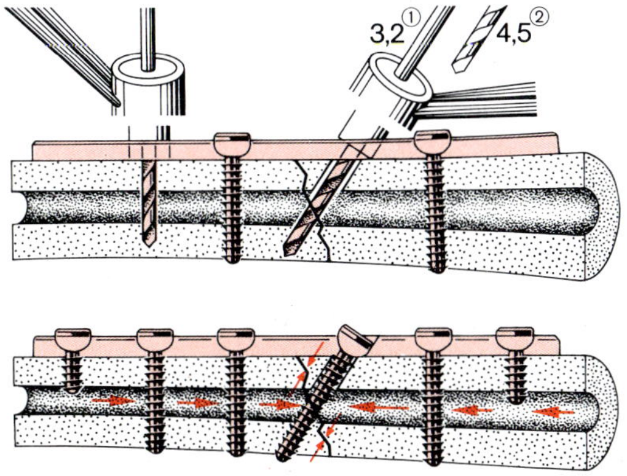


**Abb. 16** Zugschraubenprinzip bei einer Neutralisationsplatte (AO Manual)
Zunächst werden beide Kortikales mit einem 3,2-mm-Bohrer (1) durchbohrt, danach nur die plattennahe Kortikalis mit einem 4,5-mm-Bohrer (2)

**Knochendefekte** lassen sich durch
- autogenen (autologen) Knochen (körpereigen),
- allogenen (homologen) Knochen (vom anderen Menschen),
- xenogenen (heterologen) Knochen (artfremd),
- alloplastisches Material

auffüllen.

Bei Knochenübertragungen ist die osteoblastische Aktivität des Transplantates von der stimulierenden und induzierenden Wirkung auf das Lager zu unterscheiden (Zweiphasentheorie der Knochenübertragung, W. Axhausen): Überlebende Osteoblasten bilden bereits nach wenigen Tagen neuen Knochen, während die Osteoinduktion – von Stoffen der Grundsubstanz ausgehend – erst nach 4 Wochen einsetzt.

Wegen der guten osteogenen Potenz wird i. a. *autogene* Beckenkammspongiosa bzw. ein kortikospongiöser Beckenkammspan bevorzugt. Größere Defekte können durch einen autogenen Fibulaspan überbrückt und stabilisiert werden. Bei Defekten über 6–8 cm Länge, schlecht durchblutetem Lager oder vorangegangener Infektion ist ein vaskularisierter Fibulaspan in Erwä-

**Auffüllen von Knochendefekten:**
- autogener Knochen,
- allogener Knochen,
- xenogener Knochen,
- alloplastisches Material.

**Autogene** Spongiosa (Entnahmeort: Beckenkamm) hat die höchste biologische Wertigkeit durch:
Osteoblastenreichtum,
schnelle vaskulare Erschließbarkeit.

Einheilung in 2 Phasen:
- Tätigkeit der übertragenen Osteoblasten,
- Osteoinduktion,
- Osteoinduktion auf das Lager ausgehend von der übertragenen Grundsubstanz.

Bei allogenem Transplantat: nur Osteoinduktion wirksam.

gung zu ziehen. Spongiosa wird wesentlich schneller vaskular aufgeschlossen als Kortikalis.
Bei *allogenen* Transplantaten sterben die übertragenen Osteoblasten durch eine Antigen-Antikörper-Reaktion innerhalb der ersten Woche ab, so daß nur noch die Induktion wirksam bleibt. Trotzdem haben allogene Transplantate bei größeren Knochendefekten und im infektfreien Transplantatlager in bestimmten Fällen ihre Berechtigung.
*Homologer* Knochen wird zur stabilen Rekonstruktion von Defekten im Bereich der Hüftpfanne und des Kniegelenkes nach Prothesenaustauschoperationen verwendet. In Einzelfällen wurde der distale Femur bzw. die proximale Tibia – mit Gelenkknorpel und Bandstrukturen – nach ausgedehnter Tumorresektion erfolgreich ersetzt.
*Xenogenes* Material kann nur nach umfangreichen Vorbehandlungen übertragen werden. Daher ist die biologische Wirksamkeit verlorengegangen.

**Eingriffe am Gelenk**

**Arthrotomie**

Gelenkeröffnung zur Inspektion, besser: Arthroskopie.

**Eingriffe am Gelenk:** Hierzu gehören Arthrotomie, alloarthroplastischer Gelenkersatz, Arthrodese, Arthrolyse und die Rekonstruktion von Kapsel- und Bandstrukturen nach alten Verletzungen.

*Arthrotomien* sind Gelenkeröffnungen zur Inspektion und diagnostischen Abklärung. Heute ist meist die Arthroskopie (Gelenkspiegelung) vorzuziehen.

**Alloarthroplastik**

Gute Ergebnisse an Hüfte, Knie und Fingergelenken, befriedigende an Schultergelenken.

Fast alle Gelenke lassen sich durch eine *Alloarthroplastik* ersetzen. Gute Ergebnisse werden mit Hüft- und Kniegelenkprothesen erzielt (80–90% der Patienten haben noch nach 10 Jahren eine befriedigende Funktion) sowie im Bereich der Fingergelenke mit Silastik-Platzhaltern (Rheumatiker), befriedigende mit unverblockten Schulterprothesen (Voraussetzung für den Erfolg sind eine kräftige Schultermuskulatur und eine intakte Rotatorenmanschette). Auf biomechanische Anforderungen wurde auf S. 21 eingegangen.

**Arthrodese**

Vorteil: bleibende Stabilität, kein Fremdmaterial.
Nachteil: Bewegungsaufhebung, evtl. Anschlußarthrose.
Indikation:
- schwere traumatische Gelenkverletzungen,
- nach Infektionen,
- Alternative zur Endoprothese beim jungen Patienten.

Die Indikation wird heute vor allem im Bereich des Sprunggelenkes gestellt.

Prinzip:
Entknorpelung der Gelenkflächen, Stabilisierung in Funktionsstellung durch Osteosynthese.

Indikationen zur *Arthrodese* (Versteifung) sind:
- schwere traumatische Gelenkverletzungen (z. B. im Bereich der Finger), wenn eine Rekonstruktion nicht möglich ist,
- nach Entfernung infizierter Prothesen (z. B. am Kniegelenk),
- Alternative zur Endoprothese.

Die Arthrodese garantiert ein auf Dauer schmerzfreies belastbares Gelenk. So ist im Bereich der Sprunggelenke die Versteifung einer Arthroplastik z. Z. vorzuziehen. Aber: benachbarte Gelenke werden kompensatorisch höher belastet, Möglichkeit der Anschlußarthrose. Operationsprinzip: die Gelenkflächen werden entknorpelt und in günstiger Funktionsstellung mit dem Fixateur externe oder mit Osteosyntheseplatten stabilisiert (Funktionsstellung am Knie: 15° Beugung; am oberen Sprunggelenk: Neutralstellung, Rückfuß nach dorsal versetzt).
Versteifende Eingriffe an der Wirbelsäule: ventrale Fusion (z. B. bei Spondylolisthesis), dorsale Spondylodesen, z. B. bei Skoliose.

**Arthrolyse**

Lösung von Verwachsungen und Abtragung von knöchernen Anschlägen, evtl. Sehnenverlängerung.
Wichtig: Nach der Operation Lagerung auf Bewegungsschienen bzw. ständiges Umlagern in Lagerungsschienen, sofortiger Beginn mit krankengymnastischen Bewegungsübungen.

*Arthrolyse:* Zur Bewegungseinschränkung von Gelenken führen
- Muskelverkürzungen,
- Kapselverklebungen,
- Bandschrumpfungen,
- knöcherne Veränderungen
  und
- bindegewebige Verwachsungen im Gelenk.

Die Therapie besteht in einer Arthrolyse, also der Lösung von Verwachsun-

gen in und um das Gelenk, der Abtragung knöcherner Anschläge und evtl. in einer Muskel- bzw. Sehnenverlängerung. Betroffen sind meist Knie- und Ellenbogengelenk.
Sofortige krankengymnastische Nachbehandlung und Lagerung in Schienen in den maximalen Positionen (Beugung, Streckung) ist unbedingt erforderlich, ebenso am Kniegelenk Lagerung auf Bewegungsschienen.

Gelenke:
- Ellenbogengelenk,
- Kniegelenk.

*Arthrorise:* Teilweise Hemmung der Gelenkbeweglichkeit in einer Richtung durch eine Anschlagsperre. Bei Lähmungshängefuß kann das Einsetzen eines Knochenspans in den Kalkaneus das obere Sprunggelenk für Plantarflexion sperren.

**Arthrorise:** Bewegungseinschränkung durch Anschlagsperre.

Bei der *Arthroplastik* wird die Gelenkfläche neu geformt und mit Faszie oder Perichondrium überzogen (Ellenbogengelenk).

**Arthroplastik**
Neuformung der Gelenkfläche.

Bei rheumatischer Erkrankung bringt die Entfernung der entzündlich veränderten Gelenkinnenhaut Erleichterung:
*Synovektomie:* meist am Kniegelenk, auch an Hand-, Finger-, Ellenbogen- und Hüftgelenk. Bei bakteriellen Infektionen hat sich ebenfalls die Frühsynovektomie bewährt.

**Synovektomie**
Entfernung der Gelenkinnenhaut bei rheumatoider Arthritis, Gelenkinfekt.

*Bandplastiken:* Bei Gelenkinstabilitäten nach alten Bandrupturen (Daumen: ulnares Seitenband; Kniegelenk: vorderes Kreuzband; oberes Sprunggelenk: Lig. fibulotalare anterior und Lig. fibulocalcaneare) werden Bandplastiken mit Sehnen, Kutis, Faszie, lyophilisierter Dura, Kohle- und Kunststoffasern durchgeführt. Physiologischer Bewegungsablauf und dauernde Stabilität ohne Bewegungseinschränkung sind nur gewährleistet, wenn der anatomische Bandverlauf exakt nachgeahmt wird und die Bandplastik fest einheilt. Die zahlreichen in der Literatur angegebenen Rekonstruktionsverfahren drücken letztlich aus, wie schwer diese Ziele zu erreichen sind.

**Bandplastiken**
bei chronischer Instabilität
Sehnenersatzmaterial:
- autolog (Sehnen, Kutis, Faszie),
- allogen (Dura),
- Kunststoffe.

**Eingriffe an Sehnen:** Verdickungen im Bereich der Sehne führen an der Hand zu Funktionsbehinderungen: schnellender Finger. Die *Ringbandspaltung* beseitigt den Engpaß.
Fehlstellung durch Kontrakturen (Adduktionskontraktur im Hüftgelenk, Kontraktur des M. sternocleidomastoideus beim Schiefhals) lassen sich durch *Tenotomien* beheben.
Sehnenverkürzungen lassen sich durch z- oder v-förmige *Verlängerungen* ausgleichen (Achillessehnenverlängerung bei Spitz- und Klumpfuß). Insertionstendopathien können ein Ablösen der Sehnen erfordern (z. B. Diszision nach Hohmann beim Tennisellenbogen).
Nach Lähmungen läßt sich durch Sehnenplastik eine Funktionsverbesserung erreichen. Nach einer irreversiblen Schädigung des N. radialis werden die ausgefallenen Extensoren der Hand durch Flexoren ersetzt (Perthes-Plastik). Der übertragene Muskel soll möglichst gleichen Hub und gleiche Kraft wie der zu ersetzende haben, um ein entsprechendes Bewegungsausmaß zu ermöglichen.
Bei Sehnenverletzungen muß zwischen einer primären und einer sekundären Naht und zwischen einer einzeitigen und zweizeitigen Transplantation (vorab Einlegen eines Silastikstabes) unterschieden werden.

**Eingriffe an Sehnen**
- Ringbandspaltung (schnellender Finger),
- Tenotomie (Kontraktur, Insertionstendopathie),
- Sehnenverlängerung,
- plastische Eingriffe,
- Sehnenumlagerungen bei irreversibler Nervenlähmung.

**Eingriffe am Nerven:** Bei Verwachsungen im Bereich eines Nervens wird eine *Neurolyse* durchgeführt. Bei übermäßiger Beanspruchung auf Dehnung kann eine Verlagerung erforderlich sein (Verlagerung des N. ulnaris am Ellenbogengelenk nach ventral).
Nervendurchtrennungen werden unter dem Operationsmikroskop genäht (z. B. 10 × 0 Dexon). Die Rückkehr der Nervenfunktion braucht viel

**Eingriffe am Nerven**
- Neurolyse = Lösung aus Verwachsungen,
- Verlagerung.

Nervennähte:
unter Kontrolle eines Operationsmikroskops.

Zeit. Die Ergebnisse nach frischen Verletzungen und scharfer Durchtrennung sind gut, eine Restitutio ad integrum ist aber nicht immer möglich.

**Operationsrisiken**
- Infektion,
- Nervendruckschäden,
- Kompartment-Syndrom.

**Operationsrisiken**

Jeder operative Eingriff birgt – neben dem eigentlichen Operationsrisiko – weitere Gefahren. Bei Hüftendoprothesen liegt das Infektionsrisiko bei ca. 1 %, bei Osteosynthesen am Unterschenkel bei bis zu 3 %, bei offenen Frakturen wesentlich höher. Bei der intra- und postoperativen Lagerung sind Nervenschäden möglich (z. B. Peronaeusparese). Gefährdete Bereiche sind entsprechend abzupolstern. Ein postoperatives Kompartment-Syndrom muß rechtzeitig erkannt und behandelt werden (Symptome: akuter Schmerz, später Mißempfindung, dann Anästhesie und motorische Muskelschwäche. Schließlich irreversible Nervenlähmung. Therapie: Faszienspaltung. Lokalisation: Unterschenkel, Unterarm – Volkmannsche ischämische Muskelkontraktur).

Weitere:
- Pneumonie,
- Thrombose,
- Lungenembolie.

Weitere postoperative Komplikationen:
- Pneumonie (Prophylaxe: rasche Mobilisierung älterer Patienten)
- Lungenembolie } (Prophylaxe: Heparin als low-dosis
- Thrombose } s. c., rasche Mobilisierung)
- Muskelatrophien und Kontrakturen sind durch eine gezielte krankengymnastische Nachbehandlung zu vermeiden.
- Eine zu frühzeitige Belastung kann zu Refrakturen und Materialbrüchen führen (Pseudarthrosenbildung, s. S. 54).

Technische Orthopädie

## 1.7.5 Technische Orthopädie

Aufgabe der technischen Orthopädie ist die Herstellung von Orthesen, Prothesen, orthopädischen Schuhen, Einlagen und Änderungen am Konfektionsschuh.

Heilmittel:
vorübergehend notwendig.
Hilfsmittel:
immer notwendig.
Materialien:
- Kunststoffe,
- Metalle,
- Leder.

Individuelle Herstellung, Halbfabrikate, Fertigfabrikate.

Versicherungsrechtlich wird zwischen *Heilmitteln* (zur Unterstützung einer überschaubaren Heilphase) und *Hilfsmitteln*, die für immer eine verlorengegangene Funktion ersetzen, unterschieden.

Die orthopädischen Hilfsmittel werden meist individuell (nach Gipsmodell) angepaßt und aus Metall, Leder, Kunststoffen oder deren Kombinationen angefertigt. Es gibt aber bereits Halbfertig- und Fertigfabrikate auf dem Markt. Forderung an das Material: Hautverträglichkeit, ausreichende Festigkeit, leichte Bearbeitung, Luftdurchlässigkeit.

Orthesen

**Orthesen** sind Hilfsmittel, die direkt äußerlich am Körper angebracht werden, um anatomische Formabweichungen zu korrigieren, geschwächte Strukturen zu stützen und Insuffizienzen zu kompensieren. Sie üben in kontrollierter Form auf den Körper Kräfte aus (z. B. Skoliosebehandlung) oder entlasten Körperabschnitte, reduzieren also Kräfte.

**Funktion und Aufgaben von Orthesen**
- *Fixierende Orthesen*
  z. B. nach Oberarmbruch,
  nach Wirbelfusionsoperationen.
- *Entlastende Apparate*
  - Allgöwer Apparat (Unterschenkel),
  - Thomas-Splint (für die gesamte untere Extremität).

*Funktion und Aufgabe* von Orthesen:

1. *Fixation* eines Gelenkes oder eines Körperabschnittes in vorgegebener Stellung zur Frakturbehandlung, z. B. als Oberarmmanschette (Fertigfabrikat) bei der funktionellen Nachbehandlung bestimmter Oberarmfrakturen. Postoperative Nachbehandlung von Fusionsoperationen an der Wirbelsäule mit einem Korsett.
2. Kräfte auf ein Gelenk zu mindern oder auszuschalten:
   *Entlastende Apparate.*
   Der Unterschenkel wird durch die Abstützung der Orthese im Bereich von Patella, Lig. patellae und am medialen Tibiakopf entlastet, z. B. mit dem Allgöwer Apparat (Abb. 17).
   Eine Entlastung des Hüftgelenkes kann durch einen Schienen-Schellenapparat mit Tuberaufsitz erreicht werden, dem Thomas-Splint, der bei bestimmten Formen des Morbus Perthes indiziert sein kann (Abb. 18).

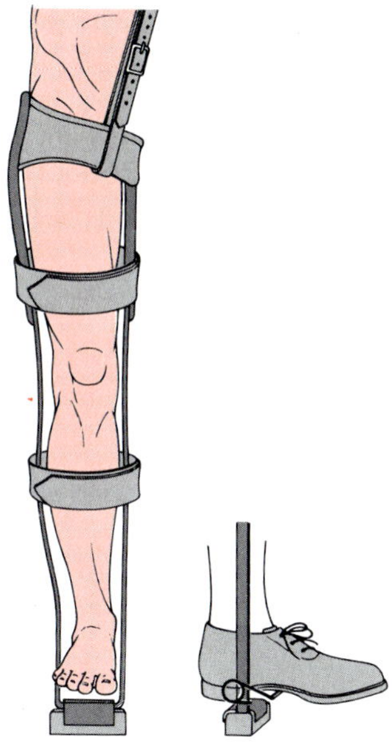

**Abb. 17**
Thomas-Splint mit Sitzring
zur Entlastung des ganzen Beines

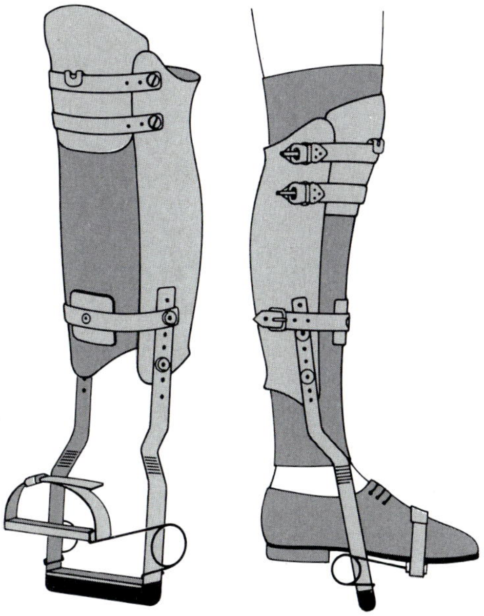

**Abb. 18** Allgöwer-Apparat zur Entlastung des Unterschenkels

3. Gelenke bei Bewegungen zu stabilisieren, z. B. bei Bandinsuffizienzen des Kniegelenkes (z. B. Schlottergelenk):
   *Stützende Apparate.*
   Letztere können arretierbare Gelenke enthalten (z. B. Kniegelenk mit Schweizer Sperre: das Gelenk wird zum Laufen in Streckstellung arretiert, beim Sitzen durch manuelles Lösen der Sperre gebeugt).
   Das Bewegungsausmaß kann auch aus anderen Gründen kontrolliert werden, z. B. bei der Nachbehandlung operativ versorgter Bandverletzungen am Kniegelenk.
   Die Orthese kann einen Fußteil besitzen. Dieser kann aus einer getriebenen Sohlenplatte, *Walkledersandale*, und einem u-förmigen Fußbügel bestehen, der mit einem Gelenk an der Unterschenkelschiene verbunden ist (wie in Abb. 19). Das Gelenk kann teilweise gesperrt werden, so z. B. dorsal, um bei einer Peronaeusparese einen Steppergang zu vermeiden.

- *Stützende Apparate*
  Bewegungen stabilisieren und kontrollieren.

Fußteil:
Walkledersandale mit Sohlenplatte, am Apparat befestigt.

Gehbügel bei entlastenden Apparaten

Weiterhin kann die Orthese – bei entlastenden Apparaten – mit einem *Gehbügel* versehen sein (s. Abb. 18). Um eine Längendifferenz auszugleichen, muß der Schuh der Gegenseite erhöht werden.

Einsteckteil an Normalschuh.

Außerdem besteht die Möglichkeit, die Schiene des Apparates an einem *Einsteckteil* eines Normalschuhes zu fixieren.

- *Redressierende Orthesen* z. B. bei Skoliosen.

4. Formabweichungen zu verhindern oder durch Redression zu korrigieren (z. B. Skoliosebehandlung): *redressierende Orthesen.*

Prinzipieller Aufbau für untere Extremität:

- *Hülsenapparate* Druckübernahme durch Walklederhülse.
- *Schellenapparate* schmale Schellen (Bänder) zur Fixierung.

Prinzipieller Aufbau der Orthesen für die *untere Extremität*:

- *Hülsenapparate.* Sie bestehen aus einer Walklederhülse (Kunststoffhülse), die die Gliedmaße großflächig umfaßt (günstige Druckverteilung bei der Kraftübertragung, z. B. als Stützapparat bei Unterschenkelpseudarthrose) (Abb. 19).
- **Schellenapparate.** Bei ihnen sind Aluminiumbänder (Schellen) an Stahlschienen befestigt. Die Apparate sind leichter, die Kraftübertragung von der Extremität zur Orthese erfolgt aber über eine kleinere Fläche (höhere Druckbelastung).

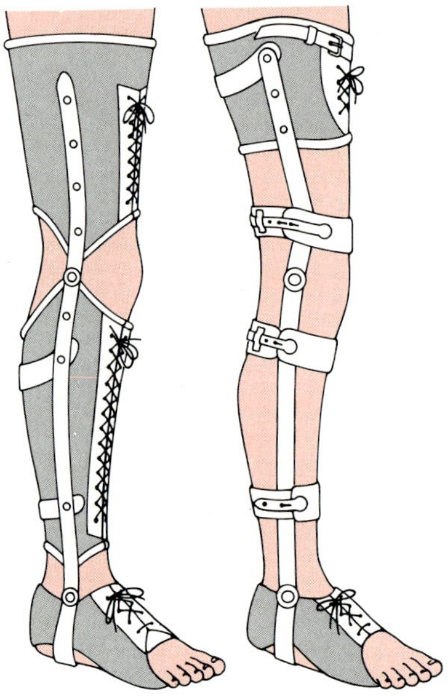


**Abb. 19** a) Hülsen- (Stütz-) Apparat
b) Schellenapparat mit Knie- und Sprunggelenken und Walkledersandale

- Beinapparat mit *Beckenring oder -korb* bei einseitiger Beinlähmung (z. B. nach Poliomyelitis).

Hohe Anforderungen werden an den Orthopädiemechaniker bei der Versorgung von Kindern mit Lähmungen im Bereich der unteren Extremität (z. B. nach Poliomyelitis oder Myelomeningozele) gestellt. Bei einer einseitigen Beinlähmung läßt sich z. B. mit einem gewalkten Beinapparat mit *Beckenring* oder *Beckenkorb* Gehfähigkeit erreichen.

- Orthesen zur Stabilisierung des *Kniegelenkes* nach Kreuz- und Seitenbandverletzungen.

Zahlreiche Orthesen werden zur Stabilisierung des *Kniegelenkes* nach Verletzungen der Kreuz- und Seitenbänder angeboten. Durch eingearbeitete Stahl- oder Kunststoffschienen lassen sich die Seitenbänder recht gut unterstützen, die Kompensation einer Rotationsinstabilität bzw. eines insuffizienten Kreuzbandes ist jedoch nur unzureichend möglich (z. B. Lennox-Hill-Bandage).

Für die postoperative Behandlung von Patienten mit komplexen Knieverletzungen (Kreuzbandnaht, Innenbandnaht) sind Orthesen mit Scharniergelenken nützlich, die nur ein vorgegebenes Bewegungsausmaß (z. B. Beugung zwischen 20 und 60°) ermöglichen. Übermäßige Anspannungen der versorgten Bandstrukturen lassen sich so vermeiden. Wichtig ist hier immer eine

sorgfältige Anpassung, die starre Gelenkachse der Orthese muß weitgehend mit der anatomischen des Kniegelenkes übereinstimmen.
Für Patienten mit Bandrupturen am *oberen Sprunggelenk* werden für die postoperative Phase *Spezialschuhe* mit hohem Schaft und Seitenstabilisierung oder *Antisupinationsorthesen* angeboten. Die Anwendung ist nur gerechtfertigt, wenn die genähten Strukturen tatsächlich nicht belastet werden, d.h. der Schuh auch nachts getragen bzw. durch eine Schale ersetzt wird.

- *Antisupinationsorthese* oder *Spezialschuh* nach Bandrupturen am oberen Sprunggelenk.

*Wirbelsäule:* Zur Abstützung oder Entlastung der Wirbelsäule sind zahlreiche unterschiedliche Mieder, Korsetts und andere Rumpforthesen erhältlich.
*Leibbinden* umfassen Becken und Leib. Sie bewirken keine Bewegungseinschränkung im lumbosakralen Bereich. Eine Indikation stellt z.B. eine statische Fehlhaltung bei Adipositas mit Hängeleib oder bei größeren Bauchbrüchen dar. Die Leibbinde kann auch mit Kreuzbeinpelotte als Leibbinden-Kreuzbandage verordnet werden.
*Mieder:* umfassen Becken und Rumpf, haben aber keine Beckenkammprofilierung. Sie bewirken eine teilweise Bewegungseinschränkung oder Teilfixierung der Wirbelsäule.
Beispiele:
- Stützmieder nach Maß;
- Überbrückungsmieder nach Hohmann (Abb. 20). Hier wird eine kurze Strecke der Lendenwirbelsäule ausreichend ruhiggestellt. Daher ist dieses Mieder auch bei schweren Schmerzzuständen (degenerartive Erkrankungen, unspezifische Entzündungen, Tumormetastasen) indiziert.

*Korsetts* umfassen Becken, Rumpf und haben eine Beckenkammfassung. Je nach Funktion unterscheidet man zwischen reklinierenden, fixierenden und redressierenden Rumpforthesen.

Abstützung oder Entlastung der Wirbelsäule:

- *Leibbinden*
  umfassen Becken und Leib.
  Indikation: statische Fehlhaltung, Hängeleib, Bauchbrüche.

- *Mieder*
  umfassen Becken und Rumpf ohne Bekkenkammfassung, Teilfixierung der Wirbelsäule möglich.
  Beispiele:
  Stützmieder nach Maß;
  Überbrückungsmieder nach Hohmann.

- *Korsetts*
  umfassen Becken und Rumpf mit Beckenkammfassung, daher verstärkte Fixierung der Wirbelsäule möglich.
  Unterscheidung nach Funktion.

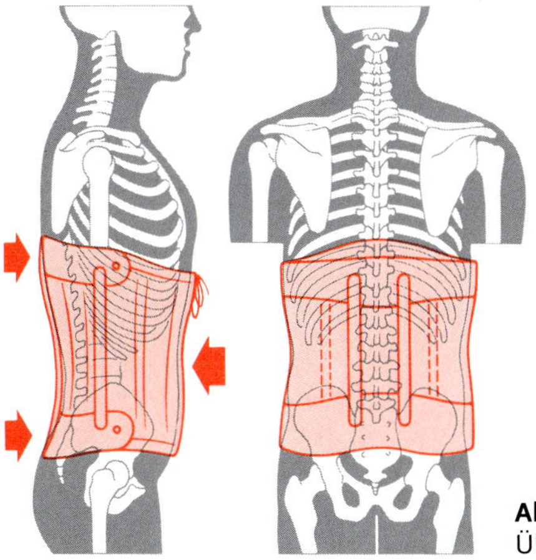

**Abb. 20**
Überbrückungsmieder nach Hohmann

*Reklinierende Korsetts* können bei Rundrücken, Hohlrundrücken, Scheuermann-Erkrankung und bei Wirbelkörperbrüchen verordnet werden. Das Grundprinzip ist die Dreipunkteabstützung in der Sagittalebene: z. B. bei Adoleszentenkyphose Abstützung im Kreuz-Steißbeinbereich, unterhalb des Scheitelpunktes der thorakalen Kyphose und ventral eine abdominale Bauchpressung. Beim Dreipunktekorsett nach Camp zur Frakturbehandlung (Abb. 21) liegen ventral 2 Abstützpunkte (Symphyse, Sternum) und dorsal einer als Rückenpelotte.
*Fixationskorsetts* werden zur Ruhigstellung erkrankter Bezirke verordnet, so bei unspezifischen und spezifischen Entzündungen, Tumoren und postoperativ bei Versteifungsoperationen.
*Redressierende* (korrigierende) Rumpforthesen mit Druckpelotten gehören z.B. zur Standardversorgung bestimmter Skolioseformen (s. dort).

- *Reklinierende Korsetts*
  Wirkungsprinzip: Dreipunkteabstützung in der Sagittalebene.
  Indikation: starke Adoleszentenkyphose, Kyphosen anderer Genese, Behandlung bestimmter Wirbelfrakturen (Dreipunktekorsett).

- *Fixationskorsetts*
  Fixieren einen Wirbelsäulenabschnitt vollständig.
  Indikation: bei Entzündungen, Tumoren, postoperativ.
- *Redressierende Korsetts*
  für Skoliosetherapie.

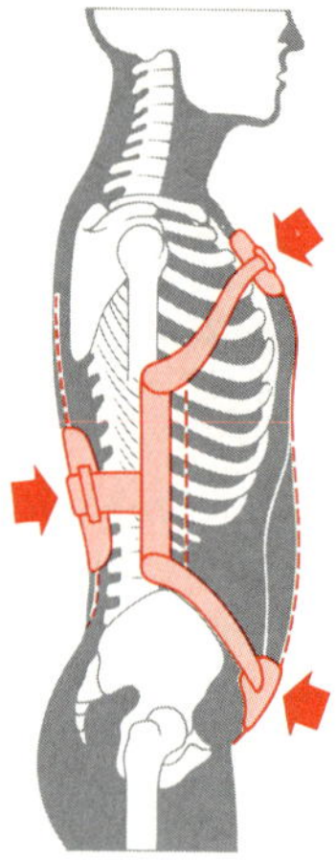

**Abb. 21**
Dreipunktekorsett nach Camp

**Orthopädische Maßschuhe**
Individuelle Anpassung des Fußbettes und des Schaftes.
Indikationen:
schwere Fußdeformitäten
angeboren: z. B. Klumpfuß
erworben: kontrakter Spreiz-Plattfuß, nach Kalkaneusfrakturen, nach Teilamputation, nach Lähmungen, bei schmerzhaften Arthrosen, bei Beinlängendifferenz >3 cm.

**Orthopädische Schuhe** nach Maß besitzen eine individuelle Fußbettung und einen nach den Bedürfnissen der Erkrankung gestalteten Schaft (Abb. 22). Die Herstellung erfolgt durch einen Orthopädieschuhmacher. Indikationen für die Verordnung von Maßschuhen sind:
schwere Fußdeformitäten (angeboren: Klumpfuß; erworben: schwerer Spreiz- und Plattfuß mit Hallux valgus und Hammerzehen; posttraumatisch nach Kalkaneusfrakturen oder nach Teilamputationen des Fußes); Lähmungen (z. B. Peronaeusstiefel), schmerzhafte Arthrose des oberen Sprunggelenkes, Arthrodese (Arthrodesenstiefel); Beinlängendifferenzen über 3 cm.

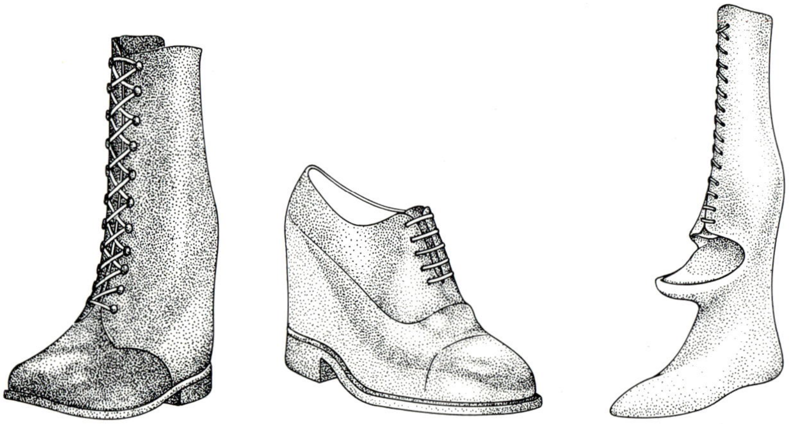

**Abb. 22** Orthopädische Schuhe (Stiefel, Schuh, Innenschuh) für Beinlängendifferenzen

**Orthopädische Zurichtung am Konfektionsschuh**
- Schmetterlingsrolle (Entlastung der Mittelfußköpfchen II, III)
- Ballenrolle (Entlastung der Grundgelenke)
- Flügelabsatz (bei Knick-Plattfüßen)
- Absatzerhöhungen (bei Beinlängendifferenzen)

**Orthopädische Zurichtung am Konfektionsschuh**
Beispiele: Schmetterlingsrolle unter der Laufsohle entlastet die Mittelfußköpfchen 2 und 3 (Abb. 23);
Ballenrolle entlastet die Zehengrundgelenke;
Flügelabsätze verlängern die Auftrittsfläche des Absatzes und geben bei Knick-Plattfüßen innen eine verbesserte Standsicherheit;
Absatzerhöhungen bis 3 cm Beinlängendifferenzen.

**Einlagen**
Material: Kork, Leder, Kunststoffe.
Anfertigung nach Gipsabguß.
Indikationen:
- leichte bis mittelschwere Fußfehlformen,
- Senk-Spreiz-Plattfüße.

**Einlagen** aus Leder, Kork, Metall, Plexidur und Schaumstoff können nach Gipsabguß angefertigt werden, um das Fußgewölbe zu unterstützen (Abb. 24). Vermehrte Pro- und Supinationsstellung können durch Keile ausgeglichen, Teile des Fußes durch Kerbungen (z. B. bei Fersensporn) entlastet werden. Indikation für eine Einlagenversorgung ist dabei weniger die Fehl-

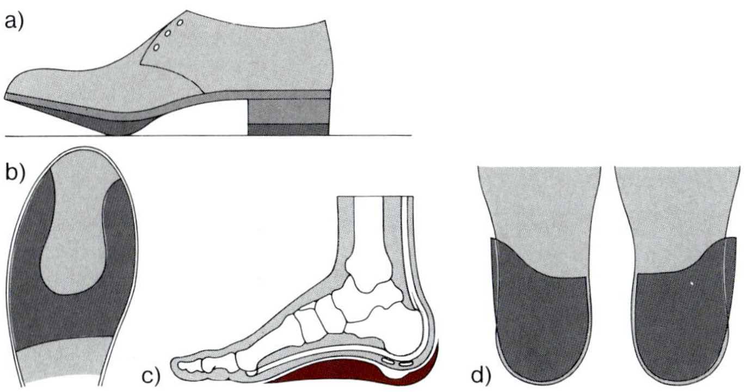


**Abb. 23** Zurichtung an Konfektionsschuhen
a) Ballenrolle (vermindert die Beugebewegung in den Zehengelenken)
b) Schmetterlingsrolle (entlastet die Mittelfußköpfchen 2 und 3)
c) Fersenkehlung (entlastet die Ferse, z. B. bei Fersensporn)
d) Flügelabsatz (verlängert die Auftrittsfläche des Absatzes), bei Knick-Plattfuß innen, bei Klump-Hohlfuß außen angebracht

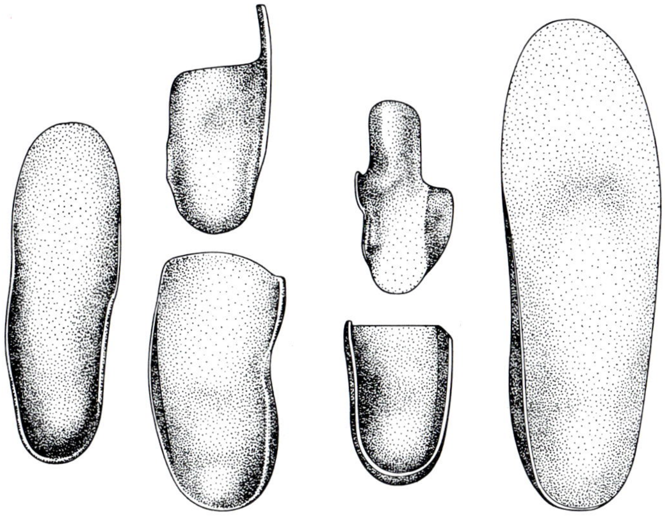

**Abb. 24** Einlagen

form (also z. B. der Senk-Spreiz-Plattfuß), sondern eher das daraus resultierende Beschwerdebild.
Bei Kindern und Jugendlichen ist die funktionelle Beeinflussung einer Fußfehlform durch gezielte Fußgymnastik einer Einlagenverordnung vorzuziehen, da diese lediglich passiv unterstützt. Durch gymnastische Übungen werden die Fußgewölbe aktiv angespannt.
Weiterhin sind eine große Auswahl an weiteren Hilfs- und Heilmitteln als Fertigartikel erhältlich.

**Merke:** Fußgymnastik bei Kindern und Jugendlichen (aktiv)
besser als Einlagen (nur passiv unterstützend).

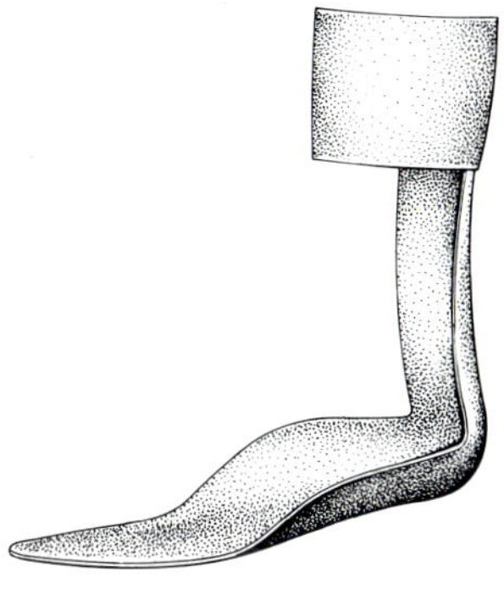

**Abb. 25**
Peronaeusschiene

**Bandagen**
umschließen Körperteile.

**Schienen**
z. B. Peronaeusschiene:
zur Vermeidung des Spitzfußes und Stepperganges.

**Bandagen:** Sammelbegriff für flexible Materialien, die Körperteile umschließen oder ihnen anliegen. Sie werden nach Körperteilen oder nach Funktionen unterteilt.
**Schienen:** Hier seien die Peronaeusschienen zur Vermeidung eines Spitzfußes genannt (Abb. 25) oder die Nachtschiene zur Nachbehandlung von angeborenen Fußdeformitäten (Spitzfuß, Klumpfuß). Siehe auch S. 31.

**Amputation, Prothesenversorgung**

Indikation zur Amputation:
- Trauma,
- Durchblutungsstörung,
- Tumor,
- Osteitis.

Relative Indikation zur Amputation:
- Fehlbildungen von Gliedmaßen,
- Lähmungen.

**Bei Rehabilitation ist zu beachten:**
- Alter des Patienten
- dessen Koordinationsbereitschaft
- dessen Aktivität
- sind weitere Amputationen zu erwarten? (bei 25–30 % der Diabetiker)
- Höhe der Amputation

Mortalität: 5–15 %

**Komplikationen**
⟹

## 1.7.6 Amputation, Prothesenversorgung

Trotz aller Fortschritte der Wiederherstellungs- und Gefäßchirurgie sind auch heute Amputationen nicht immer vermeidbar. Ursache von Amputationen beim *Erwachsenen* sind:
1. Trauma (traumatische Amputation, sekundäre Amputation nach infizierter Osteosynthese),
2. Durchblutungsstörungen (Arteriosklerose, Diabetes; weitaus häufigste Ursache der Amputation bei älteren Patienten),
3. Tumor,
4. nicht zu beherrschende Osteitis.

Bei *Kindern* machen Trauma und Tumor in geringem Maße Amputationen erforderlich. Auch angeborene Fehlbildungen und Lähmungen zwingen selten zur Amputation, um eine bessere Gesamtfunktion zu erreichen; überwiegend (80–90 %) kommt eine prothetische Versorgung in Frage.
Bei der chirurgischen Intervention und der anschließenden **Rehabilitation** sind folgende Punkte zu berücksichtigen:
1. Wie alt ist der Patient?
2. Ist eine Revision erforderlich?
3. Ist eine spätere Amputation der Gegenseite zu erwarten?
4. Welche Aktivität ist vom Patienten zu erwarten?
5. Ist der Patient koordinationsbereit, wird er die angebotene Prothese benutzen?

Die Prognose der Rehabilitation hängt von der Höhe der Amputation ab, der allgemeinen Kondition des Patienten (eine einseitige Unterschenkelprothese erhöht den Energieverbrauch beim normalen Gang um 10–40 %), der Motivation des Patienten und nicht zuletzt von der Geschicklichkeit und der Bemühung des Rehabilitationsteams. Patienten mit einer einseitigen Amputation unterhalb des Kniegelenkes werden mit ihrer Prothese laufen, dagegen nur 50 % der älteren Patienten nach einer Amputation oberhalb des Knies. Psychologische Schwierigkeiten sind häufig, wozu die Grunderkrankung (Tumor) erheblich beitragen kann. Die Amputation wird heute meist überlebt (Sterblichkeit 5–15 %). Die Mortalität liegt dabei um so höher, je weiter proximal der Eingriff erfolgt. Todesursache sind dabei eher die Grunderkrankung und Alter als das chirurgische Trauma.

**Komplikationen** nach Amputation und Prothesenversorgung:
- Kontrakturen,
- Ödembildung,
- Neurome,
- Stumpfschmerzen (bei Ischämie),
- Phantomschmerz,
- Druckulzera,
- Allergien (Stumpfhygiene!).

**Amputationstechnik**

Generell wird möglichst viel an Länge erhalten, auch ein kurzer Unterarmstumpf hat noch funktionelle Bedeutung. Die spätere Supination und Pronationsbeweglichkeit hängt z. B. von der verbliebenen Unterarmlänge ab. Ein langer Stumpf ermöglicht durch den langen Hebelarm eine günstige Kraftübertragung vom Stumpf zur Prothese. Gefäße werden doppelt ligiert; Nerven werden vorgezogen und scharf durchtrennt, anschließend läßt man sie zurückschlüpfen. Gelenkknorpel wird bei Exartikulationen belassen. Wichtig ist eine ausreichende Weichteildeckung aller Knochen, die Hautnarbe soll später keiner Druckbelastung ausgesetzt sein. Muskeln werden heute häufig am Stumpf vernäht oder Flexoren mit Extensoren locker über dem Knochenstumpf vernäht (Myoplastik). Eine übermäßige Verkürzung und Schwächung der Muskulatur wird dadurch vermieden. Ein Vernähen der Extensoren und Flexoren über dem Stumpf ist bei Fingeramputationen zu vermeiden, da hieraus eine Bewegungseinschränkung resultiert.

Der Stumpf soll eine zylindrische, leicht konische Form haben, frei und kraftvoll beweglich sein, eine schmerzfreie Belastung gewährleisten und spannungsfrei von einer ausreichenden Weichteilschicht bedeckt sein.

**Amputationstechnik**
- langer Stumpf,
- gute Weichteildeckung,
- keine Druckbelastung auf Narbe,
- Myoplastik: Deckung des Knochens mit Muskeln, nicht bei Fingeramputation,
- konische Stumpfform,
- schmerzfreie Belastbarkeit.

Die Stumpflänge ist meist durch die Verletzung oder Grunderkrankung vorgegeben. Die optimale *Amputationshöhe* liegt beim Unterschenkel im Übergang vom proximalen zum mittleren Drittel, beim Oberschenkel im mittleren Drittel. Eine ausreichende Stumpfversorgung ist am Unterschenkel noch bei einer Amputation knapp unterhalb der Tuberositas tibiae möglich, am Oberschenkel unterhalb des Trochanter minor. Am Ober- und Unterarm muß möglichst viel erhalten bleiben.

**Optimale Amputationshöhe**
Unterschenkel: Übergang proximales/mittleres Drittel.
Oberschenkel: mittleres Drittel.
Ober- und Unterarm: möglichst langer Stumpf.

Zu den **speziellen Amputationen** gehört die Exartikulation im Tibiotalargelenk nach *Syme.*

Beim *Pirogoff*-Stumpf wird ein Teil des Kalkaneus mit der belastungsfähigen plantaren Weichteildeckung auf die vorbereitete Tibia geklappt. Amputationen im Mittelfußbereich neigen wegen eines gestörten Muskelgleichgewichts zu Fehlstellungen. Daher ist eine Verankerung der Sehnen am Fußskelett nach Marquardt notwendig.

**Spezielle Amputationen**
- Syme: Exartikulation im Tibiotalargelenk.
- Pirogoff: wie Syme mit Verblockung der Tibia mit Teilen des Kalkaneus.

*Gritti-Stokes:* Die Patella wird nach Exartikulation im Kniegelenk in die interkondyläre Grube umgeschlagen. Bei Durchblutungsstörungen ist diese Versorgung risikoreich, da der „Patellalappen" oft nicht ausreichend versorgt wird. Die Anpassung einer Prothese ist schwieriger, der distale Anteil aber entsprechend belastbar.

- Gritti-Stokes: Exartikulation im Kniegelenk mit Fixierung der Patella auf die Belastungsfläche.

Bei doppelseitiger Unterarmamputation ist auch heute noch die einseitige Bildung eines *Krukenberg-Stumpfes* zu empfehlen: Trennung von Speiche und Elle, Umsetzen von Muskelgruppen, plastische Hautdeckung. Somit wird eine Schere gebildet, deren Schenkel kräftig gegeneinander gepreßt werden können.

Krukenberg-Zange:
bei beidseitiger Unterarmamputation auf einer Seite indiziert.

**Zeitpunkt der prothetischen Versorgung:** Bei der *Sofortversorgung* wird postoperativ ein zirkulärer Gipsschaft anmodelliert. Am folgenden Tag ist die Mobilisierung mit diesem Gipsköcher und angesetzter Rohrskelettprothese möglich. Längere Ruhigstellung und damit verbundene Funktionsverluste sowie Stumpfödem lassen sich so verringern. Um Wundheilungsstörungen zu vermeiden, wird oft die *Frühversorgung* vorgezogen. Die Prothese wird am 12.–14. Tag (d. h. nach Abschluß der Wundheilung) angepaßt. Der Stumpf hat erst nach 3–6 Monaten seine endgültige Form angenommen (Rückbildung von Wundödem, Muskelschwund), dann ist die endgültige Versorgung möglich. Um bei älteren Amputierten die Gehfähigkeit mit einer Prothese zu testen, kann zunächst eine *Interimsprothese* verordnet werden. Sie ist einfacher gebaut und kostengünstiger.

**Zeitpunkt der prothetischen Versorgung**
- Sofortversorgung: Gipsschaft sofort postop., am folgenden Tag Mobilisierung mit Gipsköcher und angesetzter Rohrskelettprothese.
- Frühversorgung: Anpassung der Prothese am 12.–14. Tag postoperativ.
- Endgültige Versorgung: nach 3–6 Monaten (Stumpf hat endgültige Form).
- Interimsprothese: zur Klärung der Prothesenfähigkeit.

**Prothetische Versorgung:**

*Arm:* Die theoretischen Anforderungen an eine Prothese der oberen Extremität – koordinierte Handbewegung, Gefühl, propriozeptive Rückkoppelung über Position und Druck beim Zufassen – lassen sich nur bedingt erfüllen.

Die Prothesen bestehen aus einem Sockel (Leder, Kunststoff), der an den verbliebenen Stumpf schlüssig angepaßt und evtl. über weitere Schultergurte befestigt wird. Bei kurzem Oberarmstumpf kann eine Schulterkappe, bei kurzem Unterarmstumpf oder Exartikulation im Ellenbogengelenk ein Sockel mit Scharniergelenk erforderlich sein. An dem Sockel lassen sich unterschiedliche Endstücke befestigen:

*Kosmetische Prothesen:* Schmuckhand.

*Arbeitsarme und -hilfen:* mechanische Hände, z. B. Hook (Abb. 26).

*Aktive Prothesen:* Sie erlauben einfache Ersatzfunktionen.

Dabei werden Greiffunktionen oder Bewegungen im Ellenbogengelenk über Bowdenzüge von der noch vorhandenen Oberarmmuskulatur bzw. Schultermuskulatur der Gegenseite gesteuert.

**Prothesen**

**Obere Extremität**
- Kosmetische Prothesen: natürliche Form, keine aktive Beweglichkeit,
- Arbeitsarme und -hilfen: austauschbare Ansatzstücke, die anmodellierten Prothesen aufgesetzt werden (z. B. Hook),
- aktive Prothesen: einfache Ersatzfunktionen möglich.

Energiegewinnung für die Prothesenfunktion:
- Eigenenergie über Kraftzugbandagen,
- Fremdenergie: komprimierte Gase, elektrische Energie, hydraulische Antriebe.

Steuerung der Prothese:
- mechanische oder
- myoelektrische Signale (Myoelektrische Prothese).

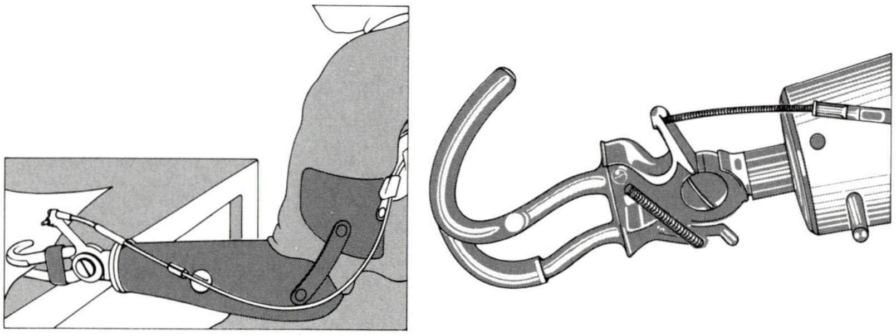

**Abb. 26** Standardhook

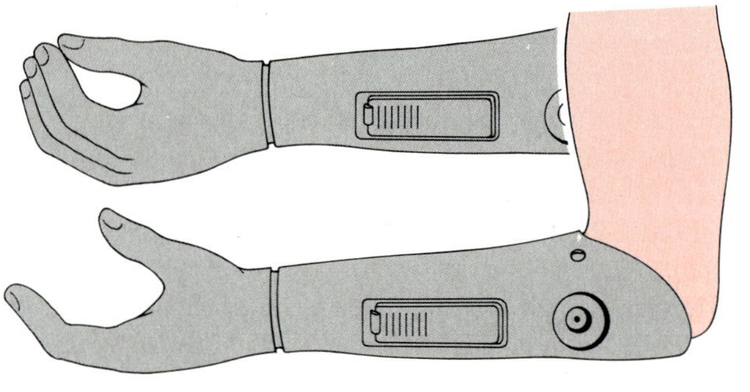

**Abb. 27** Myoelektrische Prothese

Bei der *myoelektrischen Prothese* wird über Muskelkontraktionen ein elektrisches Signal erzeugt, das verstärkt wird und einen elektrischen Motor antreibt (Abb. 27).

Neben einfacher Digital- (on-off) Steuerung ist hier auch eine fein abgestufte Proportionalsteuerung möglich. Als weitere Fremdenenergie stehen komprimierte Gase ($CO_2$) und hydraulische Antriebe zur Verfügung. Moderne myoelektrische Prothesen erlauben ein bedingtes sensibles Feedback. Ihre Bedienung ist jedoch schwerer zu erlernen, sie ist für schwere Arbeiten nicht geeignet und wird häufig später nicht verwendet.

**Untere Extremität**

*Oberschenkelprothese* bestehend aus:
- gutsitzendem Sockel (Köcher), u. U. mit Tuberaufsitz,

*Untere Extremität:* Der Stumpf wird von einem Prothesenköcher oder -sockel aus Polyester oder anderem formbaren Kunststoff umfaßt, dessen korrekte Anpassung besonders wichtig ist, damit die Belastung durch das Körpergewicht beim Gehen toleriert wird (Abb. 28). Der Sockel muß eine sichere Kraftübertragung erlauben, darf die Haut nicht reizen, muß äußerlich kos-

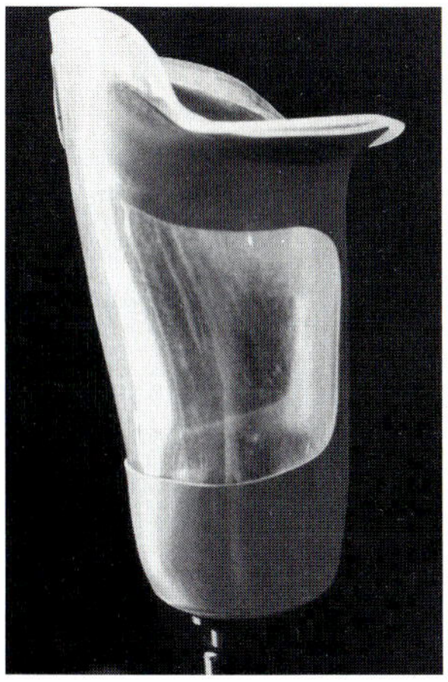

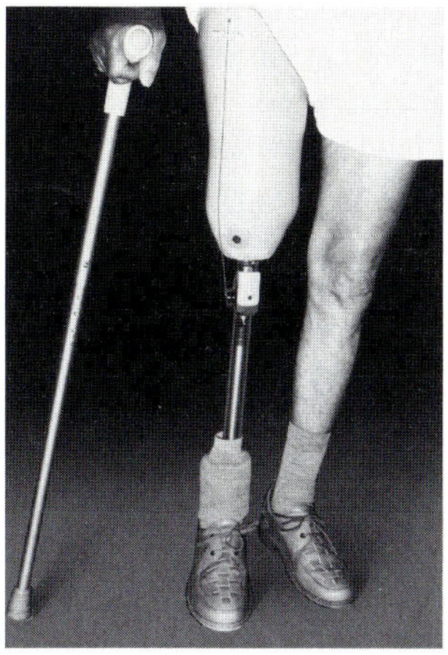

**Abb. 28** Prothesenaufbau (Köcher, Rohrsystem mit Gelenk, Fuß)

wichtig:
Führung durch Stumpfmuskulatur, möglichst große Kontaktfläche zwischen Stumpf- und Prothesenköcher, gleichmäßige Druckverteilung,
- verkleidetem Rohrskelett,
- Kniegelenk, das sich stabilisieren lassen muß, z. B. Schweizer Sperre,
- Fußteil.

metisch ansprechend sein und die Beweglichkeit benachbarter Gelenke erhalten. Ein möglichst langer Stumpf ermöglicht eine gute Druckverteilung. An den Sockel wird ein Rohrskelett mit Kniegelenk und einem Fußteil montiert (Abb. 28). Das Rohrskelett wird verkleidet. Die Kraftübertragung erfolgt im Bereich des *Oberschenkels* über eine Abstützung durch das Tuber ischiadicum und die Glutealmuskulatur sowie durch die Oberschenkelmuskulatur (hydrostatischer Effekt, Muskeln werden bei Belastung in den Prothesenköcher gepreßt). Ein Unterdruck im Prothesenköcher zur Fixierung der Prothese bei Stumpfentlastung kann nur bedingt genutzt werden, da hier die Gefahr einer Ödembildung besteht. Bei *Exartikulationen* im Hüftgelenk bzw. Hemipelvektomie sind prothetische Versorgungen mit einem festsitzenden Beckenkorb erforderlich (Canada-Prothese). Das Kniegelenk muß sich in Streckstellung stabilisieren lassen, damit eine Lastaufnahme beim Gang möglich ist. Bei Prothesen mit Kniegelenk läßt sich die Schwungphase hydraulisch oder pneumatisch kontrollieren. Stabilität läßt sich durch Einrasten des Gelenkes erreichen (Schweizer Sperre), durch hydraulische Zylinder oder eine polyzentrische Gelenkanordnung (Verlagerung des momentanen Bewegungszentrums).

Bei Exartikulation im Hüftgelenk Beckenkorb erforderlich.

Die konventionelle *Unterschenkelprothese* besteht aus einem vorgefertigten Kunstfuß, dem Holzschaft aus einem vorgefertigten Rohling sowie einer Oberschenkel-Lederhülse. Am Unterschenkel tolerieren Lig. patellae, media-

*Unterschenkelprothese*
konventionelle Form:
Kunstfuß, Holzschaft,
Oberschenkel-Lederhülse.

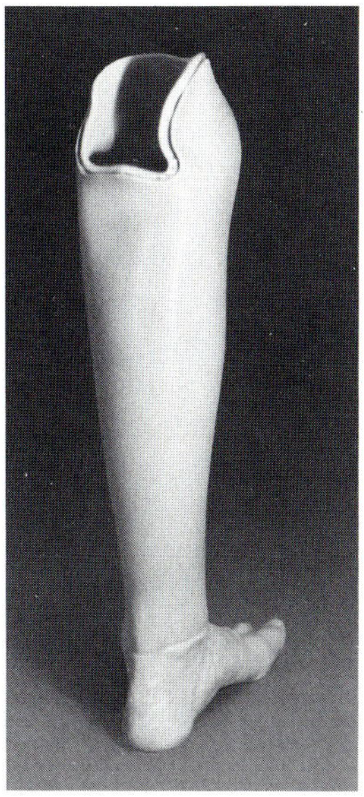

**Abb. 29**
PTB-Prothese (Patellar-Tendon-Bearing),
Hülse seitlich im oberen Epikondylenbereich fassend

moderne Form:
- PTB-Prothese
- PTS-Prothese
- KBM-Prothese
  post(Abstützung an den Femurkondylen, am Tibiakopf, am Lig. patellae).

ler Tibiakopf, Fibulaschaft und M. gastrocnemius den Druck einer Prothese am besten. In der Schwungphase des Beines muß ebenfalls ein sicherer Sitz (Saugeffekt) gewährleistet sein.
Daher stützen sich moderne leichte Prothesen am Tibiakopf, an den Kondylen oder am Lig. patellae ab:
- PTB-Prothese (Patella-Tendon-Bearing-Prothese).

Der Anpreßdruck und die Druckverteilung dieser häufig verschriebenen Prothese hängt wesentlich von der Position des Fußes in Relation zum Sockel ab (veränderte Momentenverteilung). Bei Druckulzera kann das Gebiet also entlastet werden (Abb. 29).
- PTS-Prothese (Prothese-Tibiale-Supracondylienne),
- KBM-Prothese (Kondylen-Bettung-Münster).

Der Oberschenkelanteil entfällt hier.

Anforderungen an *Fußteil*:
Beweglichkeit im oberen Sprunggelenk, stoßdämpfend beim Fersenauftritt.

Der *Fußteil* einer Prothese soll die Funktion der physiologischen Fußgelenke nachahmen, also eine gewisse Plantarflexion und Dorsalextension erlauben und Belastungsstöße beim Aufsetzen des Fußes dämpfen (z. B. durch eine Ferse oder Sohlen aus Gummi unterschiedlicher Dichte). Beispiel für eine Fußprothese: SACH-Fuß (**S**olid-**A**nkle-**C**ushion-**H**eel-Fuß).

**Rehabilitation**

- Wiederherstellung der Funktion verletzter oder prothetisch versorgter Gliedmaßen, z. B. Prothesengangschulung,
- Wiedereingliederung in Berufs- und Sozialleben,
- Training zur Selbsthilfe (für Querschnittsgelähmte):
  Nahrungsaufnahme,
  Hygiene,
  Fortbewegung (u. U. mit Rollstuhl).

## 1.7.7 Rehabilitation

Ziel der Rehabilitation ist die Wiederherstellung der Funktion verletzter oder ersetzter Gliedmaßen und die Wiedereingliederung des Patienten in Gesellschaft und Berufsleben. Bei irreversiblen Schäden muß der Patient lernen, diese weitgehend zu kompensieren: Gangschulung nach Unterschenkelamputation und Prothesenversorgung, Erlernen geänderter Bewegungsmuster nach Sehnenplastiken. Nach schweren Verletzungen, wie z. B. Querschnittslähmungen, ist die psychische Führung des Patienten von entscheidender Bedeutung. In speziellen Zentren wird versucht, dem Patienten ein möglichst hohes Maß an Selbständigkeit zurückzugeben (selbständige Nahrungsaufnahme, Hygiene, Fortbewegung, u. U. durch Verordnung eines geeigneten Rollstuhls).

Hohe Aufmerksamkeit erfordert die Rehabilitation von Kindern mit Zerebralparese und Myelomeningozele. Sie müssen mit Orthesen und Sitzhilfen versorgt werden.

Die Kinder wachsen, Veränderungen müssen durch häufige Kontrollen erfaßt werden. Nur so lassen sich Kontrakturen und Deformitäten verhindern.

Rehabilitation = Zusammenarbeit von Arzt, Krankengymnast, Beschäftigungstherapeuten, Sozialarbeiter, Psychologen.

Das Bundessozialhilfegesetz gewährt:
- Ausbildungshilfen,
- Umschulungshilfen,
- Eingliederungshilfen am Arbeitsplatz und in der Wohnung.

Eine erfolgreiche Rehabilitation ist nur bei enger Zusammenarbeit von Arzt, Krankengymnast, Beschäftigungstherapeut, Sozialarbeiter und Psychologen möglich. Im Rahmen des Bundessozialhilfegesetzes sind zahlreiche Unterstützungen – einschließlich Ausbildung, Umschulung und Eingliederungshilfen für die Wohnung und im Arbeitsplatz – möglich.

In diesem Gesetz wird die körperliche Behinderung definiert: „Körperbehinderte sind Personen, die durch eine Beeinträchtigung ihres Stütz- oder Bewegungssystems nicht nur vorübergehend wesentlich behindert sind.

Hilfsbedürftigkeit

*Hilfsbedürftigkeit* besteht bei Personen, die ihre Versorgungen nicht mehr selbständig verrichten können, so daß ihnen z.B. eine Haushaltshilfe gewährt werden kann.

Pflegebedürftigkeit

*Pflegebedürftigkeit* wird bei Personen anerkannt, die zur Verrichtung ihrer täglichen körperlichen Bedürfnisse Hilfe benötigen, so zur Körperhygiene, Nahrungsaufnahme.

## 1.8 Normale und gestörte Knochenheilung

*R. Wolff*

**Knochenheilung**

Voraussetzung für eine ungestörte Knochenbruchheilung sind:
1. ausreichende Vaskularität der Knochenfragmente und der Weichteile,
2. mechanische Ruhe an der Frakturzone (keine Scher-, Zug- und Wechselbiegebelastung)
   und
3. keine Infektion.

Voraussetzungen:
- ausreichende Vaskularität,
- mechanische Ruhe,
- keine Infektion.

Eine relative Ruhigstellung wird durch konservative Maßnahmen (Gipsverband) erreicht. Durch die Technik der **A**rbeitsgemeinschaft für **O**steosynthese (AO) wird eine anatomische Reposition der Fragmente mit anschließender Kompressionsosteosynthese angestrebt. Verfahren der inneren Markraumschienung (Ender-Nägel, Marknagel) erlauben oft die frühzeitige Belastbarkeit bei noch ausreichender Ruhigstellung im Frakturbereich.

Nach heutigem Wissen erfolgt die Knochenneubildung und -heilung wahrscheinlich über den Weg der Stimulation und Induktion, wobei lokale und systemische Faktoren in Kombination mit Krafteinwirkungen diesen Prozeß auslösen, vorantreiben und schließlich beenden. M. Urist postuliert einen spezifisch wirkenden Proteinkomplex (**b**one-**m**orphogenetic-**p**rotein, BMP), der die Knochenneubildung induzieren soll, und gewisse Wachstumsfaktoren (bone-derived-growth-factors) mit stimulierender Wirkung.

Knochenbildung:
- Stimulation
- Induktion
- mechanische Faktoren

(Induktion: primär nicht knochenbildende Bindegewebezellen differenzieren zu Osteoblasten; Stimulation: Anregung knochenbildender Zellen).

Je nach Stabilität im Bereich der Frakturzone verläuft die Heilung *primär* – direkte angiogene Knochenneubildung bei Kompressionsosteosynthesen – oder *sekundär* über eine Kallusnarbe.

**Primäre Knochenheilung**
direkte Knochenbildung ohne Kallus als Umwegsdifferenzierung.

Bei der spontanen Bruchheilung unter konservativer Therapie wie auch nach instabiler Osteosynthese beantwortet der Knochen interfragmentäre Unruhe durch Resorption der Fragmentenden, biologische Stabilisierung durch Kallusbildung (Erhöhung des Flächenträgheitsmoments) und sekundäre Knochenbildung.

**Sekundäre Knochenheilung**
Heilung über Kallusbildung.

Die Geschwindigkeit der Frakturheilung und des Knochenumbaus (Remodeling) werden durch die Steifigkeit der Osteosynthese beeinflußt, wobei sich die optimalen Werte im zeitlichen Ablauf ändern: geringe primäre Steifigkeit kann zu Knochenresorptionen führen, nach der Heilung führt die zu steife Versorgung der Fraktur zum Knochenabbau unter der Platte (stress-protection).

### 1.8.1 Primärheilung (Abb. 30)

**Primäre Heilung**

Die Bezeichnung geht wahrscheinlich auf Lane (1941) zurück, Danis (1949) verglich diese Heilung mit einer Verschweißung. Der Begriff „primäre Frakturheilung" ist pathologisch-histologisch definiert durch eine Knochenheilung ohne bindegewebige und knorpelige Zwischenstufe. Dabei lassen sich *Kontaktheilung* und *Spaltheilung* unterscheiden. Bei der Kontaktheilung überqueren Osteone die Fraktur direkt von Fragmentende zu Fragmentende, die ursprüngliche Integrität der Frakturzone wird primär restituiert.

2 Formen:
- Kontaktheilung,
- Spaltheilung.

Die *zweiphasige* Spaltheilung ist durch eine primär angiogene Ossifikation mit Bildung von Lamellenknochen oder Geflechtknochen und erst anschließendem Havers-Umbau (Verzapfung durch Osteone) gekennzeichnet.

*Kontaktheilung*
Bei direktem Flächenkontakt der Kortikalis. Nach **A**ktivierungsphase (3 Wo.) bilden Osteoklasten einen **R**esorptionskanal, der von Osteoblasten mit Knochenlamellen aufgefüllt wird. Durch weiteren Umbau (Remodeling) schließlich Wiederherstellung der ursprünglichen Struktur (**F**ormierung); A-R-F-Regel (Frost).

**Kontaktheilung:** Der direkte Flächenkontakt der Kortikalis verhindert das Eindringen von Blutgefäßen und Gewebeelementen in den Frakturspalt. An den partiell devitalisierten Fragmentenden kommt es nicht zu formverändernden Resorptionserscheinungen. Unter gleichzeitigem Ab- und Aufbau erfolgt die Knochenregeneration über longitudinal gerichtete neue Osteone.

Die Neubildung eines Osteons beginnt nach einer Latenzzeit von 3 Wochen,

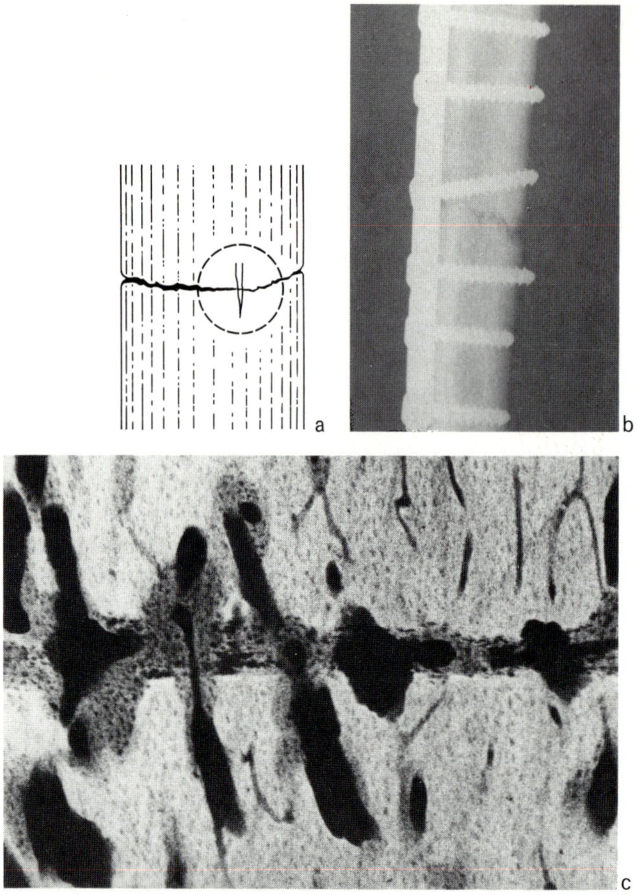


**Abb. 30** Primäre Knochenheilung als Kontakt- (a) und Spaltheilung (b, c)

in der die Osteoklasten *aktiviert* werden, mit der Resorption eines Kanals, der parallel zur Längsachse der Diaphyse in der Kortikalis vorwächst. Ein „Bohrkopf" von meist kegelförmig angeordneten Osteoklasten verursacht diese Resorption. Ihm folgen eine zentrale Gefäßschlinge und Begleitzellen, aus denen sich Präosteoblasten und Osteoblasten differenzieren. Die Osteoblasten formieren sich entlang der Wandungen der Resorptionskanäle und füllen den Kanal tapetenartig mit Knochenlamellen auf (Abb. 31). Die Kontaktheilung folgt demnach der A-R-F-Regel nach Frost: Aktivierung, Resorption, Formierung.

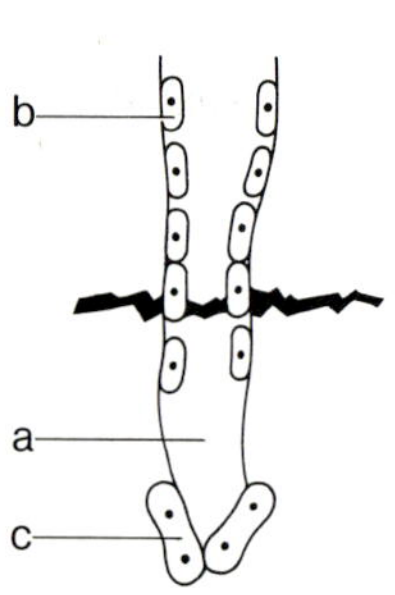


**Abb. 31** Osteoklastenbohrkopf an der Spitze eines Bohrkanals bei Kontaktheilung (s. auch Abb. 30a)

Keine Knochen**neu**bildung zur Frakturheilung erforderlich.

Die Osteoklastenbohrköpfe überqueren die Kontaktzone, die Fragmente werden durch neugebildete Osteone verbolzt (Schenk und Perren). Die Osteoklasten treiben den Bohrkanal pro Tag um 70–100 μm (= 0,1 mm) voraus, das Auffüllen des Kanals mit neuen Knochenlamellen beansprucht mehrere Wochen. Bei der Spaltheilung erfolgt demnach keine Knochen*neu*bildung, die Frakturheilung läuft vielmehr über das Remodeling.

**Spaltheilung:** Auch bei makroskopisch exakter Reposition einer Fraktur bleiben neben umschriebenen Kontaktzonen mehr oder weniger breite Spalten übrig, die etwa 60 bis 80% der Oberfläche der Fragmentenden ausmachen. Spalten unter 0,5 mm Breite werden dabei in der Regel primär knöchern überbrückt. Innerhalb von Stunden sprießen Blutgefäße und Zellen in die Defekte ein, ohne Resorptionsphase setzt bereits nach 1–2 Tagen mit dem Erscheinen von Osteoblasten die Knochenneubildung ein. Die Osteoblasten belegen die Oberfläche der Fragmentenden und lagern lamellär geschichtetes Osteoid (unverkalkte Matrix) ab. Durch schichtweise Ablagerung neuer Lamellen wird der Spalt gefüllt, es erfolgt appositionelles Wachstum in reiner Form (Schenk und Willenegger).
Die primär angiogene Knochenneubildung kann auch als netzartiger Geflechtknochen erfolgen. Nach dieser *ersten Phase*, dem Ausfüllen des Spaltes mit primär entstandenem Knochen, erfolgt die *zweite Phase*, die nachfolgende osteogene Verzapfung, die Durchwachsung mit Osteonen, die sowohl aus der Kortikalis als auch aus dem Knochengewebe der Spalte stammen. Diese Phase folgt den Gesetzen des Remodeling.

*Spaltheilung* (zweiphasig)
- Eintreten von Gefäßsprossen mit Osteoblasten in den Spalt, (Resorption nicht erforderlich!),
- Bildung von Lamellär- oder Geflechtknochen,
- sekundärer Umbau in gerichteten Lamellenknochen.

**Modeling** und **Remodeling:** Der Knochen ist während des gesamten Lebens einem ständigen Umbau unterworfen. Der primär gebildete Knochen wird durch ein koordiniertes Zusammenspiel von Osteogenese und Osteoklasie umgebaut (Remodeling), was letztlich die Voraussetzung von Wachstum, Anpassung und Frakturheilung ist. Frost fordert, daß auf die Aktivierung eines Osteons vor der Knochenneubildung zunächst eine Resorption erfolgt, und die einzelnen Phasen Aktivierung-Resorption-Formierung (ARF) zeitlich durch Latenzperioden voneinander abgesetzt sind. Diese ARF-Regel läßt sich auf die Kontaktheilung und die zweite Phase der Spaltheilung anwenden. Nach der Aktivierung der Reparationsvorgänge durch eine Fraktur tritt eine Latenzphase ein, in der die für den Umbau erforderlichen Stammzellen mobilisiert werden. Nach ca. 2–3 Wochen erscheinen dann Resorptionskanäle. Auch im Anschluß an die Resorption erfolgt eine Pause: Zeitraum zwischen Entstehung des Resorptionskanals und seiner Auskleidung mit Osteoblasten. Bei der Spaltheilung muß der Raum für die Knochenbildung nicht erst durch Resorption geschaffen werden. Da hier zunächst nicht Umbau, sondern echte Knochenneubildung erfolgt, ist in der ersten Phase die ARF-Regel nicht anwendbar.

*Modeling und Remodeling*
ständiger Umbau des Knochens durch Osteogenese und Osteoklasie, Voraussetzung für
- Wachstum,
- Anpassung,
- Heilung.

## 1.8.2 Sekundärheilung (Abb. 32)

Kennzeichen der sekundären Frakturheilung ist die Kallusbildung. Die Heilung läuft in 2 Phasen ab: Zunächst bildet sich spindelförmiger Fixationskallus, der eine zunehmende Stabilisierung der Fraktur (breitere Auflagefläche = erhöhtes Flächenträgheitsmoment) bewirkt. In der zweiten Phase erfolgt der knöcherne Umbau.
Zu Beginn der Heilung werden Blutkoagel und andere Zelltrümmer durch mobile Phagozyten entfernt. Am Frakturrand sind Osteozyten geschädigt und gehen zugrunde. Dieser tote Knochen wird zumindest teilweise von Osteoklasten entfernt. Die eigentliche Knochenbildung ist abhängig von der Bildung eines vaskularisierten und zellreichen Bindegewebes, das Knochen und Knorpel bilden kann. Es stammt vom nicht geschädigten Knochenmark und dem Periost in der Umgebung der Frakturzone und proliferiert in die Fraktur. Das eingewanderte Proliferationsgewebe enthält osteogenetische Zellen, von denen einige zu Osteoblasten und Chondrozyten differenzieren, andere zu Bindegewebezellen (Fibroblasten) und Gefäßen. Im Frakturhämatom verwandeln sich wahrscheinlich Monozyten, Retikulumzellen und Endothelzellen in Fibroblasten.
Das Granulationsgewebe im Frakturbereich differenziert sich zu faserigem

**Sekundärheilung**
bei verbleibender Instabilität.
Vergrößerung des Frakturspaltes durch Resorption
↓
Auffüllen mit zellreichem vaskularisierten Bindegewebe
↓
Bildung von Bindegewebekallus
↓
Bildung von Fixationskallus (Geflechtsknochen).
Die Fraktur ist jetzt manschettenförmig von Kallus umgeben → erhöhtes Flächenträgheitsmoment, vermehrte Stabilität gegen Biegebeanspruchung
↓
Remodeling, Herstellung der ursprünglichen Knochenstruktur (Dauer: Monate bis Jahre)

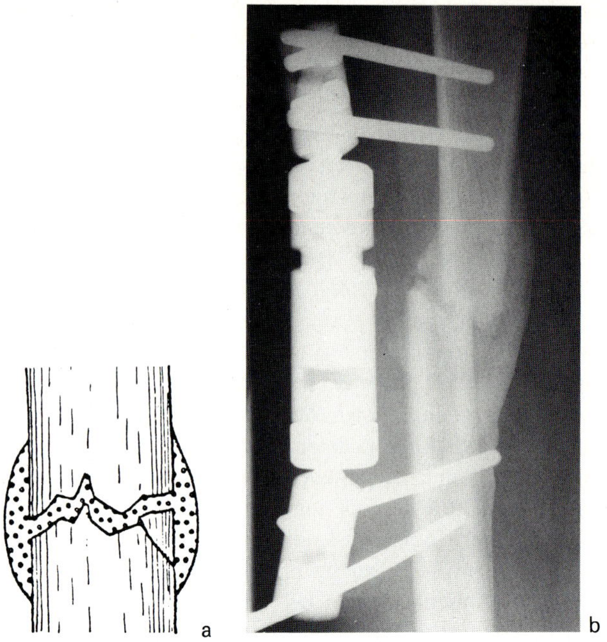


**Abb. 32** a, b Sekundäre Knochenheilung über Kallus

Bindegewebe und zu Faserknorpel, es überbrückt den Spalt zwischen den Fragmenten und hilft, sie zu immobilisieren. Dieser jetzt entstandene wolkenförmige Kallus ist nur temporär. Die Osteoblasten produzieren Trabekel und bilden schließlich einen Geflechtknochen. Durch intensives Remodeling des neugebildeten und des Originalknochens wird die ursprüngliche Knochenstruktur wieder hergestellt – dafür sind Monate bis Jahre erforderlich.

Die Ausbildung des Kallus ergibt im Röntgenbild einen guten Parameter für die Beurteilung der Belastbarkeit – entsprechend gestaltet sich die röntgenologische Beurteilung bei primärer Frakturheilung schwierig.

**Knochenheilungszeiten**

## 1.8.3 Knochenheilungszeiten, Frakturbehandlung

Die Zeit bis zur knöchernen Konsolidierung – ausschlaggebend für die Dauer der Ruhigstellung und Entlastung – beträgt durchschnittlich:

Heilungszeiten ⇨

| | | | |
|---|---|---|---|
| Fingerskelett | 3 Wochen | Rippenfrakturen | 3 Wochen |
| Mittelhandknochen | 4–6 Wochen | Klavikulafrakturen | 3–4 Wochen |
| Radiusbasis | 4–6 Wochen | med. Schenkelhalsfraktur | 12 Wochen |
| Unterarm | 8–10 Wochen | Femur | 12 Wochen |
| Humerus | 6 Wochen | Tibia | 8–10 Wochen |

**Frakturbehandlung**

**Prinzipien der Knochenbruchbehandlung**

Ziel: Ausheilung der Fraktur und des begleitenden Weichteilschadens.

Prinzip: Reposition, Retention, Ruhigstellung, Rehabilitation.

**1. Reposition:** manuell durch Zug und Gegenzug rasch (sofort) nach Unfall.

Ziel der Knochenbruchbehandlung ist Ausheilung der Fraktur und des begleitenden Weichteilschadens. Die Fraktur soll möglichst rasch nach dem Unfall *reponiert* und das Repositionsergebnis bis zur knöchernen Konsolidierung gehalten *(Retention)* und ausreichend *ruhiggestellt* werden. Anschließend beginnt die Phase der *Rehabilitation* – hier soll die ursprüngliche Funktion der verletzten Extremität wiederhergestellt werden.

Die Reposition erfolgt manuell unter Zug und Gegenzug. Gefäß- und Nerveneinklemmungen gelten dabei als dringlicher Notfall. Voraussetzung für die Reposition ist meist eine adäquate Anästhesie und Muskelrelaxation (Bruchspaltanästhesie – Radiusbasis; Plexusanästhesie – obere Extremität; Spinalanästhesie bzw. Vollnarkose – untere Extremität). Interponierte Weichteile (Muskulatur) können die Reposition verhindern und eine Freilegung erfordern.

Voraussetzung von Knochenumbau und -neubildung ist die Wiederherstellung einer intakten Mikrozirkulation, was nur bei „ausreichender" Ruhigstellung möglich ist. Bei der Frakturbehandlung konkurrieren hier operative und konservative Verfahren.

Nur die operative Frakturversorgung erlaubt die anatomisch exakte Reposition. Bei der operativen Versorgung soll Übungsstabilität, in einigen Fällen (Marknagel) Belastungsstabilität, erreicht werden. Damit läßt sich ein *Immobilisationsschaden*, der in ausgeprägter Form als sog. „Frakturkrankheit" auftritt, vermeiden: die Muskulatur atrophiert, der Kapselbandapparat schrumpft, der Knochen baut sich ab (Verringerung des Kalziumgehaltes, Abbau der Knochenbälkchen), und der Knorpel wird geschädigt. Eine intensive krankengymnastische Nachbehandlung über Wochen ist daher in der Rehabilitationsphase erforderlich.

Die Vorteile der operativen Versorgung werden durch ein Infektionsrisiko bis zu 3 % (in Abhängigkeit von Lokalisation der Fraktur und begleitendem Weichteilschaden) erkauft. Da bei Erwachsenen – insbesondere bei alten Patienten nach Frakturen der unteren Extremität – die sofortige Mobilisierung oft vorrangig ist (Vermeidung von Pneumonie, Thrombose), wird hier eher die operative Therapie bevorzugt. Bei Kindern treten bleibende Immobilisationsschäden praktisch nicht auf, hier ist die konservative Therapie Mittel der Wahl.

Notfall: Gefäß- u. Nerveneinklemmung (peripherer Puls? Sensibilität?)
Voraussetzung für Reposition: Anästhesie, Muskelrelaxation.
Repositionshindernisse: interponierte Weichteile, organisiertes Hämatom.

**2. Retention und Ruhigstellung:** Das Repositionsergebnis wird durch *konservative* Maßnahmen (Gips) oder *operativ* (Osteosynthese) gehalten.

**Konservative Behandlung**
- kindliche Frakturen. Ausnahme: Frakturen mit Beteiligung der Wachstumsfuge, Gelenkbrüche,
- alle Brüche, bei denen eine Operation keine funktionelle Verbesserung ergibt.

*Vorteil* der konservativen Behandlung: *keine Infektion.*
*Nachteil:* Immobilisationsschaden mit Atrophie von Muskulatur, Knorpel, Knochen, Sehnen.
Kapsel- und Bandschrumpfungen führen zu Gelenksteifen (bei Kindern meist zu vernachlässigen), oft keine exakte Reposition möglich.
Erforderlich: krankengymnastische Nachbehandlung.

**Frakturbehandlung bei Kindern**

- *generell konservativ.*
  Ausnahmen:
  - intraartikuläre Frakturen,
  - Frakturen mit Beteiligung der Wachstumsfuge (Aitken II, III),
  - Frakturen mit Gefäß- und Nervenverletzungen,
  - offene Frakturen (2. und 3. Grades).

Gewisse Achsenfehlstellungen bei der konservativen Therapie können im Kindesalter toleriert werden. Je nach Alter – also noch vorhandener Wachstumspotenz – geraden sich Abweichungen bis zu 30° aus, Rotationsfehler sind jedoch zu vermeiden. Eine Verkürzung der Fragmente um 0,5–1,5 cm kann erwünscht sein, da die Verletzung häufig zu einem vermehrten Längenwachstum der verletzten Extremität führt (reaktive Mehrdurchblutung im Bereich der angrenzenden Wachstumsfuge).

Konservative Therapie beim *Kind*:
*Achsenabweichung* bis 30° tolerabel (je nach Alter – Wachstumspotenz).
*Rotationsfehler* müssen vermieden werden.
*Verkürzung* kann erwünscht sein.

**Frakturbehandlung bei Erwachsenen**

Richtlinien:
eher operativ, Ziel ist frühzeitige Mobilisierung.

**Operationsindikation:**
- offene Frakturen,
- Frakturen mit Gelenkbeteiligung,
- Frakturen mit Gefäß- und Nervenbeteiligung.

Bei bestimmten Lokalisationen wird ebenfalls die Operation bevorzugt:
- Patellafraktur, Olekranonfraktur,
- Femurfrakturen,
- Schenkelhalsfrakturen (Ausnahme: eingestauchte med. Schenkelhalsfraktur, Typ Pauwels I).

**Konservativ** werden behandelt:
- Schlüsselbeinfrakturen (Ausnahme: Hautdurchspießung, laterale Klavikulafraktur),

**Operative Verfahren der Frakturheilung**
standardisiert durch die **A**rbeitsgemeinschaft für **O**steosynthese (AO).

**Osteosynthese**
1. belastungsstabil
2. übungsstabil
3. lagerungsstabil

Vorteile:
- i. a. frühfunktionelle Übungsbehandlung möglich,
- kein Immobilisationsschaden,
- anatomische Reposition der Fragmente,
- Erleichterung der Pflege (Polytrauma, alter Patient),
- Senkung der Thromboembolierate.

Nachteile:
- iatrogene Knocheninfektion,
- Denudierung von Knochen,
- Zweiteingriff zur Materialentfernung.

Zeitpunkt der Operation:
innerhalb der ersten 6–8 h, später erhöhte Infektionsgefahr wegen geschwächter lokaler Abwehr.

- subkapitale Humerusfraktur,
- Oberarmschaftfrakturen.

Bei der konservativen Behandlung beim Erwachsenen – insbesondere an der unteren Extremität – sind nur geringe Achsenabweichungen (unter 5°) tolerabel.

**Komplikationen nach Unfällen**

## 1.8.4 Komplikationen nach Unfällen

### 1.8.4.1 Pseudarthrosen

**Pseudarthrose**
Verzögerte Heilung:
fehlender Durchbau nach üblicher Zeitdauer, lediglich fibröse Verbindung nach 6–8 Monaten.
*Ursachen:*
- unzureichende Ruhigstellung,
- wiederholte Reposition,
- fehlerhafte Osteosynthese (zu dünner Marknagel, Diastase bei Plattenosteosynthese),
- Medikamente.

*Einteilung* der Pseudarthrosen nach biologischer Reaktionsfähigkeit:
- hypertroph (Elefantenfuß im Röntgenbild),
- hypotroph (Pferdefuß),
- oligotroph,
- avital (keine Kallusreaktion),
- Defektpseudarthrose.

Schwerste Form:
- Infizierte Defektpseudarthrose.

Erfolgt nach „üblicher" Zeitdauer (s. S. 52) keine knöcherne Konsolidierung, spricht man von einer *verzögerten Heilung* (delayed union). Fehlt auch nach 6 bis 8 Monaten die stabile Durchbauung, so hat sich nur eine fibröse bindegewebige Vereinigung der Fragmente, eine *Pseudarthrose*, gebildet. Ursache der Pseudarthrosenbildung sind meist eine unzureichende Stabilisierung der Fragmente, sowohl bei konservativer als auch operativer Therapie: zu dünner Marknagel, Diastase bei Plattenosteosynthese, d. h. fehlende knöcherne Abstützung. Wiederholte Repositionsmanöver und Medikamente, die die Knochenneubildung beeinflussen (Kortison, Zytostatika, gerinnungshemmende Substanzen), tragen ebenfalls zur Pseudarthrosenbildung bei. Entsprechend der biologischen Aktivität werden *hypertrophe, hypotrophe, atrophe* und *Defektpseudarthrosen* unterschieden. Die schwerste Form ist die infizierte Defektpseudarthrose.

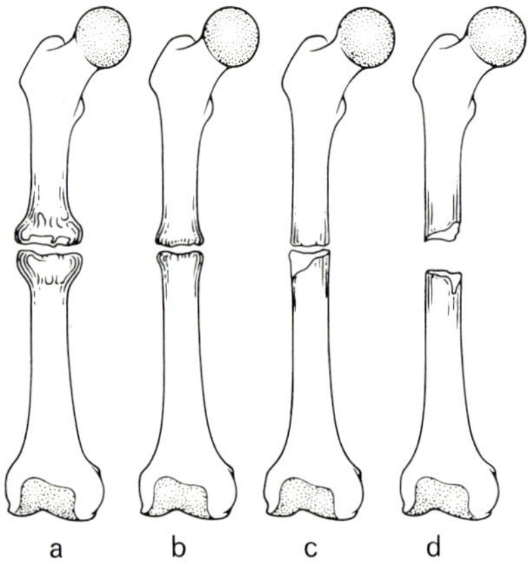


**Abb. 33**
Formen der Pseudarthrosen:
a) hypertroph,
b) hypotroph,
c) atrophisch,
d) Defektpseudarthrose

Die biologisch hochaktive hypertrophe Pseudarthrose ist durch elefantenfußartige Kallusneubildungen an den Fragmentenden gekennzeichnet und ist Ausdruck der guten Vaskularisierung, aber mangelnden Stabilität (Abb. 33). Sie findet sich bei unzureichender konservativer und operativer (zu dünner Marknagel) Therapie, eine ausreichende Ruhigstellung im Frakturspalt ist nicht gewährleistet. Bei der hypotrophen Form ist die Kallusbildung geringer (pferdefußartig), aber immer noch deutlich ausgeprägt (z. B. nach instabilen Plattenosteosynthesen). Die avitale, avaskuläre (atrophische) Pseudarthrose besitzt keine osteogenetische Potenz, zeigt also auch keine Kallusbildung (Abb. 34).

Sie tritt nach Trümmerfrakturen bei avaskulären Fragmenten auf oder nach starker Denudierung der Knochen bei der Osteosynthese. Bei der Defektpseudarthrose fehlen Knochenfragmente (primärer Verlust beim Unfall oder sekundär, z. B. durch Infektion).

*Diagnose:*
- abnorme Beweglichkeit,
- Belastungsschmerz,
- Röntgenbild (evtl. Tomogramm),
- Szintigramm (85 Sr).

**Diagnose:** Klinisch ist die Pseudarthrose durch abnorme Beweglichkeit (kann bei straffer Pseudarthrose fehlen) und Belastungsschmerz gekennzeichnet. Röntgenaufnahmen (evtl. Schichtaufnahmen) und Szintigramm mit 85 Sr sichern die Diagnose.

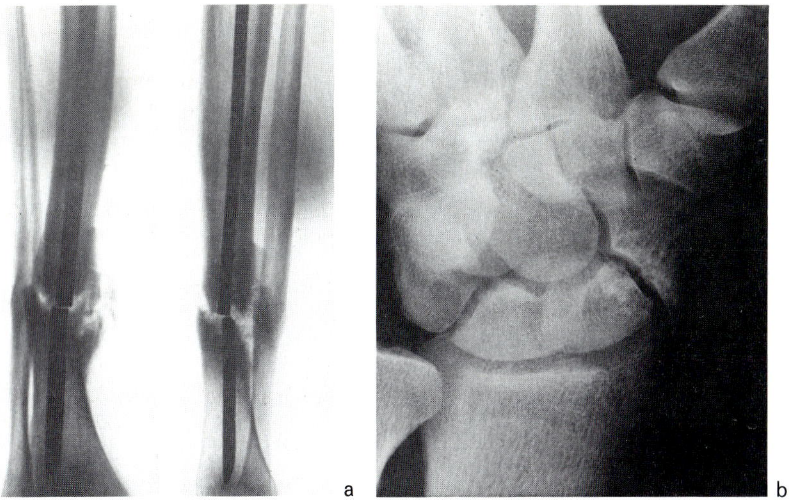

Abb. 34 a) Hypertrophe Pseudarthrose (bei gebrochenem, weil zu dünnem Marknagel), b) atrophe Pseudarthrose (Os scaphoideum)

**Therapie:** Hypertrophe und hypotrophe Pseudarthrosen lassen sich durch alleinige Stabilisierung des Frakturbereiches ausheilen. Ist ein zu dünner Marknagel Ursache, führt Aufbohren der Markhöhle und Einschlagen eines stärkeren Nagels ebenso wie eine Druckosteosynthese zum raschen Therapieerfolg. Bei der avitalen Pseudarthrose reicht die alleinige Stabilisierung durch Platte oder Nagel nicht aus. Durch Dekortikation und Anlagerung autogener Spongiosa muß hier die Osteogenese zusätzlich angeregt werden. Bei der infizierten Defektpseudarthrose ist zunächst neben der Stabilisierung (Fixateur externe) eine Herdsanierung durch Debridement und Einlage von Refobacinketten bzw. Anlage einer Spül-Saugdrainage erforderlich. Anschließend wird der Defekt mit einem kortikospongiösen Span und Spongiosa aufgefüllt.

*Therapie:*
Stabilisierung durch
- Marknagel nach Aufbohren der Markhöhle,
- Plattenosteosynthese (hyper- und hyotrophe Pseudarthrose).

Avitale Form:
- zusätzlich Spongiosaanlagerung (Beckenkamm), Dekortikation.

Defektpseudarthrose (infiziert):
- externe Stabilisierung,
- Debridement,
- Spülsaugdrainage,
- Refobacinketten,
- Spongiosaauffüllung (bei sauberem Lager).

### 1.8.4.2 Achsenfehlstellungen

Die denkbaren Formabweichungen (Dislocatio ad axim, ad longitudinem, ad latus, ad peripheriam) sind unterschiedlich zu bewerten:
Beinlängendifferenzen führen zu einer Beckenkippung mit kompensatorischen Ausgleichsbewegungen der Wirbelsäule und folgender Fehlbelastung der Wirbelgelenke. Ein Schuhausgleich (bis zu 3 cm) bringt hier Abhilfe. Größere Längendifferenzen erfordern (z-förmige) Verkürzungs- oder Verlängerungsosteotomien. Wird der Patient (meist) die Verlängerung der verkürzten Seite vorziehen, ist er eingehend über die gegenüber der Verkürzung länger dauernde Heilung und höhere Komplikationsrate aufzuklären.
Geringe seitliche Abweichungen führen zwar zu veränderten Hebelarmen für die angreifenden Muskelgruppen, erfordern aber meist keine Therapie.
*Rotations-* und *Achsenfehler* (über 5°) werden durch Korrekturoperationen beseitigt (Abb. 35). Erreicht werden soll eine biomechanisch günstigere Belastung der benachbarten Gelenke durch Vergrößerung der artikulierenden Gelenkflächen oder Änderung der Druckverteilung. Am Kniegelenk kann die Umstellungsosteotomie suprakondylär oder am Schienbeinkopf erfolgen. Technik s. S. 459
Fehlstellungen im Bereich der – weniger auf Druck belasteten – oberen Extremität sind eher ein kosmetisches Problem, können aber auch einmal eine operative Korrektur erfordern, z. B. Cubitus varus nach kindlicher suprakondylärer Oberarmfraktur.

**Formabweichungen**

- Dislocatio ad axim,
- D. ad latus,
- D. ad peripheriam,
- D. ad longitudinem.

Folge einer **Beinlängendifferenz**:
- Beckenkippung,
- Ausbiegung der Wirbelsäule,
- Fehlbelastung der Gelenke.

Therapie: Schuhausgleich, operative Verlängerungs-/Verkürzungsosteotomie.

**Achsenfehler**
tolerabel <5°.
Therapie: Korrekturosteotomie.
Lokalisation z. B. am Knie: Umstellungsosteotomie suprakondylär oder am Tibiakopf.
Ziel: gleichmäßige Druckbelastung der angrenzenden Gelenkflächen.

**Rotationsfehler**
müssen korrigiert werden.
*Fehlstellung* der oberen Extremität:
Cubitus varus nach kindlicher Fraktur und

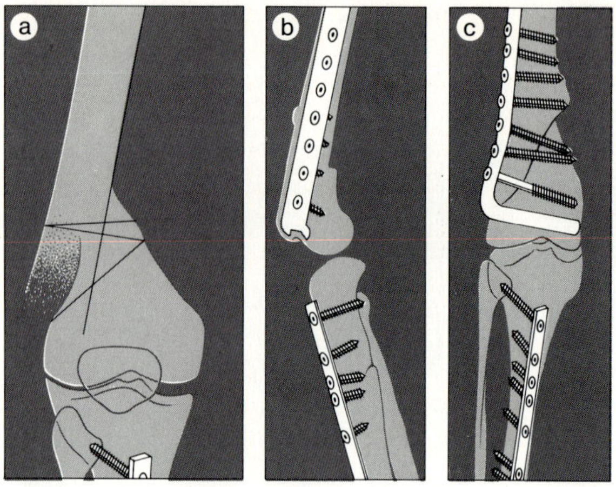


**Abb. 35** Korrektur einer Achsenfehlstellung am Oberschenkel suprakondylär

Rotationsfehlstellung nach Mittelhandbruch = Operationsindikationen.

Rotationsfehlstellungen im Bereich der Röhrenknochen der Hand erfordern wegen einer Behinderung des Faustschlusses immer eine Korrekturosteotomie.

**Epiphysenverletzungen**
Wachstumsstörungen bei Salter III und IV zu erwarten, weniger bei Salter I und II.
Therapie:
im Jugendalter Epiphyseodese mit Blount-Klammern, Korrekturoperationen.

*Epiphysenverletzungen* im Kindesalter können zu Wachstumsstörungen und damit zu Achsenabweichungen führen. Reine Epiphysenlösungen und solche mit metaphysärem Keil (Verletzung Typ Salter I und II) bedingen in der Regel keine Wachstumsstörung, da das Stratum germinativum nicht betroffen ist. Verletzungen, die diesen Fugenanteil kreuzen – epiphysärer Frakturverlauf Typ Salter III und transepimetaphysärer Verlauf Salter IV – müssen wasserdicht reponiert werden (konservativ oder operativ), um diese Komplikation zu umgehen. Bei eingetretenem Fehlwachstum kann im Kindesalter zunächst das weitere Wachstum abgewartet werden, um die Spontankorrektur zu beurteilen. Beim Jugendlichen kann eine Blount-Klammerung der Epiphysenfuge auf der noch wachsenden Seite als Epiphyseodese eine Korrektur erzwingen, so bei Genu varum auf der lateralen Seite. Ansonsten sind Korrekturoperationen notwendig, um die Achse zu begradigen.

### 1.8.4.3 Gelenkschäden

**Inkongruenzarthrose**
bei Stufen im Gelenk, besonders am Kniegelenk, oberen Sprunggelenk.
Endstadium:
schmerzhafte Wackelsteife.

Unzureichend wiederhergestellte (inkongruente) Gelenkflächen mit Stufenbildung führen zu unphysiologischen Druckspitzen und nachfolgender Knorpelzerstörung. Es droht die *Inkongruenzarthrose.* Im Bereich der unteren Extremität führen insbesondereFrakturen im Tibiakopfbereich sowie im Bereich des „Pilon tibial“ zu schweren arthrotischen Veränderungen. Auch bei röntgenologisch und klinisch zunächst einwandfreier Rekonstruktion können die Spätergebnisse nicht immer befriedigen: Ursache der schlechten Spätergebnisse sind dann primär nicht sichtbare Knorpelschäden und Zirkulationsstörungen durch das Trauma. Die posttraumatische Arthrose zeigt im Spätstadium schmerzhafte Wackelsteifigkeit.

**Immobilisationsschäden**

Diese Bewegungseinschränkung ist abzugrenzen von den fibrösen Steifen, die nach Immobilisation infolge konservativer Behandlung auftreten. Diese Steifen gehören zu den *Immobilisationsschäden* (s. S. 286) und sind zunächst auch durch krankengymnastische Übungsbehandlung anzugehen.

**Instabilitäten**
- Knie,
- Sprunggelenke.

Posttraumatische Gelenkschäden:
- Konservative Möglichkeiten begrenzt (z. B. Orthesen, Arthrodesenschuh).

**Instabilitäten** nach Verletzungen des Kapselbandapparates betreffen vor allem das Knie- und das obere Sprunggelenk (s. dort).
Die *therapeutischen Möglichkeiten* bei posttraumatischen Gelenkschäden sind begrenzt. Konservative Maßnahmen (Injektion von Knorpelaufbaumitteln, stützende Schienen bei Gelenkinstabilitäten, Schuhaußenranderhöhungen bei einseitigen Gelenkveränderungen, Arthrodesenschuh) bringen oft nur kurzfristige Linderung der Beschwerden. Bei Veränderung nur eines Knie-

lenkanteiles ist eine Entlastung durch Umstellungsosteotomien möglich. Häufig ist im Bereich von Knie- und Hüftgelenk (Azetabulumfraktur, Hüftkopfnekrose nach Luxation oder medialer Schenkelhalsfraktur) letztlich die Implantation einer Prothese indiziert. Bei jüngeren Patienten sollte auch heute noch die Arthrodese erwogen werden – im Bereich des oberen Sprunggelenkes ist sie den unsicheren Ergebnissen nach prothetischem Ersatz in jedem Falle vorzuziehen. Eine vermehrte Belastung benachbarter Gelenke mit nachfolgenden degenerativen Veränderungen läßt sich nicht immer verhindern (Anschlußarthrose).

– Operative Therapie:
  1. Umstellungsosteotomie
     Indikation: einseitige Fehlbelastung des med. oder lat. Kniegelenkanteiles,
  2. Arthrodese
     Indikation: Sprunggelenk,
  3. Endoprothese
     Indikation: Hüft- und Kniegelenk, insbesondere beim älteren Patienten.

# 2 Allgemeine klinische Orthopädie

Allgemeine klinische Orthopädie

## 2.1 Angeborene Systemerkrankungen

*H. Mellerowicz*

Angeborene Systemerkrankungen

### 2.1.1 Konstitutionelle Knochenerkrankungen

Konstitutionelle Knochenerkrankungen

meist genetisch determiniert.

Die Gruppe der angeborenen, meist genetisch determinierten Systemerkrankungen des knöchernen Skeletts umfaßt ätiologisch und pathogenetisch verschiedenartige Krankheitsbilder, die sowohl prä- oder postnatal als auch erst im Rahmen der Skelettreifung vorkommen können. Die Symptome treten hierbei entweder multipel, umschrieben lokalisiert oder auch generalisiert auf.

**Diagnostik:** Im Rahmen der orthopädischen Diagnostik sollten auch einzelne Symptome nicht isoliert betrachtet werden, sondern Veranlassung geben, – nach einer generalisierten Untersuchung – nach Systemschäden zu suchen. Auffallend typische *Symptome* sind abnormer Hoch- oder Minderwuchs, Körperasymmetrie, disproportioniertes Wachstum, Achsenfehlstellungen, Schädelmißbildungen; hinzu kommen aber auch internistische Begleiterkrankungen im Bereich der inneren Organe und nicht zuletzt dermatologische Auffälligkeiten, wie Hämangiome oder abnorme Pigmentierungen. Über den Lokalbefund hinaus sind zur diagnostischen Abklärung *Röntgen*aufnahmen des Schädels, des Beckens und des Handskeletts erforderlich.

Weitere Informationen lassen sich durch laborchemische (Knochenstoffwechsel, Enzyme) und histologische (inklusive enzymhistologische und ultrastrukturelle) Untersuchungen gewinnen. Eine humangenetische Abklärung vervollständigt das Bild.

Die *Klassifikation* erfolgt entsprechend der Pariser Nomenklatur von 1971 in Abänderung von 1978, wobei alle Erkrankungen bekannter und unbekannter Pathogenese nach röntgenmorphologischen Kriterien eingeteilt werden. Die weitere Einteilung erfolgt entsprechend folgendem Schema (nach H. Weikkert):

**Diagnostik**
Bei Veränderungen des Stütz- und Bewegungsapparates immer an Systemerkrankungen denken.

- **Klinik**
  - Hoch- oder Minderwuchs,
  - Körperasymmetrien,
  - Schädelmißbildungen,
  - disproportionierter Wuchs,
  - Achsenfehlstellungen,
  - internistisch-dermatologische Veränderungen.
- **Röntgen**
  Schädel, Becken, Handskelett.
- **klinisches Labor**
  Stoffwechsel, Enzyme.
- **Histologie**
- **Genetische Untersuchung**

Heutige Klassifikation (Pariser Nomenklatur) nach röntgenmorphologischen Kriterien.

Angeborene Systemerkrankungen:

| Krankheiten mit unbekannter Pathogenese | Krankheiten mit bekannter Pathogenese |
|---|---|
| Osteochondrodysplasien | Chromosomenaberrationen |
| Dysostosen | Primäre Stoffwechselstörungen |

Einteilung

Auf der Basis einer entsprechenden Zuordnung wird es möglich, einen individuellen Lebensplan zu entwerfen, die orthopädische Behandlung frühzeitig einzuleiten und durch entsprechende konservative, operative und apparative Maßnahmen Komplikationen zu vermeiden. Darüber hinaus kann die für die Eltern wichtige Aussage über die Prognose gemacht sowie eine genetische Beratung durchgeführt werden.

Ziel der Zuordnung
1. Lebensplan mit Lebenserwartung,
2. Verhütung von Komplikationen,
3. orthopädische Behandlung,
4. genetische Beratung.

**Übersicht:** Konstitutionelle Knochenerkrankungen

⇨

Im Rahmen dieses Buches sollen aus der Gesamtzahl der 136 Krankheitsbilder einige, für die orthopädische Behandlung und Diagnostik wichtige, exemplarisch dargestellt werden.

**Übersicht: Konstitutionelle Knochenerkrankungen**

A **Erkrankungen unbekannter Pathogenese**
- *Osteochondrodysplasien* (Wachstums- und Differenzierungsstörung von Knorpel- und/oder Knochengewebe)
  - Störung der enchondralen Ossifikation:
    1. Epiphyse: Achondroplasie
    2. Metaphyse: Achondrogenesis
  - Störung der desmalen Ossifikation:
    Dysostosis cleidocranialis
- *Fehldifferenzierung* und *Aberration des knöchernen Mesenchyms* (Knorpel, Bindegewebe, Knochen, Matrix):
  1. Enchondrale Knorpelwachstumsstörung:
     Enchondromatose (Morbus Ollier) incl. Enchondromatose mit Hämangiom (Mafucci)
  2. Multiple kartilaginäre Exostosen
- *Störung der Bindegewebedifferenzierung*:
  Fibröse Dysplasie (Jaffé-Lichtenstein) und fibröse Dysplasie mit Hautpigmentierung und Pupertas praecox (McCune-Albright)
- *Störung der Knochendichte sowie Modellierungsdefekte*:
  1. Störung der Knochenresorption (Osteoklasteninsuffizienz): Osteogenesis imperfecta congenita (Vrolik) und Osteogenesis imperfecta tarda (Lobstein)
  2. Störung der endostalen und periostalen Ossifikation (Osteoblasteninsuffizienz): Osteopetrosis (frühe und verzögerte Manifestation)
- *Dysostosen* (Knochenfehlbildungen einzelner Knochen oder in Kombination):
  1. Dysostosen mit kranialer und Gesichtsbeteiligung (Akrocephalosyndaktylie (Apert))
  2. Dysostosen mit vorwiegend axialer Beteiligung; vertebragene Dys- und Synostose (Klippel-Feil) und Sprengel-Deformität
  3. Kombinierte Dysostosen (Pterygium-Syndrom und Österreicher-Syndrom)
- *Primäre Wachstumsstörungen*, mesodermale Differenzierungsstörungen (Marfan-Syndrom)

B **Konstitutionelle Knochenerkrankungen bekannter Pathogenese**
1. Chromosomenaberrationen: Mongolismus, Turner-Syndrom
2. Primäre Stoffwechselerkrankungen
   a) Calcium-Phosphat Stoffwechselstörungen
   b) Kohlenhydratstoffwechselstörungen,
      Mucopolysaccharidosen:
      Morbus Pfaundler-Hurler, Morbus Morquio

C **Knochenerkrankungen bei Störungen anderer Organsysteme**
1. Hormonelle Störungen (Hypothyreose und Athyreose)
2. Hämatologische Störungen
3. Neuromuskuläre Störungen
4. Renale Störungen
5. Vaskuläre Störungen
   lokaler Riesenwuchs und Angiodysplasie mit Halbseitenriesenwuchs (Klippel-Trenaunay-Weber-Syndrom)
6. Vitaminmangelkrankheiten

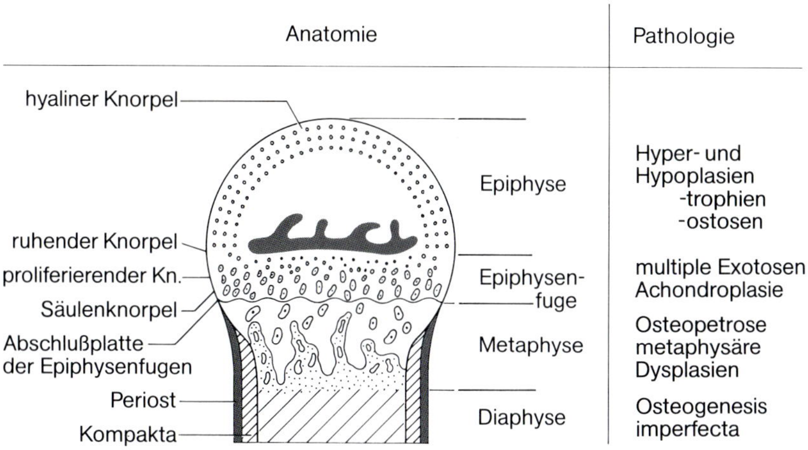


**Abb. 36** Schema der Anatomie und der Lokalisation konstitutioneller Knochenerkrankungen (nach Rubian)

**Formen der Ossifikation**

Ossifikation entsteht, indem die Osteoblasten als differenzierte Mesenchymzellen in ein vorgeformtes bindegewebiges oder knorpeliges Gewebe Kalksalze ausscheiden und sich schließlich einmauern.

Zwei Hauptformen der Ossifikation können unterschieden werden:

Die *bindegewebige (desmale) Knochenbildung* erfolgt als Anlagerung von Osteoid an Bindegewebsbündel. Dabei entsteht in der Mitte des späteren Knochens ein Verknöcherungskern, von dem die Knochenbälkchen sich in radiäre Richtung ausbreiten.

Vorkommen: Deckknochen des Schädels und Klavikula.

**Formen der Ossifikation**
- *desmale Form:*
  Osteoid an Bindegewebebündel; z. B. Deckknochen des Schädels, Klavikula.

Die *enchondrale (knorpelige) Knochenbildung* wird durch den knöchernen Ersatz von mesenchymalem Knorpel erreicht. Dieser Vorgang findet vor allem an den kleinen Knochen statt, wo eine Verknöcherung zentral beginnt und sich zentrifugal fortsetzt.

An den großen Röhrenknochen entsteht am diaphysären Perichondrium initial eine *perichondrale* Ossifikation in Form einer dünnen Knochenmanschette, von der aus dann Gefäße den zentralen Verkalkungskern der Diaphyse zur Einschmelzung bringen. Dadurch entsteht die primäre Markhöhle. Ein weiteres Vordringen der perichondralen bzw. periostalen Ossifikation bedeutet eine Zunahme des Dickenwachstums.

- *enchondrale Form:*
  knöcherner Ersatz von Knorpel, vor allem an kleinen Knochen.
- *perichondrale Ossifikation*:
  - Dickenwachstum des Knochens,
  - Epiphysenkern – hyaliner Gelenkknorpel,
  - Epiphysenfuge – Längenwachstum.

An der Epiphyse erfolgt ebenfalls ein Ersatz des knorpeligen Verkalkungskerns durch vom Perichondrium einwachsendes Gewebe. Die Ossifikation erfolgt dann enchondral unter Erhaltung eines Anteils des Perichondriums, welches den späteren hyalinen Gelenkknorpel bildet.

Zwischen Epi- und Diaphyse ordnen sich die Knorpelzellen in Säulen an und bilden durch weiteres Wachstum sowie durch Verknöcherung von Epi- und Diaphyse die *Epiphysenfuge.* Das Längenwachstum erfolgt hier durch kontinuierliche Zellteilung im Knorpel der Epiphysenscheibe. Gleichzeitig wird der Knorpel von der diaphysären Seite her abgebaut und ersetzt. Die Beendigung des Wachstums in der Pubertät erfolgt durch das Überwiegen der Ossifikation über die Proliferation des Epiphysenknorpels.

Nach Wachstumsabschluß findet weiterhin, entsprechend dem Transformationsgesetz nach Wolf, ein funktionell angepaßter osteoblastärer und osteoklastärer Umbau statt (Remodeling s. S. 51).

Nach Wachstumsabschluß: weiterhin ständiger Umbau
– Remodeling

### 2.1.1.1 Achondroplasie

Achondroplasie

*Synonyme*: Chondrodystrophia faetalis; disproportionierter Zwergwuchs; Chondrodysplasie; Mikromelie; Parrot-Syndrom.
*Häufigkeit:* 2–3/100 000 Neugeborene.

**Ursache:** Störung der enchondralen Ossifikation.

**Ätiopathogenese**
Störung des enchondralen Epiphysenfugenaufbaus
→ verminderte epiphysäre Ossifikation
Diaphysen:
becherförmig aufgetrieben,
bogenförmig eingesenkt.

Perichondrale Ossifikation:
normal bis leicht gesteigert.

**Ätiologie, Pathogenese:** Die Achondroplasie entsteht durch eine systematische Störung, welche durch Verminderung des enchondralen Aufbaus und damit der Ossifikation gekennzeichnet ist: Die Wachstumsfuge ist morphologisch überwiegend regelrecht aufgebaut, dazwischen jedoch finden sich nekrotische, von Narben umgebene Areale. Dadurch ergibt sich die beschriebene Verminderung von Knorpelsäulen in der Wachstumszone, die entsprechende Veränderungen in der Knochenbildung bedingt. Demgegenüber besteht eine normale bis leicht gesteigerte perichondrale Ossifikation. Die Folge ist ein verkürzter, verplumpter Knochen, ausgestattet mit einer sehr kräftigen Kortikalis. Gelegentlich besteht ein vom Perichondrium in die Diaphyse reichender bindegewebiger Perioststreifen, der im Laufe des Wachstums zu Achsendeformitäten führt. Die Diaphysen erscheinen becherförmig aufgetrieben und in der Mitte bogenförmig eingesenkt.

*Genetik*
autosomal-dominant, viele Neumutationen (4/5).

**Genetik:** Die Achondroplasie wird autosomal-dominant vererbt, wobei vor allem, bedingt durch Überalterung der Väter, 80 % Neumutationen bestehen. Die Penetranz und Expressivität der Symptomatik ist ausgeprägt, die Geschlechtsverteilung ausgeglichen.

**Klinik**
- disproportionierter Zwergwuchs mit normaler Stammlänge und Kurzgliedrigkeit, Größe: 120–135 cm,
- Kopf: vergrößert bei kleinem dysmorphischem Gesichtsschädel, Balkonstirn, Sattelnase,
- Rumpf: thorakolumbale Kyphose mit später lumbosakraler Lordose und Froschbauch,
- Dreizack-Hand,
- normale Intelligenz (Clowns!).

**Klinik:** Eine Frühgeburt ist häufig; die Symptomatik ist bei der Geburt manifest. Als Hauptcharakteristikum gilt der *disproportionierte Zwergwuchs*, gekennzeichnet durch die an den Extremitäten bestehende *Mikromelie* (Kurzgliedrigkeit) bei *normaler Stammlänge* (Abb. 37a). Die charakteristischen Veränderungen im Bereich des Schädels sind durch die Störungen der enchondralen Ossifikation der Schädelbasis und des Gesichtsschädels bei unverändertem Wachstum des desmal verknöchernden Gehirnschädels bedingt. Es kommt zur Ausbildung von vergrößertem Schädel, *Balkonstirn*, insgesamt *verkleinertem Gesicht* mit *Sattel-* und *Löffelnase* und prominentem Unterkiefer. Das Hinterhaupt ist vermindert ausgebildet (Brachyzephalie). Der Fontanellenschluß ist häufig verspätet. Gelegentlich besteht ein Hydrozephalus. Haut-, Unterhaut- und Fettgewebe sind auffällig weit und fallen über die verkürzten Glieder. Die motorische Entwicklung ist initial vermindert. Im späteren Leben kann es zur Normalisierung der Muskelfunktion kommen. Es besteht eine *geistig normale Entwicklung*, häufig mit hoher Intelligenz (Hofnarren, Clowns).
Die Verminderung der Körpergröße läuft parallel zur Wachstumskurve und liegt bei 5 Standardabweichungen unter dem Durchschnitt. Dabei ist die Sitzgröße jeweils normal. Die Endlänge beträgt durchschnittlich 120–135 cm. Die Schulter- und Ellenbogengelenke können in ihrer Streckfähigkeit eingeschränkt sein, während an den Kniegelenken häufig Überstreckbarkeit besteht. Füße und Hände sind kurz, die verplumpten Hände häufig nach ulnar deviiert und aufgrund der Spreizstellung als *Drei-* oder *Vierzack-Hand* zu erkennen (Abb. 37b).

**Röntgen**
- Schädel vergrößert, Verplumpung der Schädelbasis, Vorwölbung des Os frontale,
- Röhrenknochen stammnah verkürzt, Metaphysen: verbreitert, Epiphysen: unregelmäßig,

**Röntgen:** Charakteristische Befunde sind die hydrozephale *Kopfform* mit Vorwölbung des Os frontale und der auffälligen Verkürzung und Verplumpung der Schädelbasis. An der *Wirbelsäule* sind die Wirbelkörper leicht erniedrigt bei auffälligerweise nach distal zunehmender Verkürzung der Bogenwurzeln und dadurch vermindertem Sagittaldurchmesser des Rückenmarkkanals (spinale Stenose). Im dorso-lumbalen Übergang sind die Wirbelkörper häufig keilförmig, durch eine Abflachung der vorderen Wirbel-

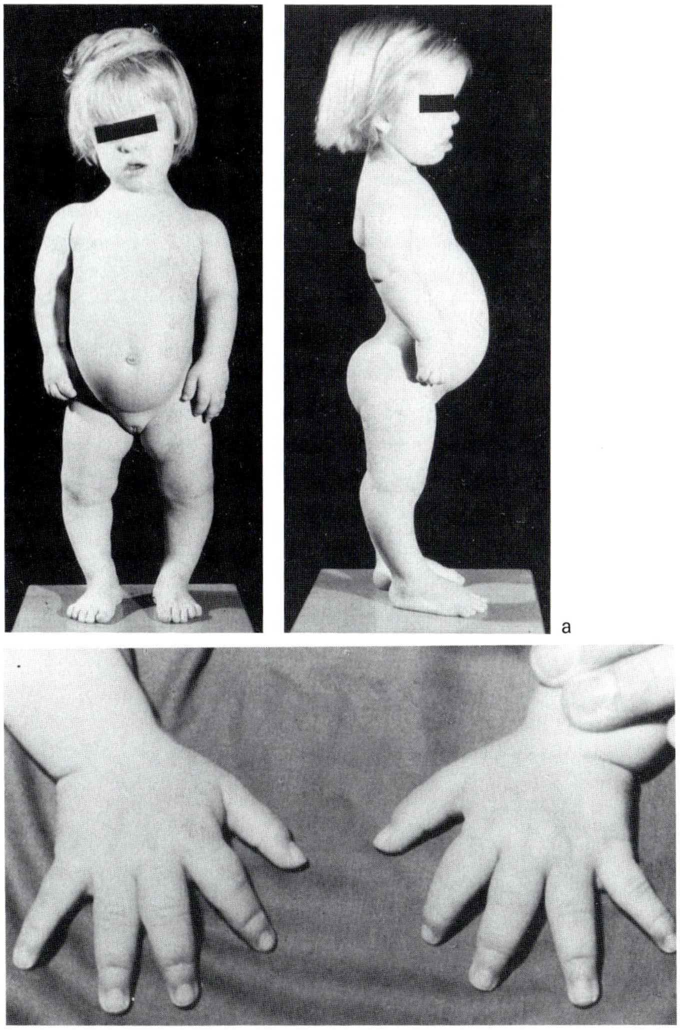

**Abb. 37** a) Achondroplasie: disproportionierter Zwergwuchs mit Schädeldysmorphie, Mikromelie, Kyphose der Brustwirbelsäule, Hyperlordose der Lendenwirbelsäule und Froschbauch
b) Dreizackhand bei Achondroplasie mit verdickten und verkürzten Fingern

körperkanten deformiert. Als Folge resultiert eine basale Kyphose der Brustwirbelsäule mit Scheitelpunkt zwischen T 11 und L 2, einhergehend mit einer starken lumbalen Lendenlordose. Das *Becken* ist durch den stärkeren Befall des Os ileum asymmetrisch verkleinert, breit und flach, mit nierenförmiger Einengung des Beckeneinganges und horizontal verlaufendem Acetabulum. Die *Röhrenknochen* sind erheblich verkürzt, insbesondere die stammnahen (Rhizomelie). Auffällig ist eine unregelmäßig wellige Konturierung der *Epiphysen* und eine kelchförmige Verbreiterung der *Metaphysen* mit zentraler Eindellung. Im Erwachsenenalter sind die Epiphysen flach verbreitert, es besteht eine Coxa vara und gelegentlich auch ein Humerus varus.

**Therapie:** Die Behandlung des Grundleidens ist nicht möglich. Auch die Therapie mit Wachstumshormonen bleibt frustran. Ein Ausgleich der Extremitätenlänge, insbesondere an den großen Röhrenknochen, kann durch die aufwendige und belastende Distraktionsepiphyseolyse oder durch Verlängerungsosteotomien erfolgen.

Die häufigsten Probleme gibt es aufgrund der distalen Stenose des Wirbelkanals im Bereich der Lendenwirbelsäule, bedingt durch die Verkürzung der Wirbelbögen. Spondylarthrose, Bandscheibenprolaps und die beschriebenen Wirbelsäulendeformitäten führen als mitbedingende Faktoren frühzeitig zu

- Becken: verkleinert, flach mit Einengung des Beckeneingangs, horizontales Acetabulum,
- Hüfte: Coxa vara
- Wirbelsäule: Wirbelkörper erniedrigt, teilweise keilförmig, Verkürzung der Bogenwirbel, spinale Stenose, Kyphose BWS/ob. LWS-Sacrum degenerative Veränderungen.

**Therapie**

symptomatisch, ggf.
- Verlängerung durch Distraktionsepiphyseolyse oder Verlängerungsosteotomie,
- Korrekturosteotomie der Deformitäten nach Wachstumsabschluß,
- Dekompression der spinalen Stenose und Behandlung der degenerativen Wirbelsäulenveränderungen,
- konservative (Orthesen) Behandlung der Wirbelsäulendeformitäten.

**Tabelle 2** Differentialdiagnose der Achondroplasie: angeborene ossäre Zwergwuchsformen

| Krankheitsbezeichnung | Ätiologie und Lokalisation | Genetik | Klinik | Röntgen |
|---|---|---|---|---|
| *Achondrogenesis* | Störung d. enchondralen Ossifikation: Urknorpel vermehrt | ? | sehr seltene Erkrankung, meist Totgeburten, Mikromelie, kurzer Rumpf, Hydrozephalus | Verknöcherung d. Wirbelsäule, Scham- u. Sitzbein fehlen, Röhrenknochen: mangelhaft verkalkt, verkürzt, deformiert, frakturiert, Schädel u. Rippen: o. B. |
| *Thanatophorer Zwergwuchs* | Störung d. enchondralen Ossifikation: mangelnde Ausbildung d. Säulenknorpels | ? | sehr seltene Erkrankung Klinik: wie Achondrogenesis | Verschmälerung d. Wirbelkörper, kurze Rippen, Röhrenknochen: fehlende Epiphyse, unregelmäßige Metaphyse |
| *Chondrodysplasia punctata* | spritzerartige Verkalkungen im Epiphysenknorpel bei Veränderung d. Grundsubstanz sowie atypische Gefäße | dominant u. rezessiv | *dominant:* asymmetrisch verkürzte Extremitäten, Gelenkkontrakturen, ektodermale Anomalien (Haut: Alopezie u. Ichtyosis, Augen: Katarakt); mongoloide Gesichtsfacies *rezessiv:* prox. betonte Extremitätenverkürzung, verstärkte Ektodermale Symptome, Schwachsinn, Tetraplegie, Totgeburten, Lebenserwartung weniger als 2 Jahre durch Infekte | punktförmige Epiphysenverkalkungen a. d. Röhrenknochen |
| *Diastrophischer Zwergwuchs* | Chondrozyten d. Epiphysenknorpels vermindert u. verändert | autosomal rezessiv | Mikromelie, Klumpfüße, abnorme Abspreizung von Daumen u. Großzehe, Skoliose, Gelenkkontrakturen, Ohrmuscheldysplasie, Kiefergaumenspalte | Epiphysenkerne verspätet auftretend u. verbreitert, Metaphysen: verbreitert, Röhrenknochen: verkürzt u. verplumpt |
| *Dysplasia spondyloepiphysaria congenita* | unregelmäßige Ossifikation i. d. Wachstumsfuge bei insuffizienter Säulenknorpelbildung | autosomal dominant | disproportionierter Zwergwuchs, kurzer Rumpf, kurzer Hals, progrediente Kyphoskoliose, faßförmiger Thorax mit Kielbrust, Genu valgum oder varum | Verzögerung d. Ossifikation, Wirbelkörper abgeflacht → Kyphoskoliose, Denshypoplasie, Femurköpfe: verspätet, verkleinert → Coxa vara u. Trochanterhochstand |
| *multiple epiphysäre Dysplasie* | polytope Dysostosen mit Epiphysenverknöcherungsstörung | autosomal dominant | Typ Ribbing: leichter Zwergwuchs, später: Gelenksymptomatik d. großen Gelenke bis zur Arthrose; Typ Fairbank: ausgeprägtere Symptomatik | proximale Epiphysenkerne aufgelockert u. verbreitert (Hüfte: perthesartig, bilateral), Wirbelkörper: unregelmäßige Begrenzung d. Grund- u. Deckplatten |
| *metaphysäre Chondrodysplasie* | enchondrale Ossifikationsstörung durch mangelnde Ausbildung d. Säulenknorpels | je nach Typ: autosomal dominant u. rezessiv | disproportionierter Zwergwuchs unterschiedlicher Ausprägung: mind. 3 Typen; Extremitäten: verkürzt u. deformiert | lange Röhrenknochen: Verkürzung, Verplumpung u. Deformierung, Epiphysen u. Schädel: leicht-, Wirbelsäule gering (entspr. Typ) verändert |

| | | | | |
|---|---|---|---|---|
| *metatropischer Zwergwuchs (metatropische Dysplasie)* | fehlende enchondrale Ossifikation u. unregelmäßige Ausbildung d. Spongiosa | autosomal rezessive u. dominante Formen | Zwergwuchs mit Gestaltwandel (metatrop.): bei Geburt langer Rumpf, verkürzte Extremitäten, zunehmende Kyphoskoliose u. Extremitätenverplumpung, Kontrakturen d. großen Gelenke, schwanzartiger Steißbeinfortsatz | Wirbelsäule: Anisospondylie m. Entwicklungsverzögerung d. Wirbelkörper u. später Kyphoskoliose, langer Röhrenknochen: trompetenartig aufgetrieben, Femur: Trochanteren massiv vergrößert, erst Verformung d. Metaphysen, dann Entwicklungsverzögerung d. Epiphysen |
| *Mesomeler Zwergwuchs* | Dysplasie d. mittleren Extremitätensegmente | entspr. Typ: autosomal rezessiv u. dominant | Typ Nievergelt: Verkürzung d. Unterschenkel mit Klumpfuß ggf. am Unterarm mit Bewegungseinschränkung | dreieckige Verkürzung d. Tibia (u. Radius) ggf. mit radioulnärer Synostose u. Luxation d. Radiusköpfchens, Synostosen d. Fußwurzelknochen |
| | | | Typ Langer: normale Stammlänge mit erheblicher Verkürzung d. Unterschenkel u. Unterarme, weniger Oberschenkel u. Oberarme, Verkleinerung d. Unterkiefers | Hypoplasie u. Brachymelie v. Ulna, Fibula u. Mandibula, distale Ulnaepiphyse: nicht ossifiziert |
| | | | Akromesomeler Typ: dazu: Verkürzung vorwiegend auch der Finger u. Zehen | Verkürzungen u. Verplumpungen vor allem auch an Finger- u. Zehenknochen |
| *Dyschondroostose (Léri-Weill)* | entspr. mesomeler Zwergwuchs | autosomal dominant | wie mesomeler Zwergwuchs, geringer ausgeprägt mit beidseitiger Madelung-Deformität | wie mesomeler Zwergwuchs: an den Unterschenkeln Verbiegung wie Crus varum, Handgelenk: federnde Subluxation d. Ulna V-förmiges Radiokarpalgelenk |
| *Hypochondroplasie* | normale enchondrale Ossifikation bei verbreiterten Matrixsepten, periost. Knochenbildung gering vermehrt | autosomal dominant | entsprechende, aber schwächere Veränderung als bei Achondroplasie, ohne Schädelbeteiligung, keine Dreizackhand | keine typischen radiologischen Zeichen; geringer ausgeprägte Befunde als bei Achondroplasie |
| *Pseudoachondroplasie* | generalisierte Störung im metaphysären Wachstum | autosomal dominant u. rezessiv | disproportionierter Zwergwuchs ohne Schädelsymptome, aber verstärkte Extremitätendysplasie mit Verkürzung u. Verplumpung | Röhrenknochen verkürzt, Metaphysen unregelmäßig verbreitert, Epiphysen: deformiert, verkürzt, Wirbelkörper mit zungenartigem Fortsatz, ventral **ohne** Veränderung d. Bogenwirbelabstandes |

Weitere ossäre Zwergwuchsformen bei
- hormonellen Störungen (z. B. kretiner Zwergwuchs bei Hypothyreose)
- Chromosomenaberrationen (z. B. Morbus Down)
- Stoffwechselerkrankungen (z. B. Ca-Stoffwechsel: Rachitis; Speicherkrankheiten)
- Nierenerkrankungen (z. B. renale Rachitis)

**Prognose**
gut, genetische Beratung erforderlich, Lebenserwartung normal.

**Differentialdiagnose**
- angeborener ossärer Zwergwuchs Achondrogenesis
- thanatophorer Zwergwuchs
- Chondrodysplasia punctata
- multiple epiphysäre Dysplasie
- metaphysäre Chondrodysplasie
- metatrophischer Zwergwuchs
- mesomeler Zwergwuchs
- Dyschondroostose (Léri-Weill)
- Hypochondrodysplasie
- Pseudochondrodysplasie

**Dysostosis cleidocranialis**

**Pathogenese**
Störung der desmalen Ossifikation
- Schädel,
- Schlüsselbein.

*Genetik*
autosomal dominant, ⅓ Mutation.

**Klinik**
- *Schulter:* abnorm beweglich durch Dys- oder Aplasie der Claviculae,
- *Schädel:* Brachyzephalie (Kalotte und Stirnbein vergrößert), Hypertelorismus, (Augendistanz vergrößert) Zahnentwicklung verzögert.

Beschwerden. Häufig sind deshalb Dekompression und Nukleotomie angezeigt. Die ausgeprägte Kyphose im dorsolumbalen Übergang bedarf gelegentlich der Korrektur mit z. B. Münsteraner Kyphosen-Orthese. Keilwirbelbildungen und Segmentlockerungen werden bei entsprechend bestehender Symptomatik mit ventralen und dorsalen Spondylodesen behandelt.
Muskelhypotonie und Bandlaxizität sollten primär konservativ durch muskuläre Stabilisierung behandelt werden, Genu varum und Crus varum nach Wachstumsabschluß durch kniegelenksnahe Korrekturosteotomien. Empfohlen wird auch eine Epiphyseodese am Fibulaköpfchen, da die überlange Fibula als Teilursache des O-Beins angesehen wird. Eine Schienenbehandlung ist wegen häufig auftretender Peronaeusparesen nicht indiziert. Die meist stark supinierten Füße können durch einen entsprechenden Schuhausgleich und bettende Einlagen versorgt werden. Hüftprobleme sind trotz der auftretenden Coxa vara selten. Die Beckenveränderungen können ein erhebliches Geburtshindernis sein.

**Prognose:** Die Lebenserwartung ist gut. Bei der hohen Intelligenz und den meist geringen Beschwerden ist eine soziale und berufliche Integration möglich und zu fördern. Für die Familienplanung ist eine genetische Beratung dringend erforderlich.

**Differentialdiagnose** des Zwergwuchses s. Tabelle 2.

### 2.1.1.2 Dysostosis cleidocranialis

*Synonyme:* Dysplasia cleidocranialis, Scheuthauer-Marie-Sainton-Syndrom.

**Definition und Pathogenese:** Vorwiegende Störung der bindegewebigen (desmalen) Ossifikation mit bevorzugtem Befall des Schädels und der Schlüsselbeine sowie gelegentlich des Beckens, der Wirbelsäule und des distalen Gliedmaßenskeletts.
Insbesondere am Schädeldach bestehen neben der insuffizienten Ossifikation Verknöcherungsinseln und – ubiquitär – eine Verzögerung der Verschmelzungsvorgänge an Fontanellen und Nähten, besonders in der Medianlinie: am Sternum, an der Schambeinfuge und in den Dornfortsatzlinien. Die enchondrale Ossifikation ist geringgradig mitbetroffen, was sich vor allem im Bereich der Phalangen manifestiert.

**Genetik:** Es besteht ein autosomal dominanter Erbgang mit hoher Mutationsrate (⅓) und familiär gehäuftem Auftreten.

**Klinik:** Leitsymptome sind die abnorme Beweglichkeit im Schultergürtel durch die *Defektbildungen* oder die doppelseitig bestehenden *Aplasien* der Claviculae und durch die Dysplasie der Scapulae. Am Schädel finden sich Veränderungen i. S. einer Brachyzephalie, d. h. Vergrößerung von Stirn- und

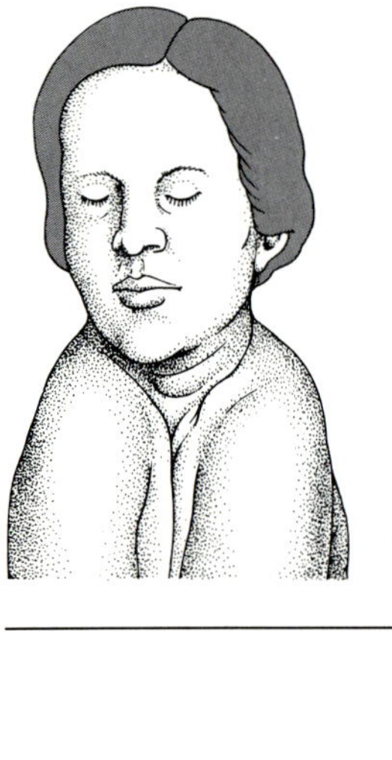

**Abb. 38**
Dysostosis cleidocranialis

Schädelbein bei insgesamt vergrößertem Hirnschädel zuungunsten des Gesichtsschädels. Der Augenabstand ist charakteristisch vergrößert (Hypertelorismus), die Zahnentwicklung erheblich verzögert (Abb. 38). Daneben bestehen häufig Beckenverengungen (Dysostosis pelvico-cleidocranialis) und ggf. Wirbelmißbildungen und Deformierungen. Gelegentlich kommt es zu Wachstumsstörungen an den kleineren Röhrenknochen. Das Größenwachstum ist nur gering gestört, neurologische Auffälligkeiten bestehen nur vereinzelt.

**Röntgen:** Die röntgenologischen Befunde entsprechen den klinischen Erscheinungsbildern der Hypo-, Dys- und Aplasien im Bereich von Schultergürtel (s. Abb. 137) und Schädel. Darüber hinaus sind häufig Veränderungen des Beckens, der Wirbelsäule, der Femurkopfepiphyse, Pseudoepiphysen der Metacarpalia und Metatarsalia sowie Verkürzung der distalen Phalangen beschrieben worden.

**Röntgen**
- *Schulter:* Dys- oder Aplasie der Claviculae.
- *Schädel:* Brachyzephalie, Nähte und Fontanellen verspätet oder unvollständig geschlossen, Zahnentwicklung verspätet. Verknöcherung in der Medianlinie verspätet oder insuffizient (Wirbelbögen/Sternum/Symphyse).

**Therapie und Prognose:**
Die Schultergürtelveränderungen verursachen funktionell meist keinerlei Einschränkungen, gelegentlich bestehen habituelle Schulterluxationen, die der entsprechenden Therapie zugeführt werden müssen (s. dort).
Wirbelsäulenveränderungen und Coxa valga sowie vara bedürfen bei Auftreten der Symptomatik ebenfalls der Behandlung. Die Beckenveränderungen können ein Geburtshindernis darstellen.

**Therapie**
symptomatisch.
**Prognose**
gut.

**Differentialdiagnose:** Abzugrenzen sind bei Veränderungen an den Klavikeln: die Fraktur sowie kongenitale Klavikulapseudarthrose; außerdem die Pyknodystose, bei der verzögerte Schädelossifikationen, Deformierungen und Verkürzungen nach Frakturen vor allem auch an der Klavikula bestehen.

### 2.1.1.3 Enchondromatose (Morbus Ollier und Mafucci-Syndrom)

**Enchondromatose**
(Morbus Ollier und Mafucci-Syndrom)

*Synonyme:* Dyschondroplasie, multiple Enchondromatose, Enchondrose, Chondrodysplasie Ollier, Halbseitenchondromatose.
*Häufigkeit:* selten.

*Häufigkeit*
selten.

**Definition:** Bei der Enchondromatose handelt es sich um eine halbseitig lokalisierte Knorpelwachstumsstörung, einhergehend mit multiplen Enchondromen in den Metaphysen und einer nachfolgenden asymmetrischen Gliedmaßenverkürzung.

*Definition*
halbseitig lokalisierte Enchondrome in den Metaphysen mit asymmetrischer Gliedmaßenverkürzung.

**Ätiopathogenese:** Die Ätiologie ist unbekannt, die Pathogenese letztlich nicht vollständig abgeklärt. Angenommen wird eine Proliferation von metaphysären Knorpelzellen, die, aus der Epiphyse stammend, in der Metaphyse persistieren und proliferieren.

Ätiologie unbekannt.
Pathogenese hypothetisch: Proliferation epiphysärer Knorpelzellen in der Metaphyse.

**Genetik:** Eine Erblichkeit der Erkrankung ist nicht gesichert.

Genetik nicht gesichert.

**Klinik:** Die Erkrankung wird meist nach dem 2. Lebensjahr manifest und ist durch eine metaphysäre Schwellung, Verkürzung und häufige Spontanfrakturen gekennzeichnet. Diese Veränderungen finden sich an den kleinen Röhrenknochen, aber auch an Femur, Tibia, Becken, Fibula, Humerus, Radius und Ulna. Bevorzugt wird nur eine Körperhälfte befallen. An den großen Röhrenknochen kommen zu den dort häufig exzessiven Gliedmaßenverkürzungen auch Wachstumsdeformitäten hinzu. Ein Übergang in chondrosarkomatöse Entartung in unterschiedlicher Penetranz wird beschrieben. Durch Inkongruenz an den Gelenken können Bewegungseinschränkungen verursacht werden.

**Klinik**
Röhrenknochen:
Metaphysen verbreitert und deformiert, häufig Spontanfrakturen.

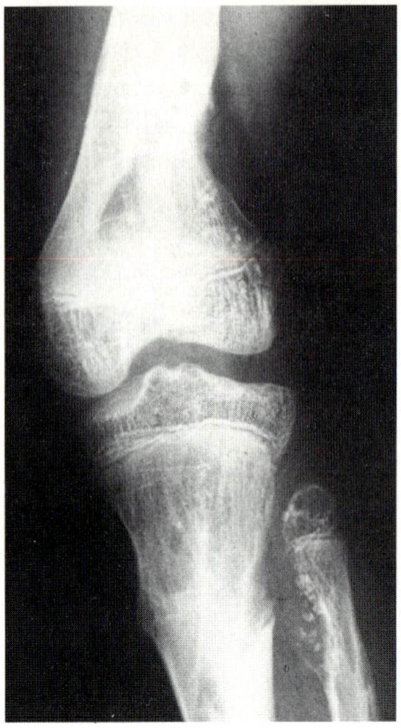

**Abb. 39**
Morbus Ollier

**Röntgen**
Röhrenknochen:
unregelmäßige metaphysäre Knorpelherde mit Auftreibung und Deformierung.

**Röntgen** (Abb. 39): Charakteristisch sind die unscharfen, teilweise tränig und fleckig sklerosierten und von einem sklerotischen Randsaum umgebenen Knorpelherde in der Metaphyse. Bei größeren Bezirken, welche häufig exzentrisch liegen, zeigt sich darüber hinaus eine Auftreibung des Knochens mit Osteolyse der Kortikalis und gelegentlich einem exostosenartigen Enchondrom. Die Röhrenknochen können verkürzt, deformiert und an den Epiphysen verplumpt sein.

**Therapie**
größere Chondrome:
operative Ausräumung und Spongiosaplastik.
Deformitäten:
Korrekturosteotomie.

**Therapie:** Pathologische Frakturen können gelegentlich im Rahmen der Frakturheilung ausheilen, so daß hier primär die konservative Behandlung indiziert ist. Größere Chondrome mit Deformierungen bedürfen der vollständigen Exstirpation und der anschließenden Spongiosaplastik. Deformierungen (mehr als 25°) mit Verkürzungen (mehr als 2 cm) sollten möglichst nach Wachstumsabschluß der operativen Korrektur zugeführt werden. Diese besteht in der diaphysären Korrekturosteotomie sowie in Verkürzungs-/Verlängerungsosteotomien.

*Prognose*
sarkomatöse Entartung möglich.

*Prognose:* Entartung in Sarkome möglich. Daher sollte bei umschriebener Lokalisation eine Resektion und Wiederaufbau durch autogene Knochentransplantation erfolgen. Dies gilt insbesondere bei bereits eingetretener maligner Entartung (meist Chondrosarkome), da diese zytostatika- und strahlenresistent sind.

**Mafucci-Syndrom:**
- Enchondromatose und
- Hämangiome der Haut und inneren Organe,
- Röntgen:
  Phleboliten in großen Hämangiomen.

Beim **Mafucci-Syndrom** handelt es sich um die Kombination einer Enchondromatose mit multiplen kapillären und kavernösen Angiomen der Haut und der inneren Organe. Die Veränderungen sind bis zur Pubertät progredient. Häufig finden sich in den sehr großen Hämangiomen röntgenologisch auffällige Phleboliten. Beim Mafucci-Syndrom besteht ein übergroßes Malignitätsrisiko (15 %), wobei Chondrosarkome dominieren.

**Differentialdiagnose**
- Osteomyelitis tuberculosa multiplex cystoides,
- solitäre Chondrome,
- Chondrosarkom,
- fibröse Dysplasie.

**Differentialdiagnose:** Eine Abgrenzung muß erfolgen hinsichtlich der Osteomyelitis tuberculosa multiplex cystoides sowie solitärer Chondrome und Chondrosarkome. Auch muß gelegentlich die fibröse Dysplasie in Betracht gezogen werden.

## 2.1.1.4 Multiple kartilaginäre Exostosen

*Synonyme:* Multiple Osteochondromatose, exostotische Dysplasie.
*Häufigkeit:* ca. 0,05–1/1000 Neugeborene.

**Definition:** Es handelt sich um eine erbliche Erkrankung des wachsenden Knochens, durch eine Metaplasie der Metaphysen und vor allem durch zahlreiche kartilaginäre Exostosen gekennzeichnet.

**Ätiopathogenese:** Die Ätiologie ist unbekannt. Diskutiert werden u. a. die Entstehung durch Absprengung von Zellen aus der embryonalen Knorpelplatte mit anarchischem Wachstum, atypische Proliferationen des Periosts sowie atypisches Wachstum lateral aus der Epiphyse.

**Genetik:** Die Erkrankung wird autosomal dominant vererbt und ist hinsichtlich der Symptomatik von hoher Penetranz.

**Klinik:** Leitsymptome sind die in der 1. Lebensdekade auftretenden epiphysennahen (gelenknahen) knochenharten Tumoren. Ein geringer Minderwuchs ist nicht selten. Im Verlauf kann es zu Schmerzen und Gelenksymptomatiken kommen, wenn benachbarte Strukturen komprimiert werden oder durch die Exostosen erhebliche Achsendeformitäten entstehen. So besteht am Unterarm nicht selten eine Aplasie des Caput ulnae mit einer radial-konvexen Verbiegung des Radius und eine ulnar-palmare Bajonettstellung im Handgelenk. Häufigste Lokalisationen sind: Kniegelenksbereich, an der distalen Tibia und Fibula sowie proximal am Humerus und Femur. Auch stammnahe Exostosen am Schulterblatt, Becken, Rippen und Schädel sind vorhanden.

**Röntgen** (Abb. 40): Kartilaginäre Exostosen entspringen gestielt oder breitbasig im Metaphysenbereich nahe der Epiphysenfuge und haben einen kontinuierlichen Anschluß an die Spongiosa und Kompakta. Die Formen (wie auch die Größe) sind sehr variabel. Im Verlauf des Wachstums wandert die Basis diaphysenwärts. Die Metaphyse ist dabei meist klobig aufgetrieben und gelegentlich kommt es zur Verdrängung und Deformierung der Nachbarknochen (Tibia-Fibula, Radius-Ulna).

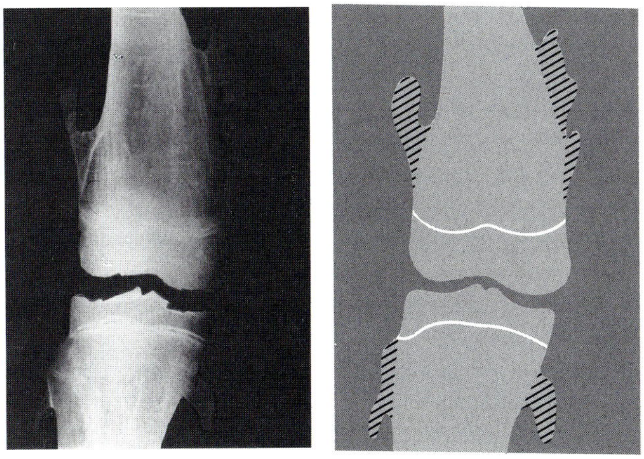

**Abb. 40** Multiple kartilaginäre Exostosen an den knienahen Metaphysen

**Therapie:** Kompression benachbarter Strukturen sowie funktionelle Beeinträchtigungen erfordern eine komplette Resektion unter Mitnahme des Periosts. Zur Vermeidung von Rezidiven sollen diese, soweit möglich, erst kurz vor Wachstumsabschluß durchgeführt werden. Achsendeformitäten erfordern häufig eine frühere operative Exstirpation in Kombination mit Korrekturosteotomien.

**Multiple kartilaginäre Exostosen**

*Häufigkeit*
ca. 0,05–1/1000 Neugeborene.
*Definition*
erbliche Erkrankung mit metaphysären kartilaginären Exostosen.
Ätiologie unbekannt, Absprengung embryonaler Knorpelzellen?

*Genetik*
autosomal dominant.

**Klinik**
gelenknahe, knochenharte Tumoren,
ggf. Achsendeformitäten
(Unterarm).

Häufigste Lokalisation:
- Knieregion,
- distale Tibia und Fibula,
- proximaler Humerus und Femur,
- Skapula,
- Becken.

Gelegentlich Schmerzsymptomatik durch Druck auf Nerven und Sehnen.

**Röntgen**
von den Metaphysen ausgehende variable Exostosen,
ggf. mit Verdrängung und Deformierung (Tibia-Fibula, Radius-Ulna).

**Therapie**
bei Beschwerden:
komplette Resektion, ggf. Korrektur der Achsendeformitäten.

*Prognose*
gut, 10 % maligne Entartung bei postpubertärem Wachstum:
invasive Abklärung wegen maligner Entartung.

**Differentialdiagnose**
- Turner-Syndrom,
- Dyschondroostose,
- Enchondromatose.

**Fibröse Dysplasie**

*Häufigkeit*
zweithäufigste Knochenentwicklungsstörung.

*Ätiologie*
unbekannt.
*Pathogenese*
fibröse Fehldifferenzierung des knöchernen Mesenchyms.

**3 Formen**
1. monostotische fibröse Dysplasie,
2. polyostotische fibröse Dysplasie ohne Endokrinopathie,
3. polyostotische fibröse Dysplasie mit Endokrinopathie (McCune-Albright-Syndrom).

*Genetik*
sporadisches Auftreten.
**Klinik**
1. *monostotische Form*
   - klinisch meist stumm,
   - Spontanfrakturen ab 3. Lebensjahrzehnt.
2. *polyostotische fibröse Dysplasie ohne Endokrinopathie*
   - schmerzhafte, schubweise progrediente Gliedmaßendeformierung und
   - Schädeldeformierung meist halbseitig,
   - Spontanfrakturen.

Typische Deformierung:
- Antekurvation der Tibia,
- extreme Coxa vara.

Hautpigmentierung in 50 %.

3. *Fibröse Dysplasie mit Endokrinopathie = McCune-Albright-Syndrom* Trias:
   - disseminierte fibröse Dysplasie,
   - unilaterale Hautpigmentierung: café-au-lait-Flecken,
   - Pubertas praecox.

Nur Mädchen befallen.

**Prognose:** Bei multiplem Vorkommen und bei familiärer Häufung chondrosarkomatöse Entartung in etwa 10 %. Jedes postpubertäre Wachstum der Exostosen erfordert eine entsprechende invasive Abklärung.

**Differentialdiagnose:** Einzelne und multiple Exostosen von geringerem Ausmaß bestehen u. a. auch beim Turner-Syndrom, bei der Dyschondroostose und der Enchondromatose. Sie können in der Regel gut differenziert werden.

### 2.1.1.5 Fibröse Dysplasie (Jaffé-Lichtenstein- und McCune-Albright-Syndrom)

*Synonyme:* Osteofibrosis deformans juvenilis, Osteitis fibrosa unilateralis und Polyostotica.
*Häufigkeit:* Zweithäufigste Knochenentwicklungsstörung.

**Ätiopathogenese:** Auf der Basis einer mono-, oligo- und polyostotischen Fehldifferenzierung des knöchernen Mesenchyms treten lokalisiert im Knochen proliferierende Spindelzellnester auf, aus denen später Faserknochenbälkchen entstehen. Die Ätiologie ist unbekannt. Sekundär resultiert hier eine Atrophie der Kompakta mit Auftreibungen und erheblichen Deformierungen bei Erweiterung des Markraumes. Entsprechend der Zahl und Lokalisation der Veränderungen unterscheidet man 3 Formen:
1. die monostotische fibröse Dysplasie,
2. die polyostotische fibröse Dysplasie ohne Endokrinopathie und
3. die polyostotische fibröse Dysplasie mit Endokrinopathie: McCune-Albright-Syndrom, bei der charakteristische Pigmentflecken und eine Pubertas praecox bis zum 4. Lebensjahr auftreten.

**Genetik:** sporadisches Auftreten.

**Klinik:**
1. Die *monostotische Form* hat einen klinisch meist stummen Verlauf. Gelegentlich bestehen lokale Schwellungen, Deformierung und Spontanfrakturen, häufig aber erst im 3. Lebensjahrzehnt.
2. Bei der *polyostotisch fibrösen Dysplasie* besteht eine schmerzhafte, schubförmige Progression des Krankheitsbildes, welche sich in Deformierungen, Schwellungen und Spontanfrakturen manifestiert. Häufig sind Mehrfachfrakturen und eine geringe periostale Kallusbildung während der im normalen Zeitraum verlaufenden Heilung. Durch die Auftreibungen der Knochen treten die charakteristischen Deformitäten an den Röhrenknochen sowie am Schädel auf. Die Deformitäten sind meist halbseitig lokalisiert in einer Kombination aus Antekurvation der Schienbeine sowie eine extreme Coxa vara mit sichtbarer lateraler Ausbiegung.
Bei der Interaktion mit nervösen Strukturen kann es zu entsprechenden neurologischen Störungen kommen.
Zur malignen Entartung kommt es bei ca. 3 % der Erkrankten. In 50 % der Fälle bestehen Pigmentierungen der Haut, die oft einen frühen Hinweis auf die Erkrankung geben. Die Progression der Erkrankung nimmt in der Regel mit der Pubertät ab.
3. Bei der *fibrösen Dysplasie mit Endokrinopathie* (McCune-Albright-Syndrom) handelt es sich um eine Trias von disseminierter fibröser Dysplasie, großen, scharf begrenzten Pigmentflecken (café au lait) auf der Seite des Knochenbefalls und eine Pubertas praecox. Dieses Syndrom tritt fast ausschließlich bei Mädchen auf, wobei es hier neben dem Auftreten von frühzeitiger Menstruation zum beschleunigten und vorzeitig beendeten Längenwachstum kommt. Neuerdings sind weitere sekundäre Endokrinopathien beschrieben worden:

Hyperthyreoidismus, Hochwuchs, Akromegalie, Morbus Cushing, Diabetes mellitus und Hyperparathyreoidismus.

**Röntgen:** Es finden sich mono- und polyzystische, meist ovale Aufhellungsherde im Bereich der aufgetriebenen und deformierten Diaphysen der Röhrenknochen. Die Kompakta zeigt sich hier verschmälert, aber nie durchbrochen. An den Dia- und Epiphysen bestehen wabenartige, blasige Auftreibungen, wobei die einzelnen Herde scharf begrenzt erscheinen (Abb. 41).

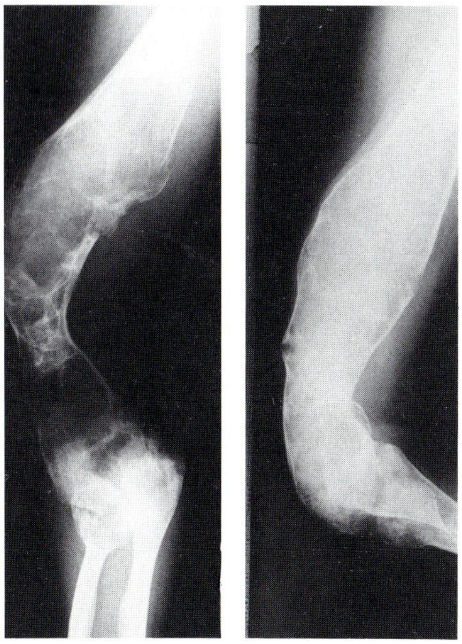

**Abb. 41**
Fibröse Dysplasie am Oberarm: massive Deformierung mit polyzystischen herdartigen Aufhellungszonen in Dia- und Epiphysen, Kortikalis unregelmäßig verdickt

Häufigste Lokalisationen sind Femur, Tibia und Rippen. Am Schädel bestehen neben den zystenartigen Veränderungen sklerosierende und pagetähnliche Formen. Dabei kann sich das Knochenwachstum aus der Basis auch in die Nebenhöhlen ausbreiten. Die fibröse Dysplasie des Unterkiefers mit einer einseitigen Auftreibung wird auch als Cherubismus bezeichnet.
Röntgenologisch noch nicht nachweisbare Herde können in der Szintigraphie durch ihre Aktivität dargestellt werden.
Spontanfrakturen zeigen sich mit einer überschießenden periostalen Knochenbildung.

**Röntgen**
Lokalisation:
Epi- und Diaphysen der Röhrenknochen, mono- oder polyzystisch ovale Aufhellungsherde, Auftreibungen und Deformierungen des Knochens, verdünnte Kompakta.
Schädel:
Hyperostose und Obliteration der Nebenhöhlen.

**Therapie und Prognose:** Da die Progression der Erkrankung in der Pubertät sistiert oder zumindest in der Schubfrequenz herabgesetzt ist, gilt es, die therapeutischen Maßnahmen darauf abzustellen. Spontanfrakturen werden bis zu diesem Zeitpunkt möglichst konservativ versorgt, da operative Behandlungen mit einer hohen Rezidivquote behaftet sind. Ist die Herdsanierung aufgrund von Fraktur, Schmerzen oder starker Deformierung dennoch indiziert, sollte der dysplastische Knochenherd vollständig reseziert, durch autologen Knochen ersetzt und gleichzeitig im Rahmen der Korrektur der Deformität durch eine stabile Osteosynthese fixiert werden. Der günstigste Zeitpunkt für diese operativen Maßnahmen ist kurz vor Abschluß des Knochenwachstums. Präventiv kann eine Progression i. S. von Deformierungen und Spontanfrakturen durch entlastende Apparate vermieden werden.
Die Bestrahlung des Dysplasieherdes ist wegen der Provokation einer malignen Transformation absolut kontraindiziert. Bei Auftreten von sekundären Sarkomen erfolgt die Behandlung mit radikaler Resektion und adjuvanter Chemotherapie.

**Therapie**
konservative Behandlung, ggf. Entlastung; operative Therapie mit Resektion, Knochenplastik und Korrekturosteotomie möglichst zum Wachstumsabschluß.
Bestrahlung ist kontraindiziert!

*Prognose*
spontane Besserung in der Pubertät.

**Differentialdiagnose:** Die *monostotische* fibröse Dysplasie sollte gegen die einkammerige juvenile Knochenzyste, das nicht ossifizierende Fibrom, das

**Differentialdiagnose**

*monostotische fibröse Dysplasie:*
- juvenile Knochenzyste,
- nicht ossifizierendes Fibrom,
- eosinophiles Granulom,
- Enchondrom,
- Riesenzelltumor,
- aneurysmatische Knochenzyste.

*polyostotisch fibröse Dysplasie:*
- Osteodystrophia fibrosa generalisata Recklinghausen,
- Ostitis deformans Paget,
- Enchondromatose (Morbus Ollier).

eosinophile Granulom, das Enchondrom, den Riesenzelltumor und die aneurysmatische Knochenzyste differenziert werden. Charakteristischerweise verschiebt sich der Herd der juvenilen Knochenzyste während des Wachstums nach distal, während sich die zystisch fibröse Dysplasie in der Diaphyse ausweitet.

Die *polyostotische* fibröse Dysplasie ist typisch in Erscheinungsbild, Verlauf und Lokalisation. Bei der Osteodystrophia fibrosa generalisata Recklinghausen besteht dagegen ein totaler Skelettbefall, eine generalisierte Osteoporose und eine subperiostale Arrosion an den Phalangen. Es fehlen osteosklerotische Randmarkierungen an den Zystenrändern. Außerdem manifestiert sich die Krankheit erheblich später. Weitere Abgrenzungen erfolgen hinsichtlich der Ostitis deformans Paget mit dem stärker beidseitigen Skelettbefall und häufigen Verbiegungen bei selteneren Spontanfrakturen und der späteren Manifestation. Beim Morbus Ollier, der halbseitigen Enchondromatose, besteht ein vorwiegender Befall des Hand- und Fußskeletts bei Symptomfreiheit im Bereich des Schädels.

**Osteogenesis imperfecta**
2 Formen:
- **Letale Form:** Typ Vrolik
- **Spätform:** Typ Lobstein

### 2.1.1.6 Osteogenesis imperfecta

Die Osteogenesis imperfecta manifestiert sich durch eine erhöhte Knochenbrüchigkeit. Vom zeitlichen Verlauf, der Schwere der Erkrankung sowie der Symptomenkombination können 2 Formen unterschieden werden:
1. Osteogenesis imperfecta congenita
*Synonyme:* Osteogenesis imperfecta letalis und praecox Vrolik.
2. Osteogenesis imperfecta tarda
*Synonyme:* Osteopsathyrosis idiopathica, Lobstein-Erkrankung.

*Ätiologie*
Osteoblasteninsuffizienz:
- Störung der peri- und endostalen Knochenbildung,
- Störung der Kollagensynthese.

**Ätiologie und Pathogenese:** Bei regelrechtem epi- und metaphysären Knochenaufbau besteht eine Störung der peri- und endostalen Knochenneubildung. Die Osteoblastenfunktion ist verändert, so daß Aufbau und Umwandlung der Knochentrabekel langsam und gestört verläuft. Vermutet wird eine Störung der Kollagensynthese. Bei der Kongenitaform überwiegt dabei die endostale Osteoblastenschwäche, während bei der Tardaform die periostale Manifestation vorherrscht.

*Genetik*
überwiegend autosomal dominant.

**Genetik:** Die Vererbung erfolgt überwiegend autosomal dominant, in 10% rezessiv. Die Manifestation ist unterschiedlich ausgeprägt, wie auch das Auftreten von Begleitsymptomen.

**1. Kongenitaform**
**Klinik**
Totgeburt oder Tod bald nach Geburt;
- erhebliche Deformierungen,
- weicher Schädel,
- tiefblaue Skleren.

**1. Kongenitaform**
**Klinik:** Schon bei der Geburt bestehen Zwergwuchs und hochgradige Deformierungen aufgrund prä- und perinatal entstandener Spontanfrakturen. Meist sterben die Kinder kurz nach der Geburt, nur selten überleben sie die ersten Jahre. Weitere Symptome sind die tiefblauen Skleren, die prominenten Augen und der weiche Schädel, welcher im Gegensatz zur Craniotabes die gesamte Kalotte betrifft. Als Todesursachen finden sich häufig intrakranielle Blutungen oder kardiorespiratorische Insuffizienzen bei multiplen Rippenfrakturen.

**Röntgen**
geringe Mineralisation, multiple Frakturen.

**Röntgen:** Im Röntgenbild sind zahlreiche, meist von reichlich Kallus überzogene Frakturen unterschiedlichen Alters zu sehen sowie gelegentlich Pseudarthrosen. Die Epiphysen sind normal bei keulen- und schaufelförmig hervortretenden Metaphysen. Insgesamt ist die Kortikalis dünn, der Knochen glasig, die Spongiosa rarifiziert und weitmaschig (Abb. 42).

**2. Tardaform**

**2. Tardaform**
**Klinik:** Die Kinder sind bei der Geburt bis auf auch hier tiefblaue Skleren weitgehend unauffällig. Die Frakturhäufigkeit steigt ab dem 1. Lebensjahr,

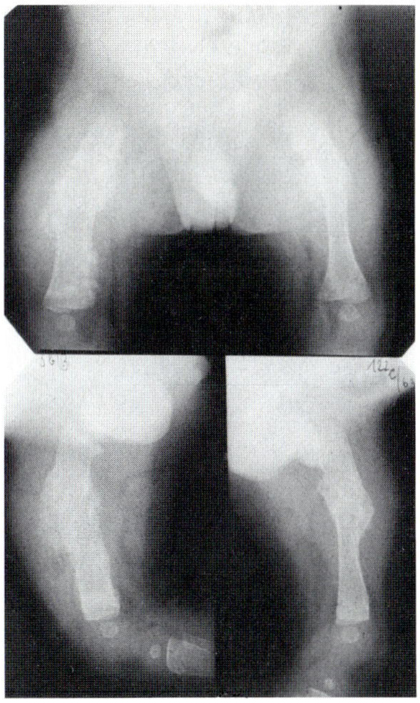

**Abb. 42**
Osteogenesis imperfecta congenita: Spontanfrakturen und massive kallöse Reaktion bei erheblicher Verminderung der Kortikalisdicke

entsprechend der zunehmenden Aktivität. Hauptsächlich befallene Bezirke finden sich an den unteren Extremitäten, wobei eine Laxizität der Gelenke mit entsprechender Instabilität zur Ausprägung beiträgt. Typische Verbiegungen treten als Folge der Frakturen auf (Abb. 43). Die Tibia antecurvata, das Säbelbein und die Hirtenstabdeformität des proximalen Femurs herrschen vor. An der Wirbelsäule bestehen Rundrücken, Skoliosen und Kyphoskoliosen. Weiterhin bleibt es bei den blauen Skleren, es kommt zu ausgeprägter Zahnkaries sowie häufig zu Hörstörungen auf der Basis einer Otosklerose. Die häufig auftretende Gelenküberstreckbarkeit wird auf eine allgemeine Bindegewebsanomalie zurückgeführt.

**Klinik**
- Frakturhäufigkeit,
- sekundäre Deformitäten,
- blaue Skleren,
- Otosklerose.

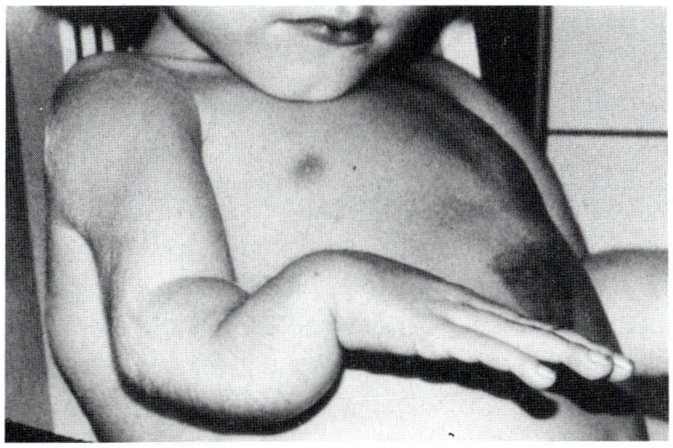

**Abb. 43**
Osteogenesis imperfecta tarda: Verkürzung und Deformierung des Unterarmes

**Röntgen:** Röntgenologisch finden sich lange, aber häufig extrem schlanke Röhrenknochen mit ausgedünnter Kompakta bei unauffälligen Epiphysen. Am gesamten Skelett zeigt sich eine leichte Osteoporose, die Wirbelkörper sind häufig abgeflacht und bikonkav deformiert. Die zahlreichen Frakturen sind von einem großen Kallussaum umgeben (Abb. 44).

**Röntgen**
ausgedünnte Kortikalis und Osteoporose, multiple Frakturen mit erheblicher kallöser Reaktion.

**Therapie:** Eine kausale Therapie ist nicht möglich. Angestrebt wird eine Vermeidung von Frakturen durch Belastungstraining mit dem Ziel einer möglichst effektiven Knochenstimulation. Entsprechend folgt die Versorgung bei der Kongenitaform mit Lagerungsschienen sowie Steh- und Gehapparaten, bei der Tardaform durch die operative, intramedulläre Stabilisation zur Erreichung einer frühen Mobilisation. Vermieden werden soll das Entstehen von schweren Deformierungen, die einer postpubertären Korrektur bedürfen.

**Therapie**
*1. Kongenitaform*
- Lagerungsschienen,
- Steh- und Gehapparate.

*2. Tardaform*
- intramedulläre Stabilisation der Frakturen,
- ggf. Teleskopnagelung zur Wuchslenkung,
- Korsette.

Durch Teleskopnagelung kann ggf. eine Schienung während des gesamten Wachstums erfolgen. Wirbelkörpereinbrüche werden durch Reklinationskorsette behandelt, so wie auch die Skoliosen der Korsetttherapie bedürfen.

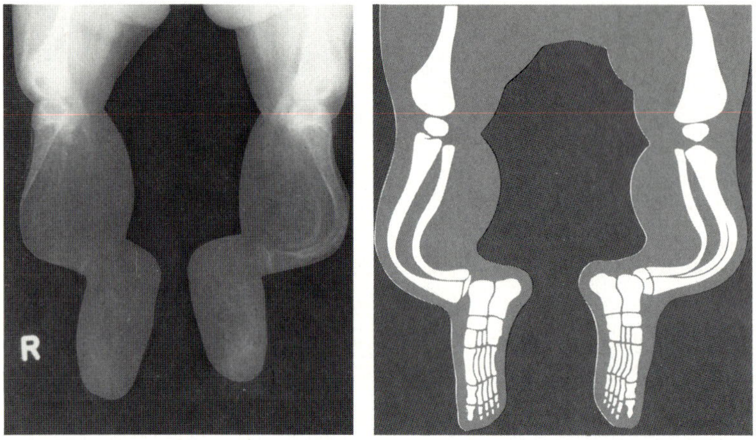


**Abb. 44** Osteogenesis imperfecta tarda: stark deformierte, dichteverminderte Knochen der Beine

**Prognose**
Kongenitale Form:
schlecht (Totgeburt oder früher Tod).
Tardaform:
gut, Frakturneigung postpubertär gebessert.

**Prognose:** Während die Lebenserwartung der kongenitalen Form schlecht ist, kann die Prognose der dominanten Tardaform als gut bezeichnet werden, da die Frakturneigung postpubertär nachläßt. Der Verlauf der rezessiven Form ist entsprechend dem frühen Auftreten des Krankheitsbildes schwerer.

**Differentialdiagnose:**
- Rachitis,
- Vitamin-A-Hypervitaminose.

**Differentialdiagnose:** Abzugrenzen ist die Rachitis, die aber aufgrund des typischen Röntgenbildes leicht zu differenzieren ist. Bei der Vitamin-A-Hypervitaminose, bei der ebenfalls pathologische Frakturen und Osteoporosen auftreten, besteht ein gesteigerter Knochenumbau bei vermehrter osteoblastischer Aktivität. Häufig ist hier Farbblindheit anzutreffen.

**Osteopetrosis**

### 2.1.1.7 Osteopetrosis

*Synonyme:* Marmorknochenkrankheit, Albers-Schönberg-Krankheit, Osteosclerosis fragilis generalisata.

**Ätiopathogenese:**
Verlust der normalen Knochenstrukturierung → starke Knochenverdichtung, Marmorknochen!
Ursache: osteoklastische Enzymhemmung (?)

**Ätiopathogenese:** Bei der generalisierten Skeletterkrankung besteht eine Verdichtung der Knochenstruktur mit Verlust der normalen Strukturierung infolge eines Ausbleibens der Resorption der primären Spongiosa. Alle weiteren Knochenumbauvorgänge mit Bildung der Sekundärspongiosa sowie der Aufbau der Kompakta sind betroffen. Die in der frühen Phase gebildete Knochenstruktur persistiert und wird durch aufgelagertes Osteoid fixiert. Im Knochenmark findet sich überwiegend fibröses Bindegewebe. Ursächlich wird ein osteoklastärer Enzymdefekt vermutet.

**Genetik/Klinik**
1. **Osteopetrosis congenita** (frühinfantile Form)
- autosomal rezessiv,
- Totgeburten,
- Knochendeformierungen,
- Frakturen,
- Anämie,
- Hepatosplenomegalie,
- Hydrozephalus,
- progrediente Hirnnervenlähmungen (VII, XII)

**Röntgen**
Röhrenknochen: strukturlose homogene Sklerose ohne Markhöhle.

**Genetik und Klinik:** Unterschieden werden 2 Formen: Eine frühinfantile Form **(Osteopetrosis congenita),** die autosomal rezessiv vererbt wird. Häufig sind Totgeburten, einige Erkrankte erreichen aber das Kindesalter. Die Symptomatik besteht in Minderwuchs, Knochendeformierungen, Frakturen, Hydrozephalus, Exophthalmus, Taubheit und Fazialisparese. Bei fortschreitender Anämie, Thrombozytopenie, ggf. Panzytopenie, Hepatosplenomegalie und vergrößerten Lymphknoten kommt es häufig zu Blutungen.

**Röntgen:** Röntgenologisch besteht eine homogene, strukturlose Sklerose mit Schwund der Markhöhlen der Röhrenknochen. Die Enden sind dabei aufgrund des fehlenden Remodeling flaschenförmig aufgetrieben.

Die **Osteopetrosis tarda** wird autosomal dominant vererbt. Hier besteht eine erhebliche Vielfalt der klinischen Symptome und des Verlaufes.
Auffällig ist meist eine Spontanfraktur aufgrund der erhöhten Brüchigkeit infolge verminderter Flexibilität. Das Längenwachstum ist hier wenig verändert. Leitsymptome sind: ein extremer Kariesbefall der Zähne sowie häufig eine Mandibularosteomyelitis; im Blutbild zeigt sich eine normo- bis hypochrome Anämie mit Anisozytose und Poikilozytose sowie erhöhter Retikulozytenzahl. Häufig bestehen Thrombozytopenien.

2. **Osteopetrosis tarda** (Spätmanifestation)
- autosomal dominant,
- Spontanfrakturen,
- Anämie,
- Zahnkaries,
- Mandibularosteomyelitis.

**Röntgen:** Röntgenologisch kommt eine Osteosklerose mit Verminderung der Strahlendurchlässigkeit unter meist vollständiger Aufhebung der normalen Knochenstrukturen zur Darstellung. Starke Verbiegungen der tragenden Knochen (z. B. Coxa vara) kommen vor (Abb. 45). Gelegentlich bestehen Areale abwechselnden Auftretens dichter und strahlentransparenter Streifen. Im Erwachsenenalter können gelegentlich auch normale spongiöse Areale vorhanden sein. Die Metaphysen sind meist keulenförmig aufgetrieben. Die Wirbelkörper haben durch die vorwiegende Verdichtung der Grund- und Deckplatten ein „sandwichartiges" Aussehen (Abb. 46).

**Röntgen**
- homogene strukturlose Sklerose,
- gelegentlich: abwechselnd streifenförmige Verdichtung und normale Struktur,
- keulenförmige Metaphysen,
- Wirbelkörper: Sandwich-Form.

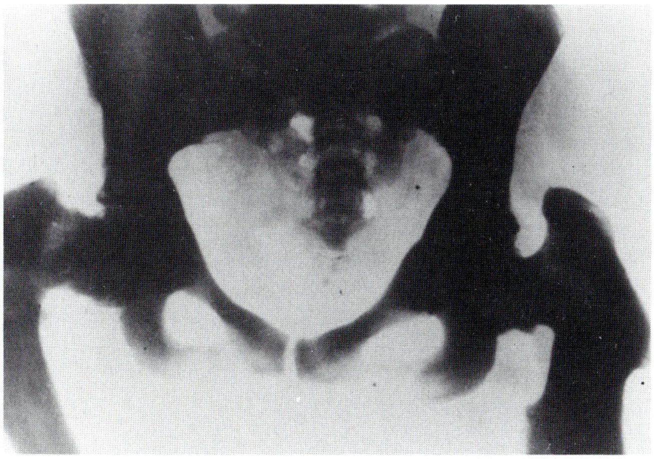

**Abb. 45** Osteopetrosis: homogene vermehrte Knochendichte, Coxa vara und Beckendysplasie

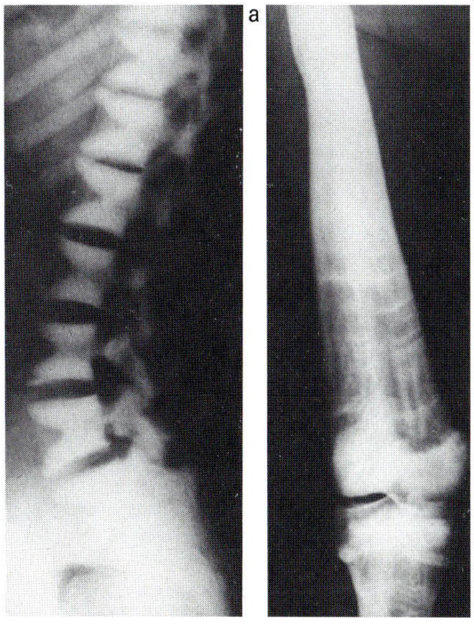


**Abb. 46**
Osteopetrosis
a) „Sandwichartige" Wirbelkörper, Sklerose der Grund- und Deckplatten, geringere Dichte der Mitte
b) Osteopetrosis tarda, 27jähriger Mann, Osteosklerose an Femur und Tibia, unterbrochen von bandartigen Arealen normaler Dichte

**Therapie:** Eine kausale Therapie ist nicht bekannt. Schwere Anämien bedürfen der Behandlung. Da die Knochenheilung in der Regel normal verläuft, ist eine konservative Behandlung der Spontanfrakturen indiziert. Im Rah-

**Therapie**
symptomatisch,
in der Regel konservativ bei Frakturen.

men der operativen Behandlung ist die Marknagelung unmöglich und die Plattenosteosynthese gelegentlich durch den sklerotischen und brüchigen Knochen erschwert.

*Prognose*
Osteopetrosis congenita: meist Totgeburt oder geringe Lebenserwartung.
Osteopetrosis tarda: gut.

**Differentialdiagnose**
Überdosierungen – Vergiftungen: Fluor, Blei, Wismut, Vitamin D

**Prognose:** Bei der dominanten Form ist die Prognose im allgemeinen günstig, während bei der rezessiven Form Totgeburten oder eine geringe Lebenserwartung die Regel sind.

**Differentialdiagnose:** Eine Abgrenzung muß erfolgen gegen alle Formen der Vergiftung bzw. Überdosierungen mit Fluor, Blei, Phosphor, Wismut und Vitamin D. Hier zeigen sich auch Strukturverdichtungen, aber keine Veränderungen der Knochenkonturen.

**Apert-Syndrom**

## 2.1.1.8 Apert-Syndrom

*Synonyme:* Akrozephalosyndaktylie Typ I, Akrodysphalangie.
*Häufigkeit:* 0,6–1 auf 100 000 Neugeborene.

Kombination von Mißbildungen
- am Kopf
- an den Akren

**Definition und Ätiologie:** Beim Apert-Syndrom handelt es sich um eine Kombination von zephalen und akralen Mißbildungen i. S. von Turmschädel und Syndaktylien. Die Ursache ist noch weitgehend ungeklärt.

*Genetik*
sporadisches Auftreten, autosomal dominant.

**Genetik:** Angenommen werden Chromosomentranslationen und abnorme Kariotypen. Der weitere Erbgang ist autosomal dominant.

**Klinik**
- Schädel: hoher, breiter, flacher Gesichtsschädel, Turmschädel und Brachyzephalie, Hypertelorismus,
- Extremitäten: Syndaktylie als „Löffelhand" und „Sockenfuß", Abduktionsbehinderung der Schulter,
- Hydrozephalus und geistige Retardierung.

**Klinik:** Die klinische Symptomatik besteht in einer Gliedmaßen- und Schädeldysmorphie. Primär kommt es zum vorzeitigen, unregelmäßigen Schluß der Kranznaht, welcher zur Turribrachyzephalie (Kombination aus Turmschädel und Brachyzephalie) führt (Abb. 47). Das vermehrte Breitenwachstum sowie die Hypoplasie im Gesichtsschädel bedingen die typischen dysmorphischen Zeichen mit hohem, breitem und flachem Gesichtsschädel, Hypertelorismus (vergrößerte Pupillendistanz) und tiefliegenden Augen so-

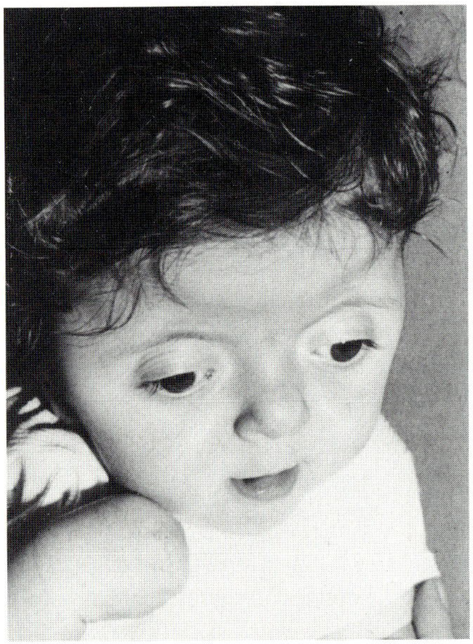

**Abb. 47**
Apert-Syndrom: breites, flaches Gesicht mit tiefliegenden Augen, breiter Nasenwurzel und Hypertelorismus

wie breiter Nasenwurzel. Darüber hinaus finden sich gelegentlich Augenveränderungen, anti-mongoloide Lidstellung, Kiefer- und Zahnanomalien, Hydrozephalus und geistige Retardierung. An den Extremitäten bestehen Syndaktylien aller Finger und Zehen, die zum typischen Bild der Löffelhand und des Sockenfußes führen. Entsprechend der Schwere erfolgt die Einteilung in 3 Typen:

**Typ 1:** Daumen-Großzehe und Kleinfinger-Kleinzehe sind gut abgegrenzt.
**Typ 2:** Geburtshelferhand: der 5. Strahl ist angegliedert.
**Typ 3:** Vollkommene Verschmelzung aller Strahlen von Hand und Fuß mit Synostosierungen der Phalangen (Löffelhand, Sockenfuß). Funktional können die Gliedmaßen nur löffelartig eingesetzt werden (Abb. 48). Die Langfinger zeigen eine Brachydaktylie durch Hypophalangie (Symbrachydaktylie). Regelmäßig findet sich eine Abduktionsbehinderung im Schultergelenk und im Ellenbogengelenk eine Streckbehinderung bei Cubitus valgus.

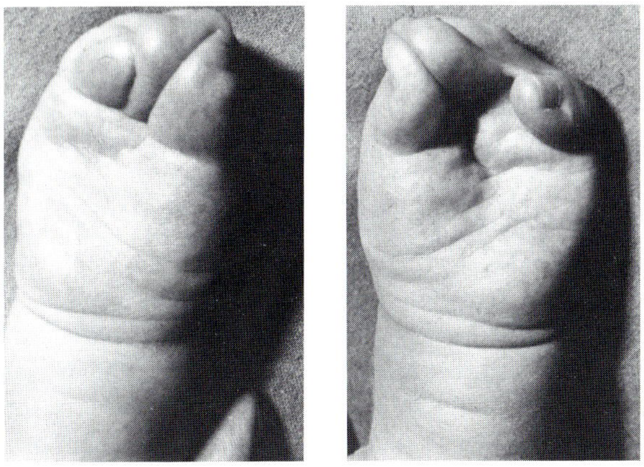

**Abb. 48** Apert-Syndrom: vollständige Syndaktylie als „Löffelhand", rechter Daumen im Endglied vorhanden

**Röntgen:** Veränderungen finden sich vor allem am Schädel, an den Händen und Füßen, gelegentlich auch an Wirbelkörpern und anderen Skeletteilen. Am Schädel besteht ein vergrößerter Längs- bei verkleinertem Sagittaldurchmesser und abgeplattetem Hinterhaupt. Die Schädelnähte sind frühzeitig geschlossen. Im Bereich des Gesichtsschädels fallen eine Maxillahypoplasie mit prominenter Mandibula auf. Typisch ist der Wabenschädel, der sich auch bei anderen kranio-fazialen Dysostosen findet. Bei den Händen kommt es zu variablen Synostosierungen, meist am 3. und 4. Strahl, zusätzlich zu radialer Abweichung sowie Verkürzung durch Hypophalangie. An den Füßen bestehen über obengenannte Synostosierungen hinaus häufig Verschmelzungen der Fußwurzelknochen.

**Röntgen**
- Schädel: Turmschädel, Brachyzephalie, Wabenschädel;
  frühzeitiger Schluß der Schädelnähte, Maxillahypoplasie.
- Extremitäten (Hände und Füße):
  variable Synostosen, Verkürzung, Achsenabweichung.

**Therapie und Prognose:** Anzustreben sind Syndaktylietrennungen, die entsprechend der Typeneinteilung möglichst frühzeitig erfolgen sollten. Die Hand- und Fußfehlstellungen erfordern ebenfalls eine möglichst frühzeitige operative Korrektur. Gelegentlich ist eine Exstirpation der abnormen, in Fehlstellung sich befindenden Großzehen zur Verminderung von Belastungsschmerzen für die Schuhversorgung nötig. Die frühkindliche Mortalität ist hoch. Soweit die progrediente geistige Retardierung auf den Hydrozephalus und die Kraniostenose zurückzuführen sind, ist Entlastung u.a. durch Ventilkatheter indiziert.

**Therapie**
- frühzeitig Syndaktylietrennungen und Achsenkorrekturen, ggf. Großzehenexstirpation,
- Entlastung des Hirndrucks.

*Prognose*
hohe frühkindliche Mortalität.

**Differentialdiagnose:** Weitere 6 Typen der Akrozephalosyndaktylie (Typ II–V und Akrozephalopolysyndaktylie: Carpenter-Syndrom), die sich hinsichtlich der Schwere der Erkrankung sowie der Lokalisation unterscheiden, sind zu differenzieren.

**Differentialdiagnose**
- Akrozephalosyndaktylie Typ II–V
- Carpenter-Syndrom.

## 2.1.1.9 Klippel-Feil-Syndrom und Sprengel-Deformität

**Klippel-Feil-Syndrom**
**Sprengel-Deformität**
- Synostosierung von mindestens 2 Halswirbeln: Klippel-Feil-Syndrom
- zusätzlich Schulterblatthochstand: Sprengel-Deformität.

*Synonym:* kongenitaler Brevicollis.

**Definition:** Das Klippel-Feil-Syndrom ist durch eine Synostosierung von 2 oder mehreren Halswirbelkörpern, einhergehend mit Abflachung und Verbreiterung, bedingt. Begleitend treten häufig Spina bifida und Aplasien von

Wirbelkörpern auf, auch in Verbindung mit dem Schulterblatthochstand, der Sprengel-Deformität. Weitere kombinierte Fehlbedingungen:
Schiefhals (bei Asymmetrie der Synostose), Halsrippen, Meningomyelozelen und Verbreiterungen der Schädelbasis, teilweise mit Einengung des Foramen magnum.

*Ätiologie*
unbekannt, evtl. Ursachen: Hemmungsmißbildungen, Nekrosen, Infektionen.

**Ätiopathogenese:** Die Ätiologie ist unbekannt. Ursächlich werden Hemmungsmißbildungen und Nekrosen sowie Infektionen mit Entwicklungs- und Differenzierungsstörungen des mesodermalen Gewebes diskutiert, wobei eine länger andauernde Störung dann zum gleichzeitigen Bestehen des Klippel-Feil-Syndroms sowie der Sprengel-Deformität führen würde.

*Genetik*
dominanter Erbgang.

**Genetik:** Angenommen wird eine dominante Vererbung, gelegentlich auch ein rezessiver Erbgang mit eingeschränkter Penetranz und variabler Expressivität.

**Klinik**
*Klippel-Feil-Syndrom:*
- Kurzhals,
- tiefer Nackenhaaransatz,
- Bewegungseinschränkung der Halswirbelsäule,
- neurologische Ausfälle.

*Sprengel-Deformität:*
- Schulterblatthochstand,
- Bewegungseinschränkung im Schultergelenk.

**Klinik:** Beim *Klippel-Feil-Syndrom* ist der ausgeprägte Kurzhals augenfällig. Es besteht erhebliche Bewegungseinschränkung der Halswirbelsäule sowie ein tiefer Haaransatz. Durch die Wirbelsäulendysplasie sind häufig neurologische Störungen bedingt, minimal als Hypästhesien, maximal als Querschnittslähmungen. Ursächlich sind sie auf eine Kompression der Spinalnerven zurückzuführen. Häufig ist zusätzlich ein zerebrales Anfallsleiden. Im Verlauf kommt es gelegentlich zur Syringomyelie, außerdem zu Schwäche an Armen und Beinen, Abducens- und Fazialislähmungen.
Bei der *Sprengel-Deformität* (Abb. 49a) steht das Schulterblatt einige Zentimeter höher als kontralateral; der mediale Schulterblattwinkel ist hakenförmig nach vorn umgebogen, wobei dieser mit der 1. oder 2. Rippe oder der Wirbelsäule knöchern oder fibrös verbunden sein kann. Entsprechend ist die Abduktion durch die behinderte oder fehlende Drehfähigkeit der Schulter bis auf 90° eingeschränkt. Dabei ist die betroffene Skapula hypoplastisch. Die ansetzenden Muskeln sind sekundär atrophiert und befinden sich gelegentlich in einem ausgeprägten Kontraktionszustand.

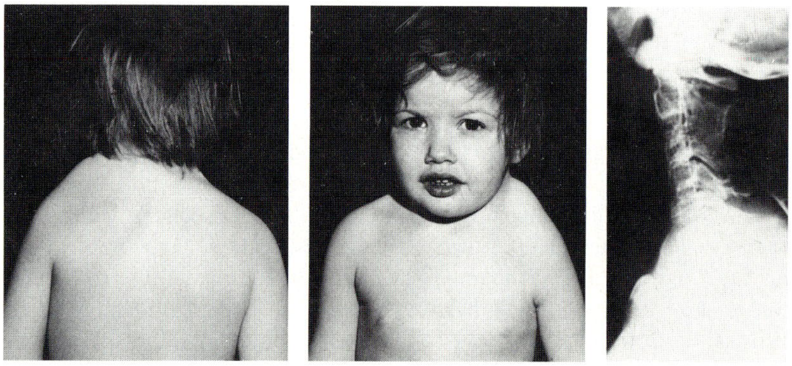

a b

**Abb. 49** a) Klippel-Feil-Syndrom: kurzer Hals mit tiefer Nackenbehaarungsgrenze. Sprengel-Deformität: Schulterblatthochstand bei dysplastischer Scapula
b) Klippel-Feil-Syndrom – Halswirbelsäule: Synostosierung der Wirbelkörper, fehlende Disci, Verschmälerung der Dornfortsätze

**Röntgen**
- Klippel-Feil-Syndrom:
  zervikale Blockwirbel mit fehlenden Disci intervertebrales.
- Sprengel-Deformität:
  Skapulahochstand mit Dys- und Hypoplasie,
  medialer Winkel hakenförmig nach ventral gebogen.

**Röntgen:** Für die Diagnose des Klippel-Feil-Syndroms ist die knöcherne Fusion von 2 oder mehr Wirbeln der Halswirbelsäule bei Fehlen der Disci intervertebrales beweisend (Abb. 49b). Daneben können bestehen: eine Atlasassimilation, eine Spina bifida anterior und posterior, skoliotische und kyphotische Veränderungen, Asymmetrien und Verkleinerung des Foramen magnum, Schädeldeformierungen und -hypoplasien, Halsrippen und die Zeichen der Sprengel-Deformität (hakenförmige Deformität des oberen medialen Schulterblattwinkels bei insgesamt hypoplastischer Skapula).

**Therapie:** Eine ursächliche Behandlung ist nicht möglich. Beim Klippel-Feil-Syndrom kann nach Ausschöpfung aller konservativen Möglichkeiten eine operative Dekompression des Foramen magnum sowie der Spinalnerven notwendig werden. Bedingt die beschriebene Atlasassimilation eine basiläre Impression mit ophthalmologischen Erscheinungen, so ist ggf. die Resektion des hinteren Astes des Atlasbogens indiziert.
Vor allem aus funktionellen Gründen empfiehlt sich bei der Sprengel-Deformität die Resektion des dysplastischen oberen Schulterblattwinkels und die Lösung der Verbindungen zu den Rippen und zur Wirbelsäule sowie die Distalisierung an einen tieferliegenden Dornfortsatz durch Drahtnaht. Damit ist eine Korrektur der Fehlstellung möglich, häufig auch eine erhebliche Besserung der Drehfähigkeit und der Abduktion in der Schulter.

**Therapie**
- Klippel-Feil-Syndrom: symptomatisch konservativ, ggf. operativ Dekompression.
- Sprengel-Deformität: Revision und Distalisierung der Skapula.

**Prognose:** Die Prognose variiert erheblich, wobei schwerste, nicht lebensfähige Formen neben vollständig asymptomatischen Verläufen bestehen.

*Prognose*
variabel, nicht lebensfähige und asymptomatische Verläufe.

**Differentialdiagnose:** Eine Kurzhalssymptomatik findet sich auch beim Down-Syndrom und beim Ullrich-Turner-Syndrom.

*Differentialdiagnose*
Kurzhals:
- Down-Syndrom,
- Ullrich-Turner-Syndrom.

## 2.1.1.10 Marfan-Syndrom

**Marfan-Syndrom**

*Synonym:* Arachnodaktylie.
*Häufigkeit:* Sehr selten.

**Definition, Ätiologie und Genetik:** Auf der Basis einer autosomal dominantvererbten mesenchymalen Schwäche besteht ein *disproportionierter Hochwuchs* mit Insuffizienz im Kapselbandapparat, Augen- und kardiovaskulären Symptomen. Ursächlich werden Störungen im Bereich des Kollagen- oder Proteoglykanstoffwechsels vermutet.

*Genetik*
autosomal dominant.

**Klinik:** Es besteht ein Hochwuchs bei leptosomalem Körperbau mit meist verlängerten oberen Extremitäten sowie spindelartigen Fingern und Zehen, sog. Spinnenfinger (Abb. 50 a). Der Schädel ist häufig vergrößert und dolichozephal. An der Wirbelsäule finden sich Deformierungen im Sinne von Kyphosen und Skoliosen, am Thorax als Trichterbrust. Charakteristischerweise bestehen daneben Augenanomalien wie Linsenschlottern und aneurysmatische Veränderungen an den großen Gefäßen. Die Skelettmuskulatur ist hypoplastisch und hypoton, die Gelenke abnorm beweglich.

**Klinik**
- Hochwuchs,
- *Schädel:* dolichozephal vergrößert,
- *Extremitäten:*
  - Arachnodaktylie bei Extremitätenlangwuchs,
  - hypotone Muskulatur,
  - Gelenküberstreckbarkeit,
  - Spinnenfinger,
  - okuläre Mißbildungen,
  - vaskuläre Mißbildungen,
- Wirbelsäulendeformierungen.

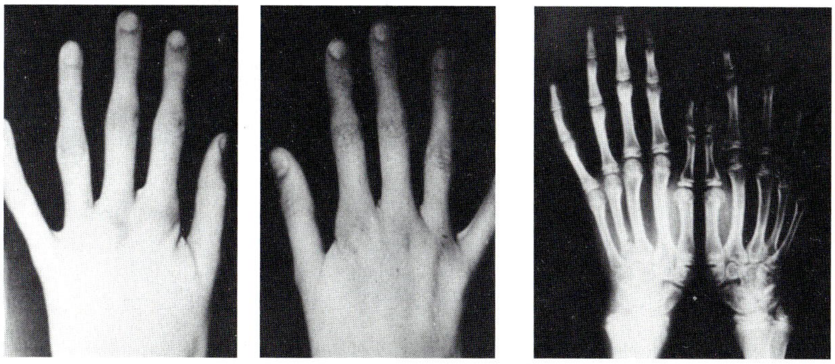

a b

**Abb. 50** Marfan-Syndrom
a) Spinnenfinger
b) Röntgenbild mit langgestreckten Karpalknochen und Phalangen

**Röntgen:** Auffällig und hinweisend sind die verlängerten, verdünnten und – insbesondere an den Händen – langgestreckten Röhrenknochen (Abb. 50 b).

**Röntgen**
Verlängerte und verdünnte Röhrenknochen an den Händen.

**Therapie**
symptomatisch-konservativ, ophthalmologische und gefäßchirurgische Abklärung.

**Therapie:** Die konservative Therapie ist erforderlich bei Kyphosen und Skoliosen sowie zur Stärkung der Muskel- und Bindegewebeschwäche, insbesondere im Bereich der unteren Extremitäten und hier bei Genua recurvata. Ein Gefäßstatus muß wegen der möglichen Aneurysmaruptur erstellt werden. Aufgrund der Augensymptomatik ist die ophthalmologische Behandlung indiziert. Eine kausale Therapie ist nicht möglich.

**Differentialdiagnose**
Hochwuchs:
- Akromegalie,
- hypogonadialer Hochwuchs.

**Differentialdiagnose:** Abgegrenzt werden Hochwuchsformen, z. B. die Akromegalie sowie der hypogonadiale Hochwuchs, bei welchen, wie auch bei anderen marafanoiden Krankheitsbildern, die Linsenkomplikationen sowie die kardiovaskulären Veränderungen fehlen.

**Partieller Riesenwuchs**

### 2.1.1.11 Partieller Riesenwuchs

*Synonyme:* Hemihypertrophie-Syndrom, partieller Gigantismus, Curtius-Syndrom, Steiner-Syndrom.

**Definition:** Der partielle Riesenwuchs ist durch ein Mehrwachstum aller Gewebeteile eines Gliedmaßenabschnitts gekennzeichnet.

*Ätiologie*
unbekannt.
**Klinik**
Vergrößerung eines Fingers bis zu einer gesamten Körperhälfte.
**Therapie**
symptomatisch, ggf. Resektion von Knochen und Weichteilen sowie Epiphyseodese.

**Ätiologie:** Die Ätiologie ist unbekannt.

**Klinik und Therapie:** Ein örtlich umschriebener Riesenwuchs besteht in der Regel an Hand und Fuß, wobei häufig auch nur einzelne Phalangen betroffen sind (Abb. 51). Maximal ist eine gesamte Körperhälfte beteiligt. Im Verlauf des Wachstums kommt es zu kosmetischen, statischen und funktionellen Störungen, die entsprechend ihrem Ausmaß einer Therapie bedürfen. Geringgradige Störungen können konservativ, z. B. durch Schuhzurichtungen, behoben werden. Größere Veränderungen machen eine operative Behandlung mit Resektion von Knochen und Weichteilen sowie gelegentlich Epiphyseodese notwendig.

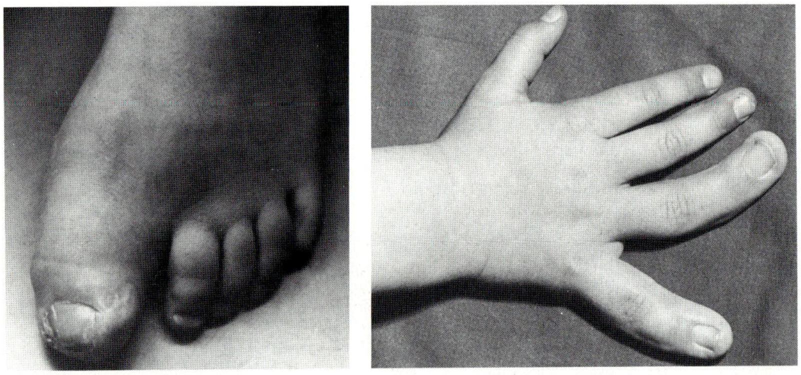

a b

**Abb. 51** Partieller Riesenwuchs
a) Fuß 1. Strahl
b) Hand 4. und 5. Strahl

*Prognose*
häufig Rezidive, dann Revision, ggf. Amputation.
**Differentialdiagnose**
- „falscher" Riesenwuchs: Vermehrung nur einer Gewebeart, z. B. des Fettgewebes,
- Klippel-Trenaunay-Syndrom.

**Prognose:** Trotz der operativen Maßnahmen entstehen häufig Rezidive, die u. U. Revision oder auch Amputation erforderlich machen.

**Differentialdiagnose:** Beim „falschen" Riesenwuchs liegt die Vermehrung einer Gewebeart, z. B. des Unterhautfettes, vor. Ursächlich sind dafür Gefäß- und Lymphbahnanomalien. Klippel-Trenaunay-Syndrom.

## 2.1.1.12 Klippel-Trenaunay-Syndrom

*Synonyme:* Parkes-Weber-Syndrom, Angioosteohypertrophie-Syndrom.

**Definition:** Beim Klippel-Trenaunay-Syndrom besteht ein einseitiger, meist distal betonter Riesenwuchs, einhergehend mit Hautnaevi und Hypertrichosis.

**Ätiopathogenese:** Die Ätiologie ist unbekannt. Die einseitige Vergrößerung der Extremität wird auf die vermehrte Durchblutung bei arteriovenösen Fisteln, bei Hämangiomen und Venektasien zurückgeführt.

**Klinik:** Als Leitsymptomatik ist eine einseitige Längen- und Dickendifferenz, meist der Beine, auffällig. Häufig, aber nicht bedingend, sind Hämangiome und Naevi zu finden.

**Röntgen:** Röntgenologisch stellen sich Vergrößerungen des Knochens mit wurmstichartigen, feinwabigen Aufhellungen dar. Im Angiogramm lassen sich die Gefäßveränderungen nachweisen.

**Therapie:** Ein Ausgleich der Längendifferenz durch Schuherhöhung ist angezeigt. Bei höhergradigen Unterschieden ist eine operative Korrektur indiziert, die möglichst nach Wachstumsabschluß durchgeführt werden sollte.

**Differentialdiagnose:** Abgegrenzt werden muß eine Elephantiasis bei Lymphangiom und das Sturge-Weber-Syndrom mit angiomatösen Veränderungen im Gesicht, im Bereich der Choreoidea und der Meningen, einhergehend mit spastischer Hemiparese.

**Klippel-Trenaunay-Syndrom**

*Ätiologie*
unbekannt, Vergrößerung der Extremität durch vermehrtes Blutangebot.

**Klinik**
Extremitäten: einseitige Hypertrophie.
Haut: meist Hämangiome und Naevi.

**Röntgen**
Knochenhypertrophie,
Angiogramm: Gefäßanomalien.

**Therapie**
konservativ, ggf. operative Längenkorrektur.

**Differentialdiagnose**
- Elephantiasis,
- Sturge-Weber-Syndrom.

## 2.1.1.13 Mongolismus

*Synonyme:* Down-Syndrom, Mongoloidismus, Trisomie 21/22.
*Häufigkeit:* Die Trisomie 21/22 ist die häufigste chromosomale Aberration.

**Ätiologie, Pathogenese, Genetik:** s. pädiatrische und humangenetische Literatur.

**Klinik:** Das Krankheitsbild ist gekennzeichnet durch Debilität, Minderwuchs, Brachyzephalie und Schrägstellung der Lidspalten (Mongolenfalte) mit Epikantus, Hypertelorismus sowie vergrößerter Zunge. Neben Akromikrie (Kleinheit von Händen, Füßen, Nase und Ohrmuscheln) bestehen eine Verbreiterung der Hand mit 4-Finger-Furche sowie Muskelhypotonie mit Gelenküberstreckbarkeit.

**Röntgen:** Das Becken ist sehr spezifisch für das Krankheitsbild: in der Beckenübersicht schwingen die Darmbeinschaufeln weit nach lateral aus (Elefantenohren). Die Acetabulum- und Ileumwinkel sind erheblich verkleinert. Später (ab 3.–6. Monat) wird eine Hypoplasie des Os ischii und eine Coxa valga auffällig. Trotz der guten Überdachung kann sich aufgrund der allgemeinen Muskel- und Bindegewebeschwäche eine Hüftluxation einstellen (bei jedem 20. Kind bis zum 10. Lebensjahr).
An der Wirbelsäule bestehen im thorakalen Bereich beim Erwachsenen unregelmäßige Deck- und Grundplatten mit Schmorl-Körperchen wie beim Morbus Scheuermann. An der Halswirbelsäule findet sich häufig eine Dislokation des Atlas mit Vorliegen einer atlanto-axialen Instabilität.

**Therapie:** Von orthopädischer Seite her ist eine regelmäßige Kontrolle der Hüften beim Down-Syndrom notwendig. Um eine Mobilisierung zu erreichen oder zu erhalten, ist nach einer Luxation eine offene Einstellung und ggf. Femur- und Beckenosteotomie erforderlich.

**Mongolismus (Down-Syndrom)**

**Klinik**
- Debilität
- Schädel: Brachyzephalie, Mongolenfalte mit Epikantus, Hypertelorismus, vergrößerte Zunge,
- Kurzhals,
- Akromikrie und 4-Finger-Furche,
- Minderwuchs,
- Muskelhypotonie.

**Röntgen**
- **Schädel:** brachyzephale Mikrozephalie
- **Wirbelsäule:** atlanto-axiale Instabilität, unregelmäßige Deck- und Grundplatten mit Schmorl-Körperchen, Kyphosen, Skoliosen,
- **Becken:** bilaterale Erweiterung der Darmbeinschaufeln, Acetabulum- und Ileumwinkel verkleinert,
- **Hüfte:** Coxa valga.

**Therapie**
- symptomatisch,
- Kontrolle der Hüften wegen Luxationsgefahr!

Im Bereich der atlanto-axialen Instabilität mit zunehmender neurologischer Symptomatik besteht die Gefahr der hohen Querschnittslähmung. Hier ist u. U. eine frühzeitige Wirbelfusion, z. B. nach Cloward, indiziert. Veränderungen i. S. einer Kyphose und Skoliose werden durch entsprechende Korsette, im Extremfall operativ durch die Harrington-Spondylodese, therapeutisch versorgt.

**Ullrich-Turner-Syndrom**

### 2.1.1.14 Ullrich-Turner-Syndrom

*Synonyme:* Turner-Syndrom, XO-Syndrom, Gonadendysgenesis.

**Klinik**
- Zwergwuchs,
- Kurzhals, Pterygium colli,
- tiefer Nackenhaaransatz,
- Cubitus valgus, Brachymetakarpie IV und V,
- Akralödeme,
- ophthalmologische, vaskuläre und nephrogene Mißbildungen.

**Klinik:** Klinisch zeigt sich beim Ullrich-Turner-Syndrom ein Kleinwuchs (bis 140 cm). Am verkürzten Hals besteht ein Pterygium colli und tiefer Nackenhaaransatz. An der oberen Extremität finden sich Cubitus valgus, Brachymetakarpie IV und V und Akralödeme. Daneben kommt es häufig zu Mißbildungen an Augen, Ohren und Nieren sowie an den großen Gefäßen (Aortenisthmusstenose und Pulmonalstenose).

**Röntgen**
- verspäteter Epiphysenschluß
- *Wirbelsäule*
  HWS: Wirbelfusionen,
  Wirbelkörper: Deck- und Grundplattenstörung.
- *Röhrenknochen:*
  Metaphysen: kolbig verbreitert
  Epiphysen: medial vorgewölbt, lateral abgeflacht (Femurkondylus)
  Metakarpalzeichen: Verkürzung Metakarpale IV

**Röntgen:** Röntgenologisch stellt sich eine Skelettreifungsstörung ab dem 10. Lebensjahr dar, gekennzeichnet durch einen verzögerten und verspäteten Epiphysenfugenschluß. Meist besteht eine Osteoporose aufgrund des Östrogenmangels bei Gonadeninsuffizienz. An der Halswirbelsäule finden sich Wirbelfusionen und gelegentlich eine Hypoplasie des 1. Halswirbelkörpers mit teilweise auftretenden Zeichen eines Klippel-Feil-Syndroms (s. dort). Darüber hinaus können Störungen der Grund- und Deckplatten ähnlich denen der Scheuermann-Erkrankung auftreten. Im Röntgenbild sind die Störungen im Bereich der Meta- und Epiphysen charakteristisch: die Metaphysen sind kolbenartig verbreitert; an den Epiphysen ist der mediale Epiphysenanteil meist erheblich vorgewölbt während der laterale hypoplastisch abgeflacht erscheint. Diese Störungen finden sich insbesondere im Kniebereich (medialer Femurkondylus vergrößert, medialer Tibiakopf entsprechend eingedellt) und an den oberen Sprunggelenken. Das Metakarpalzeichen beschreibt eine charakteristische Verkürzung des Metakarpale IV gegenüber III und V.

**Therapie**
symptomatisch

**Therapie:** Über eine Behandlung der Osteoporose hinaus sind sonst meist keine weiteren orthopädischen Therapiemaßnahmen erforderlich.

**Konstitutionelle Gelenkerkrankungen**

## 2.1.2 Konstitutionelle Gelenkerkrankungen

**Arthrogryposis multiplex congenita**

### 2.1.2.1 Arthrogryposis multiplex congenita

*Synonyme:* Angeborene multiple Gelenkstarre, Stern-Guerin-Syndrom, Amyoplasia congenita, Myodystrophia fibrosa multiplex.
*Häufigkeit:* ca. 2 pro 100 000 Neugeborene.

*Häufigkeit*
ca. 2/100 000 Neugeborene
**Ätiopathogenese**
Ätiologie unbekannt.
Störung der embryonalen Muskelentwicklung und an der motorischen Endplatte
→ Degeneration der Muskulatur
→ Gelenkdeformitäten

**Ätiopathogenese:** Die Ätiologie ist unbekannt. Angenommen werden eine frühembryonale Muskelentwicklungsstörung und/oder Veränderungen im Bereich der motorischen Endplatten. Als weitere Folge kommt es zur progredienten Degeneration der wenigen erhaltenen, funktionell nicht beanspruchten Muskelfasergruppen, vorwiegend an den Extremitäten. Histologisch besteht eine wachsartige Degeneration der Muskelfasern mit Kernpyknosen und Verlust der Querstreifung. Im Krankheitsverlauf entstehen Veränderungen an den Gelenkkapseln, die zu Gelenkdeformitäten führen.

*Genetik*
sporadisch, nicht vererbbar.

**Genetik:** Sporadisch auftretende, nicht vererbbare Erkrankung.

**Klinik:** Leitsymptom ist von Geburt an bestehende, weichteilbedingte Behinderung der Gelenke, wobei charakteristischerweise eine geringe einseitige Restbeweglichkeit verbleibt. Die angeborene Gliederstarre (Grypose) tritt meist symmetrisch auf (Abb. 52).
Unterschieden werden: *tetramele Formen* (Arme und Beine) und kaudale *bimele Formen* (beide Beine). Ein alleiniger Befall der oberen Extremitäten ist selten und muß dann von der doppelseitigen Plexuslähmung differenziert werden. Die Kraftausübung ist äußerst gering, eine Gelenkfehlstellung häufig. Typischerweise ist die Hautfältelung aufgehoben, die Gliedmaßen wirken wie „von unten ausgestopft". Wegen der Starre besteht ein holzpuppenartiges Aussehen. Vorherrschendes Auftreten an der unteren Extremität bedingt Klumpfüße, Knie- und Hüftgryposen, wobei in $\frac{1}{3}$ der Fälle eine teratologische Hüftgelenksluxation vorliegt. An der oberen Extremität besteht eine Innenrotation der Oberarme, Adduktion im Schulterbereich bei fast vollständiger Streckung der Ellenbogengelenke und Palmarflexion im Bereich der Hände und Finger. Das Krankheitsbild ist nicht progredient.

**Klinik**
angeborene Gliederstarre (Grypose) durch multiple Gelenkkontrakturen und Fehlstellungen
- Klumpfüße,
- teratologische Hüftluxation.

Keine Progredienz!

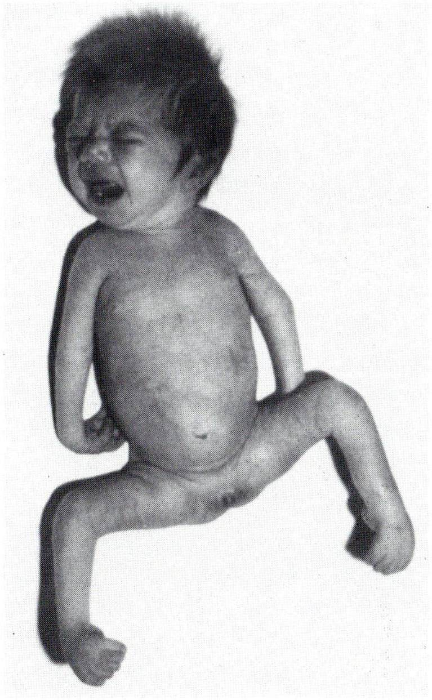

**Abb. 52**
Arthrogryposis multiplex congenita (tetramele Form)

**Röntgen:** Im Bereich der Weichteile bestehen strähnige Zeichnungen durch die Fibrosierung der Muskulatur bei sonst meist unauffällig erscheinendem Knochenbild. Dargestellt werden können die atypisch fixierte Gelenkstellung, Rotationsfehler und gelegentlich die teratologische Hüftluxation.

**Röntgen**
- strähnige Weichteilzeichnung,
- atypisch fixierte Gelenkstellung,
- Rotationsfehler.

**Therapie:** Eine Behandlung ist so früh wie möglich und so konsequent wie möglich durchzuführen. Dabei ist eine konservative Behandlung nur innerhalb der ersten 6 Monate erfolgreich. Um Gehfähigkeit zu erreichen, ist meist eine Arthrolyse im Bereich der Sprunggelenke, gelegentlich mit Achillessehnenverlängerung, erforderlich. Eine ausgeprägte Grypose der Kniegelenke sowie die Hüftluxation muß mit Arthrolyse und offener Einstellung operativ angegangen werden.
Erreicht werden kann ein starres Stehen, wobei dann bei einer primär kaudalen Arthrogryposis eine Mobilisierung mit Gehstützen möglich wird. Bei Tetraarthrogryposis sollte eine Fixierung in Sitzstellung erreicht werden. Manchmal kann auch die Gelenkversteifung eine Verbesserung darstellen.

**Therapie**
- konservativ bis 6. Monat,
- Arthrolysen,
- ggf. Arthrodese in Funktionsstellung, bei schweren Fällen in Sitzstellung.

**Prognose:** In den seltenen Fällen einer Rumpfbeteiligung kann es bei Einschränkung der Atmung durch eine entsprechende Folgeerkrankung zum

*Prognose*
bei normaler Intelligenz ist soziale Integration anzustreben.

frühen Tod kommen. Bei meist normaler Intelligenz ist die häufig schwierige Integration mit entsprechenden orthopädischen Hilfen anzustreben.

**Differentialdiagnose**
- Kontrakturen (z. B. „Siebener-Syndrom"),
- Myositis ossificans congenita,
- Sklerodermie,
- Myopathien,
- Pterygium-Syndrom,
- infantile Zerebralparese,
- Spina bifida,
- Hüftdysplasie und teratologische Hüftluxation,
- enchondrale Dysostosen.

**Differentialdiagnose:** Abgegrenzt werden müssen andere angeborene Gelenksteifen, wobei die *Kontrakturen* – als weichteilbedingte Bewegungseinschränkung immer einer Bewegungsachse – zahlenmäßig im Vordergrund stehen. Im Gegensatz zur Arthrogryposis ist die Gegenbewegung nicht eingeschränkt. Klassische orthopädische Kontrakturen sind der Klumpfuß und der Schiefhals. Beschrieben werden auch angeborene Kombinationen von Kontrakturen, wie das „Siebener-Syndrom" (Mau) mit Hüftdysplasie, lumbodorsaler Kyphose, Schädelasymmetrie, Fehlhaltung der Halswirbelsäule, Beckenasymmetrie, Hackenfuß und sog. angeborener Säuglingsskoliose.
Weitere weichteilbedingte Bewegungseinschränkungen bestehen bei *Myositis ossificans congenita* (Münchmeyer-Syndrom), wobei die charakterisierende Verknöcherung der Muskulatur erst im späten Kindesalter auftritt. Hier ist im Säuglingsalter häufig eine typische Großzehendeformierung nachweisbar. *Sklerodermien* und *Myopathien* zeigen ebenfalls frühzeitig Bewegungseinschränkungen, die allerdings progredient sind und entsprechend histologisch differenziert werden können.
*Neurogene Kontrakturen* bei infantiler Zerebralparese und Spina bifida manifestieren sich erst im Verlauf des ersten Lebensjahres als muskuläre Dysbalanz.
Bewegungsbehinderungen bestehen auch bei angeborenen multiplen oder einzelnen *Gelenksynostosierungen*, wobei diese häufig nur als radio-ulnare Synostosen und an den kleinen Gelenken vorliegen. Durch das charakteristische Röntgenbild sind sie unschwer abzugrenzen. Die *Gelenkdysplasien*, wie z. B. Hüftdysplasie und teratologische Hüftluxation zeigen typische Röntgenbefunde sowie eine charakteristische Bewegungseinschränkung. Bei den *enchondralen Dysostosen* sind frühzeitige multiple Bewegungseinschränkungen zu finden, die aber durch die charakteristischen knöchernen Befunde abgegrenzt werden können.

**Pterygium**

Definition: Beugeseitige Hautfalte. Gelenkfixierung.
**Vorkommen:**
- Ellenbogengelenk,
- Kniegelenk,
- Hals.

**Therapie**
operativ.

### 2.1.2.2 Pterygium (Flügelfell-Syndrom)

Beim Flügelfell-Syndrom (Pterygium) besteht eine ein- oder doppelseitige, symmetrisch oder asymmetrisch vorkommende Hautfalte, welche meist die Beugefalte der großen Gelenke überspannt und letztere fixiert. Ein solcher Befund tritt überwiegend im Bereich der Kniegelenke, Ellenbogengelenke und als Halspterygium, welches vom Warzenfortsatz bis über die Schulter zieht, auf. Bei der auffälligen Kurzhalsigkeit besteht meist eine freie Beweglichkeit, falls nicht zusätzliche Veränderungen in der Halswirbelsäule vorliegen. Pterygien können gelegentlich auch mehrere Gelenke überspannen und auf diese Weise dorsal die unteren Extremitäten in einer Beuge- und Spitzfußstellung fixieren. Am Ellenbogengelenk liegt häufig eine Kombination mit Radiusköpfchenluxation vor. Erforderlich ist eine operative Behandlung der Pterygien und der Gelenkfehlstellungen.

**Österreicher-Syndrom**

- Patellahypo- bis aplasie,
- Radiusköpfchenluxation,
- Nageldystrophie.

### 2.1.2.3 Österreicher-Syndrom

**Definition und Klinik:** Beim Österreicher-Syndrom besteht eine doppelseitige Hypo- oder Aplasie der Patella (Abb. 53) in Kombination mit doppelseitiger Luxation oder Subluxation des Radiusköpfchens und Nageldystrophie. Die Kniegelenksymptomatik wird häufig erst durch eine zunehmende Luxationsbereitschaft auffällig. Erhebliche Einschränkungen der Umwendbewegungen an den Unterarmen weisen auf die Radiusköpfchensymptomatik hin, die sich radiologisch als Luxation oder Subluxation manifestiert.

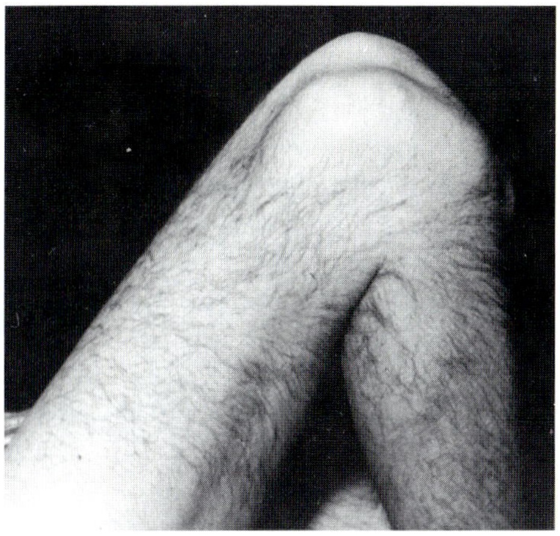

**Abb. 53**
Österreicher-Syndrom:
Aplasie der Patella

**Ätiologie und Genetik:** Die Ätiologie ist unbekannt. In Analogie zum Turner-Kieser-Syndrom wird eine erbliche Erkrankung angenommen. Ein im dominanten Erbgang vorkommender Enzymdefekt soll in variabler Expressivität Anomalien im ekto- und mesodermalen Stützgewebe verursachen.

*Genetik*
dominanter Erbgang.
*Ätiologie*
Enzymdefekt (?)

**Therapie:** Eine möglichst frühzeitige operative Reposition des Radiusköpfchens und ggf. operative Therapie der Patellaluxation ist angezeigt (s. dort).

**Therapie**
operative Reposition des Radiusköpfchens und der Patellaluxation.

**Differentialdiagnose:** Die Trias des Österreicher-Syndroms ist als ein Teilaspekt des Turner-Kieser-Syndroms anzusehen, wobei weitere ossäre, ophthalmologische und interne Symptomenkomplexe bestehen. Weitere Abgrenzungen müssen gegen andere ektodermale Dysplasien und Arthro-onycho-Dysplasien erfolgen.

**Differentialdiagnose**
- Turner-Kieser-Syndrom,
- Arthro-onycho-Dysplasie.

### 2.1.2.4 Larsen-Syndrom

**Larsen-Syndrom**
angeborene Luxationen
• Hüftgelenk,
• Kniegelenk.
Anomalien an
- Hand,
- Finger,
- Fuß,
- Gesicht.

*Synonyme:* Angeborene multiple Luxationen, arthrodigitales Syndrom.

**Definition:** Seltene, angeborene, erbliche, multiple Luxationen der großen Gelenke, einhergehend mit Gesichtsdysmorphie sowie Hand-, Finger- und Fußanomalien.

**Ätiopathogenese:** Die Ätiologie ist unbekannt. Im Kniebereich besteht die Luxation durch fehlende Kreuzbänder und straffe Seitenbänder, einhergehend mit erheblicher Laxität der Gelenkkapseln und Störungen in der Ausbildung der Epiphysen, die dann als multifaktorieller Symptomenkomplex zur Luxation führen.

**Genetik:** Sporadisch auftretend, autosomal dominanter, teilweise aber auch rezessiver Erbgang.

*Genetik*
sporadisch, autosomal dominant.

**Klinik:** Von Geburt an ist das Larsen-Syndrom durch multiple, meist beidseitige Gelenkdysplasien mit Luxationen, insbesondere der Hüft-, Knie- und Fußgelenke, aber auch im Bereich der oberen Extremität, charakterisiert. An den Füßen besteht meist eine Klumpfußdeformität, an der Wirbelsäule eine progrediente Skoliose, im Schädelbereich ein abgeplattetes Gesicht mit prominenter Stirn, Hypertelorismus und breiter, kurzer Nase, nicht selten in Kombination mit Lippen-, Kiefer- und Gaumenspalten. Unterschiedliche Mißbildungen werden an den Zehen und Fingern gesehen, wie auch an inneren Organen. Die Intelligenz ist meist nicht gestört.

**Klinik**
- multiple Gelenkdysplasien mit Luxationen (Hüfte, Knie, Ellenbogen),
- Klumpfuß,
- Gesichtsdysmorphie (abgeflacht, prominente Stirn, Hypertelorismus, kurze, breite Nase),
- Lippen-, Kiefer-, Gaumenspalte,
- Skoliose,
- normale Intelligenz.

**Röntgen:** Röntgenologisch hinweisend sind die beschriebenen Luxationen und im Bereich der kleinen Röhrenknochen charakteristische diaphysäre Einschnürungen mit atypischen multiplen Ossifikationszentren im Handge-

**Röntgen**
- multiple Gelenkluxationen,
- diaphysäre Einschnürungen und multiple Ossifikationszentren,

– Wirbelsäule: flache Wirbelkörper mit Spaltbildungen.

**Therapie**
Gelenkreposition, ggf. offene Einstellung.

lenk, wie auch am Kalkaneus. An der Hals- und Brustwirbelsäule finden sich Spaltbildungen bei insgesamt flachen Wirbelkörpern.

**Therapie und Prognose:** Die Behandlung der Luxationen ist aufgrund der Epiphysendysplasie sehr schwierig. Nach konservativen Versuchen ist die frühzeitige operative Einstellung der Gelenke notwendig, was insbesondere im Knie – bei nicht angelegten Bändern – in Kombination mit Bandplastiken erfolgen sollte. Gelegentlich sind auch zusätzlich Osteotomien indiziert. Aufgrund der häufig frustranen Gelenkeinstellungen sind später Versorgungen mit Gelenkapparaten nötig.
Bei progredienten Skoliosen sollte, nach Behandlung im Korsett, frühzeitig eine Spondylodese, insbesondere im Halswirbelsäulenbereich, durchgeführt werden.

**Metabolische, endokrine und ernährungsbedingte Störungen**

## 2.2 Metabolische, endokrine und ernährungsbedingte Störungen

**Knochen- und Mineralstoffwechsel**

### 2.2.1 Knochen- und Mineralstoffwechsel

*M. Sparmann*

Zusammensetzung des normalen Knochens:
10 % Wasser,
25 % organ. Substanzen,
65 % Mineralsalze.
**Aufgabe des Knochens:**
1. Stützfunktion
2. Mineralreservoir (bes. Kalzium und Phosphate).

Der normale Knochen besteht zu 10 % aus Wasser, 25–30 % aus organischen Substanzen und zu 60–65 % aus Mineralsalzen (Kalzium, Phosphat, Karbonate). Lebender Knochen befindet sich in einem ständigen Umbau, wobei Neubildung und Resorption im Gleichgewicht bestehen. Als großes Mineralreservat des Organismus hat das Skelettsystem neben seinen Stützfunktionen wesentliche Aufgaben bei der Stoffwechselregulierung. Dies betrifft insbesondere die Steuerung des Kalzium- und Phosphatspiegels im Blut. Der Knochen verfügt über einen Pool aus labilen Mineralien, der rasch auf Konzentrationsschwankungen der Elektrolyte im Blut reagieren kann (fast exchange).

**Regulative** des Mineralstoffwechsels:
1. *Magen-Darm-Trakt:* Resorption von Kalzium und Phosphaten.
2. *Niere:* Filtration und Rückresorption von Elektrolyten.

Der Mineralstoffwechsel wird entscheidend vom Magen-Darm-Kanal kontrolliert. Hier werden 10–30 % des täglich mit der Nahrung aufgenommenen Kalziums resorbiert. Dies erfolgt im sauren Milieu der oberen Dünndarmabschnitte; in den unteren werden bei alkalischem pH Phosphate aufgenommen.
Darüber hinaus kontrolliert die Niere in wesentlichem Maße die Menge der im Organismus verbleibenden Elektrolyte. Das nicht eiweißgebundene Kalzium und Phosphat wird komplett filtiert, aber zu 98 % rückresorbiert. Insbesondere der Phosphatstoffwechsel des Organismus wird von der Niere entscheidend gesteuert: Nach phosphatarmer Ernährung erfolgt die vollständige Rückresorption des sezernierten Phosphates, der Urin wird dann phosphatfrei.

Homöostase des Mineralstoffwechsels
⇨
Kontrollmechanismen: 4 Flüssigkeitsphasen.

Die Homöostase des Mineralstoffwechsels ist in Abbildung 54 dargestellt:
Die exakte Aufrechterhaltung der Konzentration ionisierter Elektrolyte im Blut ist vom Organismus durch schnell wirkende Kontrollmechanismen zu gewährleisten. Für die Kalziumhomöostase sind 4 unterschiedliche Flüssigkeitsphasen bekannt:
1. die gastroenterale Flüssigkeitsphase,
2. die tubuläre Flüssigkeitsphase der Niere,
3. die extrazelluläre Flüssigkeit und
4. die Flüssigkeitsphase des Knochens.

Steuerung der Flüssigkeitsphasen über Hormone.

Die Steuerung der Flüssigkeitsphasen ist durch unterschiedlich wirksame Hormone, das Vitamin D, das Parathormon und das Calcitonin möglich.

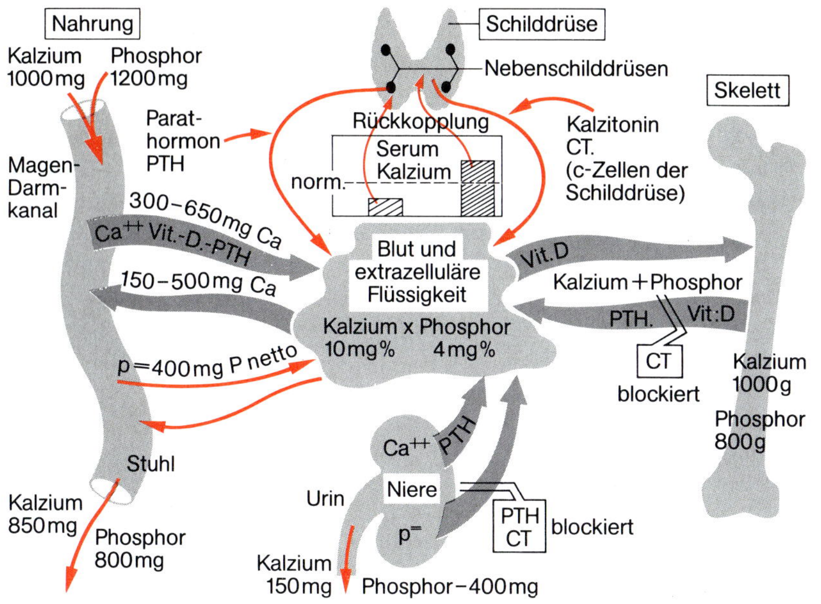


**Abb. 54** Homöostase des Kalzium- und Phosphatstoffwechsels

### Vitamin D

Vitamin D ist ein fettlösliches, in verschiedenen Formen vorkommendes Vitamin. $D_2$ = Ergocalcipherol, $D_3$ = Cholecalcipherol sind die wirksamsten Strukturen, die zu etwa 10% mit tierischen Nahrungsmitteln aufgenommen werden. 90% des Vitaminbedarfs stammen aus der Haut, in der unter Einfluß von UV-Bestrahlung aus Provitamin D ein wirksames Vitamin $D_3$ produziert werden kann. Die Wirksamkeit dieser Hormone wird durch Hydroxylierung in der Leber zu 25-Hydroxycholecalcipherol und in der Niere zu 1,25-Dihydroxycholecalcipherol noch erhöht. Vitamin D fördert die Kalziumresorption im Darm, den Einbau von Kalzium und Phosphaten in die Knochengrundsubstanz und die Phosphatrückresorption in der Niere. In Abhängigkeit von der Höhe des Serum-Kalziumspiegels wird die Produktion des Vitamin D aus seinen im Körper vorliegenden Vorstufen aktiviert oder gebremst.

**Vitamin D**
$D_2$, $D_3$ wird mit der Nahrung aufgenommen (10%),
90% durch Umwandlung unwirksamer Provitamine in wirksame Formen unter Einfluß von UV-Strahlen in der Haut, Hydroxylierung in Leber und Niere.
*Wirkung:*
– $Ca^{2+}$ Resorption ↑,
– Einbau von $Ca^{2+}$ in den Knochen ↑,
– Phosphatrückresorption in Niere ↑.
$Ca^{2+}$-Spiegel im Serum reguliert die Produktion von Vitamin D aus seinen Vorstufen.

### Parathormon

Das Parathormon wird von den Epithelkörperchen sezerniert, es ist ein Polypeptid mit einer Molekularmasse von 8500–9500. Im Organismus sind aktive und inaktive Fraktionen des Hormons nachweisbar.
Das Parathormon wirkt auf alle Systeme, die im Mineralstoffwechsel eine Rolle spielen. Es fördert den Knochenabbau, indem es die osteolytischen Zellverbände aktiviert. In der Niere fördert es die Phosphatausscheidung durch Blockierung der tubulären Rückresorption. Außerdem scheint das Parathormon für die Synthese der aktiven Vitamin D-Stufen wesentlich zu sein.

**Parathormon**
Polypeptid, sezerniert in den Epithelkörperchen der Nebenschilddrüsen.

*Wirkung:*
fördert den Knochenabbau und die Ausscheidung der Phosphate aus der Niere.

### Calcitonin

Das Calcitonin ist ein Polypeptid mit niedriger Molekularmasse, das von den C-Zellen der Schilddrüse beim Menschen gebildet wird. Seine Wirksamkeit beim Menschen ist bis heute umstritten. Die Ausschüttung des Hormons erfolgt bei einem Anstieg des Blutkalziumspiegels über den oberen Normwert (5,3 mval/l). Folge hiervon ist die Hemmung der Osteoklasten, so daß ein verminderter Kalziumeinstrom aus dem Knochen in das Blut erfolgt. Durch die Förderung der Ausscheidung von Kalzium und Phosphaten wird der Blutspiegel weiter gesenkt. In bezug auf den Knochenstoffwechsel hat das Calcitonin also eine antagonistische Wirkung zum Parathormon.

**Calcitonin**
In den sog. C-Zellen der Schilddrüse gebildet.

*Wirkung:*
hemmt Osteoklasten, senkt den Kalziumspiegel im Blut.
Knochenstoffwechsel:
Antagonist zum Parathormon.

**Diagnostik der Knochenstoffwechselstörungen**
*Laborchemische* Parameter
im Serum:
– Kalzium, Phosphat, alkal. Phosphatase, Hormone;
im Urin:
– meist 24-Std.-Urin erforderlich wegen des Biorhythmus.
*Röntgenologische* Veränderungen erst nach 30–40% Knochensubstanzverlust nachweisbar. Computertomographische Wirbelkörperanalysen und Densitometrien aufwendige Verfahren.
*Knochenbiopsie* zur histolog. Abklärung aus dem Beckenkamm.

**Diagnostische Maßnahmen zur Untersuchung von Knochenstoffwechselstörungen:**

- Als **laborchemische** Untersuchungsparameter im *Serum* stehen die Untersuchungen von Kalzium, Phosphat und der alkalischen Phosphatase sowie der Hormone zur Verfügung. Die Kalzium- und Phosphatausscheidung im *Urin* sollte wegen charakteristischer Ausscheidungsverschiebungen im Laufe des Tagesrhythmus nur im 24-Stunden-Urin festgestellt werden.
- **Röntgenologische** diagnostische Verfahren sind routinemäßig wenig aufschlußreich, da erst nach 30–40% an Knochenverlust röntgenmorphologische Veränderungen nachweisbar sind. Knochendensitometrien mit Jod 125, mathematische Auswertungen computertomographischer Wirbelkörperanalysen usw. stehen heute nicht als routinemäßige Verfahren zur Verfügung. Bei seltenen Knochenerkrankungen kann eine
- **Knochenbiopsie** erforderlich werden, die üblicherweise aus den Beckenkämmen erfolgt.

**Rachitis**
(Englische Krankheit)
*Häufigkeit*
In Mitteleuropa in den letzten Jahrzehnten selten.

## 2.2.2 Rachitis

*M. Sparmann*

*Synonym:* Englische Krankheit.
*Häufigkeit:* Im letzten Jahrhundert ist die Rachitis als Folge eines nahrungsbedingten Vitamin D-Mangels häufig aufgetreten. In den europäischen Ländern ist sie heute eher selten.

*Ätiopathogenese*
Vitamin D-Mangel
Ursachen: Fehlernährung, Resorptionsstörungen, Ausscheidungsstörungen.
Folge: ausbleibende Mineralisation → Knochen ist vermindert belastbar.

**Ätiopathogenese:** Vitamin D-Mangel führt zu einer mangelnden Mineralisation der Knochengrundsubstanz (Osteoid). Neben der verminderten Nahrungsaufnahme von Vitamin D können Störungen der intestinalen Fettresorption bzw. andere Mechanismen, die den Kalzium-Phosphat-Haushalt des Serums stören, zu rachitischen Krankheitsbildern führen. Der Knochen bleibt als Folge der ausbleibenden Mineralisierung weich und minderbelastbar.

**Klinik**
Auftreten zwischen dem 3. Lebensmonat und 3. Lebensjahr.
Knochenveränderungen:
- Craniotabes,
- Rosenkranz an der Knochen-Knorpelgrenze der Rippen,
- Glockenthorax (Harrisonfurche),
- Wirbelsäulenverformungen (Kyphose) mit Sitzbuckel,
- Varusfehler der Oberschenkel mit Innendrehfehler der Unterschenkel.

**Klinik:** Die Rachitis tritt im allgemeinen zwischen dem 3. Lebensmonat und dem 3. Lebensjahr auf. Es kommt klinisch zu zahllosen *Knochenveränderungen.*

- **Craniotabes:** Knochenweichheit des hinteren Schädelbeins und des Occiputs.
- **Rosenkranz:** Kugelige Auftreibung der Rippen an den Knochen-Knorpelgrenzen.
- **Harrisonfurche:** Glockenförmige Thoraxdeformierung mit beidseitigem Einsenken der Zwerchfellhöhle.
- **Sitzbuckel:** Verformung der Wirbelsäule durch Minderbelastung i.S. einer Brustwirbelsäulenkyphose.
- **Beindeformierungen:** Gelegentlich Valgus-, meist Varusfehlform mit Innendrehfehler des Unterschenkels.

**Weitere Symptome:**
Unruhe, Schwitzen, Schlafstörungen, Durchfälle.

**Weitere Symptome:** Die an einer Rachitis erkrankten Säuglinge sind sehr unruhig, schreien viel, schwitzen häufig und sind infolge einer Muskelhypotonie auffallend träge (Abb. 55). Als Folge der Knochenstoffwechselstörung kommt es rasch zu Deformierungen – meist zu O-Beinen – die zur Verdachtsdiagnose einer Rachitis führen.

**Diagnose**
- Klinik: s.o.
- **Röntgen:** Achsenfehler (O-Beine), becherförmige Metaphysen, Wachstumsfugen verbreitert, Epiphysenkerne verzögert nachweisbar.

**Diagnose:** In floriden Fällen ist der klinische Befund eindeutig. In unseren Breiten führt häufig erst das Röntgenbild zur Diagnose. Die Wachstumsfugen weisen eine Verbreiterung und eine unregelmäßige Begrenzung auf. Die Metaphysen sind becher- oder tulpenförmig aufgetrieben (Abb. 56). Die Epiphysenkerne sind erst spät nachweisbar.

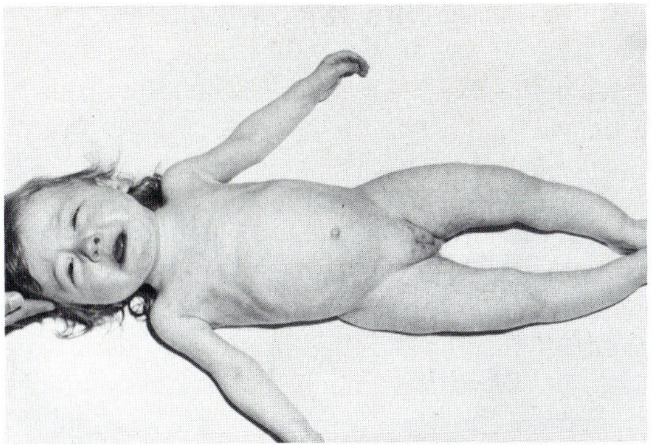

**Abb. 55** An Rachitis erkranktes Kind:
unruhiger Habitus, Muskelhypotonie, angedeuteter glockenförmiger Thorax und Genua vara

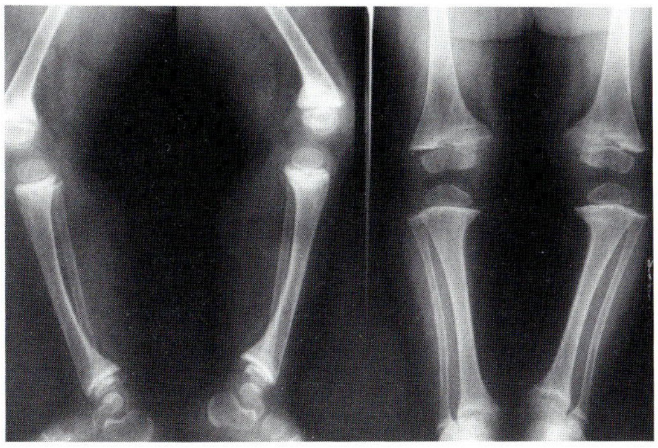

**Abb. 56** Rachitis, typische Veränderungen des Skeletts: tulpenförmige Auftreibung der Metaphysen und Verbreiterung der Wachstumsfugen, Genua vara

Bei der *labor*chemischen Untersuchung ist die Bestimmung der Blut- und Urinparameter für alle Krankheitsbilder dieses Formenkreises erforderlich. Im Blut sind die Kalziumwerte normal bis erniedrigt, die Phosphate sind deutlich vermindert. Im Urin ist die Kalziumkonzentration erniedrigt, die Phosphatkonzentration erhöht.

- **Labor:**
  Serum: $Ca^{2+}$ normal bis (↓), Phosphate ↓
  Urin: $Ca^{2+}$ ↓, Phosphate ↑

**Therapie:** Die Behandlung der Mangelrachitis erfolgt mittels täglicher Gaben von 3 000–5 000 I. E. Vitamin D bis zur Ausheilung der Veränderungen. Während der Behandlung sind die Laborparameter zu kontrollieren (Kalzium im 24-Stunden-Urin), da eine Hypervitaminose zu Nierenausgußsteinen bis hin zum Nierenversagen führen kann.

**Therapie**
3 000–5 000 I. E. Vitamin D/die.
Cave: Hyperkalzinosen bei Überdosierung!

Liegt eine Störung des Vitamin-D-Stoffwechsels vor, eine Erkrankung, die autosomal rezessiv vererblich ist, sind physiologische Dosen von Vitamin D unzureichend, so daß die tägliche Dosierung auf 30 000–40 000 I. E. erhöht werden muß. Liegen wegen einer späten Diagnosestellung bereits erhebliche Deformitäten am Bewegungsapparat vor, sollten zunächst redressierende Gipsverbände und Orthesen an den unteren Extremitäten verordnet werden, um die Tragfähigkeit und Belastbarkeit zu verbessern. Operative Behandlungen von Achsenabweichungen, insbesondere der unteren Extremitäten, sollten erst jenseits des 5. Lebensjahres vorgenommen werden.

**Angeborene Vitamin-D-Stoffwechselstörung**
tgl. Vitamin D-Gabe
30 000–40 000 I. E.

**Therapie** am Bewegungsapparat überwiegend konservativ:
redressierende Orthesen oder Gipsverbände, operativ jenseits des 5. Lebensjahres.

Frühzeitige operative Behandlungen können die Wachstumsfugen zusätzlich irritieren. Die spontane Ausgradung der Verbiegung im Laufe des weiteren Wachstums sollte in vertretbaren Grenzen abgewartet werden.

In einigen Fällen sind jedoch Korrekturosteotomien am Hüftgelenk (Varisierungen, Valgisierungen), Pendelosteotomien am Tibiakopf oder supramalleoläre Korrekturosteotomien zur Behandlung der Achsenabweichungen erforderlich, nachdem die zunächst eingeschlagene konservative Behandlung nicht zum Ziel geführt hat.

Umstellungsosteotomien in Höhe des koxalen Femurs, Schienbeinkopfes, supramalleolär.

*Prognose*
bei früher Diagnosestellung günstig.
*Differentialdiagnose*
enchondrale Dysostose, Osteogenesis imperfecta.

**Rachitis bei Erkrankungen des Verdauungstraktes**
**Zöliakie**
Gliadin-Unverträglichkeit
→ chron. Entzündung des Darmes
→ Resorption von Vitamin D gestört.
*Therapie*
diätetischer Gliadin-Entzug → normale Vit.-D-Resorption.
**Mukoviszidose**
Störung der Fettverdauung.
*Therapie*
Pankreasfermente, orale Medikation von Vitamin D (3000–5000 I.E./die) sinnvoll.

**Gallengangsatresien**
Störung der Fettverdauung → verminderte Vitamin-D-Resorption.
*Therapie*
orale Medikation von Vitamin D (3000–5000 I.E./die) und intramuskuläre Stoßtherapie (50000 I.E. Vitamin D).

**Renale Rachitis**
Rückresorption von Kalzium und Phosphaten in den Nierentubuli vermindert,
- erhebliche Elektrolytverluste,
- rachitische und osteoporotische Veränderungen (bei Fanconi und Butler-Albright-Syndrom),

zusätzlich meist Zwergwuchs. Renale Rachitis oft Vitamin-D-resistent.

**Osteomalazie**
unzureichende Kalzifikation des Knochens beim Erwachsenen (wie bei Rachitis).

Beachte DD: Osteoporose.

**Ätiologie**
- Störung des Vitamin-$D_3$-Stoffwechsels: mangelnde Aufnahme (UV-Exposition, Ernährung, gestörte intestinale Absorption), unzureichende Metabolisierung bei Leberzirrhose, bei Niereninsuffizienz.

**Prognose:** Wird die Diagnose ausreichend früh gestellt, ist die Prognose günstig.
Differentialdiagnostisch müssen die enchondrale Dysostose und die Osteogenesis imperfecta ausgeschlossen werden.

**Rachitis bei Erkrankungen des Verdauungstraktes:**
Bei der **Zöliakie** besteht eine Unverträglichkeit der Darmschleimhaut gegenüber Gliadin – einer Komponente des Mehles. Hierdurch kommt es zu chronischen Entzündungen, die die Resorptionsfähigkeit des Darmes stark beeinträchtigen. Durchfälle, Fettstühle, intestinaler Infantilismus sind die Folge. Die Therapie besteht im Entzug des Gliadins. Vitamin-D-Zusätze sind nicht erforderlich, da mit entsprechender diätetischer Einstellung die Resorptionsmängel beseitigt werden.
Bei der **Mukoviszidose** kommt es im Rahmen einer Störung der Fettverdauung zu einem resorptionsbedingten Mangel an fettlöslichem Vitamin D. Neben der Behandlung der Grundkrankheit – Verabreichung von Pankreasfermenten usw. – ist eine orale Medikation mit Vitamin D von 3000–5000 I.E. täglich zu empfehlen.
Liegen **Gallengangsatresien** vor, können schwere rachitische und osteoporotische Veränderungen am Skelettsystem entstehen, da die Fettverdauung gestört ist und die Vitamin-D-Resorption mangelhaft bleibt. Neben der oralen Medikation von Vitamin D 3000–5000 I.E. muß gelegentlich eine intramuskuläre Stoßtherapie mit einer einmaligen Gabe von 50000 I.E. Vitamin D durchgeführt werden.

**Renale Rachitis:**
Durch angeborene Fehlfunktionen kann es zu Verschiebungen im Phosphat-Kalzium-Stoffwechsel kommen, so daß ein vermehrter Knochenabbau induziert wird. In den Nierentubuli ist die Rückresorption von Kalzium und Phosphaten vermindert. Bei seltenen autosomal regressiv und dominent vererbten Syndromen wie dem *Fanconi-Syndrom* und dem *Butler-Albright-Syndrom* kommt es als Folge dieser Störung zu erheblichen rachitischen und osteoporotischen Veränderungen. Die Störungen der Nierenfunktion bestimmen die Prognose. Am Bewegungsapparat steht der Minderwuchs als klinisches Zeichen im Vordergrund. Nicht immer gelingt es, die Krankheitsbilder durch hochdosierte Vitamin-D-Applikationen zu beeinflussen.

## 2.2.3 Osteomalazie

*M. Sparmann, H. Zilch*

**Definition:** Als Osteomalazie bezeichnet man eine Knochenerkrankung des Erwachsenen, bei der regelrechter Knochen gebildet wird, jedoch nicht ausreichend Kalziumapatit als tragfähige Substanz in das Osteoid eingelagert werden kann (gr. malakia Weichheit). Die Pathogenese dieser sekundären Ossifikationsstörung entspricht der rachitischer Krankheitsbilder. Die Osteomalazie ist hiermit eindeutig gegen die Osteoporose (s. dort) abgrenzbar.
**Ätiologie:** 3 Gruppen von Ursachen lassen sich abgrenzen:
- *Störung des Vitamin-D-Stoffwechsels.*
  Unzureichende Bildung von Vitamin $D_3$ in der Haut infolge ungenügender UV-Exposition;
  Mangelernährung im Alter (z. B. rein vegetarische Kost);
  gestörte intestinale Absorption (Gastrektomie, ungenügende Produktion von Galle oder Pankreasenzymen).
  Neben diesem Mangel an Vitamin $D_3$ kann auch dessen Metabolisierung in Leber und Niere zu aktiven Metaboliten gestört sein (Leberzirrhose, Niereninsuffizienz – renale Osteodystrophie).

- *Störung des Phosphatstoffwechsels* infolge renalen Tubulusdefekten und renalen Phosphatverlustes. Der Defekt kann im proximalen Tubulus lokalisiert sein (phosphaturische Form – Phosphatdiabetes) oder den distalen Tubulus betreffen (phosphaturisch-glukosurisch-aminoazidurische Form – Fanconi-Syndrom).
- Andere Ursachen sind die *Hypophosphatasie*, eine kongenitale, autosomal rezessiv vererbbare Erkrankung, bei der die Osteoblasten unzureichend alkalische Phosphatase bilden,
  die Diphosphonatbehandlung (z. B. beim Morbus Paget) und
  die renal-tubuläre Azidose.

- Störung des Phosphatstoffwechsels:
  – Phosphatdiabetes,
  – Fanconi-Syndrom.
- Hypophosphatasie: Osteoblasten bilden zu wenig alkalische Phosphatase. Diphosphonatbehandlung (Morbus Paget), renal-tubuläre Azidose.

**Klinik:** Wegen der Belastungsminderung des Skeletts kann es bei ausgeprägten Formen zu Skelettdeformierungen kommen. Es überwiegen skoliotische Wirbelsäulenverbiegungen und Kyphosen, am Becken treten Kartenherzkonfigurationen mit Protrusionen der Hüftpfanne auf. Im Vordergrund stehen generalisierte Schmerzen. Diese können auch lokalisiert sein und im Adduktorenbereich (als Periostzugschmerz zu deuten), im Scham-Sitzbeinbereich und an der Ferse auftreten. Gehstörungen sind bei ausgeprägten Störungen nicht selten, so der Watschelgang infolge einer Myopathie der Glutealmuskulatur. Die Ursache wird in einer Phosphatverarmung der Muskelzelle gesehen.

**Klinik**
- Skelettdeformierung, besonders an der Wirbelsäule (Skoliosen, Kyphosen), Bekken (Protrusion der Hüftpfanne).
- generalisierte Schmerzen, lokalisierte Schmerzen: Adduktoren, Scham-Sitzbein, Ferse,
- Gangstörungen:
  Watschelgang (Myopathie der Glutealmuskeln).

**Diagnose:** Klinische Angaben und Befunde. Signifikante Laborparameter lassen sich häufig nicht finden. Das Serumkalzium und Serumphosphat sind gering erniedrigt, in floriden Stadien ist aber die alkalische Phosphatase erhöht. Eine verminderte Kalziumausscheidung läßt sich gelegentlich nachweisen.

*Röntgenologisch* (Abb. 57) zeigt sich eine vermehrte Knochentransparenz *und* eine verwaschene Knochenstruktur, da die trabekulären Strukturen nicht scharf gezeichnet sind. Das Bild ähnelt einer verwischten Bleistiftzeichnung. Im Bereich vermehrter Belastung lassen sich sog. *Looser-Umbauzonen* nachweisen. Dies sind bandartige, quer verlaufende Aufhellungszonen, die mit Kallus bereits überbrückt worden sind. Sie werden als schleichende Dauerfrakturen, als Pseudofrakturen, bezeichnet. Ihre häufigste Lokalisation ist am Sitz- und Schambeinast, am proximalen Teil von Femur, Tibia und Ulna. Bei doppelseitigem Befall spricht man von einem Milkman-Syndrom. Sie ähneln den Marschfrakturen bzw. Ermüdungsbrüchen.

Von den Knochendeformierungen treten die Fischwirbelbildungen der Wirbelkörper am häufigsten auf. Wie bei der Osteoporose sind die Deck- und Bodenplatten eingedellt bei Gesamterniedrigung der Wirbelkörper. Bei unklaren Befunden sollte die Diagnose durch eine Knochenbiopsie geklärt werden. Eine vorherige Tetrazyklinmarkierung erleichtert die Befundung am unentkalkten Knochenschliffpräparat, das im UV-Fluoreszenzmikroskop eine

**Diagnose**
Klinik s. o. Geringe Erniedrigung von Serumkalzium und -phosphaten, $Ca^{2+}$ Ausscheidung im Urin gering vermindert, alkal. Phosphatase erhöht.

**Röntgen**
vermehrte Knochentransparenz, verwaschene trabekuläre Strukturen, Looser-Umbauzonen.

Knochenbiopsie nach vorheriger Tetrazyklinmarkierung.

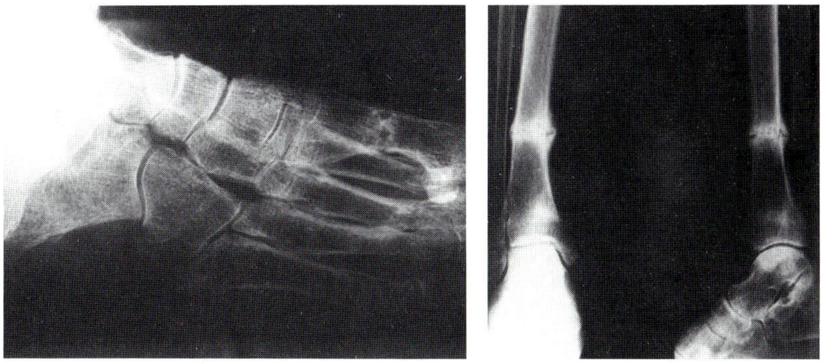

a b

**Abb. 57** a, b Osteomalazie mit Spontanfraktur der Tibia und des I. Metatarsus

diffuse Tetrazyklinmarkierung in der Mineralisationsfront zeigt. Normalerweise ist die Markierung bandförmig.

**Therapie**
Vitamin D 3000–5000 I.E./die.

Fehlstellungen werden durch Umstellungsosteotomien korrigiert.

**Therapie:** Die Behandlung erfolgt durch Zufuhr von Vitamin D. Der tägliche Bedarf liegt beim Erwachsenen bei ca. 400 I.E.
Die **Prognose** ist bei rechtzeitig einsetzender Therapie günstig. Bestehen erhebliche Fehlstellungen, sollten operative Maßnahmen dann erfolgen, wenn die Stoffwechsellage ausgeglichen ist.

## 2.2.4 Hyperparathyreoidismus (HPT)

*H. Zilch, M. Sparmann*

**Hyperparathyreoidismus**
(Morbus Recklinghausen)
**primär:**
Adenome der Nebenschilddrüsen, Karzinome, Hyperplasien;
**sekundär:**
Erhöhung des Bedarfs an Parathormon wegen anderer Ursachen (Niere).

*Synonyme:* Osteodystrophia fibrosa generalisata; Morbus Recklinghausen, Ostitis fibrosa cystica generalisata; Brauner Tumor.

**Ätiopathogenese:** Die vermehrte Bildung von Parathormon in den Epithelkörperchen wurde von Recklinghausen als **Osteodystrophia fibrosa generalisata** beschrieben. Man unterscheidet den primären vom sekundären Hyperparathyreoidismus. Der primäre HPT ist Folge einer pathologischen Veränderung der Nebenschilddrüsen selbst (Adenome, Drüsenhyperplasie, Karzinome). Kommt es bei Nierenerkrankungen, bei Rachitis oder Osteomalazie reaktiv zu einer Erhöhung des Bedarfs an Parathormon, um den Serum-Kalzium-Spiegel konstant zu halten, spricht man von sekundärem HPT.
Das Parathormon fördert den Knochenabbau und hemmt die tubuläre Rückresorption von Phosphat. Die Folge ist eine erhöhte Ausscheidung von $PO_4^{3-}$ und $Ca^{2+}$ im Urin bei Hyperkalzämie und Hypophosphatämie.

**Symptome**
Durst, Polyurie, Übelkeit, Muskelschwäche, Obstipation, unbestimmte Rücken- und Gelenkschmerzen, nächtliche Knochenschmerzen, Nierensteine.

**Klinik:** Die klinischen Symptome sind Durst, Polyurie, Übelkeit. Muskelschwäche und Kraftlosigkeit ist die Folge einer Hypotonie der Muskulatur. Auch die glatte Muskulatur ist betroffen, was sich in Form der Obstipation manifestiert. Weiterhin klagen die Patienten über unbestimmte Rücken-, Kreuz-, Bein- und Gelenkschmerzen (Schulter-, Hüft- und Kniegelenk) und über nächtliche Knochenschmerzen. Bei protrahiertem Verlauf überwiegen die renalen Symptome (Nierensteine).

**Röntgen**
Strukturauflockerung, Usurierungen, zystische Osteolysen, braune Tumoren, Kalkeinlagerungen am Kapselbandapparat der Gelenke.

**Röntgenologische** Knochenveränderungen finden sich in zirka $\frac{1}{5}$ der Fälle dann, wenn die Erkrankung rasch voranschreitet. Es finden sich Strukturauflockerungen aller Knochenanteile (Kompakta, Spongiosa) und periostale und endostale Usurierungen bis hin zum Knochenschwund. Letzteres ist besonders an den Endphalangen der Finger ausgeprägt. Bei fortgeschrittener Auflockerung der Kortikalis mit zystischen Osteolysen kann es in Verbindung mit fibrodystrophischen-bindegewebigen Umwandlungen zu Einblutungen und Nekrosen mit organisierten Hämatomen und bindegewebigen Narben kommen. In diesen *„braunen Tumoren“* finden sich Riesenzellen.
An Bändern und Kapseln der Gelenke kann es zu Kalkeinlagerungen kommen.

**Laborchemie**
Blut: Kalziumspiegel ↑, Phosphatase ↓,
Urin: Phosphatase ↑, Kalzium normal bis ↑.

**Laborchemisch** zeigt sich im Serum ein erhöhter $Ca^{2+}$-Spiegel, der Phosphatspiegel ist erniedrigt. Die alkalische Phosphatase ist häufig erhöht. Im Urin ist eine erhöhte Phosphatkonzentration nachweisbar. Die Kalzium-Ionen-Konzentration ist meist normal bis erhöht.

**Therapie**
primärer HPT: subtotale Parathyreoidektomie,
sekundärer HPT: Behandlung der Grunderkrankung.

**Therapeutisch** ist beim primären Hyperparathyreoidismus eine subtotale Parathyreoidektomie zu empfehlen, beim sekundären HPT muß die Grunderkrankung behandelt werden.

### 2.2.5 Osteoporosen

*M. Sparmann, H. Zilch*

**Osteoporosen**

**Definition:** Osteoporosen sind Knochenerkrankungen, bei denen die absolute Menge an Knochengewebe abnimmt (Osteopenie), ohne daß der verbliebene Knochen selbst pathologische Befunde aufweist. Das Verhältnis der Grundsubstanz zum Hydroxylapatit bleibt konstant. Der Verlust an Knochensubstanz betrifft in erster Linie die Spongiosa, die Masse der Kompakta bleibt bis auf die physiologische Altersatrophie konstant. Die Osteoporose zeigt demnach eine pathologische Reduzierung der Spongiosa, die über die physiologische Altersatrophie weit hinausgeht.

**Definition:** Reduktion der absoluten Knochenmenge = Osteopenie, überwiegend Spongiosa betroffen.
Keine Veränderungen in der Knochenzusammensetzung.

*Häufigkeit:* Häufigste Skeletterkrankung. 25 % aller Frauen über 60 Jahre zeigen eine ausgeprägte Osteoporose mit Wirbelkörperdeformierungen (Dambacher).

**Häufigkeit**
häufigste Knochenerkrankung.

**Ätiologie:** Es werden primäre (idiopathische) von sekundären Osteoporosen unterschieden. Die primäre Osteoporose ist die häufigste. 95 % aller Osteoporoseformen treten im Postklimakterium auf. Die sekundären sind Folge von
Kortikosteroidüberschuß (Steroidosteoporose),
Schilddrüsenüberfunktion,
Gonadenunterfunktion bei Männern,
Inaktivität (Immobilisationsosteoporose).
Als Sonderform gelten bandförmige, gelenknahe Entkalkungen bei Erkrankungen des rheumatischen Formenkreises, sog. regionale Osteoporosen.

**Ätiologie**
Primäre Osteoporose (95 %) im Postklimakterium.
Sekundäre Osteoporosen:
- Steroidosteoporose,
- Hyperthyreoidismus,
- Gonadenunterfunktion (Mann),
- Immobilisation.

Sonderform = regionale Osteoporose z. B. gelenknah beim entzündlichen Rheumatismus.

**Pathogenese:** Bei Frauen setzt die physiologische Altersatrophie mit Beginn der Menopause ein, bei Männern ca. 10 Jahre später (senile Osteoporose). Unklar ist bis heute der Mechanismus, der mit fortschreitendem Alter zu einer Verminderung der Knochenmasse führt. Unklar ist auch, warum bei bestimmten Menschen die altersphysiologische Knochenatrophie in das Krankheitsbild der Osteoporose mündet. Lediglich einige als sekundäre Osteoporosen bezeichnete frühzeitige Veränderungen des Knochens sind pathophysiologisch faßbar. Bevorzugt befallen ist zunächst die Wirbelsäule, später greift die Erkrankung auf die langen Röhrenknochen über. Der Einfluß der Östrogene/Androgene auf den Knochenstoffwechsel ist bis heute nicht geklärt. Nur Teilfaktoren der Osteoporoseentstehung sind Östrogen- und Progesteronabfall, verminderte Kalziumabsorption, veränderter Parathormonspiegel, verminderte Calcitoninstimulierbarkeit und vermindertes Dihydroxycholecalcipherol. Primär liegt keine Kalziummangelerkrankung vor.
Bei Schilddrüsenüberfunktion, ebenso wie bei Kortikoidüberschuß, scheint es zu einer Aktivierung der Osteoklasten zu kommen, so daß ein vermehrter Knochenabbau einsetzt.
Die Immobilisationsosteoporose ist bei Raumflügen augenfällig. Die Dauer eines Aufenthaltes im Weltraum wird hierdurch entscheidend beeinflußt. Die Immobilisationsosteoporose setzt nach etwa 4 Wochen ein. Sie kann beim Erwachsenen 20 % der Skelettmasse vermindern, bei Jugendlichen sogar bis 50 %. Diese Osteoporose ist reversibel.

**Pathogenese**

**Primäre Osteoporose**
- Östrogen-, Progesteronabfall,
- Kalziumabsorption ↓,
- Parathormonspiegel ↑ ↓,
- verminderte Calcitoninstimulierbarkeit,
- 1,25 Dihydroxycholecalcipherol ↓.

**Sekundäre Osteoporose**
Aktivierung der Osteoklasten bei
- Schilddrüsenüberfunktion,
- Kortikoidüberschuß → vermehrter Knochenabbau.

Immobilisationsosteoporose reversibel.

**Klinik:** Klinisch muß zwischen der physiologischen Knochenatrophie – altersbedingter Knochenschwund – und den eigentlichen Osteoporosen, die in 2 Stadien unterteilt werden können, unterschieden werden.
**Stadium 1** = klinische Osteoporose = Rückenschmerzen, radiologisch manifeste Knochenveränderungen.
**Stadium 2** = pathologische Osteoporose = Frakturen, Wirbelsäulenverformungen.
Einige Autoren bezeichnen nur das Stadium 2 als Osteoporosekrankheit, während eine Rarefizierung der Knochenstrukturen – wie im Stadium 1 –

**Klinik**
Unterscheidung zwischen Altersabbau und Osteoporose.

**Stadium 1:** radiologisch manifester Knochenabbau (Rarefizierung), Rückenschmerzen.
**Stadium 2:** Frakturen, Wirbelsäulenverformungen (eigentliche Osteoporose-Krankheit).

- Anfänglich diffuse Wirbelsäulenschmerzen,
- Müdigkeitsgefühl
- zunehmende Schmerzen nach Spontanfrakturen, insbes. an der Wirbelsäule,
- Größenabnahme durch Wirbelkörperverformung mit Kyphosierung,
- osteoporotischer Kugelbauch mit Querfalte über dem Oberbauch.

noch als Altersatrophie angesehen wird. Im Stadium 1 klagen die Patienten über vermehrte *diffuse* Beschwerden im Bereich der gesamten Wirbelsäule als Folge der zunehmenden Entkalkung des Achsenorgans, verbunden mit einem Müdigkeitsgefühl im Rücken.

Im Stadium 2 werden häufiger *lokalisierte*, akut auftretende Beschwerden angegeben, die Ausdruck von Spontanfrakturen sind. Spontanverformungen lassen sich auch am Becken, im weiteren Verlauf an den Röhrenknochen nachweisen. Als Folge der Höhenminderung der Wirbelkörper kommt es zu einem Größenverlust des Patienten. Die Rippenbögen können den Beckenkämmen aufsitzen und schmerzhafte Periostitiden auslösen. Mit zunehmender Kyphosierung der Wirbelsäule und Höhenminderung kommt es zu einem osteoporotischen Kugelbauch mit charakteristischer horizontal verlaufender Oberbauchfalte.

**Diagnose**

**Röntgen:** verminderte Knochendichte (Rarefizierung der Spongiosa). Wirbelkörperdeformierungen: Fischwirbel, Keilwirbel, Flachwirbel → Kyphose.

**DD:** unterschiedliche Röntgentechnik, Adipositas!

**Diagnose:** Sie wird meist im Röntgenbild bestätigt, obwohl die Osteoporose erst nach 30–40%igem Verlust der Knochensubstanz nachweisbar wird. Beachte: Vermehrte Strahlendurchlässigkeit kann aber auch durch unterschiedliche Röntgentechnik und bei Adipositas vorgetäuscht werden! Die Wirbelkörper zeigen eine charakteristische Verringerung der Knochendichte (Rarefizierung), die Grund- und Deckplatten sind betont dargestellt, teilweise fischwirbelartig eingebrochen, insbesondere an der unteren Brust- und oberen Lendenwirbelsäule. Im weiteren Verlauf können Keilwirbel mit Kyphosen (Abb. 58) sowie konsekutive Skoliosen auftreten. Die Röhrenknochen

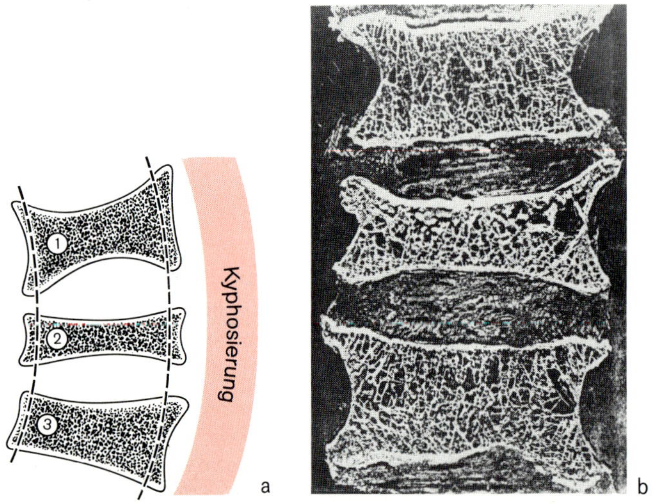


**Abb. 58** Osteoporose
a) Formen der Wirbelkörperdeformierung (Fisch- [1], Flach- [2], Keilwirbel [3])
b) Rarefizierung der Spongiosa bei Wirbelkörperdeformierung

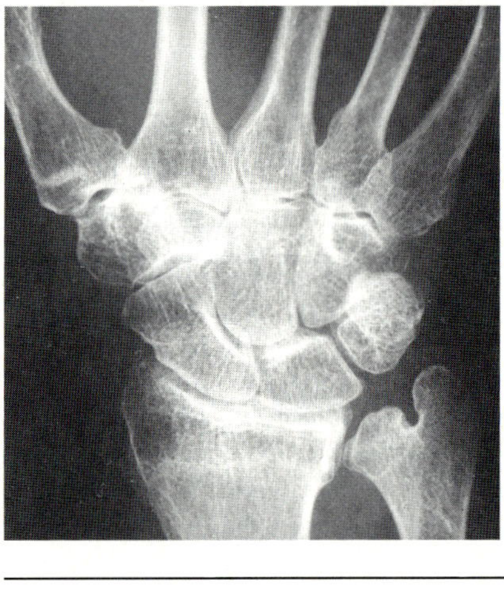

**Abb. 59**
Osteoporose der Karpalia

weisen im fortgeschrittenen Stadium eine Verdünnung der Kortikalis auf, insbesondere aber eine Verringerung der trabekulären Strukturen in den Belastungszonen (z.B. Schenkelhals). Auch die übrigen Knochen, insbesondere auch die Karpalia, zeigen die charakteristischen Veränderungen. Durch Rarefizierung, insbesondere der Spongiosa, wird die Kompakta akzentuiert dargestellt – wie mit dem Bleistift nachgezogen (Abb. 59).
An der Wirbelsäule können nearthrotische Veränderungen mit Randsklerosen auftreten; häufig können sie als sogenanntes Baastrup-Phänomen an den Dornfortsätzen der Lendenwirbelsäule beobachtet werden, wenn sich die Dornfortsätze berühren (kissing spines).

Weitere Besonderheiten an der Wirbelsäule:
Baastrup-Phänomen an den Dornfortsätzen (kissing spines).

**Therapie:** Die Behandlung der Osteoporose ist bis heute nicht zufriedenstellend möglich. Symptomatische Maßnahmen lindern die Beschwerden (Analgetika), balneophysikalische Maßnahmen sind sehr beliebt. Mobilisierende Maßnahmen stehen im Vordergrund, um den physiologischen Reiz zum Knochenerhalt zu gewährleisten: tägliche Spaziergänge, Wandern, Fahrradfahren. Die medikamentöse Behandlung mit Vitamin D, Kalzium, Anabolika, Fluoriden hat bisher nicht zu den erhofften Erfolgen geführt. Neuerlich wird versucht, den Knochenabbau zu vermindern mit industriell hergestelltem Calcitonin (Karil). Darüber hinaus soll das Calcitonin eine Reduktion der Schmerzen hervorrufen. Folgende Kombination ist heute üblich:
Calcitonin (Karil), ein Medikament, das den Knochenabbau hemmt und schmerzlindernd wirkt,
Fluoride, die die Stimulation des Knochenanbaus hervorrufen,
Kalziumsubstitution, um ein ausreichendes Kalziumangebot zu sichern. Allerdings wird der tägliche Bedarf an $Ca^{++}$ (500–800 mg) durch normale Ernährung leicht gedeckt. Eine Tasse Milch enthält 300 mg Kalzium.
Gelegentlich werden in schweren Fällen Anabolika, selten auch Vitamin D verabreicht.
Nicht immer läßt sich das Fortschreiten der Osteoporose verhindern. Orthesen (z.B. Überbrückungsmieder) sollten streng indiziert sein, da anderenfalls eine Progredienz der Osteoporose durch die Entlastung zu erwarten ist!

**Therapie**
1. Symptomatische Behandlung:
   Analgetika, balneophysikalische Maßnahmen, Mobilisation!
2. Medikamentös:
   Calcitonin
   Fluoride
   Kalziumsubstitution, evtl. Anabolika, Vitamin D

**Cave!**
Keine wahllose Verordnung von Rumpforthesen!
Entlastung → Zunahme der Osteoporose.

## 2.2.6 Osteodystrophia deformans Paget

*M. Sparmann, H. Zilch*

**Morbus Paget**

*Synonyme:* Paget-Knochenerkrankung, Morbus Paget, Ostitis deformans Paget.
*Häufigkeit:* Der Morbus Paget ist eine Erkrankung des höheren Lebensalters. Jenseits des 40. Lebensjahres steigt die Häufigkeit der Erkrankung bis zum 70. Lebensjahr an. Männer sind etwas häufiger betroffen als Frauen, eine familiäre Häufung ist bekannt. Man unterscheidet eine monostotische, oligostotische und eine sehr seltene polyostotische Form. Kreuzlendenregion, Schädel, Becken, Femur und Tibia sind in abnehmender Reihenfolge am häufigsten betroffen.

**Häufigkeit**
Gipfel jenseits des 40. Lebensjahres (Männer häufiger als Frauen), monostotische, oligostotische, polyostotische Form.
Prädilektionsstellen:
Kreuzlendenregion, Schädel, Becken, Femur, Tibia.

**Ätiopathogenese:** Die Ätiologie der Ostitis deformans ist ungeklärt. Eine Viruserkrankung der Osteoklasten wird diskutiert, die in Zahl und Aktivität vermehrt sind. Dadurch kommt es zu einem beschleunigten Knochenabbau und zu einem überstürzten, unkoordinierten Anbau von Faserknochen ohne ausreichende Mineralisation. Pathophysiologisch kommt es daher zu einem beschleunigten Turn-over der Knochensubstanz. Der verstärkt vaskularisierte Knochen kann durch Osteolysen, durch Sklerosierungen (Becken, Wirbelsäule mit grobsträhnigem Spongiosaumbau) oder durch beides verändert sein. Insgesamt ist seine Belastbarkeit herabgesetzt. Hierdurch kommt es zu belastungsbedingten Verformungen und/oder zu Spontanfrakturen des ge-

**Ätiopathogenese**
Vermehrung der Osteoklasten in Zahl und Aktivität (Virus?)
→ vermehrter Knochenabbau.
Dieser induziert einen unkontrollierten Knochenanbau mit Mindermineralisation,
→ verminderte Belastbarkeit,
→ Spontanverformung,
→ Spontanfrakturen.

wichttragenden Skeletts. Im Rahmen der vermehrten Knochenumbauvorgänge mit Sklerosierung kommt es zu typischen Knochenverdickungen, z.B. dem Löwenschädel.

**Klinik**
- Schmerzen,
- Knochenverbiegungen:

Femur (Varus), Tibia (Antekurvation), Wirbelsäule (Nervenkompressionssyndrome → Spinalstenose).
Komplikationen:
- Koxarthrose,
- Keilwirbelbildung,
- Knochendeformierung,
- Spontanfrakturen.

**Klinik:** Im Vordergrund stehen zunächst Schmerzen des Patienten (Mikrofrakturen?). Die Haut über den betroffenen Arealen ist gering überwärmt und klopfempfindlich. Allerdings sind 30% der Patienten beschwerdefrei.
Für das symptomatische Bild sind Veränderungen an den langen Röhrenknochen verlaufsbestimmend. Das Femur weist eine Varus-, die Tibia eine Antekurvationsfehlstellung auf (Abb. 60). Bei einem Befall der Wirbelsäule kann es gelegentlich über die knöcherne Einengung des Spinalkanals (Spinalstenose) zu Kompressionssyndromen des Rückenmarkes oder der Spinalwurzeln kommen. Häufigste Komplikationen der Paget-Erkrankung sind die Koxarthrose, die Keilwirbelbildung, Knochendeformierungen an den unteren Extremitäten und Spontanfrakturen.

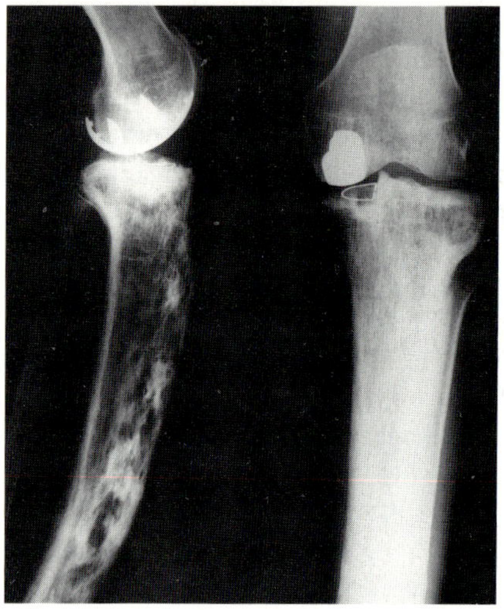

**Abb. 60**
Morbus Paget der Tibia mit Antekurvation (Schlittenprothese medial)

**Diagnose**
alkal. Phosphatase exzessiv erhöht, Hydroxyprolin im Urin ↑, Kalzium, Phosphat im Serum normal.

**Röntgen:** Osteolysen, Sklerosierungen mit strähniger Spongiosaumwandlung.
Wirbelsäule: Rahmen-, Elfenbeinwirbel,
Becken: Hyperostosen des Pfannenbodens,
Schädel: Kalottenverdickung.

**Diagnose:** Auffälligster Laborparameter des Morbus Paget ist die exzessiv erhöhte alkalische Phosphatase (mit Werten über 1000 I.E./ml). Das Hydroxyprolin im Urin ist erhöht, Kalzium und Phosphationen sind im Serum normal nachweisbar.
Gesichert wird die Diagnose meist röntgenologisch am Schädel, der Lendenwirbelsäule und dem Becken. Im Röntgenbild zeigen sich Osteolysen, Sklerosen mit grobsträhniger Spongiosa oder beides in Kombination (s. Abb. 60). Die unterschiedlichen röntgenmorphologischen Befunde sind Folgen des gesteigerten Knochenumbaus. An der Wirbelsäule sind Rahmen- und Elfenbeinwirbel nachweisbar, am Schädel eine erhebliche Kalottenverdickung, am Becken eine hyperostotische Spongiosasklerose sowie Hyperostosen des Pfannenbodens.

**Therapie:**
Calcitonin 100 I.E./die sc. Diphosphonate

**Therapie:** Die Behandlung des Morbus Paget erfolgt mit Calcitonin, das die Aktivität der Osteoklasten bremst, in einer Dosierung von 100 I.E./die subkutan. Hierdurch lassen sich die Beschwerden der Patienten lindern, das Voranschreiten der Erkrankung ist in gewissen Grenzen zu verlangsamen. Bei der Behandlung mit Diphosphonaten muß berücksichtigt werden, daß diese – allerdings dosisabhängig – zu einer Mineralisationsstörung (Osteomalazie) führen können.

Bei Spontanfrakturen lange Fixationssysteme wegen verminderter Knochenstabilität.
Cave: Blutungsneigung!

Beim Auftreten von Spontanfrakturen muß berücksichtigt werden, daß das Osteosynthesematerial im erkrankten Bezirk weniger gut fixierbar ist, so daß ausreichend lange (stabile) Fixationssysteme angewendet werden müssen. Gleichzeitig sollten Achsenfehlstellungen korrigiert werden. Bei der operativen Behandlung des Morbus Paget kann es zu vermehrten Blutungen kommen.

Als besondere *Komplikation* ist die Entartung des Morbus Paget zum sog. Paget-Sarkom beschrieben. Die Entartungsrate wird unterschiedlich angegeben (2–10 %). Doppelsarkome sind in diesen Fällen gelegentlich beschrieben. Die Prognose des Paget-Sarkoms ist schlecht, Lungenmetastasen treten meist schon in den ersten 6 Monaten nach Krankheitsbeginn auf. Selten kommt es auch zur Entwicklung eines Riesenzelltumors.
**Differentialdiagnostisch** sind der Morbus Recklinghausen und die osteoblastischen Skelettkarzinome abzugrenzen.

*Prognose*
2–10 % Entartungen zum Paget-Sarkom, dann schlechte Prognose wegen rascher Metastasierung (Lunge); selten treten Riesenzelltumore auf.
**DD:** Morbus Recklinghausen, alle osteoblastischen Skelettkarzinome.

## 2.2.7 Gicht

*H. Zilch*

*Synonyme:* Hyperurikämie. Jedoch beinhaltet nicht jede Hyperurikämie gleichzeitig ein Gichtleiden bzw. -anfall. Arthropathia urica.

**Definition:** Infolge Erhöhung der Harnsäurekonzentration in den Extrazellularräumen kann es zur Arthropathia urica kommen. Diese manifestiert sich in zwei Formen, dem akuten Gichtanfall und der chronischen Gichtarthritis. Harnsäure ist beim Menschen das Endprodukt des Purinstoffwechsels.
*Zahlenwerte:* Der obere Grenzwert des Harnsäurespiegels beträgt 6,5 mg %. Der Normalwertbereich und der Mittelwert liegt bei Frauen etwas niedriger als beim männlichen Geschlecht. Dieses ist neun Mal häufiger als das weibliche befallen. Der Beginn der Erkrankung liegt beim männlichen Geschlecht in der 3. Lebensdekade, bei Frauen eine Dekade später. In über 50 % der Fälle ist das Großzehengrundgelenk der Ort der Erstmanifestation.
Erhöhte Harnsäurewerte im Serum bedeuten nicht a priori Gicht, jedoch steigt bei steigenden Serumwerten die Wahrscheinlichkeit, einen Gichtanfall zu erleiden. Bei Werten bis 7 mg % ist mit einer Inzidenz von 1,8 %, bis 8 mg von 11,8 %, bis 9 mg von 36 % mit einer Arthropathia urica zu rechnen (Framingham Studie). Im akuten Gichtanfall lassen sich zu 98 % erhöhte Werte nachweisen.

**Gicht**
Hyperurikämie: kann symptomlos sein.

*Arthropathia urica*
- akuter Gichtanfall
- chron. Gichtarthritis

Harnsäure im Serum max. 6,5 mg %, Männer 9× häufiger als Frauen betroffen.
Beginn:
♂ 20.–30. Lebensjahr
♀ 30.–40. Lebensjahr
Häufigste Lokalisation:
Großzehengrundgelenk.

**Ätiologie:** Bei der **primären Gicht** handelt es sich um eine hereditäre Stoffwechsellage, die durch vermehrte Produktion oder verminderte Ausscheidung – gelegentlich auch durch beide Faktoren – verursacht wird. Bei den meisten Gichtpatienten läßt sich eine Störung der renalen Harnsäuresekretion nachweisen. Ein Enzymdefekt im Purinstoffwechsel läßt sich beim Lesch-Nyhan-Syndrom, einer geschlechtsgebundenen, genetisch determinierten Erkrankung bei Kindern, nachweisen.

Die **sekundäre Gicht** tritt als Symptom einer Hyperurikämie bei folgenden erworbenen Erkrankungen auf, die mit einem vermehrten Zellumsatz oder einer tubulären Nierenschädigung einhergehen: Erkrankungen des leukopoetischen Systems (Leukämien, Polyzythämie), multiples Myelom und andere Immunopathien, chronische Nierenerkrankungen, Bleivergiftung und bei Behandlung mit Zytostatika.
Die exogene Harnsäurebildung kann durch Zufuhr zellkernreicher Nahrung vermehrt werden (Eiweiß, Purine; Übergewicht). Auch chronischer Alkoholgenuß kann die Serumharnsäurewerte erhöhen. Um in solchen Fällen eine Manifestation der Gicht zu erreichen, muß in der Regel neben diesen exogenen Faktoren noch eine genetische Voraussetzung gegeben sein.

**Ätiologie**
**Primäre Gicht:**
Hereditäre Stoffwechselerkrankung.
Ursachen der Hyperurikämie:
- vermehrte Produktion,
- verminderte Ausscheidung (Störung der renalen Sekretion),
- beides.

Enzymdefekt beim Lesch-Nyhan-Syndrom.
**Sekundäre Gicht:**
Symptom einer Hyperurikämie, tritt auf bei:
- Leukämien, Polyzythämie,
- multiplem Myelom u.a. Immunopathien,
- chron. Nierenerkrankung,
- Bleivergiftung,
- Zytostatikatherapie.

Exogene Faktoren:
- eiweißreiche Kost,
- chron. Alkoholabusus.

**Pathogenese:** Der *akute Gichtanfall* wird durch den Ausfall der Harnsäurekristalle in der Membrana synovialis und/oder der Gelenkflüssigkeit ausgelöst. Polymorphkernige Leukozyten infiltrieren massiv die Gelenkinnenhaut und phagozytieren die Kristalle. Dadurch erhöht sich der Laktatgehalt, der pH-Wert fällt ab, wodurch ein weiterer Ausfall von Harnsäurekristallen begün-

**Pathogenese**
- *akuter Gichtanfall:*
  Ausfall der Harnsäurekristalle in Membrana synovialis und Gelenkflüssigkeit
  → Phagozytose durch Leukozyten
  → Laktatgehalt ↑, pH-Wert ↓

→ weiterer Ausfall von Harnsäurekristallen
→ Zerstörung von Gelenkstrukturen.
- *chron. Gicht:*
→ unspez. Arthrose
→ Harnsäureablagerungen (Tophi) im Knorpel, im Epiphysenknochen und periartikulär.

**Symptomatologie**
Einteilung in 4 Stadien
1. asymptomatische Hyperurikämie
2. akuter Gichtanfall
   - akute Monarthritis, plötzlicher Beginn,
   - häufigste Lokalisation: Großzehengrundgelenk, Fußgelenke, Knie-, Hand-, Fingergelenke,
   - Lokalbefund: Schwellung, rotbläuliche Verfärbung, vermehrte Venenzeichnung, Hauttemperatur ↑, sehr berührungsempfindlich;
3. interkritische Gicht symptomlos, Remissionen;
4. chronische tophöse Gicht chron. Gichtarthritis → unspezifische Arthrose, chron. Schwellung, Deformierung, keine Einsteifung, Harnsäurekristalle = Tophi, periartikulär, in Sehnen, an Ohrmuscheln.

**Diagnose**
- *akute Monarthritis* beim Mann im mittleren Alter höchst Gicht-verdächtig! *Labor:* Harnsäure ↑ Leukozytose, BSG ↑, α2-Globuline ↑

stigt wird. Lysosomale Enzyme der Leukozyten zerstören letztendlich Gelenkstrukturen.
Bei der *chronischen Gicht* entwickelt sich aus dem o.g., immer wiederkehrenden pathogenetischen Ablauf eine recht unspezifische Arthrose. Daneben finden sich aber typische Harnsäureablagerungen (Tophi) im Knorpel, im Epiphysenbereich und im periartikulären Gewebe. Diese stellen sich im Röntgenbild als runde, ovale zystische Aufhellungen oder randbegrenzende Substanzdefekte dar.
**Symptomatologie:** Der natürliche Verlauf einer Gicht kann in 4 Stadien eingeteilt werden: asymptomatische Hyperurikämie, akuter Gichtanfall als eindrucksvolle Erstmanifestation, interkritische Gicht und chronische tophöse Gicht (Arthropathia urica).
- *Akuter Gichtanfall:* In etwa 4/5 der Fälle Beginn als Monarthritis, wiederum bevorzugt am Großzehengrundgelenk (Podagra, Abb. 61); weitere bevorzugte Gelenke: andere Fußgelenke, Kniegelenk, Hand- und Fingergelenke (Daumengrundgelenk: Cheiragra). Im allgemeinen überfällt der erste Gichtanfall den Patienten aus voller Gesundheit heraus. Gelegentlich finden sich anamnestisch gastrointestinale Beschwerden als Prodromi. Innerhalb weniger Stunden schwillt das Gelenk an, es wird heiß, rotbläulich verfärbt und extrem berührungsempfindlich. Die Haut ist durch ein die Gelenkgrenzen überschreitendes Ödem gespannt und glänzend. Die Venen können vermehrt hervortreten. Manchmal bestehen Tachykardie, Fieber und Störungen des Allgemeinbefindens. Nach den ersten akuten Anfällen können sich volle Remissionen einstellen.
- *Chronische tophöse Gicht:* Durch konsequente Therapie ist die chronische Gichtarthritis seltener geworden. Unbehandelt kann sie etwa 7 Jahre nach Erstmanifestation erwartet werden. Sie stellt sich an den früher am häufigsten betroffenen Gelenken dar, einschließlich des Ellenbogengelenkes. Die Gelenke zeigen chronische Schwellungen und Deformierungen, steifen aber niemals ein. Harnsäurekristalle finden sich nicht nur periartikulär um die betroffenen Gelenke, sondern als Tophi auch auf Sehnen und an den Ohrmuscheln.

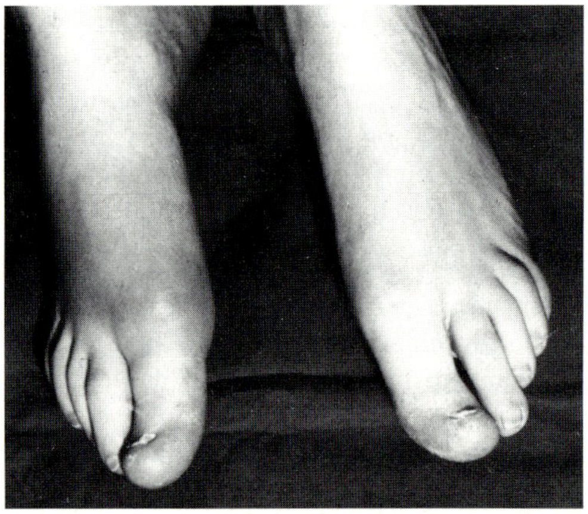

**Abb. 61** Akuter Gichtanfall im rechten Großzehengrundgelenk

**Diagnose:** Eine *akute Monarthritis* mit der oben beschriebenen Symptomatologie ist beim Mann im mittleren Alter höchst verdächtig auf Gicht. Laborchemische Befunde sind eine Leukozytose, Erhöhung der BSG und der α2-Globuline. Im Röntgenbild lassen sich bei den ersten Anfällen häufig noch keine Veränderungen finden. Die Diagnose ist gesichert, wenn folgende Kriterien erfüllt sind:

- entpsrechende klinische Symptomatologie einer akuten Arthritis,
- Ansprechen auf adäquate Colchicin-Therapie,
- Erhöhung der Harnsäurewerte im Serum,
- Nachweis von Harnsäurekristallen in der Gelenkflüssigkeit, in der eine Leukozytose über 15 000/mm³ besteht.

Gesicherte Diagnose:

Die *chronische Gichtarthropathie* ist gekennzeichnet durch die Tophusbildung. Da nicht nur der Gelenkknorpel und das peritendinöse Gewebe befallen sind, sondern auch die anschließenden Epiphysen der Knochen, ist die Bezeichnung Osteoarthropathie berechtigt. Die Gelenke zeigen starke schmerzarme Schwellungen und Deformierungen, aber auffallend wenig Bewegungseinschränkungen. Röntgenologisch zeigen sich auffällige arthrotische Veränderungen mit den typischen runden oder ovalen Aufhellungen der Gichttophie, die wie ausgestanzte Defekte imponieren. Liegen diese dem Knorpel oder Knochen an, entstehen bogenförmige Osteolysen (Abb. 62).

- *chron. Gichtarthropathie*
  Kennzeichen: Tophusbildung
  Gelenke: stark geschwollen, wenig schmerzhaft
  geringe Bewegungseinschränkung.
  *Röntgen*
  Arthrosezeichen plus Tophi: ovale bis runde Osteolysen.

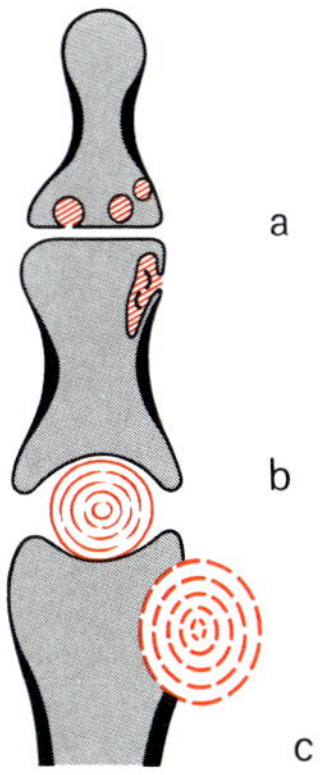


**Abb. 62**
Gichttophi im Röntgenbild
a) runde und ovale Osteolysen im Epiphysen- und Diaphysenbereich
b) tophöse Mutilation (Becherung) an kleinen Gelenken
c) Weichteiltophus mit Osteolyse

Die Diagnose einer chronischen Gicht kann als gesichert gelten, wenn folgende Kriterien erfüllt sind:

Diagnose gesichert bei folgenden Kriterien:

- äußerlich sichtbare Tophi,
- im Röntgenbild erkennbare Knochen- und Gelenktophi,
- klinisch erkennbare Arthropathia urica.

**Extraartikuläre Manifestationen:** Typisch sind die Gichtniere mit Proteinurie, Hämaturie und Leukozyturie als interstitielle Nephritis oder als glomeruläre oder vaskuläre Nephropathie sowie Harnsäurekristalle im Sediment und eine Nephrolithiasis. Sie lassen sich u. U. auch bereits vor dem ersten Gichtanfall nachweisen.

**Extraartikuläre Manifestationen**
- Gichtniere (interstitielle Nephritis) mit Proteinurie, Hämaturie, Leukozyturie oder
- Nephropathie (glomerulär, vaskulär),
- Harnsäurekristalle im Sediment,
- Nephrolithiasis.

**Therapie:** Im akuten Stadium wird seit über 1 500 Jahren Colchicin verabreicht. Je schneller das Medikament verabreicht wird, um so schneller tritt seine Wirkung ein. Dosierung: 1 mg stündlich bis zweistündlich bis zum Abklingen der akuten Symptomatik. Weitere Dosierung von 1,5 mg/die über mehrere Wochen (Nebenwirkung: gastrointestinale Störung).
Hohe Wirksamkeit wird auch mit Phenylbutazon oder mit Indometazin erreicht.
Um einer chronischen Verlaufsform vorzubeugen, muß danach auf eine Dauermedikation mit Alloperinolderivaten umgestiegen werden. Ständige Kontrolle des Harnsäurespiegels im Serum ist erforderlich, ebenso wie eine diätetische Ernährung.
Operative Therapie kann bei der chronischen Form notwendig werden, wenn Tophi stören oder Fuß- und Zehendeformitäten korrigiert werden müssen.

**Therapie**
*akuter Anfall:*
- Colchicin 1 mg/h bis zum Wirkungseintritt; dann 1,5 mg/die für mehrere Wochen oder
- Phenylbutazon oder Indometazin.

*Dauermedikation:*
Alloperinolderivate.

*Operative Therapie*
- Entfernung von Tophi in Sehnen oder Haut,
- bei Fuß- bzw. Zehendeformität.

**Differentialdiagnose**
bakterielle Arthritis,
Morbus Reiter,
Chondrokalzinose,
Arthritis psoriatica.

**Differentialdiagnose:** Im akuten Stadium kommen vor allem bakterielle – eitrige – Arthritiden in Frage (z. B. auch Gonokokkenarthritis). Beim Morbus Reiter sind meist mehrere Zehengelenke befallen. Die chronische Polyarthritis befällt meist mehrere Gelenke und stellt sich nicht so überfallsartig ein. Chondrokalzinose: Nachweis von Kalziumpyrophosphat anstelle der Mononatrium-Urat-Monohydratkristalle der echten Gicht. Arthritis psoriatica.
*Prognose:* Unter konseqenter Dauertherapie günstig.

**Chondrokalzinose**

## 2.2.8 Chondrokalzinose

*H. Zilch*

Pseudogicht.
Ablagerung von Kalziumpyrophosphat im Knorpel und Kapselbandapparat der Gelenke.

*Synonyme:* Gelenkchondrokalzinose, Pseudogicht, Pyrophosphat-Arthropathie.

**Definition:** Metabolische Systemerkrankung mit Ablagerung von Kalziumpyrophosphat (dihydrat) – Kristallen im Knorpel selbst (fibrös und hyalin) und dem Kapselbandapparat der Gelenke und der Wirbelsäule. Unterteilung in primäre (idiopathische) und sekundäre Chondrokalzinose.

**Primäre Form:**
Einteilung in hereditäre und sporadische Form.

Bei der *primären Form* wird wiederum eine hereditäre Form, bei der laborchemische Untersuchungen Normalbefunde ergeben, von einer – häufigeren – sporadischen Form unterschieden, die mit zunehmendem Alter gehäuft auftritt.

**Sekundäre Form:**
bei endokrin-metabolischen Krankheiten.

Die *sekundäre Chondrokalzinose* tritt mit einer überzufälligen Koinzidenz bei endokrin-metabolischen Krankheiten auf: Hyperparathyreoidismus, Hämochromatose, Hypothyreose, Ochronose, Morbus Wilson, Hypophosphatasie (angeborener Mangel an alkalischer Phosphatase). Im 8. und 9. Dezennium zeigt sich ebenfalls eine signifikante Frequenzzunahme.

**Ätiopathogenese und Klinik**
Präzipitation von anorganischem Pyrophosphat im Knorpel
- akuter Anfall = Pseudogicht, häufigster Befall: Kniegelenk,
- chron. Arthropathie: je nach Mitbeteiligung der Synovitis Unterscheidung in chron. Polyarthritis-ähnliche, asymptomatische, destruierende (pseudo-neuropathische) Arthropatie.

**Ätiopathogenese:** Wahrscheinliche Störung im Metabolismus von anorganischem Pyrophosphat sowohl intra- als auch extrazellulär im Knorpelgewebe, die zur Präzipitation der Kristalle im Knorpel führt. Hieraus entwickelt sich eine chronisch degenerative Arthropathie. Mikrokristalle im Gelenk erzeugen eine akute Entzündungsreaktion (Pseudogichtanfall) mit milchig-trübem Exsudat. Polarisationsoptisch und kristallographisch lassen sich die Kalziumpyrophosphatkristalle nachweisen.

**Klinik:** Die Kristallablagerung im Knorpel ist im allgemeinen asymptomatisch, erst nach Eintritt in den Gelenkraum treten mit der Synovitis Schmerzen auf. Meist symmetrischer Befall oligoartikulär. Am häufigsten ist das Kniegelenk befallen, gefolgt vom oberen Sprunggelenk, Hand-, Ellenbogen- und Hüftgelenk. Das klinische Bild kann sich unterschiedlich darstellen, entweder in Form eines akuten Anfalls (Pseudogicht), als chronische Polyarthritis-ähnliche Arthropathie, als arthroseähnliche Arthropathie oder als klinisch asymptomatische Arthropathie, je nach Anteil der Synovitis am Krankheitsprozeß. Weiterhin wird eine destruierende (pseudo-neuropathische) Arthropathie oft mit blanden mechanischen Schmerzen gesehen.

**Diagnose**
*Im Gelenkpunktat:*
Leukozytenzahl über 20000/mm³ mit über 80 % polymorphkernigen Zellen, zahlreiche Kalziumpyrophosphatkristalle.
Deren Nachweis:
kristallographisch, polarisationsoptisch.
*Röntgen:* verkalkter Knorpel, z. B. Meniskus, später Erosionen der Grenzlamelle, subchondrale Fragmentation.
*Labor:* Normalwerte.

**Diagnose:** Anamnese mit Eruierung des Schmerzcharakters, klinische Untersuchung. Im Kniegelenkpunktat Nachweis von über 20000 Leukozyten/mm³ mit über 80 % polymorphkernigen Zellen, die zahlreiche Kristalle phagozytiert haben. Röntgenbefund: Neben Kalzifikation des Knorpels (Menisken Abb. 63) treten später außer den bekannten degenerativen Veränderungen für die metabolische Arthropathie typische Elemente auf: Erosion der Grenzlamelle und subchondrale Fragmentation. Die Laborwerte zeigen bei der primären Chondrokalzinose keine Serumveränderungen, bei der sekundären Form stehen die für die Grundkrankheit typischen Veränderungen im Vordergrund. Bei beiden Formen: normaler Kalziumphosphatstoffwechsel,

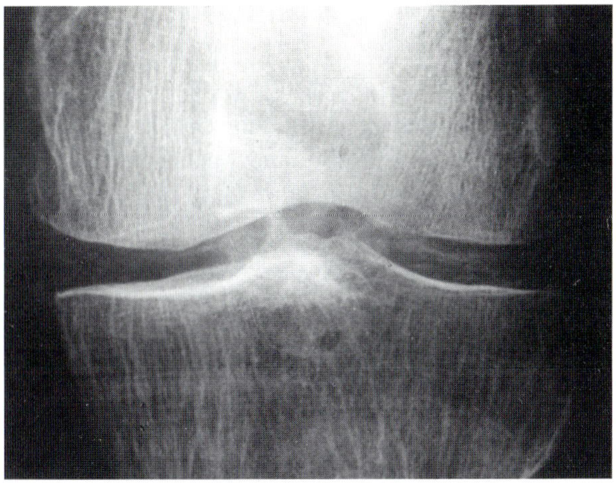

**Abb. 63** Chondrokalzinose (verkalkter Meniskus)

normale Serumkonzentration von anorganischem Pyrophosphat und Parathormon.

**Therapie:** Eine spezifische Therapie ist bis jetzt nicht bekannt. Daher nur symptomatische Behandlung des akut entzündlichen Schubes mit nichtsteroidalen Antirheumatika und der Arthrose möglich.

**Differentialdiagnose:** Gicht, rheumatoide Arthritis, Arthritis psoriatica.

**Therapie**
Symptomatisch mit nichtsteroidalen Antirheumatika
*Differentialdiagnose*
Gicht, rheumatoide Arthritis, Arthritis psoriatica.

## 2.2.9 Ochronose

*H. Zilch*

**Ätiologie:** Pathologische Pigmentierung von Bindegewebe bei Alkaptonurie, einer autosomal rezessiv vererbten Stoffwechselerkrankung. In Leber und Niere fehlt die Homogentisinsäure-Oxidase, so daß beim Abbau von Phenylalanin und Thyrosin ein Aufstau des Stoffwechselintermediärproduktes Homogentisinsäure entsteht, das in Form eines bräunlich bis braunschwarzen Pigmentes im bradythrophen Bindegewebe abgelagert wird. Im Mikroskop stellt sich dieses Pigment gelb dar, weshalb Virchow der Erkrankung den Namen Ochronose (ockros = ocker = gelb) gab. Das aufgestaute Stoffwechselprodukt wird normalerweise über die Nieren ausgeschieden. Beim Stehen dunkelt der Urin nach, bei Zusatz von Alkali färbt er sich rasch schwarz (Alkapton).

**Ochronose**
Ablagerung von Homogentisinsäure im Bindegewebe bei Alkaptonurie, einer autosomal rezessiv vererbten Stoffwechselerkrankung.

**Pathogenese:** Im Knorpel werden Enzyme des Enzymstoffwechsels der Knorpelzellen gehemmt, womit die vorzeitige Knorpeldegeneration einsetzt. Eine alkaptonurische Arthropathie entsteht. Bevorzugte Lokalisation der Pigmenteinlagerungen sind Knorpel einschließlich Nucleus pulposus, Sehnen, Skleren, Herzklappen und Gefäßintima.

**Pathogenese**
Die abgelagerten Kristalle schädigen den Enzymstoffwechsel der Knorpelzelle → vorzeitige Knorpeldegeneration → alkaptonurische Arthropathie.

**Klinik:** Manifestation erst im Erwachsenenalter, die Anreicherung des Pigmentes im mesenchymalen Gewebe wird erst nach der 3. Lebensdekade klinisch manifest. Der Beginn der Erkrankung ist schleichend, Frühsymptome zeigen sich an der Wirbelsäule: Schmerzen nach Belastungen, die durch leicht vorgebeugte Schonhaltung, Ruhe und Wärmeapplikation gemindert werden. Zunächst zeigen sich im Röntgenbild typische ausgeprägte Sklerosierungen der Deck- und Bodenplatten, allmählich verschmälern sich die Zwischenwirbelräume erheblich, eine Fehlstellung in Kyphosierung mit Einsteifung ist das Endresultat.
Mit einer Verzögerung von etwa 10 Jahren treten allmählich ochronotische Veränderungen an anderen Gelenken ein. Knie-, Schulter- und Hüftgelenke

**Klinik**
Manifestation im Erwachsenenalter mit schleichendem Beginn. Erstbefall an der Wirbelsäule mit Schmerzen.
Endstadium: Einsteifung in Kyphosierung.
10 Jahre später Befall anderer Gelenke: Knie, Hüfte, Schulter. Symptome wie bei Arthrose.

sind bevorzugt betroffen. Die klinischen Symptome sind denen der progredienten Arthrose ähnlich.

**Therapie**
kausal nicht möglich, symptomatische Arthrosebehandlung.

**Therapie:** Eine kausale Therapie ist nicht bekannt. Ob Vitamin C durch Hemmung der Polymerisation der Homogentisinsäure entscheidend hilft, bleibt fraglich. Daher nur symptomatische Behandlung wie bei Arthrosen anderer Genese möglich.

## 2.2.10 Xanthomatosen

*H. Zilch*

**Xanthomatosen**

Bei Hyperlipoproteinämien können xanthomatöse Arthropathien auftreten.
Unterteilung in:

- **Polyarthritis-Typ**
- **Osteonekrosetyp**
  z. B. idiopathische Hüftkopfnekrose
- **Xanthome** bei Hypercholesterinämien als Xanthomata tendinosa.

Lokalisation:
- auf der Achillessehne,
- auf oder in den Handextensoren,
- Tibiaperiost.

Nicht schmerzhaft, bei Beeinträchtigung evtl. operative Entfernung.

Bei primärer Hyperlipoproteinämie (meist Typ II und IV), auch bei sekundärer infolge biliärer Zirrhose und nephrotischen Syndroms treten gehäuft xanthomatöse Arthropathien auf. Klinisch werden 3 Typen unterschieden:

**Polyarthritis-Typ:** akute, schmerzhafte Gelenkattacken, die nur 1–2 Tage anhalten. Die Gelenke sind stark geschwollen, gerötet und stark druckschmerzhaft. Die untere Extremität ist am häufigsten befallen.
Die Pathogenese ist nicht bekannt.
*Therapie:* Ruhigstellung, Entlastung der Gelenke.
*Differentialdiagnose:* Polyarthritis rheumatica, Gichtanfall.

**Osteonekrose-Typ:** Am bekanntesten ist die sog. idiopathische Hüftkopfnekrose, die meist Männer um das 40. Lebensjahr betrifft (s. S. 428). Häufig besteht eine Diskrepanz zwischen klinischem und röntgenologischem Befund (s. Abb. 226).

**Xanthome:** Bei Störungen des Cholesterinhaushaltes treten in Abhängigkeit von der Höhe des Serumcholesterinspiegels vermehrt sog. Xanthomata tendinosa auf. Sie liegen der Achillessehne auf oder in den Extensorsehnen der Hand- und Armmuskeln oder im Tibiaperiost. Sie sind meist polyzyklisch begrenzt und erreichen Eigröße, sie sind nicht schmerzhaft. Bei seltener Beeinträchtigung einer Gelenkfunktion können sie operativ entfernt werden.

## 2.2.11 Hämochromatose

*H. Zilch*

**Hämochromatose**

*Synonyme:* Bronzediabetes, Pigmentzirrhose.

chronische Eisenablagerung in Leber, Pankreas, Herz und in Synovialmembran, Chondrozyten und Osteozyten → Störung der Proteoglykan- und Kollagensynthese.

**Definition:** Chronische Eisenablagerung verschiedener Organe, wie Leber, Pankreas, Herz. Unterscheidung in primäre Form (intermediäre, dominante Vererbung) und sekundäre Hämosiderose bei Leberzirrhose.

**Ätiopathogenese:** Hämosiderinablagerungen lassen sich in der Synovialmembran, in Chondrozyten und Osteozyten des subchondralen Areals feststellen. Dadurch wird der Stoffwechsel von Proteoglykanen und Kollagen gestört.

**Klinik**
Hepatomegalie, bronzene Hautpigmentierung, Diabetes mellitus, Kardiomyopathien.
In 40 % Erkrankung auch des Bewegungsapparates:
chronische Polyarthropathie, Chondrokalzinose, Osteoporose.
Häufigste Lokalisation: Gelenke von Fingern, Hand, Knie, Hüfte.

**Klinik:** Hepatomegalie durch Pigmentzirrhose, bronzene Hautpigmentierung, Diabetes mellitus und Kardiomyopathien bestimmen das klinische Bild. Bei etwa 40 % der Kranken finden sich Veränderungen am Bewegungsapparat in Form einer chronischen Polyarthropathie, Chondrokalzinose oder Osteoporose. Die Gelenksymptomatik tritt im 6. Lebensjahrzehnt auf. Am häufigsten betroffene Gelenke: Finger, Hand, Knie, Hüfte. Typisch ist der symmetrische Befall der Grund- und Mittelgelenke ohne ulnare Deviation.

**Diagnose:** Klinische Symptomatologie. *Laborbefunde:* Erhöhtes Serumeisen (über 31,5 µmol/l), Abnahme der totalen Eisenbindungskapazität. Pathologische Glukosetoleranz. Röntgenbefund: ovale, kleinzystische Aufhellungen des subchondralen Knochens, Konturdefekte und Rarifizierung der Grenzlamelle; später kommen die gewöhnlichen degenerativen Veränderungen hinzu.

**Diagnose**
Serumeisen ↑
totale Eisenbindungskapazität ↓
Glukosetoleranz ↓
Röntgen: subchondrale kleinzystische Osteolysen,
später: Arthrosezeichen.

**Differentialdiagnose:** Chronisch rheumatoide Arthritis, Arthritis urica und psoriatica.

**Therapie:** Symptomatisch mit nichtsteroidalen Antirheumatika.

**Therapie**
Symptomatisch mit nichtsteroidalen Antirheumatika.

## 2.2.12 Morbus Wilson

*H. Zilch*

**Morbus Wilson**

Diese seltene autosomal rezessiv vererbbare Krankheit des Kupferstoffwechsels führt infolge einer abnormen Kupferspeicherung in Gehirn, Leber, Nieren, Pankreas und anderen Organen zu einem Parkinson-Syndrom, Kayser-Fleischer-Kornealring, Leberzirrhose und renaler Tubulopathie. Etwa 50% der Kranken zeigen unterschiedliche Veränderungen am Bewegungsapparat, beginnend in der 2.–4. Lebensdekade:
Skelettdemineralisation (Osteoporose/Osteopenie),
chronische Arthropathien mit degenerativem Charakter mit paraartikulären Kalzifikationen, Osteochondrosis dissecans und progrediente Spondylopathien.
*Therapie:* D-Penicillamin. Symptomatisch.

Störung des Kupferstoffwechsels mit Ablagerung von Kupfer in inneren Organen und in 50% auch am Bewegungsapparat:
Skelettdemineralisation, Arthropathien.

## 2.2.13 Amyloidose

*H. Zilch*

**Amyloidose**

Amyloide sind Proteine. Man unterscheidet verschiedene Proteintypen (z. B. L und A), die bei Arthropathien in der Synovia, im periartikulären Gewebe, Perichondrium und in gelenknahen Orten des Knochenmarks abgelagert werden können. Im Polarisationsmikroskop zeigt das kongorotgefärbte Präparat grüne Doppelbrechung.
Die Patienten klagen über Steifheit, Schwellung, Schmerzen und Bewegungseinschränkungen der Gelenke (Schulter-, Knie-, Hand-Fingergelenke).
Bei Amyloideinlagerungen in das Lig. carpi transversum kann ein Karpaltunnel-Syndrom entstehen.

Ablagerung von Amyloid im Bereich der Gelenke → Arthropathien.
Symptome ähnlich wie bei Arthrose.

## 2.2.14 Mukopolysaccharidosen

*H. Mellerowicz*

**Mukopolysaccharidosen**

Bei der Gruppe der Mukopolysaccharidosen handelt es sich um seltene, angeborene Störungen des Mukopolysaccharidstoffwechsels. Als Folge von spezifischen Enzymdefekten werden die sauren Mukopolysaccharide nach deren Bildung nicht oder nur unvollständig abgebaut. Die vorliegenden Mukopolysaccharide und unvollständigen Abbauprodukte werden intrazellulär gespeichert und stören in zunehmender Konzentration den normalen Zellstoffwechsel. Über die vermehrte Ausscheidung im Harn können sie nachgewiesen und enzymatisch klassifiziert werden. Aufgrund dieser Be-

Ursache: angeborene Störung des Mukopolysaccharidstoffwechsels
- durch Enzymdefekt (kein oder nur unvollständiger Abbau der Mukopolysaccharide)

Abbauprodukte
- stören Zellstoffwechsel,
- im Harn nachweisbar.

8 Typen

funde sowie des klinischen Bildes können heute 8 verschiedene Typen differenziert werden. Pränatal ist ein Nachweis in der Amnionflüssigkeit möglich.

*Genetik*
autosomal rezessiv.

**Genetik:** Der Vererbungsmodus ist meist autosomal rezessiv, wobei die Manifestation einige Monate nach der Geburt beginnt und sich bis ins Jugendalter fortsetzt.

**Klinik**
- proportionierter Zwergwuchs,
- Kurzhals,
- Fratzengesicht,
- geistige Retardierung,
- Hornhauttrübung,
- Hepatosplenomegalie,
- kardiovaskuläre Störungen.

Zunehmende nervale Ausfälle führen zu:
- Debilität,
- Hydrozephalus,
- Krampfanfällen,
- Zerebralparesen.

**Klinik:** Klinisch besteht bei den meisten Formen ein proportionierter Zwergwuchs mit großem Kopf, typischem Kurzhals sowie fratzenartigem Gesichtsausdruck mit geistiger Retardierung. Zusätzlich treten eine auffällige Hornhauttrübung sowie Hepatosplenomegalie auf. Eine hervortretende Symptomatik besteht im Bereich des Nervensystems, wo es durch zunehmende Speicherung und Degeneration zu progredienten zentralen sowie peripheren Ausfällen kommt, die sich als zunehmende Debilität, als Hydrozephalus, als Krampfanfälle und Zerebralparesen manifestieren.
Kardiovaskuläre Störungen und deren Komplikationen sind meist für den frühen Tod ursächlich bedingend.

**Röntgen**
Dysostosis multiplex.

**Röntgen:** Röntgenologisch ist für alle Krankheitsbilder das Merkmal der Dysostosis multiplex gemeinsam: Schädel: Makrozephalie mit verdickter Schädelkalotte. Thorax: verbreiterte Rippen und Schlüsselbeine sowie verplumpte Schulterblätter. Wirbelsäule: Hypoplasie der Wirbelkörper mit bikonvexer Grund- und Deckplattenausbildung. Becken: ausladende Beckenschaufeln sowie Hüftdysplasie mit Coxa valga. Röhrenknochenverkürzung und Verbreiterung der Metaphysen und Unregelmäßigkeiten an den Diaphysen sowie Rarefizierung der Trabekel.

**Mukopolysaccharidose I-H**

### Mukopolysaccharidose I-H

*Synonyme:* Pfaundler-Hurler-Syndrom, Dysostosis multiplex, Gargoylismus.
*Definition:* Der Typ I-H ist durch eine vermehrte Ausscheidung von Dermatansulfat und Heparansulfat im Urin gekennzeichnet.
*Genetik:* Das Krankheitsbild hat einen autosomal rezessiven Erbgang.

*Genetik*
autosomal rezessiv.

**Klinik**
Ab dem 1. Lebensjahr:
- disproportionierter Zwergwuchs,
- „Wasserspeiergesicht",
- Gelenkkontrakturen,
- Kyphose,
- Hernien, Rektusdiatase,
- kardiovaskuläre Störungen,
- Oligophrenie,
- Katarakt,
- Tod im 1. Dezennium.

**Klinik:** Nach einer normalen Entwicklung in den ersten Lebensmonaten kommt es zu einem sehr charakteristischen Erscheinungsbild: disproportionierter Zwergwuchs, Makrozephalie mit Makroglossie, partielle Kraniostenose und eingesunkene Nasenwurzel. Aufgrund der Ähnlichkeit des Phänotyps mit dem Wasserspeiergesicht ist die Bezeichnung Gargoylismus entstanden. Daneben bestehen ein kurzer Hals, aufgetriebener Brustkorb, Kyphose, Gelenkkontrakturen mit Krallenfingern, Bindegewebsschwäche mit Hernien und Rektusdiastase, Hepatosplenomegalie sowie Veränderungen im kardiovaskulären System, wobei letztere für den frühen Tod in den ersten 10 Jahren ursächlich sind. Die geistige Entwicklung führt zu Oligophrenie; an den Augen entwickeln sich Katarakte, Schwerhörigkeit tritt auf.

**Röntgen**
- Schädel: Makrozephalie, Dysplasie an Schädelbasis und Gesichtsschädel,
- Wirbelsäule: dorso-lumbaler Gibbus,
- Wirbelkörper: verkleinert, abplattet, keilförmig,
- große Röhrenknochen: verkürzt, verbreitert, rarefiziert,
- kleine Röhrenknochen: proximale Enden der Metakarpalia und distale Enden der Phalangen zugespitzt,
- Hüften: Hüftdysplasie mit Coxa valga.

**Röntgen:** Am Schädel besteht eine Makrozephalie mit Dysplasien an der Schädelbasis und im Gesichtsschädel ein vorzeitiger Schluß der Sagittal- und Lambdanähte.
Die Wirbelkörper im Bereich von Brust- und Lendenwirbelsäule sind verkleinert, abgeplattet und derart keilförmig deformiert, daß eine typische gibbusartige Kyphose in Erscheinung tritt.
Die großen Röhrenknochen, insbesondere im Bereich der oberen Extremität, sind verkürzt und verkleinert und in der Struktur grob rarefiziert. Die distalen Enden an Radius und Ulna sind abgeschrägt, die proximalen Enden der Metakarpalia verschmälert und die distalen Enden der Phalangen zugespitzt (Abb. 64). In den Hüften besteht eine Coxa valga mit Hüftdysplasie.

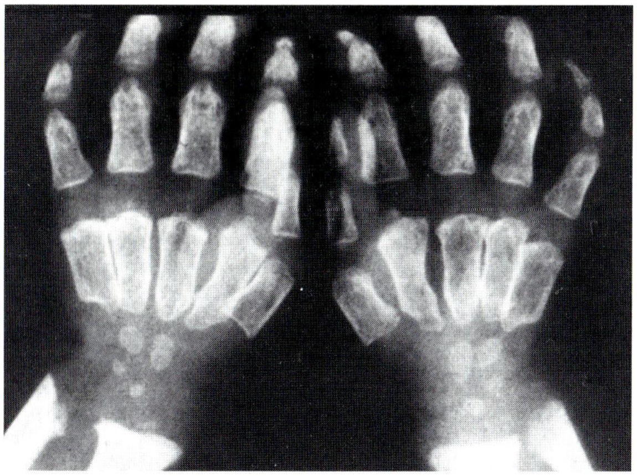

**Abb. 64, 65** Röntgenbild beider Hände bei Mucopolysaccharoidose I–H, zugespitzte Enden der proximalen Metakarpalia II–V und der distalen Phalangen, verkürztes Metakarpale I, unregelmäßige Metaphysen an distalem Radius und Ulna

*Therapie:* Eine Therapie ist bisher nicht möglich.

**Therapie**
Nicht möglich.

**Mukopolysaccharidose Typ IV**

*Synonyme:* Morquio-Syndrom, Chondro-Osteodystrophie, Morquio-Brailsford-Syndrom, Morquio-Ulrich-Krankheit.
*Definition:* Bei dieser sehr seltenen Erkrankung wird im Urin Keratansulfat ausgeschieden.
*Genetik:* Der Vererbungsmodus ist autosomal rezessiv.

**Mukopolysaccharidose Typ IV**

*Genetik*
autosomal rezessiv.

**Klinik:** Leitsymptom ist der Zwergwuchs mit einer hochgradigen Kyphoskoliose und Hornhauttrübung. Intelligenzstörungen bestehen nicht. Die Entwicklung der Erkrankung läuft hier nur langsam progredient. Erst ab dem 2.–3. Lebensjahr kommt es zur zunehmenden Gibbusbildung im Brust-Lendenwirbelsäulenübergang, teilweise mit Kyphoskoliose, die beim voll ausgebildeten Phänotyp des Krankheitsbildes obligat ist.
Ebenfalls charakteristisch ist eine Vorwölbung des Sternums. Als Folge der genannten ossären Veränderungen können neurologische und kardiovaskuläre Komplikationen auftreten. Im Bereich der Gelenke finden sich multiple dysostotische Veränderungen und Kontrakturen, aber auch Laxizität. Häufig bestehen Hüftdysplasien mit Luxationen.

**Klinik:** ab dem 2.–3. Lbj.
- Zwergwuchs,
- Kyphoskoliose,
- Vorwölbung des Sternums,
- Hornhauttrübung,
- kardiovaskuläre Störungen,
- häufig Hüftdysplasien mit Luxation.

**Röntgen:** Die Kyphoskoliose ist durch eine charakteristische Flachwirbelbildung (Platyspondylie) mit ventralen Ausziehungen bedingt. Infolge einer Denshypoplasie besteht eine atlanto-axiale Instabilität. Die Entwicklung des Hüftgelenkes ist durch eine Hypoplasie des Os ileum sowie Verzögerung der Entwicklung der Femurkopfepiphysen gekennzeichnet. Diese Veränderungen führen in der Folge häufig zur Arthrose. Die langen Röhrenknochen sind verkürzt und in den Metaphysen verbreitert, die Diaphysen der Handwurzelknochen gut ausgebildet. Das Epiphysenwachstum ist gestört, so daß eine konische Formgebung resultiert.

**Röntgen**
- Wirbelsäule:
  Kyphoskoliose bei Flachwirbelbildung (Platyspondylie) mit ventralen Ausziehungen, Denshypoplasie mit atlanto-axialer Instabilität.
- Hüfte: Entwicklungsverzögerung der Hüftkopfkerne,
- lange Röhrenknochen: verkürzt, Diaphysen verbreitert, Epiphysenwachstum gestört,
- kurze Röhrenknochen: spitze proximale Metakarpalia I–V.

**Therapie:** Da die Lebenserwartung dieser Patientengruppe nicht erheblich beeinträchtigt ist sowie meist keine größeren Intelligenzdefekte vorliegen, ist dringend eine orthopädische Behandlung der Hüftsymptomatik, der Wirbelsäulenveränderungen sowie der Knochendysplasien und Kontrakturen erforderlich (s. dort).

**Therapie**
symptomatisch.

## 2.2.15 Diabetes mellitus

*H. Zilch*

**Diabetes mellitus**

Bei lange insulinpflichtigen Diabetikern können osteoartikuläre Folgeerkrankungen am Fuß auftreten.

*Häufigkeit:* Bei langjährigen insulinpflichtigen Diabetikern kommt es in etwa 1% der Fälle zu osteo-artikulären Folgeerkrankungen. Sie sind fast ausschließlich im Fußbereich lokalisiert: **Diabetischer Fuß**.

*Ätiopathogenese*
Diabetische Neuropathie?
Mikroangiopathien?

**Ätiopathogenese:** Nicht geklärt. Die bei Diabetikern häufig anzutreffende diabetische Neuropathie kann – wie bei neuropathischen Arthropathien anderer Genese (Lues, Syringomyelie) – ebenso wie die Mikroangiopathien mit avaskulären Nekrosen ursächlich infrage kommen.

**Klinik**
schmerzlose Schwellung am Fuß, ohne Fieber.

**Klinik:** Lokalisation am Fuß, normalerweise unilateral, an Tarsal-, Tarsometatarsal- und Metatarsophalangealgelenken und an den Knochen des Tarsus und der Metatarsalia. Beginn mit einer schmerzlosen Schwellung, die allmählich zunimmt und nur in Ausnahmefällen gerötet und überwärmt ist. Fieber entwickelt sich nie.

**Röntgen**
Osteolysen an Gelenken und Knochen des Fußes.

**Röntgen:** Beginn der Osteolysen in Gelenknähe, sie sind glatt begrenzt und reaktionslos. Die Knochen bzw. Gelenke können mutilierend oder destruierend abgebaut werden. Abbau überwiegt gegenüber sekundär-arthrotischem Aufbau.

**Diagnose:** Lokalisation, schmerzlose Schwellung, Röntgenbefund. Keine typischen Laborbefunde.

**Therapie**
symptomatisch,
Diabeteseinstellung.

**Therapie:** Eine ursächliche Therapie ist nicht bekannt. Diabeteseinstellung optimieren.

**Differentialdiagnose:** Arthritis unterschiedlicher Genese (Rheuma, Reiter-Syndrom, Psoriasis, Gicht, Tbc, unspezifisch bakterielle Entzündung), neurogene Arthropathien, Tumore.

## 2.2.16 Hypothyreose

*H. Zilch*

**Hypothyreose**

- angeboren: kongenitales Myxödem, Kretin. Epiphysendysgenesie → Kretinhüfte,
- Wirbelsäule: Plattenwirbel, Keilwirbel, Röhrenknochen verkürzt, aber verdickt.

Bei der **angeborenen** Hypothyreose (kongenitales Myxödem) entsteht durch selektive Hemmung der enchondralen Knochenneubildung ein Kleinwuchs mit Epiphysendysgenesie (verzögerte Anlage von multi- statt unizentrischen Epiphysenkernen). Besonders deutlich ist dies im Femurkopf zu erkennen, so daß sich eine Coxa vara mit Kopfdeformierung (Kretinhüfte) entwickelt. An der Wirbelsäule bilden sich gehäuft Plattenwirbel mit keilförmigen Deformierungen aus. An den Metaphysen finden sich charakteristische sklerotische Zonen als Zeichen eines mangelnden Knochenumbaus. Die Knochen sind verkürzt und durch das weniger gestörte Breitenwachstum verdickt.
Das fehlende Schilddrüsenhormon bewirkt eine Verminderung der Osteoblastenaktivität, der Proteinsynthese und diese eine Beeinträchtigung des Mukopolysaccharidstoffwechsels. Bei der **erworbenen** Hypothyreose sind die letztgenannten Störungen nicht so ausgeprägt. Es treten aber gehäuft Gelenk-, Knochen-, Kreuz- und Rückenschmerzen auf.
*Therapie:* Hormonsubstitution.

## 2.2.17 Weitere endokrine Erkrankungen

*H. Zilch*

Knochenveränderungen und Arthropathien finden sich bei allen endokrinen Störungen (Über- wie Unterfunktion), sofern sie längere Zeit bestehen oder nur insuffizient behandelt werden. Der Knochenauf- und -umbau sowie die Chondrogenese ist gestört. Es kann eine Störung des Mineralhaushaltes oder eine Proteinstoffwechselstörung im Vordergrund stehen.
Die Antwort des Knochens auf unterschiedliche Störungen des Endokriniums ist allerdings recht eintönig: Meist findet sich eine Osteoporose oder Osteomalazie, seltener Hyperostosen, Osteophyten und Osteosklerose. Bei Störungen im frühen Kindesalter werden Störungen der Knochenkernentwicklung manifest. Veränderungen des Knochens mit und ohne Arthropathien werden daher auch bei Hyperthyreosen, Akromegalie, Nebennieren- und Hypophysenerkrankungen, Keimdrüseninsuffizienz und Hypoparathyreoidismus beobachtet.

**Weitere endokrine Erkrankungen**

Störungen *aller* endokrinen Systeme können zu Knochen- und Gelenkerkrankungen führen.

Antwort des Knochens eintönig:
- Osteoporose, Osteomalazie,
- seltener: Hyperostosen, Osteophyten, Osteosklerose,
- im Kindesalter: Störung der Epiphysenkernreifung.

## 2.3 Mißbildungen

*M. Sparmann*

Definiert man die Fehlbildungen nach funktionellen Gesichtspunkten, lassen sich Minusvarianten oder Rückbildungen (Hypoplasien, Aplasien) und Plusvarianten bzw. Überschußbildungen (partieller Riesenwuchs, Polydaktylie) unterscheiden. Prinzipiell ist das Auftreten beider Mißbildungstypen an einem Individium möglich.
Die Unterscheidung der Hypo- und Aplasien wird folgendermaßen vorgenommen (Abb. 66–69):

1. **Amelie:** Fehlen der ganzen Gliedmaße.
2. **Peromelie:** Fehlen der Phalangen, quer oder konisch zulaufender Extremitätenstumpf vorhanden. Bild einer Amputation.
3. **Phokomelie:** (Robbengliedrigkeit): Hand oder Fuß sitzen unmittelbar dem Rumpf auf, die langen Röhrenknochen fehlen.
4. **Ektromelie:** Fehlen einzelner oder mehrerer Röhrenknochen mit Achsenfehlstellungen der Gliedmaßen und Kontrakturen. Es lassen sich in dieser Gruppe endständige von sog. eingeschalteten Fehlbildungen unterscheiden.

Als endständige Fehlbildungen werden das Fehlen einzelner Finger, die Spalthand, Syndaktylie usw. bezeichnet, als eingeschaltete Fehlbildung die Aplasie des Radius bei erhaltenen Endphalangen.

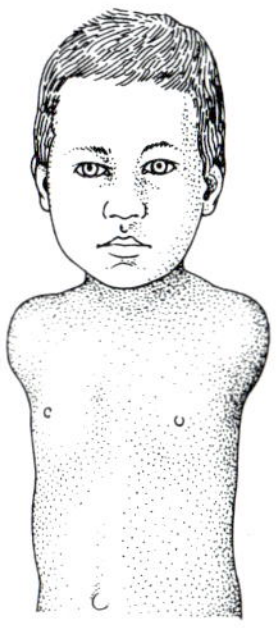

**Abb. 66** Amelie

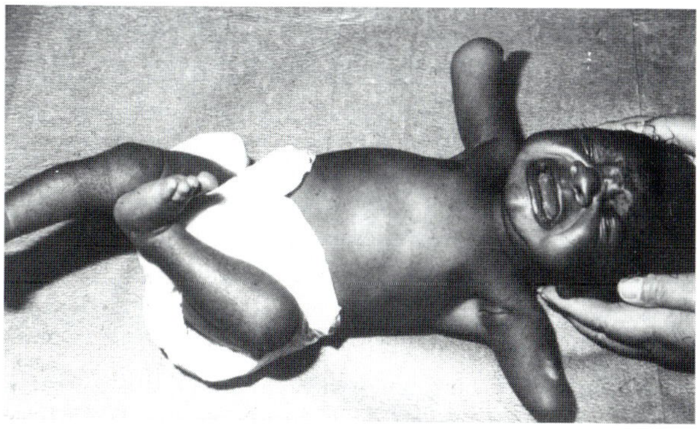

**Abb. 67** Peromelie

**Mißbildungen**
- Minusvarianten
  Hypoplasien
  Aplasien
- Plusvarianten
  Polydaktylie
  partieller Riesenwuchs

Formen der **Hypo- und Aplasien:**
- *Amelie:* Gliedmaße fehlt
- *Peromelie:* Phalangen fehlen
- *Phokomelie:* Robbengliedrigkeit
- *Ektromelie:* Röhrenknochen fehlen; endständige Fehlbildung (Spalthand, Syndaktylie), eingeschaltete Fehlbildung (Radiusaplasie).

Weitere Unterscheidung nach Einteilung in:
- *Hauptstrahl:* Humerus, Ulna, Os triquetrum, Os pisiforme, Os hamatum, Metakarpale V, Phalangen des V. Fingers,
- *Nebenstrahl:* Radius, Os scaphoideum, Os trapezium, Metakarpale I, Phalangen des I. Fingers,
- *Binnenstrahl:* Phalangen II–IV, Ossa metacarpalia II–IV und dazugehörige Karpalknochen.

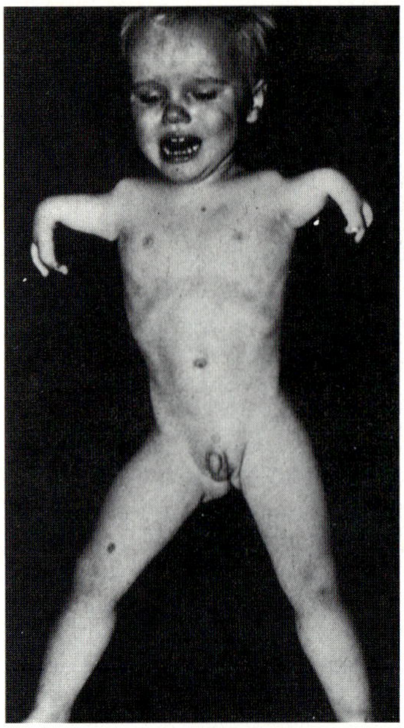

**Abb. 68**
Phokomelie (Robbengliedrigkeit)

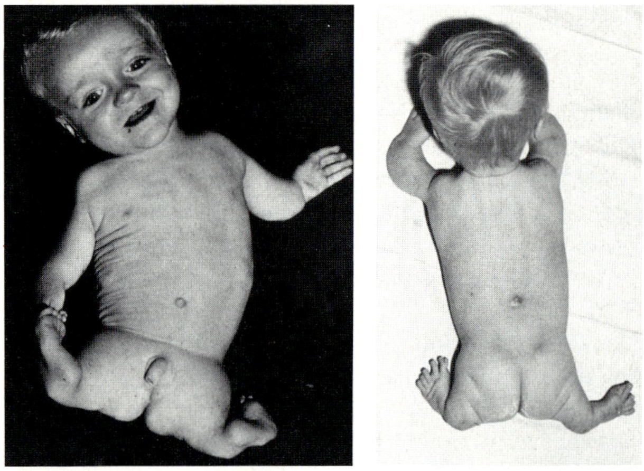

a

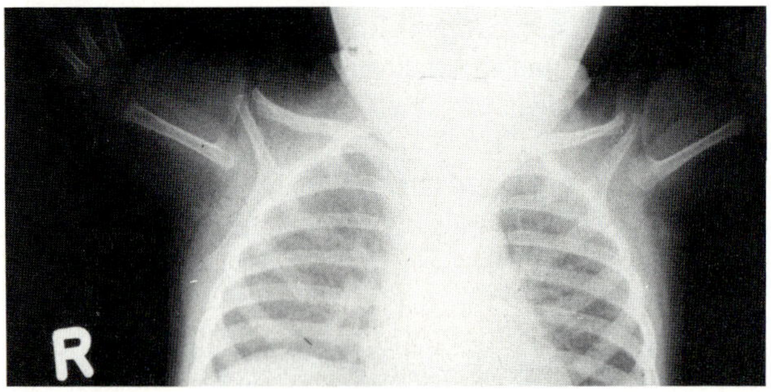


b

**Abb. 69** a) Ektromelie aller Extremitäten (Nebenbefund: Anlage von 6 Zehen)
b) Röntgenbefund: Die Unterarmknochen sind nicht angelegt (transversale Fehlbildung)

Aufgrund der klinischen Erscheinungsformen der Mißbildungen an den oberen und unteren Extremitäten hat es sich als sinnvoll erwiesen, an der oberen Extremität den Humerus und die Ulna als Hauptstrahl, den Radius als Nebenstrahl zu bezeichnen (Abb. 70). Damit läßt sich eine weitere Einteilung der Fehlbildungen begründen:

- *Longitudinaler* Typus der Mißbildung: Betroffen ist der Haupt- oder Nebenstrahl einer Extremität.

**Longitudinale** Formen der Fehlbildungen betreffen meist den Haupt- bzw. Nebenstrahl der Extremität. Zum ulnaren Strahl wird das Os triquetrum, Os pisiforme, Os hamatum, das Os metacarpale V sowie die Phalangen des

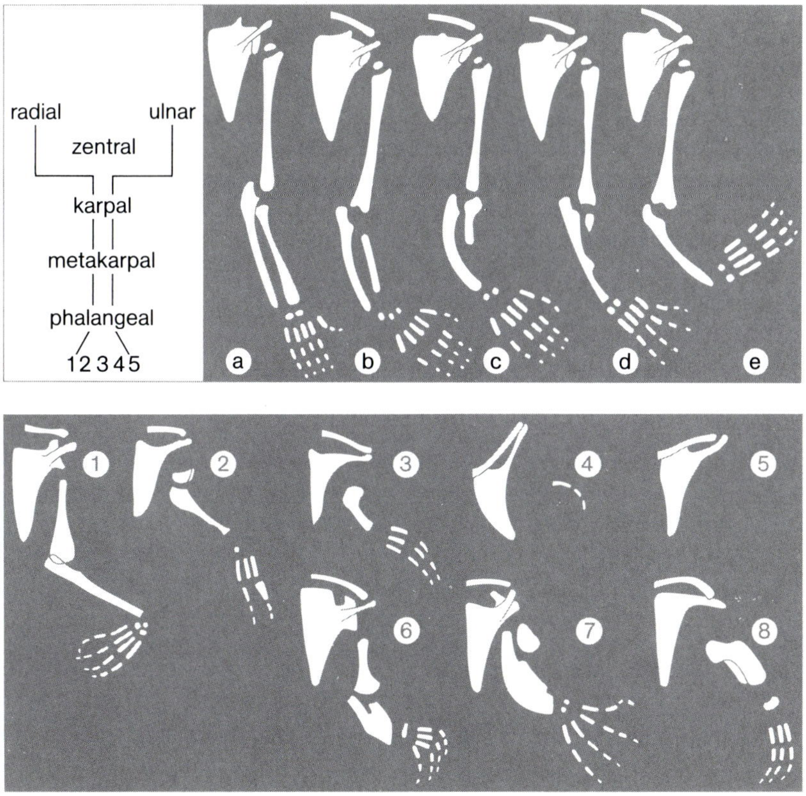


**Abb. 70** Schemata der Fehlbildung
oben: Beispiele für longitudinale Mißbildungstypen mit Befall des radialen Strahles (= Nebenstrahl) (von links nach rechts: normaler Aufbau, 3 Schweregrade der Radiushypoplasie, Radiusaplasie mit Aplasie des 1. Strahles)
unten: Beispiele für transversale Mißbildungstypen an der oberen Extremität

V. Fingers gerechnet. Zum radialen Strahl gehört das Os scaphoideum, Os trapezium, Os metacarpale I sowie die Phalangen des I. Fingers. Die Binnenstrahlen (Phalangen II., III. und IV. Finger, Ossa metacarpalia II–IV und die zugehörigen Karpalknochen) liegen zwischen Haupt- und Nebenstrahl der oberen Extremität.

Bei der Ausprägung von Mißbildungen sind häufig der Haupt- bzw. Nebenstrahl isoliert betroffen (Abb. 71). Der Binnenstrahl ist, z. B. bei der Spalthand bzw. Spaltfuß, als Minusvariante unvollständig angelegt.

Eine gleichwertige Einstellung läßt sich für den tibialen und fibularen Fußstrahl definieren.

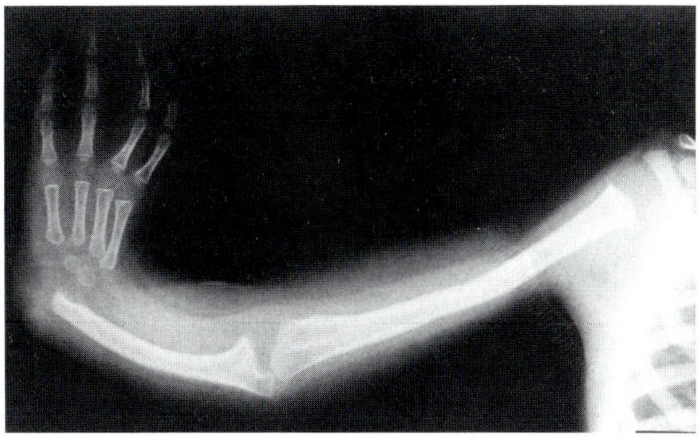

**Abb. 71** Radiusaplasie mit Klumphand und Aplasie des Daumenstrahls als Beispiel für eine longitudinale Fehlbildung

- *Transversaler* Typ: Anlagestörung ganzer Extremitätenteile.

**Transversale** Formen der Fehlbildung sind solche, die mit Anlagestörungen ganzer Anteile von Extremitäten einhergehen (z. B. Ober- oder Unterarmaplasie bei erhaltenem Unter- bzw. Oberarm, s. Abb. 69).

**Ätiologie**
- endogen: Genmutation, chromosomale Aberration,
- exogen: Strahlung, Medikamente, Infektionen, hormonelle Störungen, falsche Ernährung, serologische Inkompatibilität, Durchblutungsstörungen der Plazenta.

1.–6. Schwangerschaftswoche = kritische Gravitationszeit.

**Ätiologie der Mißbildungen:** Mißbildungen treten als Folge *endogener* Faktoren (chromosomale Aberration, Genmutationen) auf sowie durch *exogene* Faktoren. Insbesondere ionisierende Strahlen können bis zur 6. Schwangerschaftswoche erhebliche Mißbildungen hervorrufen. Weiterhin lassen sich ernährungsbedingte Mißbildungen (Mangelernährung, Avitaminosen), hormonelle Störungen, medikamentöse Noxen, Infektionen (Röteln, Mumps, Masern, Windpocken, Virusgrippe, Toxoplasmose, Lues), serologische Inkompatibilitäten sowie Durchblutungsstörungen der Plazenta als Ursache für Mißbildungen ableiten.

**Thalidomid-Embryopathie**
durch Contergan.
Typus der Embryopathien gemischt: Hypoplasien, Phokomelien, Ektromelien.

### Thalidomid-Embryopathie

Das Beruhigungs- und Schlafmittel Thalidomid (Contergan) führte in den 60er Jahren zu schwersten Embryopathien unterschiedlichster Ausprägung. Neben hypoplastischen Extremitätenveränderungen (= harmonische Verkleinerung eines Skelettabschnittes) kam es zu Phokomelien und Ektromelien unterschiedlichster Form. In Deutschland waren bis Dezember 1976 insgesamt 2600 Thalidomidgeschädigte registriert.

**Schnürfurchen**
Ursachen: mechanisch, (2–6% aller Mißbildungen) Amnionfalte, Nabelschnurumschlingung.
Frühe Einwirkung = schwerer Mißbildungstypus;
späte Einwirkung
→ Lymphstau (= partieller Pseudogigantismus).

### Schnürfurchen (Abb. 72)

Durch Amnionfalten, -verwachsungen und -stränge, kurze Nabelschnur oder Nabelschnurumschlingungen kann es zu mechanisch bedingten Mißbildungen kommen. 2–6% aller Mißbildungen sind durch mechanische Belastungen des Foeten in utero bedingt. Das Ausmaß der Veränderung ist abhängig vom Zeitpunkt der Schädigung. Je früher sie erfolgt, desto schwerer ist die Mißbildung. Sehr frühe Einwirkungen oder spätere sehr kräftige Strangulationen können zum Absterben der Gliedmaße bzw. zur Amputation führen.

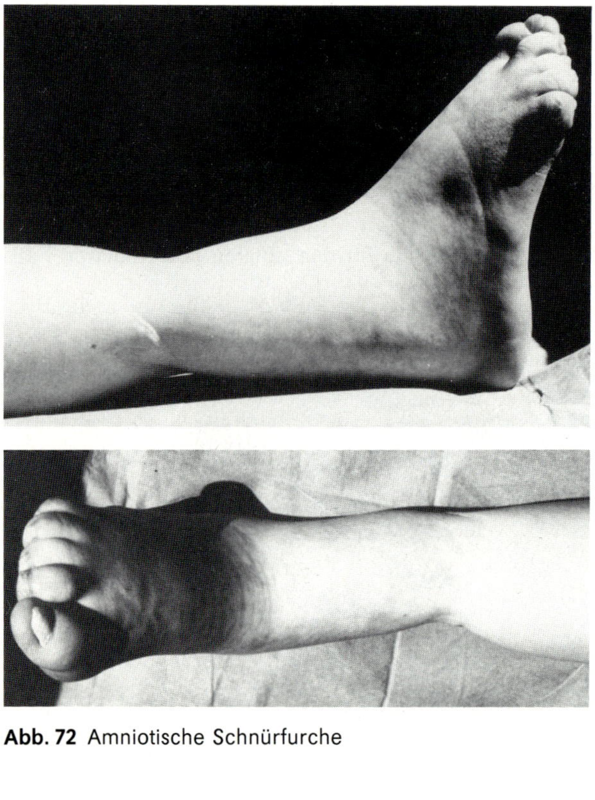

**Abb. 72** Amniotische Schnürfurche

Die Bildung von Schnürfurchen verursacht einen erheblichen Lymphstau, sog. Pseudohyperplasien (= partieller Pseudogigantismus).

Spezielle Mißbildungen s. Kapitel 3.6 Hand und 3.9 Fuß.

# 2.4 Tumoren

Tumoren

*U. Weber*

## 2.4.1 Knochentumoren

Knochentumoren

**Definition**

Unter Knochentumoren werden alle Geschwulstbildungen zusammengefaßt, die in unmittelbarer topographischer Beziehung zum Skelettsystem entstehen.

Alle Geschwulstbildungen, die in unmittelbarer topographischer Beziehung zum Skelett entstehen.

**Grundsätzlich wird zwischen primären und sekundären Knochengeschwülsten – Metastasen – unterschieden.**

Üblicherweise werden den primären Knochengeschwülsten eine Reihe von Veränderungen zugerechnet, die entweder große Ähnlichkeit mit einem Knochentumor haben oder deren Tumorgenese umstritten ist (tumorähnliche oder tumorsimulierende Knochenläsionen).

**Tumorähnliche Veränderungen**
Knochenläsionen, die klinisch/radiologisch große Ähnlichkeit mit einem Knochentumor haben oder bei denen es sich um fragliche Knochentumoren handelt.

**Primäre Knochengeschwülste**

**Häufigkeit:** Primäre Knochengeschwülste gelten als selten; Angaben zur Inzidenz von Knochentumoren sind unsicher, weil über die Häufigkeit gutartiger Knochengeschwülste und geschwulstähnlicher Veränderungen keine verläßlichen Angaben vorliegen.

Die gutartigen Knochentumoren gelten als häufiger als die bösartigen Geschwülste. Der Anteil der Knochentumoren an allen Geschwülsten wird mit etwa 1 % angenommen.

Die mit Abstand häufigste primäre maligne Knochengeschwulst ist mit etwa 60–70 % das Plasmozytom. Die Inzidenz aller übrigen primären malignen Knochengeschwülste wird für Mitteleuropa mit etwa 15 Neuerkrankungen pro Jahr pro 1 Mill. Einwohner angenommen.

**Primäre Knochengeschwülste**
Bezogen auf die Gesamtknochenmasse selten: ca. 1 % aller Geschwülste.

Gutartige Veränderungen sind häufiger als bösartige.
**Die häufigsten bösartigen Knochenveränderungen sind Metastasen.**

*Maligne Knochengeschwülste, nach abnehmender Häufigkeit geordnet*

- Plasmozytom
- Osteosarkom
- Chondrosarkom
- Ewing-Sarkom
- Fibrosarkom
- primäres Retikulosarkom des Knochens (malignes Non-Hodgkin-Lymphom)
- malignes fibröses Histiozytom
- Chordom
- maligner Riesenzelltumor
- Adamantinom

**Altersverteilung:** Etwa ⅔ der primären Knochentumoren betreffen Kinder und Jugendliche. Es findet sich eine eindeutige Altersprädilektion für unterschiedliche Tumorgruppen:
Osteosarkome und Ewing-Sarkome bei Kindern und Jugendlichen, Chondrosarkome und Plasmozytome bei älteren Erwachsenen.

Bei primären Knochengeschwülsten Altersgipfel im Kindesalter.

**Geschlechtsverteilung:** Mit gewisser Abhängigkeit von der Tumorart wird überwiegend das männliche Geschlecht bevorzugt.

Bevorzugte Lokalisation metaphysär, vor allem kniegelenksnah.

**Lokalisation:** ¾ der Knochentumoren finden sich im Extremitätenbereich;bevorzugt sind die Metaphysen. Häufigste Lokalisation insgesamt kniegelenksnah (distales Femur, proximales Schienbein).

Ätiopathogenese meist ungeklärt.

**Ätiopathogenese:** Die Ätiopathogenese der überwiegenden Anzahl von Knochengeschwülsten ist unklar. Gewisse tumorähnliche Veränderungen können als temporäre Funktionsstörung der Wachstumsfuge gedeutet werden. Beim Tier ist die Induktion bösartiger Knochengeschwülste durch Viren und zahlreiche chemische Substanzen nachgewiesen. In epidemiologischen Studien wurde eine höhere Inzidenz von Knochensarkomen in Eisen-Industriegebieten gefunden. Für die Entstehung von malignen Knochentumoren ist darüber hinaus ein Zusammenhang mit verschiedenen prädisponierenden Knochenläsionen bekannt: chronische Osteomyelitis, Morbus Paget, chondromatöse Systemerkrankungen (multiple Enchondrome, multiple Osteochondrome), fibröse Dysplasie u. a. Für die gutartigen Knochengeschwülste ist mit wenigen Ausnahmen (nichtossifizierendes Fibrom, Osteoid-Osteom) spontane maligne Transformation oder maligne Transformation nach unzweckmäßiger Behandlung (Bestrahlung, rezidivierendes Operationstrauma) beschrieben.

**Gutartige** Knochengeschwülste: keine Fähigkeit zur Metastasierung, **bösartige** Knochengeschwülste: Fähigkeit zur Metastasierung.

**Dignität:** Wie bei anderen Geschwülsten auch wird anhand der Fähigkeit, Metastasen zu setzen, zwischen **benignen** und **malignen** Knochentumo-

**Tabelle 3** Klassifikation von Knochengeschwülsten (in Anlehnung an die WHO 1972) und wichtige Einzelgeschwülste

| Ursprungsgewebe | maligne | potentiell maligne | benigne |
|---|---|---|---|
| Knochengewebe | Osteosarkom | | Osteoblastom |
| Knorpelgewebe | Chondrosarkom | | Chondrom peripher |
| | | Chondrom-zentral | |
| | | | Chondromyxoidfibrom |
| | | | Chondroblastom |
| | | | Osteochondrom |
| Bindegewebe | Fibrosarkom | | |
| Gefäßgewebe | Angiosarkom | | Hämangiom |
| Fett/Nerven/Muskelgewebe | | | |
| unklare Histogenese | malignes fibröses Histiozytom | Riesenzelltumor | |
| | Ewing-Sarkom | | |
| | Adamantinom | | |
| Knochenmark | Plasmozytom | | |
| | Retikulosarkom | | |
| Chordagewebe | | Chordom | |
| tumorähnliche Veränderungen | | | nichtossifizierendes Fibrom |
| | | | juvenile Knochenzyste |
| | | | aneurysmatische Knochenzyste |
| | | | intraossäres Ganglion |
| | | | eosinophiles Granulom |
| | | | fibröse Dysplasie |

ren unterschieden. Bei den malignen Geschwülsten wird wegen der sehr unterschiedlichen Verhaltensweisen zwischen niedrigem, mittlerem und hohem Malignitätsgrad unterschieden. Gelegentlich wird unter therapeutischen Gesichtspunkten eine Gruppe **sog. „semimaligner" Tumoren** abgegrenzt, die lokal destruierend und infiltrierend wachsen, aber keine Metastasen setzen (z. B. Chondromyxoidfibrom).

Als **„potentiell maligne"** werden Tumoren bezeichnet, die im Laufe der Zeit die Merkmale von malignen Knochentumoren entwickeln können (z. B. zentrale Chondrome).

**Klassifikation:** Die Knochengeschwülste werden nach unterschiedlichen Gesichtspunkten, die das biologische Verhalten, das histologische Bild und die lokalisatorische Skelettbeziehung mit berücksichtigen, eingeteilt. *Grundlage der Klassifikation ist die Histogenese, d. h. die Einteilung nach dem Stammgewebe (Stammzelle)* (Tab. 3). Derzeit verwendete Klassifikationen von Knochentumoren beruhen auf einer WHO-Klassifikation aus dem Jahre 1972 und stellen aktualisierte, aber noch keineswegs endgültige Einteilungen unter Berücksichtigung der Erkenntnisse der letzten 15 Jahre dar (Abb. 73).

**Sog. semimaligne Knochentumoren** – keine Metastasierungsfähigkeit, lokal aggressives Verhalten.

**Potentiell maligne Knochentumoren** Geschwülste, bei denen die Fähigkeit zur Metastasierung im Einzelfall primär nicht erkennbar ist.

Sekundäre maligne Transformation ist für zahlreiche gutartige Knochengeschwülste beschrieben.

**Klassifikation**
Nach
- Stammgewebe
- biologischem Verhalten
- histologischem Bild
- unter Berücksichtigung von Lokalisierung u.a.

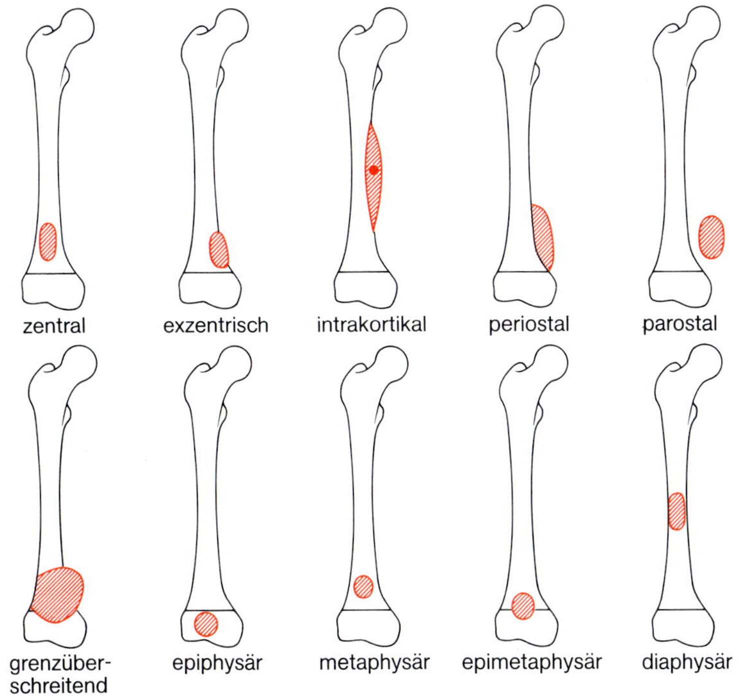


**Abb. 73** Lokalisatorische Skelettbeziehung von Knochengeschwülsten

Die Stadieneinteilung der Knochentumoren erfolgt nach dem TNM-System.

Stadieneinteilung nach dem TNM-System

⇦

**TNM Klassifikation (UICC)**

T = Primärtumor

$T_1$ = Tumor unter 2 cm Größe, ohne Periostbeteiligung

$T_2$ = Tumor unter 5 cm Größe, aber über 2 cm, oder Tumoren mit Periostbeteiligung, aber ohne Infiltration der Weichteile

$T_3$ = Tumor unter 10 cm, aber über 5 cm, oder Tumoren mit Infiltration der Weichteile

$T_4$ = Tumoren über 10 cm Größe oder Tumoren unterschiedlicher Größe mit pathologischer Fraktur

N = Lymphknoten

$N_1$ = keine tastbaren regionalen Lymphknoten
$N_2$ = tastbare regionale Lymphknoten
M = Fernmetastasen
$M_0$ = keine nachweisbaren Fernmetastasen
$M_1$ = nachweisbare Fernmetastasen

**Metastasierung maligner Knochengeschwülste:**
ausschließlich hämatogen.

**Metastasen:** Knochensarkome metastasieren nahezu ausschließlich *hämatogen.* Primär-lymphogene Metastasierung von Knochensarkomen kommt praktisch nicht vor. Bevorzugter Metastasierungsort ist die Lunge, an 2. Stelle das Skelett.

**Symptomatologie**
Klinische Symptome sind Spätzeichen:
- Schmerz.
- Schwellung.
- Funktionsbehinderung.

Laborparameter in aller Regel unergiebig: Ausnahme Plasmozytom.

**Klinische Symptomatologie:** Spezifische Symptome von Knochentumoren fehlen. Viele Knochentumoren bleiben lange Zeit asymptomatisch. Insbesondere gutartige Geschwülste werden häufiger als röntgenologischer Nebenbefund entdeckt. Die klinischen Hauptsymptome von gutartigen und bösartigen Knochentumoren sind
- **Schmerz**
- **Schwellung**
- **Bewegungseinschränkung**.

Sie treten in der Regel erst auf, wenn ein Tumor den Markraum des Knochens verläßt, expansiv wächst und den Knochen ausweitet oder deformiert. Exophytische Geschwülste können zusätzliche Symptome durch Beeinträchtigung benachbarter Organe hervorrufen. Osteolytische Veränderungen neigen zu pathologischen Frakturen (Spontanfrakturen). Laboruntersuchungen sind bei gutartigen Geschwülsten unergiebig, bei bösartigen Geschwülsten mit wenigen Ausnahmen (Plasmozytom) unspezifisch. Insbesondere BSG-Beschleunigung und Erhöhung der alkalischen Phosphatase werden eher zur Verlaufsbeurteilung als zur Diagnosesicherung verwendet.

**Diagnose**

**Diagnostik:** Hinweisend auf das Vorliegen einer lokalisierten Erkrankung bei gutartigen und bösartigen Knochengeschwülsten ist mehrheitlich die uncharakteristische klinische Symptomatologie.
**Screening-Verfahren** fehlen.

*Röntgen*
– Tumorverdacht,
– Dignitätsverdacht,
– Artverdacht.

Für die **Tumor-, Dignitäts- und Artdiagnostik** ist das Röntgenbild von besonderer Bedeutung. Sowohl bei gutartigen wie bösartigen Knochengeschwülsten ist aber selten alleine aufgrund röntgenologischer Merkmale eine eindeutige Artdiagnose möglich.

Osteolytische und/oder osteoplastische Veränderungen werden erst bei einer Mineralisationsänderung von 30–40 % röntgenologisch sichtbar.

Grundsätzlich wird zwischen **osteolytischen** und **osteoplastischen Veränderungen** unterschieden. Osteolysen werden im Röntgenbild erst dann sichtbar, wenn eine Entmineralisierung um 30–40 % gegenüber dem benachbarten Gewebe eingetreten ist.
Osteolytische und osteoplastische Veränderungen kommen in der gleichen Geschwulst nebeneinander vor.

– Gut abgegrenzte Veränderung: langsames Wachstum, wahrscheinlich benigne.

- Scharfe, sklerotische Begrenzung spricht für langsames Tumorwachstum (Gutartigkeit),

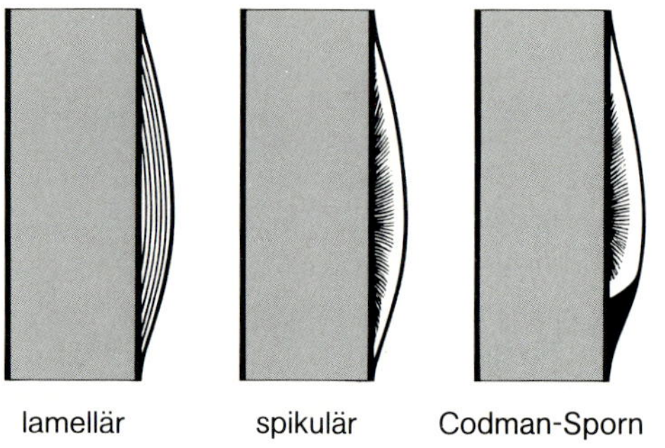


**Abb. 74** Periostale Reaktionen

- Unschärfe der Begrenzung für rasches Wachstum, Tumoraggressivität (Malignität).
- Intratumorale Verkalkungen (z. B. Knorpeltumoren) und Tumorverknöcherungen (Osteosarkome) geben zusätzliche Hinweise.
- Periostale Reaktionen sind bei primären Knochentumoren in unterschiedlicher Weise als lamelläre Periostreaktionen (Sonderform Zwiebelschalen), spikuläre Periostreaktionen und Periostsporne (Codman-Dreiecke) möglich. Sie fehlen in der Regel bei vergleichbaren Knochenmetastasen (Abb. 74).

– Unscharfe Begrenzung: schnelles Wachstum, wahrscheinlich maligne.

Periostale Reaktionen bei malignen Knochengeschwülsten häufiger als bei benignen.

Röntgenologische Zusatzverfahren sind
- Tomographie,
- Xeroradiographie,
- Angiographie,
- Computertomographie.

Sie beantworten weitere wichtige Fragestellungen, vor allem zur Topographie einschl. extraossärem Tumoranteil, zur Tumorvaskularisation, teilweise auch zu Dignität und Tumorart.

*Diagnostische Zusatzverfahren*
- Tomographie,
- Xeroradiographie,
- Angiographie,
- Szintigraphie,
- Computertomographie.

Im Vergleich zu anderen Untersuchungsmethoden ist die **Computertomographie** am aussagekräftigsten. Für die Operationsplanung bei ausgedehnten gutartigen und allen malignen Knochengeschwülsten, vor allem im Becken- und Wirbelsäulenbereich, ist die Computertomographie unverzichtbar.

Die Bedeutung der **Kernspintomographie** in der Diagnostik von Knochentumoren läßt sich derzeit noch nicht endgültig abschätzen.

Die **Skelettszintigraphie** wird üblicherweise mit Technetium – markierten Phosphatverbindungen, in letzter Zeit auch mit Gallium durchgeführt. Die Skelettszintigraphie als hochempfindliches, aber weitgehend unspezifisches Untersuchungsverfahren dient der Früherfassung von pathologischen Knochenprozessen bei suspektem oder negativem Röntgenbefund, dem Nachweis von multiplen Knochenherden bei bekannter Tumordiagnose (polyostotische Geschwülste, Metastasen) und dem Nachweis sog. Skip-Metastasen.

**Skipmetastase:** regionale, hämatogene, intramedulläre Metastasierung bei Knochentumoren, vorzugsweise beim Osteosarkom.

**Skip-Metastase**
regionale, hämatogene, intramedulläre, proximale Metastase bei malignen Knochentumoren (Osteosarkom).

> In der Regel liefert die **Biopsie** die **endgültige Diagnose** Tumor, die definitive **Bestimmung von Dignität und Tumorart**. Die Biopsie ist daher die wichtigste diagnostische Maßnahme bei Knochentumoren.

Biopsie: ⇦

Sie ist nur bei wenigen Geschwülsten und geschwulstähnlichen Veränderungen verzichtbar, wenn sich aus der klinisch-radiologischen Bewertung eine ausreichend sichere Diagnose stellen läßt (nichtossifizierendes Fibrom, Osteochondrom).

Sowohl die Diagnose Knochentumor, die Artdiagnose als auch die Dignitätsbestimmung erfolgen histologisch:
**Biopsie daher wichtigste diagnostische Maßnahme.**

Fehlerhafte Biopsie häufigste Ursache von Fehleinschätzungen.

Aus einer *fehlerhaften Biopsie* können sich schwerwiegende Folgen ergeben durch
- Nichterkennung der Geschwulst,
- Fehleinschätzung der Dignität,
- fehlerhafte Artdiagnose,
- Verschleppung von Tumormaterial (Implantationsmetastase).

Die Biopsie muß daher folgende Kriterien erfüllen:
- Gewebeentnahme an geeigneter Stelle,
- Gewebemenge ausreichend und repräsentativ,
- geeignete Schnittführung ohne Beeinträchtigung notwendiger therapeutischer Maßnahmen,
- Vermeidung der Eröffnung neuer Kompartimente (Drainagestichkanal),
- Vermeidung von Hämatomen – zur Verhütung von Tumorzellverschleppung.

Derartige Forderungen sind in der Regel durch eine offene Inzisionsbiopsie mit intraoperativer Schnellschnittsicherung der Tumordiagnose (Kontrolle der richtigen Gewebeentnahmestelle) und postoperativer Art- und Dignitätsfestlegung durch konventionelle histologische Untersuchungen erfüllt. Nadel- oder Stanzbiopsien werden bei Knochengeschwülsten aus den vorgenannten Gründen mehrheitlich abgelehnt.

**Therapie**
*Gutartige* Knochengeschwülste:
meist operativ (Ausräumung, Exzision, Resektion).
*Bösartige* Knochengeschwülste:
artgerecht radikale Tumorchirurgie.

**Therapie:** Es gibt nur wenige, allerdings häufige gutartige Knochengeschwülste und geschwulstartige Veränderungen, die *keiner Behandlung* bedürfen. Hierzu zählen die Geschwülste, die

- keine Beschwerden verursachen,
- nicht zu Sekundärkomplikationen führen,
- in der Regel spontan ausheilen,
- nie maligne entarten.

Klassischer Vertreter dieser Gruppe ist das nichtossifizierende Fibrom, das zudem in aller Regel eine eindeutige klinisch/radiologische Diagnose ohne Biopsie zuläßt.

Therapie der Wahl bei den übrigen *gutartigen Geschwülsten* ist die *operative Behandlung.* Die Auswahl des Therapieverfahrens ist von der Tumorart abhängig. Häufig sind bei gutartigen Knochentumoren radikale Operationen nicht notwendig *(geplanter unradikaler Eingriff).* Hierzu zählen z. B. Kürettagen mit oder ohne Defektauffüllung. Bei sog. *semi-malignen Geschwülsten* sollte die Geschwulst primär komplett entfernt werden: Resektion mit Sicherheitsabstand.

- Für **bösartige Knochengeschwülste** ist prinzipiell eine **radikale Tumorchirurgie** erforderlich. Radikalität im onkologischen Sinne liegt vor, wenn die Primärgeschwulst vollständig im Gesunden entfernt wird. Dies wäre im Einzelfall lediglich an langfristigen Kontrollen durch Ausbleiben des lokoregionalen Rezidivs nachzuweisen.

Eindeutige operationstechnische Anweisungen unter Berücksichtigung der onkologischen Radikalität können für chirurgische Maßnahmen derzeit nicht gegeben werden. Im Bereich des Beckens und der Wirbelsäule läßt sich Radikalität häufig nicht erreichen. Im Extremitätenbereich müssen Amputationen eher als radikal gelten. Die Festlegung der jeweiligen minimalen radikalen Tumorchirurgie für unterschiedliche Lokalisation und Tumorausdehnung, insbesondere in der Abgrenzung von Resektion gegen Amputation, wird derzeit für mehrere Tumorarten in kontrollierten Therapiestudien versucht.

*Strahlentherapie* beim Ewing-Sarkom, Plasmozytom und seltenen Geschwulstarten.

*Strahlentherapie*

Strahlentherapie kommt bei gutartigen Knochentumoren und geschwulstartigen Veränderungen nicht zur Anwendung.

Die meisten Knochensarkome gelten als wenig strahlensensibel; Strahlentherapie spielt deswegen z. Z. nur beim Ewing-Sarkom, Plasmozytom und einigen seltenen Geschwulstarten (Kaposisarkom mit Knochenbeteiligung, malignes Non-Hodgkin-Lymphom) eine Rolle.

Adjuvante *Chemotherapie* bei:
- Osteosarkom,
- Ewing-Sarkom.

*Chemotherapie*

Chemotherapie als adjuvante Polychemotherapie stellt derzeit beim Osteosarkom und Ewing-Sarkom neben der lokalen Tumorkontrolle die entscheidende Behandlungsmaßnahme dar. Hypothesen zur optimalen Abfolge der einzelnen Behandlungsmaßnahmen, z. B. präoperativer Chemotherapiebeginn, werden im Rahmen kontrollierter Studien überprüft. Beim Plasmozytom stellt die Chemotherapie neben der Strahlentherapie die Behandlung der Wahl dar, wenn auch nur im palliativen Sinne.

Bei anderen Knochensarkomen, wie Chondrosarkomen, Fibrosarkomen, malignen Riesenzellgeschwülsten, kommt eine regelmäßige Chemotherapie weder additiv noch adjuvant zur Anwendung.

**Prognose:** Die Prognose maligner Knochentumoren ist in erster Linie von der Anwesenheit oder dem Fehlen von Fernmetastasen zum Therapiebeginn, in zweiter Linie von Tumorart und Differenzierungsgrad, darüber hinaus von weiteren Faktoren, wie Tumorgröße, Tumorlokalisation, Patientenalter usw., abhängig.

Bei nachgewiesener Fernmetastasierung gilt die Prognose von malignen Knochentumoren allgemein als infaust.

Die tumorfreie 5-Jahres-Überlebensquote wird für Chondrosarkome, Fibrosarkome, maligne Riesenzelltumoren mit etwa 30% angenommen. Vor Einführung der modernen Polychemotherapie betrug die 5-Jahres-Überlebenszeit für Ewing-Sarkome 0–20%, für Osteosarkome 20%. Derartige Behandlungsresultate sind mittlerweile durch die Polychemotherapie entscheidend verbessert; für das Osteosarkom werden tumorfreie 5-Jahres-Überlebensquoten von über 60% angegeben.

Ob sich aus der Anwendung einer derartigen Chemotherapie beim Ewing-Sarkom und speziell beim Osteosarkom auch Auswirkungen auf die chirurgische Behandlung des Primärtumors (Resektion versus Amputation) ergeben, läßt sich derzeit nur schwer abschätzen.

**Prognose**
Die Prognose maligner Knochengeschwülste hängt vom Erkrankungsstadium und der Tumorart ab.

### 2.4.1.1 Tumoren und tumorähnliche Veränderungen des Knochengewebes

**Tumoren des Knochengewebes**

**Benigne**
Osteom
Osteoid-Osteom
Osteoblastom
ossifizierendes Fibrom

**Maligne**
klassisches Osteosarkom
- osteoblastisch
- chondroblastisch
- fibroblastisch
- riesenzellreich
- gemischt

teleangiektatisches Osteosarkom
kleinzelliges Osteosarkom
periostales Osteosarkom
parostales Osteosarkom
sekundäres Osteosarkom

**Tumorartig**
Myositis ossificans
Myositis circumscripta
 Myositis circumscripta posttraumatica
 Myositis circumscripta neurologica
Myositis progressiva
 Myositis progressiva, lokalisiert
 Myositis progressiva, systemisch
Hyperostose
Kompaktainsel

**Osteom**
Aus reifem lamellärem Knochengewebe bestehende Veränderung, die außerhalb des Schädels praktisch nicht vorkommt.

**Osteoblastom**
Seltener, expansiv osteolytischer Tumor. Röntgenologisch gut abgegrenzt. Häufige Lokalisation an der Wirbelsäule.

## Osteoblastom

Seltener, solitärer, expansiv osteolytischer Tumor mit guter Abgrenzung und erheblicher reaktiver Randsklerose. Bevorzugte Lokalisation: Meta-Diaphysen der langen Röhrenknochen der unteren Extremität, Wirbelsäule (Bogen- und Fortsatzbereiche) (Abb. 75).

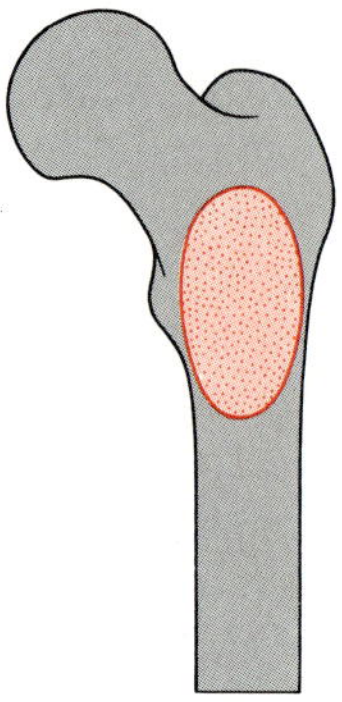

**Abb. 75**
Osteoblastom

**Therapie**
operative Entfernung.

**Therapie:** Exkochleation und Defektauffüllung.

**Prognose:** Im großen und ganzen gut. Sekundär maligne Transformation nach Strahlentherapie beschrieben. Todesfälle durch Störung der Organfunktion angrenzender Strukturen (Wirbelsäule).

**Osteoid-Osteom**
klinisch/röntgenologisch charakteristische Veränderung:
- Nachtschmerz,
- reaktive kortikale Hyperostose,
- Tumordarstellung selbst als sog. Nidus.

Angiographisch/szintigraphisch stark vaskularisierter, hochaktiver Tumor.

## Osteoid-Osteom

Eigentümliche, wenige mm bis 1 cm große Veränderung bei Kindern, Jugendlichen und jungen Erwachsenen. Eigentliche Geschwulstnatur fraglich. Die Veränderung ist durch ihre *klinische Symptomatologie* gekennzeichnet: erhebliche, vorwiegend nächtliche Schmerzen, die sich mit Acetylsalicylsäure kupieren lassen.
*Röntgensymptomatologie:* kleine umschriebene Aufhellung (Nidus) mit erheblicher reaktiver kortikaler Hyperostose (Abb. 76).

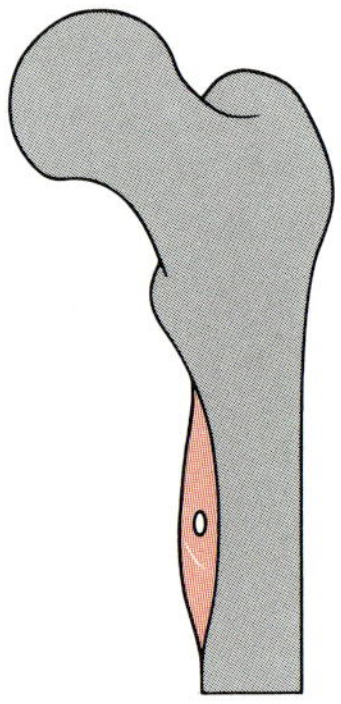

**Abb. 76**
Osteoidosteom

**Lokalisation:** Außer im Schädeldach und Brustbein überall möglich. Bevorzugte Lokalisation Diaphyse langer Röhrenknochen und Wirbelsäule (Wirbelbogen oder Bogenwurzel). Wegen der umgebenden Sklerose wurde die Lage des Nidus früher häufig als intrakortikal bezeichnet. Computertomographische Untersuchungen lassen erkennen, daß zumindest die Mehrheit der Veränderungen periostal (oder endostal) lokalisiert ist.
Neben dem Röntgenbild typisches Szintigramm und Angiogramm.

**Therapie**
Operative Nidus-(Tumor)Entfernung führt zu augenblicklicher Schmerzfreiheit.

**Therapie:** Operative Nidusentfernung führt zu unmittelbarer Beschwerdefreiheit. Entfernung der reaktiven Sklerose onkologisch nicht erforderlich, aber gelegentlich zum Auffinden des Nidus notwendig.
**Prognose:** unkompliziert.

## Osteosarkom

**Definition:** bösartiger Skelettumor mit der Fähigkeit, Knochensubstanz zu bilden.

**Häufigkeit:** Nach dem Plasmozytom häufigster primär-maligner Knochentumor. Inzidenz etwa 5 pro Jahr pro 1 Mill. Einwohner. Typische Lokalisation in den Metaphysen langer Röhrenknochen, vorzugsweise am distalen Femur. Ca. 50% aller Osteosarkome finden sich im kniegelenknahen Bereich. Das Osteosarkom ist mit Ausnahmen eine Erkrankung des 2. und 3. Lebensjahrzehnts. Die Klinik des Osteosarkoms ist mit Schmerzen, Schwellung und Funktionsbehinderung uncharakteristisch.
In der **Diagnostik** führend ist das *Röntgenbild.*

**Osteosarkom**
Zweithäufigster primär maligner Knochentumor.
Typische Lokalisation distaler Femur.
Altersgipfel im 2. und 3. Lebensjahrzehnt.

- Ein typisches Röntgenbild des Osteosarkoms gibt es nicht.
- Häufigster Befund ist eine *gemischte Knochenreaktion* mit *Destruktion* und *Neubildung.*
- Die wahre Tumorausdehnung ist wesentlich größer als röntgenologisch sichtbar (Szintigraphie, CT, NMR).
- Zum röntgenologischen Nachweis ist ein Mineralgehaltsverlust von 30–50% erforderlich
- Periostale Veränderungen sind bei Osteosarkomen häufig – das Osteosarkom respektiert weder die Knochengrenze noch die Wachstumsfuge.

**Röntgendiagnostik** ⇦

**Periostale** Veränderungen einschließlich des sog. Codman-Sporns sind allerdings nicht pathognomonisch für ein Osteosarkom; sie können auch bei anderen bösartigen Knochengeschwülsten sowie bei zahlreichen nichttumorartigen Erkrankungen angetroffen werden (Abb. 77).

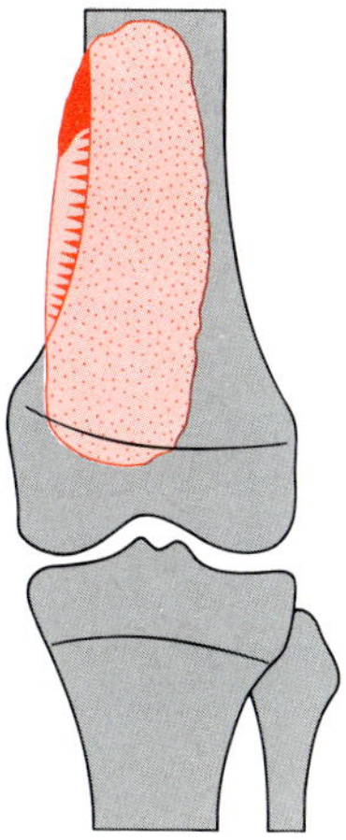

**Abb. 77**
Osteosarkom

Folgende **Untergruppen des Osteosarkoms** werden unterschieden:
1. *nach der Lokalisation*
   - zentrales (klassisches) Osteosarkom
   - juxtakortikales Osteosarkom
   - extraskelettales Osteosarkom.

Insbesondere das parosale Osteosarkom weist anderes (günstigeres) biologisches Verhalten auf.

2. *nach der Entstehung*
   - primäres Osteosarkom
   - sekundäres Osteosarkom
     - nach Bestrahlung
     - bei Morbus Paget
     - bei fibröser Dysplasie
     - andere

**Sonderformen des Osteosarkoms:**
- paroszales Osteosarkom, extraskelettales Osteosarkom,
- sekundäres Osteosarkom.

Das klassische Osteosarkom (zentrales Osteosarkom) kann Skip-Metastasen ausbilden.

*3. aufgrund einer histologischen Subklassifizierung*
- vorwiegend osteoblastisch
- vorwiegend chondroblastisch
- fibroblastisch
- riesenzellreich
- teleangiektatisch
- gemischt

Eine eindeutige Zuordnung histologischer Subklassifikationen zur Prognose gelingt derzeit noch nicht.

**Diagnose:** histologisch.

**Therapie**
Operativ
radikale Tumorentfernung,
häufig Amputation erforderlich.
Adjuvante, meist präoperativ beginnende Polychemotherapie.

**Therapie:** Die Behandlung des Osteosarkoms hat in den letzten Jahren eine erhebliche Änderung erfahren. Die Prognose des Osteosarkoms bei nachgewiesener Fernmetastasierung gilt unverändert als schlecht; dennoch wird auch hier ein schematisierter Therapieplan (lokale Tumorentfernung, Chemotherapie, ggf. operative Metastasenentfernung) angestrebt.
Bei fehlendem Nachweis von Fernmetastasen muß aufgrund der historischen Behandlungsergebnisse davon ausgegangen werden, daß bei etwa 80% der Patienten eine Mikrometastasierung vorliegt – Heilungsquote des Osteosarkoms bei alleiniger chirurgischer Therapie ca. 20%. Entscheidendes Behandlungsziel muß daher neben der ausreichenden lokalen Tumorentfernung die Beseitigung der Mikrometastasen sein. Dies gelingt offensichtlich in einem hohen Prozentsatz durch eine moderne **systemische Polychemotherapie**. Aus mehreren Gründen, insbesondere zur Beurteilung des Therapieeffektes, wird derzeit ein Teil der Chemotherapie der lokalen Tumortherapie vorgeschaltet.
Die **lokale Tumortherapie** besteht in der onkologisch-radikalen chirurgischen Tumorentfernung. Die Frage, was im Einzelfall onkologisch-radikal ist, läßt sich für das Osteosarkom derzeit noch nicht abschließend beantworten. Amputationen gelten ganz allgemein eher für radikal als Resektionen. Ob sich aus dem Einsatz der Polychemotherapie eine definitive Auswirkung auf die Wahl des lokal-chirurgischen Verfahrens (Resektion versus Amputation) ergibt, läßt sich derzeit ebenfalls nicht sicher abschätzen. Bei Resektionsverfahren mit Defektüberbrückung ist das unter der Chemotherapie geänderte Heilungsverhalten, insbesondere des Knochens, zu berücksichtigen.

**Prognose**
Seit Einführung der Polychemotherapie erhebliche Verbesserung der Prognose: tumorfreie 5-Jahres-Überlebensrate über 60%.

**Prognose:** Seit Einführung der Polychemotherapie gilt das Osteosarkom als der prognostisch günstigste maligne Knochentumor. Bei fehlender Fernmetastasierung werden tumorfreie 5-Jahres-Überlebensquoten von 60–70% angegeben.

**Tumoren des Knorpelgewebes**

### 2.4.1.2 Tumoren und tumorähnliche Veränderungen des Knorpelgewebes

**Benigne**
Osteochondrom
Enchondrom
Chondroblastom
Chondromyxoidfibrom

**Maligne**
Chondrosarkom, zentral
Chondrosarkom, juxtakortikal (periostal)
Chondrosarkom, extraossär
Klarzellchondrosarkom
mesenchymales Chondrosarkom
sekundäres Chondrosarkom

**Tumorartig**
Exostosen-Krankheit (Osteochondromatose)
ossäre Chondromatose (Enchondromatose)

**Chondrom**
Relativ häufiger Tumor aus reifem hyalinen Knorpel, häufiger medullär (Enchondrom), selten exzentrisch (juxtakortikales-synonym periostales-Chondrom). Bevorzugte Lokalisation der Enchondrome im Bereich der Hand, aber auch in den langen Röhrenknochen und im Stammskelett. *Biologisches Verhalten* in erster Linie von der *Lokalisation* abhängig.

**Chondrom**
Das biologische Verhalten von Chondromen ist fast ausschließlich von der Lokalisation abhängig.
Die Prognose stammnaher Chondrome gilt als zweifelhaft:
Abgrenzung gegenüber dem low-grade-Chondrosarkom aufgrund histologischer Befunde allein nicht möglich.

**Diagnose:** Die Diagnose Enchondrom (Chondrom) beruht auf der gemeinsamen Beurteilung von Klinik, Röntgenbefund und histologischem Bild. Die Abgrenzung des Chondroms gegenüber dem low-grade-Chondrosarkom alleine aufgrund des histologischen Bildes in Unkenntnis klinischer und röntgenologischer Daten ist nicht möglich.

**Röntgenbefund:** Gut begrenzte, vorwiegend metaphysäre Aussparung mit Randsklerose und Knochenauftreibung. Intratumorale Verkalkungen sind häufig. Sonderform: verkalkendes Enchondrom der langen Röhrenknochen.

**Röntgen:**
gut abgegrenzte, expansive osteolytische Veränderungen mit intratumoralen Verkalkungen.

**Therapie:** Behandlungsindikation im Hand-/Fußbereich bei Beschwerden und wegen der drohenden Frakturgefahr. Kürettage und Defektauffüllung ausreichend. Bei sorgfältiger Entfernung im Hand- und Fußbereich praktisch nie Rezidive; maligne Entartung von Chondromen der Hand (Fuß) tritt praktisch nicht auf. Aus Stabilitätsgründen gelegentlich Resektion und Spanüberbrückung erforderlich.

**Therapie**
- bei peripherer Lokalisation wie bei gutartigen Knochengeschwülsten,
- bei stammnaher Lokalisation wie bei bösartigen Knochengeschwülsten mit niedrigem Malignitätsgrad.

**Chondrome der langen Röhrenknochen und des Stammskeletts**
Kürettage nie ausreichend; sichere Resektion im Gesunden erforderlich.
**Cave:** ausgeprägte Neigung chondromatöser Geschwülste zu Implantationsmetastasen – sichere Mitentfernung der Biopsiewunde erforderlich.
Chondrome der langen Röhrenknochen, vor allem aber des Beckens und der Wirbelsäule, die Wachstumstendenz zeigen (proliferierende Chondrome), sollen primär wie Chondrosarkome mit geringer Malignität behandelt werden – eine sichere histologische Unterscheidung zwischen Chondromen und low-grade-Chondrosarkomen ist nicht möglich. Daher Resektion im Gesunden, ggf. sogar ablative Behandlung, vor allem, wenn bereits ein Rezidiv aufgetreten ist.

**Chondrome der langen Röhrenknochen und des Stammskeletts**

Chondrome, die Wachstumstendenz zeigen, sollen primär wie Chondrosarkome mit geringer Malignität behandelt werden.

**Prognose:** bei peripheren Enchondromen (Hand, Fuß) und periostalen Chondromen gut.

**Stammnahe Chondrome** (lange Röhrenknochen, Becken, Wirbelsäule),
- sind immer als potentiell maligne anzusehen,
- außerordentliche Rezidivneigung,
- extreme lokale Tumorausbreitung möglich (Tumorkachexie),
- relativ späte Metastasierung.

Stammnahe Chondrome potentiell als maligne anzusehen.

⇦

Unklar ist, ob es sich um eine sekundäre maligne Transformation handelt oder um primäre Chondrosarkome, die aufgrund des klinisch – radiologisch – histologischen Bildes zunächst nicht von echten stammnahen Chondromen abzugrenzen sind.

**Multiple Chondrome**
Tumorgenese umstritten; die Erkrankung wird häufig als Osteochondrodysplasie angesehen.

**Klinisches** und **röntgenologisches** Bild: Zahlreiche Chondrome mit ausgeprägter Neigung zu Fehlwachstum befallener Skelettabschnitte.

**Pathogenese**

⇨

**Therapie**
- Kausale Therapie nicht möglich.
- Entfernung von Einzelläsionen.
- Korrektur von Wachstumsstörungen.

*Lebenslange klinische Kontrolle:* sekundär maligne Entartung von Einzelläsionen jederzeit möglich.

**Prognose** zweifelhaft.

**Mafucci-Kast-Syndrom**
Enchondromatose, kombiniert mit kavernösen subkutanen Angiomen und multiplen Venektasien.

**Chondroblastom**
seltene, osteolytische, gut abgegrenzte Geschwulst.
**Besonderheit:** epiphysäre Lokalisation.

**Röntgen:**
Gut abgegrenzter Defekt in der Epiphyse langer Röhrenknochen.

**DD**
Abgrenzung gegenüber entzündlichen Knochenerkrankungen.

**Therapie**
Kürettage und Defektauffüllung.

## Multiple Chondrome

*Synonyme:* Skelettenchondromatose, Ollier-Erkrankung. Das multiple Auftreten von Chondromen wird als Enchondromatose bezeichnet. Früher wurde die Ollier-Erkrankung als spezieller Halbseitentyp abgegrenzt.
Das klinische und röntgenologische Bild der einzelnen Läsionen unterscheidet sich nicht von den solitären Chondromen. Die seltene Erkrankung weist aber wie die Osteochondromatose (multiple Osteochondrome) eine ausgeprägte Neigung zu *Fehlwachstum* der befallenen Skelettabschnitte auf. Im Säuglings- und Kleinkindalter ist eine klinisch/röntgenologische Abgrenzung zwischen Enchondromatose und Osteochondromatose schwierig.
Im Gegensatz zur *Osteochondromatose* liegt bei der *Enchondromatose* keine familiäre Disposition vor.

- Für beide Erkrankungen ist die Tumorgenese umstritten; die Osteochondromatose wie die Enchondromatose werden vielfach als Entwicklungsstörung *(Osteochondrodysplasie)* aufgefaßt.
- Für beide Erkrankungen ist sekundär maligne Entartung einzelner Veränderungen in nicht unbeträchtlichem Ausmaß anzunehmen.

**Therapie:** Kausale Therapie der Erkrankung nicht möglich. Entsprechend Korrektur der Wachstumsstörungen. Entfernung der Einzelläsionen bei klinischen Beschwerden, drohender oder eingetretener Spontanfraktur, Wachstumstendenz.

**Prognose:** Gefahr der malignen Transformation von Einzelläsionen weniger als 1 %, bezogen auf die Einzelläsion, aber entsprechend höher, bezogen auf den Einzelpatienten. Daher: lebenslange klinische Kontrollen (Proliferationszeichen) erforderlich.

## Mafucci-Kast-Syndrom

Sonderform der Enchondromatose; Kombination multipler Enchondrome mit multiplen Venektasien und multiplen kavernösen subkutanen Angiomen.

## Chondroblastom

*Synonym:* Codman-Tumor.
Seltene, nahezu immer gutartige chondromatöse Geschwulst mit typischer epiphysärer Lokalisation. Vorwiegend im 2. Lebensjahrzehnt.

**Röntgen:** Mehr oder weniger zentraler, osteolytischer, glattrandiger und gut abgegrenzter Defekt in der Epiphyse langer Röhrenknochen; eine derartige Lokalisation wird bei anderen gutartigen Knochengeschwülsten praktisch nicht beobachtet, so daß häufig bereits aufgrund des Röntgenbildes eine wahrscheinliche Diagnose möglich ist.
**Differentialdiagnostische Abgrenzung** in erster Linie gegenüber bakteriell-entzündlichen Knochenerkrankungen (Abb. 78).

**Therapie und Prognose:** Kürettage und Defektauffüllung als Therapie der Wahl empfohlen. Resektion wegen der epiphysären Lage der Geschwulst häufig nur mit erheblicher Funktionsbehinderung durchführbar. Gelegentliche Rezidive (10–30 %).
In jüngster Zeit sind ganz seltene Fälle von offensichtlich primär malignem Chondroblastom beschrieben worden.

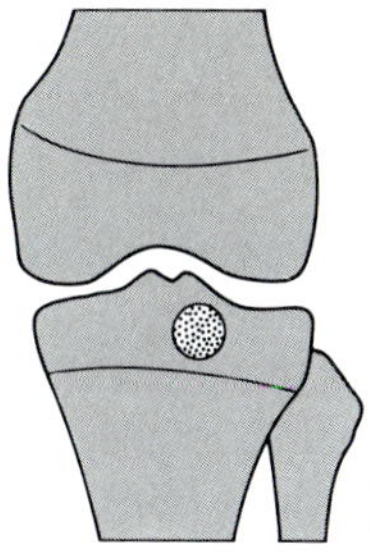

**Abb. 78**
Chondroblastom

**Chondromyxoidfibrom**

Äußerst seltene Geschwulst, gutartig (nicht metastasierend), die aufgrund ihres lokalen Verhaltens gelegentlich den „semimalignen" Knochengeschwülsten zugeordnet wird.

**Röntgen:** metaphysäre, ausgesprochen exzentrische bis subperiostale, zum Ursprungsknochen hin gut abgegrenzte osteolytische Aufhellung, teilweise mit Kortikalisverlust und erheblichem extraossären Anteil (Abb. 79).

**Chondromyxoidfibrom**
gutartige, lokal aggressive Geschwulst mit außerordentlicher Rezidivneigung.

**Röntgen:**
exzentrische, expansive metaphysäre Osteolyse.

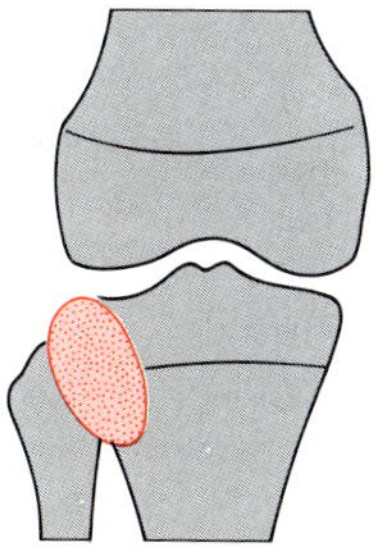

**Abb. 79**
Chondromyxoidfibrom

**Therapie:** Wegen des lokal-aggressiven Charakters wird die primär komplette Entfernung im Gesunden – Resektion im Gesunden – empfohlen. Bei unradikaler Entfernung sind Rezidive häufig und Weichteilimplantationsmetastasen beschrieben. Grundsätzlich ist die Diagnose mit Vorsicht zu bewerten, da aufgrund des klinischen, röntgenologischen und histologischen Bildes falsch positive und falsch negative Interpretationen möglich sind.

**Therapie**
Resektion im Gesunden.
Bei inadäquater Primärtherapie Rezidive häufig;
Implantation von Weichteilmetastasen möglich.

**Chondrosarkom**

Das Chondrosarkom ist die von Knorpelzellen abstammende maligne Geschwulst. Nach der Entstehungsart wird zwischen **primären** Chondrosarkomen und **sekundären** Chondrosarkomen, die sich aus primär gutartigen Knorpelgeschwülsten entwickeln, unterschieden.

Das Chondrosarkom ist nach dem Osteosarkom der zweithäufigste maligne Knochentumor mit einem Anteil von etwa 20 %. Chondrosarkome treten im Gegensatz zu anderen primär malignen Knochengeschwülsten vorwiegend im 4.–6. Lebensjahrzehnt auf. Prädilektionsstellen für Chondrosarkome sind der Körperstamm und die stammnahen Extremitätenabschnitte (Becken, proximales Femur).

Je näher ein Knorpeltumor am Stammskelett lokalisiert ist, desto wahrscheinlicher ist Malignität. Chondrosarkome weisen in Abhängigkeit vom Differenzierungsgrad (Grad 1–3) unterschiedliches biologisches Verhalten auf; die Mehrzahl der Chondrosarkome wächst langsam und metastasiert spät.

**Chondrosarkom**
zweithäufigster maligner Knochentumor, Altersgipfel jenseits des 40. Lebensjahres, Körperstamm und stammnahe Extremitätenabschnitte bevorzugt.
Unterscheidung zwischen primärem und sekundärem Chondrosarkom im Einzelfall nicht immer möglich.

**Röntgen:** Typische, zentral im Knochen gelegene Chondrosarkome zeigen eine großflächige osteolytische Destruktion mit Knochenauftreibung; charakteristisch sind ausgeprägte, intratumorale Verkalkungen. An der Knochenperipherie liegende Chondrosarkome sind durch gelegentlich extrem große Weichteilanteile gekennzeichnet, in denen sich wiederum ausgeprägte Verkalkungen der Knorpelgrundsubstanz nachweisen lassen.

**Röntgen**
expansive, großflächige Osteolyse mit intratumoralen Verkalkungen; ausgedehnte extraossäre Tumoranteile häufig.

Die röntgenologische Abgrenzung von Osteochondromen kann Schwierigkeiten bereiten.

**Therapie und Prognose:**
Chondrosarkome stellen mit wenigen Ausnahmen (Malignitätsgrad 3) wegen der späten Metastasierung zunächst ein rein lokales onkologisches Problem dar. Radikale chirurgische Entfernung im Gesunden ist die Therapie der Wahl. Bei anatomisch günstiger Lage kommen Resektionen in Betracht. Sekundär rekonstruierende Maßnahmen heilen leichter, da im Gegensatz zum Osteosarkom keine adjuvante Chemotherapie durchgeführt wird. Bei ungünstiger – häufig stammnaher – Lokalisation sind unradikale Resektionsversuche unter allen Umständen zu vermeiden und primäre Amputationen zu bevorzugen. Insbesondere bei den nicht seltenen Chondrosarkomen des Beckens ist eine sorgfältige Abwägung erforderlich. Knorpelgewebe weist eine ausgesprochene Neigung zu **Implantationsmetastasen** auf. Deswegen ist beim Chondrosarkom die intraoperative Eröffnung der Geschwulst streng zu vermeiden und die Biopsiewunde stets vollständig mit zu entfernen.

**Therapie**
- radikale chirurgische Entfernung.
- *Tumoreröffnung vermeiden:* Knorpelgeschwülste neigen zu Implantationsmetastasen.

Chondrosarkome gelten mit Ausnahme vom Malignitätsgrad 3 und mesenchymalen Chondrosarkomen als strahlen- und chemotherapieresistent.

Bei radikaler Entfernung des Primärtumors wird die Heilungsquote von Chondrosarkomen mit etwa 80 % angegeben. Damit weisen Chondrosarkome nach chirurgischer Therapie eine wesentlich bessere Prognose auf als Osteosarkome. Derartige Aussagen werden getrübt, weil sich in umfangreichen Nachuntersuchungen zeigt, daß bei fast 50 % der Patienten Lokalrezidive auftreten; offensichtlich wird ein großer Anteil der Chondrosarkome primär einer nicht adäquaten chirurgischen Therapie zugeführt, oder die Malignität der Geschwulst wird verkannt. Diese Gefahr besteht insbesondere bei den häufigen Chondrosarkomen mit niedrigem Malignitätsgrad. Die histologische Abgrenzung gegenüber Chondromen ist problematisch und muß klinische Gesichtspunkte (vor allem Tumorlokalisation, aber auch Tumorgröße, Größenänderung) mit einbeziehen.

Bei Rezidiven vermindert sich die Heilungsquote auf unter 10 %.

Die Prognose des Chondrosarkoms ist darüber hinaus vom Malignitätsgrad abhängig. Bei Grad 1 wird die 5-Jahres-Überlebensrate mit 50 %, bei Grad 2 mit nur 20 % angegeben. Bei Chondrosarkomen ist Rezidivbildung allerdings auch nach diesem Zeitraum möglich, so daß die 5-Jahresquote als Heilungskriterium nicht aussagekräftig ist.

**Prognose**
Prognose von Malignitätsgrad, Lokalisation und Tumorgröße abhängig.

Bei primär radikaler Entfernung des Primärtumors Heilungsquote 80 %, entsprechende Heilungsquote bei Osteosarkomen (ohne Chemotherapie) 10–20 %.

In fortgeschritteneren Fällen ist eine Unterscheidung zwischen primären und sekundären Chondrosarkomen nicht möglich.

Es wird angenommen, daß die meisten zentralen Chondrosarkome primär, die meisten peripheren sekundär entstehen.

**Sekundäre Chondrosarkome** entstehen mit abnehmender Häufigkeit auf dem Boden
- multipler Osteochondrome,
- solitärer Osteochondrome,
- multipler Chondrome,
- solitärer Chondrome.

**Sonderformen des Chondrosarkoms**
- mesenchymales Chondrosarkom,
- Klarzell-Chondrosarkom
- periostales Chondrosarkom,
- extraskelettales Chondrosarkom.

Chondrosarkome gelten mit Ausnahme der undifferenzierten Formen (Malignitätsgrad 3) als strahlen- und chemotherapieresistent.

## 2.4.1.3 Fibromatöse Geschwülste

**Fibromatöse Geschwülste**

**Benigne**
desmoplastisches Fibrom

**Maligne**
Fibrosarkom
sekundäres Fibrosarkom

**Tumorartig**
nichtossifizierendes Fibrom
(fibröser Kortikalisdefekt)
„Brauner Tumor" bei Hyperparathyreoidismus
Histiocytosis X
eosinophiles Granulom
Hand-Schüller-Christian-Erkrankung
Xanthom

**Desmoplastisches Fibrom**
Seltene Geschwulst, die das intraossäre Gegenstück zum Desmoid der Weichteile darstellt. Bei exzentrischer Lokalisation ist eine Unterscheidung, ob es sich um einen primären Knochentumor oder um einen Weichteiltumor mit sekundärer Knochenbeteiligung handelt, nicht möglich. Klinisch und röntgenologisch gibt es keine tumorspezifischen Besonderheiten; röntgenologisch erscheint die Geschwulst als größere, relativ gut abgegrenzte, meist metaphysäre Osteolyse.

**Therapie:** Wegen des lokal-aggressiven Wachstums und der großen Rezidivneigung wird wie beim Desmoid der Weichteile die primäre Resektion im Gesunden empfohlen.

**Nichtossifizierendes Fibrom**
*Synonym:* fibröser Kortikalisdefekt.
Die Tumornatur ist umstritten. Die Veränderung ist außerordentlich häufig und wird in Reihenuntersuchungen bei 30–50% aller Kinder und Jugendlichen gefunden. Bevorzugte Lokalisationen sind die kniegelenknahen Metaphysen. Die Veränderung kann multipel vorkommen. Es handelt sich um exzentrisch gelegene, zum Knochen scharf begrenzte, meist polyzyklische und vorwiegend kleine Aufhellungen.

**Nicht ossifizierendes Fibrom**
- Synonym: fibröser Kortikalisdefekt,
- häufigste Veränderung,
- Tumornatur umstritten,
- bevorzugte Lokalisationen: kniegelenknahe Metaphysen.

- Bei intraossärer Lage wird die Veränderung als nichtossifizierendes Fibrom,
- bei kleiner, exzentrischer Ausdehnung als metaphysärer Kortikalisdefekt bezeichnet (Abb. 80).

**Bezeichnungen:**
⇦

Die Veränderung wird häufig zufällig entdeckt; eine klinische Symptomatologie fehlt. Frakturgefahr ist in der Regel wegen der Kleinheit der Veränderung nicht gegeben. Nichtossifizierende Fibrome beim Erwachsenen sind extrem selten, weswegen eine hohe Quote spontaner Ausheilungen angenommen werden kann. In der Mehrzahl der Fälle wird eine nahezu zweifelsfreie Diagnose röntgenologisch gestellt; meist erübrigt sich eine Behandlung. In diagnostisch unklaren Fällen ggf. Probeexzision; bei ausgedehnteren Veränderungen oder röntgenologisch nachgewiesener Größenzunahme ggf. Ausräumung und Auffüllung.

**Charakteristisches Röntgenbild**
zum Knochen scharf begrenzte, polyzyklische, erbs- bis walnußgroße, exzentrische Aufhellung.

Bei Kindern und Jugendlichen häufig (30–50%).
Bei Erwachsenen extrem selten: offensichtlich in der Regel Spontanheilung.

**Therapie**
meist nicht erforderlich.

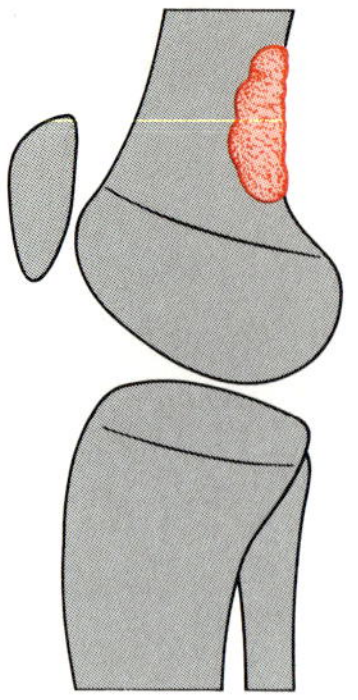

**Abb. 80**
Nichtossifizierendes Fibrom

**Xanthom**
*Synonyme:* Xanthogranulom, benignes fibrosierendes Histiozytom. Seltene, gutartige Geschwulst. Die eigenständige Entität der Veränderung ist umstritten; vielfach wird das Xanthom als eine seltene Sonderform des nichtossifizierenden Fibroms im Erwachsenenalter angesehen.

**Fibrosarkom**
seltene maligne Knochengeschwulst.
**Röntgenologische** Unterscheidung vom osteolytischen Osteosarkom nicht möglich.

**Fibrosarkom**
Das Fibrosarkom des Knochens ist eine maligne, fibromatöse Knochengeschwulst ohne intratumorale Knochen- oder Knorpeldifferenzierung. Fibrosarkome sind selten, sie machen etwa 5 % aller primären maligen Knochentumoren aus. Fibrosarkome werden nahezu ausschließlich bei Erwachsenen angetroffen. Die Entstehung sekundärer Fibrosarkome (z. B. auf dem Boden eines Morbus Paget) erscheint möglich.
Bevorzugte Lokalisationen sind die kniegelenknahen Metaphysen. Röntgenologisch ist eine Unterscheidung vom osteolytischen Osteosarkom nicht möglich.

**Therapie**
Radikale chirurgische Entfernung.

**Therapie:** Therapie der Wahl ist die chirurgische Tumorentfernung. Ablative Behandlungsmaßnahmen und, bei geeigneten Fällen, Resektionsverfahren stehen zur Verfügung. Gesicherte Ergebnisse hinsichtlich einer Strahlen- oder Chemotherapie liegen beim Fibrosarkom nicht vor; die Mehrzahl der Fibrosarkome gilt als strahlen- und chemotherapieresistent. Wegen der weitgehenden Unempfindlichkeit gegenüber einer Chemotherapie ist die Prognose der Fibrosarkome heute ungünstiger als die der Osteosarkome.

**Malignes fibröses Histiozytom**
seltene maligne Knochengeschwulst.
**Röntgenologisch**
ausgedehnte Osteolyse unter Einbeziehung der Kortikalis.

Im Gegensatz zu Osteosarkomen großer Weichteilanteil, fehlende periostale Reaktion.
**Therapie**
radikal chirurgische Entfernung; ggf. Chemotherapie.

**Malignes fibröses Histiozytom**
Das maligne fibröse Histiozytom des Knochens wird erst seit 1972 als eigene Tumorentität abgegrenzt. Die Geschwulst ist selten. Betroffen sind die Metaphysen langer Röhrenknochen bei jüngeren Erwachsenen. Röntgenologisch finden sich nahezu ausschließlich osteolytische Veränderungen, im Gegensatz zu den Osteosarkomen mit auffällig fehlender periostaler Reaktion und mit großen Weichteilanteilen.

**Therapie und Prognose:** Die Erfahrungen mit dieser Geschwulst sind bisher gering. Angewendet werden Therapieschemata, wie sie auch für Osteosarkome gelten. Die Prognose des malignen fibrösen Histiozytoms läßt sich derzeit nur sehr schwer abschätzen.

**Vom Knochenmarkgewebe ausgehende Geschwülste**

### 2.4.1.4 Vom Knochenmarkgewebe ausgehende Geschwülste

*Tumoren und tumorartige Läsionen des blutbildenden und lymphatischen Gewebes*

**Maligne**
malignes Non-Hodgkin-Lymphom
lymphoepitheloides Lymphom

Hodgkin-Lymphom
Sarkom der Retikulumzellen
maligne Histiozytose
Myelom (Plasmozytom)
Myelosarkom
Megakaryozytensarkom
Mastzellsarkom

In dieser Gruppe finden sich ausschließlich bösartige Geschwülste, wie maligne Non-Hodgkin-Lymphome, Hodgkin-Lymphome, Retikulumzellsarkome, die maligne Histiozytose, das Mastzellsarkom, die Knochenveränderungen bei Leukämien, bei Lymphogranulomatose, das Plasmozytom und andere.

Eine Unterscheidung zwischen primären Knochengeschwülsten und Erkrankungen mit Knochenbeteiligung wird nicht einheitlich vorgenommen.

**Plasmozytom**

*Synonyme:* Myelom, Plasmazellmyelom.

Das Plasmozytom ist, wenn es den Knochentumoren zugerechnet wird, der häufigste maligne Knochentumor (über 30 %). Es handelt sich um eine maligne Neubildung der Plasmazellen. Neben dem üblichen multiplen Myelom wird ein seltenes, solitäres Myelom des Knochens abgegrenzt. Die Frage, ob es sich dabei um unterschiedliche Erkrankungen handelt, ist umstritten; mehrheitlich wird angenommen, daß die solitär beginnenden Plasmozytome später in eine multiple Systemerkrankung übergehen.

**Plasmozytom**
häufigste primär maligne Knochengeschwulst.
In aller Regel systemische Erkrankung mit multiplem Skelettbefall.
Maximal beschleunigte BSG.

Plasmozytome weisen ein weitgehend charakteristisches Krankheitsbild auf. Bevorzugt betroffen sind Erwachsene jenseits des 50. Lebensjahres. Die **klinische Symptomatologie** ist durch Schmerzen und Deformierung der befallenen Knochen sowie Spontanfrakturen gekennzeichnet. Neben einer diffusen Verteilung des Plasmozytomgewebes im Knochenmark mit den röntgenologischen Zeichen einer generalisierten Entmineralisierung sind multiple umschriebene Osteolysen nachweisbar. Die Wirbelsäule ist besonders häufig beteiligt. Ein vielfach als typisch angesehener Schädelbefall mit Stanzdefekten wird dagegen nur bei etwa 10–20 % der Patienten angetroffen.

Die **Diagnose** wird gestellt durch den Nachweis des Myelomgewebes im Knochenmark oder durch typische Laborbefunde. Dabei handelt es sich um den Nachweis von Paraproteinen, die im Blut und/oder Urin gefunden werden können. Der mangelnde Nachweis schließt allerdings das Vorliegen eines Plasmozytoms nicht aus, da auch sog. nicht-sezernierende Plasmozytome bekannt sind. Dazu soll auch die Mehrzahl der solitären Plasmozytome zählen.

**Diagnose**
- Knochenmarkbiopsie,
- Nachweis von Paraproteinen in Blut und/oder Urin.

Laborchemische Hinweiszeichen auf das Vorliegen eines (sezernierenden) Plasmozytoms sind eine maximal beschleunigte BSG und eine Hyperkalzämie.

**Therapie und Prognose:** Das Plasmozytom als üblicherweise generalisierte Erkrankung macht eine systemische Therapie erforderlich. Es gilt als strahlen- und chemosensibel. Operative Maßnahmen kommen palliativ im Sinne von Dekompressionen (bei Wirbelsäulenbeteiligung mit neurologischer Symptomatik), Stabilisierungen und als Verkleinerung der Gesamttumormasse in Betracht. Die Frage, ob durch onkologisch radikale Entfernung eines seltenen solitären Plasmozytoms eine Ausheilung erreicht werden kann, wird unterschiedlich beantwortet.

**Therapie**
- kombinierte Chemo-Strahlentherapie,
- operative Maßnahmen nur bei lokalen Komplikationen.

Die Prognose des multiplen Myeloms ist infaust.

**Prognose** infaust.

### 2.4.1.5 Angiogene, neurogene, myogene und lipogene Geschwülste

| **Benigne** | **Maligne** |
|---|---|
| Lipom | Liposarkom |
| Neurofibrom | neurogenes Sarkom |
| Leiomyom | Leiomyosarkom |
| Hämangiom | Chordom |
| Lymphangiom | malignes Hämangioendotheliom/Hämangiosarkom |
| Hämangioperizytom | malignes Hämangioperizytom |
| | Lymphangiosarkom |
| | Kaposi-Sarkom mit Knochenbeteiligung |

**Tumorartig**

Hämangiomatose
Morbus Gorham (disappearing bone)

Knochentumoren mit Ursprung im Gefäßgewebe, Nervengewebe, Fettgewebe und in der glatten Muskulatur sind außerordentlich selten. Wesentlicher Vertreter dieser Gruppe ist das Hämangiom des Knochens. Es handelt sich um eine gutartige, kapilläre oder kavernöse Blutgefäßgeschwulst, die vorwiegend solitär auftritt und ganz bevorzugt die Wirbelsäule betrifft.

**Wirbelkörperhämangiom**
charakteristisches röntgenologisches und computertomographisches Erscheinungsbild.

**Das röntgenologische** und computertomographische Bild der Wirbelsäulenangiome ist pathognomonisch mit typischer, längsgestellter Trabekulierung. In anderen Knochen können sich vollständige Osteolysen ausbilden.
Ist eine bioptische Diagnosesicherung erforderlich, so können erhebliche Blutungen auftreten. Gleiches gilt für die operative Therapie. Die Mehrzahl der Knochenhämangiome bedarf offensichtlich keiner Behandlung. Einheitliche Therapieempfehlungen bestehen nicht; bei Wirbelhämangiomen wird gelegentlich eine **Strahlentherapie** (20–40 Gy) durchgeführt.

### 2.4.1.6 Chordom

**Chordom**
seltene Geschwulst im Bereich der Wirbelsäule.
Prädilektionsstellen Schädelbasis und Kreuzbein.

**Röntgen**
expansive Osteolysen.

**Therapie**
chirurgische Entfernung; wegen Größe und Lage komplette Entfernung häufig nicht möglich.

Chordome sind seltene, von Resten der embryonalen Chorda dorsalis ausgehende Tumoren, die sich damit vom Entoderm ableiten. Weil Chordome ausschließlich an der Wirbelsäule auftreten, werden sie den Knochentumoren zugerechnet. Das Vorkommen eines benignen Chordoms wird heute bezweifelt, die Chordome werden den malignen Geschwülsten zugerechnet.
Chordome können im Bereich der gesamten Wirbelsäule mit Bevorzugung der Schädelbasis und des Kreuzbeines lokalisiert sein. Die klinische Symptomatologie ist von der jeweiligen Lage und Ausdehnung der Geschwulst geprägt. Röntgenologisch findet sich eine mehr oder weniger ausgedehnte, unscharf begrenzte Osteolyse. Die Gesamtausdehnung der Geschwulst läßt sich durch die Computertomographie sehr gut abschätzen.

**Therapie und Prognose:** Chordome gelten als chemo- und strahlenunempfindlich. Bei kleinen Tumoren ist durch komplette operative Entfernung Heilung möglich. Die Prognose der Chordome wird aber durch die relativ späte klinische Symptomatologie und die entsprechend verspätete Diagnosestellung geprägt. Obwohl nur etwa 10 % aller Chordome während des Beobachtungszeitraums metastasieren, ist die Prognose der Chordome schlecht. Wegen des langsamen Wachstums der Chordome sind Palliativoperationen (operative Tumorverkleinerung) zur Beeinflussung von Beschwerden häufig angezeigt.

## 2.4.1.7 Geschwülste unklarer Histogenese

**Geschwülste unklarer Histogenese**

**Nicht sicher abschätzbare Dignität**
Riesenzelltumor

**Maligne**
malignes fibröses Histiozytom
Ewing-Sarkom
Adamantinom der langen Röhrenknochen
undifferenziertes Sarkom

**Tumorartig**
aneurysmatische Knochenzyste
juvenile (solitäre, einfache) Knochenzyste
andere Zysten unklarer Genese
fibröse Dysplasie

**Riesenzelltumor**
*Synonym:* Osteoklastom.
Riesenzelltumoren sind seltene Knochengeschwülste – Inzidenz weniger als 1 pro Jahr pro 1 Mill. Einwohner –, die rasch und aggressiv wachsen. Ihr biologisches Verhalten kann nicht sicher eingeschätzt werden. Etwa 15% aller Riesenzelltumoren metastasieren. Darüber hinaus weisen alle Riesenzelltumoren bei unradikaler Entfernung des Primärtumors eine außerordentliche Neigung zu Lokalrezidiven auf. Die Gefahr von **Weichteilimplantationsmetastasen** ist, wie bei den Knorpelgeschwülsten, groß. Riesenzellgeschwülste betreffen vorwiegend jüngere Erwachsene. Prädilektionsorte sind distales Femur, proximale Tibia und distale Speiche. Auch an der Wirbelsäule, vor allem im Bereich des Kreuzbeines, werden Riesenzelltumoren angetroffen. Im Bereich der langen Röhrenknochen sind Riesenzelltumoren durch ihre epimetaphysäre Lage charakterisiert. Im typischen Fall findet sich ein unverwechselbares **Röntgenbild:**
- exzentrische Aufhellung mit relativ scharfer Grenze,
- ohne sklerotischen Randsaum,
- mit Auftreibung des Knochenabschnittes,
- metaepiphysäre Lage, wobei der Tumor bis in subchondrale Gelenkabschnitte reicht (Abb. 81).

**Riesenzelltumor**
seltene, sog. semimaligne bzw. potentiell maligne Geschwulst. Hauptlokalisation lange Röhrenknochen, Wirbelsäule (Kreuzbein).

**Charakteristisches Röntgenbild:**
- exzentrische, scharf begrenzte, expansive Osteolyse ohne Randsklerose,
- meta/epiphysäre Lage ohne Berücksichtigung der Wachstumsfuge.

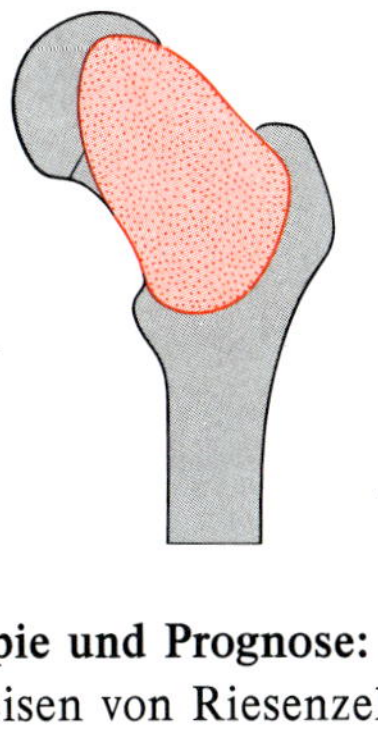

**Abb. 81**
Riesenzelltumor

**Therapie und Prognose:** Wegen der unterschiedlichen biologischen Verhaltensweisen von Riesenzelltumoren wird eine Einteilung in primär gutartige und primär und sekundär bösartige Riesenzellgeschwülste angestrebt. Zur Zeit existieren allerdings keine verläßlichen klinischen oder morphologischen Kriterien, so daß die Dignitätsfestlegung letztendlich erst nach dem Verlauf erfolgt.
Zur Dignitätsbestimmung ist eine *morphologische Graduierung* in drei unterschiedliche histologische Gruppen nach aufsteigender Proliferationstendenz vorgenommen worden. Anerkannt ist eine Korrelation von Grad 3 mit einem

ungünstigen biologischen Verhalten (hohe Rezidivneigung, Metastasierung); aus der Einordnung in Grad 1 oder 2 läßt sich dagegen kein definitiver Rückschluß auf das weitere Verhalten ziehen; insbesondere läßt sich eine spätere Metastasierung nicht ausschließen.

**Therapie**
radikal chirurgisch unter Vermeidung verstümmelnder Eingriffe. Resektion im Gesunden.
Alternative: Exkochleation und Kryotherapie.

*Therapie der Wahl* ist die operative Entfernung, so radikal wie möglich, unter Vermeidung verstümmelnder Eingriffe. Wegen der epimetaphysären Lage ist Resektionsbehandlung häufig mit einem gewissen Funktionsverlust verbunden. Alternativ wird die Exkochleation mit anschließender Kryotherapie angewendet. Die alleinige Exkochleation ist mit einer Rezidivquote bis zu 50 % belastet und wird als nicht tumoradäquat angesehen. Wegen der unsicheren Dignität von Riesenzellgeschwülsten ist die Prognose im Einzelfall von Zeitpunkt und Umfang der primären Tumorentfernung abhängig. Die Prognose der vom morphologischen Bild her primär als maligne eingeschätzten Riesenzelltumoren gilt als ungünstig.

**Adamantinom**
seltener und ungewöhnlicher maligner Tumor.
Lokalisation Schienbein.

**Röntgen:**
exzentrische, teilweise intrakortikale Osteolyse.
Wegen des eigentümlichen Röntgenbildes sind Verwechslungen mit nichttumorösen Veränderungen häufig.

### Adamantinom

Das Adamantinom der langen Röhrenknochen ist ein sehr seltener und gleichzeitig sehr ungewöhnlicher maligner Tumor. Er kommt fast ausschließlich am Schienbein vor. Klinisch und röntgenologisch handelt es sich um eine exzentrische, teilweise intrakortikal gelegene, lytische Auftreibung im distalen oder mittleren Schienbeindrittel, die sich langsam nach proximal ausdehnt. Aufgrund des uncharakteristischen klinischen und röntgenologischen Bildes sind Verwechslungen mit anderen, insbesondere nichttumorösen Veränderungen (posttraumatische subperiostale Knochenläsionen) möglich und lange, bis zu mehreren Jahren reichende Zeiträume zwischen Erstbeschwerden und Diagnose häufig.

**Therapie**
Bei adäquater chirurgischer Primärtherapie (Resektion im Gesunden) gute Prognose.

**Therapie und Prognose:** Bei etwa 25 % der Patienten mit Adamantinom werden Metastasen beobachtet. Das Adamantinom ist darüber hinaus durch eine außerordentlich hohe lokale Rezidivneigung gekennzeichnet. Derzeit wird die primäre Resektion im Gesunden als Therapie der Wahl angesehen.

**Ewing-Sarkom**
Das Ewing-Sarkom ist nach dem Osteosarkom der zweithäufigste maligne Knochentumor im Kindes- und Jugendalter.
Altersgipfel vor dem 15. Lebensjahr.

### Ewing-Sarkom

Das Ewing-Sarkom ist nach dem Osteosarkom der **zweithäufigste maligne Knochentumor im Kindes- und Jugendalter**.
Es handelt sich um eine hochmaligne Geschwulst aus undifferenzierten Zellen ohne Zwischensubstanzbildung; die Ursprungszelle des Ewing-Sarkoms ist unbekannt.

**Häufige Allgemeinsymptome:**
- Fieber,
- Krankheitsgefühl,
- Abgeschlagenheit,
- lokale Schmerzen,
- Leukozytose,
- hohe BSG.

**Röntgen**
- feinfleckige, großflächige Osteolyse,
- periostale Reaktion,

**Klinik:** Das Ewing-Sarkom macht etwa 10 % aller primär malignen Knochentumoren, aber über 30 % aller kindlichen malignen Knochentumoren aus. Ewing-Sarkome können prinzipiell in jedem Knochen auftreten; am häufigsten finden sie sich meta-diaphysär in den langen Röhrenknochen und am Becken. Betroffen sind vor allem Kinder bis zum 15. Lebensjahr; nach dem 30. Lebensjahr treten Ewing-Sarkome praktisch nicht mehr auf. Im Gegensatz zu anderen primären Knochensarkomen führen Ewing-Sarkome sehr frühzeitig zu *Allgemeinsymptomen*:
- lokale Schmerzen,
- lokale Schwellung, die durch einen ausgedehnten Weichteilanteil verursacht wird,
- ausgesprochenes Krankheitsgefühl,
- Abgeschlagenheit,
- intermittierendes Fieber,
- Leukozytose,
- hohe BSG.

**Röntgenologisch** zeigt sich eine feinfleckige Osteolyse mit unscharfer Begrenzung, spindeliger Auftreibung des Knochens und periostaler Reaktion, darüber hinaus häufig eine ausgeprägte Weichteilverschattung. Zur exakten Festlegung der Tumorausdehnung sind gerade beim Ewing-Sarkom weiterführende diagnostische Maßnahmen, wie CT, NMR, Szintigraphie, Angiographie, erforderlich. Grundsätzlich muß beim Ewing-Sarkom eines Röhrenknochens mit Befall des gesamten Schaftes gerechnet werden.

- Weichteilverschattung als Ausdruck teilweise erheblicher extraossärer Anteile des Tumors.

**Differentialdiagnose:** Aufgrund des klinischen und röntgenologischen Bildes sind Verwechslungen mit einer hämatogenen Osteomyelitis möglich.

**DD**
Aufgrund des klinischen und röntgenologischen Bildes, Verwechslungen mit einer hämatogenen Osteomyelitis häufig.

**Therapie:** Das Ewing-Sarkom ist ein hochmaligner Tumor mit frühzeitiger Metastasierung. Andererseits gibt es keinen primären Knochentumor, der auf eine Chemotherapie und Strahlentherapie so gut anspricht wie das Ewing-Sarkom. Gerade beim Ewing-Sarkom haben sich die therapeutischen Vorstellungen in den letzten Jahen wiederholt geändert. Endgültige Therapieempfehlungen für das Ewing-Sarkom können immer noch nicht gegeben werden. Verschiedene Therapieansätze werden derzeit im Rahmen kooperativer Therapiestudien (Cess) überprüft. Allgemein empfohlen wird der kombinierte Einsatz von Chemotherapie, Strahlentherapie und chirurgischer Therapie, wobei insbesondere der Stellenwert der chirurgischen Behandlung und der Strahlenbehandlung zur Kontrolle des Primärtumors für unterschiedliche Lokalisation weiter eingegrenzt werden muß.
Als wichtiger prognosebeeinflussender Faktor hat sich neben der Tumorlokalisation die Tumorgröße herausgestellt.

**Therapie**
*Kombinationstherapie*
- lokale Tumorentfernung
- Chemotherapie
- ggf. lokale Strahlentherapie.

**Prognose**
Von Tumorlokalisation und Tumorgröße abhängig:
kritisches Tumorgewicht 100 g.
Prognose ähnlich wie beim Osteosarkom.

**Geschwulstähnlich**
Zu den geschwulstähnlichen (geschwulstsimulierenden, geschwulstvortäuschenden) Knochenveränderungen zählen eine Reihe von intraossären Zysten sowie andere lokalisierte Knochenerkrankungen unbekannter Herkunft.

**Geschwulstähnliche Knochenveränderungen**

**Juvenile Knochenzyste**
*Synonym:* solitäre Knochenzyste.
Es handelt sich um eine häufige, osteolytische, nichttumoröse, solitäre Knochenveränderung bei Kindern und Jugendlichen. Die Ätiopathogenese ist ungeklärt; es wird eine passagere Störung der Wachstumsscheibe diskutiert.

**Juvenile Knochenzyste**
nichttumoröse, häufige, solitäre Knochenveränderung bei Kindern und Jugendlichen. Wahrscheinlich Folge einer temporären Störung der Wachstumsscheibe.

**Klinik:** Betroffen sind vorwiegend Kinder und Jugendliche zwischen dem 10. und 15. Lebensjahr. Bevorzugte Lokalisationen sind die Metaphyse des proximalen Femur und des proximalen Humerus. Bei 60–70 % der Patienten wird die juvenile Knochenzyste wegen einer pathologischen Fraktur entdeckt.

**Symptome**
keine.

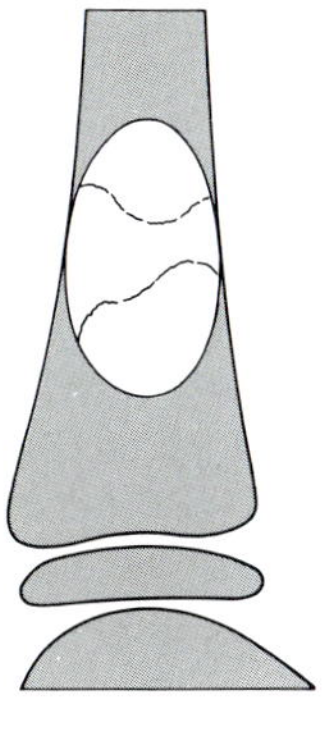

**Abb. 82**
Juvenile Zyste

**Röntgen:** Es findet sich eine längliche, größere osteolytische Veränderung mit scharfer Begrenzung, leichter Aufweitung des betroffenen Knochenab-

**Diagnose**
häufig nach pathologischer Fraktur.

**Röntgen:**
- gut abgegrenzte, expansive, osteolytische Veränderung, mehr oder weniger wachstumsscheibennah,

**Morphologie**
- einkammrige flüssigkeitsgefüllte Höhle mit membranöser Auskleidung.

schnittes, ohne periostale Reaktion. Eine eigentliche Kammerung fehlt, kann aber röntgenologisch vorgetäuscht sein.

- Wegen der unterschiedlichen Prognose wird zwischen Zysten, die noch eine unmittelbare Verbindung zur Wachstumsscheibe besitzen (aktive Zysten), und Zysten, die diese Verbindung verloren haben, unterschieden.

Mit zunehmendem Knochenwachstum rücken die juvenilen Knochenzysten von der Wachstumsscheibe ab und können bis in den mittleren Schaftbereich abwandern (Abb. 82).

**Makromorphologisch** handelt es sich um einen einkammrigen Hohlraum, der mit gelblich-klarer oder bräunlicher Flüssigkeit gefüllt ist und eine membranöse Auskleidung besitzt.

**Therapie**
- (Teil-) Entfernung,
- Defektüberbrückung.

**Therapie:** Nach Spontanfrakturen können (partielle) Ausheilungen auftreten. Wegen der hohen Quote von Spontanfrakturen erscheint bei jeder erkannten juvenilen Knochenzyste ein stabilisierender operativer Eingriff angezeigt. Dabei werden Exkochleationen mit Auffüllung und primäre Zystenresektionen empfohlen.

Nach Exkochleation und Defektauffüllung werden Rezidivraten von 20–30 % beschrieben. Dabei scheint ein deutlicher Unterschied zwischen aktiven, wachstumsscheibennahen und inaktiven, wachstumsscheibenfernen Zysten zu bestehen.

**Aneurysmatische Knochenzyste**
meist exzentrischer, expansiver, gut abgegrenzter osteolytischer Herd bei Kindern und Jugendlichen.

## Aneurysmatische Knochenzyste

Die aneurysmatische Knochenzyste ist eine gutartige, nichtneoplastische Knochenaffektion; im Gegensatz zur juvenilen Zyste findet sich ein meist exzentrischer, osteolytischer, ossärer und extraossärer Anteil (Abb. 83).

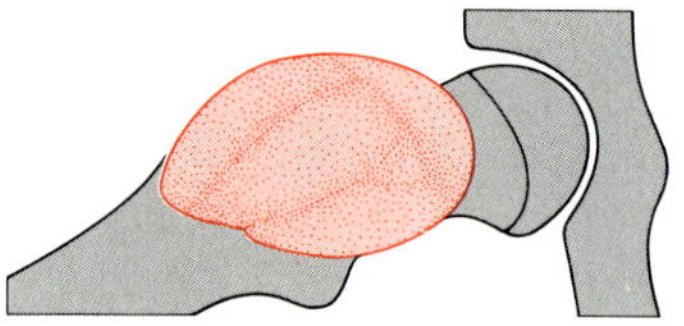

**Abb. 83**
Aneurysmatische Zyste

**Bevorzugte Lokalisation:**
Metaphysen langer Röhrenknochen, Wirbelsäule.

Ätiopathogenetisch wird die aneurysmatische Knochenzyste als *reaktive Veränderung* interpretiert; dafür spricht auch das gehäufte Zusammentreffen mit anderen Knochenerkrankungen, z. B. mit primär-malignen Knochentumoren. Auch die aneurysmatische Knochenzyste tritt in der Regel solitär auf. Bevorzugt befallen sind die Metaphysen der langen Röhrenknochen und die Wirbelsäule. Die Altersverteilung ist ähnlich wie bei den juvenilen Knochenzysten.

**Klinik:** Die aneurysmatische Knochenzyste macht häufiger als die juvenile Knochenzyste uncharakteristische Beschwerden. Bei Lokalisation an der Wirbelsäule können schwerwiegende neurologische Komplikationen ausgelöst werden.

**Röntgenologische** Abgrenzung gegenüber der juvenilen Knochenzyste:
- exzentrische Lage,
- Trabekelzeichnung, häufig ausgeprägte extraossäre Ausdehnung,
- gelegentlich, wie bei Riesenzelltumoren, epi-/metaphysäre Ausdehnung,

Das **Röntgenbild** ist von der Lage der Veränderung abhängig. Im typischen Fall findet sich eine exzentrische, metaphysäre, osteolytische Veränderung mit Trabekelzeichnung. Die intraossäre Begrenzung ist immer scharf und glatt, die extraossäre Ausdehnung häufig ausgeprägt. Nach Schluß der Wachstumsfuge kann, wie bei Riesenzelltumoren, eine epimetaphysäre Lokalisation nachweisbar werden.

**Makromorphologisch** besteht die aneurysmatische Zyste aus einer durch schmale Septen unterteilten Höhle, die teilweise von Weichgewebe, teilweise von Blut oder klarer Flüssigkeit ausgefüllt ist. Die Zystenwand ist von einer Membran bedeckt.

**Therapie**
- (Teil-)Resektion,
- Defektüberbrückung

**Therapie:** Operative Behandlung gilt als Therapie der Wahl; durchgeführt werden Exkochleationen mit Auffüllung sowie Blockresektionen. Gelegentlich treten stärkere Blutungen bei der Zystenausräumung auf. Rezidive werden in etwa 20% der Fälle beobachtet.

**Intraossäres Ganglion (juxtaartikuläre Knochenzyste)**
Bei der juxtaartikulären Knochenzyste handelt es sich um eine zystische, gut abgegrenzte Veränderung in der Nachbarschaft von Gelenken, die als Äquivalent der häufigen extraossären Ganglien (Synovialzysten) angesehen wird.
**Röntgenologisch** finden sich kleinere Gebilde mit Randsklerose; meist läßt sich röntgenologisch/tomographisch eine unmittelbare Verbindung zum Gelenk nachweisen.
Makromorphologisch handelt es sich um ein- bis mehrkammrige Höhlen, die mit gallertigem Gewebe ausgefüllt sind.

**Therapie:** Exkochleation und Auffüllung mit Knochenspänen. Die Prognose ist gut.

**Intraossäres Ganglion**
Wahrscheinlich Äquivalent der häufigeren, extraossären Ganglien (Überbeine).

**Fibröse Knochendysplasie**
*Synonyme:* Osteofibrosis deformans juvenilis Uehlinger, Morbus Jaffé-Lichtenstein.

**Sonderform: Albright-Erkrankung**
Die fibröse Dysplasie stellt eine monostotische, oligoostotische oder polyostotische Knochenveränderung dar. Die Ätiologie der Erkrankung ist ungeklärt; pathogenetisch wird eine Fehldifferenzierung der Skelettabschnitte angenommen. Wenn die fibröse Dysplasie mit Pigmentflecken der Haut und einer Pubertas praecox bei Mädchen auftritt, wird das Krankheitsbild als Albright-Syndrom bezeichnet.
Monostotische Formen der fibrösen Dysplasie überwiegen, oligo- und polyostotische Formen sind seltener; das Albright-Syndrom ist extrem selten. Die Erkrankung manifestiert sich in der Regel im 2. Lebensjahrzehnt. Prinzipiell können alle Knochen betroffen werden, bevorzugt sind die langen Röhrenknochen der unteren Extremität.
Klinisch auffällig sind Spontanfrakturen und vor allem schleichende Deformierungen der betroffenen Knochenabschnitte. Charakteristisch sind die Veränderungen bei Erkrankung des proximalen Femur mit Coxa vara und Übergang in sog. hirtenstabartige Deformierung.

**Knochendysplasie**
monostotische, oligoostotische oder polyostotische Knochenveränderungen.
Erkrankungsalter 2. Lebensjahrzehnt. Die betroffenen Skelettabschnitte neigen zu ausgesprochen progredienten Deformierungen.

**Röntgen:** Es finden sich
- osteolytische Veränderungen,
- teilweise kombiniert mit sklerotischen Verdichtungen,
- Knochendeformierungen durch Auftreibung und Achsenfehlstellung.

**Makromorphologisch** finden sich die Veränderungen im Jugendalter mit einem grauweißen, derb elastischen, gummiartigen Gewebe aufgefüllt, das beim Einschneiden sandartig knirscht. Mit Wachstumsabschluß kommt es zu einer histologisch, röntgenologisch und szintigraphisch nachweisbaren Abnahme der Herdaktivität mit spontaner Stabilisierung. Restitutio ad integrum ist aber nicht bekannt.

**Röntgen:**
Gut abgegrenzte, expansive, osteolytische Veränderungen, meta- und diaphysär.
**Typische Makromorphologie:**
Grauweißes, derb elastisches, gummiartiges Gewebe.

**Therapie und Prognose:** Eine kausale Therapie der Erkrankung ist nicht möglich. Herdausräumungen bei Jugendlichen sind nahezu regelmäßig von Rezidiven gefolgt; bei Erwachsenen ist die diesbezügliche Prognose günstiger. Komplette Resektionen des befallenen Knochenabschnittes sind bei metaphysärer Lage im Wachstumsalter häufig nicht möglich.
Die operative Behandlung bei Jugendlichen beschränkt sich daher vorwiegend auf die Versorgung von Frakturen oder drohenden Frakturen, auf die Beseitigung von Instabilitäten und Fehlstellungen.
Nach Beendigung des Wachstums sind die Ergebnisse operativer Maßnah-

**Therapie**
- bei Jugendlichen lokale Sanierung nur durch komplette Resektion möglich;
- bei Teilresektionen immer Rezidiv.
- bei Erwachsenen ggf. auch Ausräumungen und Defektauffüllungen möglich.

men günstiger. Maligne Entartung, vor allem bei polyostotischen Formen, ist beschrieben – Entartungsquote bei 1%.

**Eosinophiles Granulom**
harmlose Knochenveränderung bei Kleinkindern und Kindern.
Prädilektionsstellen:
- Schädeldach,
- proximales Femur,
- Becken,
- Wirbelsäule.

Wirbelsäule:
häufigste Ursache der Vertebra plana.

Das eosinophile Granulom wird mit der Hand-Schüller-Christian-Krankheit und der Abt-Letterer-Siwe-Krankheit aus pathohistologischen, nicht aus klinischen Gründen unter dem Oberbegriff der Histiozytosis X zusammengefaßt.

**Eosinophiles Granulom**

Das eosinophile Knochengranulom ist eine osteolytische Knochenaffektion, die mehrheitlich als nichtneoplastisch angesehen wird. Auf Vorschlag von Lichtenstein (1953) wird die Erkrankung mit der Hand-Schüller-Christian-Krankheit und der Abt-Letterer-Siwe-Krankheit unter dem Oberbegriff Histiozytosis X zusammengefaßt. Danach wird die Hand-Schüller-Christian-Erkrankung als disseminierte Form, die Abt-Letterer-Siwe-Erkrankung als akute Form mit schlechter Prognose aufgefaßt. Der spontane Übergang eines eosinophilen Granuloms in eine Hand-Schüller-Christian-Erkrankung oder Abt-Letterer-Siwe-Erkrankung wird von manchen Autoren für möglich gehalten.

Das eosinophile Granulom ist eine sehr seltene Veränderung bei Kleinkindern und Kindern. Es tritt solitär, gelegentlich auch oligo- oder polyostotisch auf. Als Prädilektionsstellen gelten Schädeldach, proximales Femur, Becken und Wirbelsäule. Im Bereich der Wirbelsäule wird es als häufigste Ursache der sog. Vertebra plana angesehen. Bei Manifestation in den langen Röhrenknochen oder im Becken findet sich röntgenologisch eine osteolytische, scharf begrenzte, unterschiedlich große Aufhellung, gelegentlich mit Wachstumstendenz. Beschwerden werden vorwiegend bei wachsenden Veränderungen beobachtet.

**Therapie**
Keine oder chirurgische Entfernung.

**Prognose** gut.

**Therapie und Prognose:** Die Prognose des solitären eosinophilen Granulom ist gut. Spontanheilungen sind in einem hohen Prozentsatz bekannt. Das gilt auch für die Vertebra plana. Nach unvollständiger Ausräumung heilen solitäre eosinophile Granulome in der Regel ab. Ob beim multiplen eosinophilen Granulom eine darüberhinausgehende medikamentöse Therapie (Kortisontherapie, Zytostase) notwendig ist, ist umstritten. Auch die Annahme, daß ein eosinophiles Granulom in eine Hand-Schüller-Christian- oder Abt-Letterer-Siwe-Krankheit übergehen kann, ist nicht unwidersprochen geblieben.

**Knochenmetastasen**
Mit Abstand häufigste bösartige Knochenveränderung.

## 2.4.1.8 Knochenmetastasen

Knochenmetastasen sind weitaus häufiger als primäre Knochengeschwülste. Nach Lunge und Leber ist der Knochen der dritthäufigste Metastasierungsort überhaupt. Dabei zeigt sich eine ausgeprägte Bevorzugung der Wirbelsäule; mehr als die Hälfte aller Knochenmetastasen finden sich hier.

Bei etwa 20% aller Malignome werden in Sektionsstatistiken Knochenmetastasen gefunden. Nur in etwa der Hälfte der Fälle liegt gleichzeitig eine Lungenmetastasierung vor.

**Knochenmetastasen:** ⇨

Grundsätzlich kann jeder maligne Tumor zur Metastase im Skelett führen. Es gibt aber für bestimmte Neoplasien eine spezielle Affinität zur Skelettmetastasierung. Am häufigsten werden Knochenmetastasen gefunden bei
- Mammakarzinomen,
- Prostatakarzinomen,
- Bronchialkarzinomen,
- Nierenkarzinomen,
- Schilddrüsenkarzinomen.

Weichteilsarkome metastasieren selten ins Skelett, Knochensarkome dagegen häufig.

*Häufigkeit von Knochenmetastasen bei Karzinomen (n. Dominok)*

| | |
|---|---|
| Mamma – Ca | 60% |
| Prostata – Ca | 50% |
| Bronchial – Ca | 35% |
| Nieren – Ca | 25% |
| Schilddrüsen – Ca | 20% |

Aufgrund der unterschiedlichen Altersverteilung von primär malignen Knochengeschwülsten und von Karzinomen steigt die Wahrscheinlichkeit für das Vorliegen einer Metastase bei Nachweis einer Knochenveränderung mit zunehmendem Alter.

**Primäre maligne Knochengeschwülste** bevorzugt bei Kindern und Jugendlichen.
**Sekundäre maligne Knochengeschwülste bevorzugt** bei älteren Erwachsenen.
Das Skelett ist der häufigste Metastasierungsort aller Malignome.

**Karzinome mit spezieller Affinität zur Skelettmetastasierung**

Bei den Skelettmetastasen wird zwischen **osteolytischen** (osteoklastischen) und **osteoplastischen** (osteosklerotischen) Metastasen unterschieden. Osteolytische Metastasen werden häufiger angetroffen als osteoplastische, mit deutlichen Unterschieden innerhalb der Karzinomgruppe. Insbesondere Prostatakarzinome haben mit über 50% einen hohen Anteil an den osteoplastischen Skelettmetastasen. Zwischen ausschließlich osteolytischen und ausschließlich osteoplastischen Metastasen gibt es alle Übergangsformen. Osteolytische Metastasen unterscheiden sich röntgenologisch häufig von primären Knochentumoren durch das Fehlen reaktiver Veränderungen. Der röntgenologische Nachweis von Skelettmetastasen ist erst ab einer gewissen Größenausdehnung möglich und wenn ein lokaler Mineralisationsverlust von 30–40% eingetreten ist. Die **Skelettszintigraphie** ist in der Metastasensuche ein wesentlich empfindlicheres Verfahren.

**Röntgenologisch/histologisch:**
Es wird zwischen osteolytischen (häufiger) und osteoplastischen (seltener) Metastasen unterschieden.
**Röntgenologischer** Metastasennachweis erst bei Mineralisationsverlust von 30–40%.
Daher bei bekanntem Primärtumor oder Tumorverdacht:
- **Skelettszintigraphie.**

Allgemein gültige Regeln für die Behandlung von Knochenmetastasen gibt es nicht. Nur ausnahmsweise hat die Behandlung kurativen Charakter, z.B. bei Solitärmetastasen eines Schilddrüsenkarzinoms. In der überwiegenden Zahl handelt es sich um palliative Behandlungsmaßnahmen. Die Behandlungsart ist auch von der Art der Primärgeschwulst abhängig. Zytostatische Chemotherapie (oder Hormontherapie bei hormonabhängigen Primärgeschwülsten) hat den Vorteil einer systemischen Wirkungsweise. Operative Maßnahmen bei Skelettmetastasen müssen immer dann erwogen werden, wenn lokale Komplikationen drohen oder eingetreten sind, die die verbliebene Lebensqualität des Betroffenen erheblich beeinträchtigen. Meist handelt es sich um dekomprimierende (an der Wirbelsäule) oder um stabilisierende Eingriffe.

## 2.4.2 Weichteiltumoren

**Weichteiltumoren**

**Terminologie:**
Der Begriff des Weichteiltumors (Tumor of the soft tissue) entspringt klinisch-pragmatischen Bedürfnissen. Er ist histogenetisch nicht eindeutig definiert, weil es den Begriff der Weichteile weder in der Anatomie noch in der Pathologie gibt.

**Terminologie**
Weichteilbegriff weder anatomisch noch pathohistologisch definiert, sondern aus der Klinik abgeleitet.

> Vereinbarungsgemäß werden derzeit unter Weichteiltumoren alle Geschwulstbildungen zusammengefaßt, die sich von den nichtepithelialen, extraskelettären Geweben mit Ausnahme des retikulo-endothelialen Systems, der Glia und der Stützgewebe spezifischer Organe und Eingeweide herleiten.

Diese klinische Definition der Weichteiltumoren ist praktisch mit der pathohistologischen Definition der mesenchymalen Geschwülste und Geschwülste des peripheren Nervensystems identisch.

**Weichteilgeschwülste:**
Alle Geschwülste der nichtepithelialen, extraskelettären Gewebe mit Ausnahme des retikulo-endothelialen Systems, der Glia und der Stützgewebe spezifischer Organe und Eingeweide.

*Definition des Weichteiltumorbegriffes (in Anlehnung an die WHO)*
Alle Geschwulstbildungen, die sich von nichtepithelialen, extraskelettären

Geweben mit Ausnahme des retikuloendothelialen Systems, der Glia und der Stützgewebe spezifischer Organe herleiten
d. h. benigne und maligne Tumoren
- des Bindegewebes
- der Muskulatur
- der Kreislauforgane
- des Nervengewebes
- der Haut
- des Stützgewebes

| zentrale (innere) Weichteile | periphere Weichteile |
|---|---|
| in: Mediastinum | an: Kopf |
| Retroperitoneum | Hals |
| Mesenterium | Rumpf |
| Orbita | Extremitäten |

Definitionsgemäß werden die bösartigen Geschwülste nichtepithelialen Ursprunges als Sarkome bezeichnet. Nach der topographischen Verteilung lassen sich zentrale innere und periphere äußere Weichteile unterscheiden.

**Epidemiologie:**
Weichteiltumoren sind relativ häufige Veränderungen. Die Prävalenz von Weichteiltumoren beträgt ca. 1:1000. Etwa 98% sind benigne Geschwülste; benigne Tumoren des Fettgewebes, des Bindegewebes und des Gefäßsystems überwiegen.
Maligne Geschwülste der Weichteile (Weichteilsarkome) sind selten. Die Inzidenzrate wird (für die USA) mit 1–2 pro 100000 angegeben. Obwohl die sog. Weichteile mehr als 50% der gesamten Körpermasse ausmachen, beträgt der Anteil der Weichteilsarkome an der Gesamtzahl der Krebserkrankungen weniger als 1%.
Weichteiltumoren treten in jedem Alter auf. Die gutartigen Weichteiltumoren lassen eine nahezu symmetrische Verteilung mit Gipfel im 4. und 5. Lebensjahrzehnt erkennen. Bei den Weichteilsarkomen findet sich ein erster Erkrankungsgipfel im Kindesalter; im übrigen besteht im Vergleich mit den Karzinomen ein langsamer zunehmendes Erkrankungsrisiko mit zunehmendem Alter.
Die Gesamtheit der Weichteiltumoren läßt eine Geschlechts-Prävalenz nicht erkennen; wenige gutartige wie bösartige Einzeltumoren bevorzugen das männliche (z.B. palmare Fibromatosen, Synovialsarkom) oder das weibliche (aggressive Fibromatosen, Leiomyome) Geschlecht.
Weichteilgeschwülste können im Bereich aller zentralen inneren und im Bereich aller peripheren Weichteile auftreten. Für unterschiedliche Weichteilgeschwülste gibt es unterschiedliche Verteilungsmuster mit teilweise eindeutig bevorzugten Körperregionen. Einige gutartige Weichteilgeschwülste können definitionsgemäß nur bestimmte Körperregionen betreffen (z. B. Plantar- und Palmarfibromatosen). Etwa 15% der Weichteilsarkome entstammen den zentralen, ca. 85% den peripheren Weichteilen. Die topographische Verteilung der peripheren Weichteilsarkome entspricht der volumenmäßigen Verteilung der Ursprungsgewebe. Dementsprechend werden die Oberschenkel am häufigsten, die Hände und Füße nur sehr selten betroffen.

**Ätiologie und Pathogenese:**
Die Ätiologie der gutartigen Weichteilgeschwülste ist wie bei anderen gutartigen Geschwülsten weitgehend unklar. Einige Weichteilgeschwülste (Teratome, Neuroblastome) werden den dysontogenetischen Geschwülsten zugeordnet. Für die Weichteilsarkome liegen aus der experimentellen Onkologie einige Hinweise vor. Virusinduktion von Sarkomen (Rous-Sarkom, 1910) ist bei zahlreichen Tierspezies möglich. Auch durch ionisierende Strahlen und

chemische Kanzerogene sind Sarkome auslösbar. Bei der unspezifischen Kanzerogenese durch unlösliche Festkörper (Implantate) spielt die Oberflächenbeschaffenheit und Größe des Fremdkörpers eine wesentliche Rolle.

**Biologische Verhaltensweisen:**
Weichteilgeschwülste zeigen unterschiedliche biologische Verhaltensweisen. Diese sind nicht zwangsläufig vom histologischen Bild ablesbar. Es werden deswegen bei den Weichteiltumoren neben den gutartigen und bösartigen Geschwülsten gelegentlich noch andere Gruppen charakterisiert.

- **Maligne** Weichteiltumoren sind nach der WHO-Terminologie diejenigen, die in der Lage sind, Metastasen zu bilden.
- **Benigne** Weichteiltumoren sind nach der WHO-Terminologie demzufolge diejenigen, die nicht in der Lage sind, Metastasen zu bilden.
- Sog. **semimaligne** Weichteilgeschwülste sind charakterisiert durch
  1. örtlich aggressives und invasives Wachstum,
  2. außerordentliche Neigung zum lokalen Rezidiv,
  3. das Fehlen von Fernmetastasen.
     - intramuskuläres Hämangiom
     - zystisches Lymphangiom
     - juveniles Aponeurosenfibrom
     - juveniles Angiofibrom (Nasen-Rachen-Fibrom)
     - abdominale Fibromatose
     - aggressive Fibromatose
     - Chemodektom
     - Mesenchymom (differenziert)
     - Hämangioperizytom
     - Phäochromozytom
     - epitheloidzelliges Leiomyom
     - Ganglionneuroblastom
- Unter **pseudosarkomatösen** Veränderungen der Weichteile können benigne Veränderungen zusammengefaßt werden, bei denen aufgrund des histologischen Bildes die Gefahr der Nichterkennung der Benignität besonders groß ist, so z. B. bei pseudosarkomatösen Veränderungen des Weichteilgewebes:
  Fasciitis nodularis (proliferative Fasziitis)
  Myositis proliferans
  juveniles Aponeurosenfibrom
  atypisches Fibroxanthom
  Myositis ossificans
  juveniles benignes Hämangioendotheliom
- Eine sekundäre **maligne Entartung** primär gutartiger Weichteilgeschwülste ist sehr selten und nur für Neurofibrome, besonders im Rahmen der Neurofibromatose von Recklinghausen, gesichert.

Sowohl benigne als auch maligne Weichteiltumoren können multizentrischen Ursprung aufweisen.
Das biologische Verhalten der Weichteilsarkome ist vom Geschwulsttyp abhängig. Weitere Verhaltensunterschiede ergeben sich aus histologischen Subklassifizierungen und histologischen Differenzierungsgraden.

**Klassifikation:**
Derzeit gängige Klassifizierungen von Weichteiltumoren gehen auf einen Vorschlag der WHO aus dem Jahre 1969 zurück. Darin wurden alle bekannten primären Neubildungen der Weichteile erfaßt; proliferative Veränderungen wurden auch dann aufgenommen, wenn eine Entscheidung, ob ein echter Tumor vorliegt oder eine sog. tumorähnliche Veränderung, nicht eindeutig möglich ist. Die Einteilung geht von der Art des Stammgewebes (Stammzelle) aus. Innerhalb des jeweiligen Stammgewebes wurden der Dif-

**Maligne Weichteiltumoren:**
(Weichteilsarkome)
Metastasierung möglich (WHO-Definition).

Gelegentlich werden wegen des vielfältigen biologischen Verhaltens noch andere Tumorgruppen abgegrenzt, z. B. pseudosarkomatöse Veränderungen, semimaligne Tumoren.

Das biologische Verhalten der Weichteilsarkome ist außerordentlich variabel und in erster Linie vom Geschwulsttyp abhängig.

**Klassifizierungsparameter**
- Histogenese
- Biologische Verhaltensweise (benigne Tumoren/maligne Tumoren = Sarkome)
- Topographische Verteilung (zentrale/periphere Weichteiltumoren).

**Gutartige** Weichteilgeschwülste sind häufig, besonders Geschwülste des Fettgewebes, des Bindegewebes und der Blut- und Lymphgefäße.

**Maligne** Geschwülste der Weichteile sind selten.
Entstehungsursache unbekannt.
Benigne Weichteiltumoren: keine Metastasierung möglich.

**Klassifikation der Weichteilgeschwülste**
Zuordnung zum Stammgewebe bzw. zur Stammzelle.

**Graduierung der Weichteilgeschwülste**
Histologische Bestimmung des Entdifferenzierungsgrades.

ferenzierungszustand der Tumorzellen und biologische Verhaltensweisen sowie Tumorlokalisation, Altersverteilung usw. berücksichtigt. Zur deutlicheren Abgrenzung trägt ein fünfstelliger Tumorhistologieschlüssel ICDO (international classification of diseases for oncology 1976) bei (Tab. 4).

**Tabelle 4** Klassifikation von Weichteiltumoren (modif. nach der WHO) und wichtige Einzelgeschwülste

| Ursprungsgewebe | maligne | semimaligne potentiell maligne | benigne | tumorähnlich |
|---|---|---|---|---|
| Bindegewebe | Fibrosarkom | aggressive Fibromatose | Fibrom | Keloid |
| Fettgewebe | Liposarkom | | Lipom | |
| Muskelgewebe | Rhabdomyosarkom | | | |
| Blutgefäße | Angiosarkom | | Hämangiom | Naevus flammeus |
| | Kaposi-Sarkom | | | |
| Lymphgefäße | Lymphosarkom | | Lymphangiom | |
| synoviales Gewebe | Synovialsarkom | | | |
| Mesothel | | Mesotheliom | | |
| peripheres Nervengewebe | neurogenes Sarkom | | Neurofibrom | (Amputations-) Neurom |
| sympathische Ganglien | Neuroblastom | | | |
| paraganglionäre Strukturen | Phäochromozytom | | | |
| Mesenchym | Mesenchymom, anaplastisch | | | Mesenchymom, differenziert |
| unklare Histogenese | alveolares Weichteilsarkom | Chordom | | |

Nach internationaler Übereinkunft wird bei den bösartigen Weichteiltumoren neben der Klassifikation (typing) eine histopathologische Graduierung (grading) sowie eine Stadieneinteilung (staging) nach dem TNM-System vorgenommen.

**Stadieneinteilung der Weichteilgeschwülste**
Festlegung des Ausbreitungszustandes nach dem **TNM-System.**

*Stadieneinteilung maligner Weichteilgeschwülste (UJCC 1977)*

G Histologischer Malignitätsgrad
- G1 gering
- G2 mäßig
- G3 hoch

T Primärtumor
- T1 Tumor kleiner als 5 cm
- T2 Tumor 5 cm oder größer
- T3 Tumor mit Invasion von Knochen, größeren Gefäßen oder Nerven

N regionale Lymphknoten
- N0 histologisch keine Lymphknotenmetastasen
- N1 histologisch Lymphknotenmetastasen nachgewiesen

| | | | | |
|---|---|---|---|---|
| M | Fernmetastasen | | | |
| | M0 keine Fernmetastasen | | | |
| | M1 Fernmetastasen nachgewiesen | | | |
| Stadium I | G1 | T1–2 | N0 | M0 |
| Stadium II | G2 | T1–2 | N0 | M0 |
| Stadium III | G3 | T1–2 | N0 | M0 |
| | – | T1–2 | M1 | M0 |
| Stadium IV | – | T3 | – | – |
| | – | – | – | M1 |

**Ausbreitung und Metastasierung:**

- Weichteilsarkomen wird ein spezielles Wachstums- und Ausbreitungsverhalten zugeschrieben.
- Transversale Strukturgrenzen werden lange Zeit respektiert.
- Dagegen ist eine ausgeprägte Neigung zu longitudinalem Wachstum entlang vorgegebener Strukturen (Faszien, epineurales Bindegewebe – Skip-Metastasen) die Regel.

Im Vergleich zu den Karzinomen überwiegt bei allen Sarkomen die primär **hämatogene Metastasierung** (mit unterschiedlicher Gewebe- und Organaffinität).

Allerdings ist bei den Weichteilsarkomen im Gegensatz zu anderen Sarkomen primär **lymphogene Metastasierung** keine Seltenheit.

**Tumorausbreitung**

**1. Lokal:**
Im Extremitätenbereich ausgeprägte Neigung zu longitudinalem Wachstum entlang vorgegebener Strukturen.

**2. Metastasierung:**
- lymphogen:
  Wesentlich häufiger als bei anderen Sarkomen.
- hämatogen:
  Unterschiedliche Organaffinität für verschiedene Weichteilsarkome.
- Skip-Metastasen:
  wie bei Knochensarkomen möglich.

**Symptomatologie:**

Führendes Symptom ist mehrheitlich die schmerzlose Schwellung. Daneben sind unterschiedliche Beschwerden durch Beeinträchtigung benachbarter Organe möglich; im Extremitätenbereich z.B. venöse Blutabflußstörungen und ausstrahlende Schmerzen durch Kompression peripherer Nerven.

**Klinische Symptomatologie**
- unspezifisch.
- schmerzlose Weichteilschwellung.
- Sekundärsymptome durch Beeinträchtigung benachbarter Organe (im Extremitätenbereich Gefäße, Nerven).

**Diagnostik:**

Screening-Verfahren für Weichteiltumoren sind nicht verfügbar. Tumorverdacht ergibt sich aus den klinischen Erstsymptomen. Die endgültige Diagnosestellung Weichteiltumor einschließlich der Klassifizierung, gegebenenfalls Subklassifizierung und Graduierung, erfolgt histologisch. Bei allen Weichteiltumoren ist eine prätherapeutische Aussage zu Größe, Lage und Lagebeziehung erforderlich, bei den malignen Geschwülsten muß die Frage nach lymphogener oder hämatogener Metastasierung gestellt werden.

**Nativröntgen:**

Aufnahmen der Tumorregion sind wünschenswert. Die Aussagekraft läßt sich durch spezielle Aufnahmetechniken (Weichstrahltechnik), elektronische Bildverarbeitung (elektronische Kontrastharmonisierung, Logetronographie) oder Xeroradiographie erheblich vergrößern. Bei Sarkomen dienen Röntgenaufnahmen der Lunge in zwei Ebenen zum pulmonalen Metastasenausschluß, bei Lokalisation im Bereich der oberen Extremitäten geben Weichteilaufnahmen der Axilla Auskunft über die axillären Lymphknoten.

**Diagnose von Weichteiltumoren**
- Screening-Verfahren nicht verfügbar.
- Verdachtsdiagnose klinisch.
- Geschwulstdiagnose,
- Dignitätsdiagnose,
- Artdiagnose histologisch mit wenigen Ausnahmen (gutartige Tumoren, wie kutane Hämangiome, Lymphangiome usw., die aufgrund klinischer Kriterien eine eindeutige Diagnose zulassen).

**Dignitätsbeurteilung:**
Rückschluß vom histologischen Bild auf die biologische Verhaltensweise nicht uneingeschränkt möglich.

*Apparative Diagnostik:*
- Nativröntgen (Weichstrahltechnik),
- bei diagnostischen Unklarheiten Computertomographie und/oder Kernspintomographie.

**Sonographie:**

Nicht invasives, schnell verfügbares Verfahren bei unklaren Tastbefunden. Informationen über Lymphknoten- oder Lebermetastasen sind möglich.

Die **Angiographie** bleibt nach Einführung der Computertomographie speziellen Fragestellungen vorbehalten (Gefäßtumoren, operative Therapieplanung). Die **Lymphographie** kommt ausschließlich im Bereich der unteren Extremitäten und bei Weichteilsarkomen, die häufiger primär lymphogen metastasieren, in Betracht. Sie ist auch zur Therapiekontrolle einsetzbar.

Als apparative Zusatzmaßnahmen bei bestimmten Fragestellungen ggf. möglich:
- Sonographie,
- Thermographie,
- Angiographie,
- Skelettszintigraphie.

Bei Weichteilsarkomen Metastasenausschluß durch Röntgen der Lunge in 2 Ebenen (CT).

Die **Szintigraphie** dient als Skelettszintigraphie zum Ausschluß von Metastasen; positive Tumordarstellung ist gegebenenfalls durch Gallium-67-Szintigraphie möglich.

Die **Computertomographie** stellt das derzeit hilfreichste apparativ-diagnostische Verfahren zur Beschreibung von Größe, Lagebeziehung, Binnenstrukturen und Veränderung der regionalen Lymphknoten dar. Die Computertomographie ist für die Diagnostik und die Therapieplanung meist unverzichtbar.

Die **Kernspintomographie** ist bei Weichteiltumoren noch kein diagnostisches Routineverfahren; sie läßt aber für die Beschreibung von Weichteiltumoren hohe Aussagekraft erwarten.

Die Klassifikation von Weichteilgeschwülsten (Artdiagnose) und die Graduierung von Weichteilsarkomen macht die histologische Beurteilung erforderlich; zur Festlegung der Dignität von Weichteilgeschwülsten wird nahezu ausnahmslos das histologische Bild zugrunde gelegt (empirischer Rückschluß von der Geschwulstmikromorphologie auf die prospektive Tumorverhaltensweise).

Gewebeentnahme mit wenigen Ausnahmen bei allen Weichteiltumoren indiziert.
Verfahren der Wahl:
- **Exzisionsbiopsie.**

Die Indikation zur Gewebeentnahme ist bei nahezu allen Weichteiltumoren gegeben. Ausnahmen: Weichteilgeschwülste mit klinisch eindeutiger Artdiagnose, wie teleangiektatische Naevi, kutane kapilläre Hämangiome, Dupuytren-Kontrakturen u. a.

Für die histologische Beurteilung von Weichteiltumoren wird eine repräsentative Darstellung des Gesamttumors (Anzahl der Schnittpräparate = größter Tumordurchmesser in cm) gefordert. Ziel der Gewebeentnahme bei kleineren Geschwülsten ist die Gesamtentfernung mit schmalem Randsaum umgebenden Gewebes: **Exzisionsbiopsie.**

Die **Inzisionsbiopsie** mit intraoperativer Schnellschnittuntersuchung (histologischer Tumornachweis) wird bevorzugt, wenn eine primäre Tumorexstirpation wegen Größe und Lage der Geschwulst schwierig erscheint und Unklarheiten hinsichtlich der präoperativen Dignitätsbeurteilung bestehen (Möglichkeit der intraoperativen Änderung des Therapiekonzeptes).

Stanzbiopsie und Feinnadelbiopsie bei Weichteilgeschwülsten in der Regel nicht indiziert.

Die Stanzbiopsie ist wegen der Elastizität des Tumorgewebes methodisch unzureichend.

Die Feinnadelbiopsie ist bei Weichteiltumoren zur Diagnostik ungeeignet, weil sie nur Material zur zytologischen, nicht aber zur histologischen Beurteilung gewinnen läßt.

**Therapie der Weichteiltumoren**

Die Behandlung von Sarkomen der peripheren Weichteile ist nahezu unabhängig von der histologischen Klassifikation.
Bei gutartigen Veränderungen ist das therapeutische Vorgehen weniger einheitlich.

**Therapie der Weichteiltumoren:**

Das therapeutische Vorgehen ist von anatomischen, biologischen und funktionellen Besonderheiten der Geschwulst abhängig. Angestrebt: diagnostische Exzisionsbiopsie zum Ausschluß eines Malignoms.

**Benigne Weichteiltumoren:**
Indikation zur operativen Entfernung
1. Diagnostische Exzisionsbiopsie
   - Ausschluß eines Malignoms.
2. Therapeutische extrakapsuläre Exzision
   - subjektive Beschwerden,
   - kosmetische Gründe,
   - drohende oder eingetretene Funktionsbehinderung.
3. Enukleation nur in Ausnahmefällen.
4. Andere operativ taktische Maßnahmen gelegentlich bei bestimmten gutartigen Weichteilveränderungen aus anatomischen oder biologischen Gründen erforderlich, z. B.:
   - Dupuytren-Kontraktur,
   - Fibromatosis colli,
   - kavernöse Hämangiome.

Indikation zur operativen Entfernung eindeutig **gutartiger Veränderungen:**
- subjektive Beschwerden,
- kosmetische Beeinträchtigung,
- eingetretene oder drohende Funktionsbehinderungen.

Behandlung vorzugsweise durch extrakapsuläre Exzision. Enukleationen unter Belassung der Tumorkapsel haben häufig Rezidive zur Folge. Ausnahme: subkutane Lipome.

Bei manchen gutartigen Weichteilgeschwülsten und geschwulstartigen Veränderungen, wie Morbus Dupuytren, Fibromatosis colli, kapillären Hämangiomen, wird aus anatomischen Gründen von diesen Behandlungsrichtlinien abgewichen.

Eine nichtoperative Therapie gutartiger Weichteilgeschwülste (Strahlentherapie, Lasertherapie) kommt nur ausnahmsweise zur Anwendung.

Bei sog. **semimalignen Weichteilgeschwülsten** im engeren Sinne: Geschwulst mit Sicherheitsabstand entfernen, soweit möglich unter Vermeidung verstümmelnder Eingriffe, mit intraoperativer (histologischer) Kontrolle der Resektionsränder. Bei manchen semimalignen Tumoren, wie der abdominalen Fibromatose, wird eine Nachbestrahlung empfohlen.

**Weichteilsarkome:** Prinzipiell kann zwischen radikaler und nichtradikaler Tumorchirurgie unterschieden werden. Für alle bösartigen Weichteilgeschwülste ist grundsätzlich eine radikale Tumorchirurgie erforderlich.

- Onkologische Radikalität kann definiert werden *als die vollständige Entfernung des Primärtumors im Gesunden.* Als Erfolgskriterium muß das Fehlen lokoregionaler Rezidive bei ausreichend langem Nachbeobachtungszeitraum gelten.

Weichteilsarkome besitzen eine Pseudokapsel, die aus Tumorgewebe besteht oder von Tumorgewebe durchsetzt ist. Die Kapsel ist von einer sog. Marginalzone reaktiven Gewebes umgeben, in der je nach Tumortyp und Tumorgröße in bis zu 80% Tumorsatelliten nachgewiesen werden können. Weichteilsarkome sind darüber hinaus durch ein besonders Wachstums- und Ausbreitungsverhalten gekennzeichnet.
Als onkologisch radikale Behandlungsverfahren bei Weichteilsarkomen gelten derzeit nur noch diejenigen Verfahren, die alle tumortragenden und unmittelbar angrenzenden Kompartimente vollständig entfernen. Damit kann es sich um Resektionsbehandlungen oder um Amputationen handeln. **Eine Biopsiewunde ist grundsätzlich als kontaminiert anzusehen und vollständig mit zu entfernen.** Die Forderung nach Radikalität bei Weichteilsarkomen scheitert häufig an den anatomischen Gegebenheiten. Radikale Resektionsbehandlung ist nur bei kleineren Geschwülsten möglich (Durchmesser unter 5 cm, günstige Lokalisation fern vom Gefäß- und Nervenhauptstamm). Bei Weichteilsarkomen an Kopf, Hals und Stamm kann immer nur eine begrenzte Resektion durchgeführt werden (Abb. 84).
**Lymphknotenbefall** kann eine zusätzliche Lymphknotenausräumung erforderlich machen.

**Chemotherapie:**
Im Gegensatz zur Behandlung von Knochensarkomen ist eine adjuvante Chemotherapie bei Weichteilsarkomen nicht allgemein eingeführt.
**Ausnahme: Das kindliche Rhabdomyosarkom.**

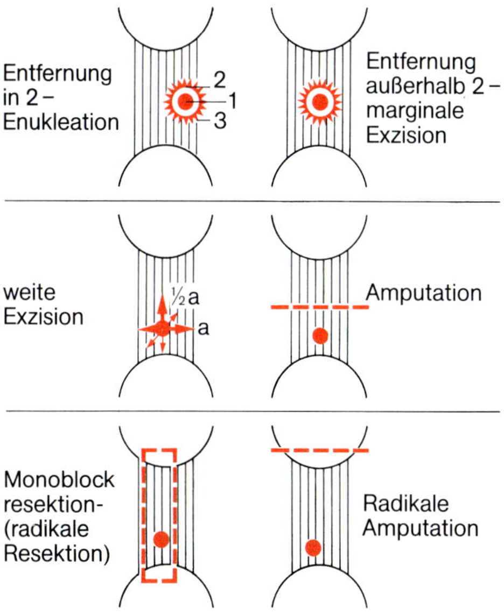


**Abb. 84** Operative Therapie von Weichteiltumoren
1 Tumor, 2 Kapsel (Pseudokapsel), 3 tumorzellhaltige Marginalzone, a ≙ 5 cm

**Sog. semimaligne Weichteilgeschwülste:**
Geschwulstgerechte operative Tumorentfernung,
wenn möglich unter Vermeidung verstümmelnder Eingriffe.

**Weichteilsarkome:**
Unabhängig von der Geschwulstart primär chirurgische Behandlung Verfahren der Wahl; therapeutische Besonderheiten beim malignen Lymphangioendotheliom, beim Kaposi-Sarkom und beim kindlichen Rhabdomyosarkom.

Unterscheidung zwischen onkologisch radikalen und onkologisch unradikalen Verfahren.
Als onkologisch unradikale Verfahren bei Weichteilsarkomen gelten:
1. Inzisionsbiopsie,
2. Enukleation,
3. Exzisionsbiopsie,
4. sog. weite Exzision,
5. transstrukturelle Amputation.

Onkologisch radikale Operationsverfahren:
1. Monoblock-Kompartment-Resektion (radikale Resektion),
2. extrastrukturelle Amputation (radikale Amputation).

Wahl der Vorgehensweise im Extremitätenbereich in erster Linie von den anatomischen Gegebenheiten abhängig.
Bei Sarkomen an Kopf, Hals und Stamm radikale Operationsverfahren definitionsgemäß nicht möglich.

**Chemotherapie**
- Adjuvante Chemotherapie beim kindlichen Rhabdomyosarkom unverzichtbar.
- Additive Chemotherapie: bei metastatischem Befall und aggressivem Tumortyp als Polychemotherapie; Nebenwirkungen beachten.
- Regionale (hypertherme) Perfusion: Einsatz im Extremitätenbereich möglich; ausreichend gesicherte Behandlungsergebnisse liegen z.Z. nicht vor.

Klassische Indikation zur Chemotherapie bei Weichteilsarkomen ist die nachgewiesene Metastasierung bei aggressivem Tumortyp und gutem Allgemeinzustand des Tumorträgers.
Regionale (hypertherme) Perfusion kann im Extremitätenbereich durchgeführt werden. Dabei wird der tumortragende Abschnitt über ein geschlossenes System temporär mit einem Zytostatikum durchspült. Für Weichteilsarkome liegen bislang keine ausreichend gesicherten Therapieergebnisse vor, so daß dieses Behandlungskonzept mit dem Ziel einer Begrenzung der chirurgischen Therapie z.Z. kontrollierten Therapiestudien vorbehalten bleibt.

**Strahlentherapie**

**Strahlentherapie:**
Eine Strahlentherapie von Weichteilsarkomen erscheint grundsätzlich gerechtfertigt, weil für die überwiegende Mehrzahl der Weichteilsarkome angenommen werden muß, daß sie auf eine Strahlentherapie mehr oder weniger gut ansprechen. Die Strahlentherapie kann wie die Chemotherapie mit unterschiedlicher Zielsetzung zur Anwendung kommen:

**Verfahren der Wahl:**
- Hochvolttherapie oder energiereiche Teilchen.

Alternative Strahlentherapie beim Kaposi-Sarkom.

- *Primäre Strahlentherapie*
  Die primäre Strahlentherapie als alternative Maßnahme zur lokalen chirurgischen Therapie kommt nur ausnahmsweise, z.B. beim Kaposi-Sarkom in Betracht.
- *Additive Strahlentherapie*
  Durch eine additive Strahlentherapie wird eine Absenkung der lokalen Rezidivrate beabsichtigt.

Komplementäre Strahlentherapie z.B. zur Bestrahlung des regionalen Lymphabflußgebietes;
additive Strahlentherapie bei allen lokal unradikalen Maßnahmen möglich.

- Bei *komplementärer Strahlentherapie* wird die Strahlenanwendung komplementär auf ein größeres Gewebevolumen als die chirurgische Primärtherapie ausgedehnt; z. B. kann das regionale Lymphabflußgebiet mit erfaßt werden.
- Eine *palliative Strahlenbehandlung* kann bei primär inoperablen Weichteilsarkomen angezeigt sein.
- Eine systematische *präoperative Strahlentherapie* der Weichteilsarkome wird nicht empfohlen.

**Prognose**
Prognose der Weichteilsarkome vor allem von Geschwulstart, Malignitätsgrad, Tumorstadium und den operativ technischen Möglichkeiten der Primärtherapie abhängig.

**Prognose:**
Die Prognose von Weichteilsarkomen ist abhängig
- vom Geschwulsttyp,
- vom Malignitätsgrad,
- vom Tumorstadium,
- von der Tumorlokalisation.

Als prognostisch günstig gelten kleine Geschwülste, Durchmesser weniger als 5 cm, mit oberflächennaher, extrafaszialer Lage und hohem Differenzierungsgrad.
Nur etwa 20 % der Patienten können zu Behandlungsbeginn der prognostisch günstigen Gruppe zugerechnet werden.

5-Jahres-Überlebensraten etwa 50 %.
Bei Auftreten eines Lokalrezidives verschlechtert sich die Prognose drastisch.

Die 5-Jahres-Überlebensraten von Weichteilsarkomen betragen 40–50 %. Lokalrezidive manifestieren sich in den ersten beiden Jahren nach Behandlungsbeginn. Die Prognose bei Lokalrezidiven ist drastisch schlechter als bei Ersttumoren.

**Bindegewebetumoren**

### 2.4.2.1 Tumoren und tumorähnliche Veränderungen des Bindegewebes

*Fibrom*
Fibroma durum
Fibroma pendulans
Dermatofibrom

*Fibromatosen*
Narbenfibrom
Keloid
noduläre Fasziitis (proliferative Fasziitis)
Pseudosarkom nach Strahlentherapie
Fibromatosis colli
Palmarfibromatose
Plantarfibromatose
juveniles Aponeurosenfibrom
abdominale Fibromatose (Desmoid)
aggressive Fibromatose (extraabdominales Desmoid)

Dermatofibrosarcoma protuberans
Fibrosarkom
Gutartige Bindegewebetumoren und tumorähnliche Veränderungen sind häufig; sie machen etwa 25 % aller gutartigen Weichteilgeschwülste aus. Die histologische Abgrenzung der geschwulstähnlichen Veränderungen ist bei den Bindegewebetumoren schwierig.

Gutartige Geschwulstformen häufig: ¼ aller gutartigen Weichteilgeschwülste.

**Fibrom**
Kutane und subkutane kleine Bindegewebegeschwulst (Fibroma pendulans). Tiefer gelegene „Fibrome" sind mehrheitlich verkannte ausdifferenzierte Fibrosarkome.

**Therapie:** bei oberflächlichen Fibromen einfache Exzision. Bei tieferliegenden „Fibromen" Primärtherapie wie bei hochdifferenzierten Sarkomen.

**Fibrom**
kutaner/subkutaner Bindegewebetumor.
Subfasziale „Fibrome" sind nahezu immer verkannte hochdifferenzierte Fibrosarkome.

**Dermatofibrom (Histiozytom)**
Häufigster Bindegewebetumor der Haut.

**Therapie:** dermatologisch.

**Dermatofibrom**
häufige, dermatologische Erkrankung.

**Narbenfibrom**
Hyperplasie reparativen Gewebes.

**Narbenfibrom**
Gewebehyperplasie.

**Keloid**
Reaktive, traumatisch verursachte Bindegewebewucherung. Genetische Disposition und Altersdisposition – bevorzugt bei Säuglingen und Kleinkindern.

**Behandlung:** schwierig. Exzision führt wegen der individuellen Disposition häufig zum Rezidiv.

**Keloid**
reaktive, posttraumatische Bindegewebewucherung mit genetischer Disposition.

**Therapie**
schwierig
Lokalrezidive häufig.

**Noduläre Fasziitis**
Seltene, gutartige, histologisch pseudosarkomatöse Veränderung.

**Therapie:** sparsame Excision ausreichend. Rezidive sind selten.

**Noduläre Fasziitis**
seltene, pseudosarkomatöse Veränderung.

**Therapie**
Exzision.

**Pseudosarkom nach Strahlentherapie**
Derber kutaner Knoten im Radioderm, mehrere Jahre nach Strahlentherapie.
An sich harmlos, aber unsichere Abgrenzung vom Fibrosarkom.

**Pseudosarkom nach Strahlentherapie**
harmlose Veränderung; unsichere Abgrenzung vom Strahlensarkom.

Fibromatosis colli = muskulärer Schiefhals (s. dort)

Palmarfibromatose (Dupuytren-Kontraktur) (s. dort)

**Plantarfibromatose (Morbus Ledderhose)**
Die Plantarfibromatose wird als die dem Morbus Dupuytren entsprechende Erkrankung im Bereich der Plantaraponeurose angesehen. Histologische Unterschiede zwischen beiden Erkrankungen bestehen nicht.

**Plantarfibromatose**
Selteneres Äquivalent zum Morbus Dupuytren.
Klinisch umschriebene Knotenbildung.

Die Ätiologie ist wie beim Morbus Dupuytren unbekannt.
Die Plantarfibromatose führt zu mehr umschriebenen Knotenbildungen und praktisch nie zu Beugekontrakturen der Zehen.

**Therapie**
Operative Entfernung der Knoten. Rezidive häufig.

**Therapie:** operative Entfernung der Knoten bei Beschwerden.

**Juveniles Aponeurosenfibrom**
seltene, semimaligne, pseudosarkomatöse Weichteilgeschwulst in der Umgebung von Bindegewebestrukturen.

**Juveniles Aponeurosenfibrom (kalzifizierendes Fibrom)**
Seltener, kleiner, druckschmerzhafter Knoten in der Nachbarschaft von Bindegewebestrukturen, der wegen seines infiltrativen Wachstums und seiner Rezidivfreudigkeit den semimalignen Weichteilgeschwülsten zugeordnet werden kann. Fehldeutung als Sarkom wegen seines histologischen Bildes möglich.

**Therapie**
Exzision.

**Therapie:** Exzision im Gesunden.

**Abdominale Fibromatose**
semimaligne Geschwulst der Bauchwand bei jüngeren Frauen.
Unsichere Prognose.

**Abdominale Fibromatose (abdominales Desmoid)**
Fibromatöse Geschwulst der Bauchwand, bevorzugt bei jüngeren Frauen nach Schwangerschaften. Aggressive Veränderung mit invasivem Wachstum und ausgeprägter Neigung zum Lokalrezidiv. Klassisches Beispiel einer sog. „semimalignen" Weichteilgeschwulst.
Prognose: unsicher.

**Therapie**
radikale Entfernung.

**Therapie:** radikale Exzision im Gesunden unmittelbar nach Diagnosestellung. Gegebenenfalls Nachbestrahlung.

**Aggressive Fibromatose**
Äquivalent der abdominalen Fibromatose an proximalen Extremitätenabschnitten bei Kindern und jüngeren Erwachsenen.

**Aggressive Fibromatose (extraabdominales Desmoid)**
„Semimaligner" Weichteiltumor mit Bevorzugung proximaler Extremitätenabschnitte bei jungen Erwachsenen und Kindern. Histologische Unterschiede zur abdominalen Fibromatose bestehen nicht.

**Therapie**
radikale Exzision.

**Therapie** der Wahl ist wie bei anderen semimalignen Geschwülsten die operative Entfernung im Gesunden, wenn möglich unter Vermeidung verstümmelnder Eingriffe.

**Dermatofibrosarcoma protuberans**
maligne Geschwulst der Haut.
**Diagnose**
- derbe, nicht schmerzhafte Knoten oder plattenähnliche Infiltrate,
- späte lymphogene oder hämatogene Metastasierung.

**Therapie**
Weite Exzision (Sicherheitsabstand 3 cm)
Prognose günstig.

**Dermatofibrosarcoma protuberans**
Häufigste maligne bindegewebige Neubildung der Haut. Derbe kutane Knoten oder plattenähnliche Infiltrate mit unscharfer Grenze, langsamem Wachstum, fehlenden Beschwerden und seltener, später Metastasierung – lymphogen oder hämatogen.

**Therapie:** der Wahl: weite Exzision mit definiertem Sicherheitsabstand (3 cm).

**Fibrosarkom**
- seltene, vom Bindegewebe ausgehende maligne Geschwulst,
- histologische Abgrenzung gegenüber pseudosarkomatösen Veränderungen schwierig,
- bevorzugte Lokalisation: Oberschenkelweichteile,
- höheres Lebensalter,
- bevorzugter Metastasierungsort: Lunge.

**Therapie**
onkologisch radikale Tumorentfernung.
**Prognose**
Nur beim hochdifferenzierten Fibrosarkom günstig.

**Fibrosarkom**
Maligne Bindegewebegeschwulst mit fibroblastenähnlicher Differenzierung und Faserbildung. Differentialdiagnostische Abgrenzung gegenüber pseudosarkomatösen Veränderungen und Fibromatosen histologisch schwierig. Der Anteil der Fibrosarkome an den malignen Weichteilgeschwülsten beträgt ca. 10 %. Altersgipfel zwischen 5. und 7. Lebensdekade. Bevorzugte Lokalisation an den Oberschenkeln. Bevorzugte Metastasierung in die Lunge. Primär lymphogene Metastasierung möglich.
**Therapie** wie bei anderen Weichteilsarkomen.
Die Prognose ist vom histologischen Differenzierungsgrad abhängig: 5-Jahres-Überlebensquote beim hochdifferenzierten Fibrosarkom 90 %, bei entdifferenzierten Fibrosarkomen 40–50 %.

**Fettgewebetumoren**
häufigste Weichteilgeschwülste, Gesamtanteil etwa 35 %.

### 2.4.2.2 Tumoren und tumorähnliche Veränderungen des Fettgewebes

Naevus lipomatodes superficialis
Lipom
  Angiolipom
  intramuskuläres Lipom
Hibernom
Lipoblastomatosis
diffuse Lipomatose
spindelzelliges Lipom
Liposarkom

Tumoren und tumorartige Veränderungen des Fettgewebes sind die häufigsten gutartigen Weichteilgeschwülste, ihr Anteil beträgt etwa 35 %.

**Lipom**
Lipome stellen die mit Abstand häufigste Einzelgeschwulst der Weichteile dar. Sie bestehen aus reifem Fettgewebe und besitzen eine Kapsel. Altersgipfel zwischen dem 4. und 6. Lebensjahrzehnt. Lipome können überall auftreten; multiples Vorkommen ist möglich.

**Therapie:** Die Therapie der Lipome ist abhängig von der Lokalisation. Enukleation ist bei subkutanen Lipomen Therapie der Wahl. Lipome anderer Lokalisation weisen eine gewisse Rezidivfreudigkeit auf und sollten nach Möglichkeit mit Kapsel entfernt werden.
**Intramuskuläre Lipome** stellen eine biologische Sonderform des allgemeinen Lipoms dar (infiltrierende Lipome). Sie weisen ein charakteristisches Röntgenbild auf, weil sie strahlentransparenter sind als die Umgebung.

**Lipom**
- gutartige Geschwulst aus reifem Fettgewebe,
- häufiger Weichteiltumor, Auftreten solitär und multipel,
- jede Lokalisation ist möglich.

**Diagnose**
histologisch.
Bei tiefer gelegenen Lipomen typischer Befund im Röntgenbild, Sonogramm, CT.
Rezidivhäufigkeit von der Lokalisation abhängig.

**Therapie**
subkutane Lipome – Enukleation. Lipome anderer Lokalisation – Exzision angestrebt.

**Liposarkome**
Sie machen nur etwa 2 % aller Fettgewebegeschwülste, aber 20 % aller Weichteilsarkome aus. Altersgipfel jenseits des 50. Lebensjahres. Liposarkome können überall auftreten; bevorzugte Lokalisationen sind die unteren Extremitäten, der Retroperitonealraum und die Körperhöhlen. Die Entstehung eines Liposarkoms aus einem vorbestehenden Lipom wird diskutiert; die überwiegende Zahl der Liposarkome entsteht spontan.
Das Liposarkom wird histologisch in 5 Subtypen unterteilt:
- hochdifferenziertes Liposarkom,
- myxoides Liposarkom,
- rundzelliges Liposarkom,
- pleomorphes Liposarkom,
- Mischtypen.

Die Behandlung der Liposarkome entspricht der operativen Behandlung anderer Weichteilsarkome; ihr Ansprechen auf Chemo- oder Strahlentherapie gilt, abhängig vom histologischen Subtyp, eher als schlecht.
Die Prognose der Liposarkome ist ganz besonders vom histologischen Geschwulsttyp abhängig. Insbesondere die hochdifferenzierten Liposarkome metastasieren selten, zeigen aber wie alle Liposarkome eine ausgeprägte Neigung zu lokoregionalen Rezidiven.
Die 5-Jahres-Überlebensrate der Liposarkome reicht von weniger als 20 % (pleomorphe Liposarkome) bis zu 80 % (gut differenzierte Liposarkome). Peripher gelegene Liposarkome können leichter radikal operiert werden als stammnahe Tumoren. Geschwulstgerechte Entfernung der häufigen retroperitonealen Liposarkome ist aus anatomischen Gründen kaum möglich.

**Liposarkom**
- etwa doppelt so häufig wie Fibrosarkome,
- Prädilektionsstellen tiefer gelegene Weichteile am Oberschenkel, Retroperitoneum, Körperhöhlen.

**Therapie**
operative Entfernung. Onkologisch radikale chirurgische Therapie wegen der Lokalisation der Liposarkome (Retroperitoneum, Körperhöhlen) häufig nicht möglich.

**Prognose**
ausgeprägte Neigung zu lokoregionalen Rezidiven.
Prognose insgesamt schlecht, abhängig von Tumorgröße und histologischer Subklassifikation.

### 2.4.2.3 Naevi und Neubildungen des Muskelgewebes

Leiomyom
  pilares Leiomyom
  genitales Leiomyom
Angioleiomyom
kongenitales Leiomyom
  zirkumskripter leiomyomatöser Nävus
  generalisierte leiomyomatöse Nävi
  (epitheloidzelliges Leiomyom)
Leiomyosarkom
Rhabdomyom, adultes und fetales
Rhabdomyosarkom

**Muskelgewebetumoren**
als Weichteiltumoren selten; die Mehrheit der Muskelgewebegeschwülste sind Organgeschwülste (Uterus, Magen-Darm-Trakt).

Die Gruppe der Tumoren und tumorähnlichen Veränderungen des Muskelgewebes im Rahmen der Weichteiltumoren ist klein, weil die gutartigen Neubildungen selten sind. Definitionsgemäß sind Organgeschwülste (Uterus, Magen-Darmtrakt) ausgenommen.

**Leiomyom**
gutartige Geschwulst der glatten Muskulatur.
**Klinik**
kleine, gelegentlich druckempfindliche und bläulich-rötlich verfärbte Knötchen.
*DD:* Glomustumor.
**Therapie**
Exzision.

**Leiomyome**

Sie lassen sich in oberflächliche und tiefe Geschwülste einteilen. Sie treten als kongenitale Leiomyome, pilare Leiomyome, genitale Leiomyome und Angio-Leiomyome auf. Ausgangsort für die oberflächlichen Leiomyome sind die Mm. arrectores pilorum oder die Tunica media von Gefäßen (Angioleiomyome). Leiomyome können bläulich-rötliche Verfärbungen aufweisen und druckempfindlich sein, was klinisch zu Abgrenzungsschwierigkeiten gegenüber Glomustumoren führt.

**Leiomyosarkom**
sehr seltene maligne Weichteilgeschwulst. Bevorzugte Lokalisation im Retroperitoneum.

**Leiomyosarkom**

Seltener maligner Weichteiltumor, von der glatten Muskulatur ausgehend. Betrifft fast ausschließlich Erwachsene; als Weichteiltumoren am häufigsten im Retroperitoneum.
Für die Therapie gelten die bei anderen Weichteilsarkomen angewandten Richtlinien. Prognostisch sind Leiomyosarkome wegen der bisher veröffentlichten geringen Fallzahlen schwer einzuschätzen.

**Rhabdomyom**
- gutartige Geschwulst der quergestreiften Muskulatur
- als Weichteilgeschwulst außerordentlich selten,
- häufiger als Organgeschwulst.

**Rhabdomyom**

Außerhalb des Herzens (definitionsgemäß kein Weichteiltumor), extrem selten.

**Rhabdomyosarkom**
Häufiger maligner Weichteiltumor. Hinsichtlich Lokalisation, Histologie, Therapie und Prognose Unterscheidung zwischen Rhabdomyosarkom des Kindesalters und Rhabdomyosarkom des Erwachsenenalters erforderlich.

**Rhabdomyosarkom**

Das Rhabdomyosarkom ist ein relativ häufiger maligner Weichteiltumor, von der quergestreiften Muskulatur ausgehend. Histologisch werden drei Subtypen unterschieden:
- pleomorphes Rhabdomyosarkom,
- alveoläres Rhabdomyosarkom,
- embryonales Rhabdomyosarkom.
- Unter klinischen Gesichtspunkten wird ein weiterer Subtyp abgegrenzt: botryoides Rhabdomyosarkom.

Das botryoide Rhabdomyosarkom, das sog. Traubensarkom, tritt praktisch immer vor dem 3. Lebensjahr bei Mädchen am Introitus vaginae oder an der Cervix uteri auf. Das Sarcoma botryoides stellt eine klinische Untergruppe des embryonalen Rhabdomyosarkoms dar.

Rhabdomyosarkom und Neuroblastom sind die malignen Weichteiltumoren im Kindesalter; das Rhabdomyosarkom repräsentiert etwa 5 % aller Krebskrankheiten vor dem 16. Lebensjahr.
Andere Weichteilsarkome werden im Kindesalter praktisch nicht beobachtet.

Vorkommen

⟸

Das Rhabdomyosarkom tritt am häufigsten im Alter zwischen 0 und 6 Jahren auf. 70 % der betroffenen Kinder sind jünger als 10 Jahre.
Zwischen dem Rhabdomyosarkom im Kindesalter und im Erwachsenenalter bestehen hinsichtlich Lokalisation, Histologie, Prognose und damit auch hinsichtlich der Therapie Unterschiede. Beim Erwachsenen werden ¾ der Geschwülste in den tieferen Geweben der Extremitäten und des Rumpfes gefunden; bei Kindern treten über 50 % in der Kopf-Hals-Region und im oberen Genitaltrakt auf. ¾ der Rhabdomyosarkome des Erwachsenen werden histologisch dem pleomorphen Typ zugeordnet, während die kindlichen Rhabdomyosarkome fast ausnahmslos dem embryonalen Subtyp angehören.
Die **Symptomatologie** des Rhabdomyosarkoms wird durch die Lokalisation des Primärtumors und seiner Metastasen bestimmt. Bevorzugte Metastasierungsorte sind Lunge und Lymphknoten.
Die **Behandlung** der Rhabdomyosarkome des Erwachsenen unterscheidet sich nicht von der Behandlung anderer Weichteilsarkome. Für die kindlichen Rhabdomyosarkome wird eine stadiengerechte Behandlung angestrebt; die Stadieneinteilung der Intergroup Rhabdomyosarkoma study (1977) beruht auf makroskopischem Nachweis der kompletten Resektion.
Die **Prognose** des Rhabdomyosarkoms des Erwachsenen ist ungünstiger als bei Kindern. Die 5-Jahres-Überlebensquote pleomorpher Rhabdomyosarkome beträgt ca. 30 %. Die Prognose des kindlichen Rhabdomyosarkoms ist altersabhängig. Kinder unter 7 Jahren haben eine bessere Prognose als ältere Kinder; am günstigsten ist die Prognose beim Kleinkind. Die Prognose der kindlichen Rhabdomyosarkome ist darüber hinaus von der Tumorlokalisation und der Tumorgröße (Tumormasse) abhängig. Der Anteil dauerhaft tumorfreier Patienten (5 Jahre und mehr) wird für die kindlichen Rhabdomyosarkome derzeit mit über 50 % angegeben (Intergroup Rhabdomyosarkoma, Report 1983).

**Rhabdomyosarkom des Kindesalters**
- Altersgipfel vor dem 6. Lebensjahr,
- neben dem Neuroblastom **der** maligne Weichteiltumor im Kindesalter,
- bevorzugte Lokalisation Kopf-Hals-Region und Urogenitaltrakt,
- fast immer embryonaler Subtyp.

**Symptomatologie**
abhängig von der Lokalisation.
Bevorzugte Metastasierungsorte: Lunge, Lymphknoten.

**Therapie**
Beim kindlichen Rhabdomyosarkom stadienbezogene Therapie empfohlen,
- lokale Tumorentfernung,
- Polychemotherapie,
- Strahlentherapie.

**Prognose im Kindesalter**
abhängig von
- Patientenalter,
- Tumormasse,
- Tumorlokalisation.

Dauerhaft tumorfreie Patienten über 50 %.

**Rhabdomyosarkom des Erwachsenen**
Bevorzugte Lokalisation Oberschenkel und Rumpf, pleomorpher Subtyp am häufigsten.

**Therapie**
- radikale chirurgische Therapie,
- adjuvante Chemotherapie.

**Prognose**
schlecht, 5-Jahres-Überlebensquote 30 %.

### 2.4.2.4 Naevi und Neubildungen der Blutgefäße

Kongenitaler teleangiektatischer Nävus
  a) medialis
  b) lateralis
Naevus flammeus lateralis mit assoziierten Fehlbildungen
Teleangiectasia haemorrhagica hereditaria Rendu-Osler
Angiectasia racemosa
Angiokeratoma corporis diffusum
Kapilläre Hämangiome
  Plantuberöses und tuberonodöses Säuglingshämangiom (Kasabach-Merritt-Syndrom)
Kavernöses Angiom
  a) arterielles Kavernom
  b) venöses Kavernom
Mafucci-Syndrom
Intramuskuläres Hämangiom
Glomustumor
  solitär
  systematisiert
  disseminiert familiär
Hämangioperizytom
  a) des Erwachsenen
  b) des Säuglings
Sarcoma idiopathicum haemorrhagicum multiplex (Kaposi-Köbner)
Malignes Hämangioendotheliom (Angiosarkom)
Angiosarkom bei Lymphödem (Stewart-Treves)

**Blutgefäßgeschwülste**

Mit etwa 50 Einzelveränderungen größte Gruppe, Gesamtanteil an den Weichteilgeschwülsten aber nur ca. 20 %.

Naevi und Neubildungen der Blutgefäße machen etwa 20% der Weichteilgeschwülste aus. In dieser Gruppe ist die größte Zahl von Artdiagnosen zusammengefaßt. Sie reicht von bloßen Funktionsausfällen (z. B. kongenitale teleangiektatische Naevi) über strukturelle Defekte mit sekundär tumorösen Veränderungen (z. B. Angiokeratome) bis zu echten, autonom wachsenden Geschwülsten.

**Kongenitaler teleangiektatischer Naevus**
angeborene Fehlbildung, sog. „Feuermal".
Unterscheidung in 2 Gruppen:
**1. Medialer teleangiektatischer Naevus:**
am häufigsten im Nacken (Storchenbiß).
Therapie keine.
**Prognose**
Spontane Rückbildung.
**2. Lateraler teleangiektatischer Naevus**
Kosmetisch besonders störend im Trigeminusversorgungsgebiet. Keine spontane Rückbildungstendenz.
**Therapie**
Argon-Laser-Behandlung.

### Kongenitaler teleangiektatischer Naevus

Angeborene, umschriebene Fehlbildung mit Vasomotorendysfunktion und Weitstellung der Kapillaren; als „Feuermale" bekannt. **Mediale** teleangiektatische Naevi sind außerordentlich häufig, eher blaß und deswegen wenig auffällig. Im Nacken als Storchenbiß bezeichnet, seltener an der Stirn oder in der Kreuzbeingegend.

Spontanheilung ist häufig, Therapie praktisch niemals erforderlich.

**Laterale** Naevi flammei sind seltener. Im Gegensatz zu den medialen teleangiektatischen Naevi zeigen sie keine Rückbildungstendenz. Jede Körperstelle kann befallen sein, besonders störend wirken sie bei Befall des Trigeminusversorgungsgebietes. Therapie derartiger lateraler Naevi flammei wird aus kosmetischen Gründen häufig gewünscht. Die operative Behandlung ist wegen der unbefriedigenden Spätresultate nicht unproblematisch. Strahlentherapie ist wegen der Spätfolgen abzulehnen. Die günstigsten Ergebnisse werden derzeit mit dem Argonlaser erreicht.

Laterale Naevi flammei können mit anderen Fehlbildungen des Gefäßsystems assoziiert sein:

*Laterale Naevi flammei mit assoziierten Fehlbildungen*
v. Hippel-Lindau-Syndrom
Sturge-Weber-Krabbe-Syndrom
Bonnet-Dechaume-Blanc-Syndrom
Klippel-Trenaunay-Syndrom
F.-P.-Weber-Syndrom
variköse Dysplasie Schobinger

### Tardive angiektatische Naevi und Fehlbildungen:

Im allgemeinen kann man davon ausgehen, daß angeborene angiektatische Veränderungen häufiger auf funktionellen Störungen, spätmanifeste auf strukturellen Wanddefekten der Gefäße beruhen.

**Diffuse genuine Phlebangiektasie Bockenheimer:**
krampfaderartige Erweiterung der Armvenen.

**Therapie**
Kompressionstherapie, Exstirpation.

### Diffuse genuine Phlebangiektasie (Bockenheimer)

Seltene Erkrankung mit krampfaderartiger Erweiterung von Armvenen infolge eines strukturellen Wanddefektes. Die Erkrankung wird in der Kindheit manifest und zeigt langsame Progredienz.

**Therapie:** Kompressionstherapie der Aussackungen oder Exstirpation der veränderten Gefäßabschnitte.

**Morbus Rendu Osler**
multiple, oberflächennahe Gefäßmißbildungen.
**Klinik**
knötchenförmige, rote Vorwölbungen an Haut und Schleimhäuten.
Blutungsneigung.
**Diagnose**
klinisches Bild unverkennbar.

**Therapie**
Exzision oder Elektrokoagulation einzelner Knötchen.

### Teleangiectasia haemorrhagica hereditaria Rendu-Osler

Seltene, autosomal dominant vererbte Krankheit mit strukturellen Wanddefekten oberflächennaher Gefäße.

Klinische Symptomatologie: umschriebene, bis wenige Millimeter große, knötchenförmige, rote Vorwölbungen an Haut und Schleimhäuten mit Neigung zu Blutungen.

Nasen- und Mundschleimhaut sind fast regelmäßig beteiligt. Befall der Bronchien, des Intestinaltraktes, des Nierenbeckens oder der Blase ist nicht ungewöhnlich.

**Therapie:** Einzelne störende oder blutende Veränderungen können beseitigt werden, eine Gesamttherapie ist nicht möglich.

**Prognose:** unsicher wegen der Gefahr innerer Blutungen.

**Prognose**
Gefahr innerer Blutungen.

**Angiectasia racemosa**
Vaskuläre Entwicklungsstörung mit arteriovenösen Fehlbildungen und venösen Wanddefekten im Karotisbereich.
Klinisches Bild: meist im frühen Kindesalter auftretendes, pulsierendes Gefäßkonvolut im Kopf-Halsbereich, mit zunehmender Bestandsdauer sichtbare Gefäßknotenbildungen im Bereich der Haut.

**Angiektasia racemosa**
arteriovenöse Fehlbildung im Karotisbereich.

**Therapie:** operative Korrektur der Fehlbildung mit vorgängiger Unterbrechung des Zuflusses. Präoperative angiographische Darstellung erforderlich.

**Therapie**
operativ.

**Angiokeratoma corporis diffusum (Fabry-Syndrom)**
Seltene, X-chromosal rezessiv vererbte Stoffwechselkrankheit. Die Hautläsion ist nur ein Symptom der Erkrankung. Ursache der Erkrankung: fehlender Abbau von Trihexosyl-Ceramid durch genetisch bedingten Ausfall des Enzyms Alpha-Galaktosidase A.

**Klinisches Bild:**
- typische Hautveränderungen,
- Augenstörungen,
- Hyperhidrosis,
- Akroparästhesien,
- im Erwachsenenalter Schwitzunfähigkeit,
- Extremitätenschmerzen in Form sog. „Fabrykrisen“,
- Linksherzüberlastung,
- Linksherzinsuffizienz,
- Niereninsuffizienz.

**Angiokeratoma corporis diffusum**
rezessiv vererbte Stoffwechselerkrankung (Enzymdefekt).
**Diagnose**
- Hautveränderung,
- Augenstörung,
- Hyperhidrosis,
- Akroparästhesien
- Herz- und Niereninsuffizienz.

**Therapie:** symptomatisch, insbesondere als Schmerztherapie. Genetische Beratung.

**Therapie**
symptomatisch.

**Prognose:** Bei hemizygoten männlichen Patienten meist Tod durch Herz-Kreislauf-Insuffizienz oder Nierenversagen. Bei heterozygoten weiblichen Genträgerinnen (Konduktorinnen) kaum subjektive Beschwerden, aber Augenveränderungen und Angiokeratome.

**Prognose**
Tod durch Herz- oder Nierenversagen bei hemizygoten männlichen Patienten.

**Angiom**
Angiome sind echte Neubildungen mit Proliferation endothelialer Zellen. Entsprechend ihrer Fähigkeit, Gefäße mit unterschiedlichem Wandaufbau zu bilden, werden kapilläre Hämangiome von kavernösen Angiomen unterschieden.

**Angiom**
echte, proliferierende Neubildungen.

**1. Kapilläres Hämangiom**
Als kapilläre Hämangiome werden Neoplasien bezeichnet, die histologisch lediglich Gefäße von kapillärem Wandbau entwickeln. Es handelt sich um eine Sammelgruppe, wobei sich die einzelnen Formen teils histologisch, teils klinisch unterscheiden.

**Kapilläres Hämangiom**
Angiom mit ausschließlich kapillärem Wandaufbau.

**2. Säuglingshämangiom**
Häufige Veränderungen als einzelne oder gruppierte, rötlich weiche Knötchen oder Flecken. Alle Körperregionen können betroffen sein. Rasches Wachstum in den ersten Lebenswochen mit Wachstumsstillstand nach einigen Monaten und Tendenz zur Spontaninvolution in den folgenden Lebensjahren.
Die planotuberösen oder tuberonodösen Säuglingshämangiome werden häufig mit teleangiektatischen Naevi verwechselt, obwohl vom klinischen Bild her eindeutige Unterscheidung möglich ist. Auch Fehleinschätzung als kavernöses Hämangiom ist nicht selten.

**Säuglingshämangiom**
selten angeboren, meist in der 2.–4. Lebenswoche entstanden.
**Diagnose**
flache, beetartige oder knotenförmige hellrote Tumormassen.
**DD**
teleangiektatischer Naevus.

**Therapie:** keine, unter ärztlicher Kontrolle, da diese Geschwülste fast immer der spontanen Rückbildung unterliegen. Operative Korrektur gelegentlich im Vorschul- und Schulalter, falls die Involution nicht vollständig war. In Einzelfällen Betastrahlerbehandlung mit Strontium-Yttrium-Dermaplatten, bei raschem Wachstum und Gefahr der Ulzeration. Röntgentherapie, auch Röntgenweichstrahltherapie ist obsolet.

**Therapie**
keine.

**Prognose**
spontane Rückbildung.

### 3. Kasabach-Merritt-Syndrom

Seltene Komplikation sehr ausgedehnter Angiome (Riesenangiome) als Thrombozytopenie und Verbrauchskoagulopathie.

**Kasabach-Merritt-Syndrom**
Verbrauchskoagulopathie bei Riesenangiomen.

### 4. Kavernöses Angiom

Kavernöse Angiome sind nicht allein durch die Weite der Lichtung, sondern vor allem durch den speziellen Wandaufbau mit bindegewebig-muskulären Strukturen definiert. Entsprechend werden arterielle und venöse Kavernome unterschieden.
Kavernöse Angiome mit arterieller Differenzierung sind seltener als venöse Kavernome. Wegen des völlig unterschiedlichen klinischen Bildes, dem unterschiedlichen Verlauf und der unterschiedlichen Therapie ist eine eindeutige nomenklatorische Abgrenzung gegenüber den kapillären Angiomen erforderlich. Kavernome imponieren als ein- oder mehrknotige Gebilde, die ausdrückbar sind, manchmal mit exophytärer Vorwölbung bei oberflächennaher Lage. Im Gegensatz zu kapillären Hämangiomen keine beetartige Ausbreitung sowie infolge der Dickwandigkeit keine, allenfalls bläuliche Verfärbung.

**Kavernöses Angiom**
Angiom mit Ausbildung bindegewebig muskulärer Wandstrukturen.
Arterielle und venöse Differenzierung möglich.
**Klinik**
umschriebene, weiche, knotige Tumoren.

**Therapie:** vollständige Exzision.

**Prognose:** Spontanrückbildung nicht möglich.

**Therapie**
operative Entfernung.

### 5. Mafucci-Syndrom

Sehr seltene Kombination multipler subkutaner kavernöser Angiome mit multiplen Skelettveränderungen, d. h. multiplen Enchondromen. Hinsichtlich Verlauf, Therapie und Prognose ist die Erkrankung durch die Skelettveränderungen geprägt.

**Mafucci-Syndrom**
Enchondromatose mit multiplen, subkutanen, kavernösen Angiomen.

### 6. Intramuskuläres Hämangiom

Sowohl kapilläre als auch kavernöse Hämangiome können intramuskulär vorkommen. Infiltratives Wachstum und unscharfe Abgrenzung bei den kapillären Hämangiomen, die in der Regel den gesamten Muskel durchsetzen. Intramuskuläre kavernöse Hämangiome stellen dagegen gut abgegrenzte Einzelgeschwülste dar.

**Intramuskuläres Angiom**
topographische Sonderform.
**Intramuskuläres kapilläres Hämangiom**
diffuser Befall eines Skelettmuskels.
**Intramuskuläres kavernöses Hämangiom**
umschriebene Geschwulstbildung.

**Diagnose:** Darstellung des Gefäßcharakters der Geschwulst durch Kontrastmittel-CT, NMR, Angiographie.

**Diagnose**
Klinik, Kontrastmittel-CT, Angiographie.

**Therapie:** Bei kavernösen Hämangiomen Geschwulstentfernung in toto, bei intramuskulären kapillären Hämangiomen ist die Präparation der Geschwulst selbst nicht möglich; Entfernung gegebenenfalls durch ausgedehnte Muskelresektion.

**Therapie**
bei kavernösen Hämangiomen Geschwulstentfernung;
bei kapillären Hämangiomen Entfernung des geschwulsttragenden Muskels.

### Glomustumor

Glomustumoren sind Hamartome der Glomusorgane. Sie können einzeln, multipel systematisiert oder disseminiert familiär auftreten. Klinisch charakteristisch sind bläulich schimmernde, kutane, schmerzhafte Knötchen.

**Glomustumor**
Hamartom der Glomusorgane.
**Klinik**
kutanes, bläuliches, schmerzhaftes Knötchen, häufig subungual.

**Therapie:** bei Beschwerden Exzision.

**Therapie**
Exzision.

**Sarcoma idiopathicum haemorrhagicum multiplex (Kaposi-Sarkom)**
Multizentrische Veränderung, von den Endothelien der venösen Kapillarschenkel ausgehend. Der Geschwulstcharakter der Veränderung ist umstritten. Hinweise auf eine ätiologische Bedeutung des Zytomegalievirus liegen vor. Früher endemische Erkrankung Südosteuropas, Nordost- und Zentralafrikas.

**Kaposi-Sarkom**
- multizentrische Veränderung;
- Geschwulstcharakter umstritten,
- Häufigkeit als Zweiterkrankung sprunghaft zunehmend (erworbenes Immundefizit-Syndrom – AIDS).

**Therapie**
nicht bekannt, Lokalbehandlung.
**Prognose**
infaust.

> In den letzten Jahren als Zweiterkrankung (erworbenes Immundefizitsyndrom AIDS) auch in anderen Regionen häufiger.

Bislang nur Lokalbehandlung von Einzelveränderungen erfolgreich, eine eigentliche Therapie ist nicht bekannt. Die Prognose ist schlecht.

**Angiosarkom (malignes Hämangioendotheliom)**
Angiosarkome der Weichteile sind selten; häufiger sind parenchymatöse Organe, wie Schilddrüse, Leber oder Milz betroffen. Altersgipfel zwischen 30. und 60. Lebensjahr mit Bevorzugung des weiblichen Geschlechtes.
Eine Sonderform stellt das **Stewart-Treves-Syndrom** dar. Dabei handelt es sich um ein Angiosarkom im Lymphödem. Die Geschwulst wurde deswegen früher als Lymphangiosarkom fehlgedeutet.
Das Stewart-Treves-Syndrom tritt multizentrisch mit bläulich-rötlichen kutanen und subkutanen Knoten im lymphödematösen Extremitätenbereich auf. Differentialdiagnose ist vor allem gegenüber dem Kaposi-Sarkom notwendig.

**Angiosarkom**
seltene, maligne Weichteilgeschwulst.

**Sonderform:**
**Stewart-Treves-Syndrom**
(Angiosarkom im Lymphödem)
(z. B. Zustand nach Radikaloperation wegen Mammakarzinom).

**Therapie der Angiosarkome einschließlich Stewart-Treves-Syndrom:** wie bei anderen Weichteilsarkomen; beim Stewart-Treves-Syndrom wird primäre Amputation bevorzugt.
Die Prognose von Angiosarkomen gilt als schlecht.

**Therapie**
chirurgisch – Amputation.
**Prognose**
schlecht.

### 2.4.2.5 Tumoren und tumorähnliche Veränderungen der Lymphgefäße

Lymphangiom (Lymphangiomyom)
Lymphangiosarkom
Tumoren der Lymphgefäße sind wesentlich seltener als Tumoren der Blutgefäße; sie machen etwa $\frac{1}{10}$ aller Gefäßgeschwülste aus.

**Lymphgefäßgeschwülste**
wesentlich seltener als Blutgefäßgeschwülste.

**Lymphangiom**
Häufig angeborene, sonst bei Kindern und Jugendlichen auftretende Geschwulst. Kopf und Hals sind am häufigsten betroffen. Histologisch werden kapilläre, kavernöse und zystische Lymphangiome (zystisches Hygrom) unterschieden. Insbesondere die zystischen Hygrome können durch ihre Größe und Ausdehnung zur Kompression benachbarter Organe und zu anderen lebensbedrohenden Komplikationen führen.

**Therapie:** operative Entfernung. Nach radikaler Entfernung treten Rezidive nicht auf. Bei unvollständiger Resektion lokale Injektionsverödungstherapie mit Bleomycin möglich.

**Lymphangiom**
meist angeboren, bevorzugte Lokalisation Kopf und Hals.
Häufige **Sonderform:**
**zystisches Lymphangiom** (zystisches Hygrom).
**Klinik**
Wegen der Lokalisation häufig vitale Bedrohung.

**Therapie**
chirurgisch.

**Lymphangiosarkom**
Echte Lymphangiosarkome sind wahrscheinlich äußerst selten. Die überwiegende Mehrzahl der in der Literatur beschriebenen Lymphangiosarkome sind Zweiterkrankungen bei chronischem Lymphödem (Stewart-Treves-Syndrom) und müssen als Angiosarkome eingeordnet werden.

**Lymphangiosarkom**
extrem seltene maligne Geschwulst. Das Stewart-Treves-Syndrom ist kein *Lymph*angiosarkom.

**Synovialgewebetumoren**
Bösartige Geschwülste des Synovialgewebes sind häufiger als gutartige.

**Synovialom**
gutartige Geschwulst des Synovialgewebes. Die meisten umschriebenen synovialen Veränderungen sind keine echten Geschwülste, sondern reaktive Hyperplasien

**Synovialsarkom**
maligner Tumor des Synovialgewebes.
**Lokalisation**
in der Nachbarschaft von Synovialschleimhaut, aber praktisch immer extraartikulär. Bevorzugt ist die Knieregion; niedrigerer Altersgipfel als bei anderen Weichteilsarkomen.
**Diagnose**
Schwellung, Schmerzen.
**Röntgen:**
häufig intratumorale Verkalkungen.
**Metastasierung:**
lymphogen oder hämatogen (Lunge).
**Therapie**
radikale chirurgische Therapie, ggf. mit Entfernung der regionalen Lymphknoten.

### 2.4.2.6 Tumoren des synovialen Gewebes

benignes Synovialom
Synovialsarkom

**Synovialom**
Die Existenz gutartiger Geschwülste des Synovialgewebes ist umstritten. Mehrheitlich werden umschriebene Veränderungen des synovialen Gewebes als lokalisierte Hyperplasien und nicht als echte Neubildungen angesehen.

**Synovialsarkom**
Synovialsarkome machen etwa 10 % aller Weichteilsarkome aus. Lokalisationen üblicherweise in der Nachbarschaft von Gelenken, Bursen oder Sehnenscheiden, meist extraartikulär. Häufigste Lokalisation ist die untere Extremität mit Bevorzugung der Knieregion. Altersgipfel im Gegensatz zu anderen Weichteilsarkomen bei jüngeren Erwachsenen. Bevorzugte Metastasierungsorte: Lunge und Lymphknoten. Röntgenologisch auffällig sind intratumorale Verkalkungen.

**Therapie:** primär operativ wie bei anderen Weichteilsarkomen; gegebenenfalls mit operativer Entfernung der regionalen Lymphknoten.

**Periphere Nervengewebetumoren**

Geschwülste des peripheren Nervensystems zählen im Gegensatz zu den anderen Weichteiltumoren nicht zu den mesenchymalen Geschwülsten.

**Traumatisches Neurom**
kein eigentlicher Tumor. Folge jeder Nervendurchtrennung (Verletzung), wenn der Kontakt zum peripheren Nervenanteil verlorengeht.
**Histologisch**
Konglomerate aus regenerierenden Axonen, Schwann-Zellen und Fibroblasten.
**Diagnose**
umschriebene, gelegentlich druckschmerzhafte Auftreibung im Bereich von Nervenamputationsstümpfen (Verletzungsstellen).
**Beachte:**
Amputationsneurome sind nicht die Ursache von Phantomschmerzen.
**Therapie**
Bei Beschwerden Exzision mit besserer Weichteildeckung.
Rezidive obligat.

### 2.4.2.7 Tumoren und tumorähnliche Veränderungen des peripheren Nervengewebes

traumatisches Neurom
Neurofibrom
Neurinom
Neurofibromatose
neurogenes Sarkom

Neben den mesenchymalen Geschwülsten werden die Geschwülste des peripheren Nervensystems einschließlich des peripherautonomen Nervensystems den Weichteilgeschwülsten zugeordnet.

**Traumatisches Neurom (Amputationsneurom)**
Traumatische Neurome sind häufig. Sie sind regelhafte Folgen von Nervenverletzungen, wenn die zuerst auswuchernden Schwann-Zellen keinen Kontakt zum peripheren Nervenanteil finden. Definitionsgemäß handelt es sich bei den Konglomeraten aus regenerierenden Axonen, Schwann-Zellen und Fibroblasten um keine echten Geschwülste. Es ist nicht bekannt, daß sich jemals ein gutartiger oder bösartiger Tumor aus einem Amputationsneurom entwickelt hätte.
Klinisch handelt es sich um mehr oder weniger druck- und berührungsempfindliche Auftreibungen im Bereich von Nervenverletzungsstellen (Amputationsstümpfen). Ein direkter Zusammenhang zwischen Amputationsneurom und Phantomschmerz besteht nicht.
Die Veränderungen sind harmlos.

**Therapie:** Nur erforderlich, wenn lokal umschriebene Beschwerden bestehen, z.B. bei ungünstiger Lokalisation. Die sichere Verhinderung von Amputationsneuromen bei Nervendurchtrennungen gelingt auch bei unterschiedlicher Versorgung der Nervenstümpfe bislang nicht.

### Neurofibrom

Neurofibrome sind die häufigsten peripheren neurogenen gutartigen Weichteilgeschwülste. Wie die Neurinome (Neurilemmome) stellen sie gutartige Geschwülste der Nervenscheide dar. Neurofibrome können solitär oder multipel als Neurofibromatose von Recklinghausen auftreten. Solitäre Neurofibrome finden sich nur ausnahmsweise im Bereich größerer peripherer Nervenstämme, meist kutan (subkutan).

Die **Neurofibromatose von Recklinghausen** gehört zur Gruppe der neurokutanen Fehlbildungskrankheiten (Phakomatosen). Neben den Weichteilgeschwülsten sind zentralnervöse Manifestationen und mesodermale Dysplasien mit Skelettveränderungen geläufig. Auch endokrine Dysfunktionen werden beobachtet. Charakteristisch sind zusätzliche Hautveränderungen, vorwiegend am Stamm (Cafe au lait).

Solitäre Neurofibrome gelten als harmlos.

Neurofibrome im Rahmen einer Neurofibromatose von Recklinghausen stellen den einzigen gutartigen Weichteiltumor dar, von dem sekundär maligne Transformation gesichert ist: Häufigkeit 5–10%.

**Neurofibrom**
gutartige Geschwulst der Nervenscheide, multipel als **Neurofibromatose von Recklinghausen** bekannt.
**Diagnose**
- kleine, meist derbe Weichteilgeschwulst,
- bei kutaner Lokalisation Klingelknopfphänomen,
- klinische Zuordnung der Neurofibrome zu peripheren Nerven nur gelegentlich möglich.

**Therapie:**
*Solitäre Neurofibrome:* Exzision in toto ist meist bereits zur Diagnosesicherung erforderlich.

*Neurofibromatose:* Der Natur entsprechend sind nur symptomatische Maßnahmen möglich, z. B. Entfernung von Einzelgeschwülsten bei Beschwerden. Regelmäßige, lebenslange Kontrollen der Neurofibromatose-Patienten wegen der zahlreichen Störungsmöglichkeiten, u. a. auch wegen der drohenden malignen Transformation.

**Therapie**
Exzision.
**Prognose**
Solitäre Neurofibrome gelten als harmlos.
**Neurofibrome bei Neurofibromatose von Recklinghausen**
sekundäre maligne Transformation bekannt: Häufigkeit 5–10%.

### Neurinom

Sie werden auch als Neurilemmome oder Schwannome bezeichnet. Neurinome gehen von den Schwannschen Zellen aus. Sie kommen solitär oder neben Neurofibromen bei Morbus Recklinghausen vor. Neurinome am peripheren Nerven sind selten; Neurinome bevorzugen das Wurzelgebiet.

**Therapie** der Wahl ist die mikrochirurgische Exzision unter Erhaltung des Ursprungsnerven.

**Neurinome (Schwannome)**
Vorzugsweise im Nervenwurzelgebiet.
Vorkommen auch bei der Neurofibromatose.

**Therapie**
mikrochirurgische Exzision unter Erhaltung der Nervenwurzel.

### Neurogenes Sarkom

Neurogene Sarkome sind selten. Sie kommen spontan oder als Komplikation der Neurofibromatose vor. Bevorzugte Metastasierungsorte sind Lunge, Haut und Retroperitorium.

**Therapie:** entsprechend den Grundsätzen chirurgischer Behandlung anderer Weichteilsarkome.

**Neurogenes Sarkom**
extrem seltener maligner Weichteiltumor; auch als Komplikation der Neurofibromatose von Recklinghausen bekannt (sekundäre maligne Transformation).

**Therapie**
radikale chirurgische Entfernung.

## 2.4.2.8 Tumoren sympathischer Ganglien

Ganglioneurom
Neuroblastom
Ganglioneuroblastom

Auch die Tumoren des peripher autonomen Nervensystems werden den Weichteiltumoren zugerechnet. Es werden Ganglioneurome, Neuroblastome und Ganglioneuroblastome unterschieden. Ganglioneurome sind gutartig. Neuroblastome als embryonale Tumoren und Ganglioneuroblastome sind Geschwülste unterschiedlicher Malignität.

Die Tumoren sympathischer Ganglien können Katecholamine bilden, die als Metaboliten im Urin nachzuweisen sind. Ganglioneurome, Neuroblastome

**Tumoren sympathischer Ganglien**

Geschwülste des peripheren autonomen Nervensystems.
**Lokalisation:** Ausbreitungsgebiet des Sympathikus und Nebennierenmark.
Sie können Katecholamine bilden: Urinuntersuchung auf Katecholamin-Metaboliten (Vanillinmandelsäure, Homovanillinmandelsäure, Dopamin und andere). Ganglioneurome sind gutartig.
Neuroblastome und Ganglioneuroblastome besitzen unterschiedliche Malignität.
**Therapie**
chirurgisch, abhängig vom Dignitätsgrad.

und Ganglioneuroblastome finden sich im Ausbreitungsgebiet des Sympathikus und im Nebennierenmark.

**Weichteiltumore unsicherer Histogenese**
unterschiedlichste Weichteilgeschwülste, die z.Z. histogenetisch nicht eindeutig ableitbar sind.

### 2.4.2.9 Weichteiltumoren unsicherer Histogenese

Chondrom der Weichteile
Osteom der Weichteile
Myxom
alveoläres Weichteilsarkom
maligner Granularzelltumor
Chondrosarkom der Weichteile
Osteosarkom der Weichteile
extraskelettales Ewing-Sarkom
malignes fibröses Histiozytom
Klarzellsarkom der Sehnen und Aponeurosen
epitheloidzelliges Sarkom
In dieser Gruppe sind unterschiedlichste Weichteilgeschwülste zusammengefaßt. Gemeinsam ist ihnen ein tumorspezifisches histologisches Erscheinungsbild; d.h. es handelt sich um gut definierte Tumoren, die aber histogenetisch derzeit nicht ableitbar sind.

**Chondrom/Osteom der Weichteile**
sehr seltene, extraskelettale Knorpel- bzw. Knochengeschwulst.
**DD:**
Gewebemetaplasien.

**Therapie**
Exzision.

**Weichteilchondrom, Osteom der Weichteile**
Gutartige Knorpel- und Knochengeschwülste können selten auch als Weichteilgeschwülste auftreten. Ihre differentialdiagnostische Abgrenzung ist gegenüber metaplastischen Veränderungen erforderlich. Das Weichteilchondrom findet sich üblicherweise an Händen oder Füßen von Erwachsenen im Bereich von Sehnen, Sehnenscheiden und Gelenkkapseln. Wie bei den skelettalen Chondromen sind Rezidivneigung und gelegentliche Transformation zum Chondrosarkom bekannt.
**Therapie** der Wahl ist die Exzision. Osteome der Weichteile sind außerordentlich selten.
**Differentialdiagnostisch** sind knöcherne Metaplasien abzugrenzen.

**Myxom**
häufigste Lokalisation im Herzen.
Als Weichteiltumor seltene, gutartige, infiltrierend wachsende Geschwulst.
**Cave:** Verwechslung mit Sarkomen mit myxoider Differenzierung.
**Therapie**
Exzision.

**Myxom**
Myxome treten am häufigsten im Herzen auf, aber auch im Kieferskelett und als periphere Weichteiltumoren subkutan und intramuskulär. Myxome galten lange als „semimaligne" oder malignitätsverdächtig. Inzwischen erscheint nachgewiesen, daß klassische intramuskuläre Myxome weder metastasieren noch rezidivieren. Allerdings bleibt die klinische und histologische Abgrenzung der echten Myxome von Sarkomen mit myxoider Differenzierung schwierig, insbesondere wegen des infiltrierenden Wachstums.

**Therapie:** Zweckmäßig ist die operative Entfernung in toto.

**Malignes fibröses Histiozytom**
**häufige maligne Weichteilgeschwulst.**
Als eigene Entität erst seit 1978 bekannt, bevorzugte Lokalisation stammnahe Extremitätenabschnitte,
höherer Altersgipfel.
Metastasierung lymphogen und hämatogen (Lunge).
**Therapie**
chirurgisch.

**Malignes fibröses Histiozytom**
Es handelt sich um ein Weichteilsarkom, das seit 1978 als eigene Tumorentität abgegrenzt wird. Die Geschwulst bzw. ihre Vorgänger in der WHO-Klassifikation (malignes Fibroxanthom und maligner Riesenzelltumor) galten früher als selten; inzwischen wird das maligne fibröse Histiozytom als eines der häufigsten Weichteilsarkome angesehen.
Das maligne fibröse Histiozytom ist ein Tumor des mittleren und höheren Lebensalters mit Altersgipfel zwischen 60. und 70. Lebensjahr. Bevorzugte Lokalisation ist die quergestreifte Muskulatur der unteren und oberen Extremität. Häufigste Metastasierungsorte sind Lunge und Lymphknoten.

## 2.4.2.10 Veränderungen der Weichteile mit Ähnlichkeit zu echten Neoplasien

**Veränderungen der Weichteile mit Ähnlichkeit zu echten Neoplasien**

Xanthom (Fibroxanthom)
Xanthelasma
pigmentierte villonoduläre Synovialitis
noduläre Tenosynovialitis
Ganglion
Myositis ossificans
Myositis proliferans

In dieser Gruppe sind Veränderungen zusammengefaßt, die nicht als echte Neubildungen angesehen werden. Allerdings sind nicht alle geschwulstähnlichen oder geschwulstvortäuschenden Veränderungen dieser Gruppe zugeordnet, sondern teilweise in anderen Geschwulstgruppen unterteilt.

**Xanthom**

Xanthome sind relativ seltene, fettspeichernde, kutane, vorwiegend multiple Pseudotumoren bei Patienten mit Lipidstoffwechselstörungen.

**Xanthom**
kutaner Pseudotumor bei Fettstoffwechselstörung.

**Xanthelasma**

Xanthelasmen sind im Gegensatz zum Xanthomen häufig. Sie können mit und ohne Hyperlipidämie auftreten. Ein gehäuftes Auftreten bei Diabetes und Arteriosklerose erscheint gesichert. Die Veränderungen sind klinisch charakteristisch und unverwechselbar, weitaus am häufigsten symmetrisch an den Augenlidern als weiche, gelbdurchscheinende flache Knötchen und Plaques. Die Veränderungen sind gelegentlich störend, aber harmlos. Exzision führt nahezu immer zum Rezidiv.

**Xanthelasma**
häufige Veränderung, meist ohne Fettstoffwechselstörung. Lokalisation symmetrisch an den Augenlidern.
**Therapie** keine.

**Pigmentierte villonoduläre Synovialitis**

Erkrankung der Gelenkinnenhaut: Sie tritt damit definitionsgemäß – im Gegensatz z. B. zum Synovialsarkom – ausschließlich intraartikulär auf; klassische Lokalisation ist das Kniegelenk. Die Ätiopathogenese ist ungeklärt; mehrheitlich wird die villonoduläre pigmentierte Synovialitis als reaktiv entzündliche Erkrankung angesehen.
Wegen der durch die Erkrankung hervorgerufenen rezidivierenden, z. T. blutigen Gelenkergüsse und wegen der Neigung zu sekundären subchondralen Spongiolysen ergibt sich die Notwendigkeit zur Behandlung.
**Therapie** der Wahl ist die Synovektomie.

**Pigmentierte villonoduläre Synovialitis**
Ausgang von der Synovialmembran. Wahrscheinlich reaktiv entzündliche Erkrankung.
Bevorzugte Lokalisation Kniegelenk.
**Diagnose**
Gelenkkapselschwellung.
Rezidivierende Gelenkerguß.
**Röntgen:**
gelegentlich subchondrale gut begrenzte Osteolysen.
**Therapie**
Synovektomie.

**Ganglion**

Ganglien sind außerordentlich häufige, von Gelenken, Sehnenscheiden oder Bursen ausgehende Veränderungen. Sie werden im Volksmund auch als „Überbeine" bezeichnet. Die Frage, ob Ganglien immer von echter Synovialschleimhaut ausgekleidet sind, wird immer noch unterschiedlich beantwortet. Auch die Gangliogenese ist heute umstritten, wenn auch bei der ganz überwiegenden Mehrzahl aller Ganglien eine unmittelbare Verbindung mit Gelenken oder Sehnenscheiden nachgewiesen werden kann.

**Ganglion** (auch Überbein genannt)
zystisches flüssigkeitsgefülltes Gebilde, von Synovialschleimhaut ausgehend.

**Klinisches Bild:** pralle bis derbe, in der Größe wechselnde, zystische, flüssigkeitsgefüllte Gebilde in der Umgebung von Gelenken, Sehnenscheiden oder Bursen. Im Bereich der Kniegelenksmenisken werden sog. Meniskusganglien beobachtet.
Behandlungsverfahren der Wahl ist die operative Entfernung. Rezidive werden beobachtet, vor allem wenn rezidivierende Synovialitiden der Ausgangsstruktur (Gelenkarthrosen, chronische Polyarthritis u. a.) vorliegen. Zur Verhütung von Rezidiven ist insbesondere eine zureichende Versorgung des Ganglionstiels erforderlich.

**Diagnose**
charakteristisches klinisches Bild: prallelastische Geschwulst an typischen Stellen.
**Röntgenologisch:**
Nach Luft/Kontrastmittel-Injektion häufig Verbindung zum Gelenk nachweisbar.
**Therapie**
operative Entfernung.

**Myositis ossificans**
nicht neoplastische, extraskelettale Knochenneubildung unterschiedlicher Pathogenese:
1. lokal posttraumatisch (Sportverletzungen),
2. im Rahmen neurologischer Erkrankungen,
3. generalisierte, genetisch determinierte Erkrankung.

**Diagnose**
- Funktionsbehinderung
- typisches Röntgenbild.

**Myositis ossificans**
Die Myositis ossificans tritt als örtlich begrenzte und als systemische Erkrankung auf. Bei der lokalisierten Form wird
- eine **Myositis ossificans posttraumatica** von einer
- **Myositis ossificans circumscripta neurologica**

unterschieden.

Die *Myositis ossificans localisata posttraumatica* wird bevorzugt bei jüngeren Patienten nach Sportverletzungen, aber auch nach anderen Traumen beobachtet. Als Ursache werden größere Einblutungen in die Muskulatur oder subperiostal angenommen. Eine Myositis läßt sich provozieren, wenn nach frischen Muskelverletzungen zusätzliche Gewebereize gesetzt werden, z. B. durch Massagen, passive Mobilisierungen, Wärmeanwendungen im akuten Stadium der Verletzung.
Eine *umschriebene Myositis ossificans* wird auch bei neurologischen Erkrankungen beobachtet, insbesondere beim apallischen Syndrom und bei Querschnittslähmungen. Im Gegensatz zur posttraumatischen Myositis ossificans finden sich diese Veränderungen praktisch ausschließlich paraartikulär. Sie führen häufig zu ausgeprägten Gelenkkontrakturen. Die Pathogenese der neuropathischen Weichteilverknöcherungen ist wie die anderer Myositiden nicht geklärt.

**Therapie**
operative Entfernung.

**Prognose**
Rezidive häufig.

**Therapie:** bei störenden Veränderungen operative Ausräumung der Weichteilverknöcherungen. Rezidive sind nicht ungewöhnlich, insbesondere wenn die operative Maßnahme frühzeitig erfolgt (noch nicht abgeschlossene Ausreifung des Knochens, szintigraphisch nachweisbare Mehreinlagerung). Prophylaktische medikamentöse Maßnahmen, z. B. Diphosphonate, werden empfohlen.
Als extrem seltene systemische Form wird die **Myositis ossificans progressiva generalisata** abgegrenzt. Die Erkrankung ist genetisch determiniert und manifestiert sich in der frühen Kindheit. Die Erkrankung kommt im Alter von 20–25 Jahren zum Stillstand. Eine kausale Therapie ist nicht möglich.

**Unklassifizierbare Weichteiltumoren**

**Unklassifizierbare Weichteiltumoren**
Hierzu zählen die Tumoren, die so undifferenziert sind, daß sie den zuvor beschriebenen Kategorien nicht zugeordnet werden können. Es handelt sich praktisch ausschließlich um Weichteilsarkome; der Anteil der unklassifizierbaren Weichteilsarkome an der Gesamtheit maligner Weichteilgeschwülste beträgt 10–20 %.

**Osteochondronekrosen**

## 2.5 Osteochondronekrosen

*U. Weber*

**Synonyme:** spontane Knochennekrosen, avaskuläre Knochennekrosen, aseptische Osteonekrosen, aseptische Osteochondronekrosen, avaskuläre Osteochondrosen.

### 2.5.1 Grundlegendes

**Definition**
Umschriebener Vitalitätsverlust von Knochengewebe mit oder ohne Knorpelbeteiligung.

**Definition:** Osteonekrose bzw. Chondronekrose bezeichnet den Vitalitätsverlust von Knochen- bzw. Knorpelgewebe. Der Nekrosenachweis wird histologisch geführt (abgestorbene Osteozyten bzw. Chondrozyten).

Unter dem klinischen **Oberbegriff** der **spontanen Osteochondronekrosen** ist eine Vielzahl von Einzelerkrankungen mit unterschiedlicher Lokalisation zusammengefaßt, die aufgrund von Ähnlichkeiten in der klinischen Symptomatologie, im spontanen Krankheitsverlauf und insbesondere im Röntgenbefund früher als pathogenetisch einheitliche Krankheitsgruppe angesehen wurde.

Nach dem pathologisch-histologischen Substrat kann eine Aufteilung vorgenommen werden in:

**Unter dem klinischen Oberbegriff** werden aus historischen Gründen zahlreiche, pathogenetisch nicht einheitliche Einzelerkrankungen mit Ähnlichkeiten der klinischen Symptomatologie, des spontanen Krankheitsverlaufes und des Röntgenbefundes zusammengefaßt.

- Veränderungen, denen eine gesicherte Osteonekrose zugrundeliegt,
- Veränderungen, die als Osteonekrosen aufgefaßt werden, wobei der histologische Beweis noch aussteht (seltene und fragliche Osteonekrosen),
- Veränderungen, bei denen es sich nicht um Osteonekrosen handelt, die aber unter klinischen Gesichtspunkten häufig weiterhin der Gruppe der Osteochondronekrosen zugeordnet werden.

**Differenzierung** nach dem pathologisch-histologischen Substrat erforderlich: ⇐

Die **Ätiologie** der *spontanen Osteonekrosen* ist nicht geklärt. Aufgrund tierexperimenteller Untersuchungen und klinisch-empirischer Erfahrungen werden derzeit drei Theorien vertreten:

1. mechanisch traumatische Ursachen,
2. primäre Gefäßveränderungen (intra- oder perivasale Gefäßverschlüsse),
3. konstitutionelle Veränderungen der betroffenen Knochenbezirke (gegebenenfalls genetisch fixiert).

**Ätiologie:** nicht bekannt.

**Pathogenetisch** liegt den echten Osteochondronekrosen eine *lokale Durchblutungsstörung* zugrunde.

**Pathogenese der echten Osteochondronekrosen** lokale (passagere) Durchblutungsstörung.

Polytopes Auftreten gleichartiger Veränderungen, familiäre Häufung und allgemeine Zeichen einer verzögerten Skelettreifung werden gelegentlich als Hinweise auf eine genetische Fixierung bzw. konstitutionelle Störung des Knochenwachstums angesehen; sie sprechen wahrscheinlich eher gegen als für das Vorliegen einer aseptischen Knochennekrose und machen im Einzelfall die differentialdiagnostische Abgrenzung gegenüber anderen Erkrankungen (z.B. epiphysäre multiple Dysplasie Typ Ribbing-Müller) erforderlich.

Differentialdiagnose ⇐

Eine **mechanisch traumatische Genese** kann für bestimmte Formen der sog. aseptischen Osteonekrose als weitgehend gesichert angesehen werden; dies gilt in erster Linie für die aseptische Nekrose des Os lunatum des Erwachsenen (Morbus Kienböck) bei rezidivierender abnormaler Beanspruchung (Arbeit mit Preßluftwerkzeugen; Anerkenntnis der **Berufskrankheit** in der Verordnung zur Änderung der 7. Berufskrankheitenverordnung von 1976, Nr. 2103).

Ein Zusammenhang zahlreicher pathologischer Zustände mit aseptischen Knochennekrosen, insbesondere mit der Hüftkopfnekrose des Erwachsenen, ist bekannt.

Es handelt sich um Stoffwechselstörungen (Diabetes mellitus, Hyperlipoproteinämie, Hyperurikämie u. a.), endokrine Störungen (Schilddrüse, Nebenschilddrüse, Hypophyse), Störungen im Vitaminhaushalt, Störungen mit Veränderung der Blutrheologie (Polyzythämie, Störungen der Hämostaseologie, Sichelzellkrankheit), mikroembolische Ereignisse (Caisson-Krankheit), chronischen Alkoholabusus, Kortikosteroidmedikation, immunsuppressive Therapie u. a.

Verschiedene pathologische Zustände ⇐

Der unmittelbare **Auslösemechanismus** der nachfolgenden Durchblutungsstörung ist für die Mehrzahl der Veränderungen nicht bekannt.

**Pathologische Anatomie der echten Osteochondronekrosen:**
primäre ischämische Knochennekrose, ggf. sekundär-degenerative Veränderungen des Knorpels.

**Einteilung der Osteochondronekrosen**
1. patho-histologisch,
2. Erkrankungsalter,
3. Lokalisation

**Morphologie**
- gesicherte Osteonekrosen,
- fragliche Osteonekrosen,
- osteonekroseähnliche Veränderungen.

**Erkrankungsalter**
Spontane Osteochondronekrosen bei Kindern und Jugendlichen sind häufiger als bei Erwachsenen.

**Lokalisation:**
- epiphysär,
- Hand- und Fußwurzel,
- metaphysär,
- Sonderformen (Osteochondrosis dissecans).

**Pathologische Anatomie:** Die avaskulären Osteochondronekrosen werden als **primäre ischämische Osteonekrosen** aufgefaßt. Wegen der unterschiedlichen Ernährungsform von Knochengewebe und Knorpelgewebe ist das gemeinsame Auftreten einer Knorpel- und Knochennekrose sehr unwahrscheinlich. Eine eigentliche Knorpelnekrose liegt nicht vor. Der Knorpel unterliegt vielmehr sekundär degenerativen Veränderungen, sobald mechanische Veränderungen des subchondralen Knochens eintreten.
Das patho-histologische Bild ist dementsprechend durch die klassischen mikromorphologischen Merkmale der Knochennekrose mit Sekundärveränderungen am Knorpel gekennzeichnet.
Klassifikation: Eine Klassifikation der spontanen Osteochondronekrosen erfolgt unter drei Gesichtspunkten.

- Einteilung nach der Diagnosesicherheit in
  - gesicherte Osteonekrosen,
  - fragliche bzw. seltene Osteonekrosen,
  - solitäre osteonekroseähnliche Veränderungen (Veränderungen, die keine Knochennekrosen darstellen).
- Einteilung nach dem Erkrankungsalter
  - juvenile Osteonekrosen (Erkrankungen des wachsenden Skelettes),
  - Osteonekrosen des Erwachsenen.
- Einteilung nach der Lokalisation
  - epiphysär,
  - Hand- und Fußwurzel,
  - metaphysär bei Kindern und Jugendlichen,
  - Sonderformen (Osteochondrosis dissecans).

Spontane Osteochondronekrosen bevorzugen das Wachstumsalter. Für die verschiedenen Krankheitsbilder sind dabei unterschiedliche Altersgipfel bekannt. Allgemein überwiegen sie bei Jungen im Verhältnis 4–5:1.

**Sog. Juvenile Osteochondronekrosen**

| Lokalisation | Erstbeschreiber | |
|---|---|---|
| Sternales Claviculaende | Friedrich | 1924 |
| Capitulum humeri | Panner | 1927 |
| Trochlea humeri | Hermodson | 1947 |
| Wirbelkörper | Calve | 1925 |
| Wirbelkörperrandstrukturen | Scheuermann | 1921 |
| Tuber ischiopubica | Kremser | 1934 |
| Synchondrosis ischiopubica | van Neck | 1923 |
| Hüftkopf | Perthes | 1910 |
| Patella | Sinding-Larsen<br>Johansson | 1921 |
| Osteochondrosis dissecans | | |
| Tuberositas Tibiae | Osgood Schlatter | 1903 |
| Os naviculare pedis | Köhler | 1908 |
| Metarsale II (III–IV) | Freiberg<br>Köhler | 1914 |

Bis auf die Kienböck-Erkrankung (Osteonekrose des Os lunatum) sind spontane aseptische Knochennekrosen beim Erwachsenen erst seit etwa 20 Jahren bekannt. Ihre Häufigkeit scheint zuzunehmen. Bisher sind nur wenige Lokalisationen beschrieben (Hüftkopf, Oberarmkopf, Os lunatum, Os naviculare, medialer Femurkondylus, Talus).

**Osteochondronekrosen des Erwachsenen**
idiopathische Oberarmkopfnekrose
idiopathische Hüftkopfnekrose
Nekrose des medialen Femurkondylus (Morbus Ahlbäck)

Nekrose des Mondbeines (Morbus Kienböck)
Nekrose des Kahnbeines der Hand (Morbus Preiser)
WK Nekrose (Morbus Kümmel-Verneuil)
Talusnekrose
Die spontanen meta- und diaphysären Knochennekrosen des Erwachsenen gehören definitionsgemäß nicht zu dieser Erkrankungsgruppe, da eine Beteiligung von Knorpelgewebe nicht erwartet werden kann.
Die Mehrzahl der Veränderungen sind im 2.–4. Jahrzehnt des 20. Jahrhunderts beschrieben und tragen den Namen des Erstbeschreibers.

**Klinisches Bild:** Aseptische Knochennekrosen können symptomlos verlaufen. Im allgemeinen ist das klinische Bild durch eine uncharakteristische, mäßig ausgeprägte, belastungsabhängige Schmerzsymptomatik geprägt. Gegebenenfalls schmerzhafte Funktionsbehinderung des angrenzenden Gelenkes.

**Symptomatologie**
– lokale belastungsabhängige Schmerzen,
– Funktionsbehinderung.

**Diagnostik:** Diagnostisch führend ist die konventionelle Radiologie. Der Röntgenbefund ist vom Stadium der Erkrankung abhängig.

**Diagnostik**
*Röntgen:*
röntgenologische Stadieneinteilung in
1. umschriebene Demineralisation (Initialstadium),
2. Sklerose,
3. Fragmentation,
4. Reparation,
5. Ausheilung (Defektstadium).

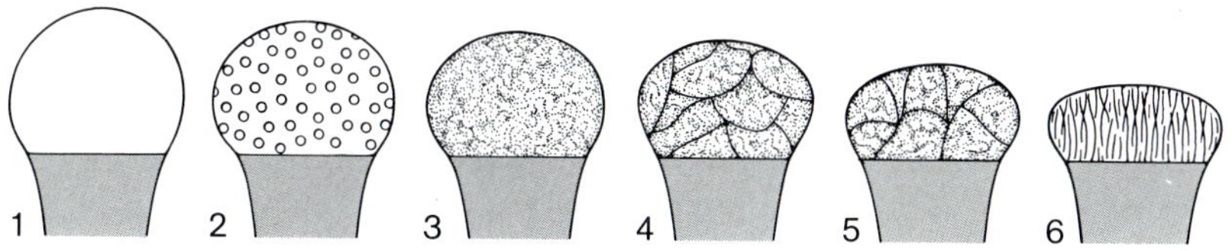


**Abb. 85** Stadien der avaskulären Osteochondronekrose
1 Normalzustand, 2 Initialstadium, 3 Stadium der Sklerose, 4 Fragmentationsstadium, 5 Reparationsstadium, 6 Ausheilungs-(Defekt-)stadium

*Röntgenmorphologisch* werden 5 Phasen abgegrenzt, die nicht zwangsläufig alle durchlaufen werden müssen (Abb. 85):

- Einige Wochen bis Monate nach Eintritt der Nekrose werden Strukturauflockerungen als Folge umschriebener Demineralisation und beginnende Strukturverdichtungen (Sklerosen) erkennbar (Initialstadium).
- Größenabnahme und Kondensation des betroffenen Knochens (Stadium der Sklerosierung).
- Scholliger Zerfall (Fragmentationsstadium).
- Revitalisierung der Nekrose mit schrittweisem Nekroseabbau (Reparationsstadium).
  Das Reparationsstadium ist wie das späte Initialstadium durch ein Nebeneinander von Verdichtungen und Aufhellungen gekennzeichnet und von diesem ohne Kenntnis des Krankheitsverlaufes nicht ohne weiteres abzugrenzen.
- Ausheilungsstadium; Restitutio ad integrum bzw. Defektheilung.

Die *Röntgenuntersuchung* ist das wichtigste Hilfsmittel der Diagnostik einer aseptischen Knorpel-Knochennekrose. Sie ist allerdings nicht in der Lage, Frühstadien zu erkennen.

Der *Computertomographie* wird z. Z. nur bei wenigen speziellen Formen aseptischer Knochennekrosen ein diagnostischer Wert zugemessen. Insbesondere bei der idiopathischen Hüftkopfnekrose des Erwachsenen werden früher als im Röntgenbild relativ verläßliche Anzeichen computertomographisch erkennbar.

*Szintigraphischer*, ggf. auch *computertomographischer* Erkrankungsnachweis vor der Röntgenmanifestation möglich.

Für die Kernspintomographie liegen derzeit keine ausreichenden Erfahrungen vor.

*Szintigraphie:* Nuklearmedizinisch sind die avaskulären Osteonekrosen wesentlich früher als röntgenologisch nachweisbar. Das Initialstadium ist durch eine verminderte Aktivität über dem (avaskulären) nekrotischen Bereich ge-

Szintigraphisches Initialstadium:
– verminderte Aktivität.
Szintigraphisches Folgestadium:
– Aktivitätsanreicherung.

kennzeichnet. Später, aber noch vor Auftreten röntgenologischer Zeichen, wird eine umschriebene Aktivitätsanreicherung nachweisbar.

**Differentialdiagnose**
- Ossifikationsvarianten,
- Chondrodysplasien,
- Sekundärveränderungen.

**Differentialdiagnose:** Grundsätzlich ist eine differentialdiagnostische Abgrenzung der echten Osteonekrosen von Erkrankungen mit klinisch-radiologisch ähnlichem Erscheinungsbild, die keine echten Nekrosen darstellen, erforderlich.
Bei den juvenilen Osteochondronekrosen sind physiologische Ossifikationsvarianten und multiple epiphysäre Chondrodysplasien, bei allen Osteonekrosen sind posttraumatische Veränderungen und Folgen unspezifischer und spezifischer Entzündungen abzugrenzen.

**Therapie**
Abhängig vom erwarteten Ausheilungsergebnis:
- symptomatische Therapie,
- mechanische Entlastung,
- bei echten avaskulären Nekrosen revaskularisierende operative Eingriffe,
- im Ausheilungsstadium (Defektheilung) Korrektureingriffe.

**Therapie:** Die Therapie ist abhängig von der Art der Beschwerden und vom erwarteten spontanen Ausheilungsergebnis:
- Erkrankungen ohne wesentliche Beschwerden, mit erwarteter Restitutio ad integrum oder nichtfunktionsmindernder Defektheilung: keine Therapie erforderlich.
- Bei vorübergehenden Beschwerden: symptomatische (Schmerz)therapie, z. B. temporäre Entlastung.
- Bei erwarteter funktionsmindernder Defektheilung: Entlastung des erkrankten Skelettabschnittes durch konservative oder operative Maßnahmen mit dem Ziel, sekundäre Deformierungen (präarthrotische Deformierungen) zu vermeiden. Entlastung erforderlich bis zum Abschluß der Reparationsphase, d. h. für einen Zeitraum von 2–3 Jahren ab Erkrankungsbeginn.
- Bei zahlreichen Erkrankungsbildern wird neuerdings eine operative Revaskularisation des ischämischen Bezirkes durch mikrochirurgische Maßnahmen versucht.

**Prognose**
- juvenile Osteochondronekrosen: spontane Ausheilung mit oder ohne Defektzustand
- Osteochondronekrosen des Erwachsenen: Sekundärarthrose.

**Prognose:** Die Prognose der aseptischen Knorpelknochennekrosen ist von der Erkrankungsart und vom Erkrankungsalter abhängig. Die Erkrankung selber ist harmlos.
Juvenile Osteochondronekrosen heilen spontan aus; dabei reicht das Ausheilungsspektrum von der Restitutio ad integrum (Köhler I) bis zu ausgeprägten artikulären Inkongruenzen – derartige Deformierungen sind als klassische Präarthrosen anzusehen.
Die Osteochondronekrosen des Erwachsenen weisen mehrheitlich keine Spontanheilungstendenz auf; unbehandelt hinterlassen sie einen erheblichen Funktionsverlust (sekundäre Arthrosen).

**Häufige juvenile spontane Osteochondronekrosen**

## 2.5.2 Häufige juvenile spontane Osteochondronekrosen (Abb. 86)

**Morbus Perthes**
**Lokalisation:**
proximale Femurepiphyse s. Hüftgelenk.

### 2.5.2.1 Morbus Perthes

**Synonyme:** Calve-Legg-Perthes-Erkrankung, Osteochondropathia deformans coxae juvenilis.

**Definition:** juvenile Osteonekrose der proximalen Femurepiphyse s. Hüftgelenk.

**Morbus Köhler**

**Lokalisation:**
Os naviculare pedis.
Kinder vor dem 12. Lbj., Geschlechtsprävalenz (Jungen).

### 2.5.2.2 Morbus Köhler

**Definition:** juvenile aseptische Knochennekrose des Os naviculare pedis.

**Klinik:** Erkrankungsalter 3.–12. Lebensjahr. Geschlechtsverteilung Jungen zu Mädchen 4:1. Häufig symptomlos. Gelegentlich belastungsabhängige Mittelfußbeschwerden.

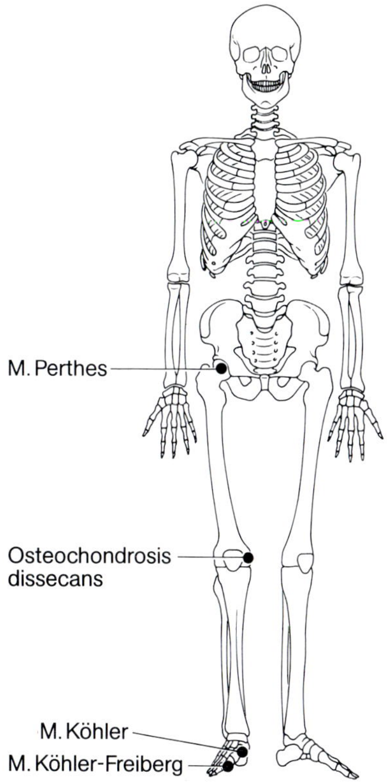


**Abb. 86**
Häufige juvenile Osteochondronekrosen

**Röntgen:** In fortgeschrittenen Stadien charakteristisch.

**Therapie:** Nur bei Beschwerden erforderlich – gegebenenfalls kurzfristige Ruhigstellung, Einlagenversorgung.

**Therapie**
Abstützung des Längsgewölbes.

**Prognose:** Üblicherweise Restitutio ad integrum.

**Prognose** gut.

### 2.5.2.3 Köhler-Freiberg-Krankheit

**Köhler-Freiberg-Krankheit**

**Definition:** juvenile Osteochondronekrose des Metatarsalköpfchens II (seltener III oder IV).

**Lokalisation:**
Metatarsalköpfchen II (III und IV)
Kinder nach dem 10. Lbj. Geschlechtsprävalenz (Mädchen).

**Klinik:** Typisches Erkrankungsalter 10.–16. Lebensjahr. Eine der wenigen juvenilen Osteonekrosen mit Bevorzugung des weiblichen Geschlechts. Teilweise erhebliche, belastungsabhängige Beschwerden im Vorfußbereich mit Funktionseinschränkung des betroffenen Gelenkes und fußrückenwärts ausgeprägter ödematöser Schwellung.

**Röntgen:** In fortgeschritteneren Fällen typisch.

**Therapie:** Entlastung des erkrankten Knochens – Spreizfußverband, Gipsverband; langfristig Einlagenversorgung mit Abstützung des Quergewölbes.
Operative Maßnahmen im floriden Erkrankungsstadium derzeit nicht verbreitet; operative Behandlung von Spätstadien entsprechend der Therapie anderer Zehengrundgelenksarthrosen (Gelenkteilresektion).

**Therapie**
Unterstützung des Quergewölbes.
**Prognose** Defektheilung.

## 2.5.3 Osteochondrosis dissecans

**Osteochondrosis dissecans**

**Definition:** Veränderungen im Bereich konvexer Gelenkflächen, wobei lediglich ein mehr oder weniger kleines, scharf umschriebenes subchondrales Knochensegment betroffen ist, mit den radiologischen Zeichen einer Osteonekrose.

- Teilnekrose im Bereich konvexer Gelenkflächen,
- wahrscheinlich kein einheitliches Krankheitsbild, aber mehrheitlich Sonderform der spontanen Osteochondronekrosen.

**Ätiopathogenese:** Die Osteochondrosis dissecans wird mehrheitlich als klinisch/radiologische Sonderform der spontanen Osteonekrosen angesehen. Dabei scheint es sich auch unter ätiopathogenetischen Gesichtspunkten um kein einheitliches Krankheitsbild zu handeln. Neben echten Osteonekrosen treten klinisch-radiologisch gleichartige Veränderungen ohne histologisch nachweisbare Nekrosen auf, in erster Linie als Ossifikationsvariante (separates Ossifikationszentrum).
Für die Entstehung des osteochondralen Dissekates wird neben verschiedenen anderen Faktoren vor allem eine traumatische Genese (rezidivierende Mikrotraumen) angenommen.

Erkrankungsalter nach dem 10. Lebensjahr, seltener bei Erwachsenen. Geschlechtsprävalenz.

**Klinik:** Die Osteochondrosis dissecans ist eine häufige Erkrankung, Erkrankungsprävalenz etwa 1:50. Sie tritt häufiger im Kindesalter (Erkrankungsalter nach dem 10. Lebensjahr) als bei jugendlichen Erwachsenen auf. Das männliche Geschlecht wird bevorzugt.

**Lokalisation:**
vorwiegend mediale Femurkondyle, aber auch andere konvexe Gelenkflächen.

Mit Abstand **häufigste Lokalisation** ist das *Kniegelenk* (mediale Femurkondyle) (Abb. 87 a). Sonstige (seltene) Lokalisationen: Ellenbogengelenk (Capitulum humeri), Hüftgelenk (Hüftkopf), Sprunggelenk (Talus), femoro-patellares Gelenk (Kniescheibe), Schultergelenk (Oberarmkopf), Finger- und Zehengelenke. Familiäre Häufung und multilokuläres Auftreten sind bekannt. Doppelseitiger Befall in ca. 30 %.

Im Gegensatz zu anderen Osteochondronekrosen vollständige Abstoßung des nekrotischen Bezirkes möglich – sog. *Gelenkmaus.*

Die Beschwerdesymptomatik ist abhängig vom Erkrankungsstadium: Im Stadium der Nekroseentstehung sind Beschwerden selten.

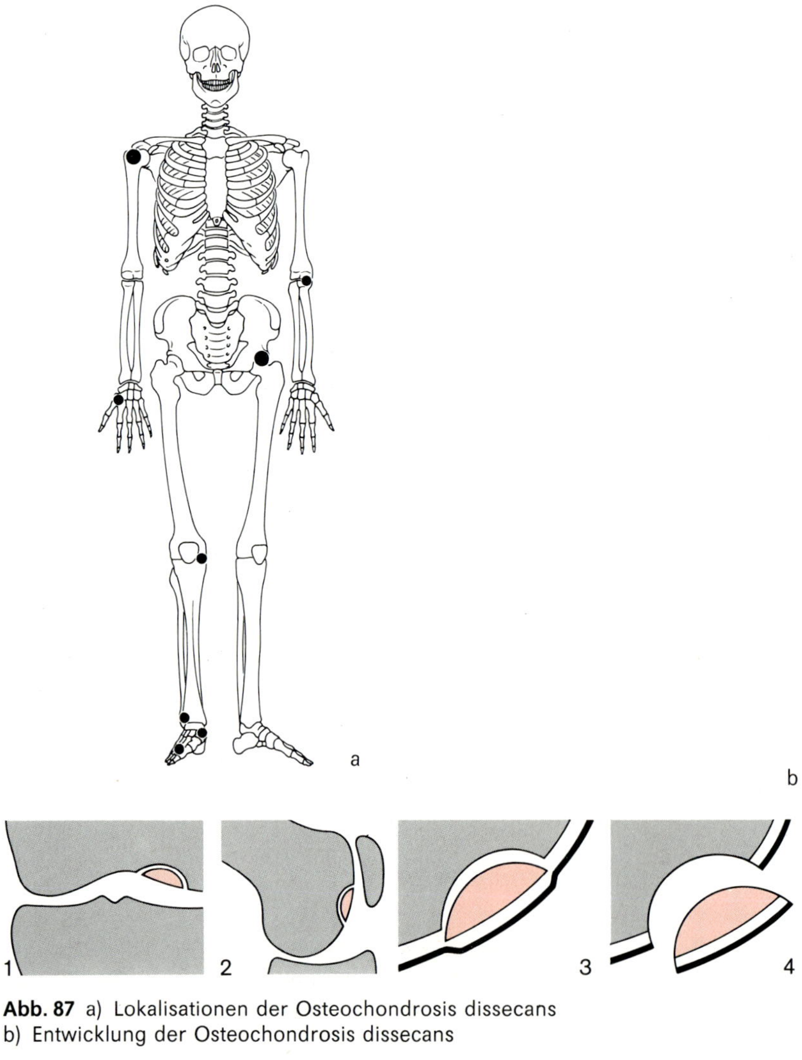


**Abb. 87** a) Lokalisationen der Osteochondrosis dissecans
b) Entwicklung der Osteochondrosis dissecans

Im Stadium der Demarkation teilweise belastungsabhängige Beschwerden, gelegentlich mit typischem Lokalisationshinweis; rezidivierende Gelenkschwellungen sind möglich. Bei vollständiger Abstoßung des Dissekates (sog. **Gelenkmaus** – Dissekatlager ≙ *Mausbett*) können charakteristische rezidivierende *Gelenkblockierungen (Einklemmungen)* auftreten (Abb. 87b).

**Charakteristische Symptomatik:** Gelenkblockierung.

**Röntgen:**

- umschriebener, *subchondraler Verdichtungsbezirk* mit sklerotischer konvexer Randzone oder
- ovaler, verdichteter Knochenbezirk, das Niveau nicht erreichend und vom darunter liegenden Knochen mit breitem Saum abgegrenzt oder
- glattbegrenzte Knochenmuldung an typischer Stelle.

Vergrößerungsaufnahmen, Zielaufnahmen, Schichtaufnahmen oder Spezialaufnahmen (Kniegelenkstunnelaufnahme) sind zur Darstellung hilfreich. Freie Dissekate sind in Abhängigkeit von der Größe des knöchernen Anteiles im Nativ-Röntgenbild darstellbar.

**Diagnostik**
– Klinik,
– Röntgen,
– (Arthrographie),
– (Arthroskopie).

**Arthrographie:** ggf. zum Nachweis (sekundärer) Demarkation des Gelenkknorpels bzw. zum Nachweis röntgennegativer (vorwiegend knorpeliger) freier Dissekate.

**Arthroskopie:** zur Beurteilung der Nekrose selbst nicht, zur Beurteilung der Gelenkoberfläche (Knorpel) gut geeignet.

**Differentialdiagnose:** Besonders bei multiplem und multilokulärem Auftreten ist eine Abgrenzung gegenüber epiphysären Osteochondrodysplasien erforderlich.
Die Abgrenzung gegenüber Ossifikationsvarianten ist vor allem bei jüngeren Kindern im Einzelfall schwierig (Verlauf – „Spontanheilung"). Abgrenzung gegenüber Verletzungsfolgen sowie gegenüber anderen spontanen Osteochondronekrosen gleicher Lokalisation (z. B. Osteochondrosis dissecans des Hüftgelenkes, beim Erwachsenen idiopathische (segmentale) Hüftkopfnekrose).
Im Spätstadium Abgrenzung gegenüber Veränderungen bei Arthrosen anderer Genese.

**DD** der Gelenkblockierung: andere mobile intraartikuläre Gelenkkörper, am Kniegelenk vor allem bei Meniskusschäden.

**Differentialdiagnose der Gelenksperre** (Blockierung):

| |
|---|
| mobile intraartikuläre Körper anderer Genese, vor allem bei Meniskusschäden, primärer und sekundärer Gelenkchondromatose, Flake Frakturen. |

**Therapie:** Behandlungsziel bei der Osteochondrosis dissecans ist die **Erhaltung der intakten Gelenkfläche** (Knorpeloberfläche) bzw. die Beseitigung des sekundären Knorpeldefektes. Durch die Erkrankung verursachte Veränderungen der Gelenkfläche stellen präarthrotische Deformierungen dar.

**Therapie**
– nur bei jüngeren Kindern konservativ,
– bei älteren Kindern, Jugendlichen und Erwachsenen **operativ:** Beseitigung der Knochennekrose, Knorpelrefixierung.

Die Therapie ist vom **Erkrankungsstadium** und vom zu erwartenden Spontanverlauf abhängig.
Als eindeutig prognosebeeinflussender Faktor konnte bisher das **Erkrankungsalter** definiert werden. Es gilt: je jünger der Erkrankte, desto besser die Prognose; Spontanheilungen sind beschrieben.

- Bei jüngeren Kindern wird in Frühstadien der Erkrankung konservative Behandlung empfohlen. Symptomatische (Schmerz)therapie; Entlastung des Erkrankungsbezirkes.
- Bei fortschreitender Erkrankung, älteren Kindern, Jugendlichen und Erwachsenen wird operative Behandlung bevorzugt; bei noch intakter Gelenkfläche Maßnahmen zur Revaskularisierung der Osteonekrose: Anbohrung der Sklerosezone, Nekroseausräumung.

- Bei Knorpeldemarkierung zusätzlich Refixierung des Dissekates durch Spanbolzung, Drahtspickung, Verschraubung.
- Nach Dissekatabstoßung Replantation des Dissekates, zumindest aber Gelenkmausentfernung. Defektauffüllung durch autologe oder homologe Knorpeltransplantation.
- Bei älteren Veränderungen mit Knorpelverlust gegebenenfalls Pridie-Bohrung zur Induktion eines oberflächenbedeckenden Faserknorpels. Entlastungsoperationen (Umstellungsosteotomien).

**Prognose**
Bei Kindern und Jugendlichen Heilung in 60 % der Fälle.
Bei Erwachsenen ungünstiger.

**Prognose:** Die Prognose der Osteochondrosis dissecans ist beim Jugendlichen günstiger als beim Erwachsenen und abhängig vom Erkrankungsstadium. Bei Kindern und Jugendlichen kann mit einer klinisch/radiologischen Restitutio ad integrum in etwa 60 % gerechnet werden. Defektheilungen nach Osteochondrosis dissecans stellen eine präarthrotische Deformierung dar.

**Osteochondronekrosen des Erwachsenen**

Idiopathische Hüftkopfnekrose s. Hüftgelenk.

## 2.5.4 Osteochondronekrosen des Erwachsenen (Abb. 88)

### 2.5.4.1 Idiopathische Hüftkopfnekrose

s. Hüftgelenk

**Morbus Ahlbäck**

**Lokalisation:**
mediale Femurkondyle.
Als idiopathische Nekrose und als Kortisonnekrose bekannt.

**Primäre Form:**
- Erkrankung jenseits des 60. Lbj.,
- Geschlechtsprävalenz,
- im fortgeschritteneren Stadium typischer Röntgenbefund.

### 2.5.4.2 Femurkondylennekrose (Morbus Ahlbäck)

**Definition:** segmentale Osteonekrose der medialen Femurkondyle.

**Ätiopathogenese:** Von einer *primären* (idiopathischen) *Form* wird eine sekundäre, sog. *Kortisonnekrose* abgegrenzt; letztere tritt sowohl nach systemischer wie lokaler Corticosteroidtherapie auf.

**Klinik:** Seltene Erkrankung bei älteren Patienten; Altersgipfel 60.–70. Lebensjahr; das weibliche Geschlecht ist bevorzugt.

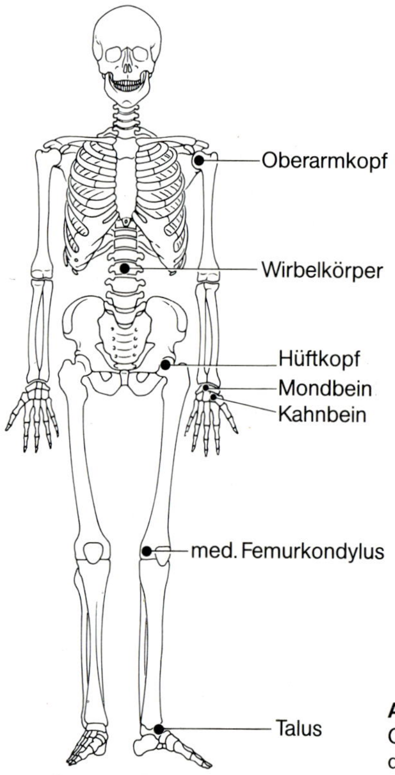


**Abb. 88**
Osteochondronekrose des Erwachsenen

Erheblicher Ruhe- und Belastungsschmerz am medialen Kniegelenk mit plötzlichem Beginn. Sekundär synovialitische Veränderungen mit Kapselschwellung und Gelenkerguß.

**Röntgen:**
- Bei fortgeschrittener Erkrankung typisch.
- Im Frühstadium der Erkrankung beginnende Abflachung der medialen Femurkondyle (etwa 4 Wochen nach Beschwerdebeginn).
- Nach 3–6 Monaten typischer subchondraler Aufhellungsbezirk am medialen Femurkondylus, der von einem sklerotischen Randsaum umgeben ist.

**Differentialdiagnose:** Osteochondrosis dissecans; destruierende Hemigonarthrose; destruierende entzündliche, tumoröse und posttraumatische Veränderung.

**Therapie:** Eine konservative Behandlung ist wie bei anderen Osteochondronekrosen des Erwachsenen wenig aussichtsreich.

**Therapie**
operativ, entlastende Umstellungsosteotomie, alloplastischer Gelenkersatz.

⇦

- **In Frühstadien** Versuch der Revaskularisierung durch Beseitigung der Sklerose; entlastende (valgisierende) Umstellungsosteotomie
- **Bei fortgeschrittenen Veränderungen** alloplastischer Gelenkersatz, unikondyläre (Hemiarthroplastik) oder bikondyläre Schlittenprothese.

### 2.5.4.3 Oberarmkopfnekrose

**Oberarmkopfnekrose**
seltener idiopathisch, häufiger als Sekundärkrankheit.

Die aseptische Nekrose des Oberarmkopfes tritt als *sekundäre* (z. B. posttraumatisch, **Caissonkrankheit**) und als *primäre* (idiopathische) Form auf.
Die spontane Oberarmkopfnekrose des Erwachsenen ist im Vergleich zur Hüftkopfnekrose extrem selten.
Äthiopathogenetisch werden die gleichen Mechanismen (Fettstoffwechselstörungen, Alkoholabusus, Kortikosteroidtherapie) wie bei der Hüftkopfnekrose diskutiert. In jüngster Zeit ist eine Form der spontanen Humeruskopfnekrose im Zusammenhang mit Erkrankungen der Rotatorenmanschette berichtet worden.

**Diagnose**
- Schmerz,
- Bewegungseinschränkung,
- röntgenologische Veränderungen.

**Symptomatologie:** Die aseptische Nekrose des Oberarmkopfes führt zu einer schmerzhaften Bewegungseinschränkung des Gleno-Humeralgelenkes (eigentliches Schultergelenk).
Differentialdiagnostisch müssen die häufigeren sekundären Oberarmkopfnekrosen, tumoröse Erkrankungen (Metastasen), bakteriell entzündliche Veränderungen, vor allem die tuberkulöse Arthritis und Gelenkveränderungen bei neurologischen Erkrankungen (Charcot-Gelenk, z. B. bei Syringomyelie, Tabes) ausgeschlossen werden.

**Therapie**
- Schultergelenksarthrodese,
- Schultergelenksalloarthroplastik.

**Therapie:** In der Regel *operativ.* Die Indikation zur operativen Behandlung ergibt sich aus der schmerzhaften Bewegungseinschränkung. Schmerzfreiheit ist durch *Schultergelenksarthrodese*, Schmerzfreiheit und Beweglichkeit sind durch *Schultergelenksalloarthroplastik* zu erreichen.

### 2.5.4.4 Lunatummalazie

**Kienböck-Erkrankung**

**Synonym:** Kienböck-Erkrankung.

**Lokalisation:**
Mondbein.

**Definition:** aseptische Nekrose des Mondbeines.

Neben der primären ist eine sekundäre Mondbeinnekrose bekannt: Berufsanamnese beachten.

**Ätiopathogenese:** Bei einem erheblichen Teil der Mondbeinnekrosen spielt eine mechanische Überlastung (Arbeit mit Preßlufthammer u. ä.) die entscheidende Rolle; die Erkrankung ist deswegen auch in der **Berufskrankhei-**

**tenverordnung** enthalten. Bei den übrigen Fällen bestehen ätiologisch die gleichen Unklarheiten wie bei spontanen Osteochondronekrosen anderer Lokalisation. Eine **konstitutionelle Disposition** wird in Form einer relativen Ellenverkürzung (sog. Hulten-Minusvariante) diskutiert; dadurch entsteht ein Kompressionseffekt auf die Handwurzelknochen, welche der distalen Radiusgelenkfläche gegenüberliegen.

**Diagnose**
- Schmerz,
- Gelenkschwellung,
- Bewegungseinschränkung,
- in späteren Stadien typisches Röntgenbild,
- bei klinischem Verdacht und negativem Röntgenbild: **Szintigraphie.**

**Klinik:** Extrem seltene Erkrankung bei Jugendlichen, häufiger bei jungen Erwachsenen; Altersgipfel zwischen dem 20. und 30. Lebensjahr. Das männliche Geschlecht, manuelle Berufe und die rechte Hand sind eindeutig bevorzugt. Die Erkrankung macht sich durch eine langsam zunehmende, belastungsabhängige, schmerzhafte Bewegungseinschränkung bemerkbar. Typische Druckschmerzhaftigkeit streckseitig über dem Lunatum. Sekundäre Synovialitis des Radiokarpalgelenkes mit Kapselschwellung und Reizerguß ist häufig.
Im Zusammenhang mit der klinischen Symptomatik ist die **Berufsanamnese** (s. oben) wichtig.

**Röntgenbild:**

⇨

**Röntgen:** Der Röntgenbefund ist wie bei anderen aseptischen Nekrosen abhängig vom Erkrankungsstadium:

- im Frühstadium unauffällig,
- initiale Röntgensymptomatik mit fleckiger, subchondraler Aufhellung und beginnender Deformierung,
- in späteren Stadien Sinterung und Sklerosierung, Fragmentierung und hochgradige Deformierung des Mondbeines.

In Frühstadien bei nicht eindeutigem Röntgenbefund ist die **Skelettszintigraphie** zur Diagnosestellung hilfreich.

**Therapie**
operativ:
- Radiusverkürzung,
- Spongiosaplastik,
- Interkarpalarthrodesen,
- alloplastischer Lunatumersatz,
- Revaskularisation,
- Handgelenksarthrodese.

**Therapie:** Eine sinnvolle *konservative Therapie* ist lediglich als symptomatische Schmerztherapie (vorübergehende Gelenkruhigstellung) möglich.
Zahlreiche *Operationsverfahren* sind für die verschiedenen Erkrankungsstadien angegeben: bei noch erhaltener Form des Lunatum Niveauoperationen zur Beseitigung einer Hulten-Minusvariante (Radiusverkürzungsosteotomie, Ulnaverlängerungsosteotomie), Spongiosaplastiken, in neuerer Zeit vor allem revaskularisierende Eingriffe (Implantation von Gefäßbündeln oder gefäßgestieltem Knochen) zum Nekroseersatz. Begrenzte Interkarpalarthrodesen, Teilresektionen des Karpus, alloplastischer Lunatumersatz (Silastikprothesen) und Handgelenksarthrodese kommen in fortgeschritteneren Fällen zur Anwendung. Berufliche Rehabilitationsmaßnahmen.

**Prognose:** Die Prognose ist im Einzelfall nicht bekannt, da angenommen wird, daß eine Vielzahl von Erkrankungen klinisch inapparent verlaufen. Nach klinischer Manifestation ist unbehandelt mit einer frühzeitigen Radiokarpalarthrose zu rechnen.

**Morbus Preiser**

### 2.5.4.5 Morbus Preiser

**Lokalisation**
Os naviculare der Hand.
Jugendliche Erwachsene, Geschlechtsprävalenz.

**Definition:** Teilnekrose des Os naviculare der Hand. Jugendliche Erwachsene männlichen Geschlechtes sind bevorzugt, Prädilektionsalter 20.–40. Lebensjahr. Im Gegensatz zur Lunatummalazie ist nur ein (zentraler) Teil, praktisch nie der gesamte Knochen, in die Erkrankung einbezogen.

**Diagnose**
röntgenologischer Zufallsbefund.

**Komplikation:** pathologische Fraktur.

**Klinik:** Häufig symptomlos und röntgenologischer Zufallsbefund. Beschwerden meist erst nach Zweiteilung (pathologische Fraktur) des Navikulare.

**Röntgen:** Primär *zystische* Form (häufiger) und primär *sklerosierende Form*. Nach eingetretener Zweiteilung *(pathologische Fraktur)* ist die Abgrenzung von echten, traumatisch entstandenen Navikularepseudarthrosen mit sekundär zystisch/sklerosierenden Veränderungen schwierig oder unmöglich.

**Therapie:** Wegen der Gefahr der spontanen Fraktur *operativ;* Nekroseausräumung und Auffüllung, gegebenenfalls revaskularisierende Maßnahmen (Gefäßgestielter Knochenspan). Bei nachweisbarer Zweiteilung erfolgt die operative Behandlung wie bei Navikularepseudarthrosen anderer Genese.

**Röntgen**
Abgrenzung von posttraumatischen Veränderungen ohne Berücksichtigung der Anamnese unmöglich.

**Therapie**
- Nekroseausräumung,
- Spongiosaplastik.

### 2.5.4.6 Kümmell-Verneuil-Erkrankung

**Kümmell-Verneuil-Erkrankung**

**Definition:** Osteonekrose eines Wirbelkörpers beim Erwachsenen.
Monate nach einem Wirbeltrauma entsteht plötzlich eine schmerzhafte Deformierung eines einzelnen Wirbelkörpers.

**Lokalisation:** Wirbelkörper.

**Röntgen:** fleckig osteolytische und sklerosierende Strukturveränderungen eines Wirbelkörpers mit WK-Formänderung. Die angrenzenden Bandscheibenräume sind erhalten.

Nur als sekundäre, posttraumatische Veränderung bekannt.

**Diagnose:** Zur eindeutigen Diagnose ist meist eine histologische Untersuchung erforderlich.

**Differentialdiagnose:** entzündliche, tumoröse und andere posttraumatische Wirbelveränderungen; Morbus Paget.

**Therapie:** Konservativ oder operativ, abhängig vom Ausmaß der Deformierung.

## 2.5.5 Fragliche juvenile Osteochondronekrosen

**Fragliche juvenile Osteochondronekrosen**

Zu dieser Gruppe gehört eine Vielzahl von Veränderungen, die klinisch/radiologisch wie spontane Osteochondronekrosen imponieren; der (histologische) Nachweis der Osteonekrose steht jeweils aus (Abb. 89).
Mehrheitlich handelt es sich um sehr seltene Erkrankungen. Von größerer klinischer Bedeutung ist:

Erkrankungen, bei denen der histologische Nachweis der Nekrose noch aussteht.

### 2.5.5.1 Morbus Panner

**Morbus Panner**

Es handelt sich um eine Veränderung am Capitulum humeri, die bei Kindern zwischen dem 4. und 12. Lebensjahr auftritt. Die klinische Symptomatologie ist durch lokale, belastungsabhängige Beschwerden gekennzeichnet. Der Röntgenbefund im Bereich des Capitulum humeri entspricht demjenigen einer aseptischen Nekrose. Differentialdiagnostische Abgrenzung ist gegenüber physiologischen Ossifikationsvarianten (im Bereich des Ellenbogengelenkes häufig) erforderlich, des weiteren gegenüber der Osteochondrosis dissecans.

**Therapie und Prognose:** Die Erkrankung ist gutartig, Spontanheilungen sind möglich.
*Konservative Behandlung* (symptomatisch) wird bevorzugt. Operative Maßnahmen bei Therapieresistenz, radiologisch nachweisbarer Progredienz, klinischem Verdacht auf freie Gelenkkörper. Herdanbohrung. Refixierung teilgelöster Anteile, gegebenenfalls Entfernung freier Gelenkkörper.

**Lokalisation:**
Capitulum humeri.
Kinder vor dem 12. Lbj.
**Diagnose**
- Schmerzen,
- Gelenkschwellung,
- Bewegungseinschränkung.

**Röntgen:**
Abgrenzung gegenüber Ossifikationsvarianten und der Osteochondrosis dissecans erforderlich.
**Therapie**
konservativ,
- Behandlung der begleitenden Synovialitis,
  - Antiphlogistika.
  - Physikalische Maßnahmen.
- Behandlung der Bewegungsbehinderung.
- Krankengymnastische Maßnahmen.

**Operativ**
Bei radiologischer Progredienz oder freien Gelenkkörpern.

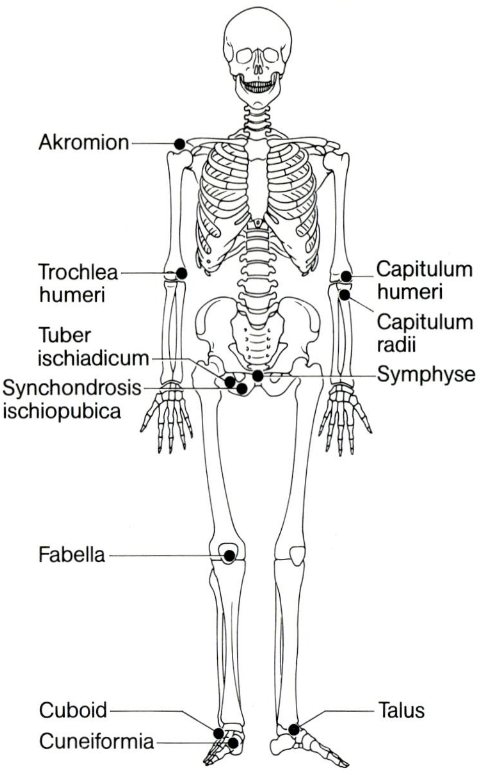


**Abb. 89** Seltene und fragliche Osteonekrosen/Osteochondrosen

**Erkrankungen mit klinischer Ähnlichkeit zu Osteochondronekrosen**

## 2.5.6 Osteochondronekrose simulierende Erkrankungen

**Erkrankungen, die histologisch keine Knochennekrosen darstellen, aber häufig noch unter den juvenilen aseptischen Osteochondronekrosen aufgeführt werden** (Abb. 90).

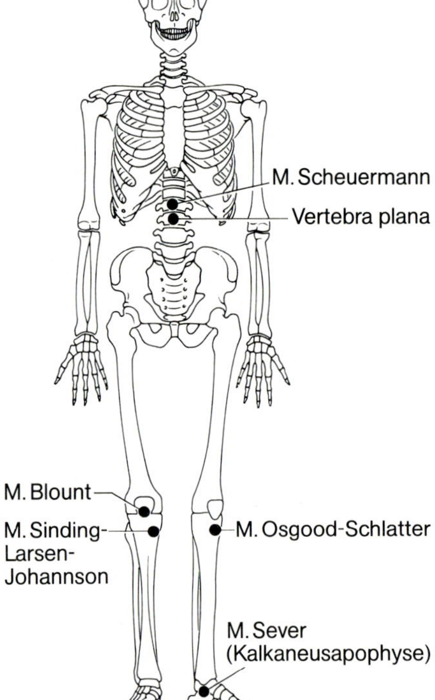


**Abb. 90** Veränderungen, die keine juvenilen aseptischen Nekrosen sind

### 2.5.6.1 Adoleszentenkyphose

Morbus Scheuermann, s. dort.

**Morbus Scheuermann** (s. dort)
**Lokalisation**
Wirbelsäule.

### 2.5.6.2 Vertebra plana

**Vertebra plana**

**Synonym:** Calvé-Erkrankung.
**Definition:** isolierte Veränderung eines Wirbelkörpers mit charakteristischer, exzessiver Höhenminderung, ohne Keilverformung und ohne Beteiligung der Zwischenwirbelscheiben (Abb. 91).

**Lokalisation**
Wirbelsäule.
**Definition:**
Höhenminderung eines Wirbelkörpers ohne Keilverformung und ohne Beteiligung der Zwischenwirbelscheiben.
Die Vertebra plana stellt ein einheitliches Symptom unterschiedlicher Krankheiten dar.
Häufigste Ursache:
**Eosinophiles Granulom**
Altersgipfel vor dem 10. Lbj.

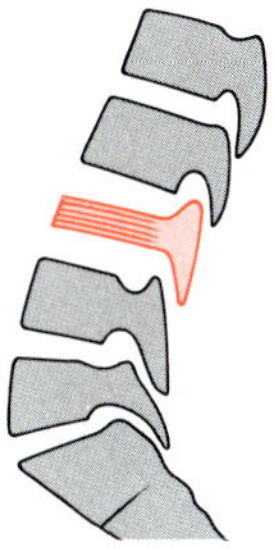

**Abb. 91**
Vertebra plana

**Ätiopathogenese:** Histologische Untersuchungen haben gezeigt, daß es sich bei den Vertebra plana nicht um ein einheitliches Krankheitsbild, sondern um ein einheitliches Symptom verschiedener Krankheiten handelt. Ob sich darunter Fälle einer aseptischen Osteonekrose finden, erscheint zumindest zweifelhaft. In der Mehrheit der Fälle der Vertebra plana liegt ein **eosinophiles Granulom** (s. dort) bzw. eine Histiozytose X (übergeordneter Krankheitsbegriff) zugrunde. Darüberhinaus ist die Vertebra plana als Symptom einer kindlichen Leukose, eines Morbus Gaucher, eines Ewing-Sarkoms, eines Neuroblastoms und eines malignen Lymphoms beschrieben.

**Klinik:** Lokale Beschwerden in Brust- und Lendenwirbelsäule, in der Regel ohne neurologische Ausfälle. Betroffen sind fast ausschließlich Kinder vor dem 10. Lebensjahr. **Cave:** bei Kleinkindern gelegentlich Schwierigkeiten der Schmerzzuordnung zur befallenen Wirbelsäulenregion.
**Laborchemische Veränderungen** können, entsprechend der zugrundeliegenden Erkrankung, fehlen (eosinophiles Granulom) oder nachweisbar sein.

**Röntgen:** Die Erkrankung ist durch das Röntgenbild charakterisiert. Progrediente Wirbelkörperhöhenminderung bis zur extremen *Abflachung* mit *Verdichtung* des verbliebenen Anteiles. Die benachbarten Bandscheibenräume sind nicht mitbetroffen.

**Diagnose**
- Schmerz,
- Funktionsbehinderung,
- Röntgen:
  Abflachung und Verdichtung eines Wirbelkörpers ohne Einbeziehung der Bandscheiben. Abklärung der zugrundeliegenden Erkrankung (Ausschlußdiagnostik).

**Differentialdiagnose:** Da es sich bei der Vertebra plana nicht um eine eigenständige Krankheit, sondern um ein Krankheitssymptom handelt, ist die Feststellung der Grundkrankheit erforderlich. Insbesondere sind durch geeignete Maßnahmen (laborchemische Untersuchungen, hämatologische Untersuchungen, Ganzkörperskelettszintigrahie, bei entsprechendem Verdacht Wirbelkörperbiopsie) maligne Grundkrankheiten auszuschließen.
Die mit Abstand häufigste zugrundeliegende Erkrankung ist das eosinophile Granulom. Hier genügt wegen fehlender therapeutischer Konsequenzen **Ausschlußdiagnostik**; der direkte (histologische) Nachweis ist verzichtbar.

Feststellung der Grundkrankheit erforderlich,

→ eosinophiles Granulom: Ausschlußdiagnostik.

**Therapie:**
- **Lokal symptomatisch:** vorübergehende Entlastung, Gipskorsett, Kunststoffkorsett.
- **Operative Maßnahmen** sind meist nicht erforderlich (Ausnahme seltene neurologische Komplikationen), da keine wesentliche Fehlstellung (fehlende Gibbusbildung) und keine Instabilität resultieren.

**Therapie**
Bei eosinophilem Granulom und fehlenden neurologischen Ausfällen konservativ:
- Entlastung,
- Gipskorsett,
- Kunststoffkorsett.

Sonst entsprechend der Grundkrankheit.

- **Allgemeine Therapie** entsprechend der Grundkrankheit. Bei eosinophilem Granulom (häufigste Ursache der Vertebra plana) ist eine allgemeine Therapie nicht erforderlich.

**Prognose:** Abhängig von der Grundkrankheit; bei eosinophilem Granulom gut; neurologische Komplikationen sind extrem selten. Spontanheilung des Knochenherdes mit spontaner Teilaufrichtung des betroffenen Wirbelkörpers ist die Regel.

**Sinding-Larsen-Johansson-Syndrom**

**Lokalisation**
unterer Patellapol.
Ansatztendinose mit röntgenologischen Veränderungen.
Erkrankungsalter 10.–15. Lbj.

**Therapie**
- konservativ,
- im akuten Stadium antiphlogistisch,
- im chronischen Stadium durchblutungsfördernde Maßnahmen.

### 2.5.6.3 Sinding-Larsen-Johansson-Syndrom

Erkrankung des unteren Patellapoles.

**Symptomatologie:** Schmerzhafte Veränderung im Bereich des unteren Patellapoles und des Lig. patellae. Bevorzugt bei (sportlich aktiven) Kindern zwischen dem 10. und 15. Lebensjahr. Häufig ist eine Schwellung im Bereich des unteren Patellapoles nachweisbar. Schmerzverstärkung bei Anspannung der Patellarsehne (Treppensteigen, Hocksitz usw.).

**Röntgen:** Konturunregelmäßigkeiten, Strukturaufhellungen und Verdichtungen im Bereich des unteren Patellapoles.
Das Sinding-Larson-Johansson-Syndrom wird heute mehrheitlich nicht mehr als aseptische Osteonekrose, sondern als **Ansatztendinose** (entsprechend dem Patella-Spitzensyndrom des Erwachsenen) angesehen.

**Therapie:** Wie bei anderen Ansatztendinosen. Bei Akutbeschwerden Kälteanwendungen, medikamentös lokale oder systemische antiphlogistische Maßnahmen, vorübergehende Ruhigstellung. Bei chronischen Beschwerden Belastungsverminderung, hyperämisierende Maßnahmen (Wärme, Kurzwelle, Elektrotherapie).

**Morbus Osgood-Schlatter**

**Lokalisation**
Apophyse der proximalen Tibia. Altersgipfel nach dem 10. Lbj.

Geschlechtsprävalenz.
Doppelseitiger Befall häufig.

**Diagnose**
- schmerzhafte Schwellung im Bereich der Tuberositas tibiae.
- Kniegelenke unauffällig.

**Röntgen:**
In fortgeschritteneren Stadien Fragmentierung des Knochenkerns.

**Therapie**
konservativ.

**Prognose** gut.

### 2.5.6.4 Apophysitis der Tuberositas tibiae

**Synonym:** Morbus Osgood-Schlatter.

**Ätiopathogenese:** Bei der Osgood-Schlatter-Erkrankung liegt histologisch eine Osteochondronekrose nicht vor. Die Erkrankung wird derzeit vorwiegend als *Überlastungsschaden* (Ansatztendinose, partielle traumatische Epiphysenlösung) oder zeitlich begrenzte Ossifikationsstörung gedeutet.

**Klinik:** Schmerzhafte Schwellung im Bereich der Tuberositas tibiae; vornehmlich Belastungsschmerz. Bevorzugt betroffen sind Knaben im Alter von 8–16 Jahren. Doppelseitiger Befall ist häufig. Das Kniegelenk selbst ist unauffällig.

**Röntgen:**
- zu Krankheitsbeginn normal,
- im weiteren Verlauf Veränderungen des Verknöcherungskernes der Tuberositas tibiae (verspätetes Auftreten und/oder Fragmentierung).

**Verlauf:** Spontanheilung nach 2–3 Jahren.

**Therapie:** konservativ; Belastungsreduktion, gegebenenfalls kurzfristige Gipsruhigstellung. Lokal analgetisch-antiphlogistische Maßnahmen.

**Prognose:** In der Regel *gut*. In seltenen Fällen (häufiger nach operativen Manipulationen) resultiert als Folge einer Wachstumsstörung ein Genu recurvatum, da es sich bei der Tuberositas tibiae nicht, wie bei der Namensgebung fälschlicherweise angenommen, um eine Apophyse handelt, sondern vielmehr um einen Teil der proximalen Tibiaepiphyse mit gemeinsamer Wachstumsscheibe.

### 2.5.6.5 Morbus Blount

**Synonym:** Osteochondrosis tibiae.
Im Gegensatz zu den anderen, in der Gruppe der juvenilen Osteochondronekrosen zusammengefaßten Erkrankungen liegt eine *metaphysäre Manifestation* vor. Betroffen ist der mediale Anteil der proximalen Schienbeinmetaphyse.

**Ätiopathogenese:** unbekannt. Eine Knorpelknochennekrose liegt nicht vor; histologisch finden sich hypertrophe Knorpelzellen und mitveränderte Grundsubstanz. Die Blountsche Erkrankung wird heute mehrheitlich der Gruppe der Chondrodysplasien zugeordnet.

**Klinik:** Seltene Erkrankung, bei Kindern zwischen dem 5. und 10. Lebensjahr. Einseitiger, schmerzloser Befall. Klinisch resultiert ein O-Bein. Wegen einer vereinzelt bei Kleinkindern auftretenden starken Randwulstbildung kann zunächst ein solitäres Osteochondrom (Kartilaginäre Exostose) vorgetäuscht werden.

- O-Beine anderer Genese,
- Crus varum congenitum,
- rachitisches O-Bein (doppelseitiger Befall),
- generalisierte Skeletterkrankungen, wie Achondro- und Hypochondroplasien.

**Therapie:** *Operative Korrektur* der Fehlstellung. Bei frühzeitiger Behandlung sind Rezidive möglich.

**Morbus Blount**

**Lokalisation**
mediale Tibiametaphyse. Kinder vor dem 10. Lbj.

**Diagnose**
schmerzfreie Varusdeformierung.

**Röntgen:**
umschriebene Verdichtung der medialen Tibiametaphyse.

**DD:**
⇦

**Therapie**
operative Korrektur der Fehlstellung.

### 2.5.6.6 Apophysitis calcanei

**Synonym:** Sever-Erkrankung
**Ansatztendinose** im Bereich der Achillessehne (analog zur Osgood-Schlatter- und Sinding-Larsen-Johansson-Erkrankung).
Belastungsabhängige Schmerzen im Achillessehnenbereich, bei Kindern zwischen dem 6. und 12. Lebensjahr. Lokaler Druck-, Zug- und Dehnungsschmerz. Gelegentlich treten umschriebene Schwellungen auf. Doppelseitige Erkrankung ist möglich.

**Röntgen:** Wegen des Röntgenbefundes einer verdichteten *hinteren Calcaneusepiphyse* wurde früher eine Osteonekrose angenommen. Es handelt sich aber offensichtlich um eine nekrosevortäuschende, normale Ossifikationsvariante in einer bestimmten Altersgruppe. Zumindest kann der gleiche Röntgenbefund bei zahlreichen Kindern ohne entsprechende klinische Symptomatik angetroffen werden.

**Behandlung und Prognose:** Die Behandlung entspricht derjenigen anderer Ansatztendinosen. In der Regel ist eine vorübergehende Entlastung (Fersenanhebung am Schuh) ausreichend.

**Apophysitis calcanei**

Ansatztendinose bei Kindern vor dem 12. Lbj.

**Therapie**
konservativ.

# 2.6 Entzündungen

*U. Weber*

## A Knochen

**Entzündungen am Knochen**

Entzündliche Veränderungen am Knochen können wie an anderen Geweben auch durch verschiedenartige Ursachen hervorgerufen werden – chemische Einflüsse, physikalische Einflüsse, lebende Erreger.
Im allgemeinen wird aber der Begriff der Osteitis (Knochenentzündung) mit dem Begriff der **Knocheninfektion** gleichgesetzt.

**Osteomyelitis**
Ursache: durch Erreger (Bakterien) hervorgerufene Knochenentzündung.

**Knocheninfektion**
**Synonyme:** Osteitis, Osteomyelitis

**Definition:** Durch Erreger, vorwiegend Bakterien, unmittelbar hervorgerufene, mehr oder weniger lokalisierte entzündliche Veränderung des Knochens (einschließlich Knochenmark).

**Formen**
Einteilung nach:
- Erkrankungsmodus,
- Erkrankungsalter,
- Verlauf,
- Entzündungsreaktion.

**Einteilung:** Knocheninfektionen werden eingeteilt
- nach dem Erkrankungsmodus (endogen/exogen),
- nach dem Erkrankungsalter (Erwachsenenosteomyelitis; kindliche Osteomyelitis – Sonderform Säuglingsosteomyelitis),
- nach dem Verlauf (akute/chronische – primär chronische, sekundär chronische –),
- nach der Art der Entzündungsreaktion (unspezifisch/spezifisch).

Endogene und exogene Osteomyelitis unterscheiden sich durch die Erregerherkunft.

**Exogene Osteomyelitis**
Unmittelbare Keimbesiedelung aus der Umwelt.
**Häufigste Form:**
posttraumatische Osteomyelitis.

Bei der **exogenen Osteomyelitis** stammt der Erreger aus der Umwelt; die Infektion erfolgt durch unmittelbaren Erregerkontakt, ganz überwiegend bei Unfällen: **posttraumatische Osteomyelitis.**

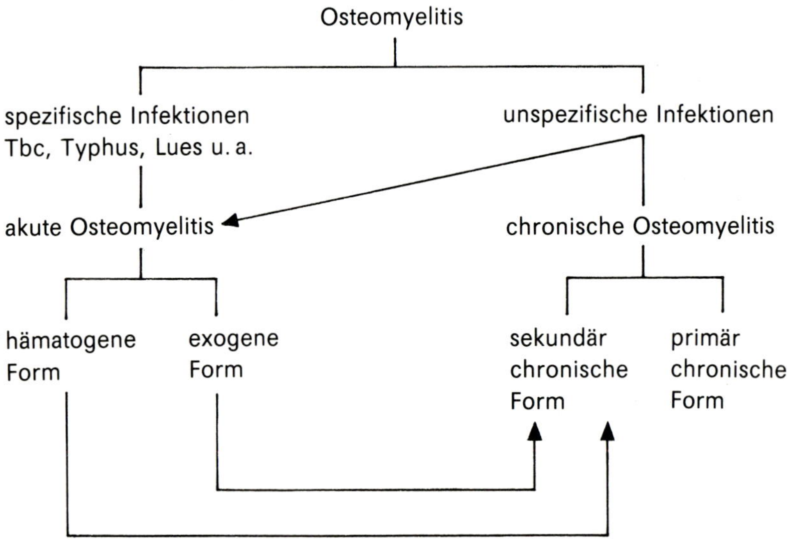


Der Knochen stellt damit die **primäre Organmanifestation** der Erkrankung dar.

**Endogene Osteomyelitis**
Sekundäre Keimbesiedelung des Knochens – Streuquelle im Körper.

Bei der **endogenen Osteomyelitis** handelt es sich im Gegensatz dazu um eine **sekundäre Organmanifestation**, weil der Erreger bereits vorher, an anderer Stelle, in den Körper eingedrungen ist (mit oder ohne lokale Krankheitszeichen).

Die Knochenmanifestation erfolgt bei der endogenen Osteomyelitis üblicherweise hämatogen (auf dem Blutweg). Grundsätzlich ist aber auch andere Absiedlung, z. B. per continuitatem (bei einer benachbarten Weichteilinfektion) denkbar.

Aus historischen Gründen wird eine Infektion als **spezifisch** bezeichnet, wenn die durch die Infektion hervorgerufene lokale Gewebereaktion histologisch besondere, diesem Erreger zugeordnete Veränderungen aufweist. Eine Infektion wird als **unspezifisch** bezeichnet, wenn die Gewebereaktion histologisch keine für den Erreger typischen Veränderungen erkennen läßt.

**Hauptform:**
hämatogene Osteomyelitis.

**Spezifische Infektion:**
histologisch für den Erreger typische Gewebereaktion.
**Unspezifische Osteomyelitis:**
histologisch für den Erreger nicht typische Gewebereaktion.

## Hämatogene Osteomyelitis

**Hämatogene Osteomyelitis**

Primär akute und chronische Verlaufsform möglich.

## 2.6.1 Akute hämatogene Osteomyelitis

**Definition:** Knocheninfektionen mit indirektem (hämatogenem) Infektionsweg und akuten (allgemeinen) Krankheitszeichen.

Die hämatogene Osteomyelitis ist im Kindesalter wesentlich häufiger als bei Erwachsenen (Ausnahme: Spondylitis des Erwachsenen).

**Akute hämatogene Osteomyelitis**
Erkrankung des Kindesalters.
Ausnahme: Spondylitis des Erwachsenen.

### 2.6.1.1 Hämatogene Osteomyelitis im Kindesalter

**Sonderform:** Säuglingsosteomyelitis

Die akute hämatogene Osteomyelitis ist eine typische Erkrankung des Kindesalters; der Anteil der Erwachsenen beträgt nur etwa 15 % (Ausnahme: Die unspezifische hämatogene Spondylitis ist beim Erwachsenen häufiger als bei Kindern).

20–30 % aller Fälle von hämatogener Osteomyelitis betreffen Säuglinge, wobei wieder der erste Lebensmonat bevorzugt ist.

**Sonderform:**
**Säuglingsosteomyelitis.**

**Ätiopathogenese:** Als Streuherde kommen vorzugsweise Otitiden, Pyodermien, Pneumonien, bei Säuglingen zusätzlich Nabelinfektionen in Betracht.

Die hämatogene Osteomyelitis im Kindesalter beginnt in aller Regel in der Metaphyse langer Röhrenknochen.

Besonders häufig betroffen sind
- die distale Femurmetaphyse,
- die proximale Metaphyse des Humerus,
- die proximale und distale Tibiametaphyse.

**Lokalisation:**
Metaphysen langer Röhrenknochen.
Epiphysäre Mitbeteiligung im Säuglingsalter führt zur eitrigen Arthritis.

Die metaphysäre Lokalisation der kindlichen Osteomyelitis wird auf Besonderheiten der Gefäßarchitektur zurückgeführt. Die Arteriolen der Metaphysen langer Röhrenknochen sind im Kindesalter im Gegensatz zum Säuglings- und Erwachsenenalter Endarterien. Sie münden in sinusoidale Venengeflechte mit stark verlangsamtem Blutstrom. Letztere sind zusätzlich von nicht phagozytierenden Endothelien ausgekleidet. Diese anatomischen Besonderheiten werden als Grund dafür angeführt, warum eine an sich harmlose Bakteriämie, die zu keinen weiteren Krankheitserscheinungen und zu keinen anderen Organmanifestationen führt, hämatogene Osteomyelitiden mit Primärlokalisation in den Metaphysen im Kindesalter verursacht. Im Gegensatz zum Säuglings- und Erwachsenenalter besteht beim Kind keine direkte Gefäßverbindung zwischen Metaphyse und Epiphyse. Die Wachstumsscheibe stellt damit eine relativ widerstandsfähige Barriere dar. **Epiphysäre Mitbeteiligung** an einer Osteomyelitis ist im Kindesalter – im Gegensatz zum Säuglingsalter – vergleichsweise selten, ebenso wie ein unmittelbares Übergreifen des eitrig entzündlichen Prozesses (von der Epiphyse) auf das angrenzende Gelenk. Bakteriell entzündliche Mitbeteiligung

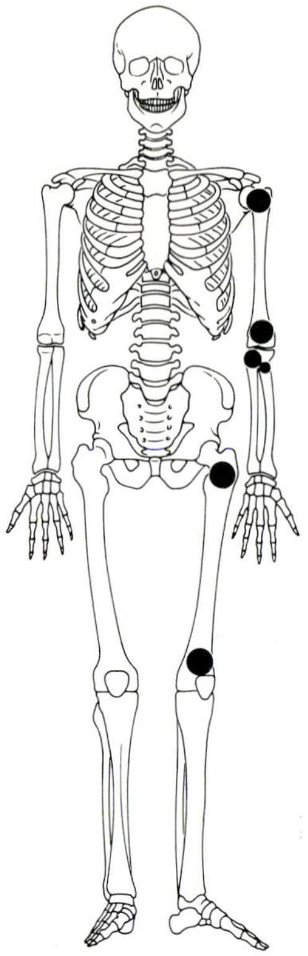

**Abb. 92**
Intraartikuläre Lokalisation von Metaphysen → unmittelbarer Gelenkeinbruch einer Osteomyelitis möglich

des Gelenkes bei der kindlichen Osteomyelitis ist nur an den Stellen häufig, wo Teile der Metaphyse intrakapsulär liegen (Abb. 92).
Unbehandelt führt die metaphysäre Infektion im Kindesalter zur

- lokalen Eiterbildung, **Markphlegmone,**
- Ausweitung durch die relativ dünne Kortikalis und die Havers'- und Volkmann-Kanäle in den subperiostalen Raum: **subperiostaler Abszeß,**
- von hier aus u. U. Durchbruch in die benachbarten Weichteile möglich **(Weichteilabszeß)**.
- Die von Eiter umspülte Kortikalis verliert ihre Ernährung und wird zum **Sequester**; randständig, vor allem subperiostal, findet eine ausgeprägte Knochenneubildung statt, die den Sequester umschließt, die sog. Totenlade.

Der vollständige Krankheitsverlauf wird heute infolge der Behandlungsmöglichkeiten nur noch selten beobachtet.

**Lokaler Verlauf:**
metaphysäre Eiterbildung (Markphlegmone)
– subperiostaler Abszeß,
– Weichteilabszeß,
– Sequestrierung der Kortikalis: sog. Totenlade.

**Klinik:** Die Klinik der Osteomyelitis im Kindesalter ist durch die **lokalen Entzündungszeichen**:
– Schmerz,
– Schwellung,
– Rötung,
– Überwärmung,
– Funktionsbehinderung
und durch **allgemeine Krankheitszeichen**:
– hohes Fieber,
– reduzierter Allgemeinzustand
charakterisiert.

**Diagnose**
klassische allgemeine und lokale Entzündungszeichen.
**Gelenkerguß**
Unterscheidung zwischen sympathischem (sterilem) und eitrigem Gelenkerguß erforderlich.

Funktionsbehinderung des benachbarten Gelenkes mit Gelenkerguß: Differentialdiagnose zwischen *sympathischem (keimfreiem) Gelenkerguß* und *Gelenkempyem* erforderlich.

**Laborbefunde:** erheblich bis maximal beschleunigte Blutsenkung, Blutbildveränderungen als Linksverschiebung häufig, als Leukozytose nur bei etwa 50 %.

**Erreger:** Nahezu ausschließlich grampositive Kokken, vor allem *Staphylococcus aureus*, seltener *Staphylococcus epidermidis* und *Streptokokken*. Erregerbesonderheiten ergeben sich bei speziellen Erkrankungsgruppen:

- Haemophilus influenzae bei Säuglingen,
- Candidainfektionen bei Frühgeborenen unter Intensivbedingungen (systemische Candidainfektion),
- Pseudomonasinfektionen bei Patienten mit verminderter Resistenz (z. B. Leukämiepatienten),
- Salmonellen-Osteomyelitis bei Patienten mit Sichelzellanämie.
  Etwa 10 % der Patienten (Säuglinge 20 %) weisen multilokulären Befall auf.

**Erregerspektrum:** grampositive Kokken (Staphylococcus aureus).
Andere Erreger bei speziellen Randbedingungen.

**Röntgen** (Abb. 93):

- In der *Frühphase* unauffällig; je jünger die Patienten, desto frühzeitiger treten Röntgensymptome auf.
- Zunächst fleckige Osteolysen und periostale Reaktionen *(nach 8–14 Tagen)*, Weichteilverschattungen,
- *später* Sequestrierungen, ausgedehnte randständige, vor allem periostale Knochenneubildungen.

**Röntgen:**
- in der Frühphase unauffällig,
- nach 2–3 Wochen fleckige Osteolysen,
- periostale Reaktionen,
- Weichteilverschattungen,
- Sequestrierungen.

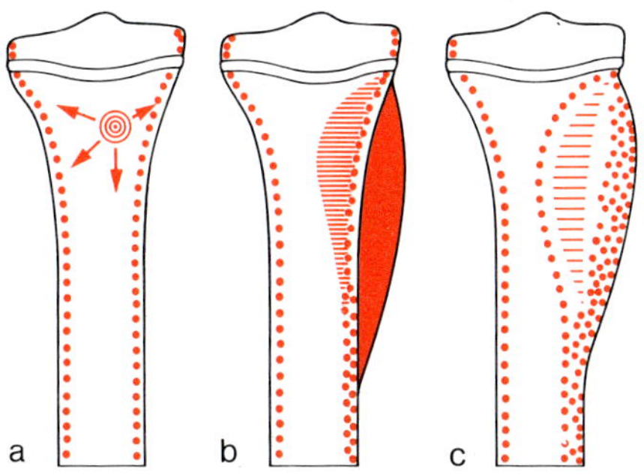


**Abb. 93** Entwicklungsstadien der Osteomyelitis
a) metaphysäre bakterielle Primärlokalisation, b) subperiostale Abszeßbildung, c) Sequestrierung

- Häufig Verbreiterung des radiologischen Gelenkspaltes als Folge einer entzündlichen Schwellung des Gelenkknorpels und eines sympathischen Gelenkergusses.
- Bei besonderer Lokalisation mit intrakapsulärer Lage der Metaphysen sowie im Säuglingsalter Gelenkempyem.

**Differentialdiagnose:**
Abgrenzung gegenüber malignen Knochentumoren – Osteosarkom, vor allem Ewing-Sarkom – bei ähnlicher klinischer Symptomatik und anfänglich gleicher Röntgensymptomatik erforderlich.
**Cave:** Verwechslungen mit dem Ewing-Sarkom bei scheinbar geändertem, mitigiertem Krankheitsverlauf der hämatogenen Osteomyelitis unter antibiotischer Therapie.

**DD:**
In erster Linie Ewing-Sarkom.

**Szintigraphie:**
Zum Ausschluß multilokulärer Manifestation wünschenswert, ggf. zur Frühdiagnose (bei noch fehlenden Röntgensymptomen) 67-Galliumszintigraphie mit markierten Granulozyten.

**Komplikationen**
- Sepsis,
- Infektausbreitung,
- Schädigung der Wachstumsfuge,
- Übergang in chronische Osteomyelitis.

**Komplikationen:**
- Sepsis,
- Infektausbreitung (benachbartes Gelenk, benachbarte Weichteile),
- postinfektöse Wachstumsstörung,
- Übergang in chronische Form.

**Therapie**
- allgemeine entzündungshemmende Maßnahmen.
- frühestmögliche hochdosierte Antibiotikumtherapie.

**Therapie:** Mitentscheidend für den Behandlungserfolg ist der Zeitpunkt des Therapiebeginns; *Therapieeinleitung unmittelbar* nach der Verdachtsdiagnose. Dennoch möglichst **Erregerisolation** vor der ersten Antibiotikumgabe durch Blutkultur, Punktion des subperiostalen Abszesses, ggf. Gelenkpunktion (auch aus differentialdiagnostischen Gründen – Gelenkempyem, sympathischer Gelenkerguß). Vor Erregernachweis und Resistenzaustestung: Antibiotikumtherapie mit Empfindlichkeit gegenüber dem wahrscheinlichen Erreger, in Abhängigkeit von der Schwere der allgemeinen Symptome als Mono- oder Polychemotherapie; ggf. Korrektur der antibiotischen Therapie nach Keimnachweis und Antibiogramm.
Parenterale Antibiotikumtherapie mindestens 3–4 Wochen.
Allgemeine entzündungshemmende Maßnahmen, Bettruhe, Ruhigstellung der betroffenen Extremität. Hinsichtlich der grundsätzlichen Notwendigkeit operativer Maßnahmen besteht z.Z. keine Einigkeit. Eine **operative Behandlung** erscheint aber zumindest immer dann indiziert, wenn
- Eiteransammlungen (Markphlegmone, subperiostaler Abszeß, Gelenkempyem, Weichteilabszeß) nachgewiesen sind oder
- konservative Behandlung kurzfristig zu keinem Rückgang der örtlichen Entzündungserscheinungen und zu keiner Besserung des Allgemeinzustandes führt.

**Operative Maßnahmen:**
- Eiterentleerung,
- Spüldrainage,
- Sequesterentfernung,
- sekundäre (wiederherstellende) Maßnahmen.

**Operative Maßnahmen:**
- Abszeßentleerung,
- Knochentrepanation,
- Spüldrainage,
- Sequesterentfernung,
- ggf. Sekundäreingriffe.

**Prognose**
Letalität 1–2%.
Übergang in chronische Osteomyelitis: 20%.

**Prognose:** zweifelhaft. Letalität 1–2%. Übergang in chronische Verlaufsform ca. 20%. Sekundäre Wachstumsstörungen Schädigung der Epiphysenfuge und sekundäre Gelenkschädigung (Gelenkempyem) möglich.

**Säuglingsosteomyelitis**

## Säuglingsosteomyelitis

Sonderform der akuten hämatogenen Osteomyelitis des Kindesalters.

**Definition:** Sonderform der hämatogenen Osteomyelitis des Kindesalters.
Besonderheiten ergeben sich:
1. aus dem Erregerspektrum,
2. aus dem klinischen Bild:
- häufige Mitbeteiligung der Epiphysen und der angrenzenden Gelenke;
- geänderte Allgemeinsymptomatik aufgrund der anderen Abwehrlage; beim Säugling in den ersten Lebensmonaten völlig blander fieberfreier Verlauf möglich;

Gelegentlich wird die Diagnose erst im Ausheilungsdefektzustand gestellt. Andererseits sind bei der Säuglingsosteomyelitis aber auch schwerste Allgemeinerkrankungen möglich, wobei die lokale Symptomatik ganz in den Hintergrund tritt: Korrekturbedürftige Primärdiagnose häufig.
Multifokaler Befall doppelt so häufig wie bei kindlicher Osteomyelitis.

**Lokalisation**
Metaphysen langer Röhrenknochen; im Gegensatz zur kindlichen Osteomyelitis bakterielle Mitbeteiligung der Epiphysen und der angrenzenden Gelenke häufig.

**Verlauf**
Ohne Allgemeinsymptome ebenso wie mit schwersten Allgemeinsymptomen möglich: Überdeckung der osteomyelitischen Symptome.

**Therapie**
Frühzeitige aktive Mitbehandlung der angrenzenden Gelenke (Punktion, Spüldrainage) erforderlich.

**Therapie:** Entsprechend der kindlichen hämatogenen Osteomyelitis, den allgemeinen Altersbesonderheiten und speziellen Krankheitsbesonderheiten (Erreger usw.) angepaßt. Häufige *Mitbehandlung des angrenzenden Gelenkes* (wiederholte Entlastungspunktionen, Spüldrainage) erforderlich.

**Prognose** ungünstiger als bei der kindlichen Osteomyelitis.

### 2.6.1.2 Primär chronische Osteomyelitis

**Primär chronische hämatogene Osteomyelitis**
3 unterschiedliche Verlaufsformen.

Als seltene **Sonderformen** der **hämatogenen Osteomyelitis** werden primär chronische Verlaufsformen beobachtet. Ätiopathogenetisch wird ein geändertes Erregerspektrum oder, wahrscheinlicher, eine günstige immunbiologische Abwehrlage des Körpers angenommen. Klinisch/röntgenologisch werden drei Formen unterschieden:
1. plasmazelluläre Osteomyelitis,
2. sklerosierende Osteomyelitis Typ Garré,
3. Brodie-Abszeß.

### 2.6.1.3 Plasmazelluläre Osteomyelitis

**Plasmazelluläre Osteomyelitis**
an Häufigkeit zunehmend.
Altersgipfel ältere Jugendliche und junge Erwachsene.

Häufigste, in den letzten Jahren erheblich zunehmende Sonderform der chronisch-hämatogenen Osteomyelitis.

**Klinik:** Betroffen sind vorwiegend Jugendliche und junge Erwachsene. Bevorzugte Lokalisation in den Metaphysen langer Röhrenknochen, aber auch im Bereich der Wirbelsäule und der platten Knochen.
Symptomatologie: uncharakteristische Schmerzsymptomatik.

**Röntgen:** isolierte, bis zu markstückgroße, unscharf begrenzte *Osteolyse.*

**Diagnose:** histologisch typisches Bild. Der bakteriologische Erregernachweis gelingt nicht immer (mehrheitlich Staphylokokken).

**Differentialdiagnose:** primäre, vorwiegend maligne, und sekundäre Knochentumoren.

**Therapie:** Herdausräumung mit oder ohne Defektauffüllung.

**Diagnose**
- diffuser Knochenschmerz.
- röntgenologisch unscharfe Osteolyse.

**DD**
Knochentumoren.

**Diagnosesicherung**
histologisch.

**Therapie**
Herdausräumung.

### 2.6.1.4 Sklerosierende Osteomyelitis Garré

**Sklerosierende Osteomyelitis**
**Diagnose**
diffuse Knochenschmerzen.

Befallen sind die Metaphysen oder Diaphysen langer Röhrenknochen bei Kindern, Jugendlichen oder seltener jungen Erwachsenen.

**Klinische Symptomatologie:** persistierende, uncharakteristische Beschwerden.

**Röntgen:** kortikale, teilweise die Markhöhle mit betreffende, *Skerosierung* eines umschriebenen Knochenabschnittes.

**Röntgen**
umschriebene Knochensklerose, metaphysär.

**Diagnose:** Ausschlußdiagnostik. Keimnachweis in der Regel nicht möglich.

**Differentialdiagnose:** alle lokalisierten Osteosklerosen, insbesondere Osteoid-Osteom, Ewing-Sarkom, sklerosierendes Osteosarkom.

DD:
- Osteoid-Osteom
- maligne Knochentumoren.

**Therapie:** mehrwöchige antibiotische und antiphlogistische Behandlung; komplette operative Entfernung des erkrankten Bezirkes wegen der Ausdehnung und der unscharfen Abgrenzung bei dem an sich gutartigen Prozeß in der Regel nicht empfehlenswert; gegebenenfalls Teilabtragung der Sklerose.

**Therapie**
konservativ.
- Antibiotika,
- allgemeine entzündungshemmende Maßnahmen.

### 2.6.1.5 Brodieabszeß

**Brodieabszeß**

**Definition:** primär-chronische, bakteriell entzündliche Knochenerkrankung mit isolierter Abszeßbildung.

intraossäre kleine Abszeßbildung mit Randsklerose.

**Diagnose**
diffuse, vorzugsweise nächtliche Knochenschmerzen.

**Röntgen:**
typischer Befund,
Erreger Staphylokokken.

**Therapie**
Abszeßausräumung.

**Sekundär-chronische endogene Osteomyelitis**

Jede akute hämatogene Osteomyelitis kann in eine sekundär-chronische Form übergehen.

**Spondylitis**
Lokalisatorische Sonderform der hämatogenen Osteomyelitis:
Die unspezifische Spondylitis stellt **die** Lokalisation der hämatogenen Osteomyelitis im Erwachsenenalter dar.

**Lokalisation**
Wirbelkörper,
mittlere und untere Brust- und Lendenwirbelsäule.

**Diagnose**
Schmerz,
Funktionsbehinderung,
Entzündungsparameter.

**Klinik:** metaphysärer Befall langer Röhrenknochen, bevorzugt am Femur oder Schienbeinkopf, bei Kindern und Jugendlichen. Zunächst uncharakteristische, später vorzugsweise nächtliche dumpfe Beschwerden im Erkrankungsbereich.

**Röntgen:** kleine umschriebene metaphysäre Aufhellung mit starker *Randsklerose.*

**Diagnose:** im Ausstrich Eiter; bakteriologischer Keimnachweis (Staphylokokken).

**Therapie:** Ausräumung, gegebenenfalls Antibiotikumschutz.

## 2.6.2 Sekundär-chronische endogene Osteomyelitis

Jede akute hämatogene Osteomyelitis kann in eine sekundär-chronische Form übergehen.
Die **Diagnose** ergibt sich aus den typischen Merkmalen der Anamnese, aus der Klinik und dem röntgenologischen Befund. Die **Therapie** der sekundär-chronischen endogenen Osteomyelitis unterscheidet sich nicht wesentlich von den exogen entstandenen Formen – s. dort.

## 2.6.3 Lokalisatorische Sonderform der Osteomyelitis: Spondylitis

Die Lokalisation eines osteomyelitischen Herdes ist für das klinisch/röntgenologische Bild des Krankheitsherdes und den Krankheitsverlauf mitentscheidend.
Infektiöse Spondylitiden (bakteriell-entzündliche Wirbelsäulenerkrankungen) treten als *endogene* (hämatogene) und als *exogene* Erkrankungsform auf.
**Exogene Spondylitiden** werden – im Gegensatz zu anderen Formen der exogenen Osteitis – nur selten als Verletzungsfolge angetroffen. Häufiger sind sie nach diagnostischen und therapeutischen Wirbelsäuleneingriffen (Bandscheibenoperationen u. ä.) zu finden.
Die **endogene Spondylitis** tritt spontan sowie als Folgeerkrankung, nach klinischen Entzündungen und z. B. nach Operationen am Darmtrakt und im kleinen Beckenbereich auf.
Die infektiöse Spondylitis ist *die* Lokalisation der hämatogenen Osteomyelitis im Erwachsenenalter; als unspezifische Spondylitis ist sie die mit Abstand häufigste Form entzündlicher Wirbelsäulenerkrankungen:

> unspezifisch bakterielle Spondylitis/Spondylitis tuberculosa wie 10:1 (in Mitteleuropa).

Bevorzugte Lokalisationen sind Wirbelkörper der Brust- und Lendenwirbelsäule. Spondylitiden im Bereich der Halswirbelsäule, der Wirbelbögen und Fortsätze sind selten.
Die **Symptomatologie** ist in den Frühstadien durch die allgemeinen Erscheinungen einer entzündlichen Erkrankung, unspezifische Wirbelsäulenlokalsymptome (Schmerz, Funktionsbehinderung) und einen negativen Röntgenbefund gekennzeichnet.
Im Gegensatz zur Röntgenuntersuchung weist die **Skelettszintigraphie** bereits sehr frühzeitig die Lokalisation der Erkrankung nach; eine differential-

diagnostische Abgrenzung gegenüber anderen Knochenerkrankungen ist szintigraphisch nicht möglich.

Der **Röntgenbefund** wird erst nach einigen Wochen bis Monaten positiv. Der Erkrankungsherd bei der Spondylitis ist ganz überwiegend deckenplattennah. Entsprechend ist die Bandscheibe sehr frühzeitig an der Erkrankung beteiligt, wodurch das Röntgenbild charakterisiert wird. Das Röntgenbild zeigt

- unscharf begrenzte Osteolysen in einem oder zwei benachbarten Wirbelkörpern mit Teilzerstörung von Grund- und Deckplatte,
- Einbeziehung der Bandscheibe: Bandscheibenraumverschmälerung bis Bandscheibenraumverlust (Abb. 94).

Vor allem durch die Einbeziehung des Bandscheibenraumes in das Krankheitsgeschehen unterscheidet sich der typische Röntgenbefund der Spondylitis in charakteristischer Weise von anderen, lokal-destruierenden Erkrankungsprozessen der Wirbelsäule.

**Röntgen**
In den ersten 1–2 Monaten unauffällig.
In fortgeschritteneren Stadien typischer Befund:
unscharfe Osteolysen, grund- und deckplattennah, Zerstörung von Grund- und Deckplatte, Bandscheibenverschmälerung.

**Merke:**
Die Spondylitis hat in fortgeschritteneren Stadien einen charakteristischen Röntgenbefund, aber:
eine röntgenologische Unterscheidung zwischen spezifischer und unspezifischer Spondylitis ist nicht möglich.

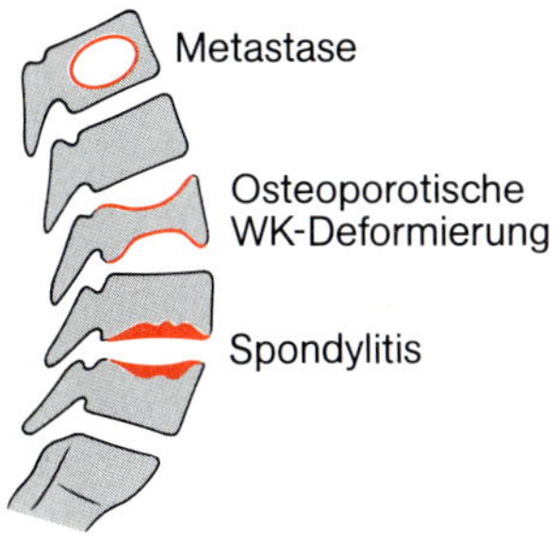


**Abb. 94**
Röntgenmorphologische Veränderungen bei Spondylitis
(röntgenologische Differentialdiagnose)

**Komplikationen der Spondylitis:**
- paravertebrale Abszeßbildungen,
- neurologische Komplikationen aufgrund der Nachbarschaftsbeziehungen (Wurzel- oder Rückenmarkschädigung),
- progrediente Wirbelkörper/Wirbelsäulendeformierung (Gibbusbildung).

**Komplikationen der Spondylitis**
- paravertebrale Abszedierung,
- neurologische Komplikationen,
- Wirbelsäulenfehlform (Gibbus).

Erregerspektrum meist Staphylococcus aureus.

**Erreger:** Erregerspektrum abhängig von der Pathogenese; bei spontaner hämatogener Spondylitis am häufigsten Staphylokokken; bei pathogenetisch anderen Spondylitiden (exogene Osteitis; hämatogene Spondylitis nach Infektionen und Operationen im Bereich des kleinen Beckens) andere Krankheitserreger häufiger.

**Diagnose:** Bei fortgeschritteneren Fällen typisches Röntgenbild. *Erregernachweis* wünschenswert (Abszeßpunktion; Wirbelkörperstanzbiopsie; offene Wirbelkörperbiopsie).

**Differentialdiagnose:**

- tuberkulöse Spondylitiden,
- Spondylodiszitiden bei abakteriellen Erkrankungen (cP, Spondylitis ankylopoetica),
- degenerative Bandscheibenerkrankungen (Osteochondrosen),
- primäre und sekundäre Knochentumoren.

**Therapie:** antibiotische Therapie, nach Möglichkeit mit Erregernachweis und Resistenzprüfung. Ruhigstellung des erkrankten Wirbelsäulenabschnittes – initial Bettruhe → Gipsfixierung → Kunststoffkorsett. Häufig, vor allem bei Komplikationen der Spondylitis (s. oben), zusätzliche operative Maßnahmen als Herdausräumung und ggf. Defektauffüllung.

**Therapie**
- Ruhigstellung des erkrankten Wirbelsäulenabschnittes,
- Bettruhe,
- Gipsfixierung,
- Kunststoffkorsett,
- Antibiotika.

Bei Progredienz oder Komplikationen: operative Herdausräumung, Spondylodese.

**Spezifische Knocheninfektionen**

## 2.6.4 Spezifische Knocheninfektionen

**Tuberkulose**

### 2.6.4.1 Tuberkulöse Osteomyelitis

Meist als Spondylitis tuberculosa oder paraartikulär nach primärer Gelenkinfektion.
**Häufigkeit:** wie andere Organtuberkulosen inzwischen seltene Erkrankung.

**Osteoartikuläre Tuberkulosen:** sekundäre Organtuberkulosen.

Tuberkulöse Erkrankungen im Bereich des Bewegungsapparates treten als Gelenktuberkulosen, als Sehnenscheidentuberkulosen und als tuberkulöse Spondylitiden auf. Skeletttuberkulosen außerhalb der Wirbelsäule sind ausgesprochen selten.
Osteoartikuläre Tuberkulosen stellen immer sekundäre Organmanifestationen als Folge hämatogener Streuung dar. Am Anfang steht die **aerogene Primärinfektion** mit Ausbildung eines **Primärkomplexes** – Lungenherd und regionäre Lymphknoten. Die **Latenzzeit** der Knochen- und Gelenktuberkulosen beträgt 6 Monate bis mehrere Jahre.

**Mehrfachmanifestation** ⇨

**Mehrfachmanifestationen** der tuberkulösen Erkrankung in etwa 50 %:
- $\frac{1}{3}$ oligo-ostotische Skelettmanifestation,
- $\frac{1}{3}$ Urotuberkulosen,
- $\frac{1}{3}$ Miliartuberkulosen.

Die osteoartikuläre Tuberkulose ist eine Erkrankung des Erwachsenenalters; im Gegensatz zu früheren Jahrzehnten werden tuberkulöse Skeletterkrankungen bei Kindern und Jugendlichen praktisch nicht mehr beobachtet.

**Häufigkeit:** Jährlich etwa 500 Zugänge an Knochen- und Gelenktuberkulosen in der Bundesrepublik Deutschland – ca. 2 % aller behandlungsbedürftigen Tuberkulosen. Davon Gelenktuberkulosen ca. 50 %, Spondylitiden ca. 50 %, andere Knochentuberkulosen ca. 2 %.
Gegenüber anderen Knocheninfektionen ist die Tuberkulose durch einen schleichenden Beginn mit langsamer, stetiger Progredienz gekennzeichnet. Allgemeinsymptome können fehlen.

**Diagnose**
- Schmerzen,
- Funktionsbehinderung,
- Allgemeinsymptome der Grundkrankheit.

**Röntgen:**
wie bei unspezifischer Spondylitis (Osteomyelitis).

**Tuberkulintest** (Hauttest) nur zur Ausschlußdiagnostik geeignet:
Ein positiver Tuberkulintest beweist das Vorliegen einer tuberkulösen Spondylitis nicht.

**Besonderheiten:**
Senkungsabszesse (sog. kalte Abszesse).

**Spondylitis tuberculosa**
- Defektbildung im Wirbelkörper,
- Teilzerstörung von Grund- und
- Deckplatte,
- Einbeziehung der Bandscheiben.

**Diagnose:** Die Tuberkulinreaktion (Überempfindlichkeitsreaktion vom verzögerten Typ) ist im Stadium der floriden Erkrankung positiv, aber auch bei mehr als 50 % aller gesunder Erwachsenen, da die Tuberkulintestung nicht mehr bedeutet, als daß sich ein positiv reagierender Organismus irgendwann mit Mykobakterien auseinandergesetzt hat.
Ausgeprägte Neigung tuberkulöser Knochenentzündungen zu Weichteilinfiltrationen und *Senkungsabszessen* – sog. *kalte Abszesse* ohne Überwärmung und Rötung. Abszesse treten vor allem auch bei der Spondylitis tuberculosa auf, im Brustwirbelsäulenbereich als paravertebraler Abszeß, im Lendenwirbelsäulenbereich als typischer Psoasabszeß – Austrittsstelle unter dem Leistenband, Verwechslung mit Leisten/Schenkelhernien möglich.
Der Röntgenbefund entspricht dem bei anderen chronischen Osteomyelitiden mit Strukturauflösung, Knochenauftreibung und periostalen Reaktionen.

**Spondylitis tuberculosa:** Defektbildungen im Wirbelkörper, Formänderungen, Teilzerstörung von Grund- und Deckplatte und *immer* Einbeziehung der Bandscheiben.
Aufgrund von laborchemischen, klinischen und röntgenologischen Daten allenfalls Verdachtsdiagnose möglich. Der *Tuberkulintest* dient lediglich zur Ausschlußdiagnostik (Beweis der nicht tuberkulösen Erkrankung bei negativem Ausfall).
Anamnese und Nachweis **anderer Organmanifestationen** (Urotuberkulose, Lungentuberkulose) wichtig. Endgültige Diagnose durch *Keimnachweis* (mikroskopische Untersuchung, kulturelle Untersuchung, Tierversuch). Wegen der typischen morphologischen Veränderungen gilt auch der positive *histologische Befund* als beweisend.

**Tabelle 5** Antituberkulotika (in historischer Reihenfolge) und ihre Abkürzungen

| Wiss. Kurzbezeichnung | Abkürzung | Jahre |
|---|---|---|
| Streptomycin | SM | 1945 |
| p-Aminosalicylsäure | PAS | 1946 |
| Thioacetazon | TSC | 1946 |
| Tetracycline | TC | 1951 |
| Viomycin | VM | 1951 |
| Isoniazid | INH | 1952 |
| Pyrazinamid | PZA | 1952 |
| Cycloserin | CS | 1955 |
| Kanamycin | KM | 1957 |
| Ethionamid | ETH | 1957 |
| (Prothionamid) | PTH | |
| Thiocarlid | DATC | 1958 |
| Capreomycin | CM | 1960 |
| Ethambutol | EMB | 1961 |
| Rifampicin | RMP | 1965 |

**Differentialdiagnose:** andere Osteomyelitiden und Spondylitiden. Insbesondere ist eine radiologische Differenzierung zwischen unspezifischer und spezifischer Spondylitis nicht möglich. Andere lokal-destruierende Knochenerkrankungen.

**Behandlung:** antituberkulöse Polychemotherapie (initial 3- bis 4fache Kombination), bei Skelettuberkulosen für eine Gesamtdauer von ca. 18 Monaten.
*Lokaltherapie:* initiale Ruhigstellung und Immobilisierung.
*Operative Herdausräumung* nach 4- bis 6wöchiger Chemotherapie häufig erforderlich, vor allem bei
- Senkungsabszessen,
- größeren Defekten,
- Sequestrierungen,
- Fehlstellungen,
- neurologischen Komplikationen (Tab. 5).

**Therapie**
- antituberkulöse Polychemotherapie (12–18 Monate),
- Immobilisierung,
- operative Herdausräumung,
- Defektauffüllung.

**Prognose:** Die Prognose der Skelettuberkulose ist nach Einführung der modernen Polychemotherapie wie die der anderen Organtuberkulosen **gut**.

**Prognose**
**Vor** Einführung der antituberkulösen Chemotherapie:
infaust.
**Seit** Einführung der antituberkulösen Chemotherapie:
praktisch alle Skelettuberkulosen heilbar.

### 2.6.4.2 Andere, seltene spezifische Osteomyelitiden

Lepra des Knochens, angeborene und erworbene Knochensyphilis.

## 2.6.5 Exogene Osteomyelitis

**Exogene Osteomyelitis**

Ursachen: Unfall, Operation (Osteosynthese).

Die Mehrzahl aller zur Beobachtung kommenden Knocheninfektionen sind exogenen Ursprungs; die Erkrankung erfolgt durch äußeren Kontakt mit dem Erreger als primärer Lokalbefall, wobei zusätzlich allgemeine Krankheitserscheinungen auftreten können. Weil die Infektion meist als unmittelbare oder mittelbare Folge von Verletzungen auftritt, wird der Begriff der posttraumatischen Osteitis synonym verwendet.

**Ätiopathogenese:** Ursache der exogenen Osteomyelitis sind *offene Verletzungen* mit Knochenbeteiligung, aber auch reine Weichteilverletzungen und *operative Maßnahmen* am Knochen (Osteosynthesen). Meist sind sämtliche Bauelemente des betroffenen Knochenabschnittes infiziert; nur in selteneren Fällen, z. B. bei reinen Weichteilverletzungen, kann die von außen herangetragene Infektion auf die nächste Umgebung beschränkt bleiben – *kortikaler*

*Schalensequester.* Die Einführung der *Osteosynthese* in die operative Behandlung von Knochenerkrankungen und Frakturen hat zu eigenen osteitischen Krankheitsbildern geführt; die Infektausbreitung hängt ganz entscheidend von der Art des verwendeten Osteosynthesematerials ab.

- Die Bohrdraht-Osteitis stellt einen lokal umschriebenen Infekt mit günstiger Prognose nach Materialentfernung dar.
- Osteitiden nach Schrauben- und Plattenosteosynthesen sind, in Abhängigkeit vom Zustand des Knochens, häufig auf das Plattenbett beschränkt.
- Nach intramedullärer Schienung (Marknagelung) führt die Infektion zur Markphlegmone.

Die Häufigkeit der posttraumatischen Osteitis ist entscheidend von der perioperativen Asepsis abhängig.

Eine Keimbesiedelung von unfall- oder operationsbedingten Wunden ist grundsätzlich nicht zu vermeiden. Ob dies zur klinisch-manifesten Infektion führt, ist von der Art des Erregers und von der Keimzahl sowie den allgemeinen und lokalen Voraussetzungen der körpereigenen Infektionsabwehr abhängig. Das Ausmaß der *primären Keimbesiedelung* der Wunde ist abhängig
- von der Dauer des äußeren Kontaktes (Operationsdauer),
- der Luftkeimzahl,
- der Hautkeimzahl,
- den Möglichkeiten anderer Erregerkontakte (Unfallort, Hospital, perioperativer Hygienefehler).

Eine Infektion wird begünstigt durch *allgemeine Faktoren*, wie hohes Alter, Stoffwechselerkrankungen, hämatologische Erkrankungen usw. und durch *lokale Faktoren*, wie Hämatome, lokale Durchblutungsstörungen im Weichteilbereich (Haut- und Muskelquetschungen), Durchblutungsstörungen im Knochenbereich (Trümmerfrakturen, avaskuläre Fragmente, Fremdkörper, ausgedehnte intraoperative Knochenfreilegung.).
Darüber hinaus spielt die *Virulenz der Keime* eine Rolle.

**Häufigster Erreger:**
Staphylococcus aureus.

Grundsätzlich kann jeder Aerobier wie Anaerobier Primärerreger einer exogenen Knocheninfektion sein; ein wesentlicher Einfluß auf das *Erregerspektrum* wird den lokalen Gegebenheiten (sog. Hospitalkeime) zuerkannt. Die ganz überwiegende Mehrzahl aller exogenen Knocheninfektionen wird durch *Staphylococcus aureus* hervorgerufen.

**Infektionsquoten**

⇨

Unter optimalen Hygienebedingungen wird bei geschlossenen Osteosynthesen mit einer Infektionsquote von 1 %, bei offenen Frakturen mit einer Infektionsquote von etwa 10 %, abhängig von Schweregrad und Lokalisation der Verletzung, gerechnet.

Zur **Prophylaxe** einer posttraumatischen Osteitis dient
- die Beseitigung aller allgemein und lokal infektionsfördernden Faktoren,
- eine sachgerechte Operationsvorbereitung,
- eine adäquate Operationstechnik,
- die Einhaltung geeigneter perioperativer organisationshygienischer Maßnahmen,
- die Erreichung des Operationszieles (stabile Osteosynthese, ausreichende Weichteildeckung, hämatomfreies Wundgebiet – Saugdrainagen).

**Merke:**
Eine medikamentöse antibiotische Infektionsprophylaxe kann die Maßnahmen der perioperativen Asepsis nicht ersetzen.

Eine intraoperative Verringerung der Keimzahl durch ausreichende *Wundspülung* ist erwiesen; die früheren Erfahrungen mit prophylaktischen Antibiotikagaben zur Vermeidung von Knocheninfektionen waren unterschiedlich. In neuerer Zeit wird eine perioperative systemische **antibiotische Kurz-**

**zeitprophylaxe** empfohlen; dabei ist dem zu erwartenden Erregerspektrum (Staphylokokken) bei der Auswahl des Medikamentes Rechnung zu tragen.

### 2.6.5.1 Akute exogene Osteomyelitis

Akute exogene Osteomyelitis

**Klinik:** Hinsichtlich der akuten posttraumatischen Osteitis wird zwischen einer initialen (drohenden) Infektion und dem klinisch-manifesten, akuten Infekt unterschieden.

**Initiale Infektion**

- Anhaltende bzw. zunehmende Schmerzen im Operationsbereich über den 2.–4. Tag hinaus,
- Temperaturanstiege nach dem 3.–4. postoperativen Tag,
- ansteigende Leukozytenwerte,
- beginnende Wundsekretion,

Allgemeinsymptome sind die wichtigsten Hinweiszeichen auf einen drohenden Infekt bzw. Abgrenzungskriterien gegenüber der reparativen Entzündung.

**Initiale Infektion**
**Diagnose**
Posttraumatische (postoperative) klassische Entzündungszeichen sind Hinweiszeichen auf drohenden Infekt.

Die Symptome des **manifesten Frühinfektes** sind eindeutig und entsprechen den klassischen Entzündungszeichen; zu den beim drohenden Infekt aufgetretenen Symptomen kommen hinzu:

**Klinisch-manifester Infekt**
Symptome

- lokale Rötung,
- Überwärmung,
- Schwellung,
- Schmerzhaftigkeit,
- Fieber,
- zunehmende BSG-Beschleunigung.

Zu diesem Zeitpunkt ist im Operations/Frakturbereich *Eiter* nachweisbar. Das Röntgenbild ist in diesem Stadium der Erkrankung unauffällig.

**Therapie:** Beim drohenden Infekt gilt es, durch geeignete notfallmäßige Maßnahmen das Eintreten einer manifesten Infektion zu verhindern.
Dazu gehören sterile Wunderöffnung, Hämatomausräumung, Entfernung von devitalisiertem Weichteil- und Knochengewebe, Keimzahlreduzierung durch Wundspülung, ausreichende Drainage, Ruhigstellung und Hochlagerung des Operationsbereiches und allgemeine Antibiotikatherapie. Die Erstauswahl des Antibiotikums richtet sich nach den an der Klinik bekannten Hospitalismuskeimen; die definitive Antibiotikumauswahl nach den Ergebnissen der Bakterienkultur einschließlich Resistenzprüfung.

- *Behandlungsziel* bei der klinisch-manifesten akuten Infektion ist es, akut bedrohliche Zustände und einen Übergang in die sekundär-chronische Form zu verhüten.

Dazu zählen die Beseitigung allgemeiner infekt-begünstigender Faktoren, eine antibiotisch-systemische Therapie und die lokale Behandlung durch Ruhigstellung, Hochlagerung, Herdausräumung mit Débridement, Sicherung der Stabilität, Anlegen einer Spülsaugdrainage oder anderer lokalinfektionsbekämpfender Maßnahmen (Gentamycin-PMMA-Ketten oder ähnliches).
Ein besonderes Problem stellt das im Infektionsbereich vorhandene *Osteosynthesematerial* dar. Osteosynthesematerial, das seine Aufgabe der Stabilisierung nicht mehr erfüllt, muß entfernt werden. Andererseits heilt ohne Stabilität die bereits manifeste Infektion nicht aus; daher wird Osteosynthesema-

**Therapie**
Beim „drohenden" Infekt notfallmäßige Maßnahmen zur Verhinderung einer manifesten Infektion:
- Wunderöffnung,
- Débridement,
- Spülung,
- Drainage,
- Ruhigstellung,
- Antibiotikum.

Bei klinisch-manifester akuter Infektion Therapie wie bei der drohenden Infektion, dazu Spülsaugdrainage, Überprüfung (ggf. Entfernung) der Osteosynthese.

terial belassen, wenn die Osteosynthese stabil ist, obwohl es als Fremdkörper die Entzündung unterhalten kann.
Gegebenenfalls ist der Übergang auf ein anderes (lokal günstigeres) Stabilisierungsverfahren zu erwägen.

**Sekundär-chronische posttraumatische Osteomyelitis**

Häufige Folge der exogenen Osteomyelitis.

### 2.6.5.2 Sekundär-chronische exogene Osteomyelitis

Die exogene Osteomyelitis geht wesentlich häufiger als die hämatogene Osteomyelitis auch bei adäquater Primärtherapie in eine sekundär-chronische Form über. Es kommt dann zur infektiösen Knochensequestrierung und zur intermittierenden oder andauernden Fisteleiterung. Besteht eine primär akute posttraumatische Infektion über mehrere Wochen, so wird der Zustand als chronische posttraumatische Osteitis bezeichnet. Eine derartige Erkrankung kann auch unter dem Bild chronisch rezidivierender akuter Schübe ablaufen.

**Verlaufsform:**
chronisch oder chronisch-rezidivierend.
**Diagnose**
Chronische Form:
- Fisteleiterung,
- lokaler Schmerz,
- Fieber,
- Rötung,
- Abszedierung.

Röntgen:
- Knochenverdickung,
- häufig Knochensequestrierungen.

Die **Diagnose** ergibt sich aus der Vorgeschichte. Die allgemeinen und lokalen Symptome richten sich nach dem jeweiligen aktuellen Entzündungszustand. Die chronische Verlaufsform ist durch die *Fisteleiterung* charakterisiert. Der Eiterfluß kann kontinuierlich oder intermittierend sein. Vermehrte Fistelsekretion oder lokaler Schmerz, Fieber, Rötung und Abszedierung sind Hinweise für einen akuten Schub.

**Röntgenologisch** ist der Knochen verdickt, teilweise sklerotisch, teilweise osteolytisch. Häufig sind Knochensequestrierungen nachzuweisen.

**Komplikationen** der chronischen Osteomyelitis sind das Fistelkarzinom und die Amyloidose.

Die **Behandlung** der chronisch-rezidivierenden Osteitis entspricht im wesentlichen derjenigen im akuten Stadium.

**Therapie**
schwierig und langwierig.

**Prognose**
dubiös.

- *Behandlungsziel* bei der chronischen Osteitis ist es, den Entzündungsherd dauerhaft zu sanieren und die Funktion der betroffenen Gliedmaße soweit wie möglich zu erhalten. Dazu gehören
  - Abszeßausräumung,
  - Sequesterentfernung bzw. Ausräumung des infizierten und nekrotischen Knochengewebes,
  - Defektauffüllung durch geeignetes Material (autologer Knochen),
  - Wiederherstellung der Stabilität,
  - Verbesserung der Durchblutungsverhältnisse im Infektionsbereich,
  - Sanierung der Weichteilverhältnisse,
  - unterstützende infektbekämpfende Maßnahmen, wie Spülsaugdrainage, systemische Antibiotikumtherapie und ähnliches.

Insbesondere zur Sanierung der Weichteilverhältnisse, Hautdeckung und Verbesserung der Durchblutungsverhältnisse im Infektbereich hat sich in den letzten Jahren der Einsatz myokutaner, gefäßgestielter oder freier Lappen bewährt.

Die **Prognose** der sekundär-chronischen Osteomyelitis ist *fragwürdig*; bei scheinbarer Ausheilung kann auch nach Jahren der Prozeß wieder aufflakkern. Bei schweren Verlaufsformen und insbesondere peripherer Lokalisation stellt auch heute noch gelegentlich die Amputation das Behandlungsverfahren der Wahl dar.

# B Gelenke

## 2.6.6 Arthritis

In Abgrenzung gegenüber anderen Gelenkerkrankungen (Arthrose, Arthropathie) ist die Arthritis als primär entzündliche Gelenkerkrankung definiert. Im Gegensatz zu den Entzündungen der Knochen (Osteomyelitis, Osteitis) umfaßt der Begriff der Arthritis nicht nur die bakteriell verursachten infektiösen Entzündungen, sondern **alle Entzündungsformen**, unabhängig von der Genese.

**Ätiopathogenese:** Jeder Arthritis liegt eine *Synovialitis*, d. h. eine Entzündung der synovialen Gelenkkapsel, zugrunde. Andere anatomische Gelenkstrukturen (Knorpel, Knochen) sind an dem Erkrankungsprozeß zunächst nicht beteiligt, können aber sekundär mit einbezogen werden → sekundäre Knorpel- und Knochenzerstörung.

**Klinisch** ist die Arthritis durch den gelenknahen Nachweis der klassischen Entzündungszeichen – Schmerz, Schwellung, Rötung, Überwärmung und Funktionsbehinderung – charakterisiert. Hinsichtlich der *Gelenkschwellung* muß zwischen
- einer Kapselverdickung durch Synovialitis (Proliferation der Gelenkinnenhaut) und
- einem Gelenkerguß (quantitative und qualitative Veränderung der Synovia)

unterschieden werden.

Hinsichtlich der Beschaffenheit von *Gelenkergüssen* wird zwischen einem serösen Erguß (Hydrops), serofibrinösen Erguß, eitrigen Erguß (Pyarthros) und blutigen Erguß (Hämarthros) unterschieden.

**Röntgenologisch** ist die Arthritis im akuten Stadium – der Definition der Krankheit entsprechend – nur durch Zeichen der Weichteilschwellung gekennzeichnet. Röntgenologische Veränderung an Knorpel oder Knochen können entweder krankheitsunabhängig oder ursächlich mit der Erkrankung verbunden sein; als Arthritisfolge stellen sie Sekundärschäden dar und weisen auf ein bereits längeres Bestehen des entzündlichen Gelenkprozesses hin.

Eindrucksvoller als röntgenologisch läßt sich ein entzündlicher Gelenkprozeß nuklearmedizinisch durch Knochen- oder Weichteil-**Szintigraphie** und durch **Thermographie** nachweisen.

In der **Differentialdiagnose** von Arthritiden kommt der klinischen Symptomatologie, laborchemischen Parametern, der Beurteilung des Gelenkergusses einschließlich bakteriologischer Untersuchung und der histologischen Synovialisbeurteilung eine besondere Bedeutung zu.

Unter den klinischen Gesichtspunkten muß insbesondere das *Ausbreitungsmuster* beachtet werden. Viele entzündliche Gelenkerkrankungen haben typische Lokalisationen. Darüber hinaus ist die Unterscheidung von Mono-, Oligo- und Poly-Arthritiden wichtig.

| *Mono-(Oligo)-Arthritiden* | *Polyarthritiden* |
|---|---|
| Eitrige Arthritis (Pyoarthritis) | reaktive (akute) Polyarthritiden |
| Arthritis urica (Gichtanfall) | rheumatoide (chronische) |
| Chondrokalzinose (Pseudogicht) | Polyarthritis |
| juvenile Spondylitis ankylosans | psoriatische Polyarthritis |
| Arthritis fugax | Spondylitis ankylosans mit |
| villonoduläre Synovalitis | peripherer Polyarthritis |
| | Arthritiden bei Kollagenosen |

Bei zahlreichen entzündlichen Gelenkerkrankungen werden die *humoralen Entzündungsparameter* positiv nachgewiesen. Von den *biochemischen Parametern* ist in der Differentialdiagnose von Arthritiden die Bestimmung der

**Entzündungen an den Gelenken**

**Arthritis**
Entzündliche Gelenkerkrankung (Synovialitis).
**Ursache**
bakteriell und abakteriell.

**Diagnose**
- Schmerz,
- Rötung,
- Überwärmung,
- Funktionsbehinderung.

**Schwellung:**
1. Kapselschwellung,
2. Gelenkerguß.

**Gelenkerguß:**
- serös,
- serofibrinös,
- eitrig,
- blutig,

**Röntgen:**
akutes Stadium:
- Zeichen der Weichteilschwellung,

chronisches Stadium:
- Sekundärschäden an Knorpel und Knochen.

besserer Nachweis durch:
- Weichteil- oder Knochen**szintigraphie,**
- **Thermographie.**

**DD:**
**Ausbreitungsmuster**
- Mono-, Oligo-, Poly-Arthritiden.

**Serologische Untersuchungen**
- allgemeine humorale Entzündungsparameter,
- biochemische Parameter,
- immunologische Parameter:

biotische Abdeckung unter Berücksichtigung der häufigen und wahrscheinlichen Erreger.

- **Lokaltherapie:**
  - Bei Gelenkempyemen unmittelbare Spülsaugdrainage, ggf. mit intraartikulärer Applikation von Medikamenten. Immobilisierung und Entlastung der Gelenke.
  - In neuerer Zeit wird, wenn kein Gelenkempyem vorliegt, über gute Ergebnisse durch primäre Synovektomie im Frühstadium und nachfolgende Gelenkmobilisierung berichtet.
  - Bei Vorliegen gröberer Destruktionen stellt die Arthrodese zur definitiven Infektsanierung und Funktionsverbesserung häufig den Behandlungsabschluß dar.

**Prognose**
Bei Heilung im Stadium der synovialen Entzündung:
funktionsfähiges Gelenk.
Nach Eintreten von Knorpel-Knochenzerstörungen:
Defektheilungen, ggf.
- Korrekturosteotomien,
- Arthrodesen,
- Arthroplastiken.

**Prognose:** Die Prognose ist abhängig von der Akuizität der allgemeinen und lokalen Entzündung, von der Keimart und vom Zeitpunkt des Behandlungsbeginns. Gelingt es, die Erkrankung im Stadium der synovialen Entzündung auszuheilen, verbleibt ein funktionstüchtiges Gelenk. Nach Eintreten von Knorpel-Knochenzerstörungen resultieren Defektheilungen, ggf. mit der Notwendigkeit sekundär-operativer Behandlungsmaßnahmen – Korrekturosteotomien, Arthrodesen, Arthroplastiken. Zurückhaltung gegenüber Alloarthroplastiken nach vorausgegangenen Gelenkinfektionen ist geboten, da ein Wiederaufflackern der bakteriellen Entzündung nach Einsetzen des Implantates nicht ausgeschlossen werden kann.

**Sonderformen bakterieller Arthritiden**

### 2.6.7.2 Sonderformen bakterieller Arthritiden

**Gonokokkenarthritis**
Sonderform der bakteriellen Arthritis.
Erregernachweis in der Synovia schwierig.

**1. Gonokokkenarthritis**
Im Rahmen einer Infektion mit Gonokokken treten Arthritiden als *Infektarthritiden* (eitrige Arthritis) und als *reaktive* (postinfektiöse) *Arthritis* (s. dort) auf. Mit einer bakteriellen Arthritis muß bei etwa 1 % der gonorrhoischen Patienten gerechnet werden. Die Kniegelenke sind bevorzugt befallen. Wie bei anderen hämatog entstandenen bakteriellen Arthritiden ist polyartikulärer Befall möglich. **Klinik** und Röntgenbefund unterscheiden sich nicht wesentlich von anderen bakteriellen Arthritiden.
Die Abgrenzung gegenüber einer parainfektiösen Arthritis kann Schwierigkeiten bereiten, weil selbst bei erwiesener Bakteriämie der Erregernachweis in der Synovia negativ bleiben kann. Bevorzugter Erregersitz ist nicht die Gelenkflüssigkeit, sondern die Gelenkschleimhaut bzw. synoviale Auflagerungen. Die **Therapie** erfolgt nach den Regeln der Behandlung einer bakteriellen Arthritis.

**Tuberkulöse Arthritis**
Sekundäre Organmanifestation, entsteht hämatogen oder per continuitatem
Insgesamt selten.

**2. Tuberkulöse Arthritis**
Die Gelenktuberkulose stellt wie die Spondylitis tuberculosa eine *sekundäre Organmanifestation* der Erkrankung dar. Sie entsteht entweder unmittelbar hämatogen als synoviale Gelenktuberkulose oder seltener per continuitatem aus einer gelenknahen Knochentuberkulose. Die Gelenktuberkulose ist heute in der Bundesrepublik Deutschland eine seltene Erkrankung. Die Zahl der Neuerkrankungen beträgt etwa 0,3 auf 100 000 Einwohner pro Jahr.

Bevorzugte Lokalisation:
Hüfte und Knie.

**Lokalisation:** Die Gelenke der unteren Extremität sind wesentlich häufiger betroffen als diejenigen der oberen Gliedmaße, im Verhältnis 1:5 bis 1:10. Bevorzugte Lokalisation ist das Hüftgelenk.

**Klinik**
Primär chronischer Verlauf.
Gelenkschwellung.
Lokale Entzündungszeichen können fehlen.
Tuberkulinprobe s. oben.

**Klinik:** Im Gegensatz zur Mehrzahl anderer bakterieller Arthritiden weist die Arthritis tuberculosa keinen akuten, sondern einen *primär-chronischen Verlauf* auf. Im Vordergrund der Symptomatik stehen die nur mäßig schmerzhafte Gelenkschwellung mit Beeinträchtigung der Gelenkfunktion sowie ggf. allgemeine Hinweise auf die Grundkrankheit Tuberkulose, insbesondere, wenn andere Organtuberkulosen manifest sind (Urotuberkulose, Lungentuberkulose usw.). Die allgemeinen Entzündungsparameter sind nachweisbar, die Beschleunigung der Blutsenkung ist in der Regel deutlich weniger ausgeprägt als bei der unspezifisch-eitrigen Arthritis. Bei dem immer noch hohen Durchseuchungsgrad der Bevölkerung sind Tuberkulinproben nur zur Ausschlußdiagnostik (bei negativem Ausfall) verwendbar.

**Diagnose**
- bakteriologisch,
- histologisch.

**Röntgen:** Bei der synovialen Form der Gelenk-Tbc ist röntgenologisch zunächst eine Weichteilverschattung nachweisbar. Die Zeitspanne der röntgenologischen Latenz für Knochenveränderungen liegt bei der synovialen Gelenktuberkulose bei 3–6 Monaten. Im fortgeschrittenen Stadium ist eine röntgenologische Unterscheidung zwischen primärsynovialer und primärossärer Gelenktuberkulose nicht möglich.
Die **Diagnose** Gelenktuberkulose macht den bakteriologischen (mikroskopisch, kulturell) *Keimnachweis* oder den histologischen *Nachweis typischer morphologischer Veränderungen* erforderlich.

**Röntgen:**
- bei reinen Gelenktuberkulosen: Weichteilverschattung,
- bei länger andauernden Erkrankungen: sekundäre Knochenzerstörungen.

**Komplikationen:** Eine charakteristische Komplikation der Knochen- und Gelenktuberkulose ist der kalte *Senkungsabszeß*. Er kann seine ursprüngliche Verbindung zum Knochenherd verloren haben.
Die früher gefürchtete *Fistelung* mit Superinfektion durch unspezifische Erreger stellt im Rahmen der modernen Chemotherapie kein prognoseentscheidendes Kriterium mehr dar.

**Komplikationen:**
kalter Abszeß.

**Therapie:** Wie bei anderen Organtuberkulosen auch ist die antituberkulöse Polychemotherapie als 3- bis 4fach-Kombination die zentrale Behandlungsmaßnahme. Erst durch die Einführung der modernen Antituberkulotika wurden operative Maßnahmen im Stadium der floriden Erkrankung vertretbar. Bei der synovialen Gelenkarthritis stellt in frühen Stadien die Synovektomie das operative Behandlungsverfahren der Wahl dar. Bei ausgedehnteren Knorpel-Knochen-Destruktionen erfolgen Herdausräumungen, Arthroplastiken und Arthrodesen. Auch Alloarthroplastiken sind unter antituberkulösem Chemotherapieschutz möglich.

**Therapie**
Antituberkulöse Polychemotherapie.
Bei synovialer Gelenktuberkulose: Synovektomie
Bei Knorpel-Knochendestruktionen:
- Herdausräumung,
- Arthroplastik,
- Arthrodese,
- ggf. Alloarthroplastik.

**Prognose:** Mit Einführung der modernen Therapieverfahren sind bei der Arthritis tuberculosa Verlaufsänderungen eingetreten. Die Prognose quo ad vitam ist gut. Bei frühzeitgem Behandlungsbeginn ist die Erhaltung eines funktionsfähigen Gelenkes möglich. Das Hauptproblem stellt derzeit die verspätete Diagnose dar, wodurch stärkere Gelenkzerstörungen auftreten.

**Prognose**
Bei frühem Behandlungsbeginn Erhaltung des funktionsfähigen Gelenkes.

### 2.6.7.3 Arthritis urica und Chondrokalzinose
(s. dort)

### 2.6.7.4 Reaktive Arthritiden

**Reaktive Arthritiden**

*Erreger und Eintrittspforten bei reaktiven Arthritiden*

| | |
|---|---|
| Nasenrachenraum | Urogenitalwege |
| Streptokokken | Gonokokken |
| Darm | Chlamydien |
| Yersinien | Haut |
| Salmonellen | Borrelia B |
| Shigellen | Virusinfekte |
| Campylobacter | Hepatitis |

**Polyarthritis rheumatica acuta (akute Polyarthritis des rheumatischen Fiebers)**
Definition: reaktive Arthritis (Zweitkrankheit) nach Infektion mit $\beta$-hämolysierenden Streptokokken der Gruppe A.

**Polyarthritis rheumatica acuta**
Ersterkrankung:
- Streptokokken-A-Infektion,

Erkrankung des Kindesalters.

**Ätiopathogenese:** Ursächlich liegt eine Infektion mit *beta-hämolysierenden Streptokokken der Gruppe A*, mehrheitlich im Nasenrachenraum, zugrunde. Als Krankheitsauslöser werden nach einer Latenzzeit von 2–3 Wochen abnorme Immunmechanismen angenommen. Wie bei anderen reaktiven Arthritiden sind die Einzelheiten der immunologischen Zusammenhänge zwischen Infektion und Manifestation der Gelenkerkrankung noch unklar. Eine genetische Disposition wird angenommen.

**Klinik:** Mittlerweile *selten* gewordene Erkrankung mit ausgeprägtem Altersgipfel um das 10. Lebensjahr. Es wird angenommen, daß es im letzten Jahrzehnt zu einer Verlaufsänderung der Erkrankung mit zunehmendem Auftreten atypischer Formen im Erwachsenenalter gekommen ist.
Zu den Hauptsymptomen des klassischen akuten rheumatischen Fiebers gehören die akute Polyarthritis, die Karditis, bei Kindern die Chorea minor, und die anamnestische Angabe früherer rheumatischer Fieber mit oder ohne verbliebenem Vitium cordis. Neben den Hauptsymptomen sind für die Diagnose wichtig:
begleitendes Fieber, maximal erhöhte BSG (und andere hohe Entzündungsaktivitäten) sowie anhaltend hohe oder (besser) innerhalb des frühen Krankheitsverlaufes signifikant ansteigende *Antistreptolysintiter.* Bei den Gelenkbeschwerden sind flüchtige, wandernde Schmerzen der großen Gelenke mit oder ohne Schwellung, Rötung und lokale Temperatursteigerung vorherrschend.

**Diagnose**
- akute Polyarthritis,
- Karditis,
- Chorea minor,
- Fieber,
- ansteigender Antistreptolysintiter.

Bei typischer Erkrankung ist die Arthritis nicht das führende Symptom.

**Diagnose:** Bei heute sehr seltenem, klassischen Krankheitsverlauf mit Auftreten der Hauptsymptome unproblematisch. Im Einzelfall, insbesondere bei *atypischen Verlaufsformen*, ist die Diagnose rheumatisches Fieber bei akuten und subakuten fieberhaften Arthritiden gelegentlich schwierig und unsicher.

**Differentialdiagnose:** Arthritiden jeglicher Genese, im Erwachsenenalter polyartikulärer Gichtanfall, Pseudogicht, Reiter-Syndrom, andere postinfektöse Arthritiden, im Kindesalter Still-Syndrom, initiale Osteomyelitis, Leukämie.

**Therapie**
Kortikoide.

**Therapie:** Kortikoide als Mittel der Wahl; begleitende antiinfektiöse antibiotische Therapie. Medikamentöse Rezidivprophylaxe, ggf. spezifische kardiologisch-kardiochirurgische Behandlung.

**Prognose**
Hinsichtlich der Arthritis gut. Hinsichtlich der übrigen Lokalisationen (Karditis) dubiös.

**Prognose:** Die Prognose der Polyarthritis im Rahmen des akuten rheumatischen Fiebers ist gut. Dauerhafte Gelenkschäden kommen nicht vor; die Erkrankung wird am Gelenksystem nie chronisch, es gibt keine sekundär-chronische Polyarthritis.

**Reiter-Syndrom**
Reaktive Arthritis.
**Ursache**
enteraler oder urethraler Infekt.

Genetische Prädisposition.

Das Reiter-Syndrom zählt zur Gruppe der sog. seronegativen Spondylarthritiden.

### Reiter-Syndrom

Auch das Reiter-Syndrom wird als reaktive (postinfektiöse) Arthritis aufgefaßt. Es gilt als Folge akuter enteraler oder urethraler Infektionen. Darüber hinaus wird eine idiopathische Form abgegrenzt. Eine genetische Prädisposition spielt pathogenetisch eine wesentliche Rolle. Bewiesen ist, wie bei der Spondylitis ankylosans, eine Assoziation mit dem *Histokompatibilitätsantigen HLA-B 27.* Mit anderen Erkrankungen, die mit oligo-artikulären Arthritiden, Beteiligung der Wirbelsäule und der Sakroiliakalgelenke, entzündlichen Augenerkrankungen (Iridozyklitis) einhergehen und bei denen Rheumafaktoren nicht nachgewiesen werden, wird das Reiter-Syndrom zur **Gruppe der seronegativen Spondylarthritiden** gezählt.

| *HLA-B 27 assoziierte Erkrankungen* | |
|---|---|
| Spondylitis ankylosans | 95 % |
| Yersinia-Arthritis | 80 % |

| | |
|---|---|
| Morbus Reiter | 70 % |
| Psoriasis spondylitis | 65 % |
| Spondylarthritis bei Morbus Crohn, Colitis ulcerosa | 55 % |
| juvenile rheumatische Arthritis | 40 % |
| Psoriasis Arthritis | 30 % |
| cP | 9 % |
| Normalbevölkerung | 4–8 % |

**Epidemiologie:** Das Reiter-Syndrom gilt als postinfektiöse Zweitkrankheit. Sein Auftreten ist deshalb unter anderem abhängig von der Häufigkeit der Vorerkrankungen. Postdysenterische Formen treten, z. B. in Asien, Nordafrika und Osteuropa, *epidemisch* auf. In unseren Breiten wird das Reiter-Syndrom *sporadisch* beobachtet.
Frauen sind nur in etwa 5–10 % betroffen; bevorzugtes Alter ist das 3.–5. Lebensjahrzehnt.

**Klinik:** Das Reiter-Syndrom ist gekennzeichnet durch eine unspezifische *Urethritis*, eine *Konjunktivitis* und eine *Mono/Oligoarthritis.* Die Einzelsymptome treten meist in typischer Abfolge mit einem Zeitintervall von einigen Tagen bis zwei Wochen auf. Zusätzliche Hautsymptome, wie Keratoderma blenorrhagicum, Balanitis circinata oder Schleimhautulzerationen finden sich in 20–30 %. ¼ der Fälle von Reiter-Syndrom stellen diagnostisch problematische Abortivfälle dar.

- Die Konjunktivitis ist flüchtig und geht der Arthritis voraus.
- Auch die Urethritis geht der Arthritis voraus und dauert meist nur wenige Tage.
- Von der Arthritis sind die Gelenke der unteren Extremität bevorzugt.

Bei Erstmanifestation im Großzehengrundgelenk ist Verwechslung mit der Arthritis urica möglich.
Die Entzündungsparamteter sprechen für ein hoch akutes Geschehen. Rheumafaktoren und antinukleäre Faktoren sind nicht nachzuweisen. Assoziation mit dem Histokompatibilitätsantigen HLA-B 27 ist häufig.

**Diagnose**
Typische Konstellation:
- Urethritis,
- Konjunktivitis,
- oligo-artikuläre Arthritis (Beteiligung der ISG-Gelenke).

**Verlauf**
unterschiedlich:
- akute Erkrankung,
- chronisch-rezidivierende Erkrankung,
- chronisch-persistierende Erkrankung.

**Röntgen:** Im akuten Stadium sind die betroffenen Gelenke radiologisch unauffällig. Bei Übergang in chronische Verlaufsformen werden sekundär-destruierende Veränderungen an den Extremitätengelenken und vor allem im Bereich der Iliosakralgelenke nachweisbar.

**Therapie:** Eine kausale Therapie ist nicht möglich. Im akuten Stadium besteht die Behandlung aus symptomatischen antiphlogistischen Maßnahmen: Bettruhe, nichtsteroidale Antiphlogistika, lokale physikalische Anwendungen.
Darüber hinaus im akuten Stadium Glukokortikosteroide. Bei torpiden Verlaufsformen und chronifizierter Arthritis ist die Synovektomie eine aussichtsreiche Maßnahme zur Gelenkerhaltung.

**Therapie**
- allgemeine antientzündliche Maßnahmen,
- nichtsteroidale Antiphlogistika,
- im akuten Stadium Kortikosteroide,
- physikalische Therapie.

**Prognose:** Ein Teil der Fälle heilt nach Überwinden des akuten Krankheitsstadiums ohne Funktionsbehinderung aus. ⅔ aller Patienten weisen allerdings Rezidive auf; es kann sich auch eine chronische Arthritis entwickeln. Übergänge in einen Morbus Bechterew wurden beobachtet. Die HLA-B 27-positiven Patienten mit Reiter-Syndrom unterscheiden sich von den B 27-negativen durch eine häufigere chronische Uveitis und Sakroiliitis.

**Prognose**
Bei ⅔ aller Fälle: Rezidive oder chronische Arthritis.

### Andere reaktive Arthritiden

Neben der akuten Polyarthritis, dem rheumatischen Fieber und dem Reiter-Syndrom sind im Zusammenhang mit viralen und bakteriellen Infekten verschiedenster Art zahlreiche andere akute reaktive Arthritiden (para- und postinfektöse Arthritiden) bekannt. Dabei handelt es

**Andere reaktive Arthritiden**

sich um flüchtige bis anfallsartige, meist mono-, aber auch oligo-artikuläre Arthritiden. Die Bezeichnung „Infektarthritiden" sollte für diese reaktiven Arthritiden nicht mehr verwendet werden, um sie von den bakteriellen Arthritiden besser abzugrenzen. Bei einer Reihe derartiger Arthritiden gehen wie beim Reiter-Syndrom urethrale und enterale Infekte voraus.

Arthritiden bei der Hbs-positiven *Hepatitis epidemica* treten nicht selten in der Prodromalphase der Erkrankung in Erscheinung. Sie bilden sich in der Regel nach Auftreten des Ikterus zurück.
Gelegentliche Arthralgien sind nach Hepatitis-B-Impfung beobachtet worden.
Auch bei *anderen Viruserkrankungen* kommen Arthralgien und flüchtige Arthritiden vor. Sie sind insbesondere geläufig nach grippalen Infekten und bei Röteln bzw. nach Rötelnimpfung.
Mögliche Erreger bei reaktiven Arthritiden nach enteritischen Infekten sind Salmonellen, Shigellen, Yersinien und Campylobacter.
Das Krankheitsbild wird durch den serologischen Nachweis von Antikörpern oder den Erregernachweis gesichert. Die Differentialdiagnose zu einem inkompletten Reiter-Syndrom ist schwierig, zumal auch bei diesen postenteritischen Arthritiden in einem Großteil der Fälle das Histokompatibilitätsantigen HLA-B 27 gefunden wird.
Darüber hinaus müssen differentialdiagnostisch bei Arthritiden und Durchfallerkrankungen *enteropathische Arthritiden* (bei Colitis ulcerosa, Morbus Crohn, Morbus Whipple) sowie ein Morbus Behçet abgegrenzt werden. Der *Morbus Behçet* ist durch die Trias Mundschleimhaut- und Genitalulzera, Iridozyklitis und Arthritis gekennzeichnet und weist damit große Ähnlichkeit zum Reiter-Syndrom auf. Im Gegensatz zum Reiter-Syndrom (HLA-B 27) ist der Morbus Behçet häufig mit HLA-B 5 assoziiert.
In den letzten Jahren ist eine weitere postinfektiöse akute Arthritis als sog. *Lyme-Arthritis* beschrieben worden. Es handelt sich um eine Mono-/Oligo-Arthritis, 4–8 Wochen nach der Primäraffektion eines Erythema chronicum migrans. Erreger ist Borrelia B aus der Gruppe der Spirochäten, die durch Zeckenbiß übertragen wird.

Chronische Polyarthritis

## 2.6.8 Chronische Polyarthritis (cP)

**Synonyme:** rheumatoide Arthritis, primär-chronische Polyarthritis.

Progrediente, entzündliche Systemerkrankung mit bevorzugtem Befall der Synovialmembran.

**Definition:** Die chronische Polyarthritis ist eine abakterielle, überwiegend progrediente entzündliche Systemerkrankung, welche vorzugsweise die Synovialmembran befällt.

Ätiopathogenese ungeklärt, möglicherweise Autoimmunkrankheit.

**Ätiopathogenese:** Ätiologie und Pathogenese der chronischen Polyarthritis gelten als noch nicht geklärt. Eine gewisse Wahrscheinlichkeit besitzt die Hypothese, daß unterschiedliche Erreger eine Immunreaktion in Gang setzen, weil durch unterschiedliche Noxen körpereigene Substanzen autoantigenen Charakter gewinnen. Der Einfluß einer genetischen Disposition ist unbestritten (Assoziation zu den Histokompatibilitätsantigenen HLA-DR 4 und -$D_w$ 4).

Genetische Disposition wahrscheinlich.

Über einen abnormen Immunprozeß werden cP-typische Entzündungen ausgelöst. Diese sind fast ausschließlich an Membranen ohne epitheliale Auskleidung und ohne Basalmembran gebunden (Synovialmembran, d. h. Auskleidung von Gelenkhöhlen, Sehnenscheiden und Bursen).

Die entzündliche Erkrankung der Synovialmembran führt unmittelbar (Pannus) oder mittelbar (Freisetzung von lytischen Aktivitäten in die Synovia) zur Zerstörung von Knorpel, Knochen oder Sehnengewebe und damit zur **sekundären Organdestruktion**.
Darüber hinaus treten in unterschiedlichen Organen nichtentzündliche, primär nekrotisierende Veränderungen – die sog. Rheumaknoten – auf.

**Epidemiologie:** Die chronische Polyarthritis ist mit einer Prävalenz von 2–5 % die mit Abstand häufigste entzündliche Gelenkerkrankung. Frauen erkranken 2–3mal häufiger als Männer. Familiäres Vorkommen ist, entsprechend einer genetischen Disposition, beobachtet worden. Grundsätzlich können alle Altersstufen betroffen werden. Bei der Frau sind zwei Altersgipfel, um das 30. und nach dem 45. Lebensjahr, bekannt. Etwa 15 % der Frauen über 65 Jahren leiden an cP.

- Häufigste entzündliche Gelenkerkrankung,
- Geschlechtsprävalenz,
- zwei Altersgipfel.

**Klinik:** Die chronische Polyarthritis beginnt mit uncharakteristischen Allgemeinsymptomen, wie subfebrilen Temperaturen, Appetitlosigkeit, Schwächegefühl, rascher Ermüdbarkeit, Neigung zu Verstimmungszuständen, Arthralgien und Myalgien. Eine besondere diagnostische Bedeutung wird dem *Prodromalsymptom Morgensteifigkeit* der Hände von mehr als ½ Stunde Dauer zugewiesen.
Dieses Prodromalstadium ist nach einigen Wochen bis Monaten von weiteren Krankheitszeichen, insbesondere krankheitstypischem Gelenkbefall, gefolgt. Daneben ist aber auch akuter Krankheitsbeginn bekannt.
Der Gelenkbefall der chronischen Polyarthritis breitet sich gleichermaßen in Händen und Füßen aus, tritt häufig auch schon früh in den großen und stammnahen Gelenken auf. Bis auf die distalen Interphalangealgelenke können praktisch alle Gelenke betroffen sein. Dabei zeigt die chronische Polyarthritis im Prinzip eine zentripetale Ausbreitung von den kleinen Gelenken der Finger und Füße über die großen Extremitätengelenke zur Halswirbelsäule.
Insbesondere das Befallsmuster der Hände mit symmetrischer Bevorzugung der Grund- und Mittelgelenke ist differentialdiagnostisch wichtig (Abb. 95).

**Klinik**
Die chronische Polyarthritis ist eine systemisch entzündliche Erkrankung mit **spezieller Lokalisation** (Membranen ohne epitheliale Auskleidung und ohne Basalmembran).

Unterschiedlicher Gelenkbefall.
An den Händen typisches Befallsmuster.
Extraartikuläre Organbeteiligungen.

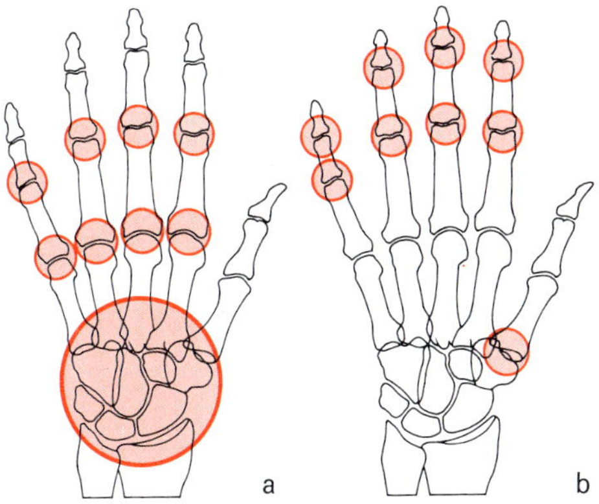


**Abb. 95** Befallsmuster der Hände
a) chronische Polyarthritis, b) Polyarthrose

An der Wirbelsäule wird praktisch nur die Halswirbelsäule befallen, in Spätstadien in etwa 30 %.
Die chronische Arthritis ist durch eine weiche, fluktuierende Kapselschwellung ohne Rötung mit nur mäßiger Überwärmung gekennzeichnet. Pathologisch-anatomisches Substrat ist eine *exsudative Synovialitis*. Gleichartige Veränderungen finden sich an Sehnenscheiden, vor allem der Fingerstreck- und Beugesehnen und als Bursitiden. Als *Sekundärveränderungen* können hier auftreten:

- Nervenkompressionssyndrome (Karpaltunnel-Syndrom),
- spontane Sehnenrupturen,
- extraartikuläre Funktionsbehinderungen.

Insbesondere bei den sog. **aggressiven Formen** der chronischen Polyarthritis sind weitere Organveränderungen bekannt:

- entzündliche Augenerkrankungen,
- Lungenerkrankungen,
- Herzerkrankungen.

Die Amyloidose stellt als Zweiterkrankung bei 5 % der Patienten eine schwerwiegende Organbeteiligung dar.

*Die wichtigsten Organe bzw. Organsysteme, die bei der Polyarthritis beteiligt sein können*

Haut
Knochen
Herz
Lunge
Augen
exokrine Drüsen
Blut bzw. blutbildendes Knochenmark
RES
Nervensystem
Gefäße

**Röntgen**
Progrediente Gelenkdestruktion als Sekundärphänomen der Synovialitis.

**Röntgen:** Im Frühstadium der Erkrankung läßt sich, entsprechend dem pathologisch-anatomischen Substrat, nur eine Weichteilverschattung nachweisen. Als nächstes tritt eine gelenknahe Osteoporose auf. Im weiteren Krankheitsverlauf finden sich Gelenkspaltverschmälerungen mit erosiven Veränderungen, zunächst mit typischer Lokalisation an den Kapselumschlagstellen; darüber hinaus pseudozystische Knochendefekte, Einbruch und Zusammenbruch ganzer Gelenkflächen mit vollständiger Gelenkzerstörung, Deformierung und Subluxation. Insbesondere auch im Hinblick auf die Indikationsstellung zu lokaltherapeutischen Maßnahmen werden lokale röntgenologische Stadieneinteilungen (Steinbrocker, Larsen) vorgeschlagen.

**Diagnose**
Aufgrund typischer Symptom-Kombinationen:
Siehe Ara-Kriterien.

**Diagnose:** Es gibt kein Symptom (mit Ausnahme des histologischen Nachweises typischer Rheumaknoten), das für sich allein die Diagnose chronische Polyarthritis beweist. Es sind stets Symptomkombinationen erforderlich. Aufgrund von Spezifität und statistischer Wahrscheinlichkeit sind Symptomkonstellationen für die Diagnose chronische Polyarthritis zusammengestellt worden. Die gebräuchlichste ist die nach den Kriterien der amerikanischen Rheumagesellschaft (ARA-Kriterien 1959). Aufgrund der **ARA-Kriterien** kann eine Graduierung der Diagnosesicherung in mögliche, wahrscheinliche, definitive und klassische chronische Polyarthritis vorgenommen werden.

*ARA-Kriterien der rheumatoiden Arthritis (RA, chronische Polyarthritis) (1958)*

1. Morgendliche (Finger-)Steifigkeit
2. Schmerzhaftigkeit von mindestens einem Gelenk
3. Kapselschwellung von mindestens einem Gelenk (objektiv beobachtet)
4. Schwellungen von mindestens einem weiteren Gelenk (höchstens 3 Monate Abstand)
5. Symmetrisch beidseitige Gelenkschwellungen (außer Fingergelenken)
6. Subkutane Knoten
7. Typische röntgenologische Veränderungen
8. Nachweis von Rheumafaktoren (Hämagglutinations-Test)
9. Schwache Muzin-Präzipitation in der Synovia

10. Charakteristische Histopathologie der Synovialmembran
11. Charakteristische Histopathologie der subkutanen Knoten

Zwei Kriterien (der Symptome 1, 2, 3, 6 und BSG) bei mindestens dreiwöchiger Dauer:
mögliche RA.
Drei Kriterien (Symptome 1–5 von mindestens sechswöchiger Dauer):
wahrscheinliche RA.
Fünf Kriterien (Symptome 1–5 von mindestens sechswöchiger Dauer):
definitive RA.
Sieben Kriterien (Symptome 1–5 von mindestens sechswöchiger Dauer):
klassische RA.

Insbesondere bei einer beginnenden chronischen Polyarthritis erfolgt die Diagnose durch Ausschluß anderer, differentialdiagnostisch in Erwägung zu ziehender Krankheiten mit teilweise verläßlicheren Ausschluß- als Beweiskriterien.

**Laboruntersuchungen:** Eine stark beschleunigte Blutkörperchensenkungsgeschwindigkeit gehört zum Krankheitsbild der chronischen Polyarthritis. Auch die übrigen allgemeinen humoralen Entzündungsparameter sind zum Nachweis der entzündlichen Affektion bei der cP geeignet. Neben diesen unspezifischen Laborbefunden sind weitere, relativ spezifische immunologische Kriterien bei der Polyarthritis zu beobachten. Dazu zählt vor allem der Nachweis des Rheumafaktors (Latex-Tropfentest, Waaler-Rose-Test).

Starke BSG-Beschleunigung charakteristisch.

- *Rheumafaktoren* sind Immun-Globuline vorwiegend der Klasse IGM mit Spezifität gegen Antigenstellen auf dem IGG-Molekül (Anti-Antikörper).
- Rheumafaktoren werden üblicherweise erst 3–6 Monate nach Erkrankungsbeginn nachweisbar.
- Die Zahl der Rheumafaktorträger nimmt mit der Erkrankungsdauer zu.
- Rheumafaktoren lassen sich bei 70–80 % der Patienten mit cP nachweisen (seropositive cP).
- Etwa 20–30 % besitzen auch bei längerer Krankheitsdauer den Rheumafaktor nicht (seronegative cP).
- Ein negativer Rheumafaktortest schließt also eine chronische Polyarthritis nicht aus.
- Zudem lassen sich bei ca. 30 % der Patienten mit sog. Kollagenkrankheiten sowie vereinzelt auch bei anderen rheumatischen Erkrankungen Rheumafaktoren nachweisen.
- Rheumafaktoren finden sich gehäuft auch bei nicht-rheumatischen Erkrankungen (chronisch-aggressive Hepatitis-Leberzirrhose, Pneumokoniose usw.) sowie bei ca. 10 % der klinisch gesunden Personen jenseits des 60. Lebensjahres.

**Rheumafaktoren:**
- Anti-Antikörper (IGM gegen IGG),
- typischer, aber kein beweisender Befund.

Der Nachweis von Rheumafaktoren gelingt bei 70–80 % der Erkrankten.

Antinukleäre Faktoren werden in Seren von Polyarthritispatienten zu etwa 30 % nachgewiesen. Zur Abgrenzung von anderen entzündlich-rheumatischen Erkrankungen, insbesondere gegenüber dem Lupus erythematodes disseminatus, ist eine Differenzierung der antinukleären Faktoren möglich – Antikörper gegen native doppelstrangige Desoxyribonucleinsäure sind weitgehend spezifisch für SLE (systemischen Lupus erythematodes) (Tab. 6).

Antinukleäre Faktoren

**Verlauf:** Der Verlauf der chronischen Polyarthritis ist außerordentlich unterschiedlich, häufig schubweise. Die Krankheit führt bei 10–20 % aller Patienten im Laufe der Zeit zur völligen Invalidität.
Gewisse Kriterien, wie akuter multiartikulärer Beginn, rasch einsetzende Gelenkdestruktion, das Auftreten von Rheumaknoten und extraartikulärer Or-

Krankheitsverlauf unterschiedlich, im Einzelfall nicht vorhersehbar.

**Tabelle 6** Immundiagnostik rheumatischer Erkrankungen

| | |
|---|---|
| Histokompatibilitätsantigen – assoziierte Erkrankungen (Spondylitis ankylosans, Morbus Reiter, Morbus Behçet usw.) | Histokompatibilitätsantigen (HLA-B 27, HLA-B 5, HLA-DR 4 u.a.) |
| Reaktive Arthritiden | antimikrobielle Antikörper (Streptokokken, Yersinien, Salmonellen, Borrelien, Hepatitis B) |
| cP, Kollagenosen | Rheumafaktoren<br>antinukleäre Faktoren<br>andere Autoantikörper<br>Komplementveränderungen |

ganbefall, geben frühzeitig Hinweise auf eine ungünstige Prognose. Die chronische Polyarthritis selbst verläuft nur selten unmittelbar tödlich; häufiger sind es die Sekundärkomplikationen, wie Amyloidose, interstitielle Lungenfibrose, HWS-Instabilität mit Markkompression, die als Todesursache anzusehen sind.

Stadieneinteilung nach klinischen und röntgenologischen Gesichtspunkten (Tab. 7).

Wie der lokale Gelenkbefund, so wird auch der allgemeine Krankheitsverlauf nach klinischen und röntgenologischen Kriterien in Stadien eingeteilt (Tab. 7).

**Tabelle 7** Klinische und röntgenologische Stadien der chronischen Polyarthritis

| Klinische Stadien | |
|---|---|
| Stadium 1 | Gelenkschwellungen<br>BSG-Beschleunigung |
| Stadium 2 | Progredienz des Gelenkbefalls,<br>Muskelatrophien<br>Rheumaknoten und Tendovaginitiden<br>Rheumafaktor zunehmend positiv |
| Stadium 3 | ausgedehnte Muskelatrophien<br>Weichteilschwellungen<br>Deformierungen<br>BSG-Beschleunigung<br>Rheumafaktor in 80% positiv<br>ausgeprägte Funktionseinschränkungen |
| **Röntgenologische Stadien (nach Steinbrocker)** | |
| Stadium I | Osteoporose (keine destruktiven Veränderungen) |
| Stadium II | Osteoporose (geringe Destruktion des Knorpels oder subchondralen Knochens) |
| Stadium III | Osteoporose<br>Knorpel- und Knochendestruktion |
| Stadium IV | wie III, mit knöcherner Ankylose |

**Therapie:** Eine kausale Therapie der chronischen Polyarthritis ist nicht möglich.

Im Einzelfall müssen die Therapiemaßnahmen an dem allgemeinen und lokalen Krankheitsstadium, dem Krankheitsverlauf, der Sicherheit der Diagnose, dem Auftreten von Risikofaktoren und anderem ausgerichtet werden.

Folgende Behandlungsformen stehen zur Verfügung:
- physikalische, krankengymnastische und ergotherapeutische Maßnahmen,
- medikamentöse Therapie
  a) mit symptomatischen Antirheumatika,
  b) als Basistherapie,
- operative Maßnahmen.

An **Allgemeinmaßnahmen** werden in der Behandlung der chronischen Polyarthritis körperliche und psychische Ruhe sowie eiweiß- und vitaminreiche Kost für sinnvoll gehalten.

Sowohl die **physikalische** als auch die **krankengymnastische** und **ergotherapeutische Behandlung** sind wichtige Bestandteile der symptomatischen Therapie einer chronischen Polyarthritis.

Ein funktionelles Training soll die Muskelkraft verbessern, Muskelkontrakturen beseitigen, Gelenkbeweglichkeit erhalten und Fehlstellungen vermeiden.

Je nach allgemeiner und lokaler Krankheitsaktivität werden lokal Kälte- oder Wärmeanwendungen besser vertragen.

Die Ergotherapie kommt als funktionelle Behandlung und als rehabilitative Ergotherapie (Austestung von Funktionsausfällen und Versorgung mit Hilfsmitteln) zur Anwendung.

**Orthopädische Hilfsmittel** haben die Aufgabe, instabile Gelenke zu stabilisieren, schmerzhafte Gelenke ruhigzustellen oder zu entlasten, Fehlstellungen zu vermeiden oder zu korrigieren, postoperative Nachsorge zu erleichtern.

**Therapie**
Kombinationstherapie aus
- konservativen (physikalisch-krankengymnastisch-ergotherapeutisch),
- konservativ medikamentösen (Basistherapie, symptomatische Therapie) und
- operativen Maßnahmen.

In der medikamentösen Therapie der chronischen Polyarthritis werden zwei Hauptgruppen von Arzneimitteln unterschieden.
- Die 1. Gruppe umfaßt die symptomatisch, analgetisch-antiphlogistisch wirksamen Medikamente,
- die 2. Gruppe umfaßt die sog. Basistherapeutika.

**Symptomatische medikamentöse Therapie:** Hierunter versteht man die Behandlung mit den sog. *nichtsteroidalen Antirheumatika* und den *Kortikoiden.* Eine medikamentöse Therapie mit nichtsteroidalen Antiphlogistika benötigen nahezu alle Patienten mit chronischer Polyarthritis, um die Beschwerden erträglich zu halten. Heute steht eine Vielzahl nichtsteroidaler Antirheumatika mit unterschiedlichem Wirkungsmechanismus und unterschiedlichen Nebenwirkungen zur Verfügung. Die folgende Aufstellung bringt eine Auswahl, Handelsnamen stehen in Klammern.

**Symptomatisch medikamentöse Therapie:**
- nichtsteroidale Antiphlogistika.
- Kortikosteroide.

| | |
|---|---|
| Acetylsalicylsäure (Aspirin®) | Indometacin (Amuno®) |
| Phenylbutazon (Butazolidin®) | Acematacin (Rantudil®) |
| Oxyphenbutazon (Tanderil®) | Tolmetin (Tolectin®) |
| Ibuprofen (Brufen®) | Piroxicam (Felden®) |
| Ketoprofen (Orudis®) | Isoxicam (Pacyl®) |
| Fenbufen (Lederfen®) | Naproxen (Proxen®) |
| Diclofenac (Voltaren®) | |

Die Auswahl eines geeigneten nichtsteroidalen Antiphlogistikums erfolgt im Einzelfall meist empirisch.

Nachdem man zunächst glaubte, mit der Einführung der Kortikosteroide in die medikamentöse Behandlung der chronischen Polyarthritis das Mittel der Wahl gefunden zu haben, hat sich diese Therapie wegen der Vielzahl schwerwiegender Nebenwirkungen als Dauerbehandlung nicht grundsätzlich bewährt.

**Kortikosteroide** kommen nur dann zur Anwendung, wenn die nichtsteroidalen Antirheumatika nicht ausreichen, d.h. im Falle eines Schubes oder einer hohen Entzündungsaktivität. Es wird dabei meist eine sog. Stoßbehandlung durchgeführt. Die Einstellung auf eine Kortikosteroid-Erhaltungsdosis (Langzeittherapie) soll, soweit möglich, vermieden werden. Die Dosis der einzelnen Kortisonderivate wird als Äquivalenzdosis, bezogen auf Prednisolon, angegeben.

Sog. medikamentöse *Basistherapie*:
- Gold,
- Penicillamin,
- Immunsuppressiva,
- Antimalariamittel.

Kausale Angriffspunkte postuliert, aber nicht bewiesen.
Nebenwirkungen beachten.

**Medikamentöse Basistherapie:** Unter einer medikamentösen Basistherapie bei der chronischen Polyarthritis versteht man die Behandlung mit solchen Medikamenten, deren Wirkung erst nach einer Latenzzeit einsetzt, deren Effekt aber länger anhält. Man glaubt, daß diese Medikamente teilweise in die Pathogenese der chronischen Polyarthritis eingreifen. Die Angriffspunkte im Krankheitsprozeß sind aber im einzelnen unklar.

Wegen ihrer Wirkungsweise sind die sog. Basismedikamente zur eigentlichen Bekämpfung von Schubsituationen nicht geeignet.
Zu den Basismedikamenten gehören Antimalariamittel, Gold, D-Penicillamin und Immunsupressiva. Die Basistherapeutika besitzen teilweise erhebliche Nebenwirkungen, so daß eine konsequente ärztliche Überwachung erforderlich ist.
Als Sonderform der medikamentösen Therapie ist die *intraartikuläre Applikation* von Medikamenten anzusehen. Im Gegensatz zu anderen Erkrankungen (z. B. nichtaktivierten degenerativen Gelenkerkrankungen), hat die intraartikuläre Kortikoid-Injektion vor allem bei mono- oder oligo-artikulärer Erkrankung ihre Bedeutung behalten.

**Radiosynoviorthese:**
- lokale Gelenkbehandlung mit Radioisotopen.

Auch andere, z. B. radioaktive Medikamente, werden zur lokalen Behandlung therapieresistenter entzündlicher Geschehen eingesetzt – **Radiosynoviorthese.** Die Verabfolgung von Radioisotopen (Gold 198, Yttrium 90) wird dabei analog der chirurgischen Synovektomie angewandt.

**Operative Therapie:**
Präventive Eingriffe:
Synovektomie.
Rekonstruierende Eingriffe:
Beseitigung von Fehlstellungen.
Gelenkfunktionswiederherstellende Eingriffe:
sehnenplastische Maßnahmen,
gelenkplastische Maßnahmen.
*Synovektomie* als
- Frühsynovektomie
- Spätsynovektomie

mit unterschiedlichen Therapiezielen.

*Additiv/alternativ:*
- chemische Synoviorthese,
- Radiosynoviorthese.

**Operative Therapie:** Operative Maßnahmen im Rahmen der Behandlung der chronischen Polyarthritis stellen lokaltherapeutische Maßnahmen dar. Ein kausaler oder symptomatischer Einfluß auf die systemische Gesamterkrankung kann nicht erwartet werden.
Nach ihrer Zielsetzung lassen sich die operativen Eingriffe in präventive und rekonstruktive Eingriffe unterteilen.
*Präventive Eingriffe:* Vor allem die *Synovektomie* wird den präventiven Eingriffen zugerechnet. Die Synovektomie hat die Aufgabe, die entzündlich veränderte Synovialmembran zu beseitigen, um die sekundäre Gelenkdestruktion zu verhüten. Ihre Durchführung wird demnach als Frühsynovektomie – vor Eintritt nachweisbarer Veränderungen an Knorpel und Knochen – angestrebt. Gleiche Ziele verfolgen die Synoviorthesen mit chemischen oder radioaktiven Substanzen (chemische oder Radiosynoviorthese).
Eine Synovektomie ist erwägenswert, wenn trotz 3monatiger geeigneter Therapie eine umschriebene Synovialitis bestehen bleibt oder rezidiviert. Von einer Frühsynovektomie wird gesprochen, wenn radiologisch und/oder intraoperativ Hinweise auf gröbere Knorpel- und Knochendestruktionen fehlen.

Frühsynovektomie: lokale Basistherapie.

Obwohl sich nach jeder Synovektomie eine neue Synovialmembran (Neosynovialmembran) mit morphologischer und funktioneller Ähnlichkeit zur primären Synovialmembran ausbildet, kommt es nur in etwa 30% zum klinischen Rezidiv. Die Frühsynovektomie kann dementsprechend als lokale Basistherapie angesehen werden.

Spätsynovektomie: lokale symptomatische Therapiemaßnahme.

Spätsynovektomien, nach Eintritt gröberer Gelenkveränderungen, können zur Beeinflussung von chronischen Schwellungszuständen und von Schmerzen angezeigt sein. Im Gegensatz zur Frühsynovektomie ist gegenüber der Spätsynovektomie größere Zurückhaltung angebracht, da die Auswirkungen des vorübergehenden Verlustes der ernährenden Synovialmembran auf einen vorgeschädigten Gelenkknorpel im Einzelfall nur schwer abzuschätzen sind.

Für eine Synovektomie gibt es mehr oder weniger gut geeignete Lokalisationen. Die Indikation zur Synovektomie ergibt sich aus dem Befallsmuster der Gelenke und ihrer topographischen Anatomie (oberflächliche oder tiefe Lage, Möglichkeit zur inkompletten Synovialschleimhautentfernung, funktionelle Bedeutung des jeweiligen Gelenkes, anatomische Besonderheiten, wie z. B. Blutgefäßversorgung am Hüftgelenk).

Indikation zur Synovektomie abhängig von:
- Befallsmuster,
- Gelenktopographie,
- lokalem Erkrankungsstadium.

- Die klassischen Lokalisationen der Synovektomie sind Kniegelenke, Metakarpophalangealgelenke, proximale Interphalangealgelenke, Handgelenke, in Verbindung mit der Tenosynovialektomie der Strecksehnen, und die Tenosynovialektomie der Fingerbeugesehnen.
- Gelenke und Sehnenflächen, an denen Synovialektomien gelegentlich notwendig werden, sind Ellenbogengelenke, Sprunggelenke und Sehnenscheiden am Rückfuß.
- Lokalisationen, für die Synovektomien nicht oder nur selten empfohlen werden, sind Schultergelenke, Hüftgelenke und Zehengelenke.

*Rekonstruktive Maßnahmen:* Unter den rekonstruierenden Maßnahmen sind rthrodesen bei peripheren Lokalisationen und an der Halswirbelsäule, Osteotomien, z. B. zur Beseitigung von Fehlstellungen, Arthroplastiken, Eingriffe an den Sehnen bei Sehnenrupturen oder Finger-/Zehendeformierungen, Eingriffe zur Beseitigung von Nervenkompressionssyndromen usw. anwendbar. Die Alloarthroplastik (künstlicher Gelenkersatz) hat in der Wiederherstellung schwerst zerstörter Gelenke und zur Rehabilitation von Polyarthritikern in den letzten Jahren die größten Fortschritte gebracht. Die Alloarthroplastik des Hüftgelenkes, des Kniegelenkes und der Fingergrundgelenke gilt heute bei der chronischen Polyarthritis als Standardeingriff.

*Rekonstruktive Maßnahmen*
- Alloarthroplastik,
- Osteotomie,
- plastische Sehneneingriffe u. a.

## 2.6.9 Juvenile chronische Arthritis

**Juvenile chronische Arthritis**
Sammelbegriff unterschiedlicher entzündlich-rheumatischer Krankheitsbilder im Kindes- und Jugendalter.

Als Oberbegriff der juvenilen chronischen Arthritis wurde früher die Bezeichnung „Morbus Still" verwendet. Die juvenile chronische Arthritis wird heute nicht mehr als einheitliches Krankheitsbild angesehen, sondern als Sammelbegriff für mehrere, eigenständige entzündlich-rheumatische Krankheitsbilder.

**Definition:** Die juvenile chronische Arthritis ist definiert als Arthritis von mindestens drei Monaten Dauer mit Beginn vor dem 16. Lebensjahr.

**Einteilung:** Aufgrund klinischer, immunologischer und prognostischer Kriterien werden mehrere Krankheitsbilder unterschieden.

Die Ätiologie der juvenilen chronischen Arthritis ist ebenso wie die der chronischen Polyarthritis des Erwachsenen ungeklärt; ätiopathogenetisch werden ähnliche Mechanismen diskutiert.

- Die überwiegende Mehrzahl der juvenilen chronischen Arthritiden ist den *seronegativen Arthritiden* zuzurechnen (ca. 90 %).
- Die *größte Untergruppe* der juvenilen chronischen Arthritis ist *HLA-B 27*positiv. Bei diesen kann es zu rezidivierender akuter Iridozyklitis, Wirbelsäulenbeteiligung und Befall der Iliosakralgelenke kommen. Übergänge in eine Spondylitis ankylosans sind möglich.
- Nur etwa 10 % der Patienten mit juveniler chronischer Polyarthritis sind IGM-*Rheumafaktor positiv.* Betroffen sind fast ausschließlich Mädchen; diese seltene Form entspricht der *Erwachsenenform der chronischen Polyarthritis.*
- *In etwa* **20 %** der juvenilen chronischen Arthritis findet sich eine *systemische Verlaufsform* mit hohen Fieberschüben, Exanthem, Leber-, Milz-,

**Häufigste Form:** seronegative, HLA-B27-positive Polyarthritis.

Übergang in Spondylitis ankylosans ist möglich.

Eigentliches **Still-Syndrom:**
20 % der juvenilen chronischen Arthritis.

Lymphknoten- und Herzbeteiligung (eigentliches **Still-Syndrom**). Die Arthritis kommt häufig erst später hinzu.

Symptome ⇨

Symptomatik des Still-Syndroms:
Arthritis
intermittierendes Fieber
Milz- und Leberschwellung, Lymphknotenvergrößerung
Perikarditis
polymorphe Exantheme nach Art des Erythema exsudativum
subkutane Knötchen
rheumatische Iridozyklitis mit Gefahr der Erblindung
interstitielle Myokarditis
interstitielle Pneumonie und Pleuritis
Anämie und Leukozytose
schwerste Beeinträchtigung des Allgemeinzustandes

Differentialdiagnostisch sind septische und leukämische Krankheitsbilder auszuschließen.

In der **Therapie** der einzelnen Formen der juvenilen chronischen Arthritis gelten die gleichen Prinzipien wie in der Therapie der chronischen Polyarthritis des Erwachsenen. Einer systemischen Kortikosteroid-Therapie und einer medikamentösen Basistherapie gegenüber wird bei der chronischen juvenilen Arthritis größere Zurückhaltung entgegengebracht als bei der chronischen Polyarthritis des Erwachsenen.

**Arthritis psoriatica**

## 2.6.10 Arthritis psoriatica

Seronegative Polyarthritis mit Psoriasis. Klinische und röntgenologische Unterschiede gegenüber der chronischen Polyarthritis: deswegen Unterscheidung zwischen chronischer Polyarthritis bei Psoriasis und Arthritis psoriatica notwendig.

**Definition:** Die Arthritis psoriatica ist eine chronische Systemerkrankung, die eine Haut- oder Nagelpsoriasis mit einer seronegativen Polyarthritis verknüpft. Meist ist der Hautbefall primär, die Arthritis folgt; umgekehrter Verlauf ist möglich.

**Ätiopathogenese:** Die Ätiologie der Erkrankung ist unbekannt. Genetische Disposition gilt als gesichert, gehäufte Assoziation mit den Histokompatibilitätsantigenen HLA-B13, Bw16, Bw17 und B27 ist bekannt.

**Häufigkeit**
Ca. 6 % aller Patienten mit Psoriasis vulgaris.

**Epidemiologie:** Die Prävalenz der Arthritis psoriatica wird mit etwa 0,1 % angegeben. Etwa 6 % aller Menschen, die an einer Psoriasis vulgaris leiden, erkranken während ihres Lebens an einer seronegativen Arthritis. Die Arthritis psoriatica kann sich in jedem Alter, bevorzugt im 3. und 4. Lebensjahrzehnt manifestieren. Frauen und Männer sind etwa gleich häufig betroffen. Etwa 4/5 weisen einen Befall peripherer Gelenke, 1/5 axiale Beteiligung (Wirbelsäule, ISG-Gelenke) auf.

Psoriasis-Patienten werden darüber hinaus in der Häufigkeit der Durchschnittsbevölkerung von einer klassischen seronegativen cP befallen.

Ausbreitungsmuster der Psoriasisarthritis. ⇨

Im Gegensatz zur chronischen Polyarthritis weist die psoriatische Polyarthritis häufiger einen akuten und mono-/oligo-artikulären Beginn auf. Vorzugsweise sind Kniegelenke, Finger-, Sprung- und Zehengelenke betroffen. Abweichungen von der chronischen Polyarthritis ergeben sich auch im **Ausbreitungsmuster.** Neben einer Asymmetrie des Gelenkbefalles ist der Befall im Strahl typisch: Grund-, Mittel- und Endgelenk einer Phalanx erkranken gleichzeitig (Abb. 96).

Die Psoriasis kann in unterschiedlichen Erscheinungsformen auftreten. Eine besondere Rolle spielt die Nagelpsoriasis, nach der gezielt gesucht werden sollte.

**Verlauf:** Leichte Verlaufsformen ohne Beeinträchtigung des Allgemeinbefindens und ohne Mitbeteiligung anderer Organe sind häufig. Im Vergleich zur chronischen Polyarthritis zeigt die Arthritis psoriatica geringere Progredienz und häufiger längere Remissionen. Nur ein kleiner Prozentsatz (weniger als

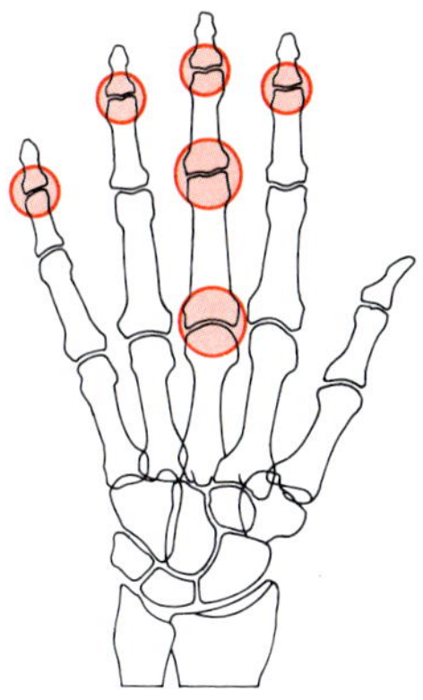

**Abb. 96**
Arthropathia psoriatica

5 %) entwickelt an den peripheren Gelenken eine Arthritis mutilans mit schweren Destruktionen. Eine Mitbeteiligung des Achsenskelettes wird in etwa 10 % erwartet.

**Diagnose:** Die Diagnose einer Arthritis psoriatica wird gestellt, wenn eine seronegative Arthritis mit für die Arthritis psoriatica charakteristischen klinischen Kennzeichen mit einer Psoriasis zusammentrifft.

**Diagnose**

Bei typischem klinischen Befund ist der Nachweis der Psoriasis (in etwa 15 % der Fälle folgt die Psoriasis der Arthritis) zur Diagnose nicht erforderlich. Rheumaknoten oder der positive Nachweis der Rheumafaktoren schließen die Diagnose einer Arthritis psoriatica aus.

**Röntgen:** Röntgenologisch weist die Arthritis psoriatica gegenüber der chronischen Polyarthritis Besonderheiten auf; zusätzlich zu den Destruktionen finden sich reaktive Veränderungen; eine Osteoporose fehlt.

**Röntgensymptomatologie**
- Destruktionen,
- reaktive Veränderungen,
- keine Osteoporose.

**Therapie:** Gelegentlich wird angenommen, daß eine therapeutische Beeinflussung der dermatologischen Manifestation auch zu einer Besserung der Arthritis führt.
Bei peripherem Gelenkbefall erfolgt die Behandlung mit Antirheumatika und Basistherapeutika wie bei der cP. Die Therapie beim pelvispondylitischen Typ entspricht mehr der Behandlung der Spondylitis ankylosans mit Antirheumatika und physikalisch-therapeutischen Maßnahmen.
Die Indikation zu operativen Maßnahmen entspricht der bei den vorgenannten Erkrankungen.

**Therapie**
Wie bei anderen entzündlich rheumatischen Erkrankungen.

**Prognose:** Die Prognose der Arthritis psoriatica ist wesentlich günstiger als die Prognose der chronischen Polyarthritis. Nicht selten bleibt die Erkrankung oligo-/mono-artikulär beschränkt. Mutilierende Fälle werden in weniger als 5 % beobachtet.

**Prognose** günstiger als bei cP.

## 2.6.11 Arthritis bei Spondylitis ankylosans

Morbus Bechterew, s. dort.

**Arthritis bei Kollagenosen**
**Kollagenosen:**
entzündliche Systemerkrankungen des Gefäßbindegewebes.
Hauptvertreter:
- Lupus erythematodes disseminatus,
- progressive Sklerodermie,
- Dermatomyositis,
- Mischkollagenosen (Sharp-Syndrom),
- Panarteriitis nodosa,
- Polymyalgia rheumatica (Arteriitis temporalis).

Kollagenosen gehen mit entzündlichen Gelenkerkrankungen (Arthritiden) einher.

Therapie, Verlauf und Prognose der Kollagenosen sind nicht durch den Gelenkbefall geprägt.

## 2.6.12 Arthritis bei Kollagenosen

**Definition:** Unter der Bezeichnung Kollagenosen werden entzündliche Systemerkrankungen zusammengefaßt, die sich am Gefäßbindegewebe abspielen. Kollagenveränderungen sind möglich, aber nicht pathognomonisch. Folgende Krankheiten werden den Kollagenosen zugerechnet:
- Lupus erythematodes disseminatus,
- progressive Sklerodermie,
- Dermatomyositis,
- Mischkollagenosen (Sharp-Syndrom),
- Panarteriitis nodosa,
- Polymyalgia rheumatica (Arteriitis temporalis).

Bei einigen der Kollagenosen, vor allem beim Lupus erythematodes disseminatus, treten chronische Arthritiden auf. Die Arthritiden besitzen wenig aggressiven Charakter und geringe Destruktionsneigung. Exsudative Gelenkprozesse sind selten, flüchtiger Gelenkbefall häufiger.
In der **Diagnostik** zahlreicher Kollagenosen spielen immunpathologische Veränderungen eine wesentliche Rolle.
Diagnostik, **Therapie, Verlauf und Prognose** werden weniger durch den Gelenkbefall als durch die Erkrankung anderer Organe und Organsysteme gekennzeichnet.

**Entzündungen an Sehnen und Sehnenscheiden**

Entzündliche Erkrankungen betreffen immer primär das Gleitgewebe, nicht das Sehnengewebe.

# C Sehnen und Sehnenscheiden

Primär entzündliche Erkrankungen der Sehnen selbst sind nicht bekannt; stets erkrankt zuerst das paratendinöse Gleitgewebe. Weil Sehne und Gleitgewebe eine funktionelle Einheit bilden, wird die Sehne sekundär in das entzündliche Geschehen mit einbezogen. Die entzündlichen Erkrankungen des Sehnengleitgewebes werden unter ätiopathogenetischen Gesichtspunkten eingeteilt.

**Bakterielle Infektionen**

Meist exogen.

Beugesehnenscheiden der Hand bevorzugt. Erreger meist Staphylokokken, Streptokokken.

## 2.6.13 Unspezifische bakterielle Infektionen

Die Infektion erfolgt fast immer **exogen** durch direkte Verletzung oder indirekt fortgeleitet. Hämatogene Infektionen der Sehnenscheide sind extrem selten.

**Lokalisation:** Die eitrige Sehnenscheidenentzündung (Sehnenscheidenphlegmone) findet sich ausschließlich in abgeschlossenen Sehnenscheidensäcken und nur an den Beugeseiten. Lokalisationen an der Hand überwiegen deutlich.
Wie bei der Osteomyelitis überwiegen Staphylokokken-, gefolgt von Streptokokkeninfektionen. Grundsätzlich kann jeder Aerobier und Anaerobier Primärerreger sein.

**Diagnose**
- Schwellung,
- Rötung,
- Schmerz,
- Funktionsbehinderung,
- typische Entlastungsstellung.

**Beachte:**
V-Phlegmone.

**Klinik:**

- Die ganze Sehnenscheide ist erheblich druckempfindlich, geschwollen und äußerst schmerzhaft.
- Finger-, Hand- oder Fußrücken sind ödematös verändert.
- Der betroffene Gliedmaßenabschnitt wird in einer entsprechenden Entlastungsstellung gehalten, Bewegungen sind äußerst schmerzhaft.
- Die Ausbreitung der Entzündung folgt den anatomischen Strukturen, d. h. der Anatomie der Sehnenscheiden.

- An Daumen und Zeigefinger ist besonders auf Anzeichen für eine V-Phlegmone zu achten.

Hohes Fieber und ausgeprägte Leukozytose sind nicht selten.

**Therapie:** *Frühesttherapie* ist erforderlich; sie besteht in einer Entlastung der Sehnenscheide durch Eröffnung, Spülung, Ruhigstellung des erkrankten Extremitätenabschnittes und antibiotischer Therapie, so schnell wie möglich entsprechend der Resistenzbestimmung.

**Therapie**
- Frühesttherapie erforderlich,
- operative Behandlung,
- Antibiotika.

**Verlauf und Prognose:** Das Sehnengewebe selbst ist gegenüber Eiterungen außerordentlich empfindlich. Bereits sehr frühzeitig ist mit ausgedehnten Sehnennekrosen zu rechnen. Nur die frühzeitige adäquate Therapie vermag die Sehnennekrose zu vermeiden und die Funktion zu erhalten. Andernfalls kommt es zur narbigen Umwandlung oder Sequestrierung mit erheblichen Funktionseinbußen.

**Prognose**
Zweifelhaft.

## 2.6.14 Spezifische Entzündungen der Sehnenscheiden

**Spezifische Sehnenscheidenentzündungen**

Nachdem Mykobakterium bovis bei Menschen als Krankheitserreger verschwunden ist, sind tuberkulöse Sehnenscheidenentzündungen, auch unter Berücksichtigung des allgemeinen Rückganges extrapulmonaler Tuberkulosen, selten geworden.

Erreger – Mykobakterien.
Seltene Erkrankung.

**Klinik:** Es sind fast ausschließlich die Sehnenscheiden im Bereich der Hand betroffen. Die tuberkulöse Sehnenscheidenentzündung ist durch eine langsam zunehmende, schmerzlose Schwellung ohne wesentliche Fluktuation gekennzeichnet. Eine Überwärmung oder wesentliche Funktionseinschränkung fehlt häufig.

**Klinik**
- schmerzlose Schwellung,
- keine stärkere Funktionsbehinderung,
- langsam progrediente Symptomatik.

**Diagnose:** Die Diagnose wird meist zufällig gestellt; sie macht den bakteriologischen Nachweis von Mykobakterien oder den histologischen Nachweis typischer Veränderungen erforderlich.

**Diagnose**
- histologisch,
- bakteriologisch.

**Therapie:** Die Therapie der Sehnenscheidentuberkulose ist nach Einführung der modernen antituberkulösen Chemotherapie relativ unproblematisch. Nach 4–6wöchiger medikamentöser Vorbehandlung stellt die operative Entfernung des befallenen Gewebes (Tenosynovektomie) die Behandlung der Wahl dar. Unter entsprechender Fortführung der antituberkulösen Chemotherapie ist eine Frühmobilisation möglich.
Die **Prognose** ist allgemein gut; Rezidive sind ausgesprochen selten.

**Therapie**
antituberkulöse Chemotherapie, Tenosynovektomie.

## 2.6.15 Rheumatische Entzündungen des Sehnengleitgewebes

**Rheumatische Entzündungen**

Im Rahmen einer chronischen Polyarthritis oder anderer entzündlich-rheumatischer Erkrankungen reagiert das Gewebe der Sehnenscheiden (und der Schleimbeutel) in gleicher Weise wie die Gelenksynovialmembran. Bei der chronischen Polyarthritis ist das Gleitgewebe der Strecksehnen in 30 %, das der Beugesehnen in über 20 % mitbefallen. Sehnenscheidenentzündungen treten auch paramalleolär an den Fußgelenken auf. Seltene, isolierte exsudative Tenosynovialitiden müssen differentialdiagnostisch gegen eine tuberkulöse Sehnenscheidenentzündung abgegrenzt werden.

Mitbeteiligung des Sehnengleitgewebes im Rahmen entzündlich-rheumatischer Erkrankungen häufig.

**Pathologie:** Die pathologisch-histologischen Veränderungen des Sehnenscheidengewebes entsprechen denjenigen der Gelenkschleimhaut bei chronischer Polyarthritis. Durch das infiltrativ wachsende Sehnenscheidengewebe

**Komplikationen**
- stenosierende Tenosynovialitis,
- Spontanrupturen.

werden die Sehnen selbst im Laufe der Zeit zerstört – Spontanrupturen der Sehnen. Stenosierende Tenosynovialitiden führen zu knötchenartigen Auftreibungen der Sehnen vor den Engpaßstellen und zum klinischen Bild des schnellenden Fingers.

**Therapie**
Im Rahmen der Grundkrankheit. Bei anhaltender tenosynovialer Schwellung (länger als 3 Monate) Tenosynovektomie wegen der Gefahr der Sehnenspontanruptur.

**Therapie:** Die Behandlung der Tenosynovialitis bei chronischer Polyarthritis erfolgt im Rahmen der Gesamtbehandlung der Erkrankung. Weil die Tenosynovialitis die Funktion in mehrfacher Hinsicht stört und gröbere Funktionsverluste durch Spontanrupturen der Sehnen drohen, ist bei anhaltenden Schwellungszuständen unter medikamentöser Therapie die frühzeitige Tenosynovektomie Therapie der Wahl.

**Abakterielle, nicht rheumatische Entzündung des Sehnengleitgewebes**

## 2.6.16 Entzündliche Erkrankungen des Sehnengleitgewebes durch Überlastung

Häufigste Form der entzündlichen Erkrankung.
Überlastungsschaden.

Mechanische Schädigungen des Sehnengleitgewebes führen zu entzündlichen Veränderungen. In Abhängigkeit von Lokalisation und anatomischen Gegebenheiten wird zwischen einer Paratenonitis crepitans und einer Tendovaginitis stenosans unterschieden.

**Paratenonitis crepitans**

### 2.6.16.1 Paratenonitis crepitans

Entzündliche paratendinöse Erkrankung in sehnenscheidenfreiem Bereich.

Definitionsgemäß handelt es sich um eine entzündliche Veränderung des Sehnengleitgewebes in einem Bereich, in dem Sehnenscheiden nicht entwickelt sind. Prädilektionsstellen sind die Strecksehnen der Zehen, die Sehne des Tibialis anterior, die Achillessehne sowie die Streck- und Beugesehnen der Finger oberhalb des Handgelenkes.
Das klinische Bild ist durch eine Druck- und Bewegungsschmerzhaftigkeit des entsprechenden Sehnengebietes, durch eine tastbare längliche Schwellung mit Überwärmung sowie ein fühlbares Knirschen bei Bewegung gekennzeichnet. Auslösendes Ereignis ist ein Trauma oder, häufiger, eine chronisch-mechanische Dauerschädigung.
Sekundärveränderungen an den Sehnen selbst sind nicht bekannt.

**Diagnose**
- Schmerz,
- Schwellung,
- typisches Knirschen.

**Diagnose:** Die Diagnosestellung erfolgt klinisch und ist bei typischen Krankheitszeichen (Knirschen) einfach.

**Therapie**
- konservativ,
  Ruhigstellung,
  physikalische und medikamentöse antientzündliche Maßnahmen.

**Therapie:** Die Therapie ist in der Regel konservativ und besteht aus lokalen antiphlogistischen Maßnahmen. Operative Eingriffe werden gelegentlich z.B. an der Achillessehne notwendig.

**Stenosierende Sehnenscheidenentzündungen**

### 2.6.16.2 Stenosierende Sehnenscheidenentzündungen

Als Überlastungsschaden und bei entzündlich-rheumatischen Erkrankungen.

Die typischen Beispiele stenosierender Sehnenscheidenentzündungen sind die **Tendovaginitis stenosans de Quervain** und der **schnellende Finger.** Diese Krankheitsbilder kommen im Rahmen entzündlich-rheumatischer Erkrankungen und als Überlastungsschäden vor.

**Tendovaginitis stenosans**
bevorzugte Lokalisation erste Strecksehne.
**Diagnose**
- Schmerz,
- Funktionsbehinderung.

**Die Tendovaginitis stenosans de Quervain** entwickelt sich an den Sehnendes Daumens im 1. Strecksehnenfach (Sehne des M. abductor pollicis longus und des M. extensor pollicis brevis). Klinisch bestehen ein umschriebener Druckschmerz mit Schwellung über dem 1. Strecksehnenfach sowie eine schmerzhafte Funktionsbehinderung des Daumens.

**Therapie**
konservativ oder operativ.

**Therapie:** Konservative Maßnahmen führen gelegentlich nicht zum Erfolg; die Erkrankung ist durch eine ausgesprochene Rezidivneigung gekennzeichnet. Die Behandlung besteht dann in der operativen Spaltung der gesamten verengten Sehnenscheide.

**Schnellender Finger** (synonym: **Triggerfinger**)

**Sonderform: Pollex rigidus**

Der sog. schnellende Finger beruht ebenfalls auf einer entzündlich entstandenen Sehnenscheidenstenose. Betroffen sind die Beugesehnenscheiden über den Fingergrundgelenken sowohl im Bereich des Daumens als auch im Bereich der Langfinger. Die angeborene Veränderung des Daumens mit Beugekontraktur wird als Pollex rigidus bezeichnet.

**Schnellender Finger**
**Ursache**
entzündliche Sehnenscheidenstenose mit Sehnenknötchen.
**Sonderform**
Pollex rigidus (angeborene Veränderung).
**Diagnose**
- typisches Schnappphänomen,
- tastbares Sehnenknötchen beugeseitig in Höhe der Grundgelenke.

Zusätzlich zur entzündlichen Veränderung der Sehnenscheide treten Sehnenknötchen auf, die ein freies Gleiten der Beugesehne unter die Ringbänder verhindern. Bei Lokalisation der zugrundeliegenden Veränderung über dem Grundgelenk kommt es zu typischen Schnappphänomenen bei der Streckung des Fingers im Endgelenk. Die druckschmerzhaften Sehnenknötchen sind in der Regel in Höhe der Metakarpalköpfchen beugeseitig tastbar. Ursächlich kommt neben einer mechanischen Überlastung eine entzündlich-rheumatische Erkrankung in Betracht.

**Therapie und Prognose:** Die Prognose der Erkrankung ist gut. Spontanheilungen sind ebenso wie Ausheilungen nach lokaler konservativer Therapie (antiphlogistische Maßnahmen, Beseitigung der auslösenden Ursache) möglich. Beim Pollex rigidus und bei ausgeprägteren Passagebehinderungen ist die operative Spaltung der Sehnenscheide Therapie der Wahl.

**Therapie**
lokal, antiphlogistisch.

Operativ: Spaltung der Sehnenscheide.

## 2.7 Degenerative Erkrankungen

*H. Zilch*

**Degenerative Erkrankungen**

### 2.7.1 Gelenke

**Gelenke**

#### 2.7.1.1 Arthrosis deformans – Osteoarthrose

**Arthrosis deformans – Osteoarthrose**

**Nomenklatur**

Die Bezeichnung **„Arthrose"** geht auf den deutschen Internisten v. Müller 1913 zurück (Arthros (griech. = Gelenk)). Er differenzierte hiermit zwischen der primär entzündlichen und auch der rheumatischen Gelenkerkrankung, der Arthritis, die an der Membrana synovialis beginnt, und der primär degenerativen Erkrankung der Gelenke, an deren Beginn die Zerstörung des Knorpels steht. Da im Verlauf der Degeneration auch Um- und Anbauvorgänge am gelenknahen Knochen zu erkennen sind, setzt sich heute mehr und mehr die Bezeichnung **„Osteoarthrose"** durch.

Im Verlauf der Erkrankung kann die Synovialis *sekundär* in Form einer Synovitis miterkranken, wodurch eine entzündliche Komponente mit in das Geschehen eingebracht wird. Dieser Vorgang ist aber nicht zwangsläufig. Er ist aber für die im anglo-amerikanischen Sprachraum gebräuchliche Bezeichnung **„Osteoarthritis"** verantwortlich. Die Bezeichnung Osteoarthrose ist pathogenetisch begründet, die der Osteoarthritis hingegen rein phänomenologisch. Auf einen entscheidenden Unterschied zwischen der z. B. **rheumatoiden Arthritis** und der Osteoarthrose sei schon an dieser Stelle hingewiesen: erstere ist eine *systemische* Erkrankung mit bevorzugtem Befall der Gelenke, während die Osteoarthrose nur eine lokale Erkrankung eines oder weniger Gelenke ist. Darüber hinaus ist der Abbau des Knorpels auch bei weiterer Ausdehnung im Gelenk charakteristischerweise fokal.

- primär degenerativ,
- Beginn am Knorpel,
- Übergreifen auf Knochen,
- lokale Erkrankung eines oder mehrerer Gelenke,
- fokale Zerstörung des Knorpels

Osteoarthrose ist abzugrenzen von:
**Arthritis**
- primär entzündlich,
- Beginn an der Membrana synovialis.

**Rheumatoide Arthritis**
Systemerkrankung mit Manifestation auch an Gelenken.
**Osteoarthritis** (anglo.-amer.):
Osteoarthrose kann *sekundär* eine Entzündungsreaktion zeigen.

**Häufigkeit, Nosologie, Epidemiologie**
Häufigste Erkrankung des Bewegungsapparates.
Alle ethnischen Gruppen gleichermaßen betroffen.
Unterscheidung zwischen
- röntgenologischer Arthrose und
- Arthrosekrankheit,

da nicht jede röntgenologisch nachgewiesene Arthrose Beschwerden verursacht. Klinisches Beschwerdebild und Röntgenbefund korrelieren *nicht* immer.

## Häufigkeit, Nosologie, Epidemiologie

Die Osteoarthrose ist die häufigste Erkrankung am Bewegungsapparat. Sie wird allgemein als Preis für den aufrechten Gang, der mit z.T. unverhältnismäßig hohen Gelenkbelastungen verbunden ist, angesehen. Dies erklärt allerdings nicht den Umstand, daß die Arthrose des oberen Sprunggelenkes bei weitem seltener ist als die des Knie- und Hüftgelenkes – die häufigste Lokalisation überhaupt –, wohl aber die Tatsache, daß die Osteoarthrose in allen Teilen der Welt und in allen ethnischen Gruppen, z.B. bei Schwarzen, Weißen, Indianern, von Alaska bis Südamerika ohne signifikante Unterschiede gleichermaßen anzutreffen ist.

Der röntgenologische Nachweis einer Gelenkdegeneration besitzt noch keinen Krankheitswert. Denn nur etwa die Hälfte der im Röntgenbild erkennbaren Osteoarthrosen führen zu klinischen Symptomen, wie Ruhesteifigkeit, Anlaufschmerzen, Bewegungseinschränkung. Darüber hinaus läßt sich der klinische Schweregrad einer Osteoarthrose *nicht* am Röntgenbild ablesen, d.h. geringe Veränderungen können starke Schmerzen beinhalten und umgekehrt schwerst veränderte Gelenke können schmerzfreie Bewegungen erlauben. Hieraus ergibt sich die Konsequenz, zwischen einer röntgenologisch nachweisbaren Arthrose und einer *Arthrosekrankheit* zu unterscheiden.

Jeder Mensch, wenn er nur alt genug wird, bekommt seine Osteoarthrose. Bereits 30jährige haben heute zu etwa 50% degenerative Veränderungen an Gelenken (Wagenhäuser), über 70jährige dagegen zu ungefähr 90% röntgenologische Arthrosen. Die Häufigkeit der Arthrose zeigt auch Beziehungen zum Geschlecht. Während bis etwa zum 45. Lebensjahr die Osteoarthrose beim männlichen Geschlecht überwiegt, ist sie nach dem 55. Lebensjahr bei Frauen konstant häufiger anzutreffen.

Verhältnis Arthrosen/rheumatische Erkrankungen in Allgemeinpraxis:
38% Arthrosen,
55% extraartikuläre degenerative Weichteilerkrankungen,
7% rheumatische Erkrankungen.

In einer Allgemeinpraxis verteilen sich degenerative und rheumatische Erkrankungen folgendermaßen:
38% des Krankengutes fallen auf Arthrosen, einschließlich die der Wirbelsäule, 55% auf extraartikuläre Weichteilerkrankungen und nur 7% auf echte rheumatische Erkrankungen.

**Physiologie, Biochemie des Knorpels**
Anforderung an Gelenkfunktion:
- reibungslose Gleitfähigkeit,
- hochbelastbar,
- stoßdämpfend.

## Physiologie und Biochemie des Knorpels

Im Gegensatz zu den Gleitschichten des Perikards, der Pleura und der Sehnenscheiden müssen Gelenke neben ihrer *reibungslosen Gleitfähigkeit* auch noch *hochbelastbar* und *stoßdämpfend-elastisch* sein. Diesen hohen Anforde-

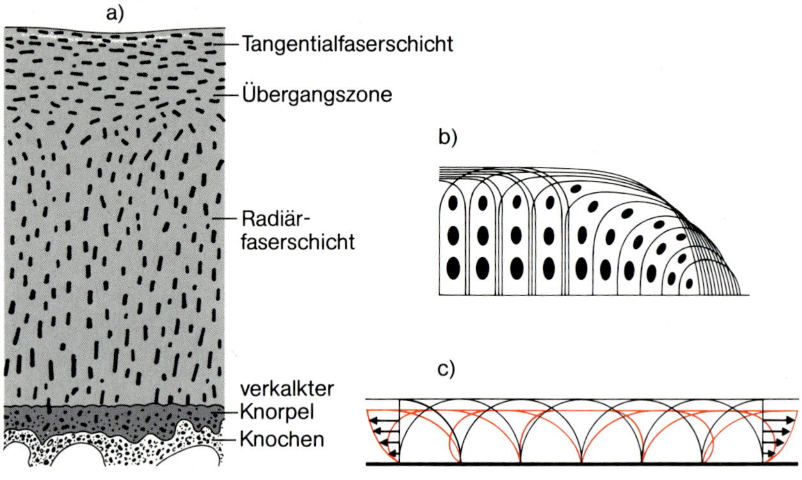


**Abb. 97** Knorpelaufbau
a) senkrechter Schnitt durch den Gelenkknorpel
b) Verlauf der tragenden Kollagenfasern mit den dazwischenliegenden Zellverbänden
c) Verhalten des Kollagengerüstes unter Belastung

rungen wird der hyaline Knorpel geradezu in idealer Weise gerecht. Er besteht aus einem Kollagenfasergerüst, aus einer homogenen Zwischensubstanz, den Proteoglykanen und aus den Chondrozyten – dem einzigen lebenden Element in diesem System –, die die beiden erstgenannten Stoffe synthetisieren.

Aufbau des hyalinen Knorpels:
- Kollagenfasergerüst,
- Proteoglykane,
- Chondrozyten.

**Kollagenaufbau:** Die organische Matrix besteht zu etwa 50% aus Kollagen, das als Prokollagen aus den Zellen ausgeschleust wird. Die feinfibrillären extrazellulären Fasern, die im hyalinen Knorpel dem Kollagen Typ II zuzuordnen sind, zeigen eine arkadenartige Architektur (Abb. 97). Hierdurch wird sowohl Elastizität als auch Druckfestigkeit garantiert. Die z.T. erhebliche Druckaufnahme hinterläßt daher keine bleibende Verformung. An der Lösung dieser schwierigen Aufgabe sind auch die Proteoglykane mit ihrer hohen Wasserbindungsfähigkeit beteiligt.

Kollagenaufbau:
- 50% der organischen Matrix besteht aus Kollagen (Typ II)
- arkadenförmiger Aufbau garantiert zusammen mit den Proteoglykanen:
  - Druckfestigkeit **und**
  - Elastizität.

Eine erhöhte Vulnerabilität des Kollagenfasernetzes liegt am Übergang der Radialzone in die Tangentialzone. Letztere ist strukturell versteift, um Zugkräfte aufzunehmen, erstere um Druckkräften zu widerstehen. Unter Einwirkung verschiedener Kräfte kann das Biomaterial an dieser schwächsten Zone geschädigt werden und somit einer Arthrose Vorschub leisten. Denn mit dem Ermüdungsausfall des Kollagens verringern sich die chemischen Verbindungsstellen mit den Proteoglykanen.

Erhöhte Vulnerabilität durch Zugkräfte am Übergang Radialzone – Tangentialzone.
Bei Kollagenbrüchen:
→ verminderte Bindung mit Proteoglykanen,
→ verminderte Stoßdämpfung,
→ Beginn der Arthrose.

Das Kollagen besitzt eine biologische Halbwertzeit von 50 bis 300 Tagen. Das Kollagenmolekül unterliegt damit einem geringen Stoffwechsel. Die Kollagenfibrillen sind auf normalen histologischen Schnitten nicht zu erkennen. Sie werden „maskiert" durch die Proteoglykane.

Biologische Halbwertzeit von Kollagen: 50–300 Tage.
Kollagen im histologischen Präparat durch Proteoglykane „maskiert".

**Proteoglykane:** Die organische Matrix besteht zu etwa 30% aus Proteoglykanen. Diese besitzen zwei bemerkenswerte Eigenschaften:

**Proteoglykane**
*Eigenschaften:*

- extreme Größe des Moleküls durch extrazelluläre Aggregatbildung der Proteoglykanmonomere und
- extreme Fähigkeit zur Wasseraufnahme und damit extreme Quellfähigkeit.

Der chemische Aufbau einer Proteoglykanuntereinheit wird aus Abbildung 98 ersichtlich. An einem Proteincore sind etwa 100 Ketten von Chondroitinsulfat und etwa 30–60 Keratansulfatketten gebunden. Am „Fuß" dieser Kette liegt die Hyaluronat-Bindungsregion, die mit Hilfe eines zusätzlichen Linkproteins die Bindung an die Hyaluronsäure herstellt. Im Knorpel mit seinem geringen Hyaluronatgehalt (weniger als 1%) kann eine Hyaluronatkette das 250fache seines Gewichtes an Proteoglykanen, d. h. bis zu

*Chemischer Aufbau* (Abb. 98):
Ein Hyaluronsäuremolekül bindet ~ 100 Monomere über Linkproteine und Hyaluronat-Bindungsregion.
Proteoglykanmonomer besteht aus:
~ 100 Chondroitinsulfatketten,
~ 30–60 Keratansulfatketten.

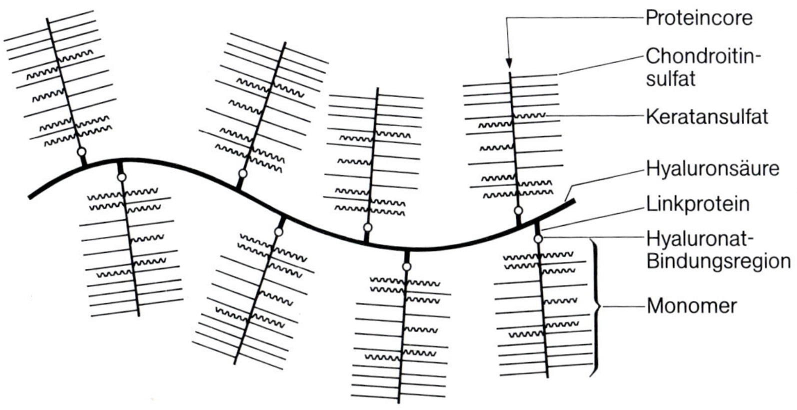


**Abb. 98** Chemischer Aufbau der Proteoglykane

100 Proteoglykanmonomere binden (Greiling). Grundbausteine des Hyaluronats sind N-Acetylglucosamin und Glucuronsäure. Der Syntheseort für das Hyaluronat im Gelenkknorpel sind die Chondrozyten. Die Immobilität der Proteoglukanhyaluronataggregate zwischen den Kollagenfasern des Gesamtknorpels ist entscheidend verantwortlich für die strukturelle Integrität und die biomechanischen Eigenschaften des Knorpels.

Makromolekül enorm wasserbindungsfähig, durch das dreidimensionale Kollagennetz an Sättigung mit Wasser gehindert (Käfig, Abb. 99).
Dadurch entsteht osmotischer Druck von 2–3 at → elastische Härte des Knorpels.

Diese Makromoleküle (Hyaluronat mit bis 100 Proteoglykanmonomeren) können große Volumina ausfüllen – bis zu 50 ml/g Trockengewicht-, wenn sie sich in einer wäßrigen Lösung vollständig entfalten. Im hyalinen Knorpel werden sie dagegen durch das engmaschige, dreidimensionale Netzwerk der Kollagenfasern auf ein viel kleineres Volumen zusammengedrängt. Die viskoelastischen Gele sind wie in einem Käfig gefangen (Abb. 99). Sie werden daran gehindert, bis zur Sättigung Wasser aufzunehmen, so daß sie einen nach dem osmotischen Prinzip wirksamen Expansionsdruck entwikkeln. Dieser Quelldruck erreicht Werte von 2–3 Atmosphären. Durch diesen extremen Binnendruck erreicht der Knorpel seine elastische Härte. Der Wassergehalt des Knorpels ist daher sehr hoch. Beim jungen Erwachsenen beträgt er 60–70 %.

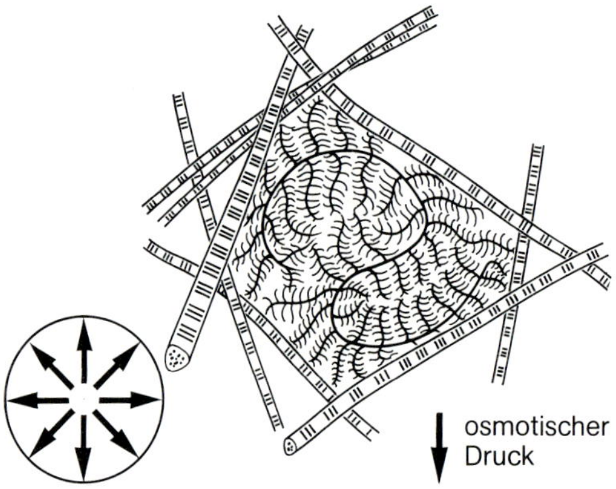


**Abb. 99** Die Proteoglykane werden im Netzwerk der Kollagenfasern wie in einem Käfig gefangen (nach Otte).

Hydraulische Permeabilität bewirkt Austausch der Substrate und Stoffwechselprodukte.

Auch unter Belastung ist die hydraulische *Permeabilität* nur gering, so daß der Verlust an interstitieller Flüssigkeit aus dem Knorpel in das Gelenk in vivo nur begrenzt ist. Nach Beendigung der Belastung wird das ausgepreßte Gewebewasser wieder aufgenommen. Somit wird das Substrat (z.B. Glukose) für die Chondrozyten und deren Stoffwechselprodukt (Laktat) bewegt.

Halbwertzeit: 3–14 d

Die Halbwertzeit der Proteoglykane ist vom Gelenktyp und von der Lage der Knorpelschicht abhängig. In der Tangentialschicht werden im allgemeinen 3 Tage, in der Radialschicht 14 Tage angegeben. Dies bedeutet, daß die Proteoglykane ständig synthetisiert werden müssen. Die hierfür zuständigen Zellen sind die Chondrozyten.

**Chondrozyten**
Charakteristika:
- in Grundsubstanz eingemauert,
- Ernährung über Diffusion,
- anaerob lebensfähig,
- hohe Spezialisierung,

Folge: Regeneration ↓, postmitotische Dauerzelle, hohe Sensibilität gegenüber Schädigung.

**Chondrozyten:** Sie werden häufig in den Mittelpunkt des pathogenetischen Geschehens bei der Entstehung der Arthrose gestellt. Diese hochdifferenzierten Zellen können ihre physiologischen Fähigkeiten nur in einer von ihnen selbst produzierten Umgebung (Kollagenfasern und Proteoglykane) aufrecht erhalten. Diese hohe Spezialisierung wird erkauft durch eine verminderte Fähigkeit zur Regeneration, einen Verlust der Teilungsfähigkeit (postmitotische Dauerzelle; nur in Chondrozytenkulturen können sich die Zellen unter bestimmten Voraussetzungen noch teilen) und eine hohe Sensibilität gegenüber schädigenden Faktoren. Letzteres wiegt um so mehr, als der Stoffwechsel der sich selbst einmauernden Zellen auf Diffusion angewiesen ist und der Chondrozyt als einzige Zelle des Organismus dauernd anaerob leben kann. Somit leben die Zellen bereits im Normalzustand an der unteren Existenzgrenze. Da Zellen und Matrix als eine ultrastrukturell-makromolekuläre Einheit in enger Wechselbeziehung zueinander stehen, kann nicht nur eine primäre Schädigung der Chondrozyten, sondern auch eine Änderung der Umgebung die Zellen sekundär schädigen. Somit wird auf beiden Wegen die Osteoarthrose beschleunigt.

Da der hyaline Gelenkknorpel keine ernährenden Blutgefäße besitzt, erfolgt der Substratzustrom zu den Chondrozyten ausschließlich über die Blutgefäße der Gelenkinnenhaut. Die Transitstrecke (Faßbender) zwischen Synovialkapillare und Chondrozyt ist daher lang, Gefährdungen des Transportes sind denkbar. Folgende Stationen müssen passiert werden (Abb. 100): Synovialkapillaren, Synovialgewebe, Synovialflüssigkeit und Knorpelzwischensubstanz, bis endlich der Chondrozyt als Endverbraucher erreicht wird. Durch die fehlende Basalmembran des Synovialgewebes wird der Transport allerdings erleichtert.

Zufuhr der Substrate über eine lange Transitstrecke (Abb. 100).

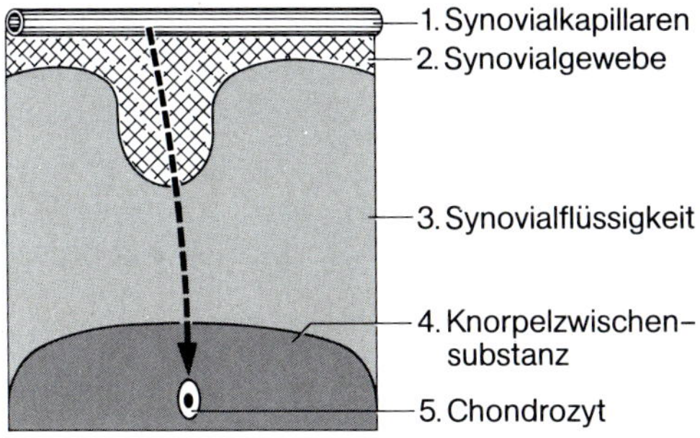


**Abb. 100** Lange Transitstrecke zwischen Synovialkapillare und Chondrozyt (Faßbender)

Die *Synovialflüssigkeit* besteht aus einem Ultrafiltrat des Blutplasmas und aus der Hyaluronsäure als Glykosaminoglykan. Letzteres wird von den angrenzenden Synovialdeckzellen des B-Typs synthetisiert. Dabei sind Synovialflüssigkeit und Knorpelmatrix zu einem geschlossenen System verbunden, das nicht nur als *Stoßdämpfer* wirkt, sondern auch ein *Pumpsystem* darstellt. Bei Druckerhöhung ordnen sich die Glykosaminoglykanmoleküle und verhaken sich, so daß ein visköser *Schmierfilm* entsteht. Mit der eingepreßten Synovialflüssigkeit gelangen Glukose, Aminosäuren und Ionen in den molekularen Zwischenraum und damit zu den Chondrozyten. Nach Druckentlastung diffundiert die Flüssigkeit aufgrund des kolloidosmotischen Gefälles zwischen Knorpel und Synovia in den Gelenkraum zurück und nimmt als Endprodukt der Glykolyse Laktat mit. Laktat stimuliert seinerseits die Synovialzellen zur Glukosefreisetzung. Somit schließt sich der nutritive Reglerkreislauf. Hieraus ist die immense Bedeutung der Bewegung für den Knorpelstoffwechsel ersichtlich. Bei fehlender Rückkoppelung deckt der

*Synovialflüssigkeit:*
Ultrafiltrat des Blutplasmas und Glykosaminoglykan (GAG).

Aufgaben:
- Stoßdämpferfunktion,
- Schmierung, bei Druckerhöhung verketten sich die GAG's → Erhöhung der Viskosität,
- Pumpsystem im nutritiven Reglerkreislauf Synovialflüssigkeit → Chondrozyt

3 Enzymsysteme des Chondrozyten:
- Energiestoffwechsel,
- Biosynthese (Kollagen, Proteoglykane),
- Degradation der Knorpelgrundsubstanz.

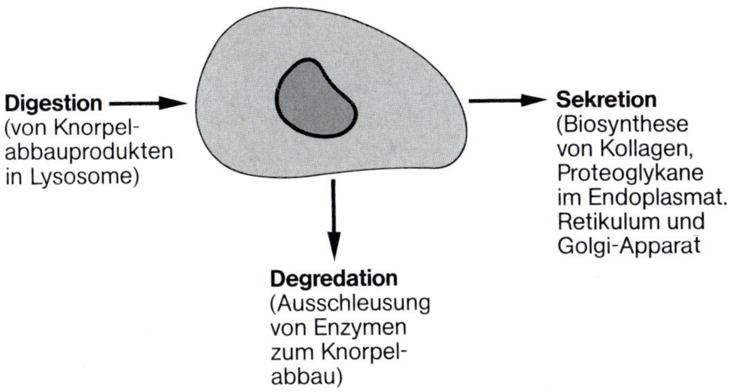


**Abb. 101** Der Chondrozyt im Mittelpunkt des Knorpelstoffwechsels

Chondrozyt seinen Energiehaushalt durch oxydative Verbrennung. Dazu werden vom Chondrozyt Enzyme freigesetzt, die die Grundsubstanz abbauen. Der Chondrozyt verfügt demnach über die Enzyme des Energiestoffwechsels, der Biosynthese *und* des Abbaus der Proteoglykane, des Kollagens und der Glykoproteine (Abb. 101).

Enge Beziehungen zwischen Chondrozyt, Kollagen, Proteoglykanen, Schädigung eines Partners
→ Schädigung des Gesamtsystems
→ Arthrosis deformans.

Somit bestehen enge morphologische und funktionelle Beziehungen zwischen den drei Hauptbestandteilen des hyalinen Knorpels: Chondrozyten, Kollagenfibrillen und Proteoglykanen. Trifft eine Läsion nur eine dieser Komponenten und schädigt diese irreversibel, kommt es unweigerlich zu einer Veränderung der anderen Komponenten. Damit folgt durch Knorpelzerstörung die Arthrose.

**Gelenkknorpel und Alter**
Altersknorpel und Arthroseknorpel nicht identisch
Aufbau des Altersknorpels:
- kleinere Proteoglykanmoleküle,
- weniger Chondroitinsulfatketten,
- dickere Kollagenfibrillen,
- weniger Bindungen zwischen Kollagen-Proteoglykan,
- herabgesetzte $H_2O$-Bindungsfähigkeit.

Folge:
- leichtere Verformbarkeit,
- geringere Belastbarkeit,
- höhere Arthroseanfälligkeit.

## Gelenkknorpel und Alter

Der hyaline Gelenkknorpel unterliegt – wie jedes Körpergewebe – einer physiologischen Alterung. Aber trotz der Bedeutung des Alters für die Entstehung der Osteoarthrose sind natürliche Rückbildungsvorgänge und krankhafte Verschleißerscheinungen nicht identisch. Allerdings ist der Altersknorpel weit anfälliger gegenüber den die Arthrose auslösenden Noxen.

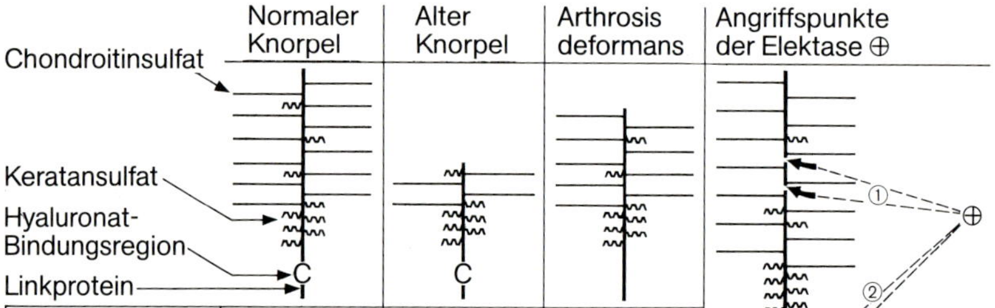


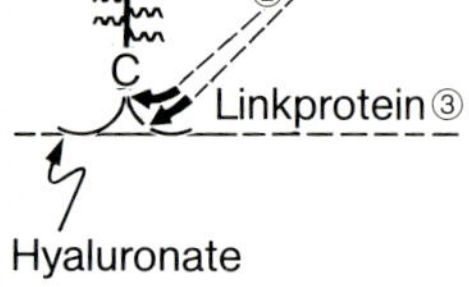


| | Normaler Knorpel | Alter Knorpel | Arthrosis deformans |
|---|---|---|---|
| Chondroitinsulfat-Größe | normal | klein | normal (–) |
| Proteoglykan-Größe | normal | normal | normal |
| Chondroitinsulfat-Gehalt | normal | niedrig | normal (+) |
| Keratansulfat-Gehalt | normal | hoch | normal (+) |
| Proteingehalt | normal | hoch | niedrig |
| Aggregations-fähigkeit | + | + | – |

**Abb. 102** Struktur der Proteoglykane im gesunden, im alten und im arthrotischen Knorpel, Angriffspunkte der Elastase (Pfeile) aus Granulozyten beim Abbau des Proteoglykan-Hyaluronat-Komplexes (Greiling)

Abbildung 102 zeigt, daß im Alter die Größe der Proteoglykanmoleküle abnimmt, vor allem durch einen Schwund der Chondroitinsulfat-reichen Region, wahrscheinlich bedingt durch einen gesteigerten Abbau normal synthetisierter Proteoglykane und nicht durch eine gestörte Biosynthese abnormaler Bausteine. Der alternde Knorpel weist Veränderungen im Kollagennetz auf, die auf der Ebene der intermolekularen Querverbindungen und der Kollagen-Matrix Interaktion bestehen. Weiterhin werden die Kollagenfibrillen mit zunehmendem Alter dicker und fragiler – bis zu 40 µm, während im jungen Knorpelgewebe die Dicke 10–25 µm nicht übersteigt. Der Wassergehalt verändert sich, Wasser ist weniger fest an die Matrix gebunden, da die Aggregationsfähigkeit der Proteoglykane vermindert ist. Damit fehlt dem Knorpel die innere Spannung. Er wird atrophisch, dünn, trocken und leichter verformbar und damit weniger belastbar. Damit sind Voraussetzungen zur Entstehung einer Arthrose schon bei geringerer Belastung gegeben.

**Ätiologie, Pathophysiologie der Osteoarthrose**
Hiermit stellt sich die Frage nach den auslösenden Faktoren der Osteoarthrose. Nach allgemeiner Auffassung wird sie *multifaktoriell* ausgelöst. Ist der Prozeß jedoch einmal in Gang gekommen, ist die Reaktion des Gewebes *uniform.* Hierüber wird im Abschnitt Pathogenese berichtet. Es sei zunächst in Erinnerung gebracht, daß alle drei am hyalinen Knorpelaufbau beteiligten Strukturen – Kollagen, Proteoglykane, Chondrozyten – eine funktionelle und biologische Einheit darstellen. Bei Schädigung nur eines Partners ist die Integrität des Gesamtsystems gefährdet. Dabei sind die an der Existenzgrenze lebenden Chondrozyten besonders gefährdet. Dieser strukturell gefährdete hyaline Knorpel ist daher gegenüber exogenen mechanischen und toxischen Einflüssen sowie endogenen Gefahren in höchstem Maße exponiert, so daß im Laufe des Lebens die strukturelle Toleranz des hyalinen Knorpels leicht überfordert werden kann.
Denkbar ist die primäre Schädigung eines jeden Partners (Abb. 103):

**Ätiologie, Pathophysiologie**
multifaktorielle Auslösung der Osteoarthrose, Pathogenese uniform.

Primäre Schädigung aller Bestandteile möglich

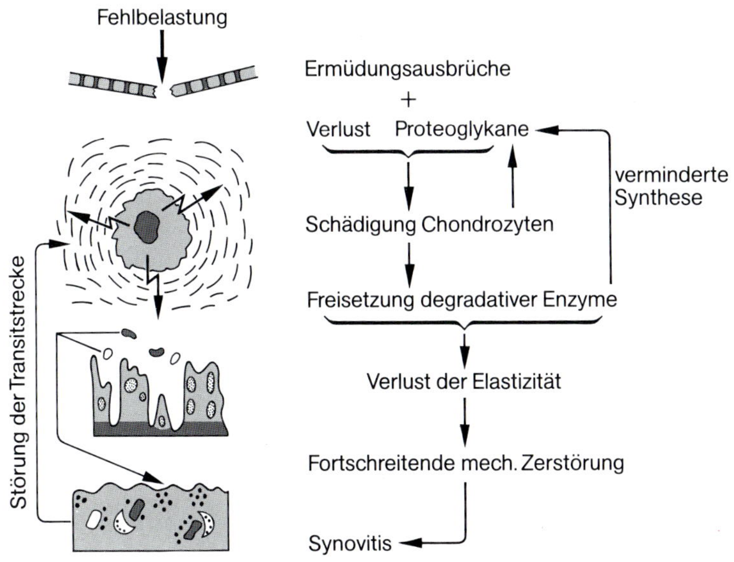


**Abb. 103** Pathogenese der Arthrosis deformans (in Anlehnung an W. Mohr)

- **Kollagen:** z.B. durch Ermüdungsfrakturen. Hierdurch wird die Bindungsfähigkeit des Kollagens an Proteoglykane herabgesetzt, womit sich auch die Wasserbindungsfähigkeit ändert. Der Käfig für die Proteoglykane wird gesprengt, letztere nehmen mehr Wasser auf; der Knorpel wird weicher und damit weniger belastbar und leichter vulnerabel.
- **Proteoglykane:** vorzeitiger Abbau durch proteolytische Enzyme, die entweder vom Chondrozyten selbst stammen oder über die Transitstrecke herangebracht werden. Das Ergebnis ist die Demaskierung der Kollagenfibrillen.
- **Chondrozyten:** Der Zelluntergang durch exogene Noxen (z. B. proliferationshemmende Substanzen) oder endogene Noxen (z.B. primäre Gelenkentzündung mit Zerstörung der Synovialis, Untergang der Synovialisgefäße → Unterbrechung der Transitstrecke für die Substratzufuhr) führt zum Ausfall der Proteoglykansynthese und somit zur Demaskierung der Kollagenfibrillen. Im Laufe des Lebens werden wahrscheinlich alle vorgenannten exogenen und endogenen Noxen in unterschiedlicher Präferenz und Kombination zusammenwirken. Im Einzelfall führt dies zu strukturellen Veränderungen, die die eigentliche Arthrose einleiten.

- Kollagen:
  mechanische Überlastung
  → Kollagenabbrüche.
- Proteoglykane:
  vorzeitiger enzymatischer Abbau
  → Demaskierung der Kollagenfibrillen.
- Chondrozyten:
  exogen: medikamentös über die Transitstrecke, endogen: Entzündung mit Unterbrechung der Transitstrecke.

Da der Gelenkknorpel derart stark gefährdet ist, müssen schützende Mechanismen angenommen werden, die ihn vor – vorzeitiger – Schädigung bewahren. Fassbender spricht von einer körpereigenen **Chondroprotektion**, die

Ein derart stark gefährdetes System erfordert Schutzmaßnahmen:
**Chondroprotektion**
- Biologische Servoleistung,
- mechanische Servoleistung.

auf verschiedenen Servoleistungen beruht (Abb. 104). In Anlehnung an dieses Schema sollen nun im Einzelnen die Gefahren herausgearbeitet werden. Nur bei Verständnis dieser Pathomechanik und Pathophysiologie können erfolgversprechende Therapiekonzepte entwickelt werden.
Der natürliche Knorpelschutz basiert auf einer ungehinderten Stoffwechselversorgung der Chondrozyten und auf dem Schutz vor mechanischer Schädigung. Man kann daher zwischen einer biologischen und einer mechanischen Servoleistung unterscheiden.

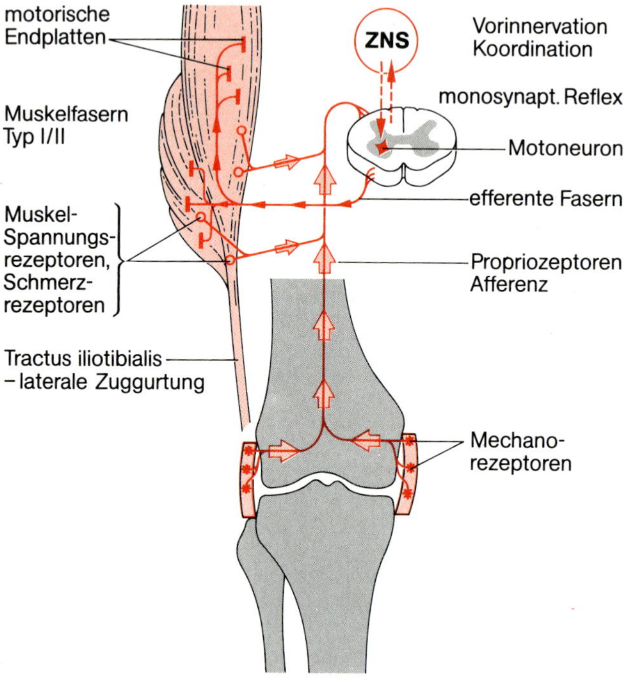


**Abb. 104** Mechanische Servoleistung der Chondroprotektion durch ein neuromuskulär integriertes Gelenk (in Anlehnung an Otte)

*Biologische Servoleistung* bedeutet: ungehinderte Versorgung der Chondrozyten (Substratzufuhr, Laktatentsorgung).
Voraussetzung:
intakte Homöostase,
intakte Transitstrecke.
*Störung*
- bei Zufuhr von Noxen über Transitstrecke, z. B. Medikamente (Antirheumatika, Zytostatika),
- durch pathologisch-anatomisch veränderte Transitstrecke.

Störungen der Transitstrecke

⇨

**Biologische Servoleistungen** im *engeren* Sinne sind unspezifisch; die zur Energiegewinnung und Synthesearbeit notwendigen Substrate werden durch die Aufrechterhaltung der Homöostase in der Synovialflüssigkeit gewährleistet. Bei *intakten intraartikulären* Verhältnissen ist eine Veränderung in der Zusammensetzung der Synovia nicht ohne Veränderungen im zirkulierenden Blut denkbar, da die Synovia ein Ultrafiltrat des Blutes darstellt. Eine Störung der Homöostase manifestiert sich daher bereits weitaus früher in anderen – empfindlicheren – Organen. Somit werden Glukose, Aminosäuren, Ionen und Spurenelemente mit einem Höchstmaß an Sicherheit zur Verfügung gestellt. Die biologischen Leistungen im *weiteren* Sinne betreffen
a) die exogenen Noxen, die über diesen Sektor die Chondrozyten erreichen. Hierher gehören die proliferationshemmenden bis zytotoxischen Substanzen. Auch Medikamente gegen die primär entzündlichen Gelenkerkrankungen (z. B. rheumatoide Arthritis) können in höherer Dosierung schädigend wirken;
b) die Verhältnisse an krankhaften intraartikulären Veränderungen mit Störung des nutritiven Transportsystems. Hier stellt die lange Transitstrecke (s. Abb. 100) eine Gefährdung der Substratzufuhr dar. Auf diesem Wege sind folgende Störungen möglich:
1. Minderung der Blutzufuhr im Synovialgewebe,
2. Erkrankungen der Synovialgefäße (Sklerosierung, Fibrosierung),

3. qualitative und quantitative Änderungen der Synovialflüssigkeit,
4. Qualitätsänderungen der Knorpelmatrix durch Alterung, wodurch die Diffusion der Substrate und Metaboliten deutlich erschwert wird.

Alle vorgenannten Störungen auf der biologischen Seite bringen den Chondrozyten in eine prekäre Situation. Die Integrität des Gelenkes ist nun gefährdet:
einerseits durch die sekretorische Insuffizienz der Chondrozyten (verminderte Synthese der Proteoglykane),
andererseits durch die Matrixzerstörung durch degradative Enzyme des Chondrozyten selbst.
Beide vom Chondrozyten ausgehende Veränderungen bedingen eine Demaskierung der Kollagenfasern, die nun schutzlos mechanischen Kräften ausgeliefert werden. Die Arthrose beginnt. Obwohl die Chondrozyten nur einen verschwindend geringen Anteil am Volumen des Knorpels einnehmen, ist ihre Aktivität an Proteoglykanen, neutralen und sauren Proteasen, an Kathepsinen und Kollagenasen bereits bei sehr geringen Enzymkonzentrationen in vitro überaus deutlich. Im Gewebe aus arthrotischem Knorpel sind daher diese Enzyme meist erhöht. Der in nutritive Schwierigkeit geratene und insbesondere der sterbende Chondrozyt setzt nun vermehrt abbauende Enzyme frei. Saure Phosphatase – das lysosomale Leitenzym – wird aus den Lysosomen über Matrixvesikel aus abgeschnürten Zellausläufern ausgeschleust. Es folgen Kollagenasen und die übrigen Enzyme. Mit dem Abbau der Proteoglykane und dem Kollagen gelangen vermehrt Abbauprodukte in die Synovialflüssigkeit. Diese aktivieren einen nichtenzymatischen chemischen Messenger, das Katabolin (Dingle), das in den Zellen der Synovialmembran gebildet wird. Katabolin beseitigt wahrscheinlich normalerweise den natürlichen Knorpelabrieb. Nun vermehrt abgegeben, stimuliert es wiederum die Chondrozyten zur Produktion degradativer Enzyme, um damit den weiteren Abbau der vermehrt anfallenden Abbauprodukte zu fördern. Es ist ein biochemischer Circulus vitiosus entstanden, der die Knorpelzerstörung vorantreibt. Es hat sich ein Ungleichgewicht der normalen zellulären Kontrollmechanismen eingestellt. Denn normalerweise schützt sich der Chondrozyt vor der Aktivierung seiner Enzyme durch potente endogene Inhibitoren. Deren chemischer Aufbau ist allerdings noch weitgehend unbekannt. Besser bekannt sind die Inhibitoren der abbauenden Enzyme aus den Granulozyten, z. B. der Elastase; dieses Enzym wird besonders bei entzündlichen Veränderungen, z. B. bei der rheumatoiden Arthritis, in erhöhter Konzentration in der Synovialflüssigkeit gefunden, während es bei den primär degenerativen Gelenkerkrankungen nur in der sekundären Entzündungsphase (aktivierter Arthrose) ansteigt. Die Elastase hat am Proteoglykanmolekül mehrere Angriffspunkte (s. Abb. 102):
Abbau der Monomere bis auf kleine Peptidochondroitinsulfatreste mit 1 oder 2 Chondroitinsulfatketten (1).
Herauslösen eines Chondroitinsulfat-freien Fragmentes im Bereich der Hyaluronat-Bindungsregion (2).
Abbau des größeren der beiden Linkproteine (3 in Abb. 102). Herauslösen der Proteoglykane aus der Grundsubstanz. Abbau des nunmehr frei liegenden Kollagengerüstes. Die Elastase ist zu 90 % an alpha-1-Proteinase-Inhibitor und zu 10 % an alpha-2-Makroglobulin gebunden (Greiling). Mit diesen physiologischen Mechanismen wird die zerstörende Wirkung der Proteinase-Elastase inhibiert.
Der durch die Enzyme angedaute Knorpel ist zunächst makroskopisch unauffällig; lichtmikroskopisch fällt bereits eine verminderte Anfärbbarkeit auf und elektronenoptisch ist die Demaskierung der Kollagenfibrillen bereits erkennbar.

Wirkung auf Chondrozyten:
- verminderte Synthese von Proteoglykanen und Kollagen,
- vermehrte Bildung von degradativen Enzymen.

Beides bewirkt Verlust an Proteoglykanen
- Folge: Demaskierung der Kollagenfibrillen → Arthrosebeginn.

Degradative Enzyme:
saure Phosphatasen,
Kollagenasen.
Bildungsort: Lysosomen.
Ausschleusung über Matrixvesikel in die Grundsubstanz.

Die Abbauprodukte gelangen in die Synovialflüssigkeit. Hierdurch Aktivierung von Katabolin (beseitigt normalerweise natürlichen Knorpelabrieb).
Vermehrte Katabolinfreisetzung bedeutet jetzt vermehrte Ausschüttung knorpelabbauender Enzyme:
Entstehung eines Circulus vitiosus.

Dies bedeutet:
- Verlust des Chondrozyten an Kontrollmechanismen über die Aktivierung seiner eigenen abbauenden Enzyme, d.h. die endogenen Inhibitoren sind zerstört.

Deren chemischer Aufbau weitgehend unbekannt.

**Mechanische Servoleistung**
*Prinzip:* Verteilung der Last auf größtmögliche Flächen.
*Konzept:* neuromuskulär integriertes Gelenk.

**Mechanische Servoleistungen:** Diese sind aus einer konkreten Toleranzgrenze gegenüber Druckbeanspruchungen abzuleiten, da diesen trotz einer großen Stabilität gegenüber physiologischen Belastungen Grenzen gesetzt sind. Das eindeutige Prinzip dieses mechanischen Knorpelschutzes liegt in der Druckverminderung durch Verteilung der Last auf eine größtmögliche Kontaktfläche. Hier ist z. B. die Funktion der Menisken am Kniegelenk in Erinnerung zu bringen und ihr bekanntlich arthrosefördernder Verlust. Es sind aber im wesentlichen extraartikuläre Mechanismen, die dieses Prinzip aufrechterhalten: das Konzept des **neuromuskulär integrierten Gelenkes.**

Beispiel: Kniegelenk.
Tractus iliotibialis wirkt als laterale Zuggurtung.
Nur bei intaktem Muskelzug gleichmäßige Lastübertragung über die gesamte Gelenkfläche möglich.
Nachteil:
Erhöhung des Gesamtdruckes.
Vorteil:
gleichmäßige Verteilung, keine Spitzenbelastung medial.

Dies läßt sich am augenfälligsten am Beispiel des Kniegelenkes demonstrieren (Abb. 104):
Am – gedachten – muskelfreien Skelett würde die Belastungsachse nicht entlang der mechanischen Achse zwischen den Mittelpunkten des Hüftkopfes, des Knies und des oberen Sprunggelenkes ziehen, sondern am Kniegelenk medial vorbei. Der mediale Teil des Gelenkes würde auf Druck beansprucht, der laterale auf Zug. In vivo sorgt nun aber der Tractus iliotibialis als laterale Zuggurtung für eine gleichmäßige Druckverteilung über das Kniegelenk hin. Sein Motor ist der M. tensor fasciae latae und der M. glutaeus maximus. Durch diese Muskelspannung wird der Druck auf das Gelenk insgesamt zwar noch erhöht, aber dafür gleichmäßig über die gesamte Gelenkfläche verteilt. Dadurch ist die Last pro Flächeneinheit insgesamt herabgesetzt. Beim Einbeinstand – unter statischen Bedingungen – beträgt die Zugkraft das 1,3fache des Körpergewichtes, bei Beschleunigung ist dieser Faktor noch größer. Biomechanisch gesehen bewirkt die laterale Zuggurtung nun eine Optimierung der Tragachse durch Hüftkopfmittelpunkt, Kniemitte und Mittelpunkt des oberen Sprunggelenkes.

Steuerung der exakten Muskelkraft über neuromuskuläres System, bestehend aus:
- Mechanorezeptoren an Gelenkkapsel, Kontrolle über
  - Gelenkinnendruck,
  - Gleitwiderstand,
  - Geschwindigkeit der Bewegung,
  - Gelenkstellung,
  - Druck-, Zugspannung der Kapsel;
- afferente Fasern,
- spinale Umschaltung motorisches Neuron,
- efferente Fasern,
- motorische Endplatte,
- Muskel (Erfolgsorgan).

Weitere Rezeptoren: Schmerz-, Muskelspannungsrezeptor.

Die schwierigste Aufgabe, im Einklang mit den einzelnen Schrittphasen die jeweils notwendige Muskelkraft in zeitlich exakter Dosierung aufzubringen, wird durch ein komplexes neuromuskuläres System gelöst (s. Abb. 104). Dieses besteht aus den zur Propriozeption gehörenden *Mechanorezeptoren* an der Gelenkkapsel, den afferenten Fasern, die über einen spinalen Reflex zum motorischen Neuron ziehen und den efferenten Fasern, die die motorische Endplatte erreichen und die Muskelkontraktion bewirken. Die noch nicht allgemein bekannten Mechanorezeptoren üben wichtige Kontrollen bei der Gelenkfunktion aus. Sie geben Signale über Gelenkinnendruck, Gleitwiderstand von Gelenkflüssigkeit und Knorpeloberfläche, Geschwindigkeit der Bewegung, Gelenkstellung und über Druck- oder Zugspannungen der Gelenkkapsel weiter zum zentralen Nervensystem (Hartmann).
Über das zentrale Nervensystem müssen außerdem Vorinnervationen stattfinden, die im Muskel eine gewisse Vorspannung erzeugen. Nur so ist die notwendige schnelle Reaktion der Muskulatur gewährleistet. Weiterhin gehören Schmerz- und Muskelspannungsrezeptoren sowie Sympathikusfasern zu diesem System.

Im **Alter** Schwächung der mechanischen Servoleistung durch Schwächung der Muskulatur.
Folge am Kniegelenk:
fehlende Zugwirkung des Tractus iliotibialis
→ Mehrbelastung medial
→ Varusgonarthrose.

Im *Alter* kommt es zu einer Schwächung auch dieses Systems. Die mechanischen Servoleistungen im neuromuskulären Sektor können damit insuffizient werden. Im höheren Alter sind die motorischen Funktionen charakterisiert durch
- verminderte Muskelkraft (Kraft der Kontraktion und der Dauerleistung),
- Verlangsamung und
- Fehlen der feinen Koordination der Bewegungen.

Durch das Versagen der mechanischen Servoleistung am Kniegelenk kommt es nunmehr zur vermehrten Belastung der medialen Kompartimente, die Chondroprotektion geht verloren. Es kommt zum Untergang und Schwund des medialen Gelenkknorpels, damit zur Verschmälerung des medialen Gelenkspaltes. Die Varusgonarthrose, die häufigste Form der Kniearthrose, ist entstanden. Und sie entwickelt sich nachweislich aus zuvor völlig korrekten

Gelenkverhältnissen bei regulärer Achsenstellung! Dabei kann der laterale Knorpel über lange Zeit – über Jahre hinweg – normal mit glatter Oberfläche bleiben. Ein eindrucksvoller Beweis dafür, daß die Arthrose ihre Ursache nicht in einem Versagen der biologischen Servoleistung im synovialen Milieu hat! Auch geht von dem regional begrenzten Arthroseprozeß keine krankmachende Wirkung über das synoviale Milieu auf die übrigen Knorpelbezirke aus.

Die Bedeutung des mechanischen Systems, insbesondere der Muskulatur, an der Gebrauchsfähigkeit der Gelenke wird dem Kliniker täglich vor Augen geführt. Die Arthrosepatienten klagen über schlaffe und müde Muskeln, über muskelkaterähnliche myalgisch-myasthenische Beschwerden und über solche wie bei Insertionstendopathien. Der Muskeltonus ist erhöht, manchmal auch etwas erniedrigt. Die Tonuserhöhung ist Folge des erhöhten Gleitwiderstandes durch Eindickung oder Schwund der Synovia, durch Aufrauhung der Knorpeloberfläche und durch Teilstreifen der Gelenkkapsel. Das Gehen mit erhöhtem Muskeltonus wäre vergleichbar mit dem Gehen durch tiefen Sand, Schnee oder sumpfigen Boden. Auf den erhöhten Muskeltonus können sich noch dauernd gesteigerte Eigenreflextätigkeiten aufpfropfen. Sie sind bedingt durch zahlreiche unterschwellige, nervöse Hemmungen bei rauher Knorpeloberfläche mit zahnradartigem Bewegungsablauf.

Arthrosepatienten klagen über vielfältige Beschwerden von seiten der Muskulatur. Ursache: muskuläre Schwächung der mechanischen Servoleistung, Muskeltonuserhöhung.

Neben der Varusgonarthrose geben die Arthropathien bei gewissen Erkrankungen des zentralen Nervensystems (Tabes dorsalis, Syringomyelie) durch Ausfall der nervösen Rückkoppelung beredtes Zeugnis für die Bedeutung der mechanischen Chondroprotektion (S. 227).

Weitere Beispiele für gestörte mechanische Servoleistung:
Arthropathien bei Tabes dorsalis, Syringomyelie.

Weitere **pathobiomechanische Faktoren** können in der Ätiologie der Osteoarthrose eine Rolle spielen:
Bei der Altersrückbildung des Knorpels mit Verlust der Elastizität werden Druck und Stöße, die das Gelenk treffen, ungedämpft an die subchondrale Knochenschicht weitergeleitet. Als Reaktion hierauf verdichtet sich dieser Knochen und wird härter; es entsteht die **subchondrale Osteosklerose** als röntgenologisches Frühzeichen der Arthrose. Sie kann röntgenologisch sichtbares Zeichen der kallusverheilten Frakturen subchondraler Knochenbälkchen sein, die unter den nunmehr ungedämpften Stoßbelastungen brachen. Es entwickelt sich jetzt ein verhängnisvoller Circulus vitiosus: der bereits anfällige Knorpel mit herabgesetztem Turgor wird auf unnachgiebigen, harten Knochen gedrückt und gequetscht.
Diese subchondrale Knochenversteifung spielt somit eine mitentscheidende Rolle bei der Genese der Arthrose. An Gelenken, an denen ein starkes Gefälle in der Festigkeit des subchondralen Knochens besteht, wo sich seine relative Festigkeit also abrupt ändert, entstehen an umschriebener Stelle Zugkräfte. Da der Knorpel gegen mechanischen Zug nicht gewappnet ist, neigt er an einem derartigen Punkt zum Auseinanderweichen und zur Verfaserung. Dies trifft z. B. für die Patellarückfläche zu (Radin). Der verfaserte Knorpel kann über mehrere Jahre erhalten bleiben, bis er schließlich dem weiteren arthrotischen Abbau anheimfällt.

**Weitere Ursachen der Osteoarthrose:**
1. Unelastischer *Altersknorpel* überträgt Druck- und Stoßbelastung ungedämpft auf subchondralen Knochen.
   Folge: subchondrale Osteosklerose
   → Zunahme des Knorpelschadens durch Quetschung auf harter Unterlage.
   Entstehung eines Circulus vitiosus.

Durch die subchondrale Osteosklerose, aber auch durch einmalige oder wiederholte unphysiologische Belastung kann es zum Ausfall eines bestimmten Biomaterials kommen: **zum Ermüdungsbruch des Kollagennetzwerkes.** Bei einem derartigen Ausfall kommt es zur Sprengung des „Käfigs", in dem die Proteoglykane festgehalten werden und dadurch den hohen Turgor des Knorpels bedingen. Die Querverbindungen zwischen Kollagen und Proteoglykanen geht verloren. Damit können letztere anschwellen, sich entrollen und wesentlich mehr Wasser aufnehmen. Der Knorpel wird weich und anfälliger gegenüber alltäglichen Belastungen. Es kann zu Erosionen und Fissuren der

2. *Ermüdungsbruch* des Kollagens durch unphysiologische Belastung
   → Lockerung der Bindung Kollagen-Proteoglykan
   → veränderte Wasserbindung
   → veränderter osmotischer Druck
   → Elastizitätsverlust
   → Arthrose

Oberfläche kommen, womit das erste Stadium der Arthrose erreicht worden ist.
Die Störungen der mechanischen Kräfte, die auf das Gelenk einwirken, werden besonders augenfällig bei angeborenen oder posttraumatischen Fehlstellungen der Gelenke, wie Coxa valga mit Pfannendysplasie, Genua vara oder valga (s. S. 395 u. 438).

3. *Immobilisation*
Verlust an oberflächlichen granulären Mikrostrukturen.
Folge: Belastbarkeit ↓.
Akute physiologische Belastung führt dann zur Knorpelschädigung.

Zu den Störungen der mechanischen Chondroprotektion im weiteren Sinne gehört auch der **Immobilisationsschaden.** Die Morphologie der gesunden Knorpeloberfläche bietet ideale Voraussetzungen für ein leichtes Gleiten der artikulierenden Flächen wie auch für deren Ernährung. Niveauunterschiede und Unebenheiten der kollagenen Fibrillen werden durch granuläre Mikrostrukturen (Hesse) geglättet, so daß eine fast reibungslose Bewegung entsteht. Diese „Schmiersubstanzen" weisen zahlreiche feine Zwischenräume ähnlich den Poren eines Schwammes auf, die für die Ernährung des Knorpels wichtig sind.
Die gleichmäßige Verteilung der granulären Mikrostruktur ist ihrerseits abhängig von der ständigen Bewegung des Gelenkes. Schon nach kurzer Immobilisation, z. B. im fixierenden Gipsverband, fehlen sie an umschriebenen Stellen und entblößen die oberflächlichsten Kollagenfibrillen. Nach mehreren Wochen Entlastung und Ruhigstellung fehlen sie vollständig. Dieser Knorpel ist mechanisch gefährdet. Bereits akute physiologische Belastung, um so mehr jedoch eine überhöhte Beanspruchung, führt zur Schädigung der obersten Knorpelschicht, elektronenoptisch sichtbar an Faserabbrüchen und Höhlenbildungen. Während der Verlust der oberflächlichen, nicht kollagenen granulären Mikrostrukturen durchaus reversibel sein kann und damit nicht als arthrotisch eingestuft werden kann, liegt mit dem Bruch des Biomaterials Kollagen eine irreversible Schädigung vor. Sie führt – wenn auch in unterschiedlichem Ausmaß – zur Arthrose.

**Pathobiochemie**
Aufbau des Arthroseknorpels:
- Verlust an Hyaluronat-Bindungsregion,
- Proteoglykangehalt ↓,
- Chondroitinsulfatgehalt ↓ und Molekülgröße ↓.

Folge: Ausfall des Proteoglykankonzentrationsgradienten
→ Ausfall des osmotischen Druckausgleichs innerhalb der verschiedenen Knorpelschichten
→ nutritive Versorgung des Chondrozyten ↓
Belastungsfähigkeit insgesamt ↓ ↓

## Pathobiochemie

Im Vergleich zum Altersknorpel ist der Schwund der Proteoglykane bei der Arthrose noch ausgeprägter. Die chondroitinsulfatreiche Region ist kleiner, auch die Molekülgröße ist meist herabgesetzt. Der entscheidende Unterschied gegenüber Proteoglykanen aus gesundem oder altem Knorpel liegt im teilweisen Verlust der Hyaluronat-Bindungsregion (s. Abb. 102).
Damit lösen sich die Eiweißketten von den Hyaluronsäurefäden, sie werden polydispers. Mit diesem Verlust an aggregatbildender Funktion geht dem Knorpel auch seine Elastizität und Permeabilität verloren. Die Stauchungs-, Scher- und Dehnungsfestigkeit nimmt ab, ebenso die Schnelligkeit der Rückverformung nach Entlastung. Weiterhin bricht der Konzentrationsgra-

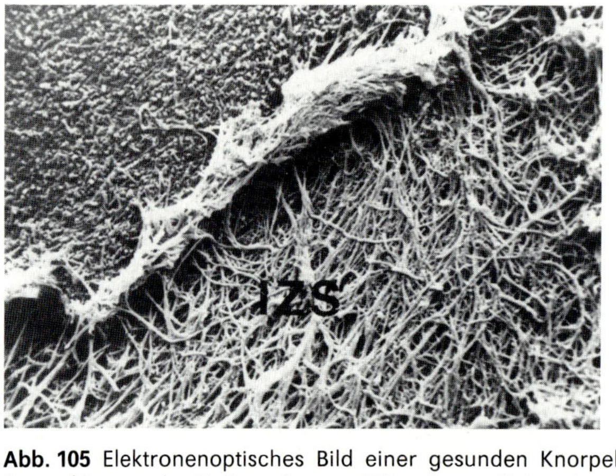


**Abb. 105** Elektronenoptisches Bild einer gesunden Knorpeloberfläche und einer Demaskierung der Kollagenfasern. IZS = Interzellularsubstanz

dient der Proteoglykane zusammen. Normalerweise nimmt die Konzentration von der Oberfläche zur basalen Schicht hin zu. Der Konzentrationsunterschied bedingt auch einen unterschiedlichen osmotischen Druck, der die Last gleichmäßig im Knorpel verteilt. Mit dem Wegfall dieses regulativ wirkenden Prinzips wird auch die nutritive Versorgung der Chondrozyten gefährdet, die auf osmotischen Druckausgleich angewiesen ist!

**Zusammenfassung: Ätiologie, Pathophysiologie**

Führt nun eine *mechanische Noxe* zur Kontinuitätsdurchtrennung der Knorpeloberfläche mit deren Aufrauhung und Ausbildung von Fissuren und Rissen und/oder mit Ausbildung der Ermüdungsfrakturen des Kollagengerüstes als Ausdruck des Versagens der mechanischen *Chondroprotektion*,
oder
werden primär die Chondrozyten getroffen – als Ausdruck des Versagens der biologischen Servoleistung – so kommt es zur
*Demaskierung der Kollagenfasern* (Abb. 105) durch verminderte oder aufgehobene Synthese der Proteoglykane
oder
durch *Stimulierung der chondrozyteneigenen, proteoglykanabbauenden Enzyme*.
Es entwickelt sich, unabhängig vom primären Geschehen, ein Wechselspiel zwischen mechanischer und enzymatischer Zerstörung des Knorpels.

**Zusammenfassung Ätiologie und Pathophysiologie**

1. Verlust der mechanischen Servoleistung
   → Aufrauhung, Fissuren, Risse an Knorpeloberfläche oder
   → Ermüdungsfrakturen der Kollagenbündel.
2. Versagen der biologischen Servoleistung
   → Chondrozytenernährung ↓

Folge: • Synthese der Proteoglykane ↓
• Stimulierung der proteoglykanabbauenden Enzyme.

Folge: Demaskierung der Kollagenfibrillen.
1. und 2. bewirkt Wechselspiel zwischen mechanischer und enzymatischer Zerstörung des Knorpels:

⇦

> **In jedem Fall ist hiermit grundsätzlich der erste Schritt zur Osteoarthrose getan.**

**Pathogenese der Arthrose**

Während die Ätiologie der Osteoarthrose multifaktoriell sein kann, ist der Ablauf der Arthrose, wenn erst einmal das Startzeichen gegeben ist, uniform. Der pathogenetische Ablauf des Prozesses läuft in folgenden Stadien ab (Fassbender):

**Pathogenese**

Uniformer Ablauf trotz multifaktorieller Ätiologie.
Einteilung in 5 Phasen:

**1. Phase: Primärläsion**

Diese Phase wird durch diejenigen Störungen eingeleitet, die ätiologisch infrage kommen und die im vorangegangenen Kapitel ausführlich abgehandelt wurden: mechanische Insulte oder Teildemaskierungen des Kollagenfasergerüstes anderer Ätiologie (von den Chondrozyten ausgehend). Auf jeden Fall ist nunmehr die Gelenkoberfläche angerauht mit feiner Zähnelung, da die Einrisse oder Teildemaskierungen meist multipel sind (s. Abb. 105). Diese *erste Rauhigkeit* kann über einen längeren Zeitraum gut kompensiert werden. Das Lubrikationsvermögen der Synovialflüssigkeit glättet durch die Verhakung der Glykosaminoglykane die Unebenheiten (s. S. 209). Dies gelingt besonders, solange der Knorpel der korrespondierenden Fläche noch gesund ist.

**1. Primärläsion**

Demaskierung der Kollagenbündel durch Verlust an Proteoglykanen (s. Abb. 105)
→ Aufrauhung der Oberfläche
→ Zähnelung, Fissuren.
Kompensation durch Lubrikationsvermögen der Synovialflüssigkeit, solange korrespondierende Knorpelfläche noch gesund ist.

**2. Phase: Ein- und Abrisse**

Sobald sich die Zähnelung auf *beide* Gelenkflächen ausbreitet, wird jede Bewegung zu einem Trauma. Das Lubrikationsvermögen der Synovialflüssigkeit reicht nunmehr zur Glättung der Oberflächen nicht mehr aus. Die Fissuren geben Ansatzpunkte für Scherkräfte, so daß sich die Einrisse vertiefen (Abb. 106). Sie folgen hierbei dem Verlauf der Kollagenfaserarkaden, so daß sie radiär zur Oberfläche oder – in der Tangentialschicht – parallel dazu (Tangentialabrisse) verlaufen. Bei den letzteren Einrissen entstehen fahnenartige Substanzabrisse. Diese Proteoglykanbruchstücke sind für die Entstehung der sekundären Synovitis von großer Bedeutung. Die Einrisse können bis zum subchondralen Knochen reichen.

**2. Ein- und Abrisse**

Zähnelung an beiden Oberflächen:
→ Einrisse entlang der Kollagenarkaden bis zum subchondralen Knochen
→ Knorpelabrisse.

An den Rißrändern finden sich Anhäufungen von Zellnestern, sog. Brutkapseln oder Cluster. Da sich die Diffusionsstrecke durch die Einrisse abrupt verkürzt hat, teilen sich die Chondrozyten rasch. Dies widerspricht eigentlich

An Rißrändern: Anhäufung sog. *Brutkapseln*, d. h. frustrane Knorpelregeneration, da neue Zellen nicht zur Syntheseleistung fähig.

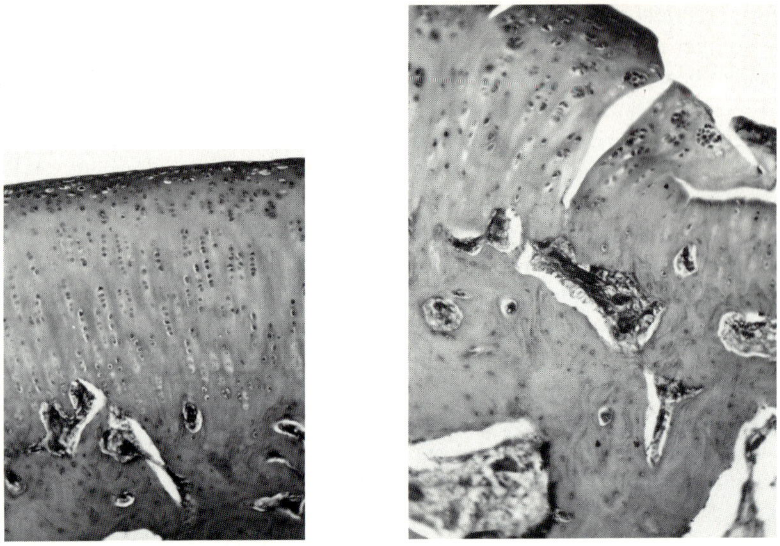

a b

**Abb. 106** a) Gesunder Knorpel b) Einrisse und Abrisse des Knorpels (histologisches Bild) mit Clusterbildung am Defektrand

ihrem postmitotischen Charakter. Man könnte diesen Vorgang als Versuch der Knorpelregeneration deuten. Tatsächlich sind die Chondrozyten dieser Brutkapseln nach allgemeiner Lehrmeinung jedoch nicht in der Lage, ihre Syntheseaufgaben wahrzunehmen, sie produzieren keine Proteoglykane. Damit ist der Versuch einer Regeneration gescheitert. Die Arthrose schreitet fort.

**3. Knorpelabrieb, knöcherner Umbau**
Fortschreitender *Knorpelabrieb durch Scherkräfte, Abtransport der Abriebpartikel in die Synovialflüssigkeit, Abbau.*
*Abrieb bis auf den Knochen, Entstehung einer „Knorpelglatze".*

**3. Phase: Knorpelabrieb, knöcherner Umbau**

Diese Phase ist gekennzeichnet durch eine Zunahme der Zerstörung der Knorpeloberfläche, in derem Gefolge ein fortschreitender *Knorpelabrieb* stattfindet. Bei jeder Bewegung finden nun die tangential angreifenden Scherkräfte Ansatzpunkte für ihre zerstörenden Kräfte. Die abgescherten, abgerie-

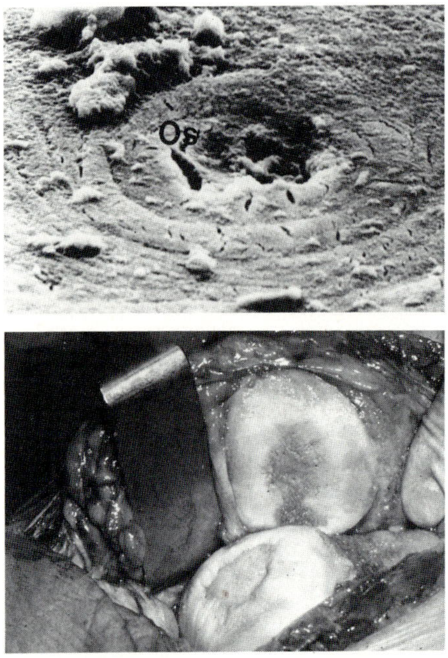


a

b

**Abb. 107** Knorpelabschliff bis auf den Knochen
a) elektronenoptisches Bild mit Sklerose und Osteonanordnung (Os)
b) klinisches Bild: Knorpelglatze am Femurkondylus

benen und abgerissenen Knorpelpartikel werden über die Synovialflüssigkeit in den Gelenkrezessus transportiert und hier abgebaut.

Der Knorpel wird nach und nach bis auf die subchondrale Knochenschicht abgerieben. Der Knochen liegt frei und wird als „Knorpelglatze" beschrieben (Abb. 107). Jedoch beginnen bereits vorher knöcherne *Umbauvorgänge:*

a) Da mit dem Knorpelabrieb natürlich auch die Elastizität des Knorpels verloren geht, wird nunmehr der Druck ungedämpft auf den Knochen übertragen. Die subchondrale Knochenschicht reagiert hierauf mit einer Verbreiterung und Verdickung durch Neubildung von grobem dicht gedrängtem lamellären Knochen. Dieser ist eburnisiert. Die röntgenologisch sichtbare *subchondrale Sklerose* entsteht.

Dies muß als Kompensation aufgefaßt werden; der Nachteil für den Knorpel liegt jedoch auf der Hand: Er wird nun auf eine unnachgiebigere Unterlage gedrückt und damit zusätzlich geschädigt. Mit diesem Circulus vitiosus schreitet die Arthrose unaufhaltsam weiter.

b) Während der hyaline Knorpel mehr und mehr zerstört wird, entsteht an den Knochenrändern neuer Knorpel, allerdings nur in Form des minderwertigen Faserknorpels (Ersatzknorpel). Dieser entwickelt sich auf neugebildeten knöchernen Randzacken: den *Osteophyten.* Das biomechanische Prinzip ist klar zu erkennen: hiermit wird die Kontaktfläche und damit die lastübertragende Fläche vergrößert. Betreffs der chondroiden Metaplasie s. S. 221.

*Umbauvorgänge* am Knochen

- subchondrale Sklerose als Antwort des Knochens auf ungedämpfte Lastübertragung.
  Nachteil: Quetschung des bereits geschädigten Knorpels auf härterer Unterlage
  → Circulus vitiosus.
- Osteophytenanbau an Randzonen: bedeckt mit Faserknorpel (Ersatzknorpel).
  Prinzip: Vergrößerung der lastübertragenden Fläche.

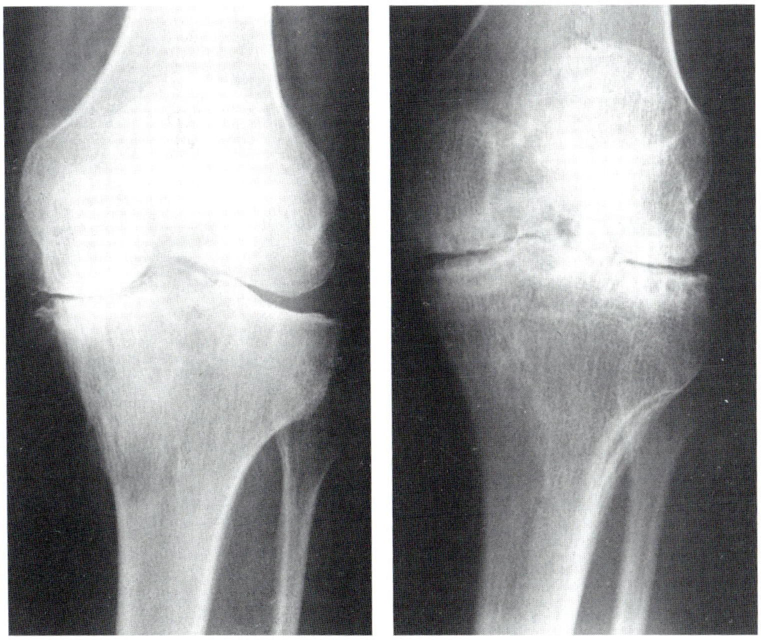

a b

**Abb. 108** Arthrose des Kniegelenkes
a) nur medial b) beide Kompartimente

Mit diesen Veränderungen wird die Arthrose im 3. Stadium erstmals röntgenpositiv. Im *Röntgenbild* (Abb. 108) erkennt man eine

- *Gelenkspaltverschmälerung,* bedingt durch den Knorpelschwund,
- *subchondrale Osteosklerose* und
- *Randzackenbildungen* in Form der charakteristischen Randosteophyten.

Die beiden letzteren Röntgenphänomene bedingen die angestrebte Umbenennung der Arthrose in Osteoarthrose.

*Röntgenbild*

- Gelenkspaltverschmälerung,
- subchondrale Osteosklerose,
- Randosteophyten,
- Geröllzysten (s. 4. Phase).

**4. Phase: Knochenabschliff**

Trotz der Umbauvorgänge mit subchondraler Sklerose kann der Knochen den einwirkenden Scherkräften auf Dauer nicht standhalten. Nur ein gesunder Knorpel wäre durch seine Elastizität hierzu in der Lage. Folglich wird

**4. Knochenabschliff**

Abschliff auch des eburnisierten subchondralen Knochens
→ Eröffnung des subchondralen Knochens
→ Entstehung sog. Geröllzysten

Inhalt:
- Knorpel- und Knochensequester,
- Fremdkörperriesenzellen,
- Granulozyten,
- Fibrin.

auch der eburnisierte subchondrale Knochen regelrecht abgeschliffen. Dieser **Knochenabschliff kann** schrittweise weitergehen, bis auch Teile der subchondralen Sklerosezone abgenutzt sind. Damit wird aber die Knochenmarkhöhle eröffnet. Hiermit eröffnen sich nunmehr erstmals neue Aspekte betreffs der Selbstheilungstendenz. Durch die Kommunikation des Gelenkraumes mit dem Markraum wird nun Synovialflüssigkeit in die Spongiosabälkchen gedrückt, diese gehen an umschriebener Stelle zugrunde. Nach einer gewissen Zeit passen sich die Ränder dieser Höhle dem gesteigerten Druck an. Sie bilden eine knöcherne Wandung. Über einen mehr oder weniger breiten Gang behalten diese zystischen Aussackungen Zugang zur Gelenkhöhle. Es ist eine *Geröllzyste* entstanden, die Knorpelreste und kleine Knochensequester enthalten kann und Riesenzellen als Fremdkörperreaktion, Granulozyten und Fibrinausscheidungen.
Diese Geröllzysten gehören zu den typischen röntgenologischen Zeichen einer Arthrose, ebenso wie die im 3. Stadium aufgetretenen Veränderungen.

**5. Remodellierung der Gelenkfläche**
Nach Eröffnen des Markraumes (4.) gelangen teilungsfähige Zellen und Gefäße an Gelenkoberfläche
→ Bildung eines zell- und gefäßreichen Bindegewebes
→ Umwandlung in Faserknorpel durch Bewegung ohne Belastung.
Damit Entstehung eines Ersatzknorpels.

**5. Phase: Remodellierung der Gelenkfläche**

Diese durch natürliche Heilungsvorgänge oder durch operative Maßnahmen angestrebte Remodellierung der Gelenkoberfläche wird durch Neubildung von Bindegewebe, bestenfalls von Faserknorpel als Ersatzknorpel, erreicht. Woher kommt dieses Gewebe, insbesondere deren Zellen?

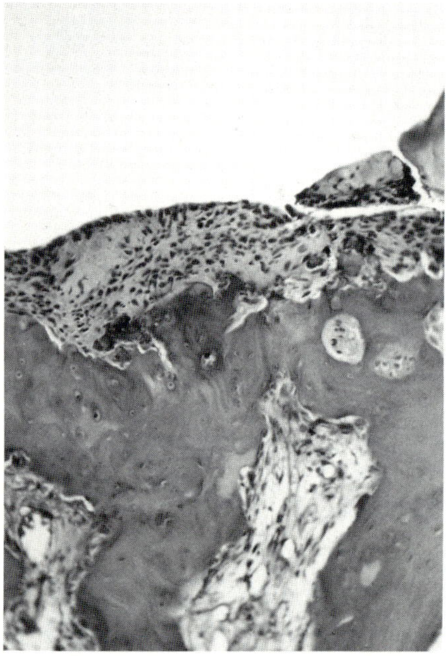

**Abb. 109**
Faserknorpel als Ersatzknorpel auf sklerosiertem Knochen

Mit Eröffnung des Markraumes ändert sich die Situation des arthrotischen Gelenkes in bezug auf eigene reparative Vorgänge. Nun können Blutkapillaren und Fibroblasten auf die Gelenkfläche auswachsen. Somit erreichen erstmals teilungsfähige Zellen den Ort des Knorpelunterganges. Sie bilden ein zunächst zell- und gefäßreiches Bindegewebe, vorerst geschützt in Vertiefungen der zerstörten Gelenkfläche. Von hier aus können sie sich aber auch auf die gesamte Oberfläche der Knochenglatze ausbreiten. Mit der Zeit wird das Gewebe zell- und gefäßärmer. Unter der orthopädischen Anweisung „Bewegung ohne Belastung" kann sich durch Metaplasie ein Faserknorpel (Abb. 109) entwickeln. Diesem fehlt aber die dem hyalinen Knorpel eigene Elastizität (keine arkadenförmige Kollagenanordnung), so daß er immer nur ein Ersatzknorpel sein kann. Mit diesem Heilungsausgang kann jedoch über Jahre Beschwerdefreiheit oder -armut erreicht werden.

### Sekundäre Synovitis

Der bis jetzt beschriebene Prozeß ist in den meisten Fällen *klinisch symptomlos*; weder Knorpel noch Knochen sind nervös versorgt. Hierdurch wird verständlich, daß etwa die Hälfte der morphologisch – d.h. im Regelfall röntgenologisch – nachweisbaren Osteoarthrosen klinisch stumm sind. Bei mäßigen Beschwerden liegen diese extraartikulär, meist im Bereich der Muskulatur und an Sehnenansätzen und sind durch Reizung der Mechanorezeptoren am Kapselbandapparat bedingt (s. Klinik). Dieser Zustand bleibt leider nicht immer stationär. Zu dem primär degenerativen Prozeß kann nämlich eine **sekundäre Synovitis** (Synovialitis) hinzukommen. Verursacht wird die Synovitis durch Partikel des Knorpel- und Knochenabriebs, wie Kollagenfasern, Proteoglykane, Chondrozyten und Kalziumapatitkristalle. Auch deren Metaboliten können die gleiche Wirkung entfalten (vgl. S. 217). Die Synovitis kann umso leichter entstehen, weil das Synovialgewebe keine Basalmembran besitzt und die oberste Zellschicht nur aus transformierten Mesenchymzellen besteht, so daß der Zugang zum Synovialgewebe erleichtert ist.

Nun zeigt das Gelenk alle Zeichen einer Entzündung. Damit wird das Gelenk *schmerzhaft*, die Arthrose wird „aktiviert". Der Arthrotiker erleidet nunmehr die gleichen Schmerzen wie ein Rheumatiker (Hinweis: Bezeichnung „Osteoarthritis" der Angloamerikaner).

Qualitativ unterscheidet sich die sekundäre Synovitis bei Arthrose nur unwesentlich von der primären bei rheumatischer Erkrankung. Es finden sich *gleiche* morphologische Veränderungen, wie

- *Exsudation* von Fibrin auf die Oberfläche,
- *Proliferation* von Synovialzellen des Stromas, die Deckzellen können mehrreihig angeordnet sein,
- *Infiltration* von Lymphozyten und Plasmazellen.

Es bestehen aber grundsätzliche *Unterschiede:*

- Es treten keine Gewebenekrosen auf,
  die Zottenproliferation zeigt zierliche Zottenbäumchen (Proliferationszotten) im Gegensatz zu den mehr plumpen Zottenformationen der rheumatoiden Arthritis (Fibrinzotten).
- Der *entscheidende Unterschied:* Auf keinen Fall wuchert die Synovialis bei Osteoarthrose auf den Knorpel über und zerstört ihn damit; im Gegensatz zur Synovitis bei rheumatoider Arthritis verhält sich die Synovitis *nicht aggressiv.*
- Bei Arthrose wird daher der Knorpel immer in der Hauptbelastungszone zerstört, bei der rheumatoiden Arthritis immer vom Rand her durch aggressive Zellverbände des Synovialgewebes.

Da die Zottenproliferation die Oberfläche der Synovialmembran vergrößert und auch die Blutkapillaren wuchern, kann zunächst ein positiver Effekt von seiten der Chondrozytenernährung erwartet werden. Diese Wirkung hält jedoch nicht lange an. Denn die Zottenvegetationen erleiden durch ständiges Reiben aneinander rein mechanisch eine zunehmende *Fibrosierung* und sogar *Hyalinisierung.* Damit schwinden die Kapillaren an umschriebenen Stellen vollständig. Die hier lebenden Bindegewebezellen im hyalinisierten Gewebe unterliegen nun einer *chondroiden Metaplasie* und ähneln damit äußerlich den Chondrozyten. Die Chondrozyten stellen daher offenbar eine „Hungerform" der Mesenchymzellen dar, die auch noch unter extremen Bedingungen ihre Existenz fristen! Durch die chondroide Metaplasie bildet sich Faserknorpel auf den Randosteophyten.

**Sekundäre Synovitis**
Phase 1–5 in 50 % symptomlos, da Knochen und Knorpel ohne nervöse Versorgung.
Knorpelabrieb und -abbauprodukte bewirken *sekundär* eine Entzündung der Membrana synovialis.
Folge: Arthrose wird schmerzhaft, = „aktivierte" Arthrose.
Primäre Synovitis bei rheumatoider Arthritis.

**Morphologie bei Synovitis**
Primäre *und* sekundäre Synovitis:
- Fibrinexsudation,
- Proliferation der Synovialzellen,
- Infiltration von Lymphozyten und Plasmazellen.

Nur sekundäre Synovitis:
- Synovitis *nicht* aggressiv,
- keine Gewebenekrosen, zierliche Zottenbäumchen,
- Knorpelzerstörung in der Hauptbelastungszone
  (bei primärer Synovitis: vom Randgebiet ausgehend).

Wucherung der Synovialzotten bewirkt kurzfristige Verbesserung der Chondrozytenernährung. Bald aber Fibrosierung und Hyalinisierung der Wucherungen
→ chondroide Metaplasie der Zellen zu „Chondrozyten". Entstehung von Faserknorpel auf Randosteophyten.

### Primäre – sekundäre Arthrosen

Diese Unterteilung zeigt klinische Relevanz, da sekundäre Arthrosen auf ein klinisch erkennbares Krankheitsbild als die primäre Erkrankung zurückgeführt werden können. Insbesondere für das therapeutische Vorgehen ist diese

**Primäre – sekundäre Arthrosen**
**Primäre (genuine) Arthrose**
Genschädigung?
Beispiel: Polyarthrose (Heberden).

Unterteilung berechtigt, da es häufig gelingt, durch operative Korrektureingriffe die primäre Fehlstellung zu korrigieren. Mit der Intensivierung der Arthroseforschung werden immer mehr Ursachen der Arthrosen erkannt, so daß die Zahl neuer sekundärer Arthrosen auf Kosten der sogenannten *primären* oder *genuinen Arthrosen* zunimmt. Bei diesen geht offenbar die Erkrankung vom Chondrozyt aus, wobei eine ererbte Disposition auf eine Genschädigung hinweist. Dies ist bei der Polyarthrose (Heberden-Arthrose) nicht zu übersehen. Damit muß die Genese der primären Arthrose heute noch als unbekannt gelten.

Die allgemein Arthrose begünstigenden Faktoren sind das Gewicht und das Alter, berufliche und sportliche Fehlbelastungen.

**Sekundäre Arthrose**
Erkennbare (primäre) Erkrankung führt zur Arthrose,
- präarthrotische Deformitäten (mechanisch),
- Stoffwechselerkrankungen,
- Entzündungen (Tbc, rheumatoide Arthritis),
- Verlust der nervösen Gelenksteuerung (Lues, Syringomyelie),
- Chondromatose.

Bei den **sekundären Arthrosen** können je nach begünstigender Grunderkrankung folgende *Ursachen* infrage kommen:

- *Mechanische Ursachen:*

angeborene Dysplasien mit Gelenkfehlstellungen, z. B. Coxa valga bei Hüftdysplasie, Protrusio acetabuli, Genua valga,
erworbene, auch posttraumatische Fehlstellungen, insbesondere nach Gelenkverletzungen, nach Epiphysiolysis capitis femoris lenta, nach Meniskektomie, Instabilitäten, Subluxation, habituelle Luxation, Osteochondrosis dissecans.

Diese Fehlstellungen und Fehlbelastungen der Gelenke wurden von Hackenbroch unter dem Begriff der *präarthrotischen Deformität* zusammengefaßt.

- *Stoffwechselerkrankungen:*

Diabetes mellitus, Hämochromatose, Hämophilie, Ochronose, Chondrokalzinose, Morbus Paget, Sichelzellanämie, Morbus Gaucher, Fettstoffwechselstörungen bei Alkoholabusus, Psoriasis, Gicht.

- *Entzündungen:*

unspezifisch bakteriell, rheumatoide Arthritis, Tuberkulose, villös-noduläre Synovitis.

- Ausfall der Chondroprotektion durch *Verlust der nervösen Gelenksteuerung:*

Luetische Arthropathie (Tabes dorsalis), Syringomyelie.

- *Chondromatose* der Synovialis.

**Klinik der Arthrose**
Im Gegensatz zur rheumatoiden Arthritis ist die Arthrose keine Allgemeinerkrankung. Beschränkung auf die betroffenen Gelenke.

*Klinische* Unterteilung in:
- stumme Arthrose (50 %),
- aktivierte Arthrose (zusätzlich sekundäre Synovitis),
- dekompensierte Arthrose (= Periarthropathie):
  Beteiligung des gesamten Gelenkapparates.

### Klinisches Bild der Arthrose

Die Arthrose bleibt immer eine Erkrankung der Gelenke. Das Allgemeinbefinden des Patienten bleibt unbeeinflußt. Im Gegensatz zur Arthritis lassen sich auch humeral keine Symptome einer allgemeinen Erkrankung nachweisen (z. B. Erhöhung der Blutsenkungsgeschwindigkeit).

Der Kliniker bezeichnet die zwar klinisch-röntgenologisch erfaßbare, vom Träger aber noch nicht als Krankheit realisierte Arthrose als *stumme Arthrose.* Etwa die Hälfte aller Arthrosen ist für den Träger schmerzfrei und damit stumm. Kommt aber zu den rein morphologischen Veränderungen des Knorpel- und Knochenabriebs das phänomenologische Bild der sekundären Synovitis hinzu, ändert sich das Bild schlagartig. Es kommt zur **aktivierten Arthrose.**

Kommt es zu einem Zustand, in dem nicht nur das gereizte Gelenk, sondern schlechthin der ganze weitere Gelenkapparat wie Bänder, Sehnen, zugeordnete Muskulatur und Bursen miteinbezogen wird, spricht der Kliniker von einer **dekompensierten Arthrose.** Man kann auch von einer **Periarthropathie** sprechen.

**Beschwerdebild:**
*Keine* Korrelation zwischen Röntgenbild und klinischen Beschwerden!

**Beschwerdebild:** Die vom Patienten vorgetragenen Beschwerden stehen in keinem Verhältnis zum Ausmaß der Gelenkzerstörung, d. h. schwerste röntgenologische Zerstörungen können klinisch nur geringste Beschwerden verursachen; andererseits kann eine im Röntgenbild eben erkennbare Arthrose bereits erhebliche Schmerzen verursachen.

*Prodromalsymptome:* uncharakteristische Gelenkschmerzen (Arthralgien) sowie Steifigkeitsgefühl des Gelenkes, schnelle Ermüdbarkeit und Kraftlosigkeit, plötzliche Tonusverluste: „Die Beine knicken mir weg", „sie gehorchen mir nicht mehr", „ich lasse plötzlich etwas fallen". Häufiger lassen sich Tonuserhöhungen nachweisen. Die muskelkaterähnlichen, myalgisch-myasthenischen Beschwerden und Insertionstendopathien, der Gesamtkomplex der Periarthopathie leitet bereits über zum Vollbild der Arthrose.
Der *Schmerz* gehört sowohl zu den Frühsymptomen als auch zu den Phänomenen, die den Patienten sein Leben lang begleiten können. Charakteristisch ist aber der *episodenhafte* Verlauf.
Der Schmerz läßt bei genauer Befragung zweierlei Charaktere erkennen.

*Prodromalsymptome:*
- uncharakteristische Arthralgien
- Steifigkeitsgefühl
- myalgisch-myasthenische Beschwerden, wie schnelle Ermüdbarkeit, Kraftlosigkeit, Muskeltonuserhöhungen.

Charakteristisch:
episodenhafter Verlauf.

1. **Schmerz des mechanischen Typs:** Tritt auf während oder nach körperlicher Belastung, im Ruhezustand nimmt er ab, des Nachts verschwindet er ganz. Das morgendliche Steifigkeitsgefühl ist nur kurz und dauert höchstens einige Minuten. Der Anlaufschmerz verliert sich nach kurzem Einlaufen, wenn die Synovialflüssigkeit ihre optimale Schmierfähigkeit erreicht hat. Durch Bewegung wird nämlich die in Ruhe aufgetretene Übervernetzung der Glykosaminoglykane der Synovialflüssigkeit, die damit fast geliert, wieder gelöst. Der Anlaufschmerz tritt besonders des Morgens und nach längerer Ruhepause auf.
Der Schmerz bei der Arthrose ist vorwiegend vom mechanischen Typ.
Die pathognomische Frühtrias ist charakterisiert durch *Anlauf-, Ermüdungs- und Belastungsschmerz.*
Gelegentlich sind die Beschwerden *witterungsabhängig,* insbesondere kann Kälteeinfluß die Beschwerden verstärken, da die Vernetzung der Makromoleküle der Synovialflüssigkeit temperaturabhängig ist.
Mit dem Auftreten der Schmerzen im periartikulären Gewebe und in der dem Gelenk zugeordneten Muskulatur kann es zu einer funktionellen Einbuße der Gelenkbeweglichkeit kommen. Die *Bewegungseinschränkungen* werden vom Patienten oft erst recht spät bemerkt, da sie sich schleichend entwickeln.

**Schmerzcharaktere**
*1. mechanischer Typ*
Charakteristika:
- Anlauf-,
- Ermüdungs-,
- Belastungsschmerz.

Häufig witterungsabhängig:
Schmerzverstärkung durch Kälte.
Bei Periarthropathie:
langsam zunehmende Bewegungseinschränkung.

2. **Schmerz vom entzündlichen Typ:** Schreitet die Arthrose weiter fort, entsteht insbesondere eine sekundäre Synovitis, kommt es auch zum Ruhe- und Dauerschmerz und zu heftigen nächtlichen Schmerzen.
Der Schmerz vom entzündlichen Typ ist daher charakterisiert durch einen *Ruhe-, Dauer- und Nachtschmerz,* begleitet von Gelenksteifen. Besonders das morgendliche Steifigkeitsgefühl ist anhaltend (häufig länger als $\frac{1}{2}$ Stunde).

*2. entzündlicher Typ*
- Ruheschmerz,
- Dauerschmerz,
- Nachtschmerz.

Längere morgendliche Steifigkeit ($>\frac{1}{2}$ Stunde).

**Untersuchungsbefund**
*Inspektion:* Im Frühstadium lassen sich keine krankhaften Veränderungen erkennen. Später treten Veränderungen der Gelenkkontur (Exophyten, Gelenkverplumpung, Gelenkfehlstellungen) und eine Weichteilschwellung des Gelenkes (Capsula fibrosa und synovialis) auf. Eine Muskelatrophie ist häufig.
*Palpation:* Im Anfangsstadium meist unergiebig, jedoch lassen sich sehr früh druckdolente Bezirke am Gelenk lokalisieren. Später kommen Druckschmerzen an Muskeln und Sehnenansätzen im Sinne der Tendomyosen und Tendoperiostosen hinzu. Häufig läßt sich ein Krepitieren, Reiben oder Knarren auslösen. Bei sorgfältiger Untersuchung lassen sich auch die osteophytären Randwülste nachweisen. Die Kapsel fühlt sich derb und fibrös an, häufig auch verdickt. Sie wird jedoch niemals sulzig-schwammig wie bei einer rheumatoiden Synovitis.
*Funktionsprüfung:* Bei ausgeprägter Arthrose hat sich bereits eine schmerzhafte Bewegungseinschränkung eingestellt, während für das Frühstadium lediglich ein Endphasenschmerz bei passiver Bewegung charakteristisch ist.

**Untersuchungsbefund**
*Inspektion:* im Frühstadium unergiebig.
Manifeste Arthrose: veränderte Gelenkkonturen (Schwellung, Exophyten), Muskelatrophien.

*Palpation:* Druckdolenzen an Kapsel und Sehnenansätzen, Krepitieren, Reiben, Knarren, derbe, oft verdickte Kapsel.

*Funktionsprüfung:*
Frühstadium: Endphasenschmerz.
Manifeste Arthrose: Bewegungsschmerz und Bewegungseinschränkung, Gelenkinstabilität.

Später wird der gesamte Bewegungsablauf schmerzhaft (Bewegungsschmerz).
Durch Substanzverluste kommt es zur Lockerung des Kapselbandapparates mit Gelenkinstabilitäten. Abnorme Beweglichkeit mit z. B. verstärkter seitlicher Aufklappbarkeit ist die Folge. Diese Veränderungen beschleunigen den Ablauf der Arthrose.

**Röntgenbefund**
- Gelenkspaltverschmälerung entsprechend dem Verlust an Knorpelsubstanz,
- subchondrale Osteosklerose infolge Druckerhöhung an der subchondralen Schicht,
- Randosteophyten mit Faserknorpel überzogen,

**Röntgenbefund** (s. Abb. 108): Als röntgenologisches Frühzeichen ist die *Gelenkspaltverschmälerung* einzustufen. Die Höhenminderung des Gelenkspaltes markiert die Größe des Verlustes an Knorpelsubstanz. Als Knochenumbau und Anpassung ist das Auftreten der *subchondralen Osteosklerose* zu werten, da durch Elastizitätsverlust des Knorpels die Last ungeschützt auf den Knochen übertragen wird. In dieser Phase entstehen auch die *Osteophyten* als randzackenartige Neubildung von Knochen und Faserknorpel. Letztere entstehen durch hyalinoide Umformung des Übergangsfeldes Periost-Synovialmembran; im unelastischen und weichen Knorpel werden die Druckkräfte in laterale Zugkräfte umgewandelt, die im Sinne einer kausalen Histogenese eine Neubildung von Knochen und Faserknorpel begünstigen.

- Geröllzysten nach Eröffnen des subchondralen Markraumes
  Hieraus entsteht über bindegewebige Vorstufen:
  Faserknorpel als Ersatzknorpel = Spontanverlauf.
- Keine Osteolysen!

Im Spätstadium der Arthrose treten die *Geröllzysten* auf, wenn die Gelenkhöhle infolge Knochenabschliff mit dem Markraum kommuniziert. Im weiteren Verlauf können Abbau und Umbauvorgänge weiter fortschreiten, so daß groteske Röntgenbilder mit Fehlstellungen entstehen. *Niemals* kommt es aber bei einer Osteoarthrose zu Lysen und damit zum Knochenschwund, ganz im Gegensatz zu einer Arthritis.
Wie vorab pathogenetisch begründet, kann es im Verlauf der Arthrose auch zu einer Selbstheilung auf niedrigerem Niveau (Ersatzknorpelbildung) kommen. Dies kann sich auch röntgenologisch im *Spontanverlauf* der Arthrose zeigen, wenn sich nach einer Phase des Umbaues wieder ein – wenn auch schmalerer – Gelenkspalt darstellt.
Es sei abschließend nochmals darauf hingewiesen, daß die Schwere eines Krankheitsbildes nicht vom Röntgenbild abgeleitet werden kann.

**Therapie der Arthrosen**

**1. Konservative Therapie**
**Allgemeine Maßnahmen**
Bei Übergewicht: Gewichtsreduktion;
Bewegung: bis zur Schmerzgrenze;
Arbeitsplatz optimieren;
Meiden von Kälte und Nässe;
u. U. Gehstock zur Entlastung;
bei Varusgonarthrose (häufig): Schuhaußenranderhöhung.

## Therapie der Arthrosen

### Konservative Therapie

Die **allgemeinen Maßnahmen** beginnen mit der Aufklärung des Patienten über die Art seines Leidens, damit er Verständnis für bestimmte ärztliche Forderungen aufbringt. Es sollen möglichst alle Faktoren, die den Knorpeluntergang fördern, ausgeschaltet oder vermieden werden. Bei übergewichtigen Patienten ist Gewichtsreduktion angezeigt. Bewegung (Spaziergänge!) bis zur Schmerzgrenze sind sehr zu empfehlen, ja sogar bestimmte Sportarten bei jüngeren Arthrotikern, wie Schwimmen, Fahrradfahren, unter Vermeidung solcher, die einseitige Spitzenbelastungen am Gelenk bewirken. Berufswahl und Arbeitsvorgang sind unter diesen Gesichtspunkten zu besprechen. Da Kälte und Nässe einen Arthroseschub verursachen können, sind diese zu meiden. Bestimmte Stoffwechselerkrankungen (z. B. Diabetes mellitus) sind diätetisch oder medikamentös exakt einzustellen.
Entlastung an der unteren Extremität kann durch Benutzen eines Gehstokkes teilweise erreicht werden. Bei einer Varusgonarthrose bewirkt eine Schuhaußenranderhöhung eine Entlastung des medialen Gelenkspaltes.

**Medikamentöse Therapie**
- Analgetika
- Antiphlogistika nur bei akuter sekundärer Synovitis: z. B. nichtsteroidale Antirheumatika,
  Superoxiddismutase (gegen $O_2$ Radikale),

**Medikamentöse Therapie.** Es muß unterschieden werden zwischen symptomatischer Schmerztherapie, Therapie der Entzündung (der sekundären Synovitis) bei aktivierter Arthrose, einer Therapie, die den Knorpelstoffwechsel beeinflussen soll und einer Therapie gegen Muskelverspannung bei Tonuserhöhungen. Zur Therapie der schmerzhaften Synovitis stehen eine Vielzahl von Antiphlogistika in Kombination mit Analgetika zur Verfügung. Reine *nichtsteroidale Antirheumatika* (s. S. 28) sind vom knorpelphysiologischen

Standpunkt nur im akuten Entzündungsprozeß der aktivierten Arthrose indiziert. Sie sind, besonders bei hoher Dosierung und chronischer Applikation, Inhibitoren der Biosynthese der Knorpelgrundsubstanz, da sie über den normalen nutritiven Transportweg die Chondrozyten erreichen und schädigen. Somit begünstigen sie unter den vorgenannten Bedingungen den weiteren Knorpelabbau! Gegen die aus Entzündungszellen freigesetzten Superoxidradikale, die für die Depolymerisation des Hyaluronats der Synovialflüssigkeit verantwortlich gemacht werden, steht uns die *Superoxiddismutase* (Peroxynorm®) zur Verfügung. Die Depolymerisierung des Hyaluronats bewirkt das Absinken der Viskosität der Gelenkflüssigkeit.

Die Therapie mit *Kortikosteroiden* ist umstritten, insbesondere die intraartikuläre Applikation. Es ist unbestritten, daß Kortikosteroide entzündungs- und proliferationshemmend wirken, so daß sie im Einzelfall bei akuter Synovitis indiziert sein können. Bei chronischer Applikation kommt es jedoch zum Abbau der Knorpelmatrix, da Steroide Inhibitoren der Biosynthese der Proteoglykane sind. Somit wird gerade das Gegenteil des angestrebten Behandlungszieles erreicht!

Der Versuch einer Therapie mit Medikamenten, die die Biosynthese der Proteoglykane fördern und/oder ihren Abbau hemmen, kommt einer *kausalen Therapie* gleich. Mit keinem der angebotenen Medikamente kann man jedoch z. Z. eine vollständige Beseitigung der Stoffwechselstörung und damit eine Normalisierung erreichen (Präparatebeispiele:. Arteparon®, ein Glukosaminoglykanpolysulfat und Dona 200®, ein Glukosaminosulfat). Dosierung und Nebenwirkungen sind streng zu beachten. Im degenerativ veränderten Knorpel sind die Proteoglykane vor dem Linkmolekül abgetrennt worden. Daher können neugebildete Proteoglykane an der alten Hyaluronsäure nicht angebaut werden, da das Linkprotein noch besetzt ist. Die Reparatur ist nur über die Neubildung von Hyaluronsäure möglich (vgl. S. 28).

Antiphlogistisch-hyperämisierende Salben kommen ebenfalls zur Anwendung.

Kortikosteroide nur gelegentlich bei akuter Entzündung.
Bei chronischer Applikation, insbesondere intraartikulär, größerer Schaden als Nutzen.

- Knorpelaufbau-Präparate; Wirkung umstritten (z. B. Arteparon®, Dona 200®),
- Myolytika bei Muskeltonuserhöhung.

**Krankengymnastisch-physikalische Therapie.** Hiermit soll erreicht werden: Durchblutungsförderung, Beseitigung oder Verhinderung von Gelenkkontrakturen und damit Verbesserung der Gelenkmobilisation, letztendlich auch Schmerzlinderung und Hemmung entzündlicher Prozesse.

Die *krankengymnastische Behandlung* soll auch den Muskeltonus normalisieren, die Muskulatur kräftigen, um die mechanische Chondroprotektion zu unterstützen und eine verbesserte Gelenkbeweglichkeit erreichen. Isometrische Spannungsübungen und Übungen gegen Widerstand, steigernd gegen Schwerkraft, manuellen Widerstand und gegen Widerstand von Geräten erlauben ein dosiertes Programm. Kontrakturen werden durch passive Dehnlagerungen und aktive Dehnübungen angegangen. Mit diesen Methoden kann die mechanische Chondroprotektion durch Verbesserung der neuromuskulären Kontrolle der Belastungsdosierung stimuliert werden.

**Krankengymnastisch-physikalische Therapie**
*Krankengymnastische Behandlung:*
Wirkung:
Muskelkräftigung, Tonusnormalisierung, Verbesserung der Gelenkbeweglichkeit.
Folge:
Verbesserung der mechanischen Chondroprotektion.

*Massagen* fördern die Durchblutung, lockern das Bindegewebe und die Verspannung der Muskulatur.

*Wärme-* und *Kälte*anwendungen werden durch den Zustand der Arthrose vorgegeben. Bei aktivierter Arthrose hilft Kälte (Kryotherapie) in den verschiedenen Applikationsformen, z. B. Prießnitz-Wickel, Eispackungen (z. B. Coolpacks). Wärme wird nur am nicht entzündeten Gelenk als wohltuend empfunden: z. B. als Packung (Fango, Moor, Paraffin) oder als feuchte Wärme (Wickel) und als Teil- oder Vollbäder. Letztere können in ihrer Wirkung durch Zugabe durchblutungsfördernder Mittel gesteigert werden. Kurklinische Anwendung intensiviert den Heilungsprozeß, wobei Kurorte mit warmem und trockenem Klima bevorzugt werden sollen.

*Massagen:*
– fördern Durchblutung,
– lockern Bindegewebe und
– Verspannung der Muskulatur.
*Kälteanwendung:*
nur bei akuter Entzündung.
*Wärmeapplikation:*
nur am nicht entzündeten Gelenk:
Paraffin, Moor, Fango, Wickel, Teil-, Vollbäder.

*Elektrotherapie*
Wirkung:
hyperämisierend und analgetisch.
Überwiegend analgetisch:
- intermittierender Strom,
- diadynamische Ströme,
- Galvanisation (Stangerbad).

Überwiegend hyperämisierend:
- Mikrowelle,
- Ultraschall,
- Spulenfeld,
- Kurzwelle,
- Kondensorfeld.

Iontophorese.

Die *Elektrotherapie* wirkt hyperämisierend und z. T. analgetisch. Analgisierend wirken vor allem intermittierende diadynamische Ströme und Galvanisation, hier im Bereich der Anode. Iontophorese erhöht den Effekt, indem hyperämisierende und analgetisch wirksame Medikamente lokal auf die Haut aufgetragen und durch die Iontophorese in die Tiefe transportiert werden. Überwiegend hyperämisierend wirken folgende Stromapplikationen, geordnet nach ihrer Tiefenwirkung von mehr peripher bis hin zu tieferem Gewebe: Mikrowellen, Ultraschall, Spulenfeld, Kurzwelle, Kondensorfeld. Ein besonderes Anwendungsgebiet ist das elektrische Vollbad, durch das niederfrequenter-galvanischer Strom geleitet wird. In diesem *Stangerbad* wird durch Zugabe von Pflanzenextrakten die Durchblutungsförderung weiter gesteigert.

**Orthopädische Hilfsmittel**
Wirkung: Gelenkentlastung, Verbesserung der Fehlstatik durch Apparate, Einlagen, Zurichtung am Konfektionsschuh, orthopädische Schuhe.

**Orthopädische Hilfsmittel.** Ihr Ziel ist:
Entlastung der Gelenke, z. B. durch entlastende Apparate; Verbesserung von Fehlstatik, z. B. Schienenapparate bei instabilen Gelenken, Einlagenversorgung, orthopädische Zurichtungen am Konfektionsschuh (z. B. Schuhaußenranderhöhung bei Genua vara), orthopädische Schuhversorgung (z. B. bei schwerer Arthrose des oberen Sprunggelenkes mit Wackelsteifigkeit: Arthrodesenschuh).

**2. Operative Therapie**
Gelenkerhaltende Operationen:
- **Synovektomie** bei sekundärer Synovitis,
- **„Gelenktoilette"**: Entfernung nekrotischen Knochens und Knorpels,
- **Pridie-Bohrung**: Eröffnung des subchondralen Raumes mit Bohrer
  → Bildung von Bindegewebe,
  → Faserknorpel bei Bewegung ohne Belastung.

**Operative Therapie**

**Gelenkerhaltende Operationen:** Bei ausgeprägter (sekundärer) Synovitis bringt in geeigneten Fällen eine *Synovektomie* eine Schmerzerleichterung oder gar Schmerzfreiheit.

In gleicher Sitzung oder als geplante Einzeloperation kann eine *„Gelenktoilette"* den körpereigenen Reparationsvorgang anregen (vgl. Pathogenese S. 217). Es wird der nekrotische Knorpel entfernt und die sklerosierte subchondrale Knochenschicht mehrfach durchbohrt, bis durch Blutung die Eröffnung des Markraumes erkenntlich ist. Diese *Pridie-Bohrung* wird auch bei der eburnisierten Knochenglatze angewendet. Nun kommen Blutkapillaren und Fibroblasten an die Gelenkoberfläche, die eine bindegewebige Ersatzoberfläche als Reparationsvorgang aufbauen. Durch Bewegung ohne Belastung kann hieraus sogar ein Faserknorpel entstehen. Bei vorzeitiger Belastung wird dieser Vorgang gestört, so daß Entlastungszeiten von 6–12 Wochen notwendig sind. Während dieser Zeit darf der Patient an Unterarmgehstützen gehen, oder er bekommt einen entlastenden Apparat verordnet.

- **Korrekturosteotomien**
  Ziel:
  gleichmäßige Lastübertragung.
  Voraussetzung:
  gesunde Knorpelareale.
  Beispiele:
  Hüftgelenk: Varisierung, Valgisierung, Extensions-Flexionsosteotomie.
  Kniegelenk: Varisierung bei X-Bein, Valgisierung bei O-Bein, dorsaler Keil bei Genu recurvatum, ventraler Keil bei Beugekontraktur entnommen.

**Korrekturosteotomien** korrigieren eine unphysiologische Tragachse bzw. reduzieren unphysiologische Belastungsspitzen an Gelenkflächen. Behandlungsziel ist die Wiederherstellung einer gleichmäßigen Lastübertragung von Gelenkfläche zu Gelenkfläche oder das Einbringen noch unverbrauchten Knorpels in die Belastungszone. Voraussetzung ist daher das Vorhandensein von noch nicht arthrotisch veränderten Gelenkanteilen. Bei „aufgebrauchten" Arthrosen aller Gelenkabschnitte ist dieser Methode kein Erfolg beschieden. Am *Hüftgelenk* sind varisierende (bei Coxa valga), valgisierende (bei Coxa vara) oder Rotations-Osteotomien meist in Kombination mit einer der vorgenannten (z. B. bei Coxa valga antetorta) möglich, des weiteren Extensions- oder Flexionsosteotomien mit Entnahme eines dorsalen bzw. ventralen Keiles. Letztere finden Anwendung, um gesunde Knorpelareale in die Belastungszone hineinzudrehen.

Am *Kniegelenk* werden O- oder X-Beine korrigiert. Auch ein Genu recurvatum oder eine konservativ nicht mehr zu behebende Beugekontraktur kann durch Osteotomie mit Entnahme eines dorsalen bzw. ventralen Keiles operativ korrigiert werden.

An der *oberen Extremität* kommen Osteotomien zur Korrektur von in Fehlstellung verheilten Frakturen infrage: z. B. bei Cubitus varus oder valgus nach suprakondylären Humerusfrakturen im Kindesalter; bei posttraumatischen Längendifferenzen der Unterarmknochen; bei Gelenkfehlstellung nach Radiusbasisfrakturen loco typico mit Ellenvorschub und nach dorsal verschobener Gelenkfläche; bei Rotationsfehlstellung am Mittelhand- und Fingerskelett.

Obere Extremität:
Cubitus varus, Cubitus valgus (posttraumatisch), Längendifferenz der Unterarmknochen, in Fehlstellung verheilte Radiusbasisfraktur u.a.

**Arthrodesen** haben trotz enormer Fortschritte auf dem Gebiet der Endoprothetik auch heute noch ihre absolute Berechtigung. Dies gilt umso mehr, je weniger ausgereift der künstliche Gelenkersatz für das betroffene Gelenk ist. Typische Beispiele sind das obere Sprunggelenk und das Handgelenk. An der unteren Extremität gilt noch immer der Grundsatz: Stabilität geht vor Beweglichkeit. Ein belastungsfähiges, schmerzfreies, aber unbewegliches Sprunggelenk wird vom Patienten akzeptiert, zumal der Verlust an Beweglichkeit nicht gravierend ist.

**Arthrodese**
bevorzugte Gelenke:
Hand-, Sprunggelenke.

**Alloarthroplastiken:** Obwohl praktisch alle Gelenke endoprothetisch zu ersetzen sind, gibt es Gelenke, die mit guten funktionellen Ergebnissen ersetzbar sind, solche mit eingeschränkter Indikation zu dieser Art der Operation und solche mit schlechter Prognose. Die besten Ergebnisse zeitigen die Hüft- und Kniegelenkendoprothesen und die Silastik-Platzhalter bei rheumatischer Zerstörung der Grund- und Mittelgelenke der Hand. Am Schultergelenk hat sich der endoprothetische Ersatz nur bei Knochentumoren durchgesetzt, am oberen Sprunggelenk keines der angebotenen Modelle.
Betreffs der Werkstoffe und der tribologischen Verhaltensweisen s. S. 26.

**Alloarthroplastik**
Gute Anwendungsgebiete Hüft- und Kniegelenke.
Bei rheumatischer Fingergelenkzerstörung:
Silastik-Platzhalter.
Schultergelenk: überwiegend nur bei Tumorbefall.

## 2.7.1.2 Neuropathische Arthropathien

**Neuropathische Arthropathien**

### Arthropathia tabica

*Synonyme:* Arthropathia luetica, Metalues, Charcot-Gelenk.

**Arthropathia tabica**

**Ätiopathogenese:** 10–30 Jahre nach syphilitischem Erstinfekt treten langsam aszendierende Degenerationen der Hinterstränge auf (Tabes dorsalis). Die Folge ist eine herabgesetzte Tiefensensibilität, Analgesie und eine fehlende Rückkoppelung über Mechanorezeptoren. Die neuro-muskuläre Integration des Gelenkes ist gestört, die mechanische Chondroprotektion fehlt (vgl. S. 214). Die Gelenkkapsel wird überdehnt, der Knorpel unphysiologisch belastet, das Gelenk erleidet Mikrotraumen, ohne daß der Patient über Schmerzen klagt.

*Ätiopathogenese*
Degeneration der Hinterstränge (Tabes dorsalis) 10–30 Jahre nach Erstinfekt.
Folge:
Störung der neuro-muskulären Integration durch Analgesie und herabgesetzte Tiefensensibilität.

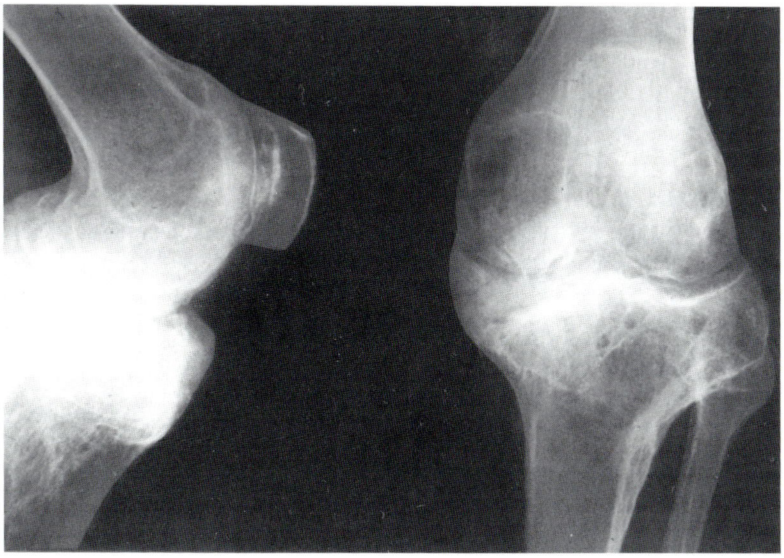

**Abb. 110** Arthropathia tabica des Kniegelenkes

**Diagnose**
schwerste Arthrosen im Röntgenbild bei fehlenden oder nur geringen Beschwerden!

**Diagnose:** Entscheidend ist die Diskrepanz zwischen schwerem objektiven Befund und geringen subjektiven Beschwerden. Als Prototyp des tabischen Gelenkes gilt das Kniegelenk: schwere Deformierung bis hin zum Schlottergelenk und erhebliche Achsenabweichung (Varus). Röntgenologisch zeigt sich eine schwere Gelenkzerstörung mit extremen Knochenab- und -umbauvorgängen mit Schwund von Gelenkanteilen und Subluxationen (Abb. 110).
Neurologie der Tabes: lanzinierende Schmerzen, Verlust der Sehnenreflexe, Muskelhypotonie, Störung von Tiefensensibilität und Vibrationsempfinden, spinale Ataxie, reflektorische Pupillenstarre, trophische Störungen (Mal perforant).

**Therapie**
– stabilisierende Apparate,
– Totalendoprothese (Hüfte),
– Arthrodese (Kniegelenk).

**Therapie:** Bei instabilen Gelenken stabilisierende Apparate und Schienen. An der Hüfte kann eine Totalendoprothese in Erwägung gezogen werden, am Kniegelenk hilft in der Regel nur die Arthrodese.

*Differentialdiagnose* ⟹

**Differentialdiagnose:** Polyarthritis, Akroosteolysen, Gicht, Hämophilie und Syringomyelie, eitrige Arthritis, Lepra.

**Syringomyelie**
Spaltförmige Höhlenbildung im Rückenmark (Hals-Brustmark).

**Syringomyelie**
**Ätiopathogenese:** Röhren- oder spaltförmige Höhlenbildung im Rückenmark, vorzugsweise im zervikalen oder thorakalen Bereich als Ausdruck einer dysraphischen Fehlbildung des Neuralrohres oder – erworben – durch Arachnitis oder Tumoren.

**Neurologie**
- vegetativ-trophische Störungen,
- dissoziierte Sensibilitätsstörung,
- Muskelatrophien,
- Paresen.

**Neurologische Symptomatik:** Störung der Hautdurchblutung und der Schweißsekretion (vegetativ-trophische Störungen), dissoziierte Sensibilitätsstörung (erhaltene Berührungsempfindung, erloschenes Schmerz- und Temperaturgefühl), Muskelatrophien und nukleäre Paresen, bevorzugt an der oberen Extremität.

**Orthopädischer Befund**
In 80 % Gelenke der oberen Extremität betroffen.
Chronische Verlaufsform:
Rötung, Schwellung, Bewegungseinschränkung.
Akute Verlaufsform:
massiver intraartikulärer Erguß → Subluxation.

**Orthopädischer Befund:** Im Gegensatz zur Tabes werden überwiegend (zu etwa 80 %) die Gelenke der oberen Extremität befallen. Beim *chronischen* Verlauf: Rötung, Schwellung, zunehmende Bewegungseinschränkung. Bei *akuten* Fällen – Schultergelenke sind bevorzugt betroffen – tritt ein massiver intraartikulärer Erguß auf mit Kapselbandüberdehnungen, die zur Subluxation und gar Luxation führen können.
Weitere Lokalisation: Wirbelsäule (Skoliose, Arthropathien der Wirbelgelenke, Spondylopathien).

**Röntgenbild**
schwerste Gelenkdestruktionen und Knochenneubildungen.

**Röntgenbild:** Wie bei der Tabes ausgeprägte Gelenkdestruktionen und überschießende Knochenneubildungen, die zu extremen Gelenkdeformierungen führen.

**Therapie**
symptomatisch.

**Therapie:** Symptomatisch. Die Indikationen zu operativen Eingriffen sind sehr streng zu stellen, da schlechte Heilungstendenzen bestehen. Im Frühstadium kann z. B. eine Synovektomie erwogen werden. Bei Instabilität: Orthesen.

*Differentialdiagnose* ⟹

**Differentialdiagnose:** Arthritis (bakteriell, tuberkulös), Tumor, Lues, Lähmungen anderer Genese.

### 2.7.1.3 Gelenkchondromatose

**Gelenkchondromatose**

*Synonyme:* Osteochondromatose, Chondromatosis capsularis, Chondrosis synovialis.

**Ätiopathogenese:** Es handelt sich um eine Differenzierungsstörung von Zellen im subsynovialen Kapselbereich oder um Reaktivierung von verbliebenen embryonalen Zellen dieser Region mit dem Ergebnis, daß zahlreiche, vorwiegend knorpelige, freie oder an der Synovialis gestielte Gelenkkörper produziert werden (chondro- bzw. chondroosteoplastische Hyperplasie). Die freien Gelenkkörper entstehen daher in der Gelenkkapsel und nicht, wie bei der Osteochondrosis dissecans, aus dem Gelenkknorpel.
Die Synovialschicht zeigt an der Oberfläche zahlreiche stecknadelkopf- bis eigroße, u.U. gestielte, Knoten, die als Corpora libera ins Gelenk abgestoßen werden können.

Synovialis produziert freie oder gestielte Gelenkkörper.

**Klinik:** Häufigkeitsgipfel im 3.–5. Lebensjahrzehnt, das männliche Geschlecht ist doppelt so häufig wie das weibliche betroffen. Der Häufigkeit nach geordnet werden folgende Gelenke befallen: Knie-, Hüft-, Ellenbogen-, Schultergelenk.

**Klinik**
Häufigkeitsgipfel 3.–5. Jahrzehnt,
♂:♀ = 2:1
Häufigster Gelenkbefall:
Knie, Hüfte, Ellenbogen.

**Symptomatologie:** Spontan- und Bewegungsschmerz, Steifigkeitsgefühl, Einklemmungserscheinungen mit abrupten Gelenkblockaden, Bewegungseinschränkung, Schwellung (peri- und intraartikulär). Im fortgeschrittenen Stadium können sich ausgeprägte Gelenkinstabilitäten einstellen.

**Symptomatologie**
Schmerz, Einklemmungen mit abrupten Blockaden,
Schwellung.

**Diagnose:** Klinische Symptomatologie. Entscheidend ist das Röntgenbild (Abb. 111). Gelegentlich sind Arthrographie und Arthroskopie, insbesondere bei rein knorpeligen Körpern, erforderlich.

**Diagnose**
Röntgenbild (Abb. 111).

**Therapie:** Operative Entfernung der freien und gestielten Gelenkkörper.

**Therapie**
operative Entfernung.

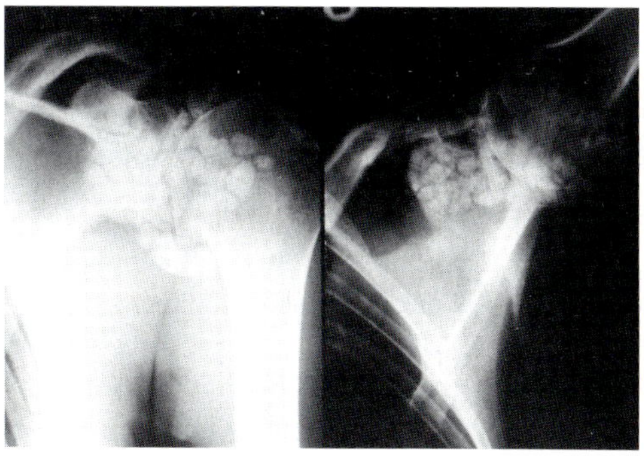
a

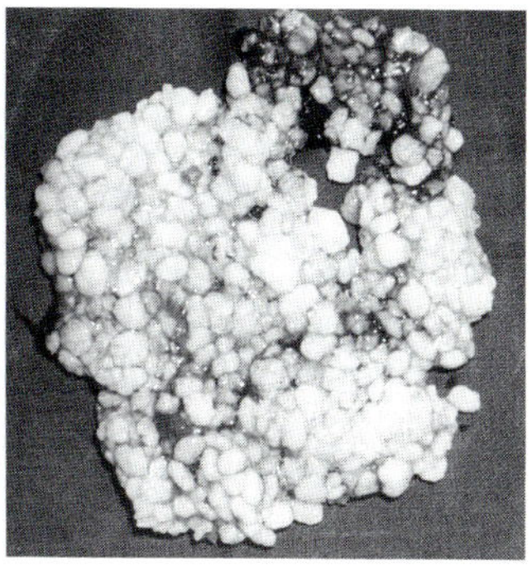
c

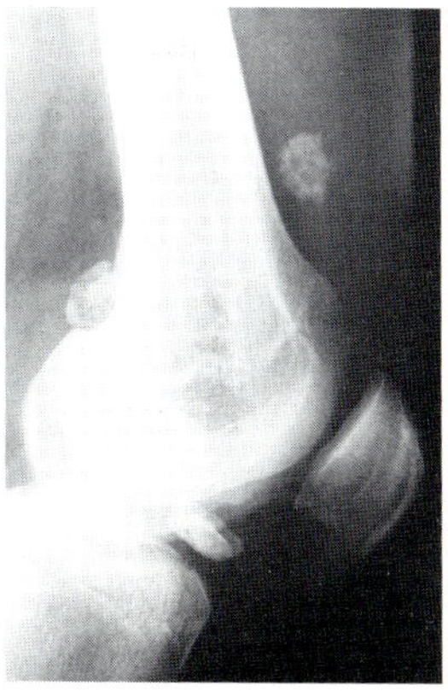
b

**Abb. 111**
Gelenkchondromatose
a) Schulter,
b) Knie,
c) massive Synovialsteine,
aus einem Ellenbogengelenk entfernt

*Differentialdiagnose*

⇨

**Differentialdiagnose:** Osteochondrosis dissecans (Mausbett!), neuropathische Arthropathien.

**Prognose:** Frühzeitige Ausbildung von sekundären Arthrosen ist die Regel.

**Blutergelenk**
Bei Hämophilie A und B, nur Männer betroffen.

Bei erworbenen Blutungsdiathesen: selten.

### 2.7.1.4 Blutergelenk

**Ätiologie:** Die Arthropathia haemophilica tritt bei Blutern auf. Die Hämophilie A ist durch das Fehlen des Faktors VIII (antihämophiles Globulin) und die Hämophilie B durch das des Faktors IX (Christmas-Faktor) bedingt. Das Leiden wird rezessiv geschlechtsgebunden vererbt. Die Erkrankung tritt nur bei Männern auf, Frauen geben lediglich die Erbanlage weiter.
Bei den nicht seltenen erworbenen Blutungsdiathesen – Acetylsalicylsäuremedikation, intensive Heparintherapie und Cumarinderivate-Überdosierung – ist die Inzidenz der Gelenkblutungen seltener.

**Pathogenese**
- Hämosiderose der Synovialis → biologische Servoleistung, Substratzufuhr zu Chondrozyten ↓.
- Kollagenase aus Granulozyten, zugrunde gehenden Chondrozyten und Synovialiszellen zerstört enzymatisch den Knorpel.

**Pathogenese:** Nach vielfachen Blutungen degeneriert die Synovialis und erleidet Stoffwechselstörungen, vorwiegend durch Hämosiderose. Die Substratzufuhr zu den Chondrozyten wird nachhaltig gestört und damit die biologische Servoleistung (vgl. S. 212). Die lokal angereicherten Granulozyten und Makrophagen setzen Kollagenase frei, ein Enzym, welches die Kollagenfasern freilegt. Die zugrunde gehenden Synovialiszellen A und B und die verdämmernden Chondrozyten setzen ihrerseits Kollagenase frei, die die Demaskierung des Kollagengerüstes beschleunigt. Die Arthrose hat ihr erstes Stadium erreicht.

**Häufigkeit**
1:4500 Knabengeburten, 90% der Blutergelenke betreffen schwere und intermediäre Verlaufsformen.
Hiervon: 85% Hämophilie A,
15% Hämophilie B.
70% im Alter von 25 Jahren schwere Gelenkzerstörung.

**Häufigkeit:** Die Hämophilie tritt bei 1 von 4500 Knabengeburten auf. Entsprechend dem Ausbildungsgrad der Hämophilie machen über 90% der Blutergelenke die schweren (0–1% Faktor VIII oder Faktor IX Aktivität) und die intermediären (1–5% der Faktor-Aktivität) Verlaufsformen aus. Von diesen betroffenen Gelenken gehören 85% der Hämophilie A und 15% der Hämophilie B an. In dieser Gruppe haben bereits über 70% im Alter von 25 Jahren schwere Gelenkzerstörungen, häufig bereits im Kindesalter.

**Symptomatologie**
- Prodromi: Kribbeln, Mißbehagen.
- Schwellung, Schmerzen, Überwärmung,
- Schonhaltung,
- Gelenkkontrakturen,
- Fehlstellungen.

Häufigster Gelenkbefall:
Knie-, oberes Sprunggelenk, Ellenbogen-, Hüftgelenk.

Resorption des Hämarthros nach 3–6 Wochen.

Blutungsbereitschaft nach 30. Lebensjahr ↓.

**Symptomatologie:** Häufig bemerken die Patienten vor dem Beginn einer Blutung Kribbeln oder Mißbehagen im Gelenk. Schwellung, Schmerzen und Überwärmung gehen parallel zum Ausmaß des Hämarthros. Das schmerzhafte Gelenk wird in Schonhaltung fixiert. Hierdurch und durch Kapselfibrose entstehen Gelenkkontrakturen in Fehlstellungen bis hin zu Subluxationen oder gar Luxationen. Hierbei sind geschädigte Wachstumsfugen mitverantwortlich.
Die Reihenfolge der am häufigsten befallenen Gelenke korreliert in etwa mit deren Belastungshäufigkeit: Knie-, oberes Sprunggelenk, Ellenbogen-, Hüft-, Hand-, Schulter-, Finger-, Zehen- und Kiefergelenk.
Nach 3–6 Wochen ist der Bluterguß resorbiert.

Nach dem 30. Lebensjahr geht die Blutungsbereitschaft erfahrungsgemäß zurück. Ob hierfür eine erlernte vorsichtigere Lebensführung oder eine erworbene verminderte Läsionsbereitschaft verantwortlich zu machen ist, ist noch ungeklärt.

**Diagnose**
*Labor:* Thrombelastogramm, partielle Thromboplastinzeit, Quick-Wert, Faktor-VIII- u. -IX-Bestimmung.

**Diagnose:** Neben dem klinischen Befund gehören folgende Laboratoriumsmethoden zur Hämophiliediagnostik: Thrombelastogramm, partielle Thromboplastinzeit, Quick-Wert, quantitative Bestimmungen des Faktors VIII und IX.
Infolge der massiven Blutresorption kann es zur leichten Temperaturerhöhung und zur Leukozytose kommen.

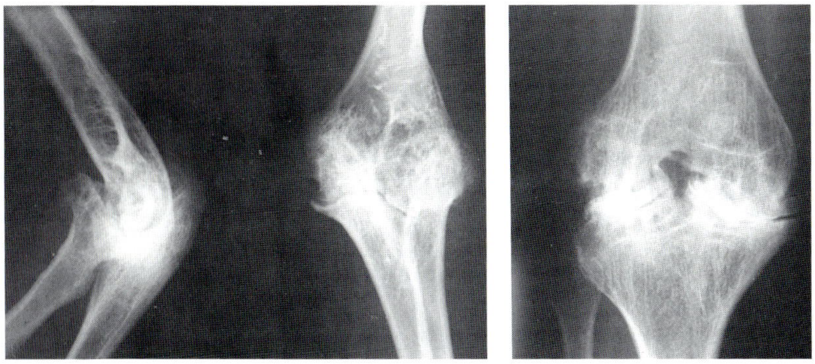

a b

**Abb. 112** Blutergelenk
a) Ellenbogengelenk b) Kniegelenk

Röntgen: Die Bälkchenstruktur ist grobsträhnig (Osteoporose). Gelegentlich finden sich grobe Zystenbildungen (Abb. 112). Ausgeprägte Arthrosezeichen mit Knochenab- und -anbauvorgängen. Gelenkfehlstellungen, u. U. Ankylosen.

*Röntgen:* grobsträhnige Osteoporose, Zystenbildung, Arthrosezeichen, Gelenkfehlstellungen.

**Therapie:** Substitutionstherapie mit entsprechenden Faktorkonzentrationen, was gleichzeitig prophylaktische Therapie darstellt. Bei Ergüssen kurzfristige Immobilisation und Kompressionsverband. Unter exakter Substitution Punktion des Ergusses, evtl. operative Ausräumung oder gar Synovektomie. Letzteres kann nur bei exakter Substitution und Dauerüberwachung in Erwägung gezogen werden.
Irreversible hochgradige Gelenkdestruktionen werden mit apparativ-orthopädischen Maßnahmen angegangen. Bei guter Dauersubstitution Arthrodesen (z. B. im oberen Sprunggelenk bei Arthrose und Spitzfußstellung), u. U. sogar totalendoprothetischer Gelenkersatz der Hüfte.

**Therapie**
Substitutionstherapie,
Punktion des Ergusses.
Bei Gelenkzerstörung:
apparativ-orthopädische Maßnahmen,
Arthrodesen.

**Prognose:** Die Betreuung der Hämophiliepatienten in Selbsthilfegruppen und die Behandlung in Zentren hat die Prognose gebessert.

## 2.7.2 Sehnenrupturen

**Sehnenrupturen**

Geschlossene subkutane Risse setzen eine Degeneration des bradytrophen Sehnengewebes voraus. Diese Degeneration wird durch rezidivierende Mikrotraumen begünstigt, insbesondere auch dann, wenn der Sehne keine ausreichende Zeit zur Heilung gegeben wird. Eine gesunde, nicht vorgeschädigte Sehne hält den äußeren Gewalteinwirkungen stand, sie ist hochbelastbar (Belastungswerte s. S. 238).
Bei gesunder Sehne bewirkt eine große Gewalteinwirkung einen knöchernen Sehnenausriß (Abrißfraktur). Daher kommt bei einem subkutanen Sehnenriß dem Unfallereignis lediglich die Bedeutung einer Gelegenheitsursache zu. Eine histologische Untersuchung des Sehnengewebes ist daher dringend zu empfehlen, da das Geschehen versicherungsrechtliche Relevanzen hat. Der Gutachter hat daher die Frage zu beantworten, ob das angeschuldigte Unfallereignis in der Lage war, eine gesunde Sehne zu zerreißen.

Bei subkutanen (geschlossenen) Rupturen: degenerativer Vorschaden der Sehne. Gesunde Sehne reißt nicht, sondern der Knochen gibt nach: Abrißfraktur.
Histologische Untersuchung!

### 2.7.2.1 Achillessehnenruptur

**Achillessehnenruptur**

**Ursachen:** Häufigster subkutaner Sehnenriß, bei dem ein degenerativer Vorschaden fast immer nachweisbar ist. Infolge Zunahme des Breitensports mit mangelhaftem Trainingszustand der „Sportler" ist eine deutliche Zunahme der Verletzung unübersehbar. Das „Unfall"-ereignis ist eine alltäglich wiederkehrende Belastung: Start beim Sprint, Absprung, Fehltritt an der Bord-

Häufigster subkutaner Sehnenriß.
**Ursachen:** Durch eine Alltagsbelastung wegen des degenerativen Vorschadens, z. B. Fehltritt an Bordsteinkante.

steinkante. Bei Leistungssportlern besteht häufig ein Vorschaden durch Kortisoninjektionen wegen Achillodynien.

**Lokalisation**
meist 3–4 cm kranial des Ansatzes, selten am medialen Gastroknemiuskopf,
Abrißfraktur am Tuber calcanei.

**Lokalisation:** Die häufigste Lokalisation bei Degeneration liegt 3–4 cm kranial des Ansatzes am Tuber calcanei. Selten liegt der Riß in Wadennähe am Übergang der Sehne in die Muskulatur. Hier ist der mediale Gastroknemiuskopf am häufigsten betroffen. Die Abrißfraktur am Tuber calcanei beweist die Integrität der Sehne.

**Diagnose**
- krachendes, knallendes, peitschenschlagartiges Geräusch,
- akuter Schmerz (der rasch nachläßt),
- tastbare Delle in Bauchlage,
- keine Plantarflexion bei Druck auf Wade,
- fehlender Achillessehnenreflex,
- aktive Plantarflexion schmerzhaft und kraftarm.

Röntgenaufnahme zum Ausschluß knöcherner Verletzungen.
Weichteilröntgenaufnahme:
Unterbrechung des Dreiecks zwischen Sehne, Tibiahinterkante und Kalkaneus.

**Diagnose:** Anamnestische Erhebung mit Erfragen des auslösenden Ereignisses. Der Verletzte berichtet über ein knallendes, peitschendes oder krachendes Geräusch mit plötzlichen heftigen Schmerzen, die aber rasch nachlassen können. Bei der Untersuchung in Bauchlage fällt trotz Ödem und Hämatom eine tastbare Delle im Rupturbereich auf. Da die Plantarissehne intakt bleibt, kann sie eine partielle Ruptur vortäuschen. Diese ist aber extrem selten. Beim Druck auf die Wade entsteht *keine* Plantarflexion, der Achillessehnenreflex fehlt. Die aktive Plantarflexion ist kraftarm und schmerzhaft, sie wird aber durch die tiefen Unterschenkelbeuger und den M. plantaris ermöglicht. Der Einbeinstand wird aber unmöglich.
Röntgenaufnahmen sind zum Ausschluß knöcherner Verletzungen erforderlich. Eine Weichteilaufnahme im seitlichen Strahlengang zeigt eine Unterbrechung des Dreiecks zwischen Sehne, Tibiahinterkante und dem Kalkaneus im Rupturbereich. Trotz der eindeutigen Symptome werden 5–10 % der Rupturen übersehen!

**Therapie**
- End-zu-Endnaht,
- Naht des peritendinösen Gleitgewebes,
- bei veralteten Rupturen: Griffelschachtel-, Umkipp-plastik,
- bei knöchernem Ausriß: Zugschraube.
- Nachbehandlung: 3 Wochen Oberschenkelliegegips, 3 Wochen Unterschenkelgehgips.

**Therapie:** Operativ durch End-zu-Endnaht. Bewährt hat sich das Einflechten der distal gestielten Plantarissehne. Naht des peritendinösen Gleitgewebes. Bei veralteten Rupturen läßt sich die einfache Naht nicht mehr erzwingen, da die Sehnenenden retrahiert sind. Es erfolgt dann eine plastische Wiederherstellung durch eine Umkipp- oder Griffelschachtelplastik (Abb. 113). Bei knöchernem Ausriß ist eine Osteosynthese durch Zugschrauben erforderlich.

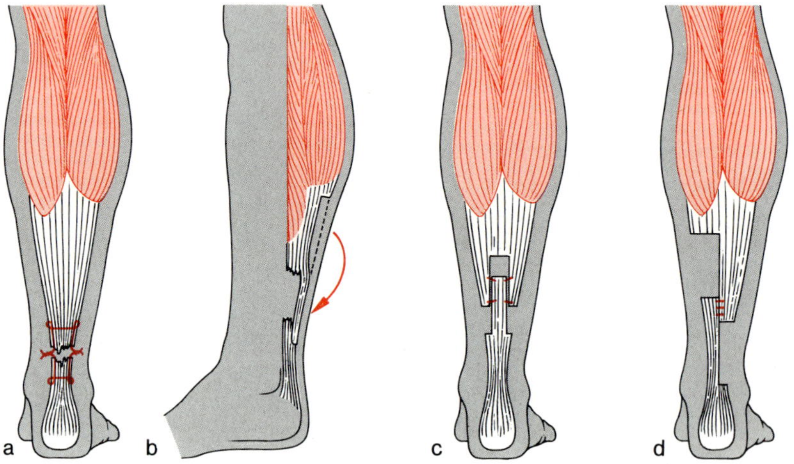


**Abb. 113** Wiederherstellung der Kontinuität der Achillessehne durch:
a) Sehnennaht
b) Umkipp-Plastik
c) Griffelschachtelplastik
d) z-förmige Verlängerung

Nachbehandlung: 6 Wochen Immobilisation, davon 3 im Oberschenkelliegegips mit Spitzfußstellung und Kniebeugung von 30° zur Entlastung der Naht und für weitere 3 Wochen im Unterschenkelgehgips in Neutralnullstellung des oberen Sprunggelenkes.

### 2.7.2.2 Bizepssehnenriß

Die lange Bizepssehne wird im Sulcus intertubercularis, der als Hypomochlion bei der Änderung der Verlaufsrichtung von kaudal-kranial nach lateral-medial wirkt, gehäuft degenerativ geschädigt. Daher reißt die Sehne an dieser Stelle bereits durch ein Bagatelltrauma. Beim Riß verspürt der Patient einen plötzlichen Schmerz. Der Muskelbauch verrutscht nach distal und wölbt sich oberhalb der Ellenbeuge sichtbar vor. Der Funktionsverlust ist minimal. Deshalb ist eine Operation selten indiziert. Bei jüngeren Patienten wird dann der distale Sehnenstumpf auf den Muskelbauch des kurzen Bizepsmuskels aufgesteppt.
Der seltene distale Sehnenausriß beinhaltet den Ansatzverlust beider Muskelbäuche. Daher ist die Funktion – Beugung und Supination – stark behindert. Die transossäre Reinsertion durch die Tuberositas radii ist daher erforderlich.

**Bizepssehnenriß**

Riß der langen Sehne im Sulcus intertubercularis durch Degeneration.
**Diagnose**
plötzlicher Schmerz, Muskelbauch nach distal verrutscht, geringer Funktionsverlust.
**Therapie**
Bei der selten indizierten Operation Vernähung der langen Sehne auf kurzen Muskelbauch. Beim seltenen distalen Ausriß: immer Reinsertion.

### 2.7.2.3 Quadrizepssehnenriß

Riß durch Degeneration in der 2. Lebenshälfte durch plötzliche passive Beugung, z. B. beim Sturz rückwärts.

**Lokalisation:** Bei Degeneration liegt der Riß häufig oberhalb der Patella am Übergang Sehne-Muskulatur. Der M. rectus femoris kann auch isoliert reißen. Seltener liegt der Riß im Bereich des Lig. patellae. Bei gesunder Sehne kommt es zu einer Abrißfraktur, am häufigsten an der Tuberositas tibiae oder am distalen (selten proximalen) Patellapol.

**Diagnose:** Plötzliche lokale Schmerzen beim Unfall. Bei einem vollständigen Riß kann das Kniegelenk nicht mehr aktiv gestreckt werden. Eine Delle ist häufig tastbar. Bei proximalem Riß kommt es zu einem Patellatiefstand. Bei Abrißfrakturen am Patellapol kann sich ein Hämarthros entwickeln.

**Therapie:** Frühzeitige End-zu-Endnaht aller zerrissenen Strukturen. Beim Riß des Lig. patellae ist zur Sicherung der Bandnaht eine zusätzliche Drahtnaht mit Verankerung in der Patella *und* der Tuberositas tibiae erforderlich. Abrißfrakturen werden osteosynthetisch durch Zugschrauben und Zuggurtungen fixiert. Die Nachbehandlung erfordert eine Immobilisation für 6 Wochen in einem zirkulären Oberschenkelliegegips.

**Quadrizepssehnenriß**

Lokalisation: meist oberhalb der Patella an Sehnen-Muskelübergang, seltener im Lig. patellae oder als Abrißfraktur.

**Diagnose**
- Schmerzen,
- tastbare Delle,
- Patellatiefstand,
- evtl. Hämarthros,
- fehlende Kniestreckung bei vollständigem Riß.

**Therapie**
operative Naht, Immobilisation 6 Wochen im Oberschenkelliegegips.

## 2.8 Sportmedizin

*R. Wolff*

**Sportmedizin**

### 2.8.1 Sportschäden – Sportverletzungen

Während sich das Herz-Kreislauf-System eines gesunden Kindes oder Jugendlichen – auch eines jüngeren Erwachsenen – durch sportliche Anforderungen nicht schädigen läßt, ist die Belastbarkeit des Bewegungsapparates weitgehend ungeklärt. Auch Muskel, Knochen, Knorpel und Sehne passen sich an: die ausgeprägte Muskulatur des Bodybuilders und der vermehrte Armumfang des Tennisspielers (Schlagarm) zeugen davon. Röntgenologisch läßt sich eine Hypertrophie des Knochens nachweisen. Fehlende Funktion führt dagegen schnell zu einer Atrophie. Muskelumfang und Kraft nehmen

**Sportverletzung**
Folge eines Traumas.
**Sportschaden**
Folge einer rezidivierenden Überlastung („Mikrotrauma").

Herz-Kreislauf-System eines gesunden Jugendlichen: nicht überlastbar.
Schädigung nur des passiven Bewegungsapparates:
Knorpel, Knochen, Sehne.

**Belastung:**
funktionelle Anpassung (Roux, 1895) führt zu Hypertrophie von Muskel, Sehne, Knochen, Knorpel.
**Fehlende Belastung:**
→ Atrophie obiger Strukturen
**Zu hohe Belastung:**
→ Mikrotraumen → Schädigung.
In der Frühphase: reversibel, später bleibende Veränderung.

**Schädigung**
(Tab. 8)

auch nach kurzer Ruhigstellung im Gips erheblich ab, der Knochen wird osteoporotisch.

Für Muskulatur und den passiven Bewegungsapparat – Sehne, Knorpel, Knochen – gelten also auch die bereits von Roúx (1895) formulierten Gesetze, daß Belastung zu einer funktionellen Anpassung, Ruhe zur Atrophie, zu hohe Beanspruchung dagegen zu einer Schädigung führen.

Unter Schäden werden reversible und irreversible entzündliche und degenerative Reaktionen am Bewegungsapparat als Folge von Überbelastungen („Mikrotraumen") verstanden.

Anpassungsreaktion und mögliche Schädigung der einzelnen Gewebe zeigt die Tabelle 8.

**Tabelle 8**

| Organ | Anpassungsreaktion | Schädigung | Folge des Schadens |
|---|---|---|---|
| Muskel | Hypertrophie bei Krafttraining, veränderte Enzymausstattung in Abhängigkeit von der Belastung (Kraft, Dauerleistung) | Muskelkater? Myogelosen, Verquellung der Mitochondrien Ruptur | Bei Ruptur: narbige Ausheilung |
| Sehne | Hypertrophie | Kalkeinlagerung, Nekrose | irreversibel |
| Knochen | Hypertrophie | Ermüdungsbruch | heilt folgenlos aus |
| Knorpel | Hypertrophie | (Osteo)chondronekrose? | irreversibel, evtl. Bildung von Ersatzknorpel |

Dauer der Anpassung: Monate.

Für jeden Organismus wirken Belastungsreize in einem gewissen Bereich biopositiv, er reagiert durch Anpassung.

Die Anpassung – insbesondere der bradytrophen Organe Sehne und Knorpel – erfordert Zeit (Monate), was hochmotivierte Sportler meist nicht wahrhaben wollen, ebenso wie Anfänger, die plötzlich ihre Liebe zum Jogging entdecken und ihre Leistung am wöchentlichen Kilometerumfang messen.

Die Höhe der individuellen Belastungstoleranz ist unbekannt: wann noch Anpassung möglich, wann bereits Schädigung?

Die Bestimmung der **Belastungstoleranz** (Nigg 1980) ist nicht möglich:
- Es bestehen erhebliche inter- und intraindividuelle Unterschiede (genetische Faktoren).
- Versuchsmöglichkeiten – insbesondere mit Kindern und Jugendlichen – sind begrenzt. Eine Bestimmung der Belastungstoleranz muß letztlich zum Überschreiten dieser Grenze, also zur bewußten Schädigung, führen.
- Die Belastung kann auf vielfältige Art erfolgen.
- Der Zeitfaktor – er ist für die biologische Adaptation entscheidend – läßt sich experimentell nur unzureichend berücksichtigen.

**Zum Sportschaden** führen wiederholte submaximale Belastung bei unzureichender Adaptation und Regeneration.

Insgesamt führt nicht die einmalige Spitzenbelastung, sondern die ständig wiederholte submaximale Belastung bei unzureichender Regenerations- und Adaptationsmöglichkeit zum Sportschaden.

**Sportverletzung:**
akutes Trauma
vorherige degenerative Veränderungen möglich.

*Häufigkeit* von Sportverletzungen:
ca. 3 Verletzungen auf 100 Sportler im Jahr, davon 3–10 % schwerwiegend.

Vom Schaden ist die *akute Sportverletzung*, also das Trauma bei der Sportausübung, abzugrenzen. Degenerative Veränderungen können Voraussetzung sein, z. B. bei der Achillessehnenruptur, oder altersbedingte morphologische Schwachstellen: Apophysenausrisse beim Jugendlichen (s. S. 242).

Umfassende Angaben über die *Häufigkeit* von Sportverletzungen bezogen auf Sportart und Übungsstunden – nur so läßt sich die relative „Gefährlichkeit" abschätzen – liegen für die Bundesrepublik nicht vor. Etwa 1–3 % aller Sporttreibenden erleiden im Jahr eine Verletzung, 75 % sind geringfügig, 3–10 % schwerwiegend. Ausführliche Auswertungen von Unfallerfassungsbo-

gen haben Biener und Fasler in der Schweiz vorgenommen. In einer 15-Jahres-Analyse von 8 819 Sportverletzungen (Pfister u.a. 1985), die in der Orthopädischen Klinik München behandelt wurden, waren Fußball mit 33 %, Ski alpin mit 29 %, Mannschaftsballsport mit 8,8 %, Leichtathletik mit 5,4 %, asiatische Kampfsportarten dagegen nur mit 1,0 % vertreten. Bei der Beurteilung dieser Zahlen sind lokale Gegebenheiten zu berücksichtigen, d. h. die Möglichkeit, bestimmte Sportarten auszuüben. In einer norddeutschen Großstadt sind Skiverletzungen sicher zu vernachlässigen.
Hauptsächlich betroffen waren untere (64 %) und obere (28 %) Gliedmaßen, die häufigsten Diagnosen: Bandrupturen (31,5 %), Frakturen (16 %), Meniskusverletzungen (14 %) und Distorsionen (15 %).
Für jede *Sportart* lassen sich besonders gefährdete Körperregionen und *spezifische* Verletzungen angeben (Tab. 9).

Jede Sportart hat ihre gefährdete Region und ihre typische Verletzung.

**Tabelle 9**

| Sportart | Gefährdete Region | Verletzung |
|---|---|---|
| Boxen | Kopf, Hand | Commotio cerebri, Fraktur der Mittelhandknochen |
| Radfahren | Schulter | Klavikulafraktur, Schürfwunden, Schultereckgelenksprengung, Rippenfraktur |
| Judo | Schulter | Luxation der Schulter |
| Basketball | Hand, Fuß | Luxation und Kontusion der Fingergelenke, Sehnenausrisse, Distorsion des oberen Sprunggelenkes |
| Fußball | Fuß, Knie | Distorsion und Bandruptur am oberen Sprunggelenk, Meniskusverletzungen |

Sportverletzungen treten gehäuft zu Beginn des dritten Lebensjahrzehntes auf. Der körperliche Einsatz ist in diesem Alter am größten, das Risikobewußtsein nimmt erst später zu.

Häufigkeitsgipfel:
Anfang des 3. Lebensdezenniums.

**Ursachen** von Sportverletzungen sind u. a.:
- unzureichendes Aufwärmen,
- mangelnde technische Fertigkeiten,
- ungeeigneter Bodenbelag,
- mangelnde Hilfestellung,
- Ermüdung (mangelnde Konzentration) und
- Gegnereinwirkung.

Die Erforschung von Unfallhäufigkeit und -ursache ist Voraussetzung für die Prävention (Änderung des Bodenbelages, Änderung der Regeln u. a.).

**Ursachen von Sportverletzungen**

⇦

Über die *Häufigkeiten* von **Sportschäden** liegen ebenfalls nur Einzelbeobachtungen vor, die zudem teilweise widersprüchlich sind: z. B. ob die Belastung der Wirbelsäule bei Ruderern vermehrt zu degenerativen Veränderungen und Schmerzen führt. Insbesondere liegen keine Angaben über Spätschäden vor: sind knöcherne Veränderungen bei fehlender klinischer Symptomatik als biologische Adaptationen anzusehen (wie z. B. das vergrößerte Herz des Ausdauersportlers) – auch wenn sie sich nach Beendigung des Trainings nicht zurückbilden –, oder sind sie Ursache späterer Schmerzen? Ein hoher Prozentsatz der Bevölkerung (30–50 %) klagt – auch ohne jemals Sport getrieben zu haben – nach dem 30. Lebensjahr über – meist nur gelegentliche – Rückenschmerzen. Bei Gewichthebern – sie belasten die Wirbelsäule

**Bei der Beurteilung** von **Sportschäden** müssen altersbedingte Beschwerden, die auch ohne sportliche Betätigung auftreten, abgegrenzt werden. 30–50 % der „Normal"-Bevölkerung klagt z. B. über gelegentliche oder dauernde Rückenbeschwerden nach dem 30. Lebensjahr.

**Tabelle 10**

| Sportart | Lokalisation | Schaden |
|---|---|---|
| Wurf (Leichtathletik) | Ellenbogen, Schulter | Tendopathien, knöcherne Veränderungen am Ellenbogen |
| Sprung, Volleyball | Knie | Insertionstendopathien, Chondropathie |
| Sprint, Langstreckenlauf | Unterschenkel | Tendopathien im Bereich der Achillessehne, Insertionstendopathien, Ermüdungsbruch |
| Tennis | Arm | Epikondylitis („Tennisellenbogen"), Tendovaginitis |

erheblich, haben aber ein kräftiges Muskelkorsett – sind Lumbalgien eher selten.

Bestimmte Sportschäden sind für einzelne Sportarten charakteristisch.

Bestimmte Sportschäden sind für einzelne Sportarten charakteristisch (Tab. 10).

Insertionstendopathien sind in der Frühphase reversibel und als Folge einer Überbelastung, nicht primär als Schaden, anzusehen.

**Ursache von Sportschäden:**
- falscher Bewegungsablauf,
- fehlerhafte Ausrüstung,
- unzureichendes Aufwärmen,
- fehlende Regeneration,
- anatomische Formvarianten.

**Ursachen von Sportschäden**

- falscher Bewegungsablauf durch falsche Bewegungsvorstellung oder Ermüdung (Tennis, Speerwerfen),
- falsche Ausrüstung (z. B. Schuhwerk mit unzureichender Dämpfung. Die Belastung des Sprunggelenkes ist beim Laufen auf Asphalt gegenüber dem Lauf auf Rasen erheblich, bei geeigneter Laufsohle nur geringfügig erhöht),
- unzureichendes Aufwärmen, unzureichende allgemeine Kondition und Beweglichkeit (gestörte Bewegungskoordination durch relativ verkürzte Muskeln),
- unzureichende Regeneration,
- unzureichende Trainingsbelastung,
- anatomische Formvarianten (Beinverkürzung und Senk-Spreizfuß *können* zu Schäden führen).

Sportschäden – Sportverletzungen oft gekoppelt,
Beispiel Achillessehne:
Vorschaden: Degeneration, Mikrotraumen,
Verletzung: Ruptur.

*Sportschäden* und *Verletzungen* sind oft miteinander verbunden: eine Achillessehnenruptur ist immer Folge degenerativer Sehnenveränderungen, also eines Schadens (Rupturen bei Leistungssportlern sind eher selten, im klinischen Alltag treten sie oft bei älteren Patienten nach plötzlicher Belastung auf: Anschieben eines Autos, Fußballspiel mit dem Sohn. Oft werden anamnestisch keine vorherigen Beschwerden angegeben).

Unzureichende Therapie von Sportverletzungen:
→ Sportschaden.

Verletzungen – z. B. Bänderdehnungen, Muskelrisse – werden häufig nicht ausreichend therapiert (ruhiggestellt). Schuld sind weniger die behandelnden Ärzte, sie sehen diese Verletzungen teilweise verspätet oder überhaupt nicht, sondern übertriebener Ehrgeiz, Angst vor Trainingsrückstand, Bagatellisierung und evtl. finanzielle Motive (Berufssport). Chronische Instabilität und Knorpelveränderungen – also Schäden – sind mögliche Folge.

**Vorbeugung, Therapie**
- biologische Reparation nach Verletzung benötigt ihre Zeit,
- sie läßt sich durch Medikamente **nicht** verkürzen.

Belastbarkeit des Bewegungsapparates im Alter ↓.
Folgerung: Reduzierung des Trainings, Änderung der Belastungsform

Maßnahmen zur **Vorbeugung und Therapie** ergeben sich aus der Ursache. Trotz weitgehend „aufgeklärter" Patienten ist es oft nicht möglich, Leistungssportler zu überzeugen, daß Verletzungen und Schäden Zeit brauchen, um auszuheilen. Die biologische Reparation – sei es die Heilung eines Knochenbruches oder einer Muskelverletzung – läßt sich nicht durch Medikamente beschleunigen. Die Schmerzbeseitigung durch Injektion ist nur eine symptomatische Behandlung, eine Massage der Muskulatur kann Verklebungen verhindern, ist aber bei frischen Muskeleinrissen kontraindiziert: Eine erfolgreiche Anwendung spricht für eine Fehldiagnose – d. h., es lag keine Faserunterbrechung vor –, nicht für ihre Wirksamkeit. Weitere recht logische Tatsachen wollen Sportler gern verdrängen: die Belastbarkeit des Bewegungsapparates nimmt im Alter ab. Einzig kausale Therapie, z. B. bei Insertionstendopathien, sind Reduzierung des Trainings (nicht unbedingt Ruhigstellung, da sich passive Anpassungen zurückbilden und eine verstärkte Durchblutung des Gewebes bei leichter Belastung oft positiv ist) und eine Änderung der Belastungsform (evtl. Längenausgleich, Einlagenversorgung). Die symptomatische Therapie steht an letzter Stelle. Der behandelnde Orthopäde hat es oft schwer, das Vertrauen des Sportlers zu behalten – und ihn bei Laune zu halten, bis die Natur ihn heilt (Voltaire soll darin spöttisch die Hauptaufgabe des Mediziners seiner Zeit gesehen haben). Positiv ist dagegen die hohe Motivation des Sportlers bei rehabilitativen Maßnahmen.

Wenn auch der orthopädische Nutzen mancher extremer Belastungsformen – Kilometerumfänge von 180–200 km pro Woche, mehrstündiges Training im frühen Kindesalter (Eiskunstlauf, Schwimmen) mit teilweise unphysiologischen Bewegungsabläufen (Turnen) zumindest zweifelhaft erscheint, trägt der Sport zur Ausbildung des Bewegungsapparates bei. Auch im Bereich der Orthopädie dürften weitaus mehr Beschwerden durch zu geringe als durch zu hohe Belastung hervorgerufen werden (z. B. Rückenschmerzen durch schwache Haltungsmuskulatur).

## 2.8.2 Schäden im Bereich der Muskulatur

Hohe, ungewohnte Belastung führt zum **„Muskelkater"**. Wurden früher Laktatanhäufung und veränderter pH-Wert für die Schmerzentstehung verantwortlich gemacht, gilt heute eine *entzündliche Reaktion* in der Muskelzelle als Ursache. Die Beschwerden treten erst mehrere Stunden nach der Belastung auf (pH- und Laktatwert erreichen dagegen sofort oder einige Minuten nach der Belastung ihre Maximalwerte), histologisch lassen sich Veränderungen im Bereich der schmerzenden Muskulatur und im Bereich von Myogelosen nachweisen (aufgequollene Mitochondrien).

**Therapie:** lockeres Traben, Wärme, Massage, bei Bedarf Elektrolyte ($Mg^{++}$,$K^{+}$), in seltenen Fällen Muskelrelaxanzien, Antiphlogistika.

**Muskelzerrung, Muskelfaserriß:** Inwieweit degenerative Veränderungen oder Innervationsstörungen wesentliche Voraussetzungen für das Trauma sind, ist unklar. Während unter einem (partiellen) Muskelriß eine Kontinuitätsunterbrechung der Myofibrillen zu verstehen ist, wird der Begriff „Zerrung" in der Literatur unterschiedlich definiert: „Mikroruptur" im Faserbereich, Ruptur im Bereich der Faszie, Überdehnung ohne Kontinuitätsunterbrechung. Die exakte Diagnose ist – abgesehen von kompletten Rupturen mit sichtbarem zurückgezogenen Muskelbauch, Dellenbildung und Funktionsverlust – oft erst im weiteren Verlauf zu sichern: die Hautverfärbung nach einigen Tagen – Folge des abgesunkenen Hämatoms – ist sicheres Indiz für eine Faserunterbrechung mit Einblutung. Faserrisse heilen narbig aus, hinterlassen also eine bleibende morphologische Veränderung – meist aber keine funktionellen Ausfälle. Nach einer Trainingspause von 7–14 Tagen kann meist wieder mit Bewegungsübungen (Traben) begonnen werden, ebenso mit physikalischer *Therapie* einschließlich Massage, um Verklebungen zu verhindern. Die Akuttherapie besteht in ruhigstellen und komprimierenden Verbänden, Kühlung, Gabe von Antiphlogistika. Volle Belastbarkeit ist im allgemeinen nach 3–6 Wochen erreicht.

**Muskelschäden**

Muskelkater: wahrscheinlich entzündliche Reaktion in der Muskelzelle.

**Therapie**
Wärme, lockeres Traben, evtl. Massage, bei Bedarf Elektrolyte ($K^{+}Mg^{++}$).

**Muskelfaserriß**
Kontinuitätsunterbrechung der Myofibrillen.
**Diagnose**
plötzlicher, stechender Schmerz,
evtl. sichtbare und tastbare Delle, evtl. Funktionseinbuße.
Ultraschalldiagnostik
Spätzeichen: Hämatom.
**Therapie**
Kühlung, Kompressionsverband, Trainingspause für 1–3 Wochen. Massage u. physikalische Therapie erst nach 5–10 Tagen (keine Massage bei frischer Muskelverletzung!). Antiphlogistika. Wirksamkeit von lokalen Injektionen umstritten.

| *Lokalisation* | *Sportart* |
|---|---|
| Tibia<br>Fibula | Lang- und Mittelstreckenlauf |
| Os naviculare (Fuß) | Sprint, Sprung, Lauf |
| Os metatarsale („Marschfraktur") | Lang- und Mittelstreckenlauf |
| Wirbelsäule (Spondylolyse) | Turmspringen, Trampolin |

Weitere seltenere Lokalisationen sind Schenkelhals und Femur (Läufer) sowie Radius und Ulna (nach Tennis, Softball, Volleyball, Gewichtheben).

**Pathogenese:** Beim normalen Remodeling des Knochens besteht ein Gleichgewicht zwischen osteoklastischer und osteoblastischer Aktivität. Wiederholte submaximale Krafteinwirkungen führen über eine vermehrte Osteoklastenaktivität zur lokalen Osteoporose und schließlich zu Mikrofrakturen im Bereich der spongiösen Trabekel und des Havers-Systems. Vermehrte osteoblastische Aktivität läßt sich nach 3 bis 5 Tagen szintigraphisch nachweisen, beginnende Kallusbildung nach 2–3 Wochen. Bei fortgesetzter Belastung zeigen sich Fissuren in der Kortikalis mit kallösen Neubildungen, sog. Looser-Umbauzonen (vgl. S. 91). Wird die Belastung rechtzeitig reduziert, entwickelt sich an Röhrenknochen lediglich eine spindelförmige periostale Kallusbildung, die zur Stabilisierung beiträgt.

**Symptome** der Ermüdungsfraktur sind Schmerzen bei Belastung. Im Bereich von Tibia und Fibula wird meist die Diagnose „Insertionstendopathie" gestellt, zumal der primäre Röntgenbefund unauffällig ist.

**Symptome**
belastungsabhängige starke Schmerzen.

**Diagnose:** Bei unveränderten Beschwerden ist die Röntgenaufnahme nach 10 bis 14 Tagen zu wiederholen, im Zweifelsfall sichern Tomographie und vor allem Szintigraphie die Diagnose. Befund im Röntgenbild: spindelförmige Kortikalisverdickung, evtl. feine Fissurlinie, Looser-Umbauzone (Abb. 114).

*Differentialdiagnose:* Osteoid-Osteom, Osteomyelitis, (Tumor).

**Diagnose**
punktförmiger, lokalisierter Druck- und Klopfschmerz. Positive Szintigraphie nach 3–5 Tagen; Rö.-Befund erst nach 7–21 Tagen positiv (Rö. wiederholen, evtl. Schichtaufnahme!),
Looser-Umbauzonen.

**DD**
Insertionstendopathie,
Osteoid-Osteom, Osteomyelitis.

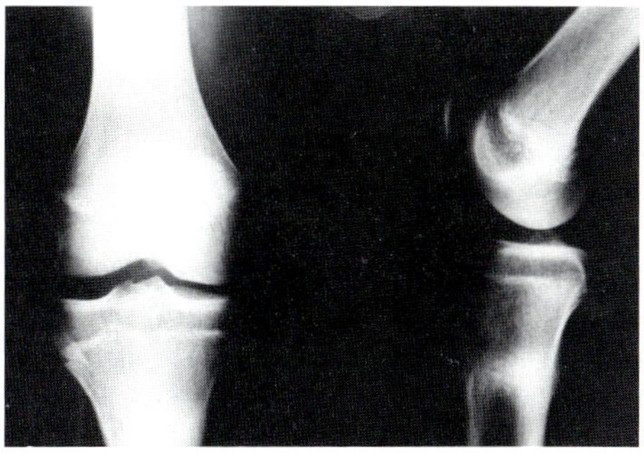
a

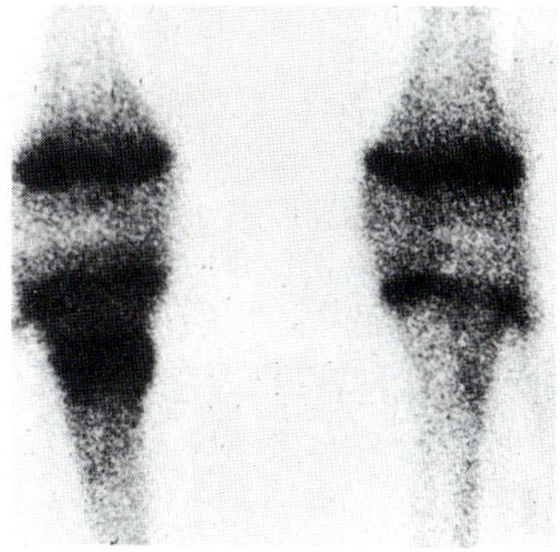
b

**Abb. 114** Ermüdungsbruch der proximalen Tibia bei Langstreckenläufer
a) Röntgenbild b) Szintigramm

**Therapie:** Frakturen im Bereich von Tibia und Fibula erfordern – außer Trainingspause – keine spezielle Therapie, sie heilen folgenlos aus. Problematischer verhält sich das Os naviculare (Abb. 115). Trotz Ruhigstellung von 6–10 Wochen (zunächst Unterschenkelliegegips, dann Gehgips) bestehen oft noch längere Zeit belastungsabhängige Beschwerden bei erneutem Trainingsbeginn. Bei deutlicher Spaltbildung kann die Verschraubung (Kompressionsschraube) indiziert sein. Eine rasch progrediente Spondylolisthese nach Spondylolyse (im allgemeinen aber nicht durch Sport bedingt) kann hier die ventrale Fusion erfordern.

**Therapie**
Trainingsverbot i.a. ausreichend, nur bei Fraktur des Os naviculare Ruhigstellung im Gips für ca. 8 Wochen erforderlich.

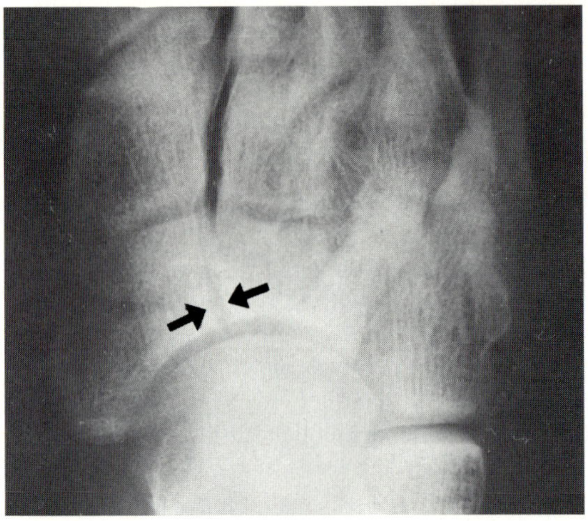

**Abb. 115** Ermüdungsbruch des Os naviculare pedis

**Apophysenausrisse**

## Apophysenausrisse

Eine für Jugendliche typische Verletzung sind Apophysenausrisse im Bereich des Beckens. Ursache ist das Mißverhältnis der in diesem Alter stark entwickelten Muskelkraft und der Zugfestigkeit der Beckenapophysen und ihrer Knorpelfugen. Bei dynamischen Spitzenbelastungen, wie sie beim Sprint, Sprung und bei Kampfsportarten auftreten, reißt bzw. lockert sich die Apophyse bei der Maximalkontraktion der zugehörigen Muskeln.

*Apophysen:* sekundäre Ossifikationszentren. Mechanischer Schwachpunkt bei Jugendlichen.
Ausriß bei dynamischer Spitzenbelastung möglich, Maximum 14.–16. Lebensjahr.

Apophysen sind sekundäre Ossifikationszentren, die bei der endgültigen Formgebung der zugehörigen Skelettanteile mitwirken. Sie treten in der Regel zu Beginn des 2. Lebensjahrzehntes als Knochenkern auf, der über eine Knorpelfuge mit dem zentralen Skelettstück verbunden ist. Die Apophysenfugen stellen zu Beginn der Geschlechtsreife einen mechanischen Schwachpunkt dar. Die Elastizität des kindlichen Knorpels ist verlorengegangen, die Festigkeit des erwachsenen Knochens aber noch nicht erreicht. Apophysenausrisse sind Läsionen des 2. Lebensjahrzehntes (häufig im Alter von 14–16 Jahren).

**Diagnose**
folgt aus
- Anamnese (plötzlicher Schmerz bei sportl. Belastung),
- Lokalbefund (Druckschmerz),
- Funktionseinschränkung,
- Röntgenbild.

Die **Diagnose** ergibt sich aus
- Anamnese (plötzlicher Schmerz)
- Lokalbefund (Druckschmerz, Schwellung),
- Funktionseinschränkung und
- Röntgenbild.

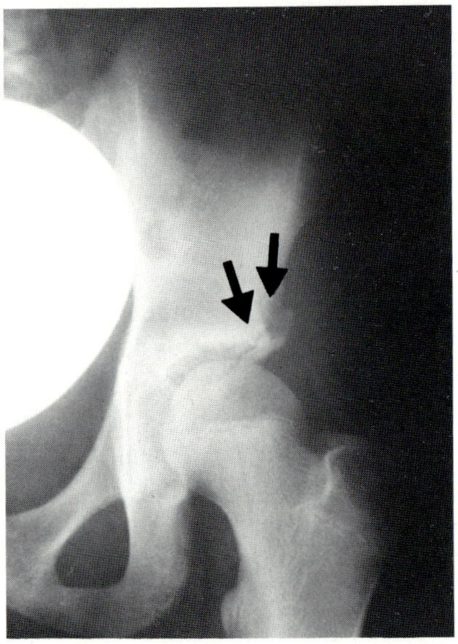

**Abb. 116**
Apophysenausriß
Spina iliaca anterior inferior

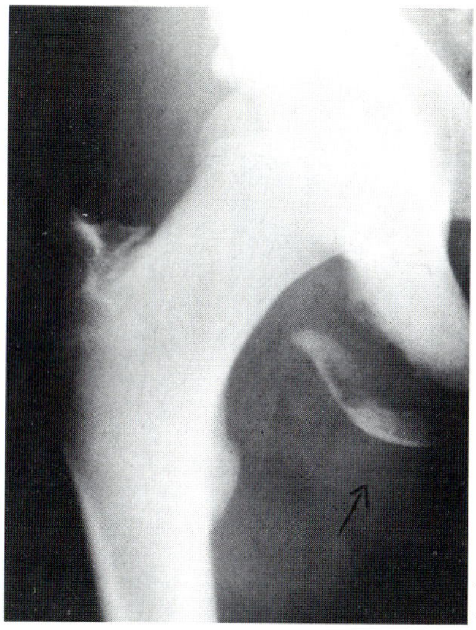

**Abb. 117**
Apophysenausriß Tuber ischiadicum

Die häufigsten **Lokalisationen am Becken** sind:
- Spina iliaca anterior inferior (M. rectus femoris, Abb. 116),
- Spina iliaca anterior superior (M. sartorius, M. tensor fascialatae),
- Tuber ischiadicum (ischiokrurale Muskulatur, Abb. 117),
- Trochanter minor,
- Trochanter major.

Häufigste **Lokalisationen**

**Ursache:** Die Verletzung entsteht durch Kontraktion der an der entsprechenden Apophyse ansetzenden Muskelgruppe. Abrißfrakturen am Tuber ischiadicum entstehen durch Zug der ischiokruralen Muskulatur (Abb. 118). Die Verletzung entsteht bei forcierter Beugung im Hüftgelenk bei gestrecktem Knie (Hürdenlauf, Weitsprung).
Ausriß der Spina iliaca anterior inferior: ruckartige Streckung des gebeugten Hüft- und Kniegelenkes (Stemmbein des Sprinters in der Startphase).

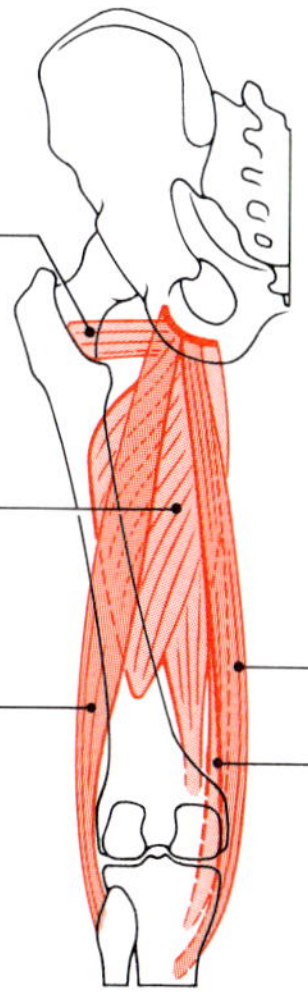


**Abb. 118**
Tuber ischiadicum und Mųskelzug

**Therapie:** Selbst beim Leistungssportler, der höhere Anforderungen an die Wiedergewinnung seines Leistungsvermögens stellt, ist die konservative Therapie (1–3 Wochen Bettruhe, evtl. Lagerung in Entlastungsstellung, Analgetika, Antiphlogistika) die Regel, der operative Eingriff die Ausnahme (Ausriß größerer Fragmente mit erheblicher Dislokation).

**Therapie**
konservativ (Lagerung in Entlastungsstellung für 1–3 Wochen, evtl. Antiphlogistika), volle Belastbarkeit i.a. nach 6–8 Wochen.

Nach der Ausheilung der Apophysenausrisse finden sich gelegentlich pseudotumoröse Verdickungen, insbesondere am Tuber ischiadicum (Abb. 119). Die Anamnese gibt hier den entscheidenden diagnostischen Hinweis.

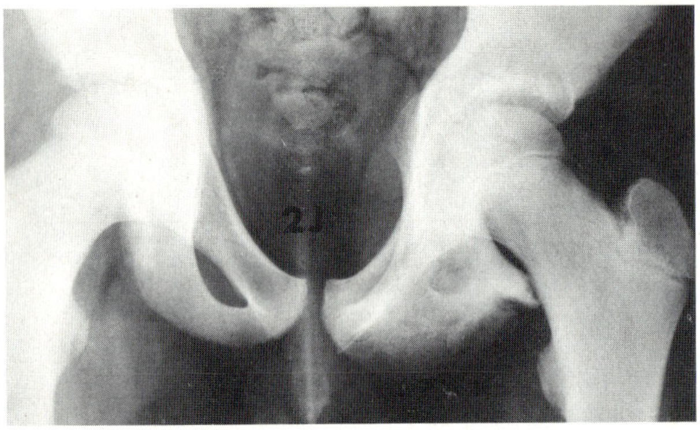

**Abb. 119** Pseudotumoröse Ausheilung am Tuber ischiadicum

**Spezielle Sportschäden**

## 2.8.6 Spezielle Lokalisationen von Sportschäden und Überlastungserscheinungen

**Insertionstendopathie am Knie**
(oberen und unteren Patellapol)

**Knie, Unterschenkel:** Auf die häufigen **Insertionstendopathien** am oberen Patellapol (Ansatz des M. rectus femoris und am unteren (Ursprung des Lig. patellae) wurde bereits hingewiesen. Therapie: Reduzierung der Belastung, Vermeidung tiefer Kniebeugen, Antiphlogistika, evtl. lokale Injektion von Lokalanästhetika und Enzympräparaten. Ultraschall und Iontophorese sollten versuchsweise angewendet werden, zeigen oft aber wenig Erfolg. Dehnungsgymnastik der Oberschenkelmuskulatur. In Einzelfällen operative Ablösung des mittleren Drittels des Lig. patellae (keilförmige Exzision).

**Schienbeinschmerz**
im mittleren, Übergang zum distalen Drittel;
Ursache: Insertionstendopathie des M. tibialis posterior und der Flexoren.
Bei Senk-Spreizfuß:
Verstärkung der Beschwerden.

**Schienenbeinschmerzen:** Klinisch besteht oft ein lokalisierter, ausgeprägter Druckschmerz im Bereich der medialen Tibiakante (mittleres Drittel, Übergang zum distalen Drittel). Ursache ist eine Insertionstendopathie des M. tibialis posterior, des M. flexor hallucis longus und des M. flexor digitorum (Ansatz: Tibia, Membrana interossea). Der M. tibialis posterior stabilisiert das Längsgewölbe des Fußes. Beim Senk-Spreiz-Fuß ist er einer vermehrten Zugbelastung ausgesetzt. *Einlagenversorgung* bringt hier Erleichterung, ferner: physikalische Therapie, evtl. Antiphlogistika. Als weitere Ursache der Beschwerden wird ein Kompartment-Syndrom diskutiert. Eine Abgrenzung ist letztlich nur durch Druckmessungen im Kompartment möglich, was aber nur selten indiziert ist. Bei therapieresistenten Beschwerden muß ein Ermüdungsbruch ausgeschlossen werden.

**Achillessehne**
- Ansatzbeschwerden;
  Ursache: Haglund-Exostose mit Bursitis.
- Im Sehnenverlauf;
  Ursache: Verdickung des Paratenon.

**Achillessehne:** Hier sind Ansatzbeschwerden von Schmerzen im Sehnenverlauf zu unterscheiden. Eine Exostose im Kalkaneus sowie eine reaktive Bursitis zwischen Kalkaneus und Sehne können Ursache der Beschwerden sein (Haglund-Exostose). Jeder Druck auf den schmerzhaften Sehnenbereich ist zu vermeiden (Wechsel der Trainingsschuhe). Oft bringen nur Abtragung der Exostose und Bursektomie dauerhaften Erfolg.
Schmerzen im Sehnenverlauf: Bei Langstreckenläufern ist das Sehnengleitgewebe (Paratenon) verdickt und schmerzhaft, Bewegungsprüfung kann das sog. Schneeknirschen hervorrufen. Therapie: Reduzierung des Trainingsumfanges, Wechsel des Trainingsgeländes (keine Bergläufe), physikalische Therapie, evtl. Einlagen, Dehnübungen, Antiphlogistika, Eismassage (Cave: Kortison-Injektion). Bleibt eine Besserung aus, wird das entzündete Paratenon operativ entfernt.

Bei Sprintern und Springern ist das Gleitgewebe oft unauffällig. Die operative Exploration der Sehne zeigt hier nekrotische Herde, die exzidiert werden.

**Wirbelsäule:** Ob die vermehrte Belastung der Wirbelsäule im Sport (z.B. Rudern) bzw. eine einseitige Haltung (Radfahren) zu degenerativen Veränderungen führt oder beim Jugendlichen die Entwicklung eines Morbus Scheuermann auslösen oder fördern kann, ist umstritten. Knöcherne Veränderungen nach langjährigem Rudertraining wurden beschrieben, gingen aber nicht notwendig mit Beschwerden einher. Beste prophylaktische Maßnahme sind der Aufbau eines stabilen Muskelkorsetts (s. Kap. 1.6, Biomechanik) sowie beim Gewichtheben und Rudern eine saubere Technik. Beim Heben ist das Gewicht möglichst nahe am Körperschwerpunkt vorbeizuführen. Beim Rudern und Gewichtheben wirken erhebliche Momente auf die Bandscheiben. Eine entsprechende Anspannung der Rückenstrecker führt zu einer gleichmäßigen Druckverteilung (Momentengleichgewicht), muskuläre Erschöpfung dagegen zu unphysiologischen Druckbelastungen im ventralen Anteil und zu hohen Zugbelastungen der dorsalen Bandstrukturen. Trainer und Übungsleiter sind durch die betreuenden Sportmediziner entsprechend zu beraten. Eine Kräftigung der Armmuskeln läßt sich z.B. ohne Belastung der Wirbelsäule durch Bankdrücken erreichen.
Durch ständige Reklinationen der Wirbelsäule lassen sich am Leichenpräparat Ermüdungsfrakturen im Bereich des Wirbelbogens provozieren. Bei Sportarten, die diese Bewegung als wesentliches Übungselement enthalten, wurden gehäuft Spondylolysen beobachtet (Turmspringen, Trampolin), so daß hier also ein Ermüdungsbruch anzunehmen ist.

**Wirbelsäule**
Beste Prophylaxe zur Vermeidung von Schäden ist die Ausbildung eines stabilen Muskelkorsetts.

Sportarten mit verstärkter Reklination (Turmsprünge, Trampolin) weisen vermehrt eine Spondylolyse als Ermüdungsfraktur auf.

**Schulter, Arm, Thoraxauslaßsyndrom:** Im Alltag werden die Gelenke der oberen Extremität vergleichsweise weniger belastet als Hüft-, Knie- oder Sprunggelenk (Belastung durch Körpergewicht). Beim Sport treten jedoch auch an diesen Gelenken Zug- und Druckbelastungen von einem mehrfachen des Körpergewichtes auf, die den Spitzenbelastungen bei Hoch- und Weitsprung durchaus entsprechen.
Die wirkenden Kräfte müssen durch den Kapsel-Bandapparat und die Muskulatur abgefangen werden.
Im Bereich des Schulterdaches besteht ein anatomischer Engpaß: Teile der Rotatorenmanschette (Sehnenansatz von M. subscapularis, M. supraspinatus, M. infraspinatus, M. teres minor) werden bei Abduktionsbewegungen des Armes von Humeruskopf einerseits und Akromion sowie Lig. acromioclaviculare andererseits „in die Zange" genommen: *Impingement-Syndrom.* Die Sehnen laufen teilweise bogenförmig um den Humeruskopf, sie werden bei Anspannung der Muskulatur gegen den Knochen gedrückt (insbesondere die Sehne des M. supraspinatus). Die Voraussetzungen für eine ausreichende Durchblutung sind relativ ungünstig: *Tendopathien* im Bereich der Schulter sind daher recht häufig. Während eine Reduzierung der Belastung hier noch zu einer Ausheilung führt, haben weitere Beanspruchung Ödem und Mikroblutungen und damit weitere Verschlechterung der Durchblutung zur Folge. Degenerative Veränderungen (Fibrose, knöcherne Reaktionen) nehmen zu, die *Ruptur* der Rotatorenmanschette ist mögliche Folge.
Röntgenologisch finden sich im Spätstadium eine vermehrte Sklerosierung im Ansatzbereich der Sehnen und evtl. kalkdichte Verschattungen (verkalkte Bursa, Bursitis calcarea). Die Ruptur schließlich läßt sich arthrographisch nachweisen (Kontrastmittelaustritt aus dem Schultergelenk nach kranial in die Bursa subacromialis und subdeltoides).
Durch Verlöten des subakromialen Gleitraumes entsteht als Endzustand die *schmerzhafte Schultersteife* (frozen shoulder) (vgl. Kap. 3.4.5).
Eine Hypertrophie der Skalenusmuskulatur durch sportliches Training wird

**Schulter**
Beim Leistungssport Zug- und Druckbeanspruchungen an der oberen Extremität, vergleichbar denen an unterer Extremität.

Rotatorenmanschette:
Impingement-Syndrom,
Tendopathien,
insbesondere der Supraspinatussehne
↓ verminderte Durchblutung
↓ Degeneration
↓ Sehnenriß.

*Frozen shoulder* durch „Verlöten" des subakromialen Gleitraumes.
Thoracic-outlet-Syndrom bei Hypertrophie der Skalenusmuskulatur.

auch für die Auslösung des *Thorax-Auslaß-Syndroms* verantwortlich gemacht (vermehrter Druck auf das Gefäßnervenbündel, s. S. 276).

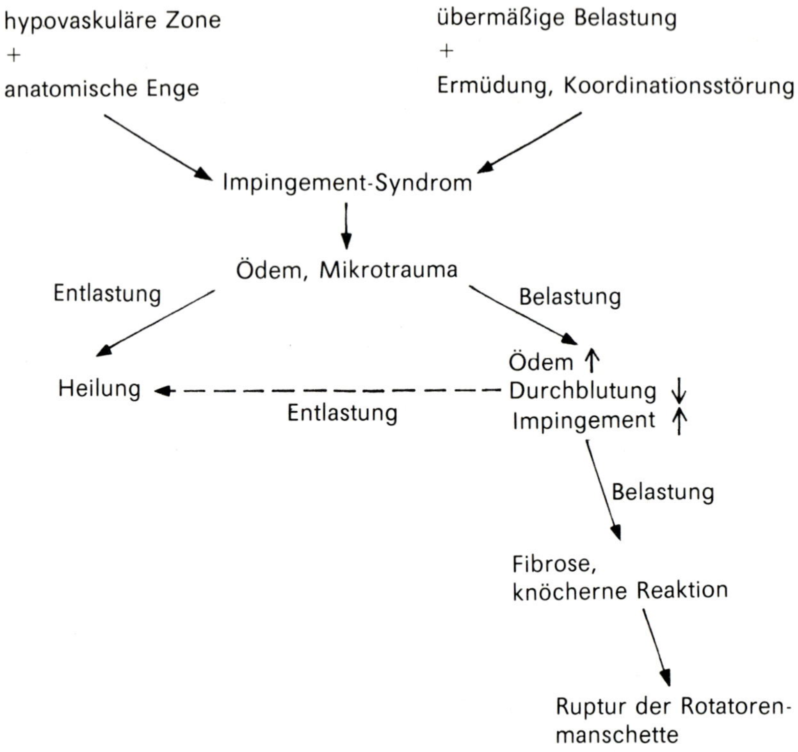


**Ellenbogen**
Bei Werfern:
Knöcherne Reaktionen als Folge der häufigen Anschlagbewegung:
- bei jungen Baseballspielern Knorpelknochenablösungen am Capitulum humeri,
- häufigste Insertionstendopathie: Epicondylitis humeri radialis = Tennisellenbogen,
- Epicondylitis humeri ulnaris = Werferellenbogen.

**Ellenbogen:** Bei Werfern sind knöcherne Reaktionen nach häufigen Anschlagbewegungen (Speerwurf) nachweisbar.
In der amerikanischen Sportliteratur werden Knorpelknochenablösungen im Bereich des Capitulum humeri bei jugendlichen Baseballspielern (Werfern) beschrieben („Little Leaguer's Elbow“, erstmals beschrieben von Brodgen und Crow, 1960).
Die häufigste Insertionstendopathie am Ellenbogen ist die *Epicondylitis humeri radialis* = Tennisellenbogen. Betroffen sind: M. extensor digitorum und Extensor carpi radialis brevis. Die Epicondylitis humeri ulnaris wird als Werferellenbogen bezeichnet. Bringen physikalische Therapie, Änderung der Technik, Reduzierung der Belastung, 2–3 Kortison-Injektionen und Ruhigstellung keinen Erfolg, ist die Ablösung des schmerzhaften Sehnenspiegels indiziert: ovaläre Diszision nach Hohmann. Erreicht wird damit die vollständige Entlastung der schmerzhaften Ansatzzone und eine umschriebene Denervation.

**Prophylaxe**

- Gründliches Aufwärmen,
- gutes Schuhwerk,
- sportorthopädische Untersuchungen.

## 2.8.7 Maßnahmen zur Prophylaxe von Sportschäden

Auf die Bedeutung eines gründlichen Aufwärmprogrammes, von geeignetem Schuhwerk, Bodenbelag und Technik wurde bereits hingewiesen. Ein guter Sportschuh mit geeigneter Bettung soll den Fuß stützen, führen und seine Belastung durch eine geeignete (harte!) Sohle dämpfen.
Für Spitzensportler in der Bundesrepublik (A-, B- C-Kader) sind regelmäßige sportorthopädische Untersuchungen Pflicht, für Nachwuchssportler werden sie fakultativ vielfach angeboten. Ziel ist, Aussagen über die Belastbarkeit des Athleten zu treffen – was letztlich nur sehr eingeschränkt möglich ist –,

„Schwachstellen aufzudecken und bei Verletzungen und Schäden therapeutische Empfehlungen zu geben.

**Belastbarkeit bei Fehlformen:**
Bei der orthopädischen Untersuchung werden zunächst grobe Fehlformen (Skoliose, Rundrücken, Beckentiefstand, Senk-Spreiz-Fuß) erfaßt. Die Muskulatur ist auf Verhärtungen und Verkürzungen (M. iliopsoas, ischiocrurale Muskulatur) zu untersuchen, Ansatzgebiete von Sehnen auf Druckschmerz, Gelenke auf Bewegungsumfang, Reizzustand (Erguß), Druckschmerz und Krepitation. Problematisch sind bereits die Folgerungen, die aus „leichten" Formvarianten zu ziehen sind. Immer sind Sportart und vorgesehener Trainingsumfang (Hochleistungs-, Leistungs-, Schul-, Freizeitsport?) zu berücksichtigen. Nur wenige orthopädische Krankheitsbilder erfordern z. B. eine völlige Befreiung vom Schulsport, Aussagen über geeignete und weniger geeignete Sportarten sind meist möglich. Bei ausgeprägten **Genua vara** oder **valga** ist von einem Hochleistungstraining in Sportarten mit hoher Beanspruchung der Kniegelenke (extreme Lauf- und Sprungbelastung) abzuraten, Schulsport ist i. a. uneingeschränkt möglich.

**Belastbarkeit bei Fehlformen**
**Genu varum, – valgum**
Hochleistungssport: nein,
Schulsport: ja.

**Beckentiefstand:** Ein Beckentiefstand von 0,5 cm liegt im Normbereich. Bei einem Tiefstand von mehr als 1 cm wird die tatsächliche Beinlängendifferenz anhand einer Röntgenaufnahme (Beckenübersicht im Stehen) ausgemessen und die Auswirkung auf die Wirbelsäule beurteilt. Im allgemeinen wird eine Sohlen- oder Absatzerhöhung empfohlen und dem Sportler erklärt, daß die Längendifferenz sonst zu Fehlbelastungen und Schmerzen (Wirbelsäule) führen kann.

**Beckenschiefstand**
Ausgleich der Beinlängendifferenz ab 1 cm zur Prophylaxe von Wirbelsäulenfehlstatik.

**Senk-Spreiz-Fuß:** Die Diagnose ist subjektiv und wird häufig gestellt. Nur bei Beschwerden im Bereich von Fuß oder Unterschenkel sind Einlagen für den Sportschuh zu empfehlen. Laufstudien auf einem Laufband (Aufnahme mit Video- oder Hochfrequenzkamera, einfache Beobachtung) können eine vermehrte Pro- oder Supination des Fußes beim Aufsetzen verdeutlichen und z. B. Achillessehnenbeschwerden erklären (ungleichmäßige Spannungsentwicklung über dem Sehnenquerschnitt). Keilförmige Vorrichtungen am Schuh können hier Abhilfe schaffen. Wieweit dadurch eine unphysiologische Belastung anderer Gelenke (Knie, Hüfte) provoziert wird, läßt sich z. Z. nicht abschätzen.

**Senk-Spreiz-Fuß**
Einlagen nur bei Beschwerden.

**Hüftdysplasie:** Aussagen über die Belastbarkeit sind schwierig. Die Formabweichung gilt als präarthrotische Deformität, andererseits verursacht nicht jede Dysplasie im Alter Beschwerden. Freizeit- und Schulsport sind i. a. möglich, von übermäßiger Hüftbelastung (Sprung, Langlauf als Leistungstraining) ist abzuraten. Zu berücksichtigen sind einerseits Schwere der Dysplasie, zum anderen, wie gering die tatsächliche Belastung beim Schulsport im Vergleich zur gesamten Tagesbelastung ist. Ein völliges Sportverbot ist nicht zu rechtfertigen, da es die Lebensfreude eines Kindes und Jugendlichen erheblich einschränkt und ein evtl. erforderlicher operativer Eingriff dadurch nur um Monate verzögert werden kann – falls überhaupt. Nach erfolgreichen Korrekturen und kongruentem Gelenk besteht ebenfalls Sportfähigkeit (extreme Sprung- und Laufbelastung?).

**Hüftdysplasie**
Freizeit- und Schulsport: ja,
Leistungssport: fraglich.

**Skoliose:** Bei leichten Formen und ärztlicher Überwachung besteht uneingeschränkte Sportfähigkeit, eine Muskelkräftigung ist therapeutisch erwünscht. Jugendliche mit Korsettversorgung können ebenfalls (eingeschränkt) am Schulsport teilnehmen. Bei stärkerer Ausprägung wird von Sprungbelastung und einseitiger Rückenbelastung abgeraten.

**Skoliose**
Bei leichten Formen Sport erwünscht.

**Morbus Scheuermann:** Im floriden Stadium kann eine zeitweise Befreiung vom Schulsport in Ausnahmefällen gerechtfertigt sein. Wichtig ist der Aufbau eines stabilen Muskelkorsetts (Bauch- und Rückenmuskulatur!), wobei

**Morbus Scheuermann**
Schulsport: ja,
Hochleistungssport: fraglich.

Hanteltraining über Kopf zu vermeiden ist. Bestehen beim Schulsport i. a. keine – oder nur zeitlich begrenzte – Einschränkungen, sollte bei erheblichen Wirbelsäulenveränderungen ein Hochleistungstraining in Sportarten vermieden werden, die die Wirbelsäule vermehrt belasten (z. B. Trampolin).

**Spondylolyse**
zu vermeiden: Turmspringen, Trampolinspringen, Turnen, Sport mit erheblicher Belastung der Wirbelsäule.

**Spondylolyse:** Turmspringen, Trampolinspringen, Turnen und Sportarten, die die Wirbelsäule erheblich belasten, sollten nicht leistungsmäßig betrieben werden (Verlaufskontrolle). Auch hier ist der Aufbau eines stabilen Muskelkorsetts von Bedeutung.

**Chondropathia patellae**
zu vermeiden sind:
Sportarten mit Überbelastung des femoropatellaren Gleitlagers.

**Chondropathia patellae:** Jugendliche klagen häufig über Kniebeschwerden bei Belastung. Klinisch finden sich knorpelnde Reibegeräusche im Femoropatellargelenk (auch bei beschwerdefreien Jugendlichen oft nachweisbar!) und ein retropatellarer Kompressionsschmerz. Die eigentliche Schmerzursache ist unklar, „wachstumsbedingte Knorpelerweichungen" erfassen das eigentliche pathologische Geschehen unvollständig. Bei arthroskopischen Untersuchungen zur Abklärung von Meniskusverletzungen werden z.B. häufig asymptomatische Erweichungen im unbelasteten äußeren Bereich der medialen Patellafaszette gefunden. Ein hoher Prozentsatz der Beschwerden verschwindet nach 1–2 Jahren auch ohne jede Therapie. Fehlformen der Beinachsen, Veränderungen im Hüftgelenk und Fehlformen der Kniescheibe (Einteilung nach Wiberg, Korrelation mit Chondropathie aber umstritten) können Mitursache sein. Die Therapie besteht in einer Kräftigung des M. quadriceps femoris (M. vastus medialis) und evtl. der Injektion von Knorpelaufbaupräparaten. Sprungübungen, Bergläufe und tiefe Kniebeugen sollten vermieden werden (s. S. 23, Biomechanik!): es besteht eingeschränkte Sportfähigkeit.

**Morbus Osgood-Schlatter**
eingeschränkte Sportfähigkeit.

**Morbus Osgood-Schlatter:** Es besteht meist eingeschränkte Sportfähigkeit. Übungen, die schmerzhaft sind, sollten vermieden werden. Bei erheblichen und längerdauernden Beschwerden (>6 Monate) ist die operative Sequesterentfernung (Knorpelknochenkern im Ansatzbereich des Lig. patellae an der Tuberositas tibiae) gerechtfertigt.

**Alte Ruptur des vorderen Kreuzbandes**
Erheblicher Kniebinnenschaden.
Kräftigung des M. qudriceps wichtig.

**Alte Rupturen des vorderen Kreuzbandes:** Entscheidend für die Beurteilung ist die funktionelle Stabilität. Eine gut auftrainierte Oberschenkelmuskulatur kann ein fehlendes bzw. elongiertes vorderes Kreuzband (keine Kapsel- oder Seitenbandschäden, Meniskusverletzungen) funktionell ersetzen, so daß eine begrenzte Sportfähigkeit besteht.
Sportarten, die kräftige Sprung- und Drehbewegungen erfordern, sowie Kontaktsportarten sind nicht zu empfehlen. Vom Leistungssport wird von den meisten Autoren abgeraten, da bei entsprechenden Athleten meist Reizerscheinungen (Ergußbildung) und Schmerzen nachzuweisen sind. Die Kreuzbandruptur stellt einen erheblichen Kniebinnenschaden dar und führt im langjährigen Verlauf in hohem Prozentsatz zu degenerativen Veränderungen. (Die Angaben in der Literatur sind schwankend: teilweise werden zu 90% gute funktionelle Ergebnisse nach 2 Jahren angegeben, mehrheitlich aber Instabilität und zunehmende Gelenkveränderungen bei über 50% der Patienten.) Bei komplexer Instabilität besteht keine Sportfähigkeit, hier sind operative Rekonstruktionen erforderlich (vgl. S. 462).

**Rehabilitation**

## 2.8.8 Rehabilitation

Jede schwere Gelenkverletzung, insbesondere jeder operative Eingriff, führt zur Zerstörung von propriozeptiven Nervenrezeptoren, der ursprüngliche Bewegungsablauf ist zunächst gestört und muß wieder erlernt werden. Genähte Bandstrukturen richten sich erst unter Belastung aus und erlangen die nötige

Festigkeit. Muskeln und Sehnen, die über ein Gelenk ziehen, tragen wesentlich zu dessen Stabilisierung bei: sie sind nach jeder Ruhigstellung atrophiert. Aufgabe der Rehabilitation ist also: Auftrainieren geschwächter Muskelgruppen.
Muskelkraft und Ausdauer lassen sich dabei durch Meßgeräte (Cybex II) objektivieren. Stützverbände und spezielle Bandagen können zeitweise für Training und Wettkampf gerechtfertigt sein. Volle sportliche Belastbarkeit nach einer Kreuzbandnaht ist in 6–12 Monaten zu erreichen, nach einer Bandnaht am Sprunggelenk in etwa 3 Monaten.

## 2.9 Periphere Gefäßerkrankungen

**Periphere Gefäßerkrankungen**

*H. Zilch*

### 2.9.1 Chronisch arterielle Verschlußkrankheit (AVK)

**Chronisch arterielle Verschlußkrankheit**

*Häufigkeit:* In Deutschland die wichtigste Volkskrankheit und, bezogen auf das gesamte Gefäßsystem (u. a. Herzkranzgefäße, Hirnarterien), bei weitem die häufigste Todesursache. Bei 80 % der Erkrankten ist die chronische AVK an der unteren Extremität lokalisiert.

wichtigste Volkskrankheit, häufigste Todesursache, 80 % an unterer Extremität lokalisiert.

**Ätiologie:** Verdickung der Intima mit Cholesterineinlagerungen, die die Gefäßwand ulzerös aufbrechen; oder Thrombozytenanlagerungen mit zunehmender Verengung des Lumens.
Begünstigende **exogene Faktoren** sind:
- Zigarettenrauchen, Adipositas.

Begünstigende **endogene Faktoren:**
- Hypertonie, Diabetes mellitus, Hyperlipoproteinämie, Gicht.

Beim Diabetes mellitus kann eine *Makro-* und eine *Mikroangiopathie* vorliegen. Bei Letzterer kommt es zur Zehennekrose bei tastbaren Fußpulsen! Oft besteht noch eine Polyneuropathie mit Sensibilitätsstörungen, so daß sich eine schmerzlose Zehennekrose entwickeln kann. Bei der Makroangiopathie ist vorzugsweise die A. profunda femoris befallen. Weitere Ursachen liegen in Entzündungen begründet, wie bei der Thrombangitis obliterans (Morbus Winniwarter-Bürger), in Immunopathien wie bei Panarteriitis nodosa oder in Angioneuropathien wie bei Morbus Raynaud.

**Ätiologie**
- Verdickung der Intima, (Cholesterin)
- Thrombozytenanlagerungen.

Exogene Faktoren:
- Rauchen, Adipositas

Endogene Faktoren:
- Hypertonie,
- Diabetes mellitus,
- Hyperlipoproteinämie,
- Gicht.

Bei Diabetes mellitus Unterscheidung in
- Mikroangiopathie,
- Makroangiopathie.

Weitere Ursachen:
- Thrombangitis obliterans,
- Panarteriitis nodosa,
- Morbus Raynaud.

**Symptome:** Die Ursache der klinischen Symptome ist die lokale Ischämie. Bei 70–90%igem Stenosegrad treten die ersten Symptome unter Belastung auf, bei 90%igem besteht bereits in Ruhe eine Minderung der peripheren Durchblutung. Das klinische Bild ist, je nach Schweregrad, gekennzeichnet durch die Claudicatio intermittens (Schaufenster-Krankheit), Ruheschmerz und Nekrosen. Die klinischen Symptome werden nach Fontaine in 4 Stadien eingeteilt.

**Symptome**
Bei 70–90%igem Stenosegrad: Beschwerden unter Belastung: Claudicatio intermittens, bei 90%igem: Ruheschmerz.

Stadieneinteilung:

| | |
|---|---|
| **Stadium I:** | Stenosen oder Verschlüsse ohne Beschwerden. |
| **Stadium IIa:** | Claudicatio intermittens, beschwerdefreie Gehstrecke >100 m. |
| **Stadium IIb:** | Claudicatio mit <100 m Gehstrecke. |
| **Stadium III:** | Ruheschmerz. |
| **Stadium IV:** | trophische Störungen mit Nekrosen (trocken = Mumifikation; feucht = Gangrän). |

**Diagnose:** Der Schweregrad wird durch eine exakte *Anamnese* erhoben. Beim Ruheschmerz läßt der Patient das Bein aus dem Bett heraushängen (beim ve-

**Diagnose**
Anamnese: Belastungsschmerz? Ruheschmerz?

Lokalisation des Schmerzes ergibt Hinweis auf Verschlußhöhe.

Palpation der
A. femoralis,
A. poplitea,
A. tibialis posterior,
A. dorsalis pedis.
Auskultation: pulssynchrone Stenosegeräusche.

Ratschow-Lagerungsprobe:
Fußbewegungen im Liegen mit erhobenen Beinen.
Wadenschmerz nach 1 Minute?
Weißfärbung des Fußes?
Erneute Venenfüllung?
Lage und Größe der Stenose bzw. des Verschlusses:
Doppler-Sonde, Sonographie, Oszillographie, Angiographie.

**Therapie**
**konservativ:** Gehtraining.
Ziel: Verbesserung der Kollateralen.
Ausschaltung der Risikofaktoren.
Medikamentös: vasoaktive Substanzen.

**Operativ:** Thrombendarteriektomie, Gefäßtransplantate,
Bypass-Operationen,
Sympathektomie.
Bei Nekrosen: Amputation.
Nach operativ wiederhergestellter Strombahn:
Grenzzonenamputation.

nösen Schmerz lindert Beinhochlagerung die Schmerzen). Schmerzen im Oberschenkel weisen auf einen Verschluß im aorto-iliakalen Bereich hin, in der Wade auf einen im femoralen Bereich und im Fuß auf einen in der A. poplitea und tieferen Etagen.

**Palpation** der Arterienpulse (A. femoralis in der Leistenbeuge, A. poplitea in der Kniekehle und am Fuß die A. tibialis posterior und A. dorsalis pedis am Fußrücken) ist die führende klinische Untersuchung.

*Auskultation:* Bei 70%iger Stenose pulssynchrone Geräusche, die um so höher sind, je enger die Stenose ist.

*Ratschow-Lagerungsprobe:* Im Liegen Fußbewegungen im oberen Sprunggelenk bei senkrecht angehobenen und gestreckten Beinen. Dauer: 1 min. Wadenschmerzen? Weißfärbung der Fußsohle und ab wann? Nach Herabhängen der Beine beim sitzenden Patienten: Wann tritt die Venenfüllung auf (normal 10–15 s)? Reaktive Hyperämie durch lokale Azidose?

Ultraschall-Doppler-Untersuchung, Ultraschallsonographie, Oszillographie und letztlich ein Angiogramm geben Auskunft über Größe und Länge der Stenose bzw. des Verschlusses und bei der Angiographie auch über das Ausmaß der Kollateralen, die das klinische Bild stark beeinflussen.

**Therapie:** Bei der *konservativen* Behandlung steht das ärztlich überwachte Gehtraining mit dem Ziel der Verbesserung des Kollateralkreislaufes im Vordergrund. Begleitend muß die Therapie der Risikofaktoren (Rauchverbot, fettarme Diät, Diabeteseinstellung) und eine kardiopulmonale Therapie erfolgen. Medikamentöse Zusatztherapie mit vasoaktiven Substanzen zweckmäßig.

An *operativen Maßnahmen* kommen Thrombendarteriektomie, Interposition eines Gefäßtransplantates, Bypass-Operationen und lumbale Grenzstrangresektion (Sympathektomie) in Frage. Amputationen sind auch heute nicht immer zu umgehen. Die Höhe der *Amputation* – ob im Oberschenkel, als Exartikulation im Kniegelenk oder im Unterschenkel – hängt von der Höhe der noch guten Durchblutung der Weichteile ab. Eine *Grenzzonenamputation* kann *nach* erfolgreicher operativer Revaskularisierung ausreichen. In diesem Fall erfolgt die Absetzung an der Grenzzone zwischen Nekrose und gut durchblutetem Gewebe, z. B. als Zehen- oder Vorfußamputation.

## 2.9.2 Erkrankungen der Venen

### 2.9.2.1 Varikosis

**Varikosis**
(Krampfadern)
Jeder 2. jenseits des 50. Lebensjahres leidet an Varikosis, Frauen sind 4× häufiger als Männer betroffen.

*Definition:* Sackartige Erweiterung oberflächlicher Venen (Krampfadern). Unterscheidung in primäre und sekundäre Varikosis.

*Epidemiologie:* Jenseits des 50. Lebensjahres leidet fast jeder Zweite an Varizen bzw. deren Folgeerkrankungen. Frauen sind viermal häufiger als Männer betroffen, insbesondere während und nach Schwangerschaften. Stehende Berufe sind prädisponierend (Chirurgen, Friseure etc.).

**Ätiopathogenese**
*Primäre Varizen*
Ursachen: Stoffwechselstörung der glatten Muskelzelle,
hormonelle Einflüsse,
Progesteronspiegel ↑,
Bindegewebeschwäche.
Folge: Insuffizienz der Klappen.
*Sekundäre Varizen*
- bei Thrombose der tiefen Venen
- und Insuffizienz der Vv. perforantes.

**Symptome**
bei primären Varizen: gering;
bei sekundären Varizen: Spannungsgefühl und schwere Beine, Schwellung, Juckreiz.

**Ätiopathogenese:** Bei der *primären* Varikosis sind wahrscheinlich Stoffwechselstörungen der glatten Muskelzellen verantwortlich zu machen. Hormonelle Einflüsse, Erhöhung des Progesteronspiegels, hereditäre Faktoren mit Bindegewebeschwäche und Klappeninsuffizienzen anderer Genese spielen eine Rolle.

*Sekundäre* Varizen (etwa 25 %) treten bei Insuffizienz der Venae perforantes und bei Thrombose der tiefen Beinvenen mit Strömungsumkehr in den Perforansvenen und konsekutiver Klappeninsuffizienz auf.

**Symptomatologie:** Bei primärer Varikosis nur geringe Beschwerden – häufig nur ein kosmetisch-ästhetisches Problem – ausgeprägter aber bei sekundären Varizen: Schwere und Spannungsgefühl, Schmerzen bei Belastung, dann auch Schwellung und Juckreiz bis hin zum postthrombotischen Syndrom.

**Diagnose:** Prima vista möglich, wobei zwischen Stammvarikosis (V. saphena magna oder parva), retikulärer Varikosis (netzförmig verbreiterte Venen) und besenreiserartigen Venektasien (oberflächlich gelegen) unterschieden werden kann. Die primäre muß jedoch von der sekundären Varikosis differenziert werden, allein schon aus Gründen unterschiedlicher Therapie:

- *Trendelenburg-Test:* Die prall gefüllten Krampfadern werden bei liegendem Patienten und hochgestrecktem Bein mit beiden Händen des Untersuchers ausgestrichen. Am proximalen Oberschenkel wird nun eine Staubinde angelegt. Nun steht der Patient mit liegender Staubinde auf. Füllen sich jetzt die Varizen sofort, sind die Venae perforantes insuffizient. Füllen sich die Krampfadern nur zögernd unvollständig (etwa in 15–20 s) und vollends erst nach Lösen der Staubinde, liegen primäre Varizen vor.
- *Perthes-Test:* Am stehenden Patienten Anlage einer Staubinde im mittleren-proximalen Drittel des Oberschenkels. Der Patient wird aufgefordert, umherzugehen. Entleeren sich nun die Krampfadern, müssen die tiefen Venen durchgängig sein. Test mit hoher Aussagekraft.

Nur bei durchgängigen tiefen Beinvenen dürfen die oberflächlichen varikös veränderten Venen operativ entfernt werden. *Nach* der klinischen Testung kann eine aszendierende *Phlebographie* der Bein- und Beckenvenen weitere Klärung schaffen.

**Therapie:** Überwiegend *konservativ* mit Kompressionsverbänden, Stütz- oder Kompressionsstrümpfen; Venopharmaka, die den Tonus der Gefäßmuskeln erhöhen.

*Venenverödung* (Sklerosierung) mit Injektion von venenverödenden Mitteln ist indiziert bei: besenreiseartigen Venektasien, retikulärer Varikosis, kleinen Nebenästen und Restvarizen nach Operation.

*Operativ* bei primärer Varikosis: *„Stripping"* mit Babcock-Sonde (Exhairese) der V. saphena magna mit sorgfältiger Crossektomie in der Leiste, d. h. Unterbindung aller Seitenäste am Venenstern. Weiterhin müssen alle insuffizienten Perforansvenen am Oberschenkel (Dodd-Gruppe), am proximalen Unterschenkel (Boyd-Vene) und mittleren und distalen Unterschenkel (Cokkett-Gruppe) sorgfältig unterbunden werden.

**Prognose:** etwa 8 % Rezidive, jedoch abhängig von der sorgfältigen Operation.

### 2.9.2.2 Akute Beinvenenthrombose

**Pathogenese:** Verlangsamung der Blutströmungsgeschwindigkeit (Stase), Veränderungen der Gefäßwand (Endothel, Freiliegen von Kollagen), veränderte Blutzusammensetzung (Hyperkoagulabilität, erhöhte Aggregationsneigung der Thrombozyten): Virchow-Trias.

**Prädisposition:** Lebensalter über 40 Jahre, anamnestisch durchgemachte Thrombose, Varikosis, Schwere und Dauer eines operativen Eingriffs, Art der Operation, Fettleibigkeit, Einnahme von Kontrazeptiva.

*Häufigkeit:* 90 % der Phlebothrombosen finden sich an der unteren Extremität. Beim Einsetzen einer Alloarthroplastik des Hüftgelenkes treten – ohne Prophylaxe – in weit mehr als 50 % Thrombosen auf, die klinisch nicht immer manifest werden müssen.

**Symptome:** Viele Thrombosen verlaufen stumm oder mit geringen Beschwerden. Bei klinisch manifester Thrombose finden sich folgende Symptome: Schwere und Spannungsgefühl; Schwellung des Beines; manchmal livide Hautverfärbung; bei Bewegungen Schmerzen in der Wade; typischer Druckschmerz am Ort der Thrombose (Adduktorenkanal, Wade und Fußsohle); Dehnungsschmerz in der Wade bei aktiver oder passiver Dorsalfle-

**Diagnose**
- Stammvarikosis betrifft V. saphena magna oder parva,
- retikuläre Varikosis: netzförmig verbreiterte Venen,
- besenreiseartige Venektasien: oberflächliche Venen betroffen.

**DD primäre – sekundäre Varizen:**
- *Trendelenburg-Test*
  1. Ausstreichen der Varizen am hochgestreckten Bein
  2. Anlegen einer Staubinde am Oberschenkel
  3. Aufstehen

→ Sofortige Füllung der Varizen: sekundäre Varikosis.
→ Füllung erst nach Lösen der Binde: primäre Varikosis.

- *Perthes-Test*
  Anlage einer Staubinde am stehenden Patienten.
  Dann Gehen mit Staubinde.
  Bei Entleerung der Varizen: primäre Varizen, tiefe Venen durchgängig.

Nach klinischer Testung Phlebographie.

**Therapie**
*konservativ:* Kompressionsstrümpfe, Venopharmaka.

*Venenverödung* bei besenreiserartigen und retikulären Veränderungen und Nebenästen.

*Operativ:* nur bei primärer Varikosis. „Stripping" mit Babcock-Sonde mit Unterbindung aller Seitenäste in der Leiste und der insuffizienten Vv. perforantes (Dodd-, Boyd-, Cockett-Gruppe).

**Akute Beinvenenthrombose**

*Pathogenese:* Virchow-Trias:
- Stase,
- Gefäßwandschäden,
- veränderte Blutzusammensetzung.

**Prädisposition:** Alter über 40 Jahre, bereits durchgemachte Thrombosen, Varikosis, Art, Dauer und Schwere eines operativen Eingriffs, Adipositas, Kontrazeptiva.

**Häufigkeit:** z. B. beim totalen Hüftgelenksersatz (ohne Prophylaxe) in über 50 % der Fälle. 90 % an der unteren Extremität lokalisiert.

**Symptome**
oft stumm oder nur geringe Beschwerden.
Klinisch manifeste Thrombose:
- Schwere und Spannungsgefühl,
- Schwellung, oft livide Verfärbung,
- Schmerzen in Wade, verstärkt bei Bewegung,
- Druckschmerz über der Thrombose,
- Dehnungsschmerz der Wade.

xion des Fußes (Payr-Zeichen). Ein sicheres Zeichen ist der Kompressionsschmerz (Zeichen nach Loewenberg), z. B. beim Aufblasen einer Blutdruckmanschette über der Wade.

**Diagnose**

⇨

**Diagnose:**
- klinische Untersuchung,
- Doppler-Sonographie,
- Phlebographie,
- Radiofibrinogentest.

**Therapie**
Bettruhe, Hochlagern der Beine, Heparinisierung. Lysebehandlung bei schweren Thrombosen, evtl. Thrombektomie.

**Therapie:** Bettruhe, Hochlagern des Beines, Heparinisierung mit 5–10000 I. E. Heparin iv. initial. Lysebehandlung – abhängig von der Schwere der Thrombose – mit Streptokinase oder Urokinase. Bei ausgedehnten Thrombosen mit Abflußbehinderung und Schmerzen: Thrombektomie.

**Prophylaxe**
Frühmobilisation,
Hochlagern,
Antithrombosestrümpfe,
Atem- und Beingymnastik.

Medikamentös: Low-dose-Heparin-Gabe.
Beispiele:
- 3 × 5000 I. E. Heparin sc./die;
- 2 × 5000 I. E. Heparin in Kombination mit Dihydroergotamin (DHE);
- bei Hochrisikopatienten: 3 × 5000 I. E. Heparin – DHE.

Niedermolekulares Heparin noch wirksamer, 1- bis 2malige Anwendung ausreichend.

**Prophylaxe:** Bei Patienten, die zur Operation anstehen, und bei Unfallverletzten hat sich eine Thromboseprophylaxe generell durchgesetzt. Etwa ¾ aller Thrombosen entstehen bei oder Stunden nach der Operation. Daher ist Frühmobilisation, Hochlagern der Beine, Antithrombosestrümpfe, sofortige aktive Atem- und Beingymnastik wichtig.
Bei der **medikamentösen Thromboseprophylaxe** hat sich die Low-dose-Heparin-Gabe durchgesetzt. Diese Medikation verändert nicht die Gerinnungsfähigkeit des Blutes. Bewährt hat sich die Gabe von 3 × 5000 I. E. Heparin/Tag, subkutan verabreicht; die erste Dosis wird 2 Stunden vor der Operation gegeben. Heparin kann auch mit der vasoaktiven Substanz Dihydroergotamin (DHE) kombiniert werden, wodurch insbesondere in der Hüftchirurgie (Hochrisikopatienten!) das Thrombose- und Embolierisiko weiter signifikant gesenkt werden kann. Ausreichend ist die zweimalige Gabe von 5000 I. E. Heparin – DHE; bei Risikopatienten: 3 × 5000 I. E. Heparin – DHE. Kontraindikationen für DHE: arterielle Durchblutungsstörungen, Angina pectoris, Polytrauma, Replantation, da die vasospastische Komponente die Ischämie verstärken kann. Noch wirksamer ist niedermolekulares Heparin, so daß nur eine einmalige Injektion sc. ausreicht; bei Risikopatienten sollte 2 × täglich injiziert werden.

**Komplikationen:** Die gefürchteste Komplikation ist die oft tödlich verlaufende Lungenembolie, die auch nach klinisch nicht manifester Thrombose auftritt. Postthrombotisches Syndrom.

**Thrombophlebitis**
Thrombose der oberflächlichen Venen; als verhärteter Strang zu tasten.

**Therapie**
Antiphlogistika, Kompressionsstrumpf, keine Bettruhe.

**Thrombophlebitis:** Thrombose der *oberflächlichen Venen* (V. saphena magnaoder parva) bei Venenklappeninsuffizienz und lokalen Entzündungen. Die verhärtete Vene ist als Strang zu tasten.
*Therapie:* Antiphlogistika, Kompressionsstrumpf, keine Bettruhe.

**Postthrombotisches Syndrom**

Infolge der Thrombose der tiefen Venen muß das Blut über die oberflächlichen abtransportiert werden.

### 2.9.2.3 Postthrombotisches Syndrom

**Ätiopathogenese:** Durch die Phlebothrombose mit schlußunfähigen Klappen gelangt das Blut aus den tiefen Venen über die Vv. perforantes in die V. saphena magna und parva. Die Gefäßwände werden sklerotisch, der Tonus der glatten Muskulatur in der Venenwand bleibt herabgesetzt.

Folge: sekundäre Varikosis
→ Klappeninsuffizienz
→ Ödeme mit Gewebeazidose und schlechte $O_2$-Versorgung
→ Ekzeme, Hyperpigmentation, Ulzerationen (Ulcus cruris).

**Symptome:** starkes Schwere- und Spannungsgefühl mit Schmerzen, Ödemen des Beines, Juckreiz, Ulcus cruris.

**Diagnose:** Anamnese. Durch die Ödemphase mit Gewebeazidose und schlechter $O_2$-Versorgung kommt es zu Ekzemen, Hyperpigmentationen (ockergelbe Purpura), Pachydermie, Ulzerationen in Form der „Atrophie blanche“ oder des Ulcus cruris. Letzteres ist zu 90 % Folge eines postthrombotischen Syndroms.

**Therapie:** Im Vordergrund stehen konservative Maßnahmen: komprimierende Verbände und Kompressionsstrümpfe. Werden diese als unerträglich empfunden, ist das tiefe Venensystem völlig insuffizient, eine chirurgische Therapie absolut kontraindiziert. Ständige Bewegung zur Aktivierung der Muskelpumpe. Dermatologische Behandlung der Ulzerationen.

**Therapie**
konservativ: Verbände, Kompressionsstrümpfe.
Bewegung = Aktivierung der Muskelpumpe,
dermatologische Behandlung der Ulzerationen.
Prognose: schlecht.

**Prognose:** Schlecht. Die Wundheilung ist extrem gefährdet.

### 2.9.2.4 Dysplasien der Venen (s. auch Kap. 2.4.2.4)

Hierzu gehören:
- Hämangiome, arteriovenöse Shunts,
- Klippel-Trenaunay-Parkes-Weber-Syndrom (Kap. 2).
- Sturge-Weber-Krabbe-Syndrom,
- von Hippel-Lindau-Syndrom.

## 2.10 Neuromuskuläre Erkrankungen

**Neuromuskuläre Erkrankungen**

### 2.10.1 Zerebralparese

**Zerebralparese**

*H. M. Mayer*

*Synonyme:* zerebrale Kinderlähmung, infantile Zerebralparese, Little-Krankheit, zerebrale Bewegungsstörung, „cerebral palsy“.

**Definition:** Motorische Störungen als nicht progredienter Endzustand (im Sinne eines neurologischen Defektsyndroms) einer während der prä-, perioder postnatalen kindlichen Hirnentwicklung (bis zum 4. Lebensjahr) aufgetretenen zerebralen Schädigung.
Das Krankheitsbild stellt keine ätiologische, pathogenetische oder klinische Entität dar.

Motorische Störung (oft kombiniert mit Intelligenzdefekten und gelegentlich mit Schädigung der Sinnesorgane) nach prä-, perioder postnataler Gehirnschädigung.

**Formen:** Verschiedenartige Formen der zerebralen Bewegungs- und Haltungsstörung (Ataxie, Hypotonie, Spastik, Rigor, Athetose) können auftreten und sind oft kombiniert mit Störungen von Sinnesorganen, Intelligenzstörungen oder zerebralen Anfällen. Ab dem 8. Lebensjahr ist das klinisch-neurologische Krankheitsbild stationär.
Aufgrund des jeweils vorherrschenden Symptoms ist die Einteilung nach Hagberg in spastische, ataktische, dyskinetische Syndrome verbreitet.

Formen:
- spastische Syndrome
- ataktische Syndrome
- dyskinetische Syndrome

*A. Spastische Syndrome 75 %*
- Hemiplegie
- Diplegie
- Tetraplegie
- bilaterale Hemiplegie

*B. Ataktische Syndrome 15 %*
- ataktische Hemiplegien
- kongenitale Ataxien

*C. Dyskinetische Syndrome 10 %*
- „non-tension athetosis“
- „tension athetosis“

Da jedoch fast immer klinische Mischformen vorliegen, ist die einfachere Einteilung in einseitige und beidseitige Formen oft nützlicher.
*Häufigkeit:* Vorkommen bei ca. 1–4 % aller Lebendgeborenen.

*Häufigkeit*
1–4 % aller Lebendgeborenen.

**Ätiologie:** Je früher die Schädigung eintritt, umso schwerwiegender sind die Folgen.

**Pathogenese**
Durch prä-, peri- oder postnatale Schädigungsmechanismen Verhinderung der normalen Entwicklung und Differenzierung des zentralen Nervensystems.
Folgen:
- Entwicklungshemmung der Willkürmotorik,
- Persistenz von Primitivreflexen,
- pathologische Reflexe,
- keine Ausbildung physiologischer Reflexe.

**Klinik**
**Spastische Syndrome** (75%):

- obere Extremität stärker betroffen,
- MER gesteigert (z.T. kloniform),
- Ellenbogen in Flexion,
- Unterarm in Adduktion/Pronation
- Hand- und Fingergelenke in Flexion,
- Hüftgelenk in Beugung und Adduktion,
- Oberschenkel in Innenrotation,
- Kniegelenk in Flexion,
- Spitzfußstellung,

**Pränatale Störungen:** Hypoxie, Intoxikation (CO, Alkohol, Medikamente), Stoffwechselstörungen, Infektionskrankheiten der Mutter (Röteln, Toxoplasmose), Plazentainsuffizienz, genetische Störungen, Mißbildungen.

**Perinatale Störungen:** Hypoxie, geburtstraumatische Schäden (intrazerebrale oder subdurale Hämatome), Nabelschnurverlegungen, vorzeitige Plazentalösung.

**Postnatale Störungen:** Kreislaufstörungen (embolische oder thrombotische Hirngefäßverschlüsse) als Folge von Infektionskrankheiten, Blutgruppeninkompatibilität, Infektionskrankheiten (Meningoenzephalitiden, Zytomegalie), Vakzinationsschäden, traumatische Schäden, Ernährungsstörungen.

Durch die genannten Störungen kommt es zu einer Verhinderung der normalen Entwicklung und Differenzierung des Zentralen Nervensystems. In erster Linie besteht eine Entwicklungshemmung der Willkürmotorik mit Persistenz von Primitivreflexen und Auftreten pathologischer Reflexe. Physiologische Reflexmechanismen bilden sich nicht aus, dadurch Stagnation der motorischen Entwicklung.

**Pathogenese:** Je nach Stärke und Lokalisation der einwirkenden Noxe mehr oder weniger ausgeprägte morphologische Veränderungen des Gehirns. Am häufigsten sind Defekte, wie umschriebene Atrophien, Zysten und Höhlenbildungen bis hin zur Porenzephalie zu beobachten. Auch kommt es oft zu gliösen Narbenbildungen, bei Beteiligung der Meningen auch zu deren fibrotischer Umwandlung. An kongenitalen Mißbildungen werden meist Anomalien der Hirnrinde, die Aplasie des Corpus callosum oder eine Mikrozephalie beobachtet.

**Klinik**
**Spastische Syndrome (75%):**
*Spastische Hemiplegie:*
Bei dieser Form ist meist die obere Extremität stärker betroffen. Die Muskeleigenreflexe der betroffenen Seite sind z.T. kloniform gesteigert, die Pyramidenbahnzeichen auch nach dem 3. Lebensjahr noch positiv. Typische Stellung des Unterarmes in Adduktion und Pronation bei flektiertem Ellenbogen-, Hand- und Fingergelenk einschließlich Daumen. Bei beinbetonten Formen Adduktion und Beugung der Hüfte, Innenrotation des Oberschenkels, Kniebeugekontraktur und Spitzfußstellung (Abb. 120). Als Spätveränderungen häufig Pes equinovarus sowie neurogene Skoliose der Wirbelsäule.

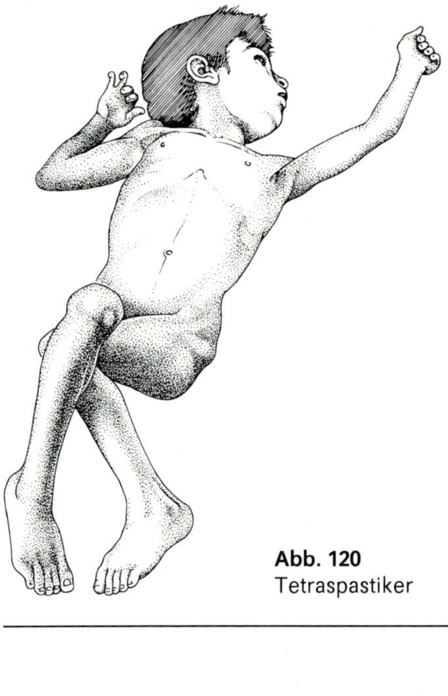

**Abb. 120**
Tetraspastiker

*Spastische Diplegie/Tetraplegie:*
Die spastischen Diplegien betreffen alle 4 Extremitäten, sind jedoch stets beinbetont. Die Muskeleigenreflexe der unteren Extremität sind kloniform gesteigert. Typische spastische Hüftbeuge- und Adduktionshaltung sowie Spitzfußstellung. Beim Gehversuch sowie später beim Sitzen werden die Beine meist überkreuzt. Bei der tetraplegischen Form gleich schwerer Befall aller Extremitäten.

Spätveränderungen:
- Pes equinovarus,
- neurogene Skoliose.

*Lähmung:*
- Hemiplegie: halbseitig.
- Diplegie: alle 4 Extremitäten, beinbetont.
- Tetraplegie: alle 4 Extremitäten.
- Paraplegie: beide Beine.

*Weitere Formen:*
Paraplegie = spastische Parese beider Beine.
Bilaterale Hemiplegie = spastische Parese aller 4 Extremitäten mit Bevorzugung der Arme.
Monoplegie = Spastische Parese einer Extremität.
Triplegie = Spastische Parese von drei Extremitäten.
Als Folge der spastischen Paresen treten *Gelenkkontrakturen* auf:
Ellenbogen – Beugekontraktur,
Unterarm – Pronationskontraktur,
Handgelenk und Finger – Flexionskontrakturen,
Hüftgelenk – Adduktions-, Flexions- und Innenrotationskontrakturen,
Kniegelenk – Flexionskontraktur,
oberes Sprunggelenk und Fuß – Spitzfuß- und Equinovarus-Stellung.

Typische *Kontrakturen:*
Ellenbogen – Flexionskontraktur,
Unterarm – Pronationskontraktur
Hand- und Fingergelenke – Flexionskontr.,
Hüfte – Adduktions-, Flexions- Innenrotationskontrakturen,
Knie – Flexionskontraktur,
OSG, Fuß – Spitzfuß, Pes equinovarus.

**Ataktische Syndrome (15 %):**
Vorwiegend durch Kleinhirnschädigung und häufig mit Sprachstörungen vergesellschaftet. Charakteristisch ist neben den klassischen Symptomen Ataxie, Tremor, Dysmetrie, Asynergien und Dyssynergien die hypotone Muskelspannung.

**Ataktische Syndrome** (15 %):
- Kleinhirnschädigung,
- häufig Sprachstörungen,
- Symptome: Ataxie, Tremor, Dysmetrie, Asynergie, Dyssynergie, *Hypotonie* der Muskulatur.

**Dyskinetische Syndrome (10 %):**
Typischerweise klinische Manifestation erst nach dem 1. Lebensjahr. Symmetrische Bewegungsstörungen in Form von wurmartigen, unwillkürlichen und unkontrollierten Bewegungsabläufen (Athetosen, Choreoathetosen) und Tremor. Unter Intention und Streß zunehmend, im Schlaf sistierend. Stärkste Ausprägung im Hand- und Fingerbereich mit konsekutiven Überdehnungen der Gelenkkapseln und resultierenden Deformitäten (Schwanenhalsdeformität). Ursache der dyskinetischen Störungen sind meist Schädigung der Stammganglien, häufig auch als Folge eines Kernikterus.

**Dyskinetische Syndrome** (10 %):
- Schädigung d. Stammganglien,
- Manifestation nach 1. Lbj.,
- Athetosen, Choreoathetosen,
- Tremor,
- stärkste Ausprägung in Hand und Finger,
- Schwanenhalsdeformität.

*Zusätzliche Störungen*
In 30–50 % Krampfanfälle, psychische Störungen mit Wesensveränderungen und Intelligenzdefekten. Augensymptome wie Schielen oder Nystagmus. Hör- und Sprachstörungen. Im weiteren Verlauf auch trophische Störungen mit Minderwuchs oder Atrophien der befallenen Extremitäten.

### Diagnose
*Anamnese:* Schwangerschaftsverlauf, Geburtsverlauf, Erkrankungen der Mutter.
*Symptomatik:* typische neurologische Symptomatik mit pathologischen spastischen Bewegungsabläufen, Haltungsasymmetrie; pathologischer Muskeltonus (meist Hypertonus) mit Gleichgewichtsstörungen.
*Reflexverhalten:* gesteigerte Muskeleigenreflexe; Persistieren, Verstärkung oder erneutes Auftreten von Primitivreflexen (Saug-, Suchreflex, asymmetrischer tonischer Halsreflex, Moro-Reflex etc.; s. auch Lehrbücher für Neurologie). Auftreten pathologischer Reflexe (Babinsky, Trömner).

**Diagnose**
A: Schwangerschaft, Geburt, Erkrankungen der Mutter.
S: typische neurologische Symptomatik mit pathologischen Bewegungsabläufen. Pathologischer Muskeltonus.

MER gesteigert.
Persistenz oder erneutes Auftreten von Primitivreflexen.
Pathologische Reflexe.

*EEG:* Allgemeinveränderungen, starke Asymmetrien, vereinzelte β-Aktivitäten, fokale langsame Wellen und Spitzenpotentiale (bei ca. 40 % aller erkrankten Kinder normale EEG-Befunde!).

EEG: Allgemeinveränderungen, Asymmetrien, jedoch: bei fast 40 % normales EEG!

*Röntgen:* Schädel, Computertomogramm, Magnetic Resonance-Tomographie und Angiographie zur Lokalisation der Hirnläsion.

Rö.: Schädel, CT, MRT, Angiographie.

**Therapie**
Keine Kausaltherapie möglich.

- *konservativ:* Physiotherapie auf neurophysiologischer Basis nach Bobath oder Voijta.
  Ziel: Herstellung des normalen Muskeltonus, Anbahnung höher integrierter Bewegungs- und Haltungsreflexe, Unterdrükkung pathologischer oder primitiver Reflexe.
- *Medikamente:* Antispastika, Myotonolytika, Anticholinergika, Tranquilizer, Psychopharmaka.
- *Orthopädisch-technische Therapie:*
  Ziele: Kontrakturprophylaxe, Gelenkstabilisierung. Funktionsschienen, Apparate (ein-/mehrachsig), Steh-, Geh-, Sitz-, Greifhilfen, orthopädische Schuhe.
- *Orthop.-chirurgische Therapie*
  Ziele:
  - Wiederherstellung der Gelenkbeweglichkeit,
  - Beseitigung von Fehlstellungen,
  - Wiederherstellung des Muskelgleichgewichts,
  - Prophylaxe von Funktionseinbußen.

**Therapie**
Keine Kausaltherapie möglich. Daher Schwerpunkt auf Prophylaxe zur Verhütung des Krankheitsbildes. Später lediglich symptomatische Therapie.
*Konservative Therapie*
*Physiotherapie:* Ziel der Physiotherapie ist die Kontrakturprophylaxe und Verbesserung der motorischen Störungen durch koordiniertes Training. Beginn frühest möglich, d.h. in den ersten Lebensmonaten unter Einbeziehung der Eltern, da die Übungen täglich durchgeführt werden sollen.
Methoden auf neurophysiologischer Basis nach Bobath: Unterdrückung von pathologischen Reflexabläufen durch Integration reflexhemmender Stellungen in normale Bewegungserfahrungen. Dadurch erfolgt eine Regulierung des Muskeltonus und Bahnung von anatomisch koordinierten Bewegungsabläufen.
Voijta: Erlernen von Bewegungsabläufen unter Ausnutzung der reflexveranlagten Lokomotion des Neugeborenen, d.h. Festlegung von definierten Ausgangsstellungen und Auslösezonen als Basis eines koordinierten Bewegungsablaufes.
*Medikamentöse Therapie*
Antispastika, Myotonolytika bei spastischen Störungen. Anticholinergika bei extrapyramidalen Störungen.
Tranquilizer und Psychopharmaka als additive Therapie bei psychischen Störungen oder Unruhezuständen.
*Orthopädisch-technische Therapie*
Als Ergänzung der physiotherapeutischen Maßnahmen ist die Versorgung mit orthopädisch-technischen Hilfsmitteln notwendig: Zur Kontrakturprophylaxe und Gelenkstabilisierung kommen im wesentlichen Funktionsschienen und ein- oder mehrachsige Apparate zur Anwendung. Zur Verbesserung funktioneller Bewegungsabläufe ist der Einsatz von Steh-, Geh-, Sitz- oder Greifhilfen notwendig (z.B. Rollbretter-/ -wagen, Stehbretter, Ringe, Keulen, Stäbe). Orthopädisches Schuhwerk.
*Operative Therapie häufiger Fehlstellungen*
Auch die orthopädisch-chirurgische Therapie hat lediglich prophylaktischen oder palliativen Charakter. Wesentliche Ziele sind die Wiederherstellung der Gelenkbeweglichkeit, die Beseitigung von Fehlstellungen, die Wiederherstellung des Muskelgleichgewichts und die Prophylaxe voraussehbarer Funktionseinbußen.
*Typische Beispiele*
Beugekontraktur des Ellenbogens, Pronations- und Beugekontraktur der Hand- und Fingergelenke: Z-förmige Bizepssehnenverlängerung in der Ellenbeuge, Diszision der Flexoren- und Pronatorengruppe am Epicondylus ulnaris. Transposition des M. flexor carpi ulnaris auf den M. extensor carpi radialis im Sinne einer Funktionsumkehr.
Hüftbeuge-Adduktions-Kontraktur: proximale Abtrennung (Myotomie) der Hüftbeuger (M. rectus femoris, M. tensor fasciae latae, M. gluteus medius und iliacus) an der Crista bzw. Spina iliaca anterior superior et inferior sowie proximale Adduktorentenotomie am Os pubis. Diese kann perkutan oder offen durchgeführt werden. Eine Versetzung des Adduktorenansatzes auf das Os ischii ist ebenfalls möglich.
Coxa valga spastica (subluxans) als Folge des Adduktorenspasmus (Abb. 121). Myotomien wie oben beschrieben. Transposition des M. iliopsoas transiliacal auf den hinteren Trochanter major (Operation n. Sharrard). Zusätzlich Derotationsvarisierungsosteotomie.
Kniebeugekontrakturen: Verlängerung oder proximale Transposition des M. semitendinosus, M. gracilis und M. semimembranosus ggf. kombiniert mit Raffung oder Distalisierung des Lig. patellae und Myotomie des M. rectus femoris proximal, da sonst Gefahr einer vermehrten Hüftbeugekontraktur.

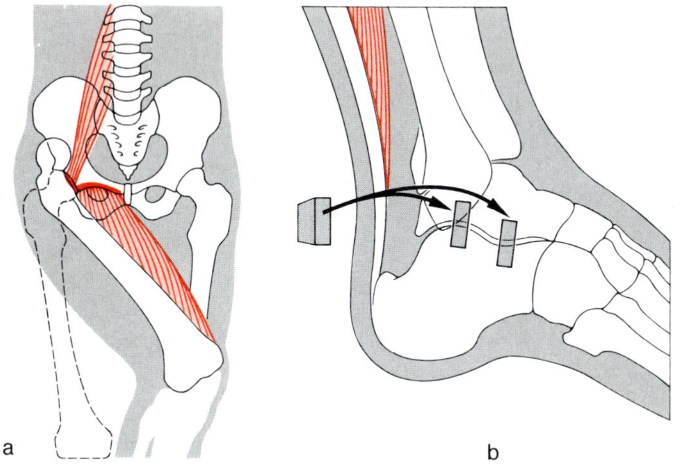


**Abb. 121** a) Coxa valga subluxans durch Spastik der Adduktorenmuskulatur
b) Operation nach Grice bei spastischem Knick-Plattfuß

Spastischer Spitzfuß:

a) Z-förmige Achillessehnenverlängerung einfach oder doppelt (s. Abb. 113) nach Baker und gleichzeitige Durchtrennung der Soleus-Sehnenplatte.
b) Tenotomie des M. gastrocnemius nach Strayer.

Pes valgo-plano-abductus (Rückfuß in Valgusstellung, abgesunkenes Fußgewölbe, Vorfußabduktion): Sehnenoperation kombiniert mit Arthrodese: Achillessehnenverlängerung, Verlagerung der Peronealsehnen nach ventral, subtalare oder pantalare Arthrodese.
Keilosteotomien des Kalkaneus nach Baker.

**Prognose:** Eine vollständige Rückbildung der körperlichen und geistigen Störung ist bei Patienten mit Zerebralparese nicht zu erwarten. Etwa ab dem 8. Lebensjahr ist eine Progredienz der neurologischen Ausfälle nicht mehr zu erwarten.

**Prognose**
Keine Heilung möglich, ab etwa 8. Lebensjahr keine Progredienz der neurologischen Ausfälle.

**Differentialdiagnose:** Vor allem degenerative Erkrankungen des ZNS im Sinne von Stoffwechselstörungen sowie in seltenen Fällen auch Hirntumoren bedürfen des differentialdiagnostischen Ausschlusses.

## 2.10.2 Dysraphische Fehlbildungen

*H. M. Mayer*

**Dysraphische Fehlbildungen**

*Synonyme:* Spina bifida cystica, Spina bifida posterior.

**Definition:** Hemmungsmißbildungen der Wirbelsäule und des Rückenmarks mit Defektbildung meist dorsal in Form eines offenen Wirbelbogens und Ausstülpung der Meningen und/oder des Myelons. Die Folgen sind neurologische Ausfallserscheinungen unterschiedlicher Ausprägung vorwiegend motorisch und sensibel sowie Blasen- und Mastdarmstörungen in Abhängigkeit von der anatomischen Lokalisation (zervikal, thorakal, lumbal oder sakral) der Läsion.

Hemmungsmißbildungen der Wirbelsäule und des Rückenmarks mit dorsaler Defektbildung (offener Wirbelbogen, Ausstülpung von Meningen und/oder Myelon).

**Formen (Abb. 122)**

- **Entstehung während der Blastogenese** (vgl. Kap. 3.3.1): *Spina bifida cystica.*

Offene Formen
Myelozele (Spina bifida cystica aperta): Spaltung von Haut, Wirbelbogen, Dura sowie plattenförmige Vorwölbung des Myelons oder der kaudalen Nervenwurzeln.

**Formen** (Abb. 122)
*Entstehung während der Blastogenese:*
Spina bifida cystica.
Offene Form: Myelozele.

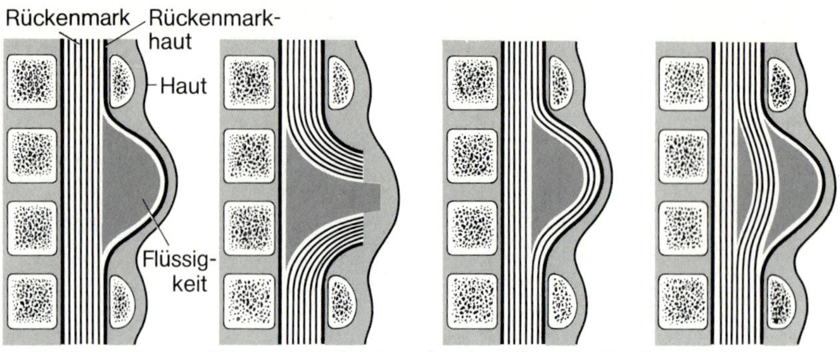


**Abb. 122** Dysraphische Fehlbildungen

Geschlossene Form:
– Myelomeningozele,

– Myelomeningozystozele,

– Meningozele.

*Entstehung während der Organogenese:*
Spina bifida occulta.

Spina bifida anterior: sehr selten.

Hydromyelie
Split-notochord-Syndrom
Dermalsinus
*Häufigkeit:*
1–2 % aller Neugeborenen

Geschlossene Formen
Myelomeningozele: Haut, Wirbelbogen und Dura gespalten, Nervenwurzeln oder Myelon in die Zele hernienartig vorgewölbt.
Myelomeningozystozele: Haut, Wirbelbogen, Dura gespalten, zystisch erweitertes Medullarrohr.
Meningozele: Wirbelbogen und Dura gespalten, jedoch keine Ausstülpung des Myelons oder der kaudalen Nervenwurzeln.

- **Entstehung während der Organogenese:** *Spina bifida occulta:* Wirbelbogenspaltbildung ohne Beteiligung nervaler Strukturen.

Spina bifida anterior: extrem selten, Spaltbildung des Wirbelkörpers und Meningozele nach ventral.
Hydromyelie: zystische Aufweitung des Rückenmarkszentralkanals.
Split-notochord-Syndrom: geteiltes oder paarig angelegtes Rückenmark.
Dermalsinus.
*Häufigkeit:* Etwa 1–2 Kinder auf 1000 Neugeborene. Die offenen Formen überwiegen (60–90 %).

**Ätiologie**
Intrauterine Schädigung (mechanisch, infektiös, alimentär, toxisch) in den ersten 6 Schwangerschaftswochen.
Schädigung vor 4. Embryonalwoche: offene Formen, nach 4. Woche: geschlossene Formen.

**Ätiopathogenese:** Intrauterine mechanische oder stoffwechselbedingte Schäden, Infektionskrankheiten, Mangelkrankheiten, exogene Noxen in den ersten 6 Schwangerschaftswochen. Tierexperimentell durch Hemmung oxidativer Prozesse reproduzierbar. Diskutiert werden auch geographische, ethnologische und soziale Einflüsse. Bei Eintritt der Störungen vor Schluß der Neuralrinne (4. Embryonalwoche) resultieren die offenen Formen mit Beteiligung des Rückenmarks bzw. der Cauda equina. Bei Störungen jenseits der 4. Embryonalwoche lediglich Defekt der Wirbelbögen und Meningen ohne neurale Beteiligung.

**Klinik**
Topographische Einteilung in
⇨

**Klinik:** Topographische Einteilung der klinisch-neurologischen Symptomatik in:
- zervikale (0,8 %),
- thorakale (3,3 %),
- thorakolumbale (21,1 %),
- lumbale (40,7 %),
- lumbosakrale (22,7 %) und
- sakrale (11,4 %) Formen.

**Diagnose**
Bei der Geburt durch pädiatrische und neurologische Untersuchung.
Röntgen der Wirbelsäule.

**Diagnose:** Diagnosestellung der Spina bifida bei der Geburt durch pädiatrische und neurologische Untersuchungen. Palpation des Neugeborenen in Bauchlage. Weiteres Vorgehen: Steriles Abdecken der offenen Spina bifida. Fotodokumentation! Zu achten ist besonders auf assoziierte Fehlbildungen, wie Nabelhernien, Fußdeformitäten (s. u.), Rippenanomalien, Wirbelkörperfehlbildungen und Hüftluxationen.

Nahezu ⅔ aller Neugeborenen zeigen bereits bei der Geburt mehr oder weniger stark ausgeprägte Paresen der unteren Extremität bis hin zur kompletten Querschnittssymptomatik. Bei überlebenden Kindern später Wirbeldeformitäten (Gibbusbildung). Hüftgelenksfehlstellungen bis hin zur Luxationshüfte, häufig assoziiert mit Kniebeugekontraktur (Froschdeformität). Vor allem bei den sakralen Formen der Spina bifida: Klump-, Hacken- oder Knickfüße durch periphere Paresen. Häufige Assoziation der Dysrhaphie mit Hydrozephalus.
Spina bifida occulta: Lediglich Wirbelbogenschlußstörung ohne klinische Bedeutung.
*Röntgen* der Wirbelsäule zur Darstellung und Lokalisation der Dysrhaphie sowie zum Nachweis bereits bestehender Fehlhaltungen.
*Elektrostimulation* und *Elektromyographie* zur Verlaufsuntersuchung vor und nach operativer Therapie.

Etwa ⅔ der Patienten zeigen Paresen der unteren Extremitäten bis zur Querschnittssymptomatik.
Später: Wirbelsäulendeformitäten, Luxationshüften, Kniebeugekontrakturen, Klump-, Hacken-, Knickfüße, Hydrozephalus.

**Therapie:** Neurochirurgische *Primärversorgung* mit Defektdeckung und ggf. Ventilimplantation bei Hydrozephalus. Urologische Kontrolle der Blasenfunktion, Infektionsprophylaxe, operative Korrekturen an Harnwegen.
*Konservative orthopädische Therapie:*
Frühzeitig einsetzende intensive orthopädische und physiotherapeutische Therapie zur Prophylaxe von Skelettdeformitäten, Kontrakturprophylaxe und Verhütung von Dekubitalulzera. Krankengymnastische Übungsbehandlung und Lagerung, insbesondere Kräftigung der Rumpfmuskulatur bei thorakalen Lähmungstypen. Wuchslenkung durch korrigierende Schienen, Sitz- und Stützhilfen, orthopädische Schuhe oder Orthesen.

**Therapie** (allgemein)
Neurochirurgische Primärversorgung mit Defektdeckung.

*Konservativ:*
Lagerung,
Physiotherapie.
Wuchslenkung durch Schienen,
Sitz- und Stützhilfen,
orthopädisches Schuhwerk,
Orthesen.

*Operative Therapie:*
Ziele (nach Bernbeck):
- Beseitigung von Fehlstellungen,
- Funktionsherstellung,
- Erreichen einer Gehfähigkeit mit Apparaten.

Prinzip: Aufbau der Statik vom Fuß her (Sharrard und Webb 1974).
Beginn der operativen Eingriffe gegen Ende des 1. Lebensjahres.

1. *Korrektur des Lähmungsklumpfußes:*

Z-förmige Achillessehnenverlängerung, dorsale Kapseldiszision des OSG und USG.
Mediale Fußrandentflechtung: Tenotomie des M. tibialis posterior und der Plantarfaszie. Kapseldiszision zwischen Talus, Os naviculare und Os cuneiforme I.
Transposition des M. tibialis anterior nach lateral.
Genügen diese Eingriffe nicht, so sind gelenkversteifende Operationen notwendig (subtalare extraartikuläre Arthrodese). Zur operativen Therapie des erworbenen Knick-, Platt- und Hackenfußes s. Kapitel 3.9.4 bis 3.9.6.

*Operativ:*
Ziel:
- Beseitigung von Fehlstellungen,
- Funktionsherstellung,
- Erreichen einer Apparategehfähigkeit.

Prinzip: Aufbau der Statik von kaudal und kranial.

1. *Korrektur von Fußdeformitäten*
- Achillessehnenverlängerung,
- hintere Kapseldiszision,
- mediale Fußrandentflechtung,
- Transposition der Sehne des M. tibialis anterior nach lateral,
- u. U. subtalare Arthrodese.

2. *Korrektur der Lähmungsluxation der Hüfte:*

Bei Paresen distal von L3/4 fehlende Innervation der Hüftstrecker, Abduktions- und Kniebeugemuskulatur. Durch relatives Übergewicht der Antagonisten (s. Abb. 121) sog. Imbalanceluxation der Hüftgelenke. Gleichzeitig immer Coxa valga antetorta.
Operation:
- Transiliakale Verpflanzung des M. iliopsoas auf den dorsalen Trochanter major (Sharrard),
- Intertrochantere Derotations-Varisierungsosteotomie,
- evtl. zusätzlich Pfannendachplastik durch OP nach Chiari oder Salter.

2. *Korrektur von Fehlstellungen im Hüftgelenk*

Ersatz für ausgefallene Hüftstrecker: Transposition des M. iliopsoas (Sharrard), Derotations-Varisierungs-Osteotomie, evtl. Pfannendachplastik.

3. *Korrektur der Lumbalkyphose:*

Kolumnotomie mit Resektion des Kyphosewirbels und anschließender Spondylodese.

3. *Korrektur von Wirbelsäulendeformitäten durch Kolumnotomie und Spondylodese.*

**Prognose:** Die Spina-bifida-Kinder bedürfen einer lebenslangen ärztlichen Betreuung. Durch orthopädische Maßnahmen ist die Grundkrankheit nicht

**Prognose**
Lebenslange ärztliche Betreuung; keine Beeinflussung der Grundkrankheit.

zu beeinflussen, es sind jedoch funktionelle Verbesserungen zu erzielen, welche die lebenswerte und sinnvolle Integration der Patienten in unsere Gesellschaft ermöglichen.

**Progressive spinale Muskelatrophie (PSM), Myatrophische Lateralsklerose (MLS)**

Spinale neurogene Muskelatrophie des Erwachsenen, bei Beteiligung von Hirnnerven auch als progressive Bulbärparalyse bezeichnet. Myatrophische Lateralsklerose als Variante der progressiven spinalen Muskelatrophie (PSM) mit Schädigung zentraler motorischer Bahnen.
*Ätiologie:*
Unbekannt. Auslösende Faktoren: Infekte, endogene oder exogene Noxen, Traumen.

**Pathomorphologie**
Bei PSM: symmetrischer Schwund der Vorderhornneurone und motorischen Hirnnervenkerne.

Bei MLS: s. o., zusätzlich Untergang zentraler motorischer Neurone.

**Klinik**
- Faszikulieren als pathognomonisches Zeichen!
- Neurogene Muskelatrophien,
- Paresen (schlaff),
- MER erloschen.
- Bei spast. Komponente und gesteigertem MER: MLS.

Verteilungstypen:
**Typ Aran-Duchenne:** distale Muskelgruppen der oberen Extremität („Affenhand").

**Typ Vulpian-Bernhardt:** Schultergürtelmuskulatur.
**Peronaeustyp:** untere Extremität, Fuß- und Zehenextensoren.
**Bulbärparalyse:** Beteiligung von Hirnnervenkernen.
Zusätzlich:
- Spontanschmerz, Parästhesien,
- Blasen- und Mastdarmfunktion intakt!!!

Verlauf:
Stets tödlich. Krankheitsdauer nur wenige Jahre.

**Therapie**
- keine Kausaltherapie möglich,
- Physiotherapie,
- Lebenshilfen.

## 2.10.3 Progressive spinale Muskelatrophie (PSM) Myatrophische Lateralsklerose (MLS)

*H. M. Mayer*

*Synonyme:* amyotrophische Lateralsklerose, „motor neuron disease".

**Definition:** Spinal neurogene Muskalatrophie des Erwachsenen; bei Beteiligung von Hirnnerven auch als progressive Bulbärparalyse bezeichnet. Myatrophische Lateralsklerose als Variante der progressiven spinalen Muskelatrophie mit Schädigung zentraler motorischer Bahnen.

**Ätiologie** Ursache unbekannt. Gelegentlich familiäres Vorkommen. Auslösende Faktoren vor allem für die myatrophische Lateralsklerose können Infektionskrankheiten, endogene und exogene Noxen sowie Traumen sein. Auftreten auch im Rahmen eines paraneoplastischen Syndroms.

**Pathomorphologie:** Bei PSM meist symmetrischer Schwund der Vorderhornneuronen sowie der motorischen Hirnnervenkerne. Folge: Neurogene Muskelatrophie.

Bei MLS zusätzlich Untergang zentraler motorischer Neurone.

**Klinik:** Das klinische Bild der PSM ist geprägt durch zunehmende neurogene Muskelatrophien mit schlaffen Paresen und erloschenen Eigenreflexen. Auffällig ist das Faszikulieren der Muskulatur als pathognomonisches Zeichen, oft dem Krankheitsbild vorausgehend. Sind die Muskeleigenreflexe eher lebhaft und kommt eine spastische Komponente hinzu, so kann die Diagnose einer MLS gestellt werden. Nach Paresenmuster unterscheidet man folgende Verteilungstypen:

- **Typ Aran-Duchenne:** distale Muskelgruppen der oberen Extremität („Affenhand").
- **Typ Vulpian-Bernhardt:** Schultergürtelmuskulatur.
- **Peronaeustyp:** untere Extremität, Fuß- und Zehenextensoren.
- **Bulbärparalyse:** Beteiligung von Hirnnervenkernen.

Zusätzlich häufig: Spontanschmerzen, Parästhesien. Blasen- und Mastdarmfunktion immer intakt!

**Verlauf:** Die Krankheit führt stets zum Tod. Durchschnittliche Krankheitsdauer für MLS drei Jahre.

**Orthopädische Therapie**
Intensive physiotherapeutische Maßnahmen werden unterstützt durch medikamentöse Therapie. Operativ-orthopädische Interventionen kommen aufgrund der kurzen und fatalen Verläufe selten in Frage. Lebenshilfen, z. B. Rollstuhlversorgung.

## 2.10.4 Progressive Muskeldystrophie

*H. M. Mayer*

**Progressive Muskeldystrophie**

*Synonym:* Dystrophia musculorum progressiva.

**Definition:** Primäre Myopathie. Genetisch bedingte Degeneration von Muskelfasern mit definierten histologischen Charakteristika und Stoffwechselstörungen bzw. Enzymopathien, welche zu einer Atrophie der Skelettmuskulatur führen.
Mehrere klinische Formen (s. unten) mit unterschiedlichem Vererbungstyp, Lokalisation, Verlauf.

Primäre Myopathie. Genetisch bedingte Degeneration von Muskelfasern mit
• Stoffwechselstörungen bzw. Enzymopathien.
Folge: Atrophie der Skelettmuskulatur.
Mehrere klinische Formen.

**Ätiopathogenese:** Die progressiven Muskeldystrophien sind genetisch fixiert und erblich. Die Ätiologie der angeborenen Stoffwechselerkrankung der quergestreiften Muskulatur ist unbekannt. Diskutiert wird u.a. die Membrantheorie: biochemische Strukturveränderungen der Membranproteine als Ursache der Erkrankung. Durch den Zerfall der Muskulatur gelangt vermehrt das muskelspezifische Enzym Kreatin-Phospho-Kinase (CPK) ins Blut. Das Enzym verwandelt Kreatin in Kreatinphosphat, aus dessen Spaltung der Muskel seinen Energiehaushalt deckt. Im Blut ist daher vermehrt Kreatin nachweisbar, ebenso im Urin, während die Kreatinausscheidung vermindert ist.

*Ätiologie:*
Angeborene Stoffwechselerkrankung der Muskulatur.
Membrantheorie?

Die *Histologie* ist pathognostisch. Zunächst finden sich Kaliberschwankungen der Muskelfasern mit aufgelockerter Membran des Sarkolemm. Die Kerne wandern zur Mitte der Fasern – normalerweise sitzen sie sarkolemmnah-, dann treten Fasernekrosen auf. Bindegewebevermehrung mit Fetteinlagerungen und sekundär entzündliche Reaktionen runden das Bild ab.

*Histologie:* Kaliberschwankungen der Muskelfasern, Fasernekrosen, Bindegewebevermehrung, Fetteinlagerung, sekundär entzündliche Reaktionen.

*Einteilung:* Die Einteilung in X-chromosomal (1–3) und autosomal (4–6) vererbte Muskeldystrophien hat sich bewährt, wobei mehrere Hauptgruppen unterteilt werden (Tab. 11). Eine allen klinischen Erscheinungsformen gerechte Einteilung ist aber noch nicht zu erkennen. Typ 1 und 2 sowie 4 und 5 sind die wichtigsten.

*Einteilung:* s. Tab. 11.

**Tabelle 11** Progressive Muskeldystrophien mit Manifestation an proximalen Muskelgruppen

1. Typ **Duchenne** (X-chromosomal rezessiv/maligner Verlauf)
2. Typ **Becker-Kiener** (X-chromosomal rezessiv/benigner Verlauf)
3. Typ **Leyden** (autosomal rezessiv/aszendierender Gliedergürteltyp)
4. Typ **Walton-Natrass** (autosomal rezessiv/deszendierender Gliedergürteltyp)
5. Typ **Erb-Landouzy-Déjérine** (autosomal dominant/faszio-skapulo-humeraler Typ)
6. Dominanter **Beckengürteltyp**

**Klinik:**
1. **Typ Duchenne:** Beginn vor dem 5. Lebensjahr, ausschließlich das männliche Geschlecht betroffen. Beckengürtel, Iliopsoas, Glutaen und Quadrizeps sind befallen. Patient „klettert beim Aufrichten an sich selbst hoch". Waden zeigen infolge Fetteinlagerung Pseudohypertrophie, sog. Gnomenwaden. Krankheitsbild aufsteigend mit Befall des Rumpfes und Schultergürtels. Herzmuskelbefall. Lebenserwartung weniger als 20 Jahre. Gelegentlich schwere Skoliosen im Endstadium. Spitzfußstellungen und Gelenkkontrakturen.
2. **Typ Becker-Kiener:** Klinische Symptomatologie wie bei 1., jedoch späterer Beginn, gutartiger und protrahierter Verlauf.

**Klinik**
**Typ Duchenne:**
- Beginn vor 5. Lbj.,
- ausschließlich Knaben,
- Beckengürtel und proximale Oberschenkelmuskulatur befallen,
- Patient „klettert an sich selbst hoch",
- Pseudohypertrophie der Waden,
- Herzmuskelbefall,
- schwere Skoliosen,
- Spitzfußstellung,
- Gelenkkontrakturen.

**Typ Becker-Kiener:**
wie Typ Duchenne, jedoch benigner, protrahierter Verlauf.

**Typ Leyden:**
- Knaben und Mädchen befallen,
- gelegentlich Spätbeginn (2. bis 5. Dekade),
- Beginn im Beckengürtel,
- häufig kontrakter Spitzfuß.

**Typ Walton-Natrass:**
- Schultergürteltyp, deszendierend.

**Typ Erb-Landouzy-Déjérine:**
- Schultergürteltyp,
- Knaben und Mädchen,
- 2. Lebensjahrzehnt,
- Gesichtsmuskulatur befallen,
- schubartige Progression,
- langer Verlauf.

**Dominant vererbter Beckengürteltyp**
Variante von 5.?

3. **Typ Leyden:** Auftreten bei Jungen und Mädchen. Früh- oder auch Spätbeginn (2.–5. Lebensjahrzehnt). Beginn im Beckengürtelbereich. Häufig kontrakte Spitzfußstellung. Abgrenzung gegenüber Typ 1 im Anfangsstadium oft schwierig.
4. **Typ Walton-Natrass:** Beginn im Schultergürtelbereich, deszendierend. Abgrenzung zu 5. schwierig.
5. **Typ Erb-Landouzy-Déjérine:** Beginn im 2. Dezennium. Schultergürtel, proximale Armmuskulatur sowie Gesichtsmuskulatur befallen. Knaben und Mädchen betroffen. Durch Lähmung der Gesichtsmuskulatur (u. a. M. orbicularis oris) Unmöglichkeit zu pfeiffen (Tapirmund). Unvollkommener Lidschluß. Hängende Schulter, Scapula alata, Pseudohypertrophie des M. deltoideus, da dieser zuletzt atrophiert. Schubartige Progression, langer Verlauf.
6. Dominant vererbter Beckengürteltyp: fragliche Variante von 5. mit ähnlichem Verlauf.

**Diagnose**
Pathologische Stoffwechseltests:
CPA im Serum immer ↑,
Kreatinämie,
Kreatinin im Urin ↓,
Muskel-PE.

**Diagnose:**
*Stoffwechseluntersuchungen:* Kohlenhydratstoffwechsel – meistens pathologischer Glukosetoleranztest.
Proteinstoffwechsel – Hinweise auf verstärkten Muskelabbau, wie Aminoazidurie, Kreatinurie. Kreatinin im Harn vermindert. Kreatintoleranztest pathologisch. Zunahme der Ausscheidung von Anserin und Karnosin im Urin. α-2-Globuline häufig erhöht. Gelegentlich Myoglobinurie.
Fettstoffwechsel – erhöhtes Gesamtcholesterin im Muskel. Energiereiche Phosphate. ATP, ADP und CP im Muskel erniedrigt.
Enzymaktivität im Serum – erhöhte Aktivität von CPA, LDH, ALD, GOT und GPT.
Muskel-PE mit histologischer Untersuchung.

Elektrodiagnostik: fehlende Entartungsreaktion (DD: neurogene Muskelatrophie), Erregbarkeit ↓.

*Elektrodiagnostik:* Qualitative Herabsetzung der Erregbarkeit der Muskelfasern. Fehlende Entartungsreaktion (DD: neurogene Muskelatrophie!). Im EMG erniedrigte Amplitude der Einzelpotentiale sowie der Interferenzmuster. Verkürzung der AP-Dauer, Ansprechen zahlreicher motorischer Einheiten schon bei geringem Innervationsgrad.

**Therapie**

**Therapie:** Aus orthopädischer Sicht steht die Kontrakturprophylaxe sowie die Erhaltung der Restbeweglichkeit bzw. Restmuskelkraft im Vordergrund. Aufgrund der typenabhängig z. T. raschen Progredienz sind operative Maßnahmen nur selten indiziert.

- Physiotherapie zur Kontrakturprophylaxe,
- Selbsthilfetraining,
- Leuroebenshilfen,
- orthopädisch-technische Versorgung.

*Physiotherapie:* Übungsbehandlung als Kontrakturprophylaxe und zur verbesserten Koordination und Stärkung der verbleibenden Funktionen, insbesondere mittels isometrischer und Dehnungsübungen. Beschäftigungstherapie mit Selbsthilfetraining. Klopf-Druck-Massage nach Teirich-Leube. Bei schweren Fällen orthopädisch-technische Versorgung mit Bandagen, Schienen, Apparaten oder Korsetts. Lebenshilfen.

- *operativ:* gelegentlich Weichteileingriffe bei schweren Kontrakturen.

*Operative Therapie:* gelegentlich Weichteileingriffe (Tenotomien) bei schweren Kontrakturen. Keine Eingriffe mit langen Liegezeiten, da Verstärkung des Krankheitsbildes durch Inaktivitätsschäden des dystrophen Muskels!

**Poliomyelitis acuta anterior**

## 2.10.5 Poliomyelitis acuta anterior

*H. M. Mayer*

Heine-Medin-Krankheit, spinale Kinderlähmung.

*Synonyme:* Heine-Medin-Krankheit, spinale Kinderlähmung, „Polio“, Poliomyelitis epidemica Heine-Medin.

*Akute Viruserkrankung mit bevorzugtem Befall der motorischen Vorderhornneurone des Rückenmarks.*

**Definition:** Akute Viruserkrankung mit bevorzugtem Befall der motorischen Vorderhornneurone des Rückenmarks und oft erheblicher Beteiligung von

Hirnnervenkernen in der Medulla oblongata, dem Pons und Mittelhirn sowie der vorderen Zentralwindung.

**Formen:**
1. inapparente Infektion (90 %),
2. abortive Infektion (8–9 %),
3. apparente Infektion (1–2 %),
   a) meningitische,
   b) paralytische Verlaufsformen.

*Formen:*
inapparent,
abortiv,
apparent (1–2 %)

*Epidemiologie:* In den zivilisierten Ländern durch prophylaktische Maßnahmen (Schluckimpfung) nur noch sporadisches Auftreten. Meldepflichtige Krankheit!

*Epidemiologie*
– durch prophylaktische Maßnahmen (Schluckimpfung) nur noch sporadisches Auftreten,
– meldepflichtig!

**Ätiologie – Immunologie:** Erreger sind neurotrope Enteroviren. Zahlreiche Virusstämme, aufgrund ihrer immunbiologischen Eigenschaften 3 Haupttypen (Typ 1, 2 und 3). Bei Infektion im Organismus Bildung von typenspezifischen neutralisierenden Serumantikörpern. In den ersten Lebensmonaten Infektionsschutz durch diaplazentar übertragene Antikörper.

*Ätiologie:*
Erreger sind
neurotrope Enteroviren,
3 Haupttypen.
Bei Infekt Ausbildung von Serumantikörpern.

**Pathogenese:** Übertragung durch Schmutz- und Schmierinfektion bei Kontakt mit erkrankten oder gesunden Virusausscheidern. Virusvermehrung im Magen-Darmtrakt (Ausscheidung bis über 100 Tage nach Infektion!). Flüchtige Virämie und hämatogene Infiltration des ZNS. Dort vor allem im Bereich der Ganglienzellen entzündliche Reaktion mit Zellschädigung bis zum Zelltod und anterograde axonale Degeneration. Über 90 % der Infektionen verlaufen ohne Beteiligung des ZNS (inapparente Form). Abortive Erkrankungen werden häufig übersehen, da keine Zeichen eines Befalls des Nervensystems. Nur in etwa 1–2 % klinisch apparente Infektionen nach einer Inkubationszeit von 3–20 Tagen.

**Pathogenese**
– Schmierinfektion,
– Virusvermehrung im Magen-Darmtrakt,
– hämatogener Befall des ZNS (Vorderhornneurone),
– Zellschädigung und anterograde axonale Degeneration.

**Klinik –Diagnose:** phasenhafter Verlauf.

- *Prodromalphase:* (1–3 Tage): unspezifische Zeichen eines Infekts (Schnupfen, Husten, Gliederschmerzen), symptomfreies Intervall (1–4 Tage).
- *Hauptphase:*
  *Meningitisches Stadium:* meningitische Zeichen, Muskelschmerzen.
  *Präparalytisches Stadium:* Ende der Erkrankung oder Übergang zum
  *paralytischen Stadium:* schlaffe Paresen, meist vom spinalen Verteilungstyp. Am häufigsten Befall der Vorderhornzellen im lumbalen und zervikalen Myelon. Untere Extremität bevorzugt befallen. Asymmetrisches Verteilungsmuster unter Bevorzugung der proximalen Muskelgruppen. Gefahr: aszendierende Form mit Befall der Medulla oblongata und Pons. Folge sind Atemlähmung und Ausfall der kaudalen Hirnnerven. Virus im Stuhl nachweisbar. Diagnose durch Nachweis neutralisierender Antikörper.
- *Rückbildungs- und Regenerationsphase:*
  Volles Ausmaß der Paresen überschaubar. Beginn der trophischen Störungen, Muskulatur oft noch schmerzhaft. *Beginn der orthopädischen Therapie.*
  Rückbildung der Paresen dauert bis zu zwei Jahren. Danach
- *Defektstadium:*
  Im Vordergrund stehen Restparesen und die Folgen einer ausgebliebenen oder unsachgemäßen Therapie im Stadium 3, z. B. Kontrakturen, Muskelatrophien, Schlottergelenke, Luxationen und Deformitäten. In diesem Stadium orthopädisch-chirurgische Maßnahmen (s. u.).

**Klinik**
– Prodromalphase (1–3 Tage) Schnupfen, Husten, Gliederschmerzen.
– Hauptphase:
meningitisches / präparalytisches / paralytisches } Stadium
schlaffe Parese (Verteilungstyp).
Cave: aszendierende Form mit Befall von Medulla oblongata und Pons → Atemlähmung.
Virus (im Stuhl) und AK (im Serum) nachweisbar.
– Rückbildungs- und Regenerationsphase bis zu 2 Jahre
(Beginn der orthop. Therapie).
– Defektstadium:
Restparesen, Kontrakturen, Atrophien, Schlottergelenke, Luxationen, Gelenkdeformitäten.

**Therapie:** Stationäre Behandlung erforderlich. Bettruhe. Falls Hirnstammsymptome Intensivüberwachung, ggf. künstliche Beatmung. Isolierung der Patienten! Meldepflichtig! Funktionelle Lagerung der betroffenen Extremitäten zur Kontrakturprophylaxe. Nach Ablauf des akuten paralytischen Sta-

**Therapie**
Allgemein:
stationäre Behandlung, Atemlähmung – Intensivüberwachung, Isolierung, meldepflichtig!

Analgetika.

*Konservative Therapie:*
- Kontrakturprophylaxe (Physiotherapie, Lagerung),
- Orthesen als Gehhilfen.

Im Defektstadium *operative Therapie* (Herstellung des Muskelgleichgewichts): Arthrolysen, Sehnenverlängerungen, -verkürzungen, -transpositionen, Arthrodesen.

**Spondylodesen bei Skoliosen**
Ausgleich von Wachstumsstörungen durch
- Epiphyseodesen (Blount-Klammern),
- Verkürzungs-, Verlängerungsosteotomien.

*Prophylaxe*
Schluckimpfung.

**Differentialdiagnose**
neurotrope Virusinfekte (ECHO, Coxsackie), akute Myelitis, Polyneuropathien, progressive Muskelatrophie.

**Querschnittslähmungen**

komplette } Querschnittssyndrome
inkomplette }

**Komplett:** Verlust von
- Willkürmotorik,
- Oberflächen- und Tiefensensibilität,
- Blasen-Mastdarmkontrolle,
- Potenz.

**Inkomplett:** Restfunktionen erhalten.

diums Beginn der physiotherapeutischen Behandlung zunächst passiv, dann aktiv (Cave: Überdehnung der in Regeneration befindlichen Muskulatur). Gelegentlich ist die Gabe von Analgetika wegen der persistierenden Myalgien notwendig. Physikalische Maßnahmen: Galvanisation und Reizstromtherapie, Fangopackungen.
*Konservative Maßnahmen:* Beginn in der Reparationsphase zunächst in Form der oben angeführten Kontrakturprophylaxe. Bei Entwicklung eines Muskelungleichgewichts muß durch Lagerungsschienen oder Orthesen dem vermehrten Zug der nicht von der Krankheit befallenen Muskulatur entgegengewirkt werden, um so bleibende Fehlstellungen des Bewegungsapparates zu vermeiden. Später Übergang zu stabilisierenden Apparaten, Gehhilfen und Orthesen zur Unterstützung der Gebrauchsfähigkeit der Extremitäten.
*Operative Maßnahmen:* kommen erst im Defektstadium zur Anwendung. Die Behandlung kontrakter Gelenkfehlstellungen erfolgt durch Weichteileingriffe, wie Arthrolysen, Sehnenverlängerungen, -verkürzungen und -transpositionen mit dem Ziel, die Fehlstellungen zu beseitigen und ein dynamisches Muskelgleichgewicht wiederherzustellen. Bei instabilen Schlottergelenken genügen Weichteileingriffe oft nicht, um eine Stabilität wiederherzustellen. In solchen Fällen operative Versteifung des Gelenkes in Funktionsstellung, z. B. am oberen Sprunggelenk. Relativ häufig werden lähmungsbedingte, progrediente Skoliosen beobachtet, welche in ausgeprägten Fällen zu Versteifungsoperationen an der Wirbelsäule (Spondylodesen) zwingen. Ein besonderes Problem stellen durch die asymmetrischen Paresenverteilungen häufig entstehende Wachstumsstörungen vorwiegend der unteren Extremität dar. Häufig Minderwuchs der betroffenen Extremität mit konsekutiver Beinlängendifferenz, welche stets ausgeglichen werden muß. Vor Wachstumsabschluß ist eine operative Blockierung der Epiphysenfuge des gesunden Beines möglich zur Verlangsamung oder Blockierung des Längenwachstums. Die Epiphyseodese nach Blount (epiphysenüberbrückende Klammern) ist das hierzu am häufigsten angewandte operative Verfahren. Nach Wachstumsabschluß besteht die Korrekturmöglichkeit durch Verkürzungs- oder Verlängerungsosteotomien.

**Prophylaxe:** Orale Schutzimpfung („Schluckimpfung") mit Lebendvakzine nach Sabin.

**Differentialdiagnose:** Differentialdiagnostisch kommen in erster Linie Virusinfekte mit anderen neurotropen Viren (ECHO, Coxsackie) sowie die akute Myelitis infrage. Weiterhin sind die Syringomyelie, Hämatomyelie oder spinale Tumoren auszuschließen. Gelegentlich Abgrenzung zu Polyneuropathien oder Polyradikulitiden vor allem in der Hauptphase schwierig, schließlich spinale progressive Muskelatrophien.

## 2.10.6 Querschnittslähmungen

*H. M. Mayer, H. Zilch*

*Synonyme:* Paraplegie, Tetraplegie.

**Einteilung:**
- *Komplette* Querschnittssyndrome,
- *inkomplette* Querschnittssyndrome.

Bei kompletten Querschnittssyndromen vollständiger Verlust jeglicher Willkürmotorik sowie Oberflächen- und Tiefensensibilität unterhalb der Läsionsstelle einschließlich der Blasen- und Mastdarmkontrolle und der Potenz.
Bei inkompletten Querschnittssyndromen sind Restfunktionen erhalten.

**Ätiologie:** In erster Linie traumatisches Entstehen bei Wirbelsäulenverletzungen (87% der erworbenen Erkrankungen). Andere Ursachen sind kongenitale Defekte (Spina bifida), Tumoren einschließlich Metastasen der Wirbelsäule und des Rückenmarkes, entzündliche oder vaskuläre Rückenmarksprozesse, selten auch Bandscheibenvorfälle im Zervikal- oder Thorakalbereich.

**Ätiologie**
- Traumen (87%),
- kongenitale Defekte (Spina bifida),
- Tumoren (und Metastasen) der Wirbelsäule,
- entzündliche, tumoröse oder vaskuläre Rückenmarksprozesse,
- Bandscheibenvorfälle (selten).

**Pathogenese:** Die Schädigung des Rückenmarks durch eine der oben angeführten Mechanismen führt zu einer Unterbrechung des Leitungsapparates. Dies bewirkt einen kompletten oder inkompletten Ausfall der Willkürmotorik, Oberflächen- und Tiefensensibilität unterhalb der Läsionshöhe. Läsionshöhe und Entwicklungsgeschwindigkeit prägen das klinische Bild (vgl. Abb. 5). Hinzu treten Blasen- und Mastdarmstörungen, Potenzstörungen, Veränderungen der Durchblutung, Trophik und Schweißsekretion.
Da das Rückenmark in Höhe von L1 endet, wird eine Verletzung des Rükkenmarkes nicht dem verletzten Wirbel, sondern dem verletzten Rückenmarksegment zugeordnet.

**Pathogenese**
Unterbrechung des Leitungsapparates, dadurch
- Ausfall aller Funktionen unterhalb der Läsion,
- trophische Störungen.

**Klinik**
Einteilung in:
- *Zervikale Querschnittssyndrome:* Läsion im Halsmarkbereich. Kranial von C4 meist tödlich, da Ausfall der Atemmuskulatur (Zwerchfell, Thoraxmuskulatur), z. B. bei Densfraktur oder doppelseitiger Bogenwurzelfraktur C2 (hanged-man-fracture). Überleben nur durch künstliche Beatmung. Willkürmotorik nur noch der Gesichtsmuskulatur! Bei Läsionen von C4–C8 Tetraplegie, wobei segmentabhängig Teilfunktionen der oberen Extremität erhalten sein können. Reine Bauchatmung, da Ausfall der Interkostalnerven. Abhusten aus eigener Kraft nicht mehr möglich.
- *Thorakale Querschnittssyndrome:* Bei Th1-Läsionen an der oberen Extremität lediglich Paresen der kleinen Handmuskeln. Th2–Th12: Paraparese ohne Beteiligung der oberen Extremität.
- *Lumbale Querschnittssyndrome* mit Ausbildung des Konus-Kauda-Syndroms: Bei L1-Läsionen komplette Parese der unteren Extremität. Bei Lähmung unterhalb L2 nur noch inkompletter Ausfall der unteren Extremität, das Hüftgelenk kann gebeugt, der Oberschenkel angespreizt werden. Unterhalb von L3 kann das Knie gestreckt und damit stabilisiert werden (M. quadriceps femoris innerviert). Unterhalb der Wurzeln S3–5 bestehen keine motorischen Störungen mehr, wohl aber Reithosenanästhesie und Störungen der Blasen-Mastdarmkontrolle sowie der Sexualfunktion (isolierte Konusverletzung).

**Klinik**
*Zervikaler Querschnitt:*
- Tetraparesen, -plegien,
- oberhalb C4 meist tödlich.

*Thorakaler Querschnitt:*
- Paraparesen, -plegien.

*Lumbaler Querschnitt:*
- Konus-Kauda-Syndrom, Reithosenanästhesie, Kontrollverlust der Blasen-Mastdarmfunktion, Potenzverlust.

**Verlauf:** Initial spinaler Schock, meist infolge eines akuten traumatischen kompletten Querschnittssyndroms. Kennzeichnend ist der **schlagartige komplette Ausfall** von Motorik und Sensibilität distal der Verletzungshöhe mit schlaffer Para- oder Tetraparese (die Eigen- und Fremdreflexe sind erloschen) mit schlaffer Lähmung der Blasen- und Mastdarmfunktion, Ausbildung eines paralytischen Ileus, der schlagartige Verlust der Gefäß- und Kreislauffunktion (Hypotonie, Bradykardie), der Ausfall der Wärmeregulation und Nierenfunktionsstörungen. Dauer des spinalen Schocks bis zu 6–8 Wochen. Gelegentlich ist die Höhe der Wirbelsäulenverletzungen nicht mit dem Querschnittsniveau identisch (Ödem, Blutung).
In der Folgezeit Regeneration der unterhalb der Läsion liegenden Rückenmarksanteile und Übergang zu spastischen Paresen, da den motorischen Vorderhornzellen eine übergeordnete Kontrolle durch das ZNS fehlt. Gesteigerte Muskeleigenreflexe, pathologische Reflexe (Babinsky!) und gesteigerter Muskeltonus. Gelegentlich Beugesynergien der Hüft- und Kniebeuger. Bei Sitz- oder Stehversuchen auch Strecksynergien auslösbar.

**Verlauf**
Initial: **spinaler Schock** durch schlagartige
- schlaffe Paresen,
- Blasen-/Mastdarmstörung mit paralytischem Ileus,
- Ausfall von Gefäß-Kreislaufregulation und
- Wärmeregulation.

Regenerationsphase:
- Übergang zu spastischen Paresen,
- MER gesteigert,
- Pyramidenbahnzeichen,
- Beuge-, Strecksynergien der unteren Extremität,

manchmal bereits bei Geburt vorhanden. Gelegentlich findet sich ein partieller Riesenwuchs.

**Therapie:**
symptomatisch, interkorporale Fusion zur Stabilisierung der Wirbelsäule.

**Therapie:** Bei progredienten Kyphoskoliosen mit fortschreitender Lähmung muß eine interkorporale Fusion zur Stabilisierung der Wirbelsäule erfolgen. Ansonsten: symptomatisch.

*Prognose:* bis zu 10 % sarkomatöse Entartung.

**Prognose:** Sarkomatöse Entartung der Neurofibrome bis zu 10 %.

**Tabes dorsalis** und **Syringomyelie:** s. Kap. 2.7.1.2 Neuropathische Arthropathien.

## 2.10.8 Lähmung peripherer Nerven

### 2.10.8.1 Nervenverletzungen

*H. Zilch*

**Nervenverletzungen**

3 Schweregrade:
1. Neuropraxie – Unterbrechung der Leitungsfunktion ohne anatomische Verletzung
2. Axonotmesis – Axon unterbrochen nicht aber Schwann-Scheide
3. Neurotmesis – Kontinuitätsunterbrechung des Nervens.

Bei 1 und 2 Spontanregeneration.

**Ätiopathogenese:** In Abhängigkeit vom Ausmaß der Schädigung können die Nervenschäden in 3 Schweregrade unterteilt werden (Seddon):
- *Neuropraxie:* Unterbrechung der Leistungsfunktion der Axone durch Zug oder Schlag bei erhaltenen anatomischen Strukturen. Daher kommt es regelmäßig zu einer Restitutio ad integrum.
- *Axonotmesis:* Die Axone sind in ihrer Kontinuität unterbrochen, nicht aber das Stützgewebe, die Schwann-Scheiden. Daher kann es zu einer spontanen Regeneration kommen.
- *Neurotmesis* bedeutet vollständige Durchtrennung des Nervens.

*Ursachen:*
geschlossene und offene Verletzungen.

**Ursachen:** Verletzungen können durch stumpfe Gewalt mit Quetschungen des Nervens oder als mehr oder weniger glatte Durchtrennung zustande kommen. Daher werden geschlossene von offenen Verletzungen unterschieden. Bei den geschlossenen sind posttraumatische Kontinuitätsunterbrechungen nach Frakturen und Luxationen zu nennen.

Typische Nervenbeteiligung:
⇨

**Beispiele bevorzugter Lokalisation:**
N. axillaris – Schulterluxation,
N. radialis – Humerusschaftfraktur,
N. ischiadicus – Hüftluxation,
N. fibularis – Druckschaden hinter dem Fibulaköpfchen.

**Therapie**
Stumpfe Verletzung: abwarten.

*Bei Frakturen:*
Osteosynthese mit Nerveninspektion, evtl. Naht.

Primärnaht,
nicht bei ausgedehnten Quetschungen und Hautdefekten, dann
*Sekundärnaht*
oder Transplantation.
Nahttechnik:
perineurale Naht mit Faden der Stärke 10 × 0 und unter Mikroskop.

**Therapie:** Bei stumpfen Verletzungen ohne Frakturen kann zunächst abgewartet werden. Nach 3 Wochen ist ein EMG anzufertigen. Zeigt die klinische Untersuchung und das Wiederholungs-EMG keine Reinnervation, sollte ab der 6. Woche eine Nervenrevision erfolgen.
Bei Frakturen mit primärer Nervenleitungsunterbrechung wird heute die primäre Osteosynthese und Inspektion des Nervens, ggf. mit Naht desselben, angestrebt.
Bei offenen Verletzungen richtet sich das Vorgehen nach der Art der Verletzung. Bei sauberen und glatten Schnittverletzungen wird die **Primärnaht** durchgeführt. Begleitende Sehnen- und Gefäßverletzungen stellen keine Kontraindikation dar, ebenso wenig Knochenverletzungen. Diese galten früher als Kontraindikation für Primärnähte. Es hat sich aber gezeigt, daß bei komplexen Verletzungen eine primäre Globalversorgung – z. B. bei Replantation – bessere Ergebnisse zeitigt als sekundäre Nervenwiederherstellungen. Die Naht muß aber spannungsfrei gelingen.
Bei starken Gewebequetschungen und Hautdefekten werden **Sekundärnähte** durchgeführt. Da nunmehr eine spannungsfreie Naht nicht immer gewährlei-

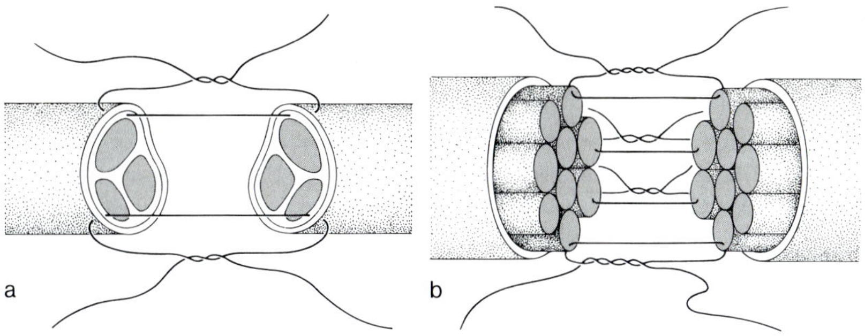


**Abb. 124** Nervennähte
a) epineurale Naht
b) perineurale Nähte

stet ist, empfiehlt sich eine Nerventransplantation. Als Transplantat wird der N. suralis oder der N. cutaneus antebrachii ulnaris verwendet.

Die *Nahttechnik* beinhaltet bei multifaszikulären Nerven eine perineurale Naht, bei mono- oder oligofaszikulären Nerven eine epineurale Naht. Diese erfolgt mit feinstem Nahtmaterial (10 × 0) unter Kontrolle des Operationsmikroskopes (Abb. 124).

*Nachbehandlung:* 3 Wochen Immobilisation im Gipsverband in leichter Entlastungsstellung des Nervens in den entsprechenden Gelenken. Danach klinische Kontrolle der Regeneration durch das Hoffmann-Tinel-Zeichen, EMG bzw. NLG. Normalerweise wächst das Axon 1 mm pro Tag peripherwärts. Bei Stagnieren evtl. Neurolyse erforderlich. Gelähmte Muskeln werden durch Schienen vor Überdehnung geschützt.

Nachbehandlung: 3 Wochen Gips in Entlastungsstellung. Dann klinische Untersuchung, EMG und NLG zur Kontrolle der Nervenregeneration, evtl. Neurolyse. Lagerungsschienen für gelähmte Muskeln.

### 2.10.8.2 Lähmungen an der oberen Extremität

*H. Zilch, B. P. Partecke*

**Lähmung des M. deltoideus (N. axillaris)**

**N. axillaris**
Lähmung des M. deltoideus.

Nach traumatischen Schädigungen am Schultergürtel, z. B. nach unterer Luxation, ist die Lähmung des N. axillaris die häufigste Lähmung. Der M. deltoideus besitzt mit seiner Pars acromialis für die Abduktion das größte Moment. Der M. supraspinatus hat zwar einen ähnlichen Kraftvektor, er ist aber aus anatomisch-physiologischen Gegebenheiten nicht in der Lage, das Lastmoment des Armes zu überwinden, obwohl der Supraspinatus noch etwas vom langen Kopf des Bizeps unterstützt werden kann. Dies wurde häufig zum Sehnentransfer bei Lähmungen des Deltoideus benutzt. Der ungünstige Hebelarm des M. supraspinatus führt zu starken Biegespannungen im Bereich des Collum chirurgicum. Der intakte Deltamuskel kompensiert diese Beanspruchung und bewirkt als Zuggurtung, die Biegespannung im proximalen Drittel des Oberarmes herabzusetzen. Der Arm kann bei Deltalähmung aktiv nicht mehr seitlich gehoben werden. Beim Führen eines Glases zum Mund führt der Schultergürtel eine Art Ersatzbewegung durch Höherziehen der Schulter durch. Bei irreparabler Deltalähmung wird heute eine Arthrodese des Glenohumeralgelenkes bevorzugt. Bei Versteifung in guter Position (30–50° Elevation, 20–30° Vorwärtsneigung und 20–40° Innenrotation) erlauben die übrigen Gelenke eine befriedigende Bewegungsfreiheit, so daß die Hand z. B. zum Mund geführt und in die Hosentasche gesteckt werden kann; bei trainierten Menschen sind auch Liegestütze möglich.

**Lähmung des M. trapezius (N. accessorius)**

**N. accessorius**
Lähmung des M. trapezius.

Bei Lähmung des M. trapezius steht die Schulter etwas tiefer und nach vorn geneigt. Der Margo medialis steht nunmehr schief von innen-unten nach oben-außen. Auffällig wird der Ausfall bei Abduktion des gestreckten Armes.

Diese gelingt nur knapp bis zur Horizontalen, da die Skapula nicht rotiert, der untere Winkel medial stehen bleibt und nicht nach vorn zieht. Die Haltefunktion des M. trapezius auf die Skapula fällt aus.

**N. dorsalis scapulae C4, 5**
Lähmung des M. rhomboideus.

**Lähmung des M. rhomboideus (N. dorsalis scapulae C4, 5)**
Der Angulus inferior steht vom Brustkorb ab. Der Margo medialis entfernt sich von der Dornfortsatzlinie. Der Rhomboideus ist der Antagonist zum M. seratus anterior.

**N. thoracicus longus**
Lähmung des M. serratus anterior.

**Lähmung des M. serratus anterior (N. thoracicus longus)**
Die Skapula steht mit dem Margo medialis flügelartig ab (Scapula alata). Der Muskel ist für die Erhebung des Armes über die Horizontale der wichtigste, insbesondere für die Hebung des Armes nach vorn-oben. Bei Lähmung fehlt die Bewegung des unteren Winkels der Skapula nach vorn-außen. Der untere Trapeziusteil kann etwas kompensatorisch wirken.

**N. medianus, N. ulnaris, N. radialis.**

**Lähmung des N. medianus, N. ulnaris, N. radialis**
*Motorische Ersatzoperationen:*
Auch wenn heute die Erfolge der Nervenwiederherstellung durch mikrochirurgische Technik und Einführung der interfaszikulären Transplantation größer geworden sind, bleiben dennoch immer Patienten, bei denen der Nervenschaden als irreparabel angesehen werden muß.
Die Indikation zur Nervenersatzoperation stellt sich bei Vorliegen folgender Situation:

Indikationen zur Nervenersatzoperation:

⇨

1. die Reneurotisation nach Nervennaht oder Transplantation erfolgt nicht zeitentsprechend,
2. bei Vorliegen einer direkten Schädigung der Muskulatur,
3. bei zu langem Zeitintervall zwischen Unfall und Operationstermin.

Das Prinzip der Nervenersatzoperation liegt in der Verwendung von Muskulatur zur Kompensation der ausgefallenen Funktion, ohne daß die verwendeten Sehnen und Muskeln einen stärkeren Verlust ihrer früheren Funktion hinterlassen.
Von Moberg und Buck-Gramcko stammen grundlegende Operationsprinzipien zur Sehnenumlagerung:

Grundprinzipien der Sehnenumlagerung:

⇨

1. Die umzulagernde Sehne soll keinen wesentlichen Funktionsverlust am Ursprungsort verursachen.
2. Der umzulagernde Muskel soll möglichst volle Kraft haben und willkürlich innerviert werden.
3. Die neue Zugrichtung soll möglichst geradlinig verlaufen.
4. Die Spannung der neuen Sehnenverbindung muß korrekt sein.
5. Die Sehnenverbindung darf nicht durch Narbengebiete ziehen.
6. Die Gelenke, die durch die neuen Sehnenverbindungen bewegt werden sollen, müssen passiv frei beweglich sein.
7. Die Sehnenverbindungen sollen möglichst end-zu-end erfolgen.

**Radialislähmung**

**Radialislähmung**
**Ätiopathogenese:** Am häufigsten wird von den drei am Arm verlaufenden Hauptnerven der N. radialis geschädigt: primär durch ein Trauma selbst oder eine Oberarmfraktur, sekundär durch Vernarbungen, Kallusbildung oder iatrogen.

**Diagnose:** Tiefe Läsion führt zum Ausfall aller Fingerstrecker (nicht des Mittel- und Endgelenkes der Langfinger), des Abductor pollicis longus, hohe Läsion am Oberarm zusätzlich zum Ausfall der Handgelenkstrecker; typisches Bild ist die Fallhand.
Sensibler Ausfall: 1.–3. Finger streckseitig einschließlich Mittelhand mit Ausnahme der Endglieder.

**Diagnose**
tiefe Läsion →
Ausfall der Fingerstrecker,
hohe Läsion →
zusätzlich Ausfall der Handgelenkstrecker.
Typisches Bild: Fallhand.

**Motorische Ersatzoperationen:** Zur Verfügung stehen vom N. medianus und N. ulnaris innervierte Kraftspender:

**Therapie**
motorische Ersatzoperation.
Kraftspender:

1. Flexor carpi ulnaris.
2. Flexor carpi radialis.
3. Pronator teres.
4. Palmaris longus.
5. Flexor digitorum superficialis III und IV.

Eine Vielzahl häufig gleichwertiger und prinzipiell ähnlicher Verfahren sind bekannt. Die erste Sehnenverpflanzung bei Radialislähmung stammt von Franke aus dem Jahre 1889. Vulpius und Perthes machten Verfahren bekannt, die neben einer Sehnenumlagerung eine Tenodese des Handgelenkes beinhalten.
Jones (1917) verwendete für die aktive Handgelenkstreckung die Sehne des Pronator teres.
Merle d'Aubigné und Riordan empfehlen folgende Sehnenumlagerung, die neben einer aktiven Langfinger- und Daumenstreckung auch eine Handgelenkstreckung ermöglicht (Abb. 125).

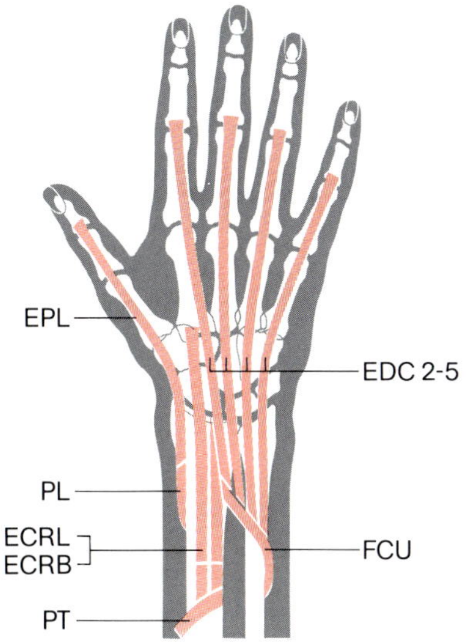


**Abb. 125**
Motorische Ersatzoperation bei irreparabler Lähmung des N. radialis nach Riordan: Umlagerung des PT auf die ECRL und ECRB, des PL auf dem EPL und des FCU auf die Strecker 2–5

Pronator teres auf Extensor carpi radialis-longus und brevis.
Flexor carpi ulnaris auf Langfingerstrecker.
Palmaris longus oder Flexor digitorum superficialis IV auf den langen Daumenstrecker.

*Operation nach Merle d'Aubigné:*

*Nachbehandlung:* Die Nachbehandlung erfolgt für drei Wochen auf einer beugeseitigen Unterarmgipsschiene (bei gleichzeitiger Umlagerung des Pronator teres auf die Handgelenkstrecker auf einer Oberarmgipsschiene) in mittlerer Streckung des Handgelenkes, Streckung der Fingergrundgelenke, leichter Beugung der Mittel- und Endgelenke der Langfinger, Streckstellung der Dau-

*Nachbehandlung:*
3 Wochen Gips, 4–6 Wochen Radialisschiene mit Übungsbehandlung.

mengelenke und radiale Abduktion des Daumens. Nach Gipsabnahme wird eine Radialisschiene für 4–6 Wochen verordnet, aus der heraus die Übungsbehandlung durchgeführt wird.

**Medianuslähmung**

**Diagnose**
*Tiefe Lähmung:*
Oppositionsschwäche.
*Hohe Lähmung:*
zusätzlich Ausfall der langen Daumenbeugesehne und der tiefen Beuger II und III.
Typisches Bild: Schwurhand.

### Medianuslähmung

**Diagnose:** Tiefe Lähmung führt zum Ausfall der Daumenballenmuskulatur, hohe Lähmung zusätzlich zum Ausfall des langen Daumenbeugers sowie der tiefen Beugesehne des II. und III. Fingers. Typisches Bild ist dann die Schwurhand. Die Opposition des Daumens fällt aus (Abb. 126). Sensibel versorgt der Nerv die palmaren Flächen der $3\frac{1}{2}$ ersten Finger, womit er der wichtigste Hautnerv der Hand ist (Abb. 127).

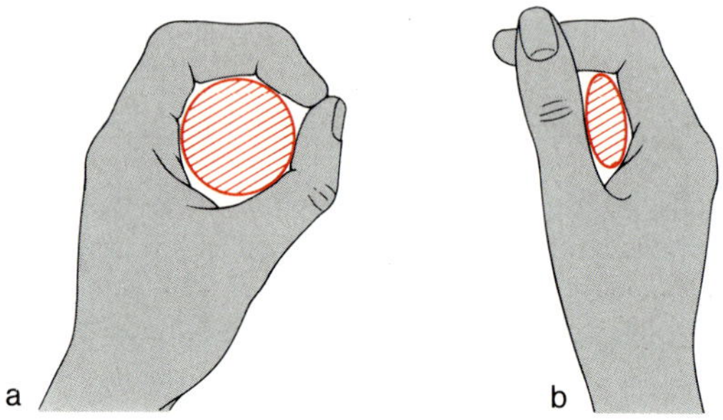


**Abb. 126** Bei Lähmung des N. medianus gelingt beim Spitzgriff kein rundes „Medianus O" (a), sondern nur ein End-zu-Seit-Griff zwischen Daumen und Zeigefinger (fehlende Opposition) (b).

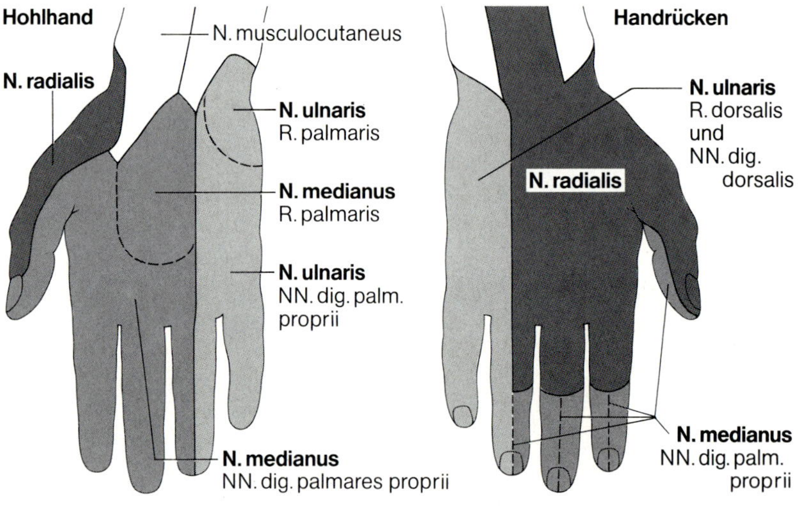


**Abb. 127** Sensible Versorgung der Hand

**Therapie**
Umlagerung von N. ulnaris und radialis innervierter Muskulatur. Zahlreiche Verfahren bekannt.

**Ersatzoperationen:** Zur Verfügung stehen von N. ulnaris und N. radialis innervierte Muskulatur:

1. *Tiefe Lähmung* mit Ausfall der Oppositionsfähigkeit des Daumens:
   a) Da die oberflächlichen und tiefen Beugesehnen der Langfinger intakt sind, kann die Superfizialissehne des III. oder IV. Fingers zur Daumenopposition verwendet werden. Nach Ablösung am Finger erfolgt die Umleitung entweder um das Os pisiforme herum oder durch eine aus dem radialen Teil der Sehne des Flexor carpi ulnaris gebildeten Sehnenschlaufe. Die Anheftung der beiden Sehnenzügel am Daumen geschieht nach Durchflechtung des M. opponens sowohl an der Daumengrundgliedbasis als auch am distalen Metacarpale I.

b) Kann der oberflächliche Fingerbeuger nicht genommen werden, bietet sich die Sehne des Extensor digiti proprius an. Auch hier erfolgt die Umleitung um das Os pisiforme herum und die Anheftung der aufgespaltenen Sehne am Daumengrundglied sowie am distalen Metakarpale I.
c) *Umsetzung des Musculus abductor digiti minimi (Huber-Plastik):* Dieser Muskel wird unter Schonung des versorgenden Nervengefäßstieles distal abgelöst, herumgeschlagen und durch einen breiten Tunnel am Thenarbereich hindurchgezogen. Die Anheftung wird an den sehnigen Anteilen des Musculus opponens und des M. abductor pollicis vorgenommen.

2. *Hohe Lähmung* mit Ausfall der Oppositionsfähigkeit des Daumens sowie der Funktion des langen Daumenbeugers und der tiefen Beugesehne des II. und III. Fingers:
Zahlreiche Möglichkeiten der motorischen Ersatzoperationen sind bekannt. Eine davon besteht in der Koppelung der tiefen Beugesehne des II. und III. Fingers an die tiefen Beugesehnen des IV. und V. Fingers, die vom N. ulnaris innerviert werden. Die Funktion der langen Daumenbeugesehne wird durch Umlagerung der Sehne des Extensor carpi-radialis longus wieder hergestellt. Die Oppositionsfähigkeit des Daumens kann entweder mit den Sehnenumlagerungen wie unter 1. beschrieben, erreicht werden, oder aber durch Umlagerung der Sehne des Extensor carpi ulnaris mit einem zur Verlängerung genommenen Sehnentransplantat.

*Nachbehandlung:* Die Nachbehandlung erfolgt für drei Wochen auf einer Unterarmgipsschiene in Oppositionsstellung des Daumens sowie leichter Beugung des Handgelenkes. Danach schließt sich ebenfalls eine intensive Krankengymnastik an.

*Nachbehandlung:*
3 Wochen Gipsruhigstellung, danach Krankengymnastik.

### Ulnarislähmung

**Diagnose:** Durch die Lähmung der Handbinnenmuskulatur kommt es zur Überstreckung der Langfingergrundgelenke des IV. und V. Fingers sowie zu einer Beugung des Mittel- und Endgelenkes (Krallenstellung, Abb. 128). Auffällig sind weiterhin eine Atrophie zwischen den Mittelhandknochen (Mm. interossei), eine Adduktionsschwäche des Daumen und des Kleinfingers (Mm. adductor pollicis et digiti V) sowie eine An- und Abspreizschwäche der anderen Langfinger. Sensibel fallen die ulnaren $1\frac{1}{2}$ Finger aus.

**Ulnarislähmung**
**Diagnose**
– Überstreckung der Grundgelenke IV u. V, Beugung der Mittel- und Endgelenke (Krallenstellung),
– Atrophie der Handbinnenmuskulatur,
– Adduktionsschwäche des Daumens und Kleinfingers
– An- und Abspreizschwäche der Langfinger.

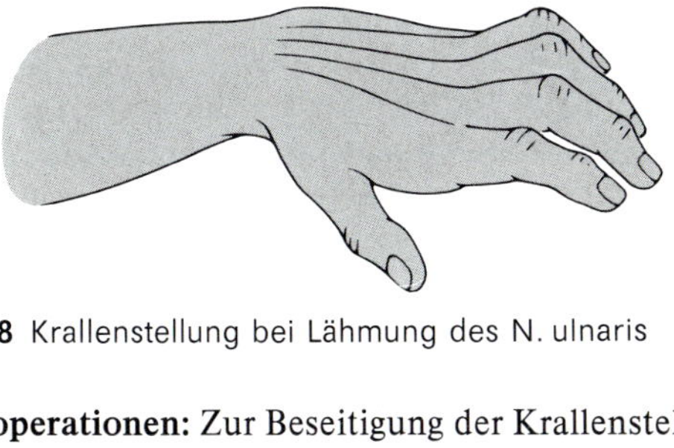

**Abb. 128** Krallenstellung bei Lähmung des N. ulnaris

**Ersatzoperationen:** Zur Beseitigung der Krallenstellung muß die Überstreckstellung der Langfingergrundgelenke behoben werden. Dafür sind wiederum zahlreiche Verfahren bekannt, die wichtigsten davon sind:
1. Kapsulodese (nach Zancolli): Die Grundgelenkskapsel wird dabei nach proximal verschoben und gedoppelt.
2. Lasso-Operation (nach Zancolli): Die Superfizialissehnen werden abgelöst, über die AI-Ringbänder geschlagen und wieder mit sich selbst vernäht. Dadurch wird eine Überstreckbarkeit der Grundgelenke vermieden.

**Therapie**
Zahlreiche Verfahren,
die wichtigsten:
Kapsulodese der Grundgelenke, Lasso-Op. nach Zancolli.

*Nachbehandlung:*
4 Wochen Gipsruhigstellung, danach Krankengymnastik.

*Nachbehandlung:* Die Gipsruhigstellung erfolgt auf einer dorsalen Unterarmgipsschiene für 4 Wochen, danach ist eine Krankengymnastik angezeigt.

**Plexus-brachialis-Lähmung**
- obere (Erb-Lähmung),
- untere (Klumpke-Lähmung),
- komplette Plexuslähmung.

*Ursachen:*
- Geburtslähmung (Erb),
- Unfallverletzung.

**Diagnose:**
⇨

**Therapie**
- Gipsruhigstellung (Erb-Lähmung),
- ohne Remission operativ.

**Plexus-brachialis-Lähmung**

**Formen:** Unterteilung in obere (Erb-Lähmung C5/C6), untere (Klumpke-Lähmung C7/Th1) und komplette Plexuslähmung.

**Ursachen:** Die Erb-Lähmung ist die häufigste Geburtslähmung. Komplette Lähmung tritt nach Traktionsverletzung bei Unfällen, vor allem Motorradunfällen, auf.

**Diagnose:** Bei der *Erb-Lähmung* fallen folgende Muskeln aus: Deltoideus, Biceps, Brachialis und Supinator, gelegentlich noch der Intraspinatus und Subskapularis. Der Arm kann aktiv nicht gehoben werden. Der Arm ist auswärts gedreht, die Hand frei beweglich.
Bei der *Klumpke-Lähmung* sind die Beuger des Handgelenkes und aller Finger sowie die Handbinnenmuskeln betroffen.

**Therapie:** Bei der Geburtslähmung reicht in aller Regel eine Gipsruhigstellung des Armes in Elevationsstellung aus, um den überdehnten Plexus zu entlasten.
Auch bei der traumatischen Plexuslähmung kann unter EMG-Kontrolle zunächst Spontanremission abgewartet werden.
Nach 8–12 Wochen ohne Remissionszeichen soll operativ vorgegangen werden. Je nach Befund werden Neurolysen, Nähte oder Transplantationen ausgeführt.
Bei irreversiblen Teil-Lähmungen können Sehnen- und Muskelumlagerungen von nicht paretischen Muskeln die Funktion verbessern. Ihr Ausfall für die ursprüngliche Funktion darf aber nicht ins Gewicht fallen. Häufig bringen Arthrodesen in Funktionsstellung (z. B. Schulter) zur Stabilitätsrückgewinnung bessere Ergebnisse.

**Prognose:** Traumatische Läsionen haben keine günstige Prognose, hohe Wurzelausrisse die schlechteste (durch zervikale Myelographie nachzuweisen).

### 2.10.8.3 Lähmungen an der unteren Extremität

*H. Zilch*

**N. ischiadicus**

**Ausfall**
alle Muskeln des Unterschenkels und des Fußes. Stabilität im Fuß aufgehoben.

**Ursachen**
Hüftluxation,
Acetabulumfrakturen,
i.m. Injektionen am falschen Ort,
nach TEP der Hüftgelenke,
Poliomyelitis.

**Therapie**
Arthrodesen, Tenodesen.

**N. ischiadicus** (L4–S3)

**Ausfall:** Motorisch sind folgende Muskeln befallen: ischiocrurale Gruppe des Oberschenkels und sämtliche Muskeln des Unterschenkels und des Fußes. Sensibel versorgt der Nerv die Haut des Unterschenkels und des Fußes.
Die Kniebeugung ist stark beeinträchtigt, da nur noch der M. gracilis und der M. sartorius beugen. Die Stabilität des Fußes ist aufgehoben, der Fuß schlottert in den Sprunggelenken und schleift beim Gehen auf dem Boden. Letzteres wird durch Hüftbeugung gemindert.

**Ursachen:** posttraumatisch nach Hüftluxationen, Verrenkungsbrüchen und Acetabulumfrakturen; nach intraglutealer Injektion am falschen Ort (richtige Injektionsstelle: äußerer oberer Quadrant), nach Einsetzen von Totalendoprothesen des Hüftgelenkes; Poliomyelitis.

**Therapie** bei irreparabler Lähmung: subtalare Arthrodese und u. U. Tenodesen der Strecksehnen.

**N. tibialis** (L4–S3)

**Ausfall:** Am Oberschenkel gehen Rr. musculares für die ischiocrurale Gruppe (mit Ausnahme des kurzen Bizepskopfes) und für den distalen Teil des M. adductor magnus ab. Am Unterschenkel versorgt er die Muskeln der Beugeseite des Unterschenkels und des Fußes. Sensible Versorgung: dorsaler Unterschenkel, Ferse und Fußsohle.

**Ursachen:** Verletzungen am Oberschenkel, Knieregion und nach Operationen.

**Therapie** bei irreparabler Lähmung: subtalare Arthrodese. Verpflanzung beider Peronealsehnen auf die Achillessehne. Gleichzeitig wird das periphere Sehnenende des M. peronaeus longus an der Basis des Metatarsale V befestigt (Max Lange).

**N. peronaeus** (L4–S2)

**Ausfall:** Der hinter dem Fibulaköpfchen nur durch Haut geschützte N. peronaeus communis teilt sich bald in einen Ramus profundus und superficialis. Letzterer versorgt die Mm. peronei, ersterer den M. tibialis anterior und alle Strecker einschließlich M. extensor digitorum, M. hallucis longus und brevis. Beim totalen Ausfall entsteht eine Spitzfußstellung mit Varusschwung des Fußes. Beim Gehen muß der Fuß stark angehoben werden, um ein Schleifen der Fußspitze zu vermeiden: Steppergang. Sensibilitätsausfälle betreffen die Unterschenkelaußenseite und den Fußrücken, wobei die erste Zehenzwischenfalte vom N. peronaeus profundus innerviert wird.

**Ursachen:** Am häufigsten durch Druckschädigung hinter dem Fibulaköpfchen während der Narkose und durch unvollständige Polsterung im zirkulären Gipsverband. Bei unvollständiger Schädigung des N. ischiadicus wird dessen peronealer Anteil häufiger als der tibiale betroffen.

**Therapie:** bei irreparabler Nervenschädigung subtalare Arthrodese, u. U. in Kombination mit einer Tenodese der Strecksehnen. Bei konservativem Vorgehen: Orthesen, die dem Prinzip des Heidelberger Winkels folgen.

**N. femoralis** (L2–4)

**Ausfall:** Motorisch fällt der M. iliopsoas, der M. quadriceps femoris und der M. sartorius aus. Damit wird die Kniestreckung stark beeinträchtigt und damit die Standfestigkeit des Beines. Die Hüftbeugung wird geschwächt. Sensibilitätsdefekte lassen sich an der Vorderseite des Oberschenkels, an der Innenseite des Unterschenkels bis zur Fußwurzel nachweisen. Der Patellarsehnenreflex ist abgeschwächt bis aufgehoben.

**Ursachen:** Verletzungen und nach Operationen im Hüftbereich.

**Therapie** der irreparablen Lähmung: Sehnenumlagerung eines Kniebeugers.

## 2.10.9 Nerven-Engpaß-Syndrome

*M. Sparmann, H. Zilch*

Vorgegebene anatomische Engen an den oberen Extremitäten können Nerven-Engpaß-Syndrome auslösen, wenn zusätzliche Kompression auf die dort verlaufenden Nerven ausgeübt wird.
**Ätiologisch** spielen unterschiedliche Faktoren eine Rolle: Anatomische Fehlformen bzw. Formvarianten, einseitige Belastungen (Sport, Beruf) könnten

---

**N. tibialis**

**Ausfall**
ischiocrurale Gruppe, Teile des M. adductor magnus, Beugemuskeln am Unterschenkel und Fuß.

**Ursachen**
Verletzungen.

**Therapie**
Arthrodesen, Sehnenumlagerungen.

**N. peroneus**

**Ausfall**
Mm. peronei, M. tibialis ant., alle Strecker;
→ Spitzfuß,
→ Steppergang.

**Ursachen**
Druckschädigung hinter dem Fibulaköpfchen.

**Therapie**
Orthesen (Heidelberger Winkel); subtalare Arthrodese.

**N. femoralis**

**Ausfall**
M. quadriceps, M. sartorius, → Kniestabilität aufgehoben.

**Therapie**
Umlagerung eines Beugers zum Strecker.

**Engpaß-Syndrome**

Auftreten in sog. anatomischen Engen.

*Ätiologie*
Fehlformen, einseitige Belastung.

*Pathogenese*
– exogen = mechanisch,
– endogen = neuropathisch.

die Entstehung eines Nerven-Engpass-Syndromes fördern.
**Pathogenetisch** sind Kompressionssyndrome der Nerven bedingt
– durch eine mechanische Irritation von außen,
– durch Neuropathien, die den Nerven auf Druck empfindlicher machen.

*Mechanische Ursachen* ⇨

*Neuropathische Ursachen* ⇨

Hierbei sind zu unterscheiden
– knöcherne Veränderungen nach Frakturen (Fehlstellungen, Kallusbildung), Tenosynovialitiden (posttraumatisch, rheumatisch) Muskelhypertrophien, Hämatome, Thrombosen, Infektionen, Narbengewebe, gutartige und bösartige Neoplasmen;
– Diabetes mellitus, multiples Myelom und Amyloidose.

Im einzelnen sind für die Armnerven folgende Engpaß-Syndrome zu unterscheiden:

**1. Thoracic-outlet-Syndrom (Skalenus-Syndrom)**

**1. Thoracic-outlet-Syndrom (Skalenus-Syndrom)**
Die Fossa supraclavicularis, die auch als hinteres Halsdreieck bezeichnet wird, ist zur Wirbelsäule hin begrenzt von den Mm. scaleni medius und posterior. Der M. scalenus anterior begrenzt die Enge nach ventral. Der Plexus brachialis tritt zwischen den Scaleni aus, ebenso die A. subclavia.

als Folge von
– lokaler Muskelhypertrophie,
– Halsrippen (auch knorplig-fibrös),
– fibrösen Bändern,
– Kallus nach Klavikulafraktur.

**Ätiologie:** Engpaß-Syndrome entstehen hier durch
– Hypertrophien der Muskulatur oder verbreitete Ansatzsehnen der Scaleni,
– Halsrippen oder deren knorplig-fibröse Äquivalente (röntgennegativ!),
– fibröse Bänder zwischen den anatomischen Strukturen untereinander,
– Kallushypertrophie (z. B. Kugelkallus) nach Klavikulafraktur.

**Klinik**
neurovaskuläre Störungen.

**Klinik:** Es kommt zu neurologischen und vaskulären Störungen. Schmerzen werden meist diffus im Versorgungsgebiet des N. medianus und ulnaris angegeben. Dort kommt es zu Sensibilitätsminderungen; Muskelatrophien können in fortgeschrittenem Stadium auftreten, sind aber insgesamt eher selten.
Eine Abschwächung der arteriellen peripheren Pulse als Ausdruck der vaskulären Insuffizienz ist gelegentlich zu beobachten. Liegen vasomotorische Störungen vor, können Raynaud-Phänomene bis hin zu gangränösen Veränderungen an den Händen auftreten. Beim Auftreten venöser Stauungen ist die Behinderung im kostoklavikulären Raum zu suchen, da die V. subclavia nicht durch die Skalenuslücke zieht.
Als orientierendes diagnostisches Hilfsmittel dient der

**Diagnose**
– Adson-Test ⇨

**Adson-Test:** Der sitzende Patient atmet tief ein, hebt das Kinn und dreht den Kopf zur erkrankten Seite. Bei positivem Befund kommt es zu einer deutlichen Pulsabschwächung am Handgelenk. Zug am herabhängenden Arm verstärkt die Symptomatik.

– Arteriographie,
– Röntgen,
– Computertomographie,
ggf. Venographie.

**Therapie**
– Halsrippenresektion,
– Skalenotomie.

Die Objektivierung der Erkrankung erfolgt arteriographisch, röntgenologisch (Halsrippe) und computertomographisch und gegebenenfalls durch Venographie.
*Therapie:* Es sind nur operative Maßnahmen sinnvoll. Halsrippen werden reseziert, eine Skalenotomie kann durchgeführt werden. Hierdurch lassen sich die Beschwerden zufriedenstellend behandeln. Schwerste postoperative Komplikationen sind beschrieben worden, nämlich die Perforation einer präoperativ bereits atheromatös-aneurysmatisch veränderten A. subclavia.

**2. Kompressionssyndrome des N. radialis**

Der N. radialis verläuft im mittleren Drittel des Humerus direkt am Knochen auf dem Periost in einem Sulcus. Durch überschießende Kallusreaktion nach Humerusschaftfraktur wird er hier selten sekundär eingemauert und komprimiert, häufiger primär bei der Frakturierung des Knochens. Am Oberarm kann der Nerv durch Druck auf harter Unterlage – während des Schlafs – geschädigt werden, z. B. als sog. Parkbanklähmung. In der Axilla kann der Nerv noch durch Verwendung deutscher Krücken einer Druckschädigung unterliegen, sog. Krückenlähmung.
Am häufigsten wird der Nerv beim Durchtritt durch den M. supinator komprimiert, durch den er innerhalb eines muskulären Kanals verläuft.

**2. Kompressionssyndrome des N. radialis**
Lokalisation:
- Axilla: Krückenlähmung,
- Oberarmschaft: bei und nach Fraktur (Kallus), Druckschädigung als Parkbanklähmung.

**Supinatorlogen-Syndrom**

**Ursachen:** vermehrte Belastung dieses Muskels (ungewohntes Arbeiten mit einem schweren Hammer, Rückhandspiel beim Tennis u. ä.), stumpfe Unterarmtraumen, Monteggiafrakturen, Tumore (z. B. Lipome), fibröse Einengung des Kanals.

**Diagnose:** Rein motorische Lähmung, da der sensible Ramus superficialis bereits vor dem Hiatus abgeht. Auch die Muskeln, die vor dem Durchtritt durch den Supinator versorgt werden, sind naturgemäß nicht betroffen: M. triceps, M. brachioradialis, M. extensor carpi radialis et brevis. Da der M. extensor carpi ulnaris paretisch ist, weicht die Hand bei Extension nach radial ab. Bei forcierter Supination kann ein Schmerz in der Streckmuskulatur ausgelöst werden. Bei Paralysen kann gelegentlich das Strecken des III. Fingers gegen Widerstand die Schmerzen im Nervenverlauf verstärken.
*Differentialdiagnostisch* muß eine Epikondylitis humeri radialis abgegrenzt werden.

**Therapie:** Bei nachgewiesener Nervenschädigung durch EMG und NLG und erfolgloser konservativer Therapie über ca. 6 Wochen muß der Nerv operativ dekomprimiert werden.

**Supinatorlogen-Syndrom**
Schädigung des Nervs im Muskelkanal des M. supinator.
**Ursachen**
- Druckerhöhung durch Muskel,
- Kontusion, Frakturen,
- Tumoren,
- fibröse Einengung des Kanals.

**Diagnose**
rein motorische Radialislähmung, ausstrahlende Schmerzen vom Epikondylus radialis humeri.
*DD:* Epikondylitis.

**Therapie**
nach erfolgloser konservativer Therapie: operative Dekompression.

**3. Kompressionssyndrome des N. medianus**

Folgt man einer Einteilung von proximal nach distal, kann man folgende Medianus-Engpaß-Syndrome unterscheiden:
- **Pronator-Syndrom,**
- **Nervus-interosseus-antebrachii-anterior-Syndrom,**
- **Karpaltunnel-Syndrom.**

**Kompressionssyndrome des N. medianus**

Das **Pronator-Syndrom** wird ausgelöst durch Tumoren, durch umschriebene Druckbelastungen auf den proximalen Unterarm (z. B. sog. „Honeymoon paralysis“ oder „Paralysie des amants“) und bei Fibrosen des M. pronator teres (Volkmann-Kontraktur). Die Symptome können auch von knöchernen Oberarmspornen (Processus supracondylaris) ausgelöst werden, die differentialdiagnostisch abzugrenzen sind.
Folgende Symptome werden dabei angetroffen: Schmerzen in den $3\frac{1}{2}$ radialen Fingern palmarseitig, Schwäche der Daumenopposition, Schmerzverstärkung bei Pronation.

**Pronator-Syndrom**
**Ursachen**
- Tumoren,
- Druckbelastung,
- Muskelfibrosen.

*DD:* Processus-supracondylaris-Sporn.
**Symptome**
- Schmerzen (Pronation),
- Muskelschwäche (Opposition).

**Das Nervus-interosseus-antebrachii-anterior-Syndrom** tritt sehr selten auf nach Unterarmfrakturen, nach Osteosynthesen (Umstellungsosteotomien) am Unterarm, die mit Platten durchgeführt werden, gelegentlich spontan als Neuritis.
Hauptsymptom ist der eingeschränkte Spitzgriff zwischen Daumen und Zeigefinger, da der Flexor pollicis longus (FPL) betroffen ist. Diese Bewegung kann dann nur mit gestrecktem Daumen durchgeführt werden.

**Nervus-interosseus-antebrachii-anterior-Syndrom**
Ursachen
Unterarmfrakturen, Osteosynthesen, (Neuritiden).
**Symptome**
Spitzgriff zum Zeigefinger eingeschränkt durch Ausfall des FPL.

**Karpaltunnel-Syndrom**
Häufigkeitsgipfel 40.–50. Lebensjahr.

**Symptome**
- Parästhesien,
- nächtlicher Ruheschmerz,
- vasomotorische Irritationen,
- Kraft ↓.

**Diagnose**
- Tinel-Hoffmann-Zeichen positiv,
- Schmerzverstärkung bei endgradigen Bewegungsausschlägen,
- Atrophie der Thenarmuskulatur,
- Opposition des Daumens ↓.
- Nervenleitgeschwindigkeit herabgesetzt,
- EMG-Veränderungen,
- Ninhydrintest pathologisch,
- gelegentlich morphologischer Befund im Ultraschallbild.

**Therapie**
Fast ausschließlich operativ: Entlastung der Nerven durch Erweiterung der anatomischen Enge: Spaltung des Lig. carpi transversum und epineurale Neurolyse.

**Das Karpaltunnel-Syndrom** ist das häufigste Nerven-Engpaß-Syndrom des N. medianus. Es tritt gehäuft zwischen dem 40. und 50. Lebensjahr auf. Pathogenetisch kommen alle anfangs zusammengefaßten Ursachen infrage.

**Symptome:** Im Frühstadium werden Parästhesien in den 3½ radialen Fingern palmarseitig angegeben mit ausgeprägten nächtlichen Ruheschmerzen, die sich gegen Morgen verstärken. Im weiteren Verlauf sind alle dysästhetischen Phänomene einschließlich vasomotorischer Irritationen nachweisbar.

**Klinik:** Bei der Untersuchung findet man einen Klopfschmerz über dem Karpaltunnel (Tinel-Hoffmann-Zeichen) mit Schmerzausstrahlung in die 3½ radialen Finger. Bei maximaler Flexions- und Extensionsbewegung im Handgelenk können vermehrte Beschwerden auftreten als Ausdruck einer eingeschränkten Verschieblichkeit des Nerven im Karpaltunnel. Ist der motorische Thenarast des N. medianus betroffen, tritt eine ausgeprägte Atrophie der Thenarmuskulatur auf. Die Opposition des Daumens ist muskelschwach bis unvollständig.

Die **Diagnose** kann gesichert werden bei Differenzen der Nervenleitgeschwindigkeit und des EMG der Thenarmuskeln im Seitenvergleich, dem Ninhydrintest und Ultraschalluntersuchungen des Karpaltunnels. Gelegentlich können hier raumfordernde Prozesse gefunden werden (Ganglien). Eine Röntgenspezialaufnahme des Karpaltunnels soll knöcherne Prozesse ausschließen.

**Therapie:** Ein konservativer Behandlungsversuch sollte nicht allzu lange durchgeführt werden, wenn eine rasche Besserung ausbleibt. Hierzu gehören gepolsterte Nachtschienen, Vermeidung mechanischer Überbelastung und medikamentöse Therapie mit Antiphlogistika, Analgetika und neurotropen Vitaminen. Kortison-Injektionen sind nicht indiziert. Der operativen Behandlung ist dann der Vorzug zu geben. Hierbei wird das Retinaculum carpi flexorum gespalten und ggf. Weichteiltumore oder Verdickungen des peritendinösen Gleitgewebes entfernt. Zeigt sich intraoperativ eine bindegewebige Einschnürung des Nervens mit pseudoneuromatöser Erweiterung vor der Enge, ist eine Neurolyse vorzunehmen. Neurolysen müssen unter Berücksichtigung der Gefäßversorgung des Nerven schonend vorgenommen werden (epineurale Neurolyse).

**Kompressionssyndrome des N. ulnaris**

## 4. Kompressionssyndrome des N. ulnaris

Physiologische Enge des N. ulnaris sind der Sulcus N. ulnaris am Epicondylus medialis humeri (Ulnaris-Rinne) und die sog. Guyon-Loge am Handgelenk.

**Ulnaris-Rinnen-Syndrom**
(am medialen Epikondylus)

**Ursachen**
- rezidivierende Mikrotraumen,
- lokale Ischämien (Vibrationen),
- direkte Druckschädigung.

**Ulnaris-Rinnen-Syndrom:** Proximal des Sulcus tritt der Nerv durch das Septum intermusculare mediale zwischen M. biceps und M. triceps nach dorsal und verläuft im Sulcus n. ulnaris. Hier sind sehnige Verstärkungen der Faszie zwischen Epikondylus und Olekranon als Führungseinrichtung zu finden. Nach Verlassen des Sulcus verläuft der Nerv zwischen den Köpfen des M. flexor carpi ulnaris.

**Pathophysiologisch** sind rezidivierende Mikrotraumen am Ellenbogen (Musikantenknochen) sowie vibrationsbedingte transitorische Ischämien (Hohlglasschleifer) Ursache für Pseudoneurome und Neurofibrosen im Bereich des N. ulnaris am Ellenbogengelenk. Die geringe Weichteilpolsterung des Nerven in dieser Region erklärt die mögliche Druckschädigung bei Bettlägerigkeit, fehlerhafter Lagerung des Patienten auf dem Operationstisch, dem Auftreten dieser Krankheitsbilder bei Heroinabhängigen usw.

**Klinik:** Neben Parästhesien sind motorische Ausfälle der Handbinnenmuskulatur und der Beuger des IV. und V. Fingers nachweisbar: Daumen und

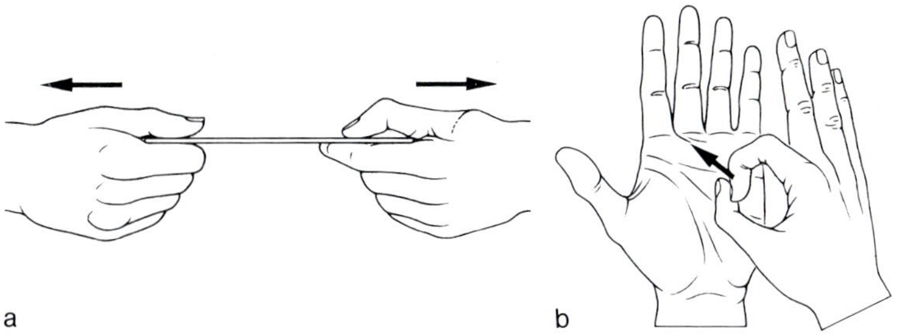


**Abb. 129** a) Froment-Zeichen links positiv. Durch Ausfall des M. adductor pollicis (Ulnarisparese) wird als Ersatz der M. flexor pollicis longus (N. medianus) eingesetzt und das Daumenendgelenk stark gebeugt.
b) Nasenstüberbewegung: Durch Ausfall der Mm. interossei ist das Strecken in den Interphalangealgelenken geschwächt und damit der Aufprall auf der Handinnenfläche.

Kleinfinger können nicht zu einem Ring geschlossen werden, das schnellende Strecken des Fingers (Nasenstüberbewegung) ist nicht mehr möglich. Der Nerv ist aus dem Sulcus oft leicht luxierbar. Klinisches Zeichen der peripheren Ulnarisparese ist das Froment-Zeichen: Ein Blatt Papier kann zwischen dem Daumen und dem Zeigefinger nicht mehr festgehalten werden. Dabei ist darauf zu achten, daß die Bewegung mit dem Adduktor pollicis durchgeführt wird und nicht als Trickbewegung mit dem Flexor pollicis longus in leichter Oppositionsstellung (Abb. 129).

**Symptome**
Parästhesien und motorische Ausfälle:
- Fingerbeuger IV/V,
- Hypothenarmuskulatur.

**Diagnose**
Verschiebeschmerz am Sulcus, Froment-Zeichen: Adduktion des Daumens eingeschränkt.

**Therapie:** Meist ist ein operatives Vorgehen erforderlich. Eine Neurolyse allein, ggf. auch interfaszikulär, reicht oft nicht aus. Um ein Rezidiv zu verhindern, ist die vordere Verlagerung des Nervens zu empfehlen. Subkutane Verlagerung sollte bei Faustarbeitern vorgenommen werden, submuskuläre nur bei Patienten mit geringer körperlicher Belastung des Armes.

**Therapie**
Operative Ventralverlagerung des Nervens.

Seltener tritt eine Kompression des N. ulnaris in der **„Loge de Guyon"** auf. Die Enge dieser Loge am beugeseitigen Handgelenk wird gebildet vom Os pisiforme und dem Hamulus ossis hamati. In leichter Palmarflexion des Handgelenkes läßt sich das Os pisiforme nach radial verschieben, beim Logensyndrom entsteht dabei ein elektrisierender Schmerz an den 1½ ulnaren Fingern palmarseitig.
Berufliche Expositionen, sportliche Belastungen (Radfahren) sowie lokale Prozesse (Thrombosen, Aneurysmen der A. ulnaris usw.) können zu diesem Krankheitsbild führen.
Bei der operativen Behandlung finden sich meist Briden und Adhäsionen, die zu entfernen sind.

**Syndrom der Guyon-Loge**
Verschiebeschmerz des Os pisiforme.

*Ursachen:*
- Radfahren (einseitige Belastung),
- andere berufliche Expositionen,
- Aneurysmen.

*Operative* Spaltung der Loge.

## 2.10.10 Kompartment-Syndrom (K. S.)

*M. Sparmann, H. Zilch*

**Kompartment-Syndrom**

**Definition:** Kompartment-Syndrome sind Krankheitsbilder, bei denen es als Folge eines mechanischen Druckanstieges in einzelnen Muskellogen (Kompartment) zu Ischämien der Muskulatur und der Nerven kommen kann bis hin zum vollständigen und bleibenden Funktionsverlust durch Nekrosen, der ischämischen Muskelkontraktur.

mechanischer Druckanstieg im geschlossenen Raum (dem Kompartment)
→ Minderdurchblutung Muskel, Nerv,
→ Muskelnekrosen.

*Häufigkeit:* Neben der Thrombose ist das Kompartment-Syndrom (K. S.) die häufigste posttraumatische Komplikation am Unterschenkel. Dabei kann die Erkrankung sowohl als Folge eines subfaszialen Druckanstieges (Frakturhämatom, Muskelquetschung) als auch eines subkutanen (stumpfes Trauma mit Verletzungen des oberflächlichen Venensystems) auftreten.

Druckanstieg
- subfaszial (Fraktur),
- subkutan (Quetschung).

Folgezustand von
- Frakturen,
- Kontusionen,
- Gefäßverletzungen,
- unsachgemäßer Behandlung (enger Gipsverband, falsche Lagerung).

Häufig beim Polytrauma.

**Ätiologie:** In 80% der Fälle ist das K. S. Folge einer Fraktur, selten Folge einer Kontusion oder einer Gefäßverletzung. Bevorzugte anatomische Region ist die Loge des M. tibialis anterior, einerseits wegen ihrer derben Muskelfaszie, andererseits wegen der Schwere der begleitenden Muskeltraumen bei Unterschenkelbrüchen. Posttraumatisch können sich Kompartment-Syndrome als Folge zu enger Gipsverbände, falscher Lagerung (extreme Hochlagerung verletzter Extremitäten im Schock) usw. entwickeln. Polytraumatisierte Patienten sind häufiger betroffen als andere. Tibialis-anterior-Syndrome werden gelegentlich auch als funktionelle Syndrome nach vermehrter Belastung (Läufer, Sprinter) diagnostiziert.

*Pathogenese*
arteriovenöse Gradiententheorie:
Filtrations-Reflexionskoeffizient gestört,
→ Muskelnekrose,
→ Crush-Syndrom.

**Pathogenese:** Beim Kompartment-Syndrom kommt es zu veränderten Flüssigkeitsbewegungen zwischen dem Blut, dem Extra- und dem Intrazellularraum. Die Störung des Filtrations-Reflexionskoeffizienten führt zu einer Verringerung des physiologischen Flüssigkeitsaustausches in der Endkapillare. Durch die rasch eintretende Azidose kommt es zu einer Störung der Gefäßwandpermeabilität; der Abfall des arteriellen Mitteldruckes im Schock verschlechtert die Zirkulation im Endstromgebiet. Ein rascher Zerfall der Muskelzellen ist die Folge, der bei ausgedehnten Verletzungen zum Crush-Syndrom (Myoglobinablagerung in den Nierentubuli) führen kann.

**Lokalisation**
häufig am Unterschenkel:
- Tibialis-anterior-Syndrom,
- tiefes hinteres Logensyndrom,

in der Ellenbeuge:
- Unterarmbeuger = ischämische Muskelkontraktur nach Volkmann.

**Lokalisation:** häufiges Vorkommen am Unterschenkel, jedoch in jeder Faszienloge möglich; häufig sind mehrere Kompartments befallen.
Tibialis-anterior-Syndrom: Loge für die Mm. Extensor hallucis longus, Tibialis anterior und Extensor digitorum communis. Tiefes hinteres Logensyndrom: Faszienloge für Mm. tibialis posterior, Flexor digitorum longus und hallucis longus. Laterales K. S.: Loge für die Mm. peronaeus longus et brevis. Oberflächliches dorsales K. S.: Mm. gastrocnemius und soleus. Obere Extremität: im Ellenbogenbereich (Unterarmbeuger) bei kindlichen suprakondylären Oberarmbrüchen, dem bekanntesten K. S., das häufig mit der ischämischen Muskelkontraktur nach Volkmann gleichgestellt wird; Kontraktur der Handbinnenmuskeln.

**Klinik:** Nach klinischen Kriterien unterscheidet man das drohende vom manifesten Kompartment-Syndrom:
Beim *drohenden* Kompartment-Syndrom bestehen noch keine peripheren neurologischen und vaskulären Störungen. Die Patienten klagen aber bereits über unerträgliche Schmerzen. Eine wesentliche Schwellung und eine palpatorische Zunahme der Gewebespannung lassen sich erst im späteren *manifesten* Stadium nachweisen. Zu diesem Zeitpunkt besteht dann auch eine objektivierbare Erhöhung der Gewebespannung bei starker Schwellung mit Hautrötung und Spannungsblasen.

**drohendes K. S.:**
starke Schmerzen,
kein klinisches Korrelat;
**manifestes K. S.:**
Hautrötung,
Spannungsblasen,
Gewebedruck ↑.

Die klinische Diagnose wird dadurch erschwert, daß im Anfangsstadium außer den Schmerzen keine weiteren Symptome bestehen. Beim Verdacht auf ein K. S. muß in stündlichem Abstand eine erneute Befunderhebung durchgeführt werden, um das Kompartment-Syndrom ausreichend früh zu diagnostizieren. Hierfür ist die vollständige Entfernung bzw. Spaltung sämtlichen Verbandmaterials erforderlich. Bei der Untersuchung sind folgende Gesichtspunkte zu beachten: Liegt eine Seitendifferenz der Zweipunktediskrimination vor, ist die Tiefensensibilität in wesentlicher Weise beeinträchtigt, tritt ein Muskeldehnungsschmerz auf?

**Diagnostische Hinweise**
- Störung der Zweipunktediskrimination,
- Störung der Tiefensensibilität,
- Muskeldehnungsschmerz,
- Bewegungseinschränkung,
- Muskelverhärtung.

Neben den neurologischen Störungen kommt es rasch zu einer schmerz- und ischämiebedingten Einschränkung der aktiven Beweglichkeit im erkrankten Gebiet. Die Muskulatur ist verhärtet.

**Diagnosesicherung**
subfasziale Gewebedruckmessung (Perfocan).

Als diagnostisches Hilfsmittel ist die subfasziale Gewebedruckmessung mit der Perfocan-KS-Kanüle eine sinnvolle Ergänzung zum klinischen Befund. Spezifische Laborbefunde zur Sicherung eines K. S. sind bis heute nicht bekannt.

**Therapie:** Beim geringsten Verdacht auf ein sich entwickelndes K.S. sind sofort sämtliche fixierenden Verbände zu öffnen. Um die *Durchblutung zu verbessern*, ist die Extremität tief zu lagern (arteriovenöser Druckgradient). Eine medikamentöse Behandlung ist nicht sinnvoll („Drogen können dort nicht wirken, wo keine Zirkulation vorhanden ist.").
Kommt es nicht zu einer raschen Verringerung der Beschwerden oder treten unter dieser Behandlung zunehmende neurologische Störungen auf, sollte innerhalb von 6 Stunden eine breite Faszienspaltung vorgenommen werden. Avitale Muskelanteile und Blutkoagel werden dabei entfernt. Instabile Frakturen werden mit einer Osteosynthese stabilisiert. Ein Hautverschluß unter Spannung darf keinesfalls vorgenommen werden, da sonst ein Rebount K.S. zu befürchten ist. Müssen Muskellogen eröffnet werden, sind häufig mehrere Zugänge erforderlich. Am Unterschenkel ist die Fasziotomie aller 4 Logen über einen kombinierten anterolateralen/posteromedialen Zugang möglich oder parafibulär zu allen 4 Logen gleichzeitig (Abb. 130).
Eine Sekundärnaht nach wenigen Tagen ist der freien Hauttransplantation vorzuziehen.

**Therapie**
Faszienspaltung,
Entfernung nekrotischer Muskelteile,
stabile Osteosynthese.

**Cave:** Hautverschluß unter Spannung – Rebount K.S.!

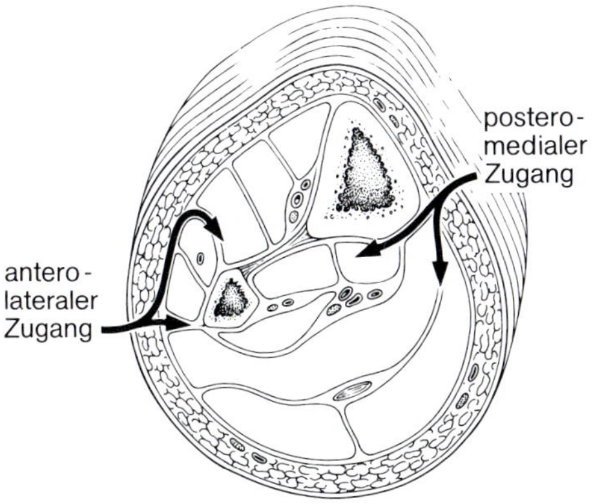


**Abb. 130** Die 4 Kompartimente des Unterschenkels und die operativen Zugangswege

Wesentlich für den Erfolg der operativen Behandlung ist, daß die Fasziotomie ausreichend weit erfolgt. Am Unterarm sollte auf der Seite des Beugefaches immer das Lig. carpi transversum gespalten werden, ebenso der Lacertus fibrosus und Teile des M. pronator teres, am Unterschenkel ist bei peripherer Verletzung das Lig. transversum cruris und das Lig. cruciforme zu spalten.
Grundsätzlich muß beim Auftreten schwerer unklarer Schmerzen immer an ein K.S. gedacht werden. Es kann in allen fasziengedeckten Muskelregionen auftreten, z.B. auch über der Thenar- und Hypothenarmuskulatur, über den Mm. interossii der Hand sowie am Längsgewölbe des Fußes.

Faszienspaltung muß ausreichend weit erfolgen.
Sekundäre Hautnaht.

**Bei unklaren Schmerzen: immer an K.S. denken!!**

**Prognose:** Wird die Diagnose eines K.S. rechtzeitig gestellt und innerhalb von 6 Stunden eine Dekompression der Muskelloge herbeigeführt, kommt es zu einer guten Regeneration des betroffenen Muskelgewebes ohne bleibende Funktionsverluste. Geschieht dies jedoch nicht, ist eine irreversible ischämische Muskelkontraktur Folge des Krankheitsbildes.

*Prognose* ist abhängig vom Zeitpunkt der Intervention!
Bei rechtzeitiger Intervention:
gut, sonst: Muskelnekrosen.

**Differentialdiagnose:** Differentialdiagnostisch sind tiefe Venenthrombosen, posttraumatische Nervenläsionen, Streßfrakturen sowie das eher diffus an den Extremitäten auftretende Sudeck-Syndrom abzugrenzen. Gelegentlich kann ein akut auftretender Ergotismus das Bild eines K.S. vortäuschen.

**DD**
– Thrombose,
– Nervenläsionen,
– Sudeck-Dystrophie,
– Ergotismus.

**Folgezustände des K.S.:**
An der oberen Extremität wird diese im Bereich des Unterarmes als **Volkmann-Kontraktur** bezeichnet. Sie trat häufig nach konservativ behandelten

**Folgezustände nach K.S.**
**Volkmann-Kontraktur**
Muskelkontraktur der tiefen Unterarmbeuger.

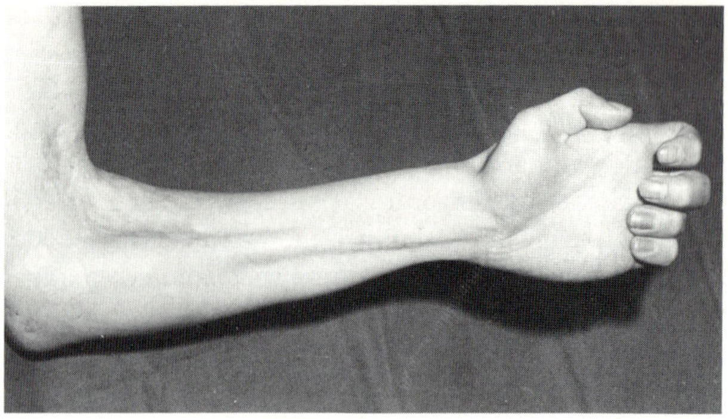

**Abb. 131** Volkmann-Kontraktur des Unterarmes nach Verbrennung

suprakondylären Humerusfrakturen bei Kindern auf. Betroffen sind die tiefen Unterarmbeuger. Die neurogene Störung führt darüber hinaus öfter zu akralen Durchblutungsstörungen.

**Klinik**
- Pronation des Unterarmes,
- Flexionskontraktur im Handgelenk,
- Beugekontraktur der PIP- und DIP-Gelenke.

**Diagnose:** Es resultiert eine Beugestellung der PIP- und DIP-Gelenke bei Streckstellung der Fingergrundgelenke. Der Unterarm ist in Pronationsstellung fixiert (Abb. 131). Das Handgelenk weist meist eine Flexionskontraktur auf. Bei weiterer Beugung im Handgelenk löst sich die Beugestellung der Mittel- und Endgelenke, während beim Streckversuch die Krallenstellung verstärkt wird.

**Therapie**
Ablösen der Muskelursprünge, (Desinsertion)
Sehnenverlängerung bei geringer Ausprägung,
Neurolysen.

**Therapie:** Sofern funktionsfähige Muskelfaserreste erhalten sind, ist eine Ablösung der Beugemuskeln von ihrem Ansatz am distalen Oberarm sinnvoll (Desinsertion nach Scaglietto). Der N. ulnaris sollte hierbei verlagert werden. Eine Neurolyse der funktionsgeschädigten Nerven (meist N. medianus) kann bei dieser operativen Behandlung gleichzeitig durchgeführt werden. Bei weniger ausgeprägten Fällen reicht eine Sehnenverlängerung am Handgelenk aus.

**K. S.-Folgen an den Handbinnenmuskeln**
- Intrinsic-plus-Stellung der Langfinger,
- Adduktionskontraktur des Daumens.

**Ischämische Kontraktur der Handbinnenmuskeln**

Bei ischämischer Kontraktur der Mm. interossei tritt die „Intrinsic-plus"-Stellung ein: fixierte Beugung in den Grundgelenken bei Streckung der Mittel- und Endgelenke (Funktion der Mm. interossei!). Häufig findet sich eine Adduktionskontraktur des Daumens durch Nekrosen der Daumenballenmuskulatur (Abb. 132).

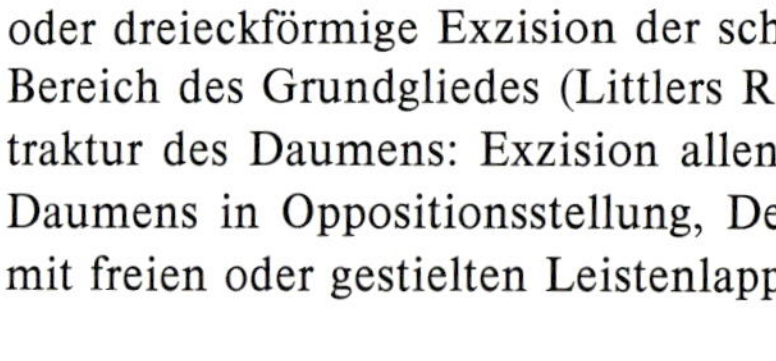

**Abb. 132**
Intrinsic-plus-Stellung der Langfinger und Adduktionskontraktur des Daumens bei Kontraktur der Handbinnenmuskel

**Diagnose**
Bei Streckstellung der Grundgelenke ist Beugung im Mittel- und Endgelenk nicht möglich,

**Diagnose:** Bei Streckstellung der Grundgelenke ist eine Beugung im Mittel- und Endgelenk nicht möglich. Nach Freigabe des Grundgelenkes in Beugestellung können auch Mittel- und Endgelenke aktiv und passiv gebeugt werden („intrinsic-plus"- oder Bunnell-Test).

**Therapie**
Bei „Intrinsic-plus"-Stellung: Tenotomien der Interosseussehnen, dreieckförmige Exzision der schrägen Fasern der Streckaponeurose. Bei Adduktionskontraktur des Daumens: Exzision des nekrotischen Gewebes, Fixierung des Daumens in Oppositionsstellung, Deckung des Hautdefektes.

**Therapie:** Bei „Intrinsic-plus"-Stellung: Tenotomien der Interosseussehnen oder dreieckförmige Exzision der schrägen Fasern der Streckaponeurose im Bereich des Grundgliedes (Littlers Release Operation). Bei Adduktionskontraktur des Daumens: Exzision allen nekrotischen Gewebes, Fixierung des Daumens in Oppositionsstellung, Deckung des entstandenen Hautdefektes mit freien oder gestielten Leistenlappen.

**Ischämische Kontraktur an der unteren Extremität**
Schwere Funktionsverluste des Fußes nach Kompartment-Syndromen werden meistens bei Beteiligung des tiefen dorsalen Kompartmentes hervorgerufen. Dabei kommt es zu einem Spitzfuß, einer Krallenstellung der Zehen und einer Adduktionsfehlstellung des Vorfußes. Die Sensibilitätsstörung über der Fußsohle führt zum Verlust der Gangkontrolle und gelegentlich zu Belastungsulzera.
**Therapie:** Gelenkkontrakturen sollten durch Resektion des Narbengewebes soweit wie möglich beseitigt werden. Transferoperationen von erhaltenen Muskeln, z.B. dem M. peronaeus longus als Ersatz des M. tibialis anterior, zeigen funktionell meist wenig befriedigende Ergebnisse, so daß die Patienten meist besser mit einer Orthese (Heidelberger Winkel) bzw. einem orthopädischen Schuh zu versorgen sind.

**K.S.-Folgen am Unterschenkel**
- Spitzfußstellung,
- Krallenzehen,
- Adduktionsfehlstellung des Vorfußes,
- evtl. Sensibilitätsstörung:
  → Verlust der Gangkontrolle,
  → Belastungsulzera.

**Therapie**
Beseitigung der Kontrakturen,
Sehnentransfer schwierig,
Orthesenversorgung.

## 2.10.11 Sudeck-Syndrom

*M. Sparmann, H. Zilch*

**Sudeck-Syndrom**

Als Sudeck-Syndrom bezeichnet man eine vegetativ-nerval bedingte Durchblutungs- und Stoffwechselstörung der Gliedmaßen mit **Dystrophie aller Strukturen** (Knochen und Weichteile). Ätiologie und Pathogenese sind dabei sehr uneinheitlich, so daß man nicht von einem „Morbus Sudeck" sprechen sollte. Eine veränderte Reaktionsbereitschaft des Sympathikus ist jedoch nicht zu übersehen. Wegen des klinischen Erscheinungsbildes besteht auch die Bezeichnung der „Sudeck-Dystrophie".

vegetativ-zirkulatorisch bedingte Dystrophie **aller** Gewebe einer Gliedmaße.

Frauen > Männer

**Häufigkeit:** Angaben über die Häufigkeit der Erkrankung schwanken in der Literatur stark. Sie ist abhängig von den erfaßten Grunderkrankungen des untersuchten Patientenkollektivs. Verletzungen der Hand- und Fußwurzel z.B. führen häufiger zu Sudeck-Syndromen als stammnahe Traumen. An der Hand ist das Syndrom am häufigsten zu beobachten. Weiterhin fällt auf, daß Frauen wesentlich häufiger betroffen sind als Männer, und daß die Erkrankung nur selten bei Kindern und Jugendlichen auftritt.

Prädilektionsstellen:
Peripherie der Extremitäten – Hand, Finger, Fuß.

**Ätiologie:** Fast immer läßt sich das Sudeck-Syndrom auf äußere Schädigungen der Gliedmaßen zurückführen. Neben Knochenbrüchen sind es Weichteilquetschungen, schwere Distorsionen, posttraumatische Entzündungen, Folgezustände nach operativen Behandlungen usw., die zur Entwicklung eines Sudeck-Syndroms führen. Die Schwere des Traumas korreliert nicht mit der Häufigkeit oder der Schwere eines Sudeck-Syndroms, d. h. eine leichte Prellung kann bei entsprechender Disposition eine schwere Sudeck-Dystrophie zur Folge haben. Neben diesen äußeren Ursachen sind einige innere Gesundheitsstörungen bekannt, die die Entstehung des Sudeck-Syndroms fördern können: Hier sind es vor allem Gefäßerkrankungen und periphere sowie zentrale Nervenerkrankungen, die die Ausbildung eines Sudeck-Syndroms hervorrufen können. Im Rahmen des multifaktoriellen Geschehens, das zu dem klinischen Erscheinungsbild führt, ist eine individuelle Disposition auf der Grundlage einer psychovegetativen Fehlsteuerung nicht zu unterschätzen.
Beispiel: kontralateraler Sudeck, d. h. Erkrankung auf der nicht verletzten Seite!

**Ätiologie**
Folge von:
exogen: Frakturen,
Quetschungen,
Distorsionen.
*Keine* Korrelation zwischen Schwere des Traumas und Schwere des Sudeck's!
endogen: ZNS-Erkrankungen,
Gefäßerkrankungen,
psycho-vegetative Fehlsteuerung.

**Pathogenese:** Entscheidender pathogenetischer Faktor der Sudeck-Dystrophie ist eine vegetative Fehlsteuerung der Blutgefäße der verletzten Extremität. Vegetativ-nervale, humorale, mechanische und reflektorische Mechanismen führen zu einer sog. „vegetativen Gesamtumstellung" und damit zu einer Entgleisung der peripheren vegetativen Anpassungsmechanismen.

**Pathogenese**
vegetative Fehlsteuerung
= Gesamtumstellung
→ Durchblutungsstörung
→ Stoffwechselentgleisung.

Folge davon ist anfangs eine vermehrte periphere Durchblutung. Im weiteren Verlauf kommt es jedoch zu einer Engstellung der Kapillaren und damit zu einer geringeren Verwertung des angebotenen Sauerstoffes.

**Klinik**
3 Stadien:

**Klinik:** Sudeck unterschied bereits 1900 die drei Stadien der Erkrankung mit mehr oder weniger fließenden Übergängen:

I. Stadium = akut entzündlich
II. Stadium = chronisch-dystrophisch
III. Stadium = Endatrophie.

**Stadium I** (akut entzündlich):
- Haut gerötet bis livide,
- glänzend,
- Schwellung (starkes Ödem),
- Erhöhung der Hauttemperatur,
- Schweißabsonderung ↑.

**Im I. Stadium** steht der diffuse Schmerz – sowohl in Ruhe als auch bei aktiver und besonders bei passiver Bewegung der betroffenen Extremität im Vordergrund. Die Patienten nehmen eine Schonhaltung ein, die Muskulatur zeigt eine reflektorische, lähmungsähnliche Funktionsschwäche. Die Haut ist stark gerötet, später zunehmend livide verfärbt, glänzend, es liegt ein ausgeprägtes Ödem vor (Abb. 133). Die lokale Körpertemperatur und die Schweißabsonderung sind erhöht.

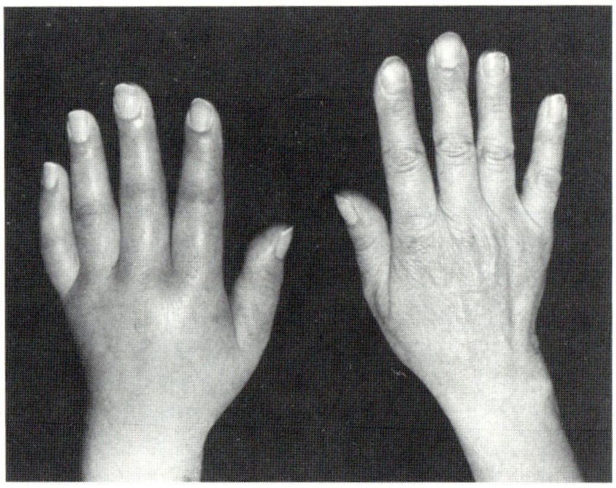

**Abb. 133** Klinisches Bild eines Sudeck-Syndroms der linken Hand (Stadium I)

**Stadium II** (chronisch-dystrophisch):
- Haut blaß, kühl, atrophisch,
- fehlende Hautfältelung,
- Abnahme der Schmerzen,
- Schwellung rückläufig,
- beginnende Muskelatrophie,
- beginnende Gelenkkontraktur.

**Im II. Stadium** ist die Haut blaß, kühl, atrophisch, ohne Fältelung. Die Schwellung ist zurückgegangen, der Schmerz läßt nach. Die Muskulatur ist zu diesem Zeitpunkt bereits verschmächtigt, die Bewegungsfähigkeit der Gelenke als Folge der Muskelatrophie und der Bandverkürzungen deutlich eingeschränkt. Die Atrophie betrifft alle Gewebe, so auch das Unterhautfettgewebe, so daß z. B. die Hand, der Finger verschmächtigt ist.

**Stadium III**
- Endatrophie,
- keine Schmerzen,
- Gelenkeinsteifung.

**Das III. Stadium** ist das Stadium der Endatrophie. Die Atrophie der Muskulatur ist ausgeprägt. Bewegungseinschränkungen verbleiben in unterschiedlichem Ausmaß. Ein Spontanschmerz ist nicht mehr nachweisbar, bei Belastungen der Gliedmaßen können aber noch Beschwerden auftreten. Neben milden Verläufen mit unwesentlichen Defekten sind aggressive Sudeck-Syndrome zu beobachten, die mit schwerstgradigen Funktionseinschränkungen ausheilen.

*Röntgenbefunde:*
Stadium II: feinfleckige Knochenentkalkung (Spongiosa),
Kortikalis verschmächtigt.
Stadium III: vermehrte Knochentransparenz.

**Röntgen:** In den einzelnen Stadien sind folgende Veränderungen nachweisbar:

Im II. Stadium läßt sich eine feinfleckige Knochenentkalkung und Rarefizierung der Spongiosa des betroffenen Skelettabschnittes (Abb. 134) nachweisen. Später tritt eine Verschmächtigung der Kortikalis hinzu. Die feinfleckige Osteoporose steht im Gegensatz zur diffusen Entkalkung bei Inaktivitätsatrophie.

Rückläufige morphologische Veränderungen zeichnen das III. Stadium aus, eine vermehrte Knochentransparenz verbleibt.

Erkrankungsdauer: ca. 1 Jahr.

Der Verlauf der Erkrankung ist protrahiert, so daß meist erst ein Jahr nach Beginn des Krankheitsbildes ein Endstadium erreicht ist.

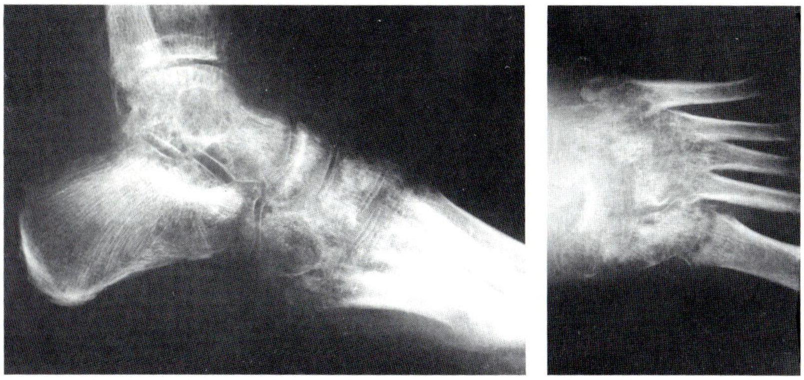

**Abb. 134** Ausgeprägte fleckige Osteoporose der Fußwurzelknochen bei Sudeck-Syndrom

**Prophylaxe:** Insbesondere nach Knochenbrüchen sind alle Faktoren zu meiden, die die Entstehung einer vegetativen Dysregulation fördern. Das bedeutet im einzelnen: ausreichende Anästhesie bei erforderlichen Repositionen; schonende und zielgerichtete Repositionen; Vermeidung von weiteren Manipulationen zu einem späteren Zeitpunkt; ausreichende Ruhigstellung, wobei Zirkulationsstörungen verhindert werden müssen; Ruhigstellung der Gelenke in Funktionsstellung. Eine sofortige aktive krankengymnastische Übungsbehandlung der unbeteiligten Gelenke ist notwendig. Die Gipsruhigstellung soll nur solange wie nötig vorgenommen werden, ggf. kann eine kontrollierte Bewegungstherapie aus einer Gipsschale heraus die Dystrophie abwenden. Des weiteren sind isometrische Muskelspannungsübungen im Gipsverband sinnvoll. Bei prädisponierten Patienten kann eine antiphlogistische und zirkulationsfördernde medikamentöse Behandlung (z. B. Indometazin, Diclophenac) verabreicht werden.

*Prophylaxe*
nach Frakturen:
ausreichende Schmerzbekämpfung,
schonende Reposition,
exakte Gipsruhigstellung,
keine schnürenden Verbände,
isometrische Spannungsübungen.

**Therapie:** Tritt trotz Beachtung aller oben beschriebenen Maßnahmen ein Sudeck-Syndrom auf, ist eine stadiengerechte konservative Behandlung durchzuführen. Im akut-entzündlichen Stadium I muß zunächst eine vollständige Schmerzausschaltung vorgenommen werden. Dies gelingt durch *konsequente Ruhigstellung* in Funktionsstellung sowie durch Gabe von Analgetika. Um den Patienten rasch aus dem Stadium I herauszuführen, kann dabei glegentlich nicht auf die Gabe von Opiaten verzichtet werden. Die weitere Kombination von Antiphlogistika und Sedativa hat sich bewährt. Sobald das Krankheitsbild in das Stadium II übergeht, d. h. die Hautrötung und die Schwellung rückläufig sind, Beschwerden vom Patienten weniger akut angegeben werden (kein Ruheschmerz mehr), beginnt die ausschließlich *aktive* krankengymnastische Übungsbehandlung. Gelingt es, bereits nach wenigen Tagen bis Wochen diese Behandlung aufzunehmen, können schwergradige und bleibende Funktionsverluste abgewendet werden. Eine begleitende balneophysikalische Therapie, insbesondere lokale Wärmebehandlungen (Mikro- und Kurzwellenbestrahlung), Massagen und passive Bewegungen sind im Stadium I kontraindiziert. Oftmals bewährt sich die Anwendung von Kälte (Stickstoff, Eisbäder), um die Bewegungsschmerzen zu minimieren. Die Behandlung kann mit Parathyreoidhormonen (Calcitonin) unterstützt werden, dabei ist die tägliche Gabe sinnvoll. Blockaden der sympathischen Ganglien schalten temporär die Durchblutungsminderung der Extremität aus. Gelingt eine ausreichende Rehabilitation unter diesen Maßnahmen nicht, müssen im III. Stadium gelegentlich rekonstruktive Operationen vorgenommen werden (z. B. Kapselfensterungen der bewegungsbehinderten Gelenke, Arthrodesen in Funktionsstellung).

**Therapie**
*Stadium I:* Ruhigstellung in Funktionsstellung
med. Schmerzausschaltung
Sedativa
Antiphlogistika
*verboten:* Heißluft, Wärme, Massagen, passive Bewegungen!
*Stadium II:* Kontrollierte krankengymnastische Übungsbehandlung,
lokale Anwendung von Kälte,
Calcitonin,
Sympathikusblockaden.

*Operative Rehabilitation:*
Arthrolysen,
Arthrodesen.

**DD**
Kompartment-Syndrom,
Thrombophlebitiden,
Thrombosen.

**Differentialdiagnose:** Differentialdiagnostisch muß vor allem das Kompartment-Syndrom abgegrenzt werden, das im allgemeinen auf eine Muskelloge beschränkt ist und deshalb selten die diffuse Symptomatik der Sudeck-Dystrophie aufweist. Des weiteren sind zu differenzieren: Thrombophlebitiden, Thrombosen, entzündliche posttraumatische Veränderungen.

**Differentialdiagnose der Kontrakturen**

## 2.11 Differentialdiagnose der Kontrakturen

*H. Zilch, M. Sparmann*

**Kontraktur** =
neutrale Gelenkposition kann nicht erreicht werden.

**Ätiologie**
*Arthrogene Kontraktur:*
- extraartikulär: knöcherne Anschlagsperren,
- intraartikulär: Stufenbildung nach Gelenkfraktur,
- Kapselschrumpfung.

*Myogene-tendogene Kontraktur:*
- nervöse Ursachen: schlaffe Lähmung, Spastik
- Muskelnekrosen (nach Kompartment-Syndrom)
- tendogen: Sehnenverkürzung Sehnenverklebung (nach Naht)

*Zikatrixiell:* Narbenschrumpfung (Verbrennung, falscher Hautschnitt bei OP)

Mit dem Begriff „Gelenkkontraktur" bezeichnet man die dauerhafte Bewegungseinschränkung eines Gelenkes, die verhindert, daß dieses Gelenk in die neutrale anatomische Position gebracht werden kann.
Ätiologisch und pathogentisch lassen sich zahlreiche **Kontrakturformen** unterscheiden:

| | |
|---|---|
| • Angeborene Kontrakturen | z. B. Arthrogryposis<br>Klumpfuß<br>angeborene Mißbildungen |
| • Spastische Paresen | z. B. Kniebeugekontrakturen |
| • Schlaffe Paresen | z. B. N. peronaeus-Parese |
| • Ischämische Kontrakturen | z. B. Volkmann-Kontraktur |
| • Reflektorische Kontrakturen | z. B. bei chronischer Polyarthritis |
| • Iatrogene Kontrakturen | z. B. bei fehlerhafter Ruhigstellung |
| • Narbenkontrakturen | z. B. nach Verbrennungen |
| • Anschlagsperren | z. B. nach Gelenkfrakturen. |

Eine weitere Einteilung berücksichtigt die **Lokalisation der Störung:**
- *Arthrogene* Kontraktur:
  1. knöcherne Anschlagsperren extraartikulär,
  2. intraartikuläre Stufen nach Gelenkbruch,
  3. Kapselschrumpfung.
- *Myogene, tendogene Kontraktur*
  Ursachen: Nervenstörung (Lähmung, Spastik),
  Muskelnekrose (z. B. nach Kompartment-Syndrom),
  tendogen: Sehnenverkürzung, Sehnenverklebung.
- *Zikatrixiell:* Narbenschrumpfung nach Verbrennung oder nach falschem Hautschnitt (z. B. Längsschnitt über quere Hand- oder Fingerfalten).

**Differentialdiagnose**
*Anamnese:*
Familienbelastung,
Traumen (SHT),
Frakturen.

Bei der differentialdiagnostischen Klärung der ätiologischen Faktoren ist eine umfassende **anamnestische** Befragung erforderlich. Hierbei sind sowohl Erkrankungen am Bewegungsapparat in der Familie (z. B. Hüftdysplasien) wesentlicher Hinweis, ebenso die Kenntnis über ältere Traumen (Schädel-Hirn-Trauma, längere Intubationszeiten), Frakturen (konsekutive Fehlstellungen, Muskelverletzungen etc.).

Zeitpunkt der Kontrakturentstehung:
posttraumatisch,
prä-/intra-/postoperativ.

Soweit Verletzungen erfragt werden können, ist der Zeitpunkt des ersten Auftretens von Kontrakturen für die ätiologische Einschätzung bedeutungsvoll. Unmittelbar nach dem Unfallereignis auftretende Bewegungseinschränkungen können Folge von Nervenverletzungen sein, nach Stunden auftretende Nervenausfälle weisen auf Kompartment-Syndrome hin. Im Zusammenhang mit postoperativen Kontrakturen ist die Frage iatrogener Schäden zu diskutieren, entweder intraoperativ oder als Folge längerer Ruhigstellungen. Durch eine exakte Befragung des Patienten läßt sich im allgemeinen bereits eine recht genaue Differenzierung der Kontraktur ermöglichen.

*Inspektion:*
Narben,
Gelenkergüsse,
Kapselverdickung,
Muskelminderung.

Bei der **Inspektion** des betroffenen Gelenkes lassen sich oft weitere differentialdiagnostische Kenntnisse gewinnen. Verbrennungsnarben weisen auf die Pathogenese der Kontrakturen hin. Senkrecht zur Beugefalte verlaufende Hautnarben, insbesondere über den Fingern palmarseitig und im Verlauf der

Kniekehle, weisen auf Kontrakturen ebenfalls als Folge von Narbenschrumpfungen hin.

Eine Rötung der Haut sowie eine diffuse Schwellung als Ausdruck einer Arthritis können Hinweis für reflektorische Kontrakturen sein. Kapselverdikkungen und derbe paraartikuläre Verhärtungen weisen auf einen lokalen Prozeß und damit auf eine arthrogene Kontraktur hin. Muskelminderungen müssen bei den differentialdiagnostischen Überlegungen eingeschlossen werden.

Die **Palpation** ermöglicht Aussagen über eine mögliche gelenknahe Hautüberwärmung (bakterielle Arthritis, aktivierte Arthrose, rheumatische Erkrankungen), Weichteilveränderungen (Verknöcherungen bei extrakartilaginären Exostosen, Myositis etc.).

*Palpation:*
Überwärmung der Haut,
Weichteiltumoren,
Verknöcherungen.

Bei der **Bewegungsprüfung** ist zu klären, ob die Beweglichkeit lediglich aktiv oder bereits passiv eingeschränkt ist. Ein Muskelstatus als Ausgangsbefund ist zu erheben, ebenso ein exakter neurologischer Status zur Differenzierung peripher und zentral bedingter Kontrakturen. Das Ausmaß der aktiven und passiven Beweglichkeit läßt u. U. Rückschlüsse auf die Ursache der Bewegungseinschränkung zu:

*Funktionsprüfung:*
aktive/passive Bewegungseinschränkung,
neurologische Untersuchung.

- *Arthrogene* Kontrakturen verändern den Bewegungsumfang bei aktiver und passiver Prüfung nicht. Knöcherne Sperren (intra- und extraartikulär) zeigen dabei ein hartes und abruptes Bewegungsende, während Kapselschrumpfungen eine mehr weiche Bewegungssperre aufweisen.
- *Myo-tendogene* Kontrakturen zeigen in der Regel ein unterschiedliches Bewegungsausmaß bei aktiver und passiver Bewegung; passiv läßt sich das Gelenk ausgiebiger als aktiv bewegen. So kann eine verklebte Sehne nach Sehnennaht das volle Bewegungsausmaß eines Gelenkes nicht erbringen, wohl aber die passive Bewegung.
  Auch eine veränderte Gelenkstellung kann bei myo-tendinösen Kontrakturen eine veränderte Beweglichkeit bewirken.
  Beispiel: Muskel-Sehnenverkürzung nach ischämischer Kontraktur am Unterarm. Die Finger stehen in einer Beugestellung; bei Streckstellung im Handgelenk wird die Beugestellung verstärkt, eine Streckung ist nicht möglich. Bei Beugung im Handgelenk – und damit Entspannung der Beugesehnen – ist nunmehr ein freies Bewegungsausmaß der Fingergelenke zu erreichen.
- *Zikatrixielle Kontrakturen* haben eine gleiche Bewegungseinschränkung bei passiver und aktiver Prüfung. Das Bewegungslimit ist weich, dehnungsfähig.

- *Arthrogene Kontraktur*
  aktives = passives Bewegungsausmaß.
  Knöcherne Sperren
  (intra- und extraartikulär):
  Bewegungsende abrupt und hart.
  Kapselschrumpfung:
  weiche Bewegungssperre.
- *Myo-tendogene Kontraktur*
  passives Bewegungsausmaß größer als das aktive, z. B. Sehnenverklebung nach Naht:

Bei Muskelverkürzung erbringt eine Entlastungsstellung des Gelenkes ein vergrößertes Bewegungsausmaß peripherer Gelenke, z. B. Volkmann-Kontraktur.

- *Zikatrixielle Kontraktur*
  aktiv = passiv,
  Bewegungslimit weich,
  dehnungsfähig.

**Technische Zusatzuntersuchungen** helfen die Diagnose zu sichern.

*Zusatzuntersuchungen:*

Eine Röntgenuntersuchung des Gelenkes ist obligat; besonders bei angeborenen Beeinträchtigungen der Gelenkbeweglichkeit (z. B. enchondrale Dysostosen, Chondrodysplasia punctata, Freeman-Shelden-Syndrom, Francois-Syndrom usw.), die oft nur röntgenmorphologisch zu differenzieren sind.

– Röntgen obligat, angeborene Skelettveränderungen?

Beim Verdacht einer infantilen neurogenen Kontraktur (infantile Zerebralparese, Myelodysplasie etc.) ist eine neuro-physiologische Untersuchung erforderlich (EMG, NLG, EEG). Gelegentlich kann bei seltenen Krankheitsbildern eine Muskelbiopsie zur histochemischen Untersuchung notwendig werden.

– EMG, NLG, EEG bei primär neurogenen Kontrakturen,
– Muskel-Histochemie bei myogenen Kontrakturen.

Liegen kombinierte Kontrakturen vor, z. B. Hüft- und Kniebeugekontraktur, Spitzfußstellung, ist zu klären, welche Kontraktur ursächlich bedingt ist und welche als Folge eines gestörten funktionellen Gleichgewichtes einer Extremität auftritt.

**Prophylaxe:** Wesentliche Aufgabe des Arztes ist es, zielgerichtete prophylaktische Maßnahmen zu ergreifen, um die Entwicklung von Kontrakturen zu

*Prophylaxe*
- korrekte Lagerung,
- frühzeitige Bewegungstherapie nach Operationen am Gelenk.

verhindern. Dies beginnt bereits bei der Bettlagerung (Vermeidung von Spitzfußstellungen etc.). Die funktionellen krankengymnastischen Übungsbehandlungen sind wesentliche Pfeiler der Kontrakturprophylaxe. Nach Eingriffen, die rasch zur Bewegungseinschränkung disponieren, wie z. B. Synovektomien, sollte die Bewegungstherapie unmittelbar postoperativ beginnen, so z. B. auf einer Motorschiene. Ggf. sollte eine Schmerzausschaltung durch epidurale Dauerblockaden die Frühmobilisation erleichtern. Hierdurch lassen sich schwer zu beeinflussende Krankheitsbilder fast immer abwenden.

**Heterotope Ossifikationen**
Echte Knochenneubildung,

am Hüftgelenk nach Einsatz von Endoprothesen, Funktionsverlust bei zirkulärer Verkalkung (2%), Bildung der Ossifikationen in den ersten 6 Monaten postoperativ.
Ursache: Minderdurchblutung des periartikulären Gewebes und der traumatisierten Muskulatur, Versprengung osteoblastären Gewebes.

**Kontrakturen nach heterotopen Ossifikationen**
Heterotope Ossifikationen im Bereich des Kapsel-Bandapparates können die Beweglichkeit einzelner Gelenke erheblich einschränken. Es handelt sich hierbei um echte Knochenneubildungen mit z. T. lamellärem Aufbau und nicht um Verkalkungen von nekrotischem Gewebe. Nach *endoprothetischer Hüftgelenksoperation* kommt es in ca. 25% der Fälle zu periartikulären Verknöcherungen an diesem Gelenk, die jedoch meist nur den kranialen Kapselbezirk betreffen. Kommt es jedoch zu zirkulären Verknöcherungen, können erhebliche Funktionsverluste auftreten: In ca. 2% der Fälle ist dies zu beobachten. Beschwerden treten bei $\frac{1}{10}$ aller operierten Patienten aus diesen Gründen auf. Die Ossifikationen bilden sich in den ersten 6 Monaten nach der Operation. Sie sind Folge einer verminderten Durchblutung des periartikulären Gewebes und der traumatisierten Muskulatur oder einer intraoperativen Versprengung von osteoblastärem Gewebe.

**Paraosteoarthropathie**
bei Patienten mit posttraumatischer Schädigung des ZNS
- Schädel-Hirn-Trauma (lange Bewußtlosigkeit),
- Querschnitts-Syndrom.

Häufige Lokalisation:
- Hüfte, Knie,
- Schulter, Ellenbogen.

Oft erhebliche Bewegungseinschränkung.
Keine Myositis!

**Paraosteoarthropathie:** Ähnliche heterotope Ossifikationen finden sich paraartikulär besonders gehäuft bei Patienten mit *erworbenen zentralen Nervenschäden.* Patienten mit einem Schädel-Hirn-Trauma und längerer Bewußtlosigkeit und Verletzte mit einem Querschnitts-Syndrom entwickeln an Hüft-, Knie-, Schulter- und Ellenbogengelenk überdurchschnittlich häufig diese paraartikulären Ossifikationen. Sie können die Funktion des Gelenkes erheblich einschränken, sogar aufheben (Abb. 135). Sie sind therapeutisch schwer zu beeinflussen.
Die Ätiologie dieser trophoneurotischen Störung ist noch unvollständig geklärt. In dem befallenen Gewebe wurde ein starker pH-Wert-Abfall gefunden. Die Bezeichnung Myositis ossificans circumscripta neurotica ist unkorrekt, da die Verknöcherungen nicht von der Muskulatur ausgehen.

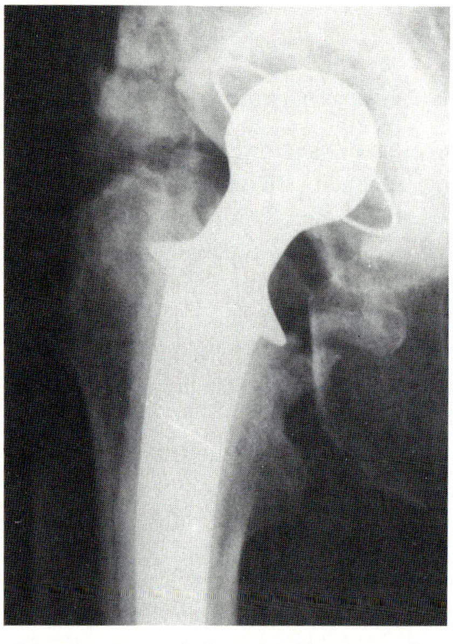

**Abb. 135** Paraartikuläre Ossifikationen der Hüfte nach TEP-Implantation

**Myositis ossificans circumscripta:** Hierbei handelt es sich um eine Muskelverknöcherung, die von der Paraosteoarthropathie abgegrenzt werden muß. Sie tritt nach Frakturen, Kontusionen mit starken Einblutungen und Muskelquetschungen auf. Am häufigsten wird sie am Ellenbogen im M. brachialis nach Verrenkungen und suprakondylären Oberarmfrakturen gesehen. Die Verknöcherungen zeigen öfters das gefiederte Muster der Muskulatur, wodurch sie eindeutig von der Paraosteoarthropathie abgrenzbar sind.
*Diagnose:* lokale Entzündungszeichen mit Überwärmung, Schmerzen bei Bewegung, Röntgenbild.
*Differentialdiagnostisch* muß ein osteogenes Sarkom und das seltene Münchmeyer-Syndrom (Myositis ossificans progressiva) abgegrenzt werden. Letzteres befällt vorwiegend Kinder, zeigt einen schubförmigen progredienten Verlauf und weist keine Unfallanamnese auf.
Die *Therapie* aller heterotopen Ossifikationen ist schwierig. Zu Beginn der Erkrankung müssen alle Maßnahmen, die eine Ossifikation fördern, ausgeschaltet werden: Wärmeapplikation, unzweckmäßige krankengymnastische Übungsbehandlung, insbesondere passive Bewegungs- und Dehnungsübungen. Röntgenbestrahlungen werden empfohlen. Sofern die Ossifikation eine Bewegungseinschränkung an Gelenken hinterläßt und operativ entfernt werden soll, darf die Operation erst nach Abklingen der akuten Symptome und nach Ausreifung der Ossifikation erfolgen (ca. ½ Jahr). Dazu sind röntgenologische und szintigraphische Verlaufskontrollen notwendig. Sonst ist die Rezidivrate extrem hoch. Zur Verhütung empfiehlt sich nunmehr eine medikamentöse Behandlung mit Diphosphonaten (Diphos®).

**Myositis ossificans circumscripta**
Muskelverknöcherung
- bei Muskelquetschung,
- nach Frakturen und Verrenkungen (suprakondyläre Humerusfraktur – M. brachialis),
- nach Kontusionen.

**Diagnose**
lokale Entzündungszeichen, Wärme, Schmerzen, Röntgenbild.
**DD**
- osteogenes Sarkom,
- Münchmeyer-Syndrom.

**Therapie**
Zu Beginn der Erkrankung
- **verboten:** Wärme, passive Bewegung, Dehnungsübungen.
- Röntgenbestrahlung,
- operative Entfernung erst nach Ausreifung der Ossifikation (Röntgen, Szintigraphie).
- Perophylaxe: Diphosphonate.

# 3 Regionale klinische Orthopädie

Regionale klinische Orthopädie

## 3.1 Hals

Hals

*H. Zilch*

### 3.1.1 Schiefhals

Schiefhals

*Synonyme:* Torticollis, Caput obstipum.

Symptom, kein einheitliches Krankheitsbild

**Definition:** Das Symptom *Schiefhals* bedeutet lediglich die Schiefhaltung des Kopfes. Ursächlich kommen verschiedene Faktoren infrage, die es gilt abzuklären, um nach Stellung der *Diagnose* die richtige Therapie einzuleiten.
Der Schiefhals kann angeboren oder erworben sein, er kann ganz akut auftreten oder sich langsam entwickeln.

**Ätiopathogenese:** Die *angeborenen* Formen sind ossär oder muskulär bedingt.

**Angeborene Formen:**

- *Ossärer Schiefhals* (Torticollis osseus) bei Fehlbildungen der Halswirbelsäule: Blockwirbel, Halbwirbel (s. Abb. 49), asymmetrische Assimilation, insbesondere des Atlas, posttraumatisch. Beim Klippel-Feil-Syndrom bestehen unterschiedlich ausgeprägte Verschmelzungen einzelner Halswirbelkörper mit kurzem Hals und Bewegungseinschränkungen der Halswirbelsäule (Kap. 2.1.1.9).

- **ossärer Schiefhals**
  Fehlbildungen der Halswirbelsäule (Klippel-Feil-Syndrom).

- *Muskulärer Schiefhals* (Torticollis muscularis). Durch genetisch bedingte Anlagestörung eines M. sternocleidomastoideus ist dieser nur als bindegewebiger derber Strang angelegt und bereits bei der Geburt als solcher vorhanden. Er entsteht daher nicht durch Einbluten während des Geburtsvorganges, wie früher angenommen.

- **muskulärer Schiefhals**
  Anlagestörung des M. sternocleidomastoideus als bindegewebiger Strang.

*Erworbene Formen* in der Reihenfolge ihrer Häufigkeit:

**Erworbene Formen:**

- *Akuter Schiefhals* (Torticollis acutus). Auftreten bei plötzlichen Bewegungen oder auch nachts nach unglücklicher Lagerung des Kopfes. Er wird besonders häufig bei Jugendlichen und Kindern gesehen. Ursächlich wird eine beginnende Degeneration der Bandscheibe – ähnlich einer fixierten Zwangshaltung der Lendenwirbelsäule bei Lumboischialgien – oder eine minimale Verschiebung in der Stellung der kleinen Wirbelgelenke zueinander angeschuldigt.

- **akuter Schiefhals**
  Auftreten nach plötzlicher Bewegung oder schlechter Lagerung nachts.

- *Spastischer Schiefhals* (Torticollis spasticus) tritt bei frühkindlichen Zerebralparesen, nach Enzephalitis und Erkrankungen extrapyramidaler Kerne auf.

- **spastischer Schiefhals**
  nach Zerebralparesen,
  Enzephalitis.

- *Posttraumatischer Schiefhals* nach Schleudertrauma und nach einseitiger Subluxation (Rotationssubluxation).

- **posttraumatischer Schiefhals**
  nach Rotationssubluxation,
  Schleudertrauma.

- *Postinfektiöser Schiefhals* (Torticollis infectiosus) tritt während oder nach einer Tonsillitis oder Pharyngitis auf. Durch lymphogene Aussaat in Richtung Wirbelgelenke mit Lockerung der Gelenkkapsel kommt es zur Zwangshaltung. Bei Beteiligung des atlanto-dentalen Gelenkes kommt es zur atlantodentalen Dislokation (Grisel-Syndrom), zur Verbreiterung des Abstandes zwischen vorderem Atlasbogen und Dens axis. Nach Abklingen der Entzündung stellt sich der Normalbefund wieder ein.

- **postinfektiöser Schiefhals**
  nach Tonsillitis,
  Pharyngitis.

- **rheumatischer Schiefhals**
- **psychogener Schiefhals**
ruckartiges Zurseitedrehen des Kopfes (Tic).
- **Narbenschiefhals**
nach Verbrennungen, nach Operation (neck-dissection).
- **okulärer, otogener Schiefhals**
bei Sehstörungen und Einohrschwerhörigkeit.

**Diagnose**
Klinisches Bild, Anamnese,
Röntgen: evtl. Fehlbildungen.
Bei *muskulärem* Schiefhals:
- Neigung des Kopfes zur kranken Seite,
- Drehung zur gesunden.

Entwicklung von Sekundärerkrankungen:
- Asymmetrie des Gesichtes,
- Skoliose.

**Therapie**
nach dem Grundleiden.
*Akuter* Schiefhals:
- Analgetika,
- lokale Injektion,
- Halskrawatten,
- Extension.

- *Rheumatischer Schiefhals* (Torticollis rheumaticus) mit ähnlicher Genese wie bei Torticollis infectiosus, nur auf rheumatischer Basis.
- *Psychogener Schiefhals* (Torticollis mentalis) mit ruckartigem Zurseitedrehen des Kopfes verbunden mit Herabziehen oder Hochziehen der Schulter (Tic).
- *Narbenschiefhals* (Torticollis cutaneus) bei ausgedehnten Narben nach Verbrennungen – besonders im Kindesalter – und nach Operationen (z. B. neck-dissection).
- *Okulärer und otogener Schiefhals* (Torticollis opticus, Torticollis acusticus) bei Sehstörungen (Parese des M. obliquus superior) und bei Einohrschwerhörigkeit.

**Diagnose:** Das klinische Bild ist unschwer zu erkennen. Die Anamnese (akute oder langsame Entwicklung, mit oder ohne Unfall) und Alter (angeborene Form bereits im Kleinkindesalter erkennbar) helfen, die Artdiagnose zu stellen. Bei den ossären Formen zeigt ein Röntgenbild der Halswirbelsäule in 2 Ebenen die ossäre Veränderung. Bei den anderen Formen, bei denen der M. sternocleidomastoideus Ursache oder nur Erfolgsorgan ist, spannt sich dieser Muskel oder sein narbig-fibröses Äquivalent stark an. Der Kopf wird zur kranken Seite geneigt und zur gesunden gedreht (Abb. 136). Augen- und HNO-ärztliche und neurologische Untersuchungen runden den Untersuchungsgang ab.

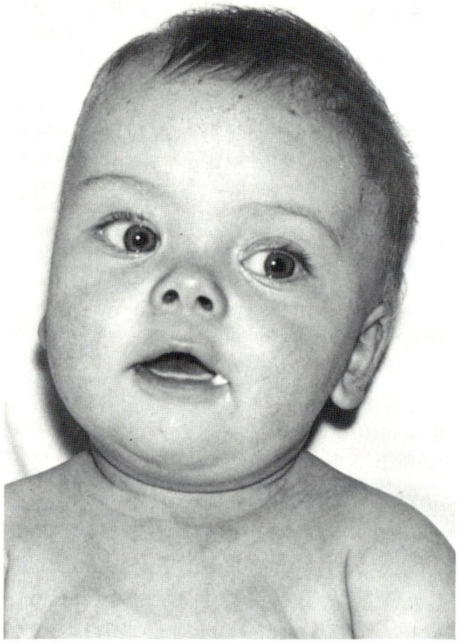

**Abb. 136**
Muskulärer Schiefhals

Bei frühkindlicher Entwicklung eines Torticollis muscularis congenitus entwickeln sich 2 schwerwiegende Sekundärerscheinungen:
- *Asymmetrie des Gesichtsschädels* mit Verkürzung der Gesichtshälfte auf der erkrankten Seite. Durch diese durch das Wachstum bedingte „Gesichtsskoliose“ soll das Kinn wieder ins Lot gebracht werden,
- *Skoliose.*

**Therapie:** Sie richtet sich nach dem Grundleiden.
Bei den ossären Formen sind erfolgreiche Operationen nicht bekannt. Beim akuten Schiefhals helfen Analgetika, lokale Injektionen, Halskrawatten, evtl. Extension. Der muskuläre Schiefhals bedarf zur Vorbeugung der Sekundärerscheinungen der operativen Therapie, allerdings nicht vor dem 1. Lebensjahr. Der narbige Ansatz und der Ursprung des M. sternocleidomastoideus werden unter dem Warzenfortsatz und über dem Sternum-Klavikula-Anteil

durchtrennt. Postoperativ wird der Kopf in Überkorrektur im Throraxkopfgips für 6 Wochen ruhiggestellt.

**Prognose:** Der angeborene muskuläre Schiefhals neigt zu Rezidiven. Eine einmal eingetretene Gesichtsskoliose ist nicht mehr korrigierbar.

*Muskulärer* Schiefhals:
Operationsindikation:
Durchtrennung der Ursprungs- und Ansatzsehne des Muskels. Thoraxkopfgips in Überkorrektur für 6 Wochen.
*Prognose:*
Sekundärerscheinungen des muskulären Schiefhalses nicht rückbildungsfähig.

### 3.1.2 Klavikuladefekte

**Klavikuladefekte**

Angeborene Klavikulapseudarthrosen, Klavikulahypoplasien (Abb. 137) oder -aplasien sind genetisch bedingte seltene Defekte, letzterer kann Teil einer übergeordneten Störung bei Dysostosis cleidocranialis sein (s. Kap. 2.1.1.2).

angeboren:
- Pseudarthrosen,
- Hypoplasien,
- Aplasien.

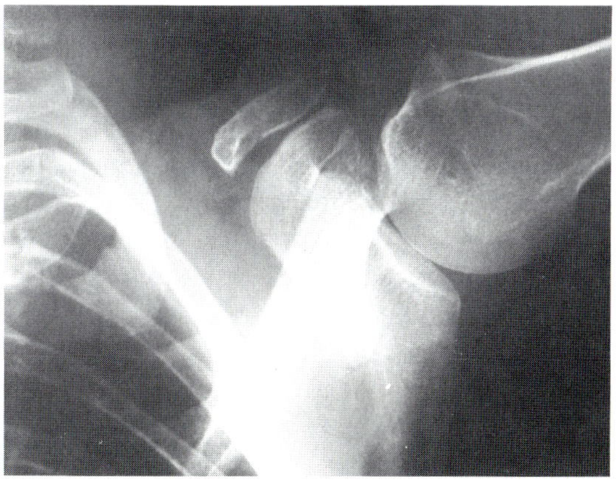

**Abb. 137** Angeborener Klavikuladefekt

### 3.1.3 Halsrippe, Skalenussyndrom

Halsrippen (knöchern oder knorplige Anlagen) und Veränderungen der Skalenusmuskulatur können zu neurovaskulären Störungen der oberen Extremität führen (s. Kap. 2.10.9.1).

### 3.1.4 Klippel-Feil-Syndrom und Sprengel-Deformität

Siehe Kapitel 2.1.1.9.

## 3.2 Thorax

**Thorax**

*H. Zilch*

### 3.2.1 Trichterbrust

**Trichterbrust**

*Synonyme:* Pectus excavatum, Pectus infundibiliforme.
*Häufigkeit:* In Abhängigkeit von der Schwere der trichterförmigen Einziehung des Sternums 0,05 % (korrekturbedürftig) bis 2 %. Das männliche Geschlecht dominiert (3:1).

*Häufigkeit:* 0,05–2 %.
Geschlecht: männliches 3× häufiger betroffen.

**Ätiopathogenese:** Unregelmäßig dominant vererbbare Dysplasie der vorderen Thoraxwand mit Wandschwäche des Knorpels im sternokostalen Abschnitt. der Proteoglykanstoffwechsel der Chondrozyten zeigt eine gesteigerte

**Ätiopathogenese**
Unregelmäßig dominant vererbt.

Dysplasie der vorderen Brustwand mit Hauptlokalisation am unteren und mittleren Brustbein.
Minderwertiger Knorpel
→ Wachstumsrückstand.

katabole Reaktion, so daß die regressiven Veränderungen um mehr als ein Jahrzehnt verfrüht auftreten. Hauptlokalisation ist der untere und mittlere Brustbeinabschnitt, der im Wachstum zurückbleibt und die Einsenkung bewirkt.

Raumbeengung in utero und Rachitis spielen bei der Genese keine Rolle.

Die Trichterbrust ist überdurchschnittlich häufig mit anderen Fehlbildungen, z. B. Marfan-Syndrom, vergesellschaftet.

**Klinik**
Ausbildung des Trichters unterschiedlich stark.
Entstehung bzw. Vertiefung während der Wachstumsschübe, bis zur Pubertät.

Bei **schwerer Ausprägung:**
Auswirkung auf
- Herz-, Kreislauf-, Lungenfunktion durch Verdrängung,
- Verhaltensentwicklung.

**Klinik:** Die Ausprägung des Trichters im mittleren und unteren Drittel des Sternums unter Einbeziehung der Rippenknorpel unterliegt erheblichen Schwankungen (Abb. 138). Insbesondere wird häufig eine Asymmetrie mit lateraler Verschiebung des tiefsten Punktes gefunden.

In den ersten Lebensjahren ist die Deformierung zunächst nicht sehr ausgeprägt bis diskret. Während der Wachstumsschübe wird sie auffälliger, gelegentlich sogar erst im letzten Wachstumsschub während der Pubertät. Häufig zeigen die Patienten eine schlaffe Körperhaltung mit vorfallenden Schultern, Rundrücken (selten mit Skoliose) und vorgewölbtem Bauch infolge schlaffer Bauchmuskeln.

Entsprechend der Schwere der klinischen Ausprägung können Störungen der Herz-, Kreislauf- und Lungenfunktion durch Verdrängung und Kompression auftreten.

Kinder mit deutlicher Trichterbrust entwickeln häufig eine erhebliche Verhaltensstörung.

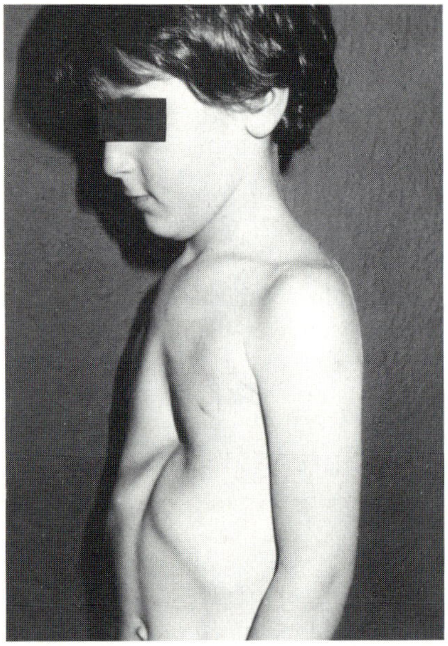

**Abb. 138**
Trichterbrust

**Röntgenbild**
Thoraxbild seitlich (Abb. 139),
Abstand hintere Sternumbegrenzung-Wirbelsäule beurteilen.

*Röntgen:* Man erkennt im seitlichen Strahlengang die Tiefe des Trichters, insbesondere bei Markierung des tiefsten Punktes mit einer kleinen Bleikette (Abb. 139) oder Kontrastmittel. Beurteilt wird auch der verbliebene Raum zwischen hinterer Sternumbegrenzung und Wirbelsäule. Dies läßt sich im CT-Bild räumlich gut veranschaulichen. Röntgenaufnahmen in maximaler Inspiration und Exspiration lassen eine mögliche Entfaltung des Trichters erkennen.

**Therapie**
Operationsindikation bei:
- kardio-respiratorischen Störungen,
- psychisch-ästhetischen Problemen.

Optimaler Operationszeitpunkt:
2.–6. Lbj.

**Therapie:** Mit konservativen Maßnahmen (konsequente Atemgymnastik, Pflasterzugverbände) lassen sich bei der Ätiologie der Erkrankung keine Erfolge erbringen.

Im Vordergrund steht daher die operative Therapie. Während früher überwiegend eine strenge Indikation (nur bei pathologischen kardiovaskulären und respiratorischen Befunden) aufrecht erhalten wurde, wird diese heute

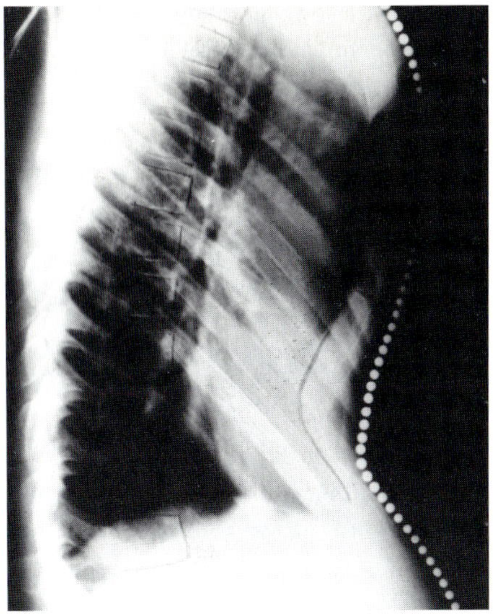

**Abb. 139**
Seitliches Röntgenbild
bei Trichterbrust mit Bleimarkierung

zunehmend auch bei psychisch-ästhetischen oder kosmetischen Problemen gestellt. Der Entschluß hierzu wird durch eine optimierte postoperative Intensivpflege mit geringster Letalität erleichtert.
Der beste Operationszeitpunkt liegt zwischen dem 2. und 6. Lebensjahr, also vor der Einschulung und vor Manifestwerden von Verhaltensstörungen. Kontraindikationen stellen schwere Fehlbildungen am kardiovaskulären System dar.

**Operationstechnik:** Entfernen der Spitze des Processus xiphoideus einschließlich des bindegewebigen Stranges, der bis zum Zentrum tendineum des Zwerchfells zieht. Längsspaltung des Sternums nach proximal bis über den Trichterrand, hier quere Osteotomie. Dann keilförmige Osteotomie bzw. Chondrotomie der Rippen am seitlichen Trichterrand. Nun kann das eingesunkene Sternum in das Niveau der vorderen Brustwand gehoben werden. Bei besonderer Technik ist dieses System stabil. Ansonsten empfiehlt sich eine interne Metallbügelfixation.
Im Erwachsenenalter kann lediglich eine *Silikonunterfütterung* der Haut im Trichterbereich dann indiziert sein, wenn ein operativer Eingriff abgelehnt wird oder kontraindiziert ist.
**Prognose:** Progredienz besteht im wesentlichen nur während der Wachstumsschübe. In der Pubertät entwickeln sich u. U. erhebliche Verhaltensstörungen, die bis in die sexuelle Sphäre hineinreichen können. Die Patienten genieren sich, sich vor anderen auszuziehen, drücken sich vorm Schulsport, gehen nicht baden. Bei ausgeprägten Formen können im späteren Leben Herz- und Atembeschwerden auftreten.

**Operationstechnik:**
Entfernung der Spitze des Processus xiphoideus,
Osteotomie des Sternums und der Rippen,
Anheben des Trichters,
Metallfixation.

Silikonunterfütterung bei Erwachsenen in Ausnahmefällen.

*Prognose:* Nach Wachstumsabschluß keine Progredienz, u. U. erhebliche Verhaltensstörungen.

## 3.2.2 Kielbrust

**Kielbrust**

*Synonyme:* Hühnerbrust, Pectus carvinatum.

**Ätiopathogenese:** Dysplasie des Rippenknorpels wie bei Trichterbrust. Daher wird die Kiel- und Trichterbrust auch als Einheit einer sternokostalen Fibrodysplasie angesehen. Daher können bei Geschwistern und in Familien Kiel- und Trichterbrüste gleichzeitig vorkommen, in selteneren Fällen sogar als kombinierte Kiel-Trichterbrüste. Rachitis oder Raumbeengung in utero spielen keine Rolle.
*Häufigkeit:* seltener als Trichterbrust (1:10).

*Ätiopathogenese:* Wie bei Trichterbrust: sternokostale Fibrodysplasie.

Seltener als Trichterbrust.

**Klinik**
kielförmige Aufwerfung der vorderen Brustwand (Hühnerbrust), nur ästhetische Probleme.

**Therapie**
Nur eine Operation kann Abhilfe schaffen.

**Klinik:** kielförmige, oft asymmetrische Aufwerfung der vorderen Thoraxwand im Brustbein oder sternokostalen Übergang. Beeinträchtigungen der Thoraxorgane fehlen, ästhetisch kosmetische Aspekte stehen ganz im Vordergrund.

**Therapie:** Soll effektive Hilfe angeboten werden, kann nur ein operativer Eingriff zum Ziel führen.
Die Operationstechnik ähnelt der bei Trichterbrust, nur muß das Brustbein in das Niveau der vorderen Thoraxwand *gesenkt* werden.

**Tietze-Syndrom**

schmerzhafte, derbe, nicht überwärmte Schwellung am sternokostalen Übergang zur II. oder III., seltener I. oder IV. Rippe.

Spontane Osteochondronekrosen?

Röntgennegativer Befund

**Therapie**
symptomatisch.
**DD**
- Rheuma,
- spezifische und
- unspezifische Osteomyelitis,
- Tumor.

### 3.2.3 Tietze-Syndrom

**Definition:** Schmerzhafte Schwellung am Rippen-Brustbeinansatz der II. oder III. Rippe, seltener der I. oder IV. Gelegentlich wird auch eine schmerzhafte Schwellung am Sternoklavikulargelenk als Tietze-Syndrom angesprochen.

**Ätiopathogenese:** Degenerative Veränderungen am Knorpel-Knochenübergang. Spontane Osteochondronekrosen? Die eigentliche Ursache ist unbekannt.

**Klinik:** Feste, derbe Schwellung ohne Überwärmung, druckdolent. Schmerzen auch beim Husten und tiefer Inspiration. Im Röntgenbild sind pathologische Veränderungen nicht erfaßbar.

**Therapie:** symptomatisch, lokale Einreibungen, nichtsteroidale Antirheumatika.

**Prognose:** gutartig, häufig Spontanremissionen.

**Differentialdiagnose:** Abgeklärt werden müssen rheumatische Erkrankungen, Entzündungen einschließlich Tbc, Tumor (Röntgenbild, Serologie).

**Angeborener Schulterblatthochstand**
siehe Sprengel-Deformität, Kapitel 2.1.1.9.

**Wirbelsäule**

**Entwicklung**

Pränatal 4 Entwicklungsstufen:
- Primitivleiste
- Chorda dorsalis (bildet sich vollständig zurück)
- Neuralleiste, schließt sich zum Neuralrohr (Hemmungsmißbildung Spina bifida)
- Sklerotome, paarweise angelegt. Hieraus entsteht die Wirbelsäule.

## 3.3 Wirbelsäule

### 3.3.1 Entwicklungsgeschichte, funktionelle Anatomie

*H. Zilch*

Während der *pränatalen Entwicklung* werden 4 Entwicklungsstufen unterschieden (Louis).

- **Primitivleiste:** Die Embryonalscheibe besteht gegen Ende der 2. Embryonalwoche aus 2 Blättern, dem Ektoderm und dem Entoderm. Im Bereich der Kaudalregion der Embryonalscheibe wandern die Zellen gegen die Medianlinie. Sie bilden in Art einer Rinne die sog. Primitivleiste. Sie ist kopfwärts verdickt und seitlich aufgewulstet. Von der Mitte der Primitivleiste wird in axialer Richtung des Embryos die Wirbelsäule entstehen.
- **Chorda dorsalis:** Zu Beginn der 3. Embryonalwoche wandern Zellen des Ektoderms gegen die Primitivleiste vor. Sie schieben sich von der Mittellinie aus zwischen Ektoderm und Entoderm, um letztendlich das 3. embryonale Keimblatt, das Mesoderm, zu bilden. Die unterwandernden Zellen richten sich nach kopfwärts und bilden einen abschließenden Wall, die

Chorda dorsalis. Sie tritt mit den prächordialen Anteilen in Verbindung. Nun entsteht auf der Primitvleiste eine Öffnung, der Urmund, welcher die Chorda dorsalis aushöhlt, so daß der Canalis neurentericus entsteht. Die Chorda legt sich nun an das Entoderm an. Am Rande der Chorda dorsalis entwickeln die lateral liegenden Zellen der Primitivleiste das paraaxiale Mesoderm.

- **Neuralleiste:** Etwa zur gleichen Zeit wie die Entstehung der Chorda dorsalis verdickt sich das Ektoderm in der Medianlinie, um die Neuralplatte zu bilden. Wenige Tage später sinkt der mittlere Teil der Neuralplatte ein, während die Ränder sich erheben, um damit die Neuralrinne zu bilden. In der Mittellinie treffen sich die seitlichen Ränder der Neuralrinne, sie verschmelzen miteinander und bilden somit das Neuralrohr (Abb. 140). Dieser Prozeß beginnt in der Gegend des 4. Ursegmentes und verläuft sowohl in kranialer als auch in kaudaler Richtung. Der kraniale Teil verbreitert sich zu den 3 Hirnbläschen, aus denen sich die Hirnanlage entwickelt, während kaudal des 4. Ursegmentes sich das spätere Rückenmark entwikkelt. Bis zum 3. Embryonalmonat füllt das Rückenmark auch kaudal den ganzen Wirbelkanal aus. Durch unterschiedliche Wachstumsgeschwindigkeit des Rückenmarks und des Wirbelkanals projiziert sich das Ende des Rückenmarks gegen Ende der 9. Woche in Höhe von L4 und zur Geburt bei L2.

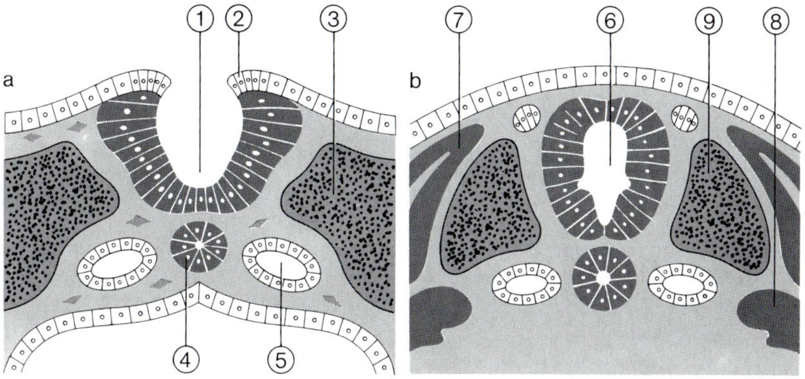


**Abb. 140** Entwicklungsgang Neuralrinne (a) → Neuralrohr (b)
1 Neuralrinne, 2 Neuralleiste, 3 paraaxiales Mesoblast, 4 Chorda dorsalis, 5 Aorta dorsalis, 6 Neuralrohr, 7 Somit, 8 intermediäres Mesoderm, 9 Sklerotom (nach Louis)

- **Sklerotome:** Aus dem paraaxialen Mesoderm entwickeln sich um den 18. Tag paarweise neben der Neuralrinne die Somiten. Sie entstehen zuerst hinter dem Kopfende und entwickeln sich dann in kraniokaudaler Richtung. Von den zunächst 42–44 paarweise angelegten Ursegmenten (4 okzipitale, 8 zervikale, 12 thorakale, je 5 lumbale und sakrale und 8–10 kokzygeale) bilden sich die ersten okzipitalen und die letzten kokzygealen wieder zurück.

  Gegen Ende der 4. Woche differenzieren sich die Zellen der Ursegmente in 3 Richtungen:

  Unter das Epiblast schieben sich die *Dermatome*, aus denen sich die Haut mit Unterhautgewebe differenzieren;

  darunter liegen die *Myotome*, von denen die Entwicklung der Rückenmuskulatur ausgeht;

  seitlich der Chorda dorsalis und des Neuralrohres bilden sich zuletzt die *Sklerotome*, aus denen die Wirbelsäule entsteht. Die Rückbildung der Chorda dorsalis induziert die Ausbildung und Differenzierung der Sklerotome. Die Wirbelsäule ist daher in diesem Stadium paarweise angelegt, die beiden symmetrischen Teile vereinigen sich sehr bald um die Chorda dorsalis und das Neuralrohr bzw. Zentralnervensystem. In diesem Stadium befinden sich die Wirbel noch in einem präkartilaginösen oder membranösen Zustand. In jedem Sklerotom lassen sich 2 unterschiedlich dichte Zonen nachweisen, wobei die kraniale eine aufgelockerte, die kaudale eine dichtere Struktur besitzt. Aus den dichteren Anteilen entwickeln sich die Faserringe der Bandscheiben und die Intervertebralligamente, während die aufgelockerten Anteile die Wirbelkörper bilden, zunächst in präkartilaginöser Form (Abb. 141), ab der 6. Woche entstehen die ersten 3 Knorpelkerne für den Wirbelkörper, den dorsalen Bogen und den Querfortsatz. Die Chorda dorsalis entwickelt sich im Inneren des Wirbelkörpers zurück, in den Bandscheiben bleibt sie als Nucleus pulposus erhalten. Bereits ab der 12. Woche erscheinen – im thorakolumbalen Übergang beginnend – 3 Ossifikationszentren, im Zentrum des Wirbelkörpers und je ein weiteres lateral im späteren dorsalen Bogen.

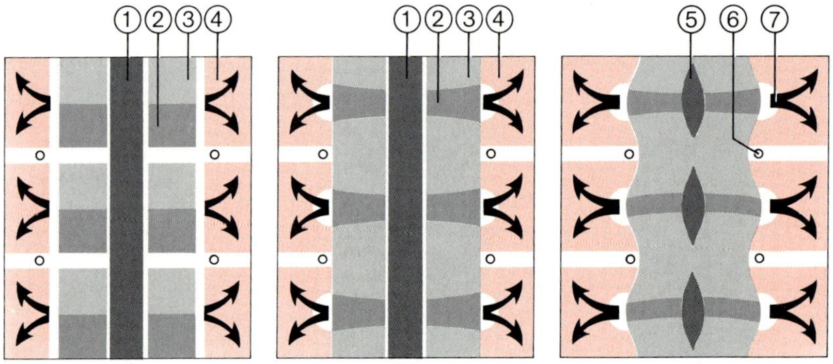


**Abb. 141** Die 3 Stadien der Sklerotomentwicklung (Louis). Paarweiser und symmetrischer Aufbau der Wirbelsäule um die Chorda dorsalis (1) und das ZNS. Aus der dichteren Zone des Sklerotoms entsteht der Faserring der Zwischenwirbelscheibe, aus der lockeren (3) der präkartilaginäre Wirbelkörper; 4 Myotom, 5 Nucleus pulposus, 6 Segmentarterie, 7 N. spinalis

*Postnatale Entwicklung:*
Wirbelsäule zur Geburt noch nicht vollständig ossifiziert. Primäre Ossifikationszentren verschmelzen bis zum 8. Lebensjahr.

Sekundäre Ossifikationszentren:
- Wirbelkörperrandleisten verschmelzen zwischen 14. und 17. Lebensjahr mit dem Wirbelkörper (bei Störung: Morbus Scheuermann),
- Apophysen der Fortsätze.

**Postnatale Entwicklung:** Die Ossifikation ist zum Zeitpunkt der Geburt noch nicht abgeschlossen. Der sog. Intermediärknorpel zwischen dem zentralen Ossifikationszentrum und den beiden lateral gelegenen verknöchert erst zwischen dem 4. und 8. Lebensjahr. Die beiden lateralen Zentren verschmelzen im 2. Lebensjahr miteinander, d. h. im ersten Lebensjahr ist der dorsale Bogen noch offen.
Nach der Geburt treten sekundäre Ossifikationskerne auf, insbesondere an den zunächst knorpelig angelegten Wirbelkörperrandleisten zwischen dem 2. und 10. Lebensjahr. In der Pubertät zwischen dem 14. und 17. Lebensjahr verschmelzen diese Kerne mit dem Wirbelkörper. Bei Störungen dieses Prozesses kommt es zum Morbus Scheuermann. Weitere sekundäre Ossifikationszentren liegen an den Apophysenspitzen der Dorn-, Quer- und Gelenkfortsätze.

**Funktionelle Anatomie der WS**
*Bewegungssegment nach Junghanns*
von ventral nach dorsal:
vorderes Längsband, Bandscheibe (Nucleus pulposus mit Anulus fibrosus),
Deck- und Grundplatten der Wirbelkörper,
hinteres Längsband,
Wirbelgelenke und Kapsel,
dorsaler Ligamentenkomplex.

**Funktionelle Anatomie:** Schmerzhafte Funktionsstörungen durch degenerative Veränderungen nehmen ihren Ursprung im sog. *Bewegungssegment nach Junghanns* (Abb. 142). Hierzu rechnet man alle Inhaltsgebilde zwischen 2 benachbarten Wirbeln. Im einzelnen sind es von ventral nach dorsal folgende Strukturen: vorderes Längsband, faserknorpeliger Anteil der Bandscheiben, Deck- und Grundplatten der Wirbelkörper mit ihren knorpeligen Anteilen, Nucleus pulposus, hinteres Längsband, kleine Wirbelgelenke und deren Kapsel, Lig. flavum und Lig. interspinosum (dorsaler Ligamentenkomplex).

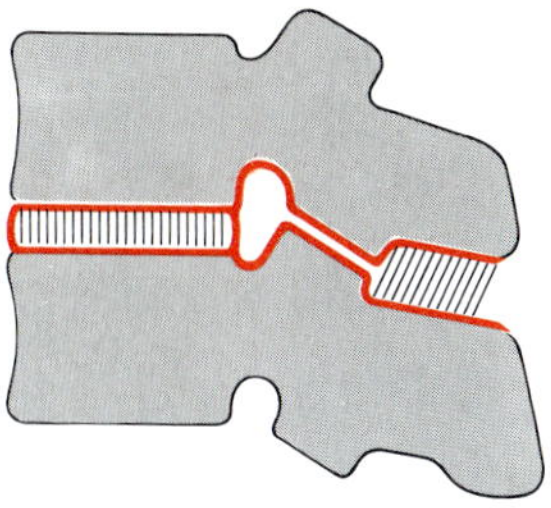

**Abb. 142**
Bewegungssegment nach Junghanns

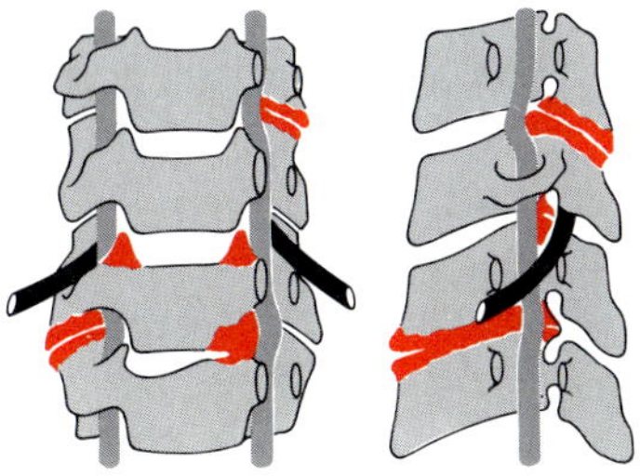

**Abb. 143** Beziehung der Degeneration des Processus uncinatus zur A. vertebralis und Wurzel

Besonderheiten der *Halswirbelsäule:*
Durch die Querfortsätze der Halswirbelsäule zieht vom 6. Halswirbel die A. vertebralis innerhalb der Foramina transversaria aufwärts, um auf dem Querfortsatz von C2 nach lateral zu ziehen. Nach dem Durchtritt durch das Foramen bei C1 biegt die Arterie wieder nach medial (erster und zweiter Bogen), um in den Schädel einzutreten und sich mit der Gegenseite zur A. basilaris zu vereinen. Die Arterie wird von einem Venenplexus und von einem periarteriellen sympathischen Nervengeflecht begleitet. In unmittelbarer Nachbarschaft zur Arterie verläuft in einer rinnenartigen Vertiefung des Processus transversus die aus dem Foramen intervertebrale kommende Nervenwurzel. Beide Strukturen grenzen nach medial an den Processus uncinatus des Halswirbelkörpers an, der die Deckplatten der Wirbelkörper beidseits lateral erhöht (Abb. 143). Degenerative Veränderungen, insbesondere mit osteophytären Randzacken, engen u.a. das Foramen intervertebrale ein (Unkovertebralarthrose) und geben damit Anlaß zu schmerzhaften Funktionsstörungen.

*Halswirbelsäule*
A. vertebralis-Verlauf innerhalb der Querfortsätze C6–C2,
bei C2–C1 Verlauf: doppelbogenförmig,
Arterie vom Sympathikusgeflecht umgeben.

Processus uncinatus:
Laterale Erhöhung der Deckplatten,
Ort erhöhter Degeneration.

## 3.3.2 Angeborene Fehlbildungen und Varianten

*H. Zilch*

**Angeborene Fehlbildungen, Varianten der Wirbelsäule**

Diese Entwicklungsstörungen haben als Varianten nicht immer einen Krankheitswert. Variationen finden sich an den Übergangsregionen (zervikothorakal, thorakolumbal und lumbosakral) in Form der Übergangswirbel, während Fehlbildungen sich an der gesamten Wirbelsäule nachweisen lassen. Sie finden sich sowohl im Wirbelkörper-Bandscheibenbereich als auch im Bogen-Querfortsatzbereich. Eine Anzahl der Fehlbildungen lassen sich durch fehlenden Zusammenschluß paariger Anlagen erklären, z. B. Halbwirbel oder Spina bifida. Beides sind Beispiele für Störungen der Wirbelanlage, während bei Segmentationsstörungen der Sklerotome z. B. Blockwirbel auftreten können.

- **Varianten** an Übergangsregionen HWS/BWS, BWS/LWS, LWS/SW, sog. Übergangsstörungen.
- **Fehlbildungen** an der gesamten Wirbelsäule:
  - fehlender Zusammenschluß paariger Anlagen → Halbwirbel, Spina bifida
  - Segmentationsstörung → Blockwirbel.

**Fehlbildungen der Wirbelkörper** (Abb. 144)
Angeborener *Blockwirbel*: Segmentierungsstörung mit fehlender Bandscheibe. Multiple Blockwirbel der Halswirbelsäule kommen beim Klippel-Feil-Syndrom vor.
*Schmetterlingswirbel:* Spaltbildung in der Sagittalebene mit 2 seitlichen Halb-

Fehlbildungen der
- **Wirbelkörper:**

Blockwirbel, Schmetterlingswirbel, Halbwirbel.

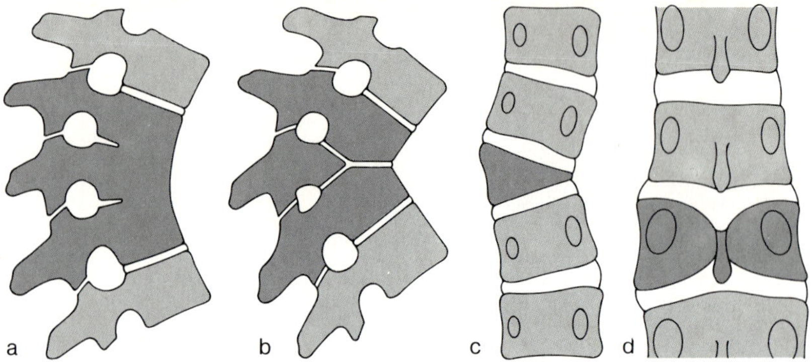


**Abb. 144** Fehlbildungen der Wirbelkörper
a) ventrale Störung der Segmentation
b) vordere Störung der Segmentation
c) laterale Störung (Keilwirbel)
d) Schmetterlingswirbel

wirbeln, so daß sich die Deck- und Bodenplatten in der Mittellinie einsenken und der Wirbelkörper die Form eines Schmetterlings annimmt.
*Halbwirbel:* Seitliche Halbwirbel führen zur Skoliose.

- **Wirbelbogen:**
  Spaltbildungen,
  hinten median, seitlich.

**Fehlbildungen des Wirbelbogens** (Abb. 145)
Sie kommen als Spaltbildungen vor. Diese liegen meist median im Dornfortsatz oder seitlich daneben, selten in der Nähe der Gelenkfazetten oder gar in der Bogenwurzel. Bei großen dorsalen Defekten sind häufig auch die Rückenmarkhäute oder gar das Rückenmark selbst mitbeteiligt (Spina bifida).

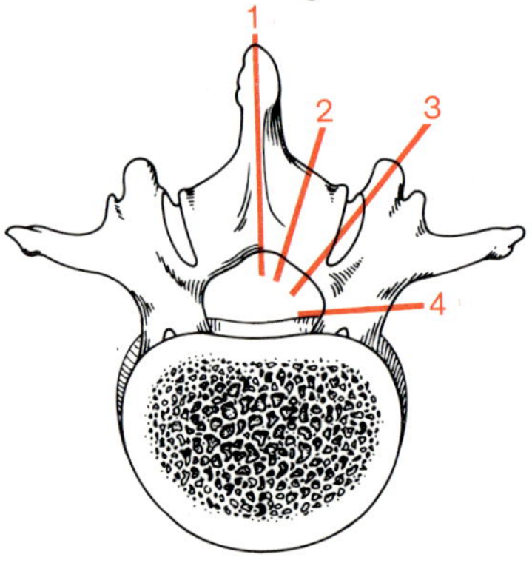


**Abb. 145**
Spaltbildung der Bögen
1 sagittale Dornfortsatzspalte
2 paramediane Spalte
3 Spaltbildung in der Interartikularposition
4 Spalte in der Bogenwurzel

**Übergangsstörungen**
1. **Occiput – HWS**
*Basiläre Impression:*
HWS tritt zu tief in das Foramen magnum ein,
röntgenmorphologisch nachweisbar.
- Gefahr: Kompression des Myelons (Hydrozephalus),
  intrakranieller Druck ↑,
  Irritation kaudaler Hirnnerven.
- Angeborene Form: häufiger.
- Sekundäre Form: Rachitis, Osteomalazie, rheumatoide Arthritis.

*Densanomalien:*
- Hypoplasie,
- Aplasie: vollständiges Fehlen bis Denssockel
- Os odontoideum: selbständiger Knochenkern.

DD: Denspseudarthrose.

**Übergangsstörungen Occiput – Halswirbelsäule**
*Basiläre Impression:* Die primäre Form ist angeboren. Die Halswirbelsäule tritt zu tief in das Foramen magnum ein, was röntgenmorphometrisch durch Ausmessen bestimmter Linien nachweisbar ist (Hilfslinien nach McRae, Chamberlain und McGregor). Sekundäre Formen treten z. B. bei Rachitis, Osteomalazie und rheumatoider Arthritis, besonders im Jugendalter, auf. Mögliche Komplikationen: Kompression des Myelons (Hydrozephalus bei Aquäduktstenose), Erhöhung des intrakraniellen Druckes, Irritation kaudaler Hirnnerven.
Weitere Störungen sind: Hypoplasie der Hinterhauptkondylen, Assimilation des Atlas mit dem Occiput und atlanto-axiale Fusion. Gehäuftes Vorkommen mit anderen Fehlbildungen ist die Regel.
*Densanomalien:* Sie reichen von der Hypoplasie bis zur Aplasie. In letzterem Fall fehlt auch der sog. Denssockel im Axiskörper. Das Os odontoideum ist ein selbständiger Knochenkern, der anstelle des Dens angelegt ist. Zum vorhandenen, aber hypoplastischen Dens (mit angelegtem Denssockel) fehlt die knöcherne Verbindung (Abb. 146), so daß differentialdiagnostisch eine Denspseudarthrose abgegrenzt werden muß.

**Übergangsstörungen Halswirbelsäule – Brustwirbelsäule**
Eine *Halsrippe* kann Ursache eines Thoracic-outlet-Syndroms sein.

**Übergangsstörung Brustwirbelsäule – Lendenwirbelsäule**
Eine Lendenrippe (Häufigkeit 7%) hat in der Regel keine klinische Bedeutung.

2. **HWS-BWS; BWS-LWS**
Halsrippe bzw. Lendenrippe.

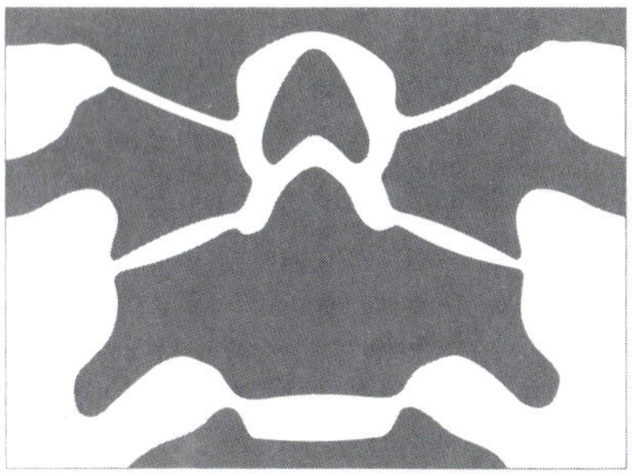

**Abb. 146**
Denshypoplasie mit Os odentoideum

**Störung des Kreuz-Lenden-Überganges**
Lumbosakrale Übergangswirbel können sich als Lumbalisation von S1 oder als Sakralisation von L5 manifestieren.
Im ersteren Fall ist der 1. Sakralwirbel nicht mit dem übrigen Kreuzbein synostosiert, sondern imponiert als freier 6. Lendenwirbel. Im zweiten Fall wird der 5. Lumbalwirbel mit dem Kreuzbein fusioniert, so daß nur 4 freie Lendenwirbel vorhanden sind. Eine exakte Zuordnung ist nur bei Auszählung der gesamten Wirbelsäulensegmente möglich.
Eine gewisse klinische Bedeutung erlangen nur solche Übergangswirbel, die unvollständig, d.h. einseitig bestehen, so daß der Querfortsatz eine nearthrotische Verbindung zum Kreuzbein aufweist (Abb. 147). Hierdurch können Lumbalgien verursacht werden, ähnlich einem Fazettensyndrom der kleinen Wirbelgelenke.

3. **LWS-Kreuzbein**
keine klinische Relevanz:
- Lumablisation von S1:
  S1 = freier Wirbel
  Folge: 6 freie Lendenwirbel
- Sakralisation von L5
  L5 mit Os sacrum verschmolzen
  Folge: nur 4 freie Lendenwirbel
- Hemisakralisation bzw.
  - Lumbalisation:
    evtl. klinische Symptome durch Nearthrosen.

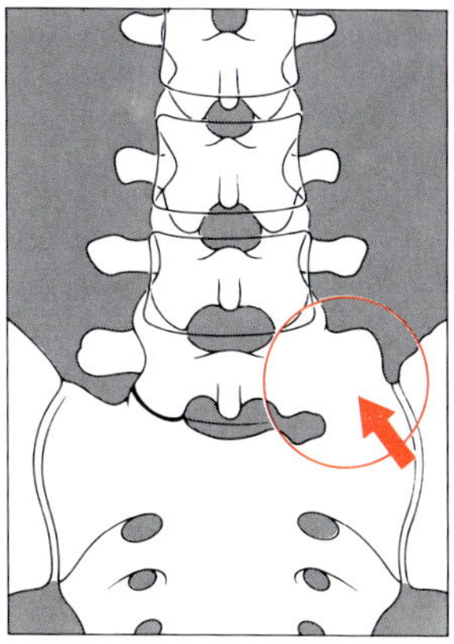

**Abb. 147**
Hemilumbalisation recht (Übergangswirbel)

## 3.3.3 Untersuchungstechniken

*H. Zilch*

**Untersuchungstechniken der Wirbelsäule**

Betreffs der allgemeinen Untersuchung der Wirbelsäule wird auf S. 6 und betreffs der Haltung des Menschen auf S. 17 verwiesen. Mit den dort angegebenen Verfahren beginnt die Untersuchung des *ganzen* Menschen. Diese umfaßt die Erhebung der Anamnese, die Inspektion und die manuelle Untersuchung. Letztere ist ein besonders wichtiger Bestandteil der Untersuchung, der *vor der radiologischen Untersuchung* zu erfolgen hat. Denn nur der geübte

- Anamnese,
- Inspektion,
- Untersuchung,
- dann erst Röntgen!

Untersucher kann einen radiologischen Befund und dessen Aussagekraft in den Gesamtbefund korrekt integrieren. Anderenfalls droht die Überbewertung eines u. U. völlig bedeutungslosen Röntgenbefundes!

**Anamnese:**
Schmerzen?
Funktionsstörungen?
Ästhetische Probleme?
*Schmerzen:*
mit, ohne Funktionsstörung?
Unfallzusammenhang?
Frage: War das Ereignis auch in der Lage, den angeschuldigten Schaden auszulösen?
Schmerzcharakter:
- degenerativer Schmerz,
- entzündlicher Schmerz.

Schmerzausstrahlung?
Vegetative, psychische Auffälligkeiten?

**Anamnese:** Auf die Frage nach den Beweggründen, den Orthopäden aufzusuchen, werden vom Patienten Schmerzen häufiger als Funktionsstörungen angegeben. Auch ästhetisch Störendes kann Anlaß zur Konsultation sein.

Der Beginn der Schmerzen muß nicht mit dem Anfang der Funktionsstörung zusammenfallen. Häufig können beginnende Störungen vom übrigen Bewegungsapparat kompensiert werden, so daß dem Patienten die Störung noch nicht bewußt werden muß. Häufig werden Unfallereignisse ursächlich für Schmerzen verantwortlich gemacht. Nun muß geklärt werden, ob lediglich ein verständliches Kausalitätsbedürfnis des Patienten vorliegt oder ob das angeschuldigte Ereignis in der Tat geeignet war, den angeschuldigten Schaden auszulösen. Liegt ein ursächlicher Zusammenhang zwischen Unfall und Schaden vor? Die Befragung muß diesen Überlegungen Rechnung tragen. Der *Schmerzcharakter*, der Zeitpunkt des Aufretens – tagsüber, nächtlicher Schmerz, belastungsabhängig – ist zu eruieren, um den *degenerativen* Schmerz vom *entzündlichen* Typ abzugrenzen (S. 223). Die *Schmerzausstrahlung* wird vom Patienten häufig schon als solche empfunden, muß aber vom Arzt erfragt oder konkretisiert werden. Die Deutung komplexer Störungen unter Einbeziehung des *vegetativen* Nervensystems kann häufig schwierig sein, zumal mancher Wirbelsäulenpatient *psychisch* auffällig ist. Noch schwieriger erscheint die Frage zu beantworten, ob der Kranke nun infolge seines langen Leidensweges psychisch auffällig geworden ist oder ob er durch seine primär psychisch veränderte Stimmungslage – offenkundig oder larviert – ein an und für sich mäßiges Krankheitsbild affektiv überbewertet.

**Inspektion**
- Rundrücken,
- hohlrunder Rücken,
- Flachrücken,
- vermehrte *Kyphose?*

Unterteilung in anguläre Kyphose = Gibbus (winklige Abknickung),
arkuäre Kyphose.
Strukturell?
Haltungsbedingt? Dann ausgleichbar!

**Inspektion:** am entkleideten und stehenden Patienten, zuerst von hinten, dann von der Seite, zuletzt von vorn.
Beurteilung der Form der Wirbelsäule: physiologische Krümmungen oder *Rundrücken* mit tiefsitzender Brustkyphose (s. Abb. 2).
*Hohlrunder Rücken:* vermehrte Brustkyphose mit verstärkter Lendenlordose.
*Flachrücken:* allgemein abgeflachte Krümmungen.
*Gibbus:* anguläre Kyphose (winklige Verkrümmung) der Wirbelsäule in der Sagittalebene.
*Arkuäre Kyphose:* vermehrte Krümmung nach dorsal. Ist diese strukturell bedingt oder ausgleichbar? Ein Jugendlicher mit einer Haltungsschwäche wird bei Aufforderung, gerade zu stehen, den Rundrücken vollständig ausgleichen können, während ein Jugendlicher mit einer Scheuermann-Erkrankung dazu nicht in der Lage ist.

- Skoliosen:

Seitenausbiegungen der Wirbelsäule.
Bei Rumpfneigen auf der Seite der Konvexität:
Lendenwulst, Rippenbuckel.

*Skoliosen:* Seitausbiegungen der Wirbelsäule, die, je nach Lokalisation, beim Neigen des Rumpfes nach vorn einen Lendenwulst oder einen Rippenbuckel auf der Seite der Konvexität provozieren.

- Beckengeradstand

Inspektion von hinten, Ausgleich durch Brettchenunterlage unter verkürztem Bein.

*Beckengeradstand:* Stehen die Darmbeinkämme gleich hoch? Inspektion und Palpation der Beckenkämme von hinten. Brettchenunterlage mit definierten Höhen gleichen die Längendifferenz aus. Bei Skoliosen sind die Taillendreiecke unsymmetrisch, das Lot fällt vor die Rima ani.

**Palpation**
- Muskelhartspann?
  (besonders an LWS und M. trapezius),
- Druckdolenzen am Dornfortsatz oder paravertebral
  (= kleine Wirbelgelenke)?

**Palpation:** Muskelhartspann der Rückenstrecker oder des M. trapezius? Sind die verhärteten Muskeln druckdolent? Sind Druck-, Klopf- und Rüttelschmerz an den Dornfortsätzen auszulösen oder etwa 2–3 cm paramedian in Höhe der kleinen Wirbelgelenke? Somit dient die Palpation auch der Schmerzlokalisation.

**Funktionsprüfungen:** Bei diesen Prüfungen muß das aktive zum passiven Bewegungsausmaß verglichen werden.

- **Halswirbelsäule:** Die In- und Reklination kann mit dem Kinn-Brustbeinabstand exakt dokumentiert werden. Bei Reklination kann auch der Winkel zwischen der Gesichtsebene und der Horizontalen angegeben werden, der bei gut beweglicher Halswirbelsäule 0° erreichen kann. Bei eingesteifter Halswirbelsäule, z. B. bei Spondylitis ankylosans, erreicht das Hinterhaupt nicht mehr eine Wand, an die der Patient mit Hacken, Gesäß und Rücken anlehnt (Flèche, in cm angegeben). Gemessen wird an der Protuberantia occipitalis externa.
  Die Drehbewegungen erreichen beim Gesunden 60–80° nach beiden Seiten während die Halswirbelsäule seitlich bis 45° geneigt werden kann.
- **Brustwirbelsäule:** Durch den relativ starren knöchernen Thorax ist die Brustwirbelsäule in ihrer Mobilität erheblich eingeschränkt. Das Maß der Inklination als Vorwärtsbeugung wird am einfachsten durch das Ott-Zeichen festgehalten. Nach Markieren des Dornfortsatzes von C7 (Vertebra prominens) wird ein weiterer Punkt 30 cm weiter kaudal markiert. Nun wird die Veränderung der Strecke bei Vorwärtsneigen gemessen. Beispiel 30/32 cm (Abb. 148).

**Funktionsprüfungen**
aktives und passives Bewegungsausmaß vergleichen.

**HWS:**
Inklination: Kinn-Sternum-Abstand
Reklination: Winkel zwischen Gesichtsebene und Horizontaler Flèche: Abstand Hinterhaupt – Wand
Drehbewegungen 60–80°.
Seitneigen: 45° je Seite.

**BWS**
relativ starr durch Verbindung zum Thorax
- Ott-Zeichen
  Abstand C7 – Punkt 30 cm kaudal: Veränderung der Strecke bei max. Vorwärtsneigen.

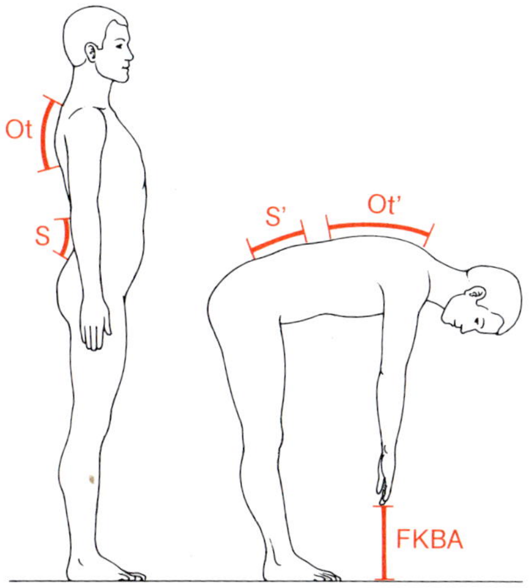


**Abb. 148** Messung des Schober- und Ott-Zeichens und des Fingerkuppenbodenabstandes (FKBA)

- **Lendenwirbelsäule:** Beurteilung der Lordose. Gleicht sich diese bei Rumpfbeugung aus, bildet nun die Brustwirbelsäule und Lendenwirbelsäule eine harmonische Biegung (Normalbefund)? Das Maß der Beweglichkeit bei Inklination ist das Schober-Zeichen (Abb. 148). Vom markierten Dornfortsatz S1 wird 10 cm kranial ein zweiter Punkt gesetzt. Die Änderung der Strecke (Normalwert: 10/15 cm) gibt die Beweglichkeit an. Bei Rumpfbeugen wird der Fingerkuppen-Boden-Abstand (FKBA) gemessen. Hierbei ist das Ausmaß der Wirbelsäulenbeweglichkeit von der Beweglichkeit der Hüftgelenke zu trennen. So kann der FKBA selbst bei steifer Wirbelsäule gering sein, wenn die Hüftgelenke frei beweglich sind.
  Das seitliche Neigen erreicht ein Ausmaß von 40–60°. Hierbei ist auf gleichmäßige Biegung bzw. auf Blockierungen einzelner Segmente zu achten ebenso wie auf Ausweichbewegungen. Die Drehbewegungen lassen 30–40° zu. Auf Schmerzäußerungen des Patienten bei bestimmten Bewegungen ist zu achten.
  Jede Wirbelsäulenuntersuchung endet mit einer **neurologischen** Untersuchung der oberen und unteren Extremität (S. 8).

**LWS**
- Schober-Zeichen
  Streckenänderung von S1 bis 10 cm kranial bei Inklination, normal: 10/15 cm.
  Gleicht sich die Lordose aus?
- Fingerkuppen-Bodenabstand (FKBA),
- seitliches Neigen 40–60°,
  harmonische Biegung?
  Blockierung?
  Ausweichbewegung?
- Drehbewegung 30–40°.

Zum Schluß der klinischen Untersuchung:
- Neurologischer Status!

**Röntgenuntersuchung**
- Standardaufnahmen immer in 2 Ebenen, exakte Größenbestimmung nur im Zentralstrahl,
  Verprojektionen an der Peripherie,
- Zielaufnahmen (ausgeblendet),
- Schichtaufnahmen,
- Schrägaufnahmen zur Beurteilung der
  - Foramina intervertebralia,
  - kleinen Wirbelgelenke,
  - Interartikularportion,
- Ganzaufnahmen bei Skoliosen, Kyphosen,
- Funktionsaufnahmen in maximaler Vor- und Rückwärtsneigung:
  - Blockierung eines Segmentes,
  - hypermobiles Segment,
  - aufklappbares Segment,
  - nach Trauma?
  - vorn? hinten?

**Röntgen:** Es erfolgt *nach* eingehender klinischer Untersuchung:

- **Standardaufnahmen** erfolgen immer in 2 senkrecht zueinander stehenden Ebenen, im senkrechten (anterior posterioren) und seitlichen Strahlengang. Hierbei muß ein Übergang (Brust-Lendenwirbel oder lumbosakraler Übergang) erkennbar sein, um eine exakte Höhenlokalisation zu ermöglichen. Bei der Auswertung ist zu beachten, daß nur der im Zentralstrahl gelegene Wirbel mit seinen Zwischenwirbelräumen unverzerrt abgebildet wird. Die Wirbel und insbesondere die Bandscheibenräume, die auf der Peripherie der Abbildung dargestellt sind, lassen eine projektionsbedingte Höhenminderung erkennen.
- **Zielaufnahmen** eines Wirbels – ausgeblendete Aufnahmen – lassen eine genauere Beurteilung zu.
- Ist eine Klärung immer noch nicht möglich, werden vom Arzt **Schichtaufnahmen** angefordert.
- **Schrägaufnahmen** lassen eine exakte Beurteilung der Foramina intervertebralia in Form und Größe und der kleinen Wirbelgelenke zu, an der Lendenwirbelsäule auch die sog. Interartikularportion (z. B. Spondylolyse).
- **Wirbelsäulenganzaufnahmen** im Stehen mit Rastersystem müssen bei Achsenfehlstellungen der Wirbelsäule angefertigt werden. Nur hiermit läßt sich die die gesamte Wirbelsäule betreffende Fehlstatik genau beurteilen, ihr Verlauf kontrollieren und das Behandlungsergebnis dokumentieren.
- **Funktionsaufnahmen** der Hals- und Lendenwirbelsäule in maximaler Vor- und Rückwärtsneigung lassen umschriebene Funktionsstörungen, wie Blockierungen eines Bewegungssegmentes erkennen. Normalerweise sollen beide Bewegungsabläufe eine harmonische Biegung des Wirbelsäulenabschnittes zeigen. Da aber auch bei Gesunden eine gewisse Variationsbreite besteht, sind Fehlhaltungen in einer Ebene nur dann von einer klinischen Bedeutung, wenn sie sich auch in der entgegengesetzten Bewegungsrichtung darstellen, d. h. wenn sie nicht ausgleichbar sind.
  Neben Blockierungen lassen sich mit dieser Röntgenuntersuchung auch hypermobile Segmente auffinden. Die Interpretation bedarf einer großen Erfahrung, da insbesondere an der Halswirbelsäule größere individuelle Schwankungen vorkommen. Nach Traumen (z. B. Auffahrunfällen) kann es zur Aufklappbarkeit eines Segmentes kommen. Je nach verletzter Struktur resultiert eine dorsale Aufklappbarkeit (verletzte Strukturen: dorsaler Ligamentenkomplex mit Lig. interspinosum und Lig. flavum bis hin zur Gelenkkapsel, hinteres Längsband) oder eine ventrale Aufklappbarkeit mit Zerreißung des Lig. longitudinale ventrale und Anulus fibrosus der Bandscheibe, die unterschiedlich schwer mitbetroffen ist.

**Degenerative Veränderungen**

## 3.3.4 Degenerative Veränderungen

*H. Zilch*

**Häufigkeit**
sehr häufig und sehr früh beginnend.
Pathologisch anatomisch:
jenseits des 30. Lebensjahres bei jeder Wirbelsäule nachweisbar.
Röntgenologisch:
in 5. Lebensdekade bei
60 % Frauen,
80 % Männer,
im 8. Jahrzehnt bei jedem nachweisbar.
Beginn der Degeneration bei L5/S1 und C5–C7.

*Häufigkeit:* Aufbrauch- und Verschleißerscheinungen treten am bradytrophen Gewebe der Wirbelsäule (Bandscheibe, Anulus fibrosus, Deck- und Bodenplatten, Gelenkknorpel) recht früh auf. Neben anlagebedingten Faktoren sind es vor allem ungünstige statisch-mechanische Einflüsse, die wir für den Vorteil eines bipeden Ganges in Kauf nehmen mußten. So lassen sich jenseits des 30. Lebensjahres kaum Wirbelsäulen ohne pathologisch-anatomische Veränderungen finden. Die häufigste Lokalisation dieser Degeneration findet sich an mechanisch besonders beanspruchten Regionen: unterste Lendenwirbelsäule (L5/S1) und untere Segmente der Halswirbelsäule. Ende der fünften Lebensdekade zeigen sich bei 60 % der Frauen und bei 80 % der Männer röntgenologische Veränderungen im Sinne einer Degeneration (Junghanns), im 8. Lebensjahrzehnt praktisch bei jedem Menschen. Man ist daher geneigt, diesen Prozeß als „altersphysiologisch“ hinzunehmen.

**Pathomorphologie:** Während die Wirbelsäulentuberkulose (z. B. Pott-Trias) und Densfrakturen bereits sehr früh bekannt waren, wurden die so entscheidend häufigeren degenerativen Veränderungen durch Schmorl und seine Schule erst in den 20er Jahren dieses Jahrhunderts bekannt gemacht. Ihr Verdienst ist es, auf die besondere Bedeutung der Bandscheibe hingewiesen zu haben.

Die Degeneration beginnt an der in der Kindheit stark wasserhaltigen Bandscheibe, insbesondere des Nucleus pulposus, aber auch in den faserknorpeligen Bandscheibenlamellen. Bereits nach dem 4. Lebensjahr stellen sich nach Töndury erste regressive, degenerative Veränderungen ein, zunächst nur mikroskopisch erkennbar, später aber unübersehbar. Die Bandscheibe verliert an Wasserbindungsfähigkeit, sie trocknet aus, fasert auf und schrumpft. Damit verliert die unelastisch gewordene Bandscheibe ihre wichtigste Funktion: ihre Pufferwirkung. Diese degenerative Gefügelockerung wird als **Chondrose** bezeichnet. Durch die Zusammensinterung des Faserknorpels wird der Zwischenwirbelraum verschmälert. Diese Gefügelockerung mit ungedämpfter Lastübertragung von Knochen auf Knochen gibt Anlaß zu Reaktionen an den Deck- und Bodenplatten, die sich als Sklerosierung der subchondralen Knochenschicht manifestiert: **Osteochondrose.**

Gefügelockerungen im Bewegungssegment bedingen vermehrte Zugbeanspruchung, insbesondere am vorderen Längsband, an dessen Ursprungs- und Ansatzstellen am Randleistenanulus der Bandscheibe. Diese Stellen verknöchern als osteophytäre Randzacken, die von kranial und von kaudal unter dem vorderen Längsband aufeinander zuwachsen: **Spondylose.** Diese Randzacken, die Spondylophyten, können gelegentlich miteinander verschmelzen. Durch die Gefügelockerung kommt es auch zu einer vermehrten und unphysiologischen Belastung der Wirbelgelenke und in derem Gefolge zu einer **Spondylarthrose.** Im Verein mit der Verschmälerung des Zwischenwirbelraumes kann der Wirbelkörper auf den schrägen Gelenkfazetten wie auf einer schiefen Ebene nach hinten abrutschen, so daß er im Vergleich zu dem daruntergelegenen Wirbelkörper nach dorsal verschoben liegt. Diese **Retrolisthesis** darf nicht mit der Spondylolisthesis bei Spondylolyse, bei der der Wirbelkörper ventralwärts gleitet, verwechselt werden.

Anatomische Besonderheiten an der Halswirbelsäule bedingen die sog. **Unkovertebralarthrose.** Die Deckplatten der Halswirbelkörper werden in sagittaler Richtung von den Unkovertebralleisten, den Processus uncinati, begrenzt. Durch Bandscheibenerniedrigung können sie seitlich ausgewalzt und spitzzipflig ausgezogen werden. Damit können wichtige Strukturen in unmittelbarer Nachbarschaft irritiert werden: Die A. vertebralis mit ihrem dichten sympathischen Nervengeflecht und die Spinalnerven bzw. -wurzeln. Hierdurch können charakteristische Symptome ausgelöst werden. Die Bezeichnung Unkovertebralarthrose ist im strengen Sinne nicht korrekt, da keine echten Gelenke vorliegen.

**Röntgen** (Abb. 149): Der röntgenologische Verlauf ist eng mit dem o. g. pathomorphologischem Ablauf gekoppelt.

- **Chondrose:** Verschmälerung des Zwischenwirbelraumes. Gelegentlich zeigt sich als Folge der Schrumpfung und der Risse im Gallertkern mit Hohlraumbildung ein sog. *Vakuumphänomen* (Abb. 150). Durch die Gefügelockerung kann es zur **Retrolisthesis** kommen (Abb. 151).
- **Osteochondrose:** Subchondrale Sklerosierung der benachbarten Deck- und Bodenplatten als Antwort des Knochens auf den Ausfall der Pufferfunktion.
- **Spondylose:** Vordere und seitliche osteophytäre Randzacken an den Deck- und Bodenplatten. Diese *Spondylophyten* entstehen zunächst einige Milli-

**Pathomorphologie**
Beginn der Degeneration an der Bandscheibe bereits in der Jugend.
- Verlust an Wasserbindungsfähigkeit, Folge: Schrumpfung,
  → Verlust der Pufferfunktion,
  → Verschmälerung des Zwischenwirbelraumes = *Chondrose.*

Nun ungedämpfte Lastübertragung, Folge: Sklerosierung des subchondralen Knochens = *Osteochondrose.*

Folge der Verschmälerung:
- Gefügelockerung. Dadurch vermehrte Zugbeanspruchung der Bänder, Folge: Ausbildung von Spondylophyten *(Spondylose),*
- vermehrte Belastung der Wirbelgelenke → *Spondylarthrose,*
- *Retrolisthesis.*

**Unkovertebralarthrose**
Durch Arthrose des Processus uncinatus Bedrängung der
- A. vertebralis mit ihrem sympathischen Nervengeflecht,
- Spinalnerven.

**Röntgenbild**
- Chondrose – Verschmälerung des Zwischenwirbelraumes, u. U. *Vakuumphänomen* (Hohlraum im Gallertkern),
- Retrolisthesis,
- Osteochondrose – subchondrale Sklerosierung der Deck- und Bodenplatten,
- Spondylose – Ausbildung von spangenartigen Randexophyten,

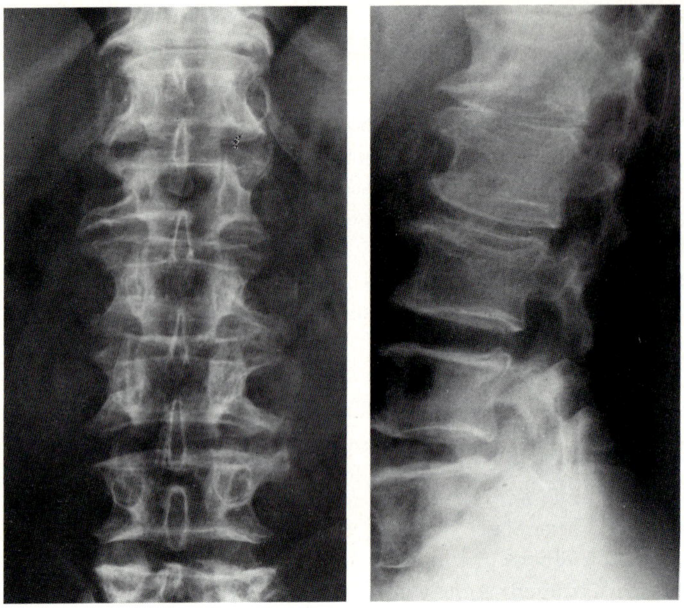

a

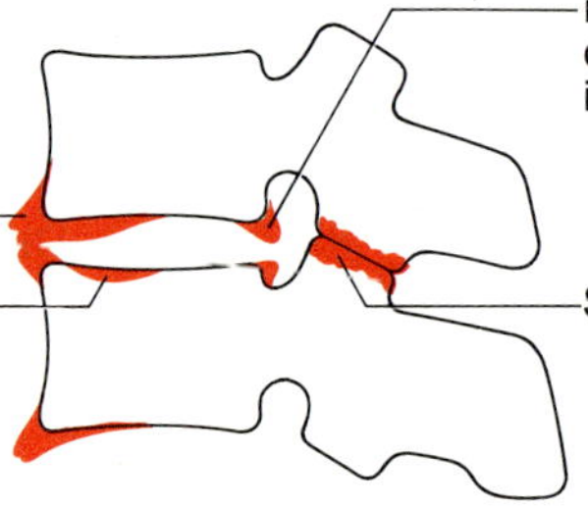


b

**Abb. 149** Degenerative Veränderung der Wirbelsäule
a) Röntgenbild der LWS
b) Schemazeichnung

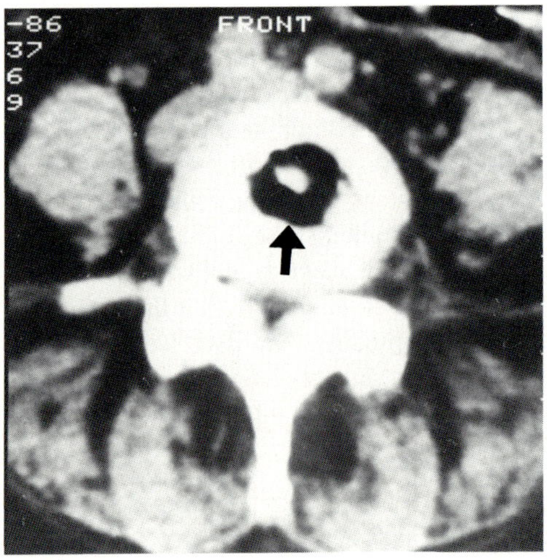


**Abb. 150** Vakuumphänomen im Computertomogramm (weiterhin: Spinalstenose)

- den Spondylophyten die primär etwas unterhalb der Wirbelkante beginnen.
- Syndesmophyt bei Spondylitis ankylosans, Beginn direkt an Wirbelkante.

meter von der Wirbelkörperkante entfernt am Ansatz des vorderen Längsbandes. Sie vergrößern sich zunächst mehr zur Seite in horizontaler Richtung, um dann nach kaudal oder nach kranial umzubiegen. Sie ähneln damit einem Haken oder Henkel. Mit zunehmendem Wachstum vergrößert sich auch die Basis, so daß diese dann auch die Wirbelkante erreicht (Abb. 152).

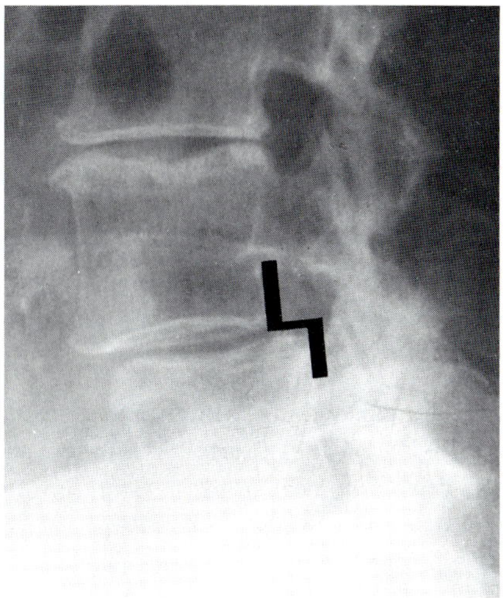

**Abb. 151**
Retrolisthesis

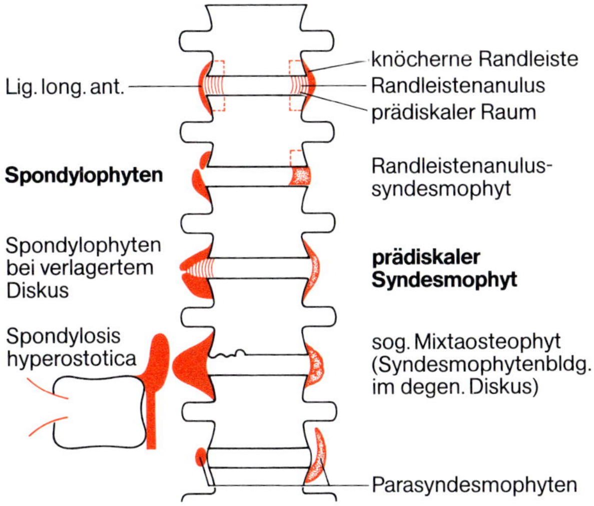


**Abb. 152** Formen der Spondylophyten und Syndesmophyten (nach Dihlmann)

Im Gegensatz hierzu stehen die *Syndesmophyten* bei **Spondylitis ankylosans.** Sie entstehen im äußeren Bereich des Anulus fibrosus (Randleistenanulus) oder zwischen diesem und dem vorderen Längsband. Sie beginnen primär direkt an der Wirbelkante (s. auch S. 336).

- **Spondylarthrose:** Degenerative Veränderungen der kleinen Wirbelgelenke (Gelenkspaltverschmälerung, subchondrale Sklerosierung, unregelmäßige Gelenkflächen).

**Klinik:** Durch degenerative Veränderungen des Achsenorgans ausgelöste **Schmerzen** und Funktionsstörungen können ihren Ausgang von allen Teilen des Bewegungssegmentes und dessen Nachbarstrukturen nehmen. Die dadurch ausgelösten Schmerzzustände müssen in ihrer Schmerzcharakteristik anamnestisch und untersuchungstechnisch analysiert werden, um zur genauen Diagnose zu kommen.

- **Radikulärer Schmerz:** Er ist oberflächlich und wird als hell, bohrend oder nagend, als neuralgiform empfunden. Er entsteht als Nervenkompressionsschmerz durch mechanische Irritation des entsprechenden Spinalnervens, z. B. beim Bandscheibenvorfall. Die Schmerzausbreitung hält sich streng an das sensible Dermatom des entsprechenden Nervens (s. Abb. 5). Die Schmerzqualität läßt sich etwa durch festes Kneifen der Haut des Handrückens imitieren (Günther).

- Spondylarthrose – Degeneration der kleinen Wirbelgelenke.

**Klinik**
Schmerzcharakter:
- **Radikulärer Schmerz**
  neuralgiform,
  Ausbreitung im Dermatom.
  Ursache: Bedrängung eines Spinalnervens.
  sensibel: Parästhesien,
  motorisch: Paresen, Plegien eines Kennmmuskels (der von der betroffenen Wurzel versorgt wird).

Bei rein sensiblem Befall stehen Parästhesien (Kribbeln, Nadelstiche, Ameisenlaufen), Hyperästhesien und Hyp- bis hin zu Anästhesien im Vordergrund. Werden bei radikulären Einklemmungen auch motorische Fasern mitbetroffen, kommt es zu Störungen sog. *Kennmuskeln.* Dies sind Muskeln, die ausschließlich (oder überwiegend) von nur einer bestimmten Wurzel innerviert werden (s. S. 8).

Von der Muskelschwäche (Parese) bis hin zur Lähmung (Paralyse) sind alle Muskelstörungen nachweisbar. Hierdurch sind wiederum Höhenlokalisationen der Störung an der Wirbelsäule möglich, ähnlich den Dermatomen bei sensiblen Störungen.

- **Pseudoradikulärer Schmerz**
  Ausgehend von:
  Knochen-Periost-Bändern, Gelenkkapsel, Muskulatur.
  Keine segmentale Gliederung, wohl aber Ausstrahlung.

- **Pseudoradikulärer Schmerz:** Er wird tiefer gelegen empfunden mit dumpfem, länger anhaltendem Charakter. Er wird ausgelöst durch Veränderungen an den knöchernen Strukturen der Wirbelsäule über das Periost, durch solche an den Bändern, an den Gelenkkapseln und an der Rückenmuskulatur und zwar über deren nervöse Rezeptoren. Die Schmerzen lassen sich lokalisatorisch schwerer zuordnen, sie halten sich nicht an die segmentale Gliederung. Da sie aber auch in Nachbarregionen ausstrahlen, können sie mit den neurologisch eindeutig zuzuordnenden radikulären Schmerzen verwechselt werden. Die Schmerzqualität läßt sich vergleichen mit dem Schmerz, der beim festen Zusammenpressen der Mittelhandknochen durch Händedruck erzeugt wird.

Bei myogenem Ursprung Entstehung von:
- Tendomyosen,
- Tendoperiostosen,
- Myogelosen,
- Muskelhartspann,
- „Schmerzskoliose."

- **Kombination von pseudo- und radikulären Schmerzen** möglich, z.B. durch den Circulus vitiosus Schmerz-Spasmus-Schmerz.

Pseudoradikuläre Beschwerden sind oft *myogenen* Ursprungs. Die Muskulatur ist bemüht, schmerzende Wirbelstrukturen und -segmente ruhig zu stellen. Durch reflektorische Dauerkontrakturen entstehen **Tendomyosen.** Sie sind durch dumpfe, manchmal aber auch bohrende, brennende und reißende Muskelschmerzen sowie durch Bewegungshemmung gekennzeichnet. Der Muskel ist druckdolent; bei Kontraktion, insbesondere bei Dehnung, entsteht Schmerzverstärkung. Auch die Sehnenansätze und die periostale Einstrahlung der Sehne sind druckschmerzhaft: **Tendoperiostose.** Umschriebene, mehr lokalisierte Verhärtungen nennt man **Myogelosen**, großflächige Muskelverhärtungen **Muskelhartspann.** Gelegentlich ist die Haut unmittelbar über der erkrankten Muskulatur hyperästhetisch, so daß eine Verwechslung mit einem Dermatom (radikulärer Schmerz) möglich ist.

Beim Bandscheibenprolaps kann der Muskelhartspann zu einer großflächigen Verbiegung der Wirbelsäule, zur **„Schmerzskoliose"**, (richtiger: skoliotische Fehlhaltung) führen, die den klinischen Befund noch verschlechtert. Der Patient ist im akuten Stadium bewegungsunfähig und liegt schmerzerstarrt im Bett. Nun können oberflächliche und tiefe Schmerzsensationen, radikuläre und pseudoradikuläre Schmerzen *kombiniert* vorkommen. Die Muskelspasmen drosseln die ernährenden Gefäße im Muskel ab. Azidotische Stoffwechselstörungen führen zu Muskelschmerzen, die wiederum eine Tonuserhöhung des Muskels bewirken. Der so entstandene Circulus vitiosus Schmerz – Spasmus – Schmerz kann nunmehr allein vom Muskel unterhalten werden. Hier setzt die muskelrelaxierende Therapie ein.

- **Vegetativer Schmerz**
  besonders an der HWS → Migräne, Schwindel, Seh- und Hörstörungen.

- **Vegetativer Schmerz:** Besonders an der Halswirbelsäule spielt dieser fortgeleitete Schmerz eine Rolle, da die schädelwärts ziehenden Vertebralarterien von einem dichten Geflecht symphatischer Nerven begleitet werden. So können migräneartige Kopfschmerzen, Schwindelzustände und sogar Seh- und Hörstörungen vertebragenen Ursprungs sein.

- **Fortgeleitete Schmerzen**
  von viszeralen Organen projiziert in *Haed-Zonen;*
  Herzschmerz → Innenseite linker Oberarm,
  Zwerchfellschmerz → Schulter.

- **Fortgeleitete Schmerzen** durch Irritationen von Hohlorganen im Brust- und Bauchraum können fernab vom Ort des Geschehens in den *Head-Zonen* empfunden werden. Herzschmerzen werden auf die Innenseite des linken Oberarmes projiziert und Zwerchfellschmerzen in die Schulter.

**Halswirbelsäule**
Arthrosen mit Vergrößerung des Processus uncinatus führen zu einer ventralen Einengung des Foramen intervertebrale. Dadurch kann es zu einer Druckschädigung sowohl der Nervenwurzeln als auch der A. vertebralis mit ihrem sie begleitenden sympathischen Nervengeflecht kommen. Durch die unkovertebrale Arthrose, die vorzugsweise an den beweglichsten Segmenten C5–C7 auftritt, können Schmerzen im Nacken- und Hinterhauptbereich und im Schulter- und Armbereich und das Arteria-vertebralis-Syndrom ausgelöst werden.

**Halswirbelsäule**
Unkovertebralarthrosen:
→ Druckschädigung der
– A. vertebralis,
– des Spinalnervens.
Bevorzugte Lokalisation: C5–C7.

Während diese Krankheitsbilder häufig sind, treten echte **Diskushernien** im Halswirbelsäulenbereich sehr selten auf. Sie liegen mehr median, treffen daher eher das Myelon (zunehmende spastische Paraparese der Beine und positive Pyramidenzeichen), während reine radikuläre Symptome durch einen Diskusprolaps eher selten sind. Diskushernien an der Halswirbelsäule treffen im Gegensatz zu solchen an der unteren Lendenwirbelsäule eher jüngere Leute, während an zervikalen **Myelopathien** durch mediane hintere Wirbelkörperosteophyten ältere Leute bevorzugt erkranken. Die Symptomatik entspricht der eines Diskusprolaps.

**Diskushernien**
seltener als Unkonvertebralarthrosen.
- Meist Schädigung des Myelons wie bei medianen Wirbelkörperosteophyten:
→ Myelopathien
– spastische Paraparese,
– positive Pyramidenzeichen,
- oder radikuläre Symptome.

**Zervikalgien, Zervikobrachialgien**
Unkovertebralarthrosen mit und ohne radikuläre Bedrängnis verursachen je nach Lokalisation:
– Nackenschmerzen (Zervikalgien)
– Nackenkopfschmerzen (Zervikozephalgien)
– Nacken-Arm-Schmerzen (Zervikobrachialgien)
– Schulter-Arm-Hand-Syndrom.

**Folgen der Unkovertebralarthrose**
– Zervikalgien,
– Zervikozephalgien,
– Zervikobrachialgien,
– Schulter-Arm-Hand-Syndrom.

**Klinische Symptome:** Leitsymptome sind Schmerz und Funktionsstörung. Während der **Schmerz** als Symptom subjektiven Einflüssen mehr unterliegt als jedes andere, ist die Fehlfunktion der klinischen Untersuchung leichter zugänglich. Trotzdem wird eine gezielte Anamneseerhebung wertvolle Hilfe bringen. Neben der Art, Stärke und Dauer (oberflächlich oder tief empfunden), muß nach Periodizität, Lokalisation und Bewegungs- oder Lageabhängigkeit gefragt werden. Weiterhin ist die Unterscheidung zwischen degenerativem und entzündlichem Schmerz von großer Wichtigkeit (S. 223). Ersterer wird durch Belastung ausgelöst oder verstärkt, Ruhe lindert ihn, es besteht eine Früh- und Morgensteifigkeit, während letzterer besonders in der zweiten Hälfte der Nacht exazerbiert.

**Symptome**
- Schmerz
  Anamnese:
  Stärke, Dauer, Periodizität, Lokalisation, Bewegungs-, Lageabhängigkeit.
  Charakter:
  degenerativer Schmerz – belastungsabhängig, Ruhe bringt Linderung, Morgensteifigkeit,
  entzündlicher Schmerz – Exazerbation in der 2. Nachthälfte.

Der radikuläre Schmerz ist durch typische Ausstrahlung gekennzeichnet: Irritationen bei C4 können als Zephalgien in den Hinterkopf oder haubenförmig bis zur Stirn ausstrahlen. Weitere Etagendiagnostik:

Radikuläre Schmerzausstrahlung und Neurologie:

⇦

- **C4/5:** Sensibilitätsstörung an der Oberarmaußenseite, Schmerzen in der Schulter, Schwäche des Deltamuskels und des M. biceps brachii, Bizepssehnenreflex abgeschwächt.
- **C6:** Schmerzen an radialer Seite des Unterarmes einschließlich des Daumens und Zeigefingers, u. U. mit Sensibilitätsminderung. Schwäche der Handgelenksstrecker, Radius-Periost-Reflex abgeschwächt bis aufgehoben.
- **C7:** Schmerzen und Sensibilitätsstörungen am Mittelfinger. Schwäche der Handgelenksbeuger und des M. triceps brachii. Trizepssehnenreflex abgeschwächt bis aufgehoben.
- **C8:** Schmerzen und Sensibilitätsstörungen am ulnaren Unterarm und am Ring- und Kleinfinger. An- und Abspreizen der Langfinger geschwächt.
- D1: Sensibilitätsstörung an der Streckseite des Ellenbogengelenkes mit Schwäche der Fingerspreizung.

- Funktionsstörung
  Bei Prüfung der Beweglichkeit Schmerzverstärkung?

Das weitere **Leitsymptom Funktionsstörung** zeigt eine meist in allen Ebenen eingeschränkte Beweglichkeit, bei der die Reklination am stärksten betroffen ist und häufig die Schmerzen auslösen bzw. verstärken kann. Die auffälligste Bewegungsstörung ist der Schiefhals (S. 291).

**Diagnose**
Anamnese, Schmerzcharakter, Funktionsprüfung, Druckdolenzen, neurologische Untersuchung + EMG, NLG.

**Diagnose:** Anamnese mit Erfragung des Schmerzcharakters, Symptomatologie. Druckempfindlichkeit der Halsmuskulatur – insbesondere des M. trapezius mit Muskelverhärtungen – und der kleinen Wirbelgelenke. Bewegungseinschränkung. Neurologische Untersuchung mit Erfassen von Dermatomen, Muskelschwächen und Änderungen des Reflexverhaltens, evtl. Anfertigung eines EMG und Bestimmung der Nervenleitgeschwindigkeit.

Röntgen: Aufnahmen in 4 Ebenen, davon 2 schräge zur Beurteilung der Foramina intervertebralia, u. U. Funktionsaufnahmen.

**Röntgen:** Neben den beiden Standardaufnahmen sind beide schrägen Ebenen zu fordern, auf denen die Einengung der Foramina intervertebralia exakt beurteilbar ist. Funktionsaufnahmen in maximaler Inklination und Reklination lassen segmentale Blockierungen erkennen.

**Therapie**
Konservativ:
- lokale Wärme,
- Massage,
- lokale Infiltrationen,
- Analgetika, Myotonolytika,
- u. U. Glisson-Extension.

Chiropraxis:
Nur nach Ausschluß entzündlicher und tumoröser Erkrankungen und eines Prolaps.

Operativ: sehr selten.

**Therapie:** Zunächst steht eine *konservative* Behandlung ganz im Vordergrund. Zur Behebung der Tonuserhöhung der Muskulatur und damit zur Unterbrechung des Circulus vitiosus Schmerz-Spasmus-Schmerz werden angewendet: Nackenmassage, lokale Wärme (Rotlicht, Kurzwelle, Heißluft), lokale Infiltrationen mit Lokalanästhetika. Medikamentös: Analgetika und Myotonolytika, evtl. als Kombinationspräparate. Bei ausstrahlenden Schmerzen in die Schulter oder in den Arm kann eine leichte Glisson-Extension hilfreich sein, u. U. auch eine Schanz-Krawatte. Chiropraktische Manipulationen dürfen nur nach Ausschluß entzündlicher und tumoröser Prozesse einschließlich Bandscheibenprotrusionen erfolgen.
*Operative* Therapie nur in ausgewählten Fällen mit Dekompression der Wurzel und der Arterie mit nachfolgender Fusion dieser Etage oder bei nachgewiesenem Prolaps. Vor einer Operation sollte eine psychologische Beratung erfolgen, da Patienten mit „HWS-Syndrom“ vegetativ stigmatisiert sind.

**Differentialdiagnose:** Thoracic-outlet-Syndrom, Pancoast-Tumor.

**A. vertebralis-Syndrom**
- Migraine cervicale,
- Ohrensausen,
- Schwindel,
- Nystagmus.

**Arteria-vertebralis-Syndrom:** Die knöchernen Anbauten können von vorn und medial die A. vertebralis und das sie umspinnende Sympathikusgeflecht bedrängen. Halbseitige Kopfschmerzen (Migraine cervicale), Hörstörungen, Ohrensausen, Schwindelanfälle, Nystagmus und Sehstörungen können die Folge sein.

**Brustwirbelsäule**
Degenerative Erkrankungen mit klinischer Symptomatologie (Thorakalsyndrom) sind selten.
Grund: BWS wenig beweglich.
Arthrosen der Kostotransversalgelenke können Schmerzen verursachen.

## Brustwirbelsäule

Grundsätzlich treten ähnliche degenerative Veränderungen im Sinne einer Osteochondrose, Spondylose und Spondylarthrose wie an den anderen Skelettabschnitten auf. Durch den relativ starren Thorax ist das Bewegungsausmaß der Brustwirbelsäule jedoch erheblich eingeschränkt, so daß Beschwerden, als **Thorakalsyndrom** klassifiziert, seltener sind. Eine ausgesprochene Rarität sind daher auch Bandscheibenprotrusionen. Arthrotische Veränderungen an den **Kostotransversalgelenken** können Ursache von Thorakalschmerzen sein.
Bei stärkerer Degeneration kann im hohen Alter eine **senile Kyphose** als Sonderform der arkuären Kyphose auftreten.

**Differentialdiagnose**
Interkostalneuralgien, Erkrankungen innerer Organe, bösartige Tumoren der Wirbelsäule, spezifische und unspezifische Entzündungen, Morbus Scheuermann.

**Differentialdiagnose:** Interkostalneuralgien und innere Erkrankungen an Herz, Lunge, Pankreas, Leber mit fortgeleiteten Schmerzen sind abzuklären, ebenso wie Entzündungen (z. B. Tuberkulose), Tumoren einschließlich der Metastasen. Röntgenologisch läßt sich eine Scheuermann-Erkrankung ohne Schwierigkeiten abgrenzen.

**Therapie**
Wie bei HWS und LWS.

**Therapie:** Die Behandlung des Thorakalsyndroms entspricht den konservativen Maßnahmen der Halswirbelsäulen- und Wirbelsäulensyndrome.

## Lendenwirbelsäule
## Lumbago, Spondylarthrose

**Definition:** Akute und chronische Schmerzzustände mit und ohne Funktionsstörungen der Lendenwirbelsäule *ohne* radikuläre Symptomatik.
*Synonyme:* LWS-Syndrom, Kreuzschmerz, degenerativer Lendenwirbelsäulenschaden, Bandscheibendegeneration.
Eine Differenzierung zwischen Degeneration der Bandscheibe und der der kleinen Wirbelgelenke sollte immer angestrebt werden, auch wenn sie schwierig sein kann.

**Lendenwirbelsäule: Lumbago, Spondylarthrose**

Kreuzschmerzen ohne radikuläre Ausstrahlung.

**Ätiopathogenese:** Der akute Kreuzschmerz ist Folge einer Bandscheibendegeneration mit konsekutiver Protrusion in den Spinalkanal. Wegen der besonderen Druckbelastungen der untersten Lendenwirbelsäule sind vorzugsweise die 5. und 4. Bandscheibe der Lendenwirbelsäule betroffen. Mit zunehmendem Verschleiß des Bandscheibengewebes werden die Fazetten der kleinen Wirbelgelenke ineinandergestaucht und damit unphysiologisch belastet. Es entsteht eine Spondylarthrose und damit eine weitere mögliche Ursache des chronischen Kreuzschmerzes.
Pathophysiologische Grundlage der akuten und chronischen Kreuzschmerzen ist die erstaunlich reichhaltige nervöse Versorgung dieser Region. Sie erfolgt über den Ramus meningeus, der aus der vorderen Wurzel im oder kurz nach Verlassen des Foramen intervertebrale (Abb. 153) entspringt und auch Fasern aus dem vegetativ-sympathischen Grenzstrang erhält. Dieser Nerv führt reichlich Fasern für Schmerz und Tiefensensibilität. Er läuft zurück in den Spinalkanal (daher auch N. recurrens) und versorgt sensibel die Dura mater, das hintere Längsband und Teile der Kapsel der kleinen Wirbelgelenke, die auch von Fasern des Ramus dorsalis mitversorgt werden.

**Ätiopathogenese**
Bandscheibendegeneration
Folgen:
- Protrusion bevorzugt bei 5. und 4. Bandscheibe → Lumbago,
- Stauchung der Gelenkfazetten → Spondylarthrose.

Reichlich nervöse Versorgung dieser Region über den Ramus meningeus (N. recurrens).

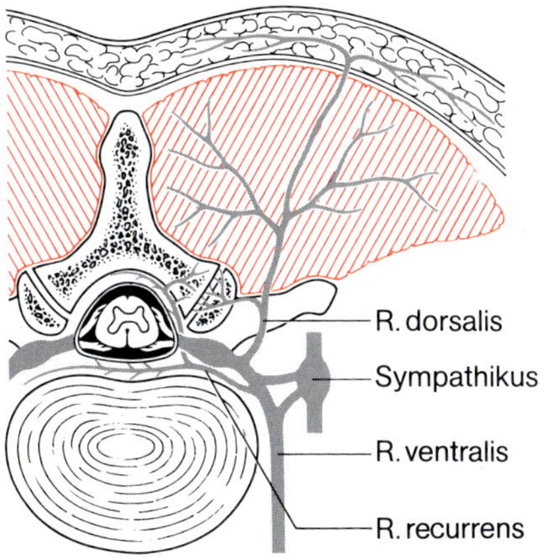


**Abb. 153**
Nervöse Versorgung des Spinalkanals und der Wirbelgelenke durch den N. recurrens

**Klinik:** Der *akute Kreuzschmerz* entsteht häufig nach Gelegenheitsbewegungen oder nicht adäquaten Traumen, wie Bücken, Heben von Gegenständen mit vorgebeugtem Oberkörper oder bei Drehbewegungen. Der degenerative Vorschaden wird hierdurch unübersehbar, denn eine gesunde Wirbelsäule würde diese Gelegenheitsbelastungen ohne Beanstandungen überstehen. Die Lendenwirbelsäule zeigt eine fixierte Steilstellung, häufig eine skoliotische Fehlhaltung mit starker Einschränkung der aktiven und passiven Beweglichkeit. Die autochthone Rückenmuskulatur zeigt deutliche Verspannungen mit Druckschmerzhaftigkeit. Pseudoradikuläre Ausstrahlung in Myotome und Sklerotome der Lenden- und Gesäßregion können bestehen. Die Dornfortsätze sind häufig druckempfindlich. Bei chronischen Schmerzzuständen werden diese entsprechend ihrer degenerativen Genese nach Belastung verstärkt und in Ruhe gebessert.

**Klinik**
Lumbago, verursacht durch inadäquates „Trauma" bzw. Bewegungsablauf: Bücken, Heben usw.
Befund:
Fixierte Steilstellung der LWS, skoliotische Fehlhaltung
- damit Einschränkung der Beweglichkeit,
- Verspannung der Rückenmuskeln,
- druckdolente Dornfortsätze,
- pseudoradikuläre Ausstrahlung möglich.

**Schmerzzustände:** In Ruhe gebessert, bei Belastung verstärkt.

**Röntgen**
Steilstellung der LWS, degenerative Veränderungen.

**Röntgen:** Bei akuten Schmerzen findet sich häufig nur eine Steilstellung der Lendenwirbelsäule (Günz-Zeichen), andererseits lassen sich aber bereits Zeichen der Degeneration (Chondrose, Osteochondrose, Spondylose) nachweisen. Bei chronischen Schmerzzuständen findet sich gehäuft eine Spondylarthrose.

**DD:**
- Nervenwurzelkompression (mit radikulärer Ausstrahlung),
- Entzündungen, Tumoren,
- Osteoporose, Morbus Scheuermann,
- Spondylitis ankylosans,
- Arthrose der Iliosakralfugen,
- Spondylolisthesis,
- Lumbalstenose,
- Spondylosis hyperostotica,
- nichtorthopädische Erkrankungen.

**Differentialdiagnose:**
- Nervenwurzelkompression (radikuläre Ausstrahlung),
- entzündliche (unspezifische, tuberkulöse) und tumoröse Veränderungen: Röntgenbild, Blutuntersuchung mit erhöhter BSG,
- Osteoporose,
- Morbus Scheuermann, Spondylitis ankylosans,
- Arthrose der Iliosakralfugen mit umschriebenem Druckschmerz und entsprechendem Röntgenbild; häufig ist auch der Ansatz des Lig. iliolumbale mit druckschmerzhaft,
- Spondylolisthesis,
- intraspinale Tumoren, Lumbalstenose,
- Spondylosis hyperostotica,
- nichtorthopädische Erkrankungen des Uterus, der Adnexen, der Niere, Blase und der Prostata.

**Therapie**
- Analgetika, Antiphlogistika,
- Muskelrelaxanzien,
- Lagerung im Stufenbett,
- paravertebrale Injektionen zur Schmerzausschaltung und Unterbrechung des Circulus vitiosus Schmerz – Verspannung – Schmerz,
- Wärme (z. B. Fango) nach akuter Phase,
- Krankengymnastik.

*Bei chronischen Schmerzen:*
- Unterwasserdruckstrahlmassage,
- Elektrotherapie,
- Infiltration in Gelenkfazetten bei Spondylarthrose,
- Korsetts, Mieder: nur in Ausnahmefällen.

**Therapie:** Medikamentös mit Analgetika und entzündungshemmenden Präparaten (zur Entquellung), oft als Kombinationspräparate; Muskelrelaxanzien. Bei heftigen Schmerzen Bettruhe mit Lagerung im *Stufenbett:* Hochlagerung der Unterschenkel mit rechtwinkliger Stellung der Hüft- und Kniegelenke unter Aufhebung der Lendenlordose zur Entlastung der Bandscheiben. Injektionen von Analgetika in die verspannte Muskulatur oder als Wurzelblockaden zur Unterbindung des Circulus vitiosus Schmerz – Verspannung – Schmerz. Nach der akuten Phase Wärmeapplikation in verschiedenen Formen, auch als Fangopackung. Kräftigung der Bauch- und Rückenmuskulatur durch krankengymnastische Behandlung. Bei Therapieresistenz: Computertomogramm, Myologramm zum Ausschluß eines medialen Bandscheibenprolaps, der nur bei Therapieresistenz zur Operation zwingt.
Beim *chronischen Schmerz* kann neben den erwähnten konservativen Methoden eine Infiltration der Gelenkfazetten Schmerzlinderung bringen; des weiteren wird empfohlen: Unterwasserdruckstrahlmassage, Heißluftmassage, Elektrotherapie im Mittel- und Hochfrequenzbereich. Nur in Ausnahmesituationen Verordnung von stützenden Miedern oder Korsetts, da hierdurch die Muskulatur auf längere Sicht geschwächt wird.

Oft psychosomatische Exploration erforderlich.

**Prognose:** Spontane Schmerzremissionen sind fast immer möglich, Rezidive aber auch häufig.
Bei chronischen Schmerzzuständen sollte auch eine psychosomatische Exploration erfolgen, da die Wirbelsäule als ein großes psychosomatisches Störungsfeld angesehen werden kann. So können psychogen ausgelöste Muskelverspannungen Wirbelsäulenbeschwerden verstärken oder gar auslösen. Darüber hinaus kann eine affektive Überbewertung die erfolgreiche Therapie erschweren oder gar unmöglich machen.

**Nervenwurzelkompressionssyndrom = Ischialgien**

### Nervenwurzelkompressionssyndrome

*Synonyme:* Ischialgien, Bandscheibenvorfall.

**Ätiopathogenese**
Bandscheibendegeneration mit Protrusion und mechanischer Bedrängnis der Wurzel → radikuläre Schmerzen.
**Unterteilung** je nach Ausbildungsgrad in:
- Protrusion,

**Ätiopathogenese:** degenerativer Prozeß der Bandscheibe, wie auf S. 305 bereits beschrieben. Hierbei kommt es zu einer rein mechanischen Verdrängung der Wurzeln, woraus die radikuläre Symptomatologie resultiert.
Zunächst kommt es entlang präformierter Spalten zu Einrissen im Faserring. Die Bandscheibe wölbt sich in den Wirbelkanal hinein *(Protrusion).* Durch den Druck des Gallertkernes kann der Faserring vollständig durchbrochen werden, der Gallertkern quillt hinter das hintere Längsband. Es ist ein

**Bandscheibenprolaps** entstanden. Bei einer stielartigen Verbindung zum Innenraum der Bandscheibe kann sich der Prolaps u.U. rückverlagern: *pendelnder* Prolaps. Wird das hintere Längsband durchbrochen, resultiert ein *sequestrierender* Bandscheibenvorfall; nunmehr kommen nervöse Strukturen in direkten Kontakt zum Bandscheibengewebe. Beim Austritt großer Bandscheibenanteile spricht man von einem *Massenprolaps.*

- Prolaps,
  pendelnd
  sequestriert
- Massenprolaps.

Die *Höhenlokalisation* zeigt eine starke Bevorzugung der Wurzeln L5 und S1, die zusammen 90 % der Wurzelkompressionssyndrome ausmachen. Die Kompression von L3 ist bereits eine Seltenheit. Bezogen auf die Bandscheibe ist die letzte (L5) die am häufigsten betroffene; 97 % aller Bandscheibenvorfälle spielen sich in den letzten drei Etagen ab.

Höhenlokalisation:
In 90 % Wurzel L5 und S1 betroffen,
97 % aller Bandscheibenvorfälle in den letzten 3 Etagen.

Am häufigsten tritt der Vorfall nach lateral in Richtung Foramen intervertebrale auf. Seltener liegt er axillär, d.h. zwischen abgehender Wurzel und Duraschlauch, selten medial oder intraforaminal (Abb. 154).
Das *Prädilektionsalter* liegt zwischen 30 und 45 Jahren.

Richtung des Vorfalls, nach Häufigkeit geordnet:
lateral, axillär, medial, intraforaminal.
Prädilektionsalter: 30.–45. Lbj.

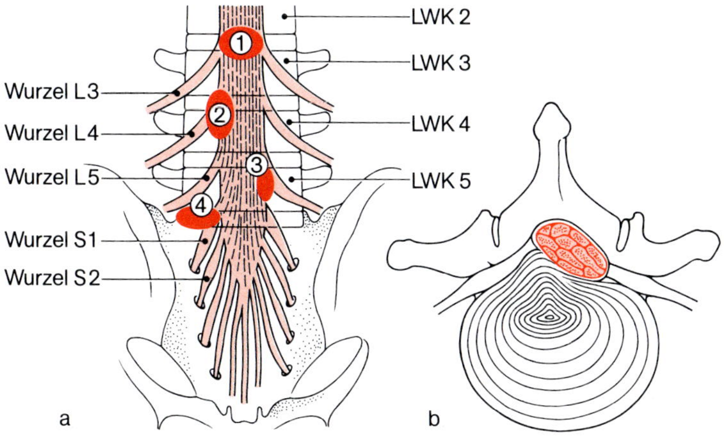


**Abb. 154** a) Lokalisation der Bandscheibenvorfälle
1 medial, 2, 3 lateral, 4 intraforaminal mit Bedrängnis der Wurzeln L5/S1
b) Querschnittzeichnung eines Bandscheibenvorfalles

**Symptome:** Meist akut einsetzender Schmerz nach einer Alltagsbewegung oder -verrichtung („Verhebetrauma"), ähnlich der Lumbago, von dem sich die Ischialgie durch zusätzlich neurologische Symptome unterscheidet bei ähnlicher Ätiologie. Häufig trifft der Schmerz den Patienten in hockender Stellung aus der er sich – fast bewegungsunfähig – nicht mehr aufrichten kann („Hexenschuß"). Die Schmerzen strahlen entsprechend der bedrängten Wurzel in die untere Extremität aus. Sie verstärken sich beim Niesen, Pressen (Defäkation), Husten, Drehen und leichtem Heben.

**Symptomatologie**
- Akut einsetzender Schmerz nach „Verhebetrauma",
- Schmerzausstrahlung in Dermatome,
- Schmerzverstärkung durch Niesen, Husten, Pressen, leichtes Heben.

**Klinik:** Die Lendenwirbelsäule ist reflektorisch schmerzbedingt steil gestellt mit aufgehobener Lordose oder s-förmig verbogen im Sinne einer skoliotischen Fehlhaltung. Sie läßt keine Bewegungen mehr zu. Die paravertebrale Muskulatur ist verspannt, druck- und klopfempfindlich wie der Dornfortsatz des betroffenen Segmentes.

**Klinik**
Lokalbefund wie bei Lumbago + neurologischer Befund.

*Neurologischer Befund:* Positives Lasègue- und Bragard-Zeichen. Beim medialen Prolaps findet sich häufig ein gekreuzter Lasègue. Der Ischiadikusverlauf ist häufig druckempfindlich (Valleix-Punkte). Sensible Ausfälle entlang der Dermatome mit Hypo-, Hypersensibilität oder in Form von Parästhesien („Ameisenlaufen", „Stecknadelstiche", Kribbeln) lassen eine Höhenlokalisation zu. Bei Irritation der *Wurzel L5* ziehen die Schmerzen über die Außenseite des Ober- und Unterschenkels über den Fußrücken zur Großzehenstreckseite, während das *Dermatom S1* über die Ferse zum lateralen Fußrand bis zu den äußeren Zehen zieht (s. Abb. 5). Paresen der Kennmuskeln ergänzen den Befund:

**Neurologie**
- Lasègue-, Bragard-Zeichen positiv,
- Valleix-Punkte druckdolent,
- sensible Ausfälle entlang Dermatomen
  L5 → Fußrücken,
  Großzehenstreckseite,
  S1 lateraler Fußrand
  → äußere Zehen,
- Paresen der Kennmuskeln,

⇨

- Reflexabschwächung:
  Patellarsehnenreflex bei Beteiligung von L2–L4,
  Achillessehnenreflex bei Beteiligung S1,
- Kauda-Symptomatik: NOTFALL!
  Kontrollverlust über Miktion und Defäkation.

**Diagnose**

- Höhendiagnose aus Anamnese und klinisch-neurologischem Befund möglich!
- Röntgen: Steilstellung der Lendenwirbelsäule, Degeneration,
- Computertomogramm zur genauen Lokalisation,
- Myelographie in Ausnahmefällen,
- EMG, NLG bei länger bestehenden Ausfällen.

**DD:**
Wie Lumbago (s. dort), Polyneuropathien.

*Wurzel L4:* Quadrizepsschwäche; Kennmuskel: M. tibialis anterior.

*Wurzel L5:* Großzehenheberparese; Kennmuskel: M. extensor hallucis longus.

*Wurzel S1:* Fußheber- und Peronaeusschwäche; Kennmuskel: M. peronaeus brevis.

*Reflexabschwächung:* Patellarsehnenreflex bei Beteiligung von L2 bis L4, Achillessehnenreflex bei Beteiligung der Wurzel S1.

Das Auftreten einer **Kauda-equina-Symptomatik** ist ein **Alarmzeichen:** Kontrollverlust über Miktion und Defäkation!

**Diagnose:** Die Anamnese und der klinische Befund sind meist eindeutig und erlauben bereits eine Höhenlokalisation. Die radiologische Untersuchung mit Röntgenaufnahmen der Lendenwirbelsäule in 2 Ebenen zeigt die Fehlstatik (Steilstellung, Skoliose), naturgemäß aber nicht direkt den Bandscheibenschaden. Dieser kann sich durch indirekte Zeichen (Osteochondrose, Spondylose) zu erkennen geben. Das Computertomogramm zeigt die genaue Lage des Prolaps oder der Protrusion, auch intra- und extraforaminale Vorfälle, die sich durch eine Myelographie dem Nachweis entziehen. Die Myelographie – mit wasserlöslichen Kontrastmitteln – ist daher nur noch in Ausnahmefällen angezeigt (Abb. 155). EMG und Bestimmung der Nervenleitgeschwindigkeit sind nur bei länger bestehenden neurologischen Defiziten hilfreich.

**Differentialdiagnose:** Es kommen die gleichen Erkrankungen wie bei der Differentialdiagnose der Lumbago infrage. Zusätzlich müssen Polyneuropathien (Diabetes, Alkohol und andere Genese) ausgeschlossen werden.

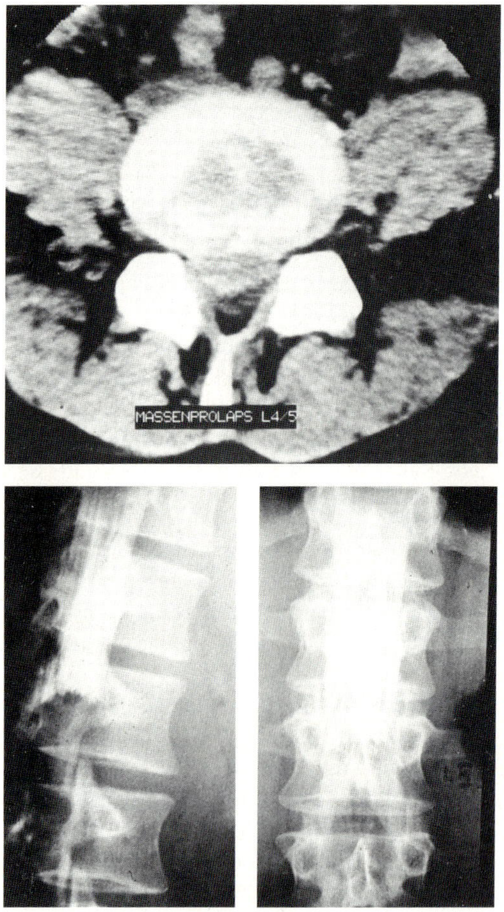


a

b

**Abb. 155** Bandscheibenprolaps
a) Computertomogramm
b) Myelogramm

**Therapie:** Bei Ischialgien mit Schmerzausstrahlung, aber ohne objektivierbare sensible oder motorische Ausfälle wird zunächst konservativ wie bei einer Lumbago vorgegangen. Anzuraten ist eine etwa 2- bis 3wöchige stationäre Behandlung, die die Therapie intensiver vorantreibt. Tritt keine Besserung ein, wird – falls noch nicht vorhanden – eine Computertomographie die Diagnose sichern. Bei einem sequestrierten Bandscheibenvorfall besteht nunmehr eine Operationsindikation. Bei bestehenden Lähmungen wird heute die Operationsindikation früher gestellt.

**Therapie**
- Bei Schmerzausstrahlung ohne neurologische Ausfälle:
  Zunächst konservativ wie bei Lumbago. Stationäre – intensive Therapie für 2–3 Wochen.
  Bei fehlender Besserung: CT, je nach Befund weiter konservativ oder Operation.
- Bei neurologischen Defiziten mit CT-gesichertem Befund: Operation.

Absolute Operationsindikationen stellen Blasen- und Mastdarmstörungen und eine Reithosenanästhesie dar. Sie werden durch einen medialen Prolaps – meist Massenprolaps – verursacht. Jede Stunde Zeitverzögerung verzögert auch die neurologische Erholung. Daher stellt die Operation einen Noteingriff dar.

**Absolute OP-Indikation:**
Bei Blasen-Mastdarmstörungen und Reithosenanästhesie. Notfallmäßige Operation!

**Operationsverfahren:** Die Freilegung der Wurzel und des hinteren Längsbandes erfolgt vom dorsalen Zugang durch Resektion des Lig. flavum: *interlaminäre Fensterung.* Häufig müssen Teile der benachbarten Wirbelbögen osteoklastisch entfernt werden: *erweiterte* interlaminäre Fensterung. Gelegentlich muß zur besseren Übersicht oder bei Darstellung zweier Wurzeln ein Halbbogen reseziert werden: *Hemilaminektomie.* Die Resektion eines ganzen Bogens einschließlich des Dornfortsatzes, die *Laminektomie*, muß wohl überlegt sein, da eine Instabilität droht. Daher sollte in gleicher Sitzung eine dorsale Fusion angestrebt werden.

**Chemonukleolyse:** Die fermentative Auflösung des Bandscheibengewebes durch Injektion von Chymopapain in den Bandscheibenraum kann gelegentlich eine Alternative zur Operation darstellen. Voraussetzung ist ein intaktes hinteres Längsband. Die Methode kann daher nur bei einer Protrusion empfohlen werden, bei einem Sequester ist sie kontraindiziert.

*Operationsverfahren:*
Zugang von dorsal.
- Interlaminäre Fensterung:
  Resektion des Lig. flavum.
- Erweiterte interlaminäre Fensterung:
  Teile des Wirbelbogens werden osteoklastisch abgetragen.
- Hemilaminektomie:
  Entfernung des ganzen Halbbogens auf einer Seite.
- Laminektomie:
  Resektion des ganzen Bogens (Instabilität!).

*Chemonukleolyse:*
Bei intaktem hinteren Längsband (Protrusion).
Kontraindikation beim Sequester.

**Prognose:** Die Erfolgsquoten liegen bei etwa 85 %. Bei 10 % der Patienten kommt es zu einem Rezidivprolaps, bei 5 % treten Beschwerden durch Verwachsungen auf. Weitere 10 % erleiden ein Pseudorezidiv, d. h. es kommt zu einem neuerlichen Vorfall in einer anderen Etage. Die Erfolgsaussichten, den Patienten beschwerdefrei zu bekommen, werden mit der Anzahl der Operationen immer geringer.

**Prognose:**
Erfolgsquote bei 85 %,
in 10 % Rezidivprolaps,
in 5 % Verwachsungen,
in 10 % Pseudorezidive (Vorfall in anderer Etage).

**Begutachtung:** Häufig wird ein Trauma für Lumbago oder Ischialgie angeschuldigt. Gelegentlich ist die Trennung zwischen degenerativen und traumatischen Schäden nicht einfach. Sie wird aber durch die Erkenntnis erleichtert, daß bei jedem Menschen die Bandscheibe erhebliche Degenerationen durchmacht. Daher ist die entscheidende Frage, ob das Unfallereignis allein in der Lage ist, eine gesunde Wirbelsäule zu schädigen, was in der Mehrzahl der Klagen abgelehnt werden muß. Denn das angeschuldigte Ereignis stellt meistens nur eine Gelegenheitsursache dar: eine Bewegung oder Tätigkeit, die mehrfach am Tage und ebensogut zu Hause – bei einer nicht versicherten Tätigkeit – ausgeführt wird: das sog. Verhebetrauma. Ein traumatisch bedingter Schaden entsteht dahingegen nur bei Sturz aus einer größeren Höhe.

**Begutachtung**
Bei angeschuldigter traumatischer Genese ist die
- entscheidende Zusammenhangsfrage zu stellen:

War das Ereignis in der Lage, eine gesunde Wirbelsäule zu schädigen?

### Lumbale Spinalstenose

Eine Enge des Spinalkanals – meist im Bereich des Recessus lateralis – kann zu ähnlichen Symptomen wie eine Ischialgie führen. Infolge verbesserter Diagnoseverfahren und mit Hilfe des Computertomogramms mit horizontalen Schnittbildern wird die Diagnose heute häufiger gestellt (Abb. 150).

**Lumbale Spinalstenose**
Spinale Enge häufig im Recessus lateralis.

**Ätiopathogenese:** Die häufigste Ursache der klinischen Symptomatologie ist die Kombination einer anlagebedingten (kongenitalen) Enge mit dem zusätzlichen Auftreten degenerativer Veränderungen in Form appositioneller Exophyten an der zentralen Wirbelkörperhinterwand (zentrale Enge) oder –

**Ätiopathogenese**
Kombination einer anlagebedingten Enge mit zusätzlichem degenerativen = exophytären Knochenanbau.

häufiger – an den lateralen Partien bis hin in den Nervenwurzelkanal. Eine Stenose kann auch bei Spondylolisthese, nach Laminektomien und nach Fusionsoperationen, posttraumatisch und bei bestimmten Erkrankungen wie Morbus Paget und der Fluorose entstehen.

**Symptomatologie**
diffuse Rückenschmerzen,
bei Belastung Ausstrahlung in die Beine,
nach Entlastung Besserung (im Gegensatz zur Ischialgie).

**Symptome:** Häufig sind diffuse Rückenschmerzen. Bei Belastungen strahlen die Schmerzen auch in die Beine aus. Diese Beschwerden treten nicht akut nach einer plötzlichen Torsionsbewegung oder einem Verhebetrauma auf, sondern sind belastungsabhängig. Charakteristisch ist das Sistieren der Beschwerden nach Entlastung, z. B. Stehenbleiben nach einer individuellen Gehstrecke. Dies hat zu der Bezeichnung Pseudoclaudicatio intermittens geführt.

**Diagnose**
- anamnestische Angaben,
- klinischer Befund: Wirbelsäule mäßig bewegungseingeschränkt,
- CT sichert die Diagnose.

**Diagnose:** Anamnese mit klinischer Symptomatologie. Die Wirbelsäule kann bewegungseingeschränkt sein, sie zeigt aber nicht die fixierte Stellung wie bei einer Lumbago oder Ischialgie. Die Diagnose wird durch das Computertomogramm gesichert (s. Abb. 150). Allerdings muß die Schnittebene exakt parallel zum Wirbelkörper gehen, da sonst durch Verprojektion eine knöcherne Enge vorgetäuscht werden kann. Parallelstrahl am Scout view beurteilen!

**Therapie**
konservativ wie bei Lumbago, bei anhaltenden Beschwerden operative Erweiterung des Spinalkanals.

**Therapie:** Abhängig von der Genese. Zunächst konservative Behandlung wie bei Lumbago und Lumboischialgie. Bei Therapieresistenz und anhaltenden Beschwerden: operative Entfernung der spondylotischen Randzacken und Erweiterung des Recessus lateralis, so daß die Wurzel spannungsfrei und unbedrängt in diesem verlaufen kann.

**Spondylosis hyperostotica**

### Spondylosis hyperostotica

*Synonyme:* ankylosierende Hyperostose, Morbus Forestier.

**Ätiopathogenese**
überschießende Verknöcherung, überwiegend bei
- älteren Menschen,
- bei Patienten mit durchgemachtem Morbus Scheuermann,
- bei Diabetes mellitus, Gicht, Hyperurikämie.

**Ätiopathogenese:** Konstitutionell bedingte Neigung zur Verknöcherung des fibrösen Bindegewebes. Diese wird überwiegend bei älteren Menschen gefunden, das Senium ist aber nicht immer Voraussetzung für das Auftreten dieser überschießenden Verknöcherung.
Im Röntgenbild finden sich oft Residuen einer in der Jugend durchgemachten Scheuermann-Erkrankung. Diabetes mellitus, Hyperurikämie oder Gichtanfälle finden sich häufiger als in der Durchschnittsbevölkerung.

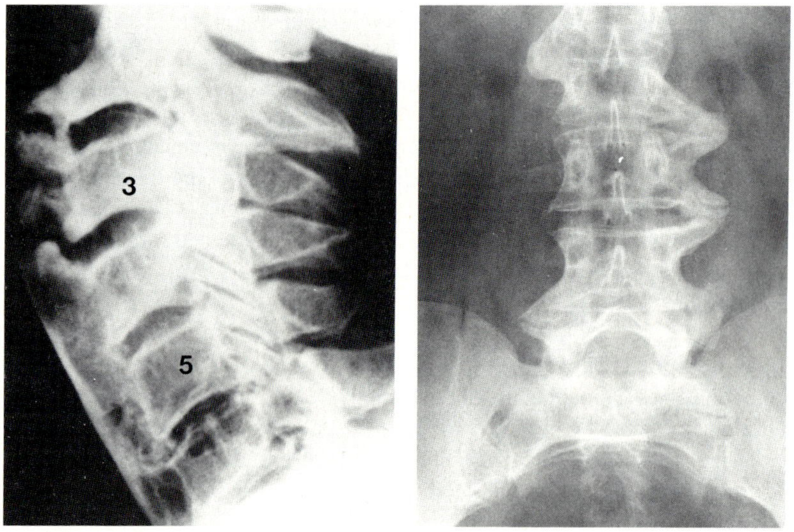


a b

**Abb. 156** Morbus Forestier (Spondylosis hyperostotica)
a) HWS
b) LWS

**Symptome:** Das klinische Beschwerdebild ist gering. Mäßige, aber diffuse Rücken- oder Kreuzschmerzen werden angegeben. Auffallend ist die Diskrepanz zwischen den geringen klinischen Beschwerden und dem imponierenden Röntgenbild.

**Symptomatologie**
geringe Beschwerden, diffuse Kreuz- und Rückenschmerzen.

**Diagnose:** Klinische Symptomatologie. Starke Einschränkung der Wirbelsäulenbeweglichkeit bis zur völligen Einsteifung einschließlich der Halswirbelsäule möglich. Entzündliche Parameter im Blut fehlen. Entscheidend ist das Röntgenbild.

**Diagnose**
starke Einschränkung der Wirbelsäulenbeweglichkeit,
keine Entzündungszeichen im Serum.

**Röntgen:** breite, zuckergußartige Knochenanlagen der Wirbelkörpervorderfläche mit ausladenden, sehr groben Osteophyten, die die benachbarten Wirbelkörper über den Intervertebralraum verspannen (Dihlmann). Diese groben intervertebralen Knochenspangen übertreffen an Ausdehnung die Spondylophyten bei Degeneration bei weitem (Abb. 156).

**Röntgen**
grobe Osteophyten,
breite Knochenanlagen an Wirbelkörpervorderfläche.

**Differentialdiagnose:** Morbus Bechterew: entzündliche Parameter im Blut, im Röntgenbild Verknöcherungen der Syndesmophyten.

**DD:** Morbus Bechterew

**Therapie:** konservativ, symptomatisch (s. Lumbago).

**Therapie**
wie Lumbago.

### Kokzygodynie

**Ätiopathogenese:** Sammelbegriff für Schmerzzustände im Steißbeinbereich unklarer Genese. Angeschuldigt werden Steißbeintraumen, lumbosakrale Diskusschäden, Wurzelreizsyndrome und gynäkologische Prozesse. Häufig besteht eine psychogene Überlagerung. 80 % der Patienten sind Frauen.

Schmerzzustände am Steißbein unklarer Genese.
Häufig psychogene Überlagerung, 80 % Frauen.

**Symptome:** Schmerzen an der Steißbeinspitze, seltener am Kreuz-Steißbein-Übergang, als Druck- und Berührungsschmerz beim Sitzen und z. B. bei rektaler Untersuchung.

Druck-Berührungsschmerz der Steißbeinspitze

**Diagnose:** Anamnese, klinischer Befund. Das Röntgenbild zeigt selten Veränderungen, gelegentlich Zustände nach Traumen oder Stellungsanomalien.

**Diagnose**
Anamnese, klinischer Befund, Röntgen meist unergiebig.

**Therapie:** Nach Ausschluß organischer Erkrankungen möglichst konservativ mit perineuralen Prokaininfiltrationen, Sitzbädern und Anfertigung spezieller Sitzkissen mit Aussparung des Steißbeines. Eine operative Entfernung des Steißbeines sollte nur in Ausnahmefällen erfolgen, da das Operationsergebnis auch nicht immer befriedigt.

**Therapie**
konservativ,
operativ (Entfernung der Steißbeinspitze) nur in Ausnahmefällen!

## 3.3.5 Strukturelle Skoliosen

*E. Zapfe*

*Definition:* Als strukturelle Skoliosen werden Achsenabweichungen der Wirbelsäule in der Frontalebene bezeichnet, die mit einer Einschränkung der Beweglichkeit eines oder mehrerer Wirbelsäulenabschnitte und mit einer Rotation der betroffenen Wirbelkörper einhergehen. Während des Wachstums kommt es zu einer asymmetrischen Verziehung – zur Verwringung – des einzelnen Wirbelkörpers, insbesondere aber des Bogens und der Fortsätze. Diese als Torsion bezeichnete Veränderung der Einzelwirbel bedingt eine stärkere Krümmung der Wirbelkörperreihe als die der Bogen- und Dornfortsatzreihe. Daher ist in diesen Fällen die klinisch sichtbare Skoliose geringer als die im Röntgenbild (Abb. 157). Von ihnen abzugrenzen sind die skoliotischen Fehlhaltungen, denen die Charakteristika der Fixation und der Rotation fehlen. Durch die Wirbelkörperdrehung kommt es zu einer Verformung des Rumpfes, damit auch zu einer Veränderung der Körperoberfläche.

**Strukturelle Skoliosen**

**Definition**
Achsenabweichung der Wirbelsäule in der Frontalebene mit
- Bewegungseinschränkung,
- Rotation der Wirbelkörper
  Folge: Rippenbuckel auf Konvexseite,
- Torsion durch Wachstum:
  asymmetrische Verziehung von Wirbelkörper, Bogen und Fortsätzen.
  Folge: Skoliose, klinisch geringer als im Röntgenbild.

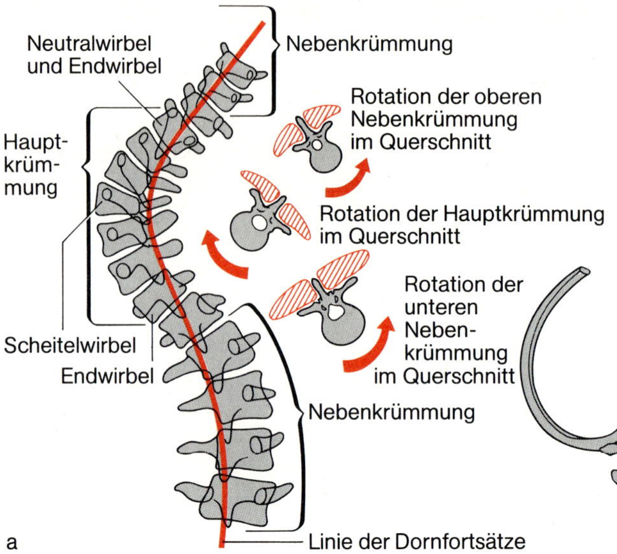


**Abb. 157** a) Strukturelle Skoliose (aus M. Lange)
b) Querschnitt durch Wirbelkörper und Rippen bei struktureller Skoliose, Torsion des Wirbels, Verformung der begleitenden Rippen

Dabei drehen sich im allgemeinen die Dornfortsätze zur Konkavseite, die Wirbelkörper zur Konvexseite hin. Die Verlagerung der Kostotransversalgelenke führt im Thorakalbereich zur Formveränderung der angrenzenden Rippenpartien, wodurch konvexseitig ein sog. Rippenbuckel, konkavseitig ein Rippental entsteht.

Kompensatorische Abflachungen oder Vorwölbungen finden sich ventral. Auch die Wirbelgelenke sind in diese Verlagerung miteinbezogen. In Einzelfällen wird auch eine paradoxe Rotation beobachtet, d. h. die Wirbelkörper drehen sich zur Konkavseite.

*Fixierung* entsteht durch
- Höhenminderung des Wirbelkörpers und der Bandscheibe auf Konkavseite,
- Dehnung der Bänder und Muskeln auf der Konvexseite.

Einteilung nach dem Alter:
- frühkindliche Skoliose,
- jugendliche Skoliose,
- Adoleszenten-Skoliose (letztere sind häufig),

Die für die strukturelle Skoliose typische Fixierung entsteht durch die konkavseitige Höhenminderung der Wirbelkörper mit Abflachung der betroffenen Bandscheiben, der Verkürzung des Bandapparates der Wirbelsäule und der gleichseitigen muskulären Anteile. Entsprechend finden sich konvexseitig eine Verbreiterung des Bandscheibenraumes, eine größere Höhe der Wirbelkörper sowie eine Dehnung des Bänder- und Muskelapparates.

Nimmt man eine *Einteilung* nach dem Beginn der Achsenabweichung in bestimmten Lebensaltern vor, so finden sich nur Einzelfälle in der frühkindlichen Phase bis zum 3. Lebensjahr. Weit häufiger wird die jugendliche Skoliose vom 3. Lebensjahr bis zum Beginn der Pubertät beobachtet. Auch die Adoleszentenskoliose vom Beginn der Pubertät bis zum Wachstumsabschluß weist beträchtliche Zahlen auf.

*Einteilung nach Art der Krümmung*
- Totalskoliose
- einbogige S.
- zweibogige S.
- dreibogige S.

*Einteilung nach Lokalisation*
- zervikale Skoliose
- zerviko-thorakale S.
- thorakale S.
- thorako-lumbale S.
- lumbale S.

Ja nach Betroffensein der einzelnen Wirbelsäulenabschnitte wird zwischen einer Totalskoliose, bei der die ganze Wirbelsäule eine c-förmige Abweichung erfährt, oder einer Skoliose von Teilbereichen, die als ein-, zwei- oder dreibogige Skoliosen bezeichnet werden, unterschieden. In bezug auf die Lokalisation erfolgt die Bezeichnung als zervikale, zerviko-thorakale, thorakale, thorako-lumbale und lumbale Skoliose. Dabei wird die Krümmung mit der stärksten Wirbelkörperdeformierung als Hauptkrümmung, die angrenzenden als Nebenkrümmungen bezeichnet. Bei Vorliegen mehrerer gleich großer Krümmungen können auch 2 oder 3 Hauptkrümmungen bestehen.

**Ätiologie**
80 % idiopathisch,
20 % Folge anderer Erkrankungen, z. B. Mißbildungen der Wirbelsäule, neuromuskuläre Erkrankungen (Lähmung, Spastik, Neurofibromatose).

**Die Ätiologie** der Skoliose ist nur etwa in 20 % der Fälle als Folge einer anderen Erkrankung bekannt. Diese kann verschiedenster Natur sein. In 80 % ist die Grunderkrankung unbekannt, man spricht dann von einer idiopathischen Skoliose.

Auf eine Einteilung hinsichtlich ihrer Herkunft soll hier verzichtet werden, da die der Skoliose zugrunde liegenden Krankheiten so unterschiedlicher Natur sind, daß eine Gruppeneinteilung kaum möglich ist.

Abzugrenzen ist auf jeden Fall die *idiopathische* Skoliose als häufigste Form von den Skoliosen, die durch Mißbildung der Wirbelsäule verursacht werden, und von denen, die durch neuromuskuläre Erkrankungen (Lähmung, Spastik), nach Traumen, durch Tumoren oder eine Neurofibromatose hervorgerufen werden. Auch Veränderungen des Bindegewebes sind häufig von Abweichungen der Wirbelsäule begleitet, wie z. B. das Marfan-Syndrom.

*Häufigkeit:*
1–3%.

**Häufigkeit:** Die Angaben gehen weit auseinander. Dies liegt z. T. an den rassischen Unterschieden, jedoch auch daran, daß die Berechnungen von unterschiedlichen Ausgangswerten ausgehen. Das Vorkommen wird mit 1% angegeben, jedoch liegt die Zahl sicher wesentlich höher, rechnet man schon Achsenabweichungen von 5–10° zu dem Krankheitsbild der Skoliose. Weit geringer ist die Zahl der behandlungsbedürftigen. Die höchste Zahl von Skoliosen findet man im Alter von 10–12 Jahren. Die *Geschlechtsverteilung* ist in den Altersgruppen unterschiedlich. Ihre Ursache liegt in der Häufigkeit der idiopathischen Skoliosen im Alter von 10–14 Jahren, von der Mädchen dreimal häufiger betroffen sind als Knaben. Sekundäre Skoliosen zeigen eine gleiche Geschlechtsverteilung.

Häufigkeitsgipfel bei 10–12 Jahren, Geschlechtsverteilung ♀3:♂1 bei idiopathischen Skoliosen.

Eine *familiäre Häufung* ist sicher, wobei jedoch die Skoliose als „Krankheit" nicht erblich ist, sondern konstitutionelle Faktoren bzw. die der Skoliose zugrunde liegenden Krankheiten eine wesentliche Rolle spielen.

Familiäre Häufung.

Symptome: Sie liegen vorrangig in der Veränderung des äußeren Erscheinungsbildes. Der Überhang des Rumpfes und die Verkürzung des Stammes verursachen eine Dysproportion, die zunächst eine Veränderung des Erscheinungsbildes verursacht und auffällt. Die Angabe von Schmerzen variiert. Im Gegensatz zum Jugendalter werden diese bei älteren Patienten häufiger geklagt. Allerdings findet sich keine Korrelation zwischen dem Ausmaß der Skoliose und der Angabe von Schmerzen. Muskelverspannungen in Höhe der Umschlagstelle der Achsenabweichung werden häufiger beobachtet. Bestehen starke Verkrümmungen (über 50°), so ist die Lungenfunktion proportional zur Schwere der Skoliose eingeschränkt. Bei stark verminderter Vitalkapazität ist auf die Länge der Zeit auch mit Veränderungen und Drucksteigerung im Pulmonalkreislauf, also der Entwicklung eines Cor pulmonale, zu rechnen.

**Symptomatologie**
- Rumpfüberhang,
- Dysproportion des Körperstammes,
- kaum Schmerzen,
- Muskelverspannung,
- Einschränkung der Lungenfunktion → Cor pulmonale.

**Anamnese:** Eine sorgfältige Erhebung der Familien- und Eigenanamnese hinsichtlich des Vorkommens von Achsenabweichungen der Wirbelsäule oder infrage kommender Grunderkrankungen ist unverzichtbar. Daneben muß gefragt werden, wann die Skoliose erstmalig festgestellt wurde. Auch das Erfragen der Menarche, Zeiten von Wachstumsschüben sowie Umfang und Art einer sportlichen Betätigung sollten zur Anamnese gehören.

**Anamnese**
- Familienanamnese,
- Eigenanamnese,
- Beginn der Achsenabweichung,
- Menarche.

**Klinik** Die klinische Untersuchung bezieht sich zunächst auf die **Inspektion.** Festgestellt wird von *ventral* die Symmetrie des Brustkorbes, die Ausbildung der sekundären Geschlechtsmerkmale, das eventuelle Vorhandensein von Hautveränderungen (Café-au-lait-Flecken) oder von anderen Hautveränderungen (Tumoren); von *dorsal* der Schulterstand, die Größe der Taillendreiecke und der Beckenstand.

*Gemessen* wird nach Ausgleich eines evtl. bestehenden *Beckenschiefstandes* durch Brettchenunterlage zunächst der *Überhang* des Rumpfes. Hierfür wird vom Dornfortsatz des 7. Halswirbels das Lot gefällt und dessen Abstand von der Rima ani zur einen oder anderen Seite festgelegt. Bei gebeugtem Rumpf zeigt sich bei Vorliegen einer lumbalen Skoliose konvexseitig ein *Lendenwulst.* Liegt eine Thorakalskoliose vor, so tritt wiederum auf der Konvexseite ein *Rippenbuckel* in Erscheinung. Beides ist mit einem Meßgerät nach Götze in mm festzulegen (Abb. 158).

**Klinische Zeichen**
- Asymmetrie von Schulterstand, Thorax, Taillendreieck,
- Beckenschiefstand?
- Rumpfüberhang,
- Lendenwulst,
- Rippenbuckel,
- Bewegungseinschränkung, insbesondere am Krümmungsscheitel.

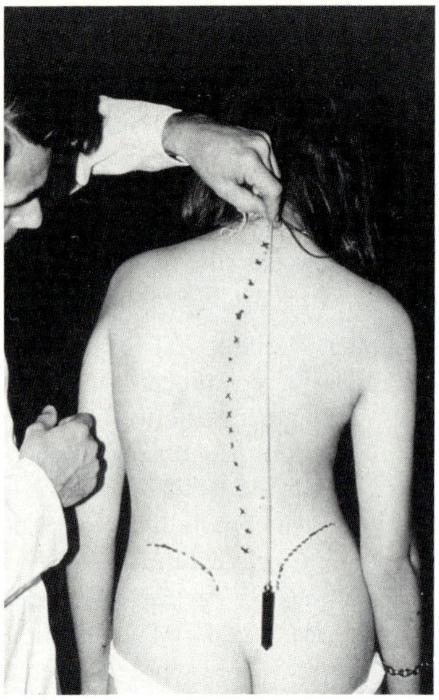

a

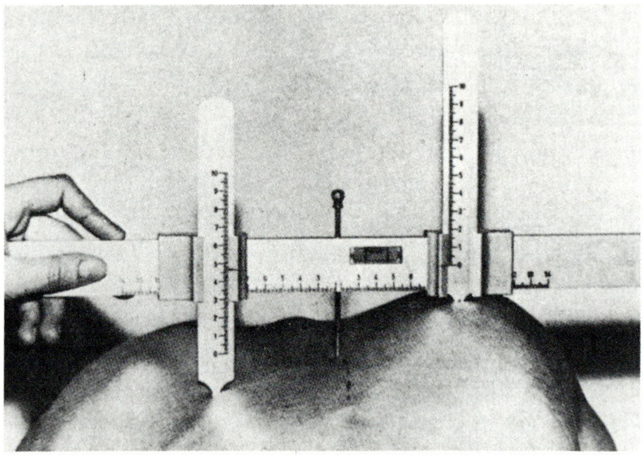

b

**Abb. 158** a) Prüfung des Überhanges (Lot von Dornfortsatz C7)
b) Meßzirkel nach Götze: Rippenbuckel in mm Höhe

Dies geschieht jeweils mit dem gleichen Abstand des Meßpunktes von den Dornfortsätzen. Die Höhe des Rippenbuckels oder Lendenwulstes entspricht jedoch nicht dem Ausmaß der Rotation. Auch die Markierung des Verlaufes der Dornfortsätze läßt in vielen Fällen das Vorliegen einer Skoliose erkennen.

Beim seitlichen Heben der Arme gegen Widerstand tritt nicht selten eine Verstärkung der klinischen Symptome auf.

Beim Neigen des Körpers zur Seite zeigt sich im Krümmungsbereich eine mangelhafte Beweglichkeit als Zeichen der Teilversteifung über dem Krümmungsscheitel. In Ergänzung zur klinischen Untersuchung können Darstellungen der Körperoberfläche zusätzliche Informationen geben. Zwar sind sie der klinischen Untersuchung unterlegen, jedoch können sie als Dokumentation für Kontrolluntersuchungen hilfreich sein. Hierfür seien die Moiré-Topographie und die Optimetric-Photographie genannt.

**Röntgenuntersuchung**
- Wirbelsäulenganzaufnahme in 2 Ebenen,
- Winkelmessung nach Cobb Fällung des Lotes von der Verlängerungslinie der Deckplatten beider Endwirbel,
- Rotationsmessung nach Nash und Moe.

**Röntgen:** Die Röntgenuntersuchung ist für die Diagnostik bei der Skoliose unerläßlich. Sie wird im Stehen als Wirbelsäulenganzaufnahme mit Raster in 2 Ebenen durchgeführt. Dabei sollte ein Beckenschiefstand vorher ausgeglichen werden. Der Grad der Achsenabweichung wird heute weitgehend einheitlich nach Cobb gemessen (Abb. 159). Andere Meßmethoden haben an

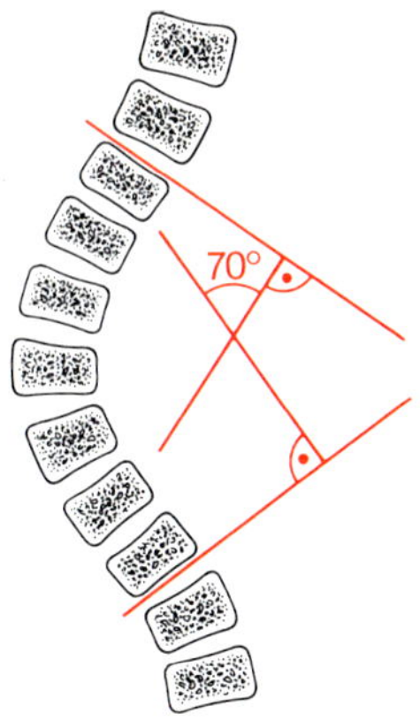


**Abb. 159**
Bestimmung des Skoliosewinkels nach Cobb (hier 70°)

Bedeutung verloren, auch wenn sie vielleicht genauere Werte angeben. Nach der Methode von Cobb wird auf die Fortsetzung der Deckplatte der jeweiligen Endwirbel das Lot gefällt. Daraus ergibt sich der Winkel der Skoliose.
Als Scheitelwirbel wird der am stärksten verformte, im Krümmungsmaximum gelegene Wirbel bezeichnet. Der Neutralwirbel ist der am Ende der Krümmung gelegene Wirbel, der keine Rotation mehr aufweist und der Endwirbel der letzte in die Krümmung eingezogene Wirbel; Endwirbel und Neutralwirbel können identisch sein.
Auch der Grad der Rotation kann dem Röntgenbild entnommen werden. Er wird nach Nash und Moe gemessen. Hierfür wird im ap. Bild die Veränderung der Projektion der Bogenwurzel zum Wirbelkörperrand angegeben und in 4 Grade unterteilt.
Die seitliche Röntgenaufnahme gibt Aufschluß über die Krümmungen in der Sagittalebene, sie läßt Lordosen und Kyphosen in etwa erkennen.
**Die Bestimmung des Skelettalters** ist für die Beurteilung einer zu erwartenden Progredienz der Achsenabweichung hilfreich. Dies kann unter Berücksichtigung einer gewissen Schwankungsbreite durch folgende Kriterien bestimmt werden.

**Bestimmung des Skelettalters:**

*1. Risser-Zeichen* (Abb. 160):
Die ap. Aufnahme der Wirbelsäule läßt auch die Entwicklung der Darmbeinkammapophyse erkennen. Nach Risser wird diese in Stadien eingeteilt, die einen gewissen Anhalt auf die Skelettreife geben. Die Apophyse entwickelt sich zunächst von lateral nach medial bis zur Iliosakralfuge (Stadium 1–3) und verknöchert dann rückläufig mit dem Darmbeinkamm (Stadium 4–5).
Mit völligem Schluß der Darmbeinkammapophyse kann das Wachstum als abgeschlossen angesehen werden.

- Risser-Zeichen:
  Entwicklung und Verknöcherung der Darmbeinkammapophyse,
  in Stadium 1–5 eingeteilt,

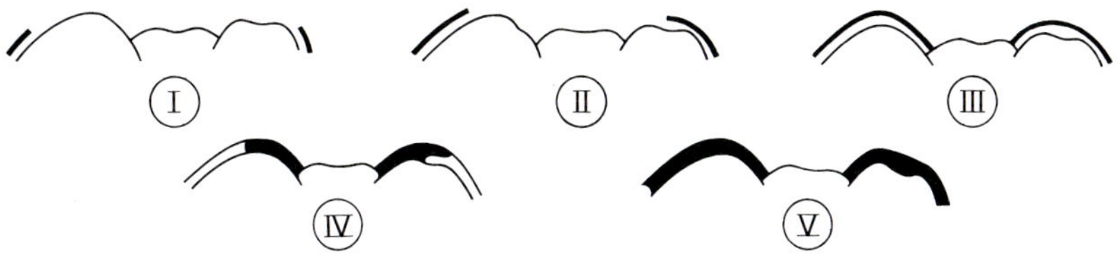


**Abb. 160** Risser-Zeichen; 5 Stadien der Verknöcherung der Darmbeinapophyse:
Stadien I–III Bildung der Apophyse
Stadien IV–V Verknöcherung mit Darmbeinschaufel

*2. Verknöcherung der Wirbelkörperringapophyse auf der seitlichen Aufnahme der Wirbelsäule:*
Mit völligem Schluß der Ringapophysen im Hauptkrümmungsscheitel kann ebenfalls mit Abschluß des Wachstums gerechnet werden.
*3. Röntgenaufnahme der linken Hand ap.:*
Tabellen nach Tanner oder Greulich und Pyle geben Auskunft über das Ske-

- Verknöcherung der Wirbelkörperringapophyse beim Abschluß des Wachstums,
- am Handskelett,
  je nach Entwicklungsstand der Epiphysenfugen und Karpalknochen
  (s. Tabellen nach Tanner oder Greulich und Pyle),

*KG-Behandlung*
- Beckenaufrichtung → Verminderung der Lordose,
- Haltungsschulung, insbesondere des Schultergürtels,
- Muskelkräftigung.

Der Wert der *krankengymnastischen Behandlung* wird unterschiedlich angesetzt. Zwar kann sie morphologisch an der Skoliose nichts ändern, jedoch in vielen Fällen eine Änderung des äußeren Erscheinungsbildes herbeiführen. Hierzu ist die Aufrichtung des Beckens und damit die Verminderung der Lordose im Lumbalbereich, die generelle Haltungsschulung mit Hinweis auf gleichmäßige Belastung beider Beine, Ausrichtung des Schultergürtels, Kräftigung der Bauchmuskulatur und Streckung des Thorax erforderlich. Durch all diese Maßnahmen wird der Patient aktiv in die Therapie einbezogen und unterliegt zumindest durch regelmäßige Kontrollen der Aufsicht, so daß bei Verschlechterung des Befundes eine rasche Änderung der Therapie erfolgen kann.

Als begleitende Maßnahme neben anderen Skoliosebehandlungen ist sie zur Muskelkräftigung – insbesondere auf der Konvexität – sehr wertvoll und unterstützt diese.

*Elektrostimulation*
Indikation:
- bei Winkel von max. 30°,
- Beginn 2 Jahre vor Wachstumsabschluß.

Die laterale *Elektrostimulation*, meist als Oberflächenstimulation der konvexseitig gelegenen Muskulatur durchgeführt, findet seit einigen Jahren vermehrt Anwendung. Durch die im Intervall vorgenommene, meist nachts durchgeführte rhythmische Kontraktion der Muskulatur wird eine pasive Korrektur der Krümmung erzielt. Auch doppelbogige Skoliosen können durch eine Doppelstimulation auf diese Weise behandelt werden. Der objektive Nachweis für einen dauerhaften Effekt dieser Behandlungsmethode ist schwer zu erbringen, da die Oberflächenstimulation ohnedies nur bei Krümmungen von 15–30° indiziert ist und die Therapie mindestens 2 Jahre vor dem Wachstumsabschluß beginnen muß. Doch nicht jede dieser leichten Skoliosen ist progredient, und das Ausbleiben einer Verschlechterung darf somit nicht grundsätzlich als Behandlungserfolg gewertet werden.

Dennoch kann bei Anwendung der Elektrostimulation und geeigneter Indikation zunächst auf eine Behandlung mit einer Orthese verzichtet werden, bis kurzfristige weitere Kontrollen das weitere Verhalten der Skoliose aufzeigen.

*Behandlung mit Orthesen*
- bis max. 50° Skoliosewinkel,
- Tragen bis Wachstumsabschluß notwendig!

Die Behandlung mit *Orthesen* bedarf einer engen Zusammenarbeit zwischen dem Patienten, dem Arzt, dem Orthopädiemechaniker und der Krankengymnastin. Voraussetzung für eine erfolgreiche Korsettbehandlung sind die richtige Indikation, der korrekte Sitz, das konsequente Tragen und die begleitende Krankengymnastik zur Unterstützung der passiven oder aktiven Korrektur. In jedem Fall ist das Tragen des Korsetts bis zum endgültigen Wachstumsabschluß zu fordern!

Wirkung der Orthesen:
- Aufrichtung des Beckens,
- durch Druckpelotten korrigierend, derotierend.

Die Wirkung aller Orthesen beruht einerseits auf der Aufrichtung des Beckens und so einer Verminderung der Lordose im LWS-Bereich, andererseits aber auf den im Korsett angebrachten Pelotten, die durch ihren Druck eine korrigierende, z. T. auch derotierende Wirkung ausüben.

Nach endgültigem Wachstumsabschluß ist die Behandlung mit einer Orthese, die postoperative Phase ausgenommen, nicht sinnvoll.

Die Zahl der heute verwandten Korsettmodelle vergrößert sich laufend. Doch ist es sicher sinnvoller, mit nur wenigen, dafür aber auch gut sitzenden Modellen zu arbeiten.

**Milwaukee-Korsett**
- Indikation:
  - langgezogene Achsenabweichungen,
  - hochthorakale Achsenabweichungen,
- Wirkungsprinzip:
  - Dreipunktprinzip mit Pelotten,
  - Halsring mit dorsaler und ventraler Pelotte → Streckung.

Das *Milwaukee-Korsett* findet seit 40 Jahren Anwendung. Es wirkt teils aktiv, teils passiv und wachstumslenkend. Wie zahlreiche andere Modelle ist es mit entsprechenden Pelotten nach dem Dreipunkteprinzip erstellt, unterscheidet sich aber dadurch wesentlich, daß es über einen Halsring eine Okzipital-Pelotte und eine ventrale Mahnpelotte aufweist, die den Patienten jeweils zur Streckung auffordern. Mit diesem Korsett sind z. T. hervorragende Ergebnisse erzielt worden, jedoch wird es häufig von den Patienten abgelehnt, da es durch den hohen Aufbau nach außen hin sichtbar ist.

Die Indikation zur Anwendung des Milwaukee-Korsetts ist auch heute noch bei hochsitzenden Krümmungen, insbesondere bei langgezogenen Achsenabweichungen, gegeben.

Wenig Einfluß kann mit dem Milwaukee-Korsett auf lumbale Abweichungen genommen werden.

Das *Chêneau-Korsett* kommt bei thorakalen, thorako-lumbalen und doppelbogigen Skoliosen zur Anwendung. Auch diese Orthese ist auf dem Dreipunkteprinzip aufgebaut. Durch die gut lokalisierbaren Pelotten hat es eine derotierende Wirkung. Die neueren Modelle geben dem Patienten außerordentlich viel Freiraum, was sich günstig auf die Atmung auswirkt. Die Behandlungsergebnisse entsprechen denen des Milwaukee-Modells. Wir haben jedoch den Eindruck, daß diese kürzere Form eine bessere Garantie für regelmäßiges Tragen bietet.

*Chêneau-Korsett*
für thorakale,
thorako-lumbale,
doppelbogige Skoliosen.
Derotationsorthese nach Dreipunkteprinzip.

Auch das Boston-Brace (Abb. 162) entspricht im Prinzip den übrigen Orthesen, ist jedoch in seiner Grundform vorwiegend für lumbale und thorakolumbale Skoliosen geeignet. Mit Variationen in Spezialfällen ähnelt es in Aufbau und Indikation dem Chêneau-Korsett. Der mit dem Boston-Brace häufig zu beobachtende lordosierende Effekt auf die Brustwirbelsäule wirkt sich bei Flachrücken negativ aus.

*Boston-Brace*
Derotationsorthese nach Dreipunkteprinzip
für lumbale, thorako-lumbale Skoliosen.

Das Stagnara-Korsett (Abb. 163) stellt im wesentlichen ein passives Korsett dar und wird deshalb von den meisten Behandlungszentren vorwiegend postoperativ angewandt.

*Stagnara-Korsett*
passives Korsett.
Daher Einsatz nach Operation.

**Operation:** Krümmungen über 50° sind einer Korsettbehandlung nicht mehr zugänglich. Sie erfordern operative Maßnahmen. Das Ziel der Operation sollte in der Verminderung des Krümmungswinkels und in der Stabilisierung

*OP-Ziele:*
- Verminderung des Krümmungswinkels,
- Wirbelsäulenstabilisierung durch Spondylodese,
- Verbesserung der Ästhetik durch Korrektur der Achsenabweichung.

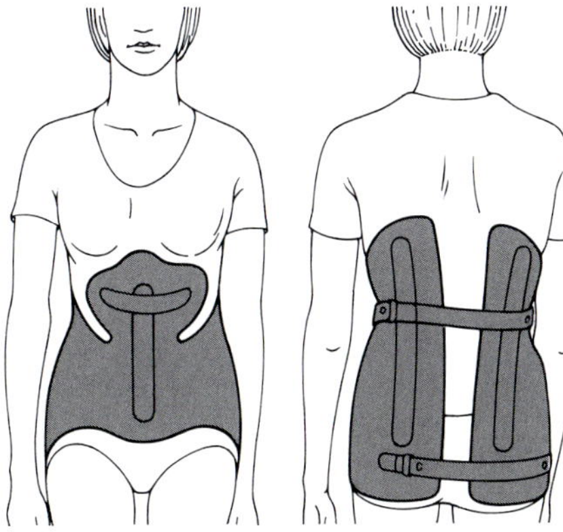

**Abb. 162**
Boston-Korsett

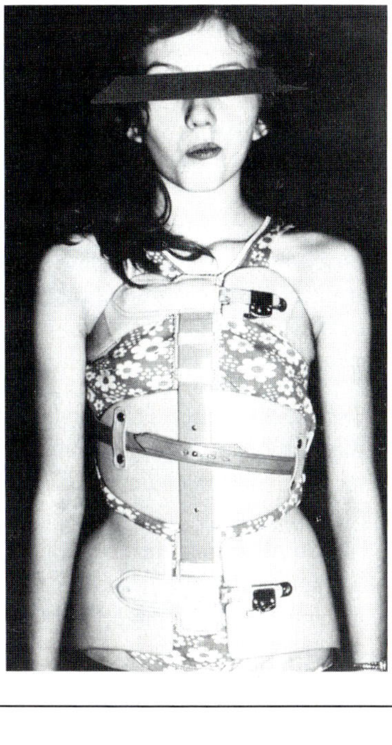

**Abb. 163**
Stagnara-Korsett

Präoperative Extension:
- horizontal nach Cotrel,
- horizontal und vertikal mit Halo bei Krümmungen >70°.

der Wirbelsäule durch eine Spondylodese liegen. Dabei ist die Strecke der Versteifung so klein wie möglich, aber so groß wie nötig zu halten.
Als *Vorbereitung* zur Operation wird mit Ausnahme der lumbalen Skoliosen von den meisten Operateuren eine *Extensionsbehandlung* durchgeführt. Diese kann durch passive und gleichzeitig aktive Maßnahmen nach Cotrel in der Horizontallage – also im Bett – erfolgen. Mobilisierungen der Wirbelsäule bis zu 8 cm Längengewinn können hierdurch in nur kurzer Zeit bei thorakalen Skoliosen erzielt werden. Krümmungen über 70° lassen sich effektiver mit der Halo-Extension mobilisieren. Hierbei handelt es sich um einen an der Kopfkalotte befestigten Ring, an dem Extensionskräfte in steigender Dosis (bis ca. 24 kp) angebracht werden können (Abb. 164). Diese Extensions- und Mobilisierungsbehandlung ist für die Patienten angenehmer als die ausschließliche Horizontallagerung, da sie auch im Sitzen oder Gehen über Federwaagen erfolgen kann.

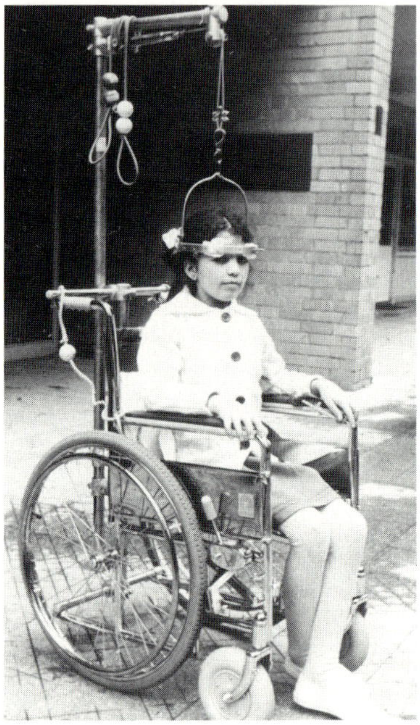

**Abb. 164**
Vertikale Extension mit Halo-Ring

OP-Indikation:
- Alter,
- über 50° Skoliosewinkel,
- Progredienz.

Die *Indikation zur Operation* richtet sich nach dem Alter des Patienten und dem Grad des Skoliosewinkels (mehr als 50°). Liegen bei Kindern unter 10 Jahren operationswürdige Veränderungen vor, so ist es ratsam, bis zum 11. oder 12. Lebensjahr konservativ korrigierende Maßnahmen (Orthesen oder auch einmal einen Gipsverband) anzuwenden, um durch die dann erforderliche Spondylodese einen zu großen Wachstumsverlust zu vermeiden. Andererseits ist ein zu langes Warten bis zum operativen Eingriff nicht sinnvoll, wenn die Progredienz nicht aufzuhalten ist.

OP-Voraussetzung:
- internistische und
- neurologische Untersuchung,
- Aufklärung des Patienten bzw. der Eltern des Patienten,
- Kooperation der Patienten.

Folgende *Vorbedingungen zur Operation* erscheinen uns unverzichtbar:
- eingehende klinisch internistische und neurologische Untersuchung;
- sorgfältige Aufklärung der Patienten über Art und Umfang der Operation und Aussichten hinsichtlich der zu erwartenden Ergebnisse;
- Kooperation des Patienten und dessen Eltern.

*Operationsverfahren*
- Dorsale Spondylodese für thorakale und thorako-lumbale Skoliose.
  Versteifung durch:
  - Entknorpelung der kleinen Wirbelgelenke,
  - Anfrischen der Wirbelbögen, Dorn- und Querfortsätze,

**Operationsverfahren:** Die *dorsale Spondylodese* eignet sich vorwiegend zur Behandlung der thorakalen und thorako-lumbalen Skoliosen. Hierbei wird die Spondylodese durch Resektion der Wirbelgelenke und Anfrischen der Dornfortsätze, Wirbelbögen und Querfortsätze sowie Auflegen reichlich kortikospongiöser Knochenspäne aus den Beckenkämmen durchgeführt. Hierfür ist zuvor die sorgfältige Entfernung aller der dorsalen Wirbelsäule aufliegenden Weichteile erforderlich. Die Korrektur der Krümmung erfolgt von dorsal

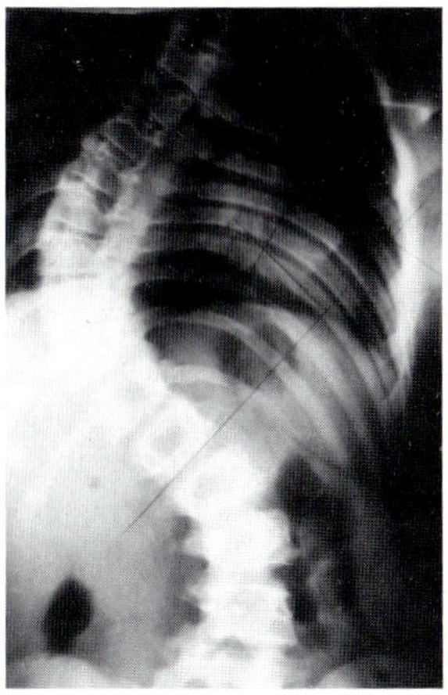

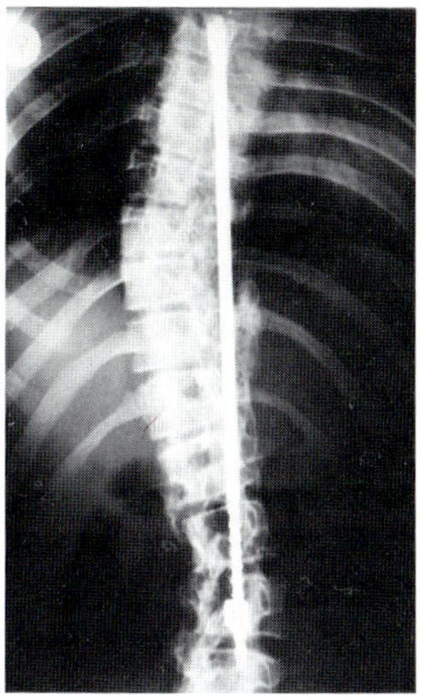

**Abb. 165** a) Thorako-lumbale Skoliose
b) nach dorsaler Spondylodese nach Harrington

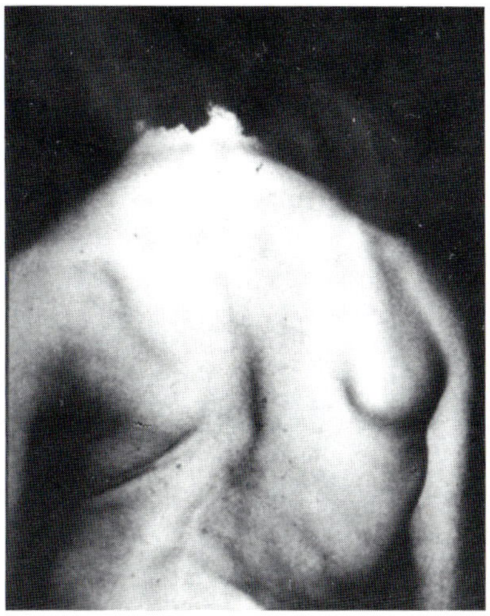

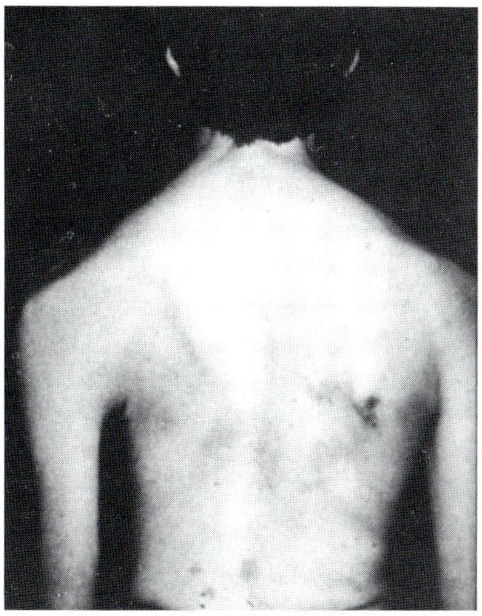

**Abb. 166** Skoliose
a) vor,
b) nach Harrington-Operation

zumeist mit dem von Harrington angegebenen Distraktionsstab konkavseitig. Er wird über entsprechende Hooks hinter den Wirbelbögen verankert und aufgespreizt (Abb. 165, 166). Zusätzlich kann konvexseitig über den Querfortsätzen noch ein Kompressionsstab angebracht werden, der zu einer noch weiteren Aufrichtung der Wirbelsäule führt. Liegt eine Doppelkrümmung vor, so können auch 2 Harrington-Stäbe eingebracht werden, obwohl diese Skoliosen mit 2 Hauptkrümmungen durch ihre – nur gering die Ästhetik störende – Kompensation viel seltener der operativen Behandlung bedürfen.
Ein neueres Verfahren nach Luque erbringt durch zusätzliche segmentale Fixation noch bessere Korrekturergebnisse, ist aber auch aufwendiger und mit einer größeren Komplikationsgefahr behaftet. Ein kürzlich von Cotrel angegebenes Instrumentarium, das ebenfalls auf der Stabilisierung eines kräftigen Stabes beruht, der dorsal an mehreren Segmenten fixiert wird, führt nicht nur zu sehr guten Korrekturen der verkrümmten Wirbelsäulenabschnitte, sondern nimmt auch einen zusätzlichen Einfluß auf die Rotation. Dies ist mit dem Harrington-Stab nur soweit möglich, als jede Streckung der Wirbelsäule ohnedies einen leicht derotierenden Effekt mit sich bringt.
Die *ventrale Spondylodese*, zunächst von Dwyer angegeben, beruht auf der Resektion der Bandscheiben und der Aufrichtung der angrenzenden Grund-

– reichliches Einlegen von kortikospongiösen Spänen.
Korrektur der Krümmung durch
– konkavseitig eingebrachte Distraktionsstäbe nach Harrington.

• Segmentale Fixation nach Luque, nach Cotrel.

• Ventrale Spondylodese (Dwyer, Zielke)
Sehr gute Korrekturmöglichkeit mit Derotation für lumbale und thorako-lumbale Achsenabweichungen.

und Deckplatten sowie der Stabilisierung der Wirbelkörper durch Osteosynthese, evtl. mit zusätzlicher Knochenspananlage.

Durch das von Zielke angegebene Instrumentarium erfolgt die Korrektur konvexseitig durch Einbringen stabiler Schrauben in die Wirbelkörper. In ihre Köpfe wird ein Kabel eingeführt und gespannt. Hierdurch kann konvexseitig eine Verkürzung des Skoliosebogens, eine gewisse Derotation und eine Kompression der angefrischten Wirbelkörper aufeinander erreicht werden. Die ventrale Derotationsspondylodese (Abb. 167) stellt aber ein aufwendiges Verfahren dar. Die Freilegung der Wirbelsäule erfolgt retroperitoneal wie auch transthorakal durch Abtrennen des Zwerchfells. Die wesentliche Indikation für diese Operationsmethode liegt bei den lumbalen und thorakolumbalen Krümmungen. Ein erheblicher Vorteil dieses Vorgehens ist die Möglichkeit, auch die Rotation dosiert beeinflussen zu können.

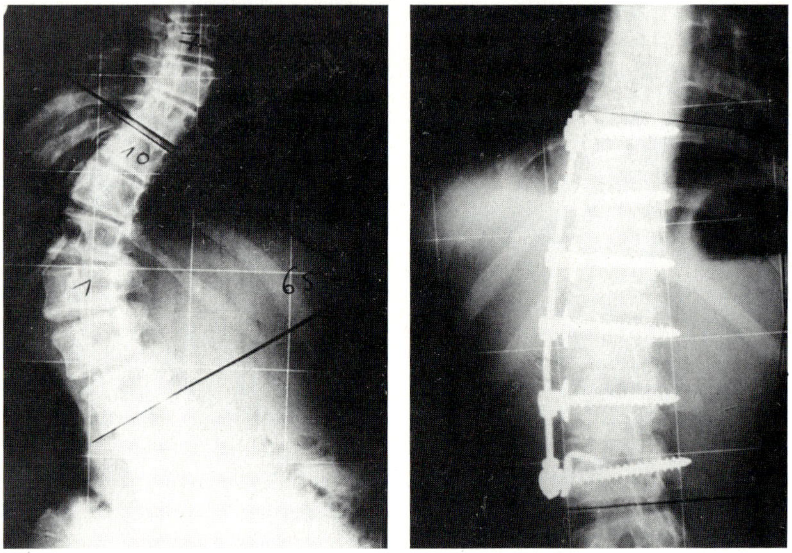

a b

**Abb. 167** Lumbalskoliose
a) vor,
b) nach ventraler Derotationsspondylodese

- Weitere Verfahren:
  - Resektion eines Halbwirbels,
  - Resektion des Rippenbuckels.

Neben den genannten gebräuchlichen Verfahren gibt es Methoden, die nur Einzelfällen vorbehalten sind. Hierzu gehört die Vertebrektomie bei Vorliegen von Halbwirbeln oder die Stabilisierung des lumbosakralen Überganges.

Zur Verbesserung der Ästhetik wird bei schweren Thorakalskoliosen in ausgewählten Fällen neben den achsenkorrigierenden Maßnahmen die *Resektion* des verbliebenen *Rippenbuckels* durchgeführt.

*Postoperative Ruhigstellung:*
- Gipskorsett oder
- Stagnara-Korsett bis zur knöchernen Konsolidierung.
- Dauer: 6 Monate bei ventraler, 12 (bis 24) Monate bei dorsaler Spondylodese.

Die *postoperative Ruhigstellung* ist sowohl bei den ventralen als auch bei den dorsalen Spondylodesen erforderlich. Sie wird durch Tragen eines Gipskorsetts, eines Kunststoffverbandes oder eines Stagnara-Korsetts gewährleistet. Dorsale Spondylodesen bedürfen 1 (bis 2) Jahre bis zur völligen Konsolidierung. Solange muß das Korsett getragen werden. Ventrale Spondylodesen sind meist schon nach 6 Monaten ausreichend stabilisiert.

## 3.3.6 Skoliotische Fehlhaltungen

*E. Zapfe*

Achsenabweichungen der Wirbelsäule in der Frontalebene ohne strukturelle Skoliose, d. h. ohne wesentliche Zeichen der Rotation und ohne dauerhafte Teilversteifung werden als skoliotische Fehlhaltungen bezeichnet. Sie sind häufig reversibel, vorausgesetzt, daß sie nicht zu lange bestanden haben.

Die Gewohnheitshaltung des *Säuglings* ist ein klassisches Beispiel für eine skoliotische Fehlhaltung. Sie entsteht durch konstante Lagerung des Kindes mit Blickrichtung nach einer Seite oder bei der sog. Schräglagedeformität. Hierbei handelt es sich um eine von vielen Säuglingen bevorzugte Schrägseitenlage (meist rechts) mit angespreiztem Bein. Die Gewohnheitshaltung stellt sich als C-förmige Totalabweichung der Wirbelsäule, meist linkskonvex, dar.

Klinisch fällt zunächst eine Bewegungseinschränkung der Wirbelsäule auf, wobei eine Umlagerung auf die Gegenseite erschwert ist. Der Sitzversuch läßt schon bei sehr kleinen Säuglingen die Achsenabweichung deutlich erkennen. Eine konvexseitige Vorwölbung der Rippen kann durchaus schon nachweisbar sein.

Eine mobilisierende krankengymnastische Behandlung bewirkt zumeist schon nach wenigen Wochen eine freie Beweglichkeit der Wirbelsäule nach beiden Seiten, wenn zusätzlich eine wechselseitige Lagerung des Säuglings berücksichtigt wird.

In Einzelfällen kann bei Ausbleiben eines überzeugenden Behandlungserfolges die Versorgung mit einer Bandage nach Kallabis erfolgen. Sie führt im Dreipunkteprinzip zu einem passiven Druck auf den Krümmungsscheitel, so daß es bei jeder Bewegung zu einer Korrektur der Achsenabweichung kommt.

Jede auch noch so harmlose Achsenabweichung der Wirbelsäule im Säuglingsalter bedarf der krankengymnastischen Behandlung, obwohl in 95 % aller Fälle eine spontane Normalisierung eintritt. Bei den restlichen 5 % kann aber auch eine echte strukturelle Skoliose bestehen, die zunächst von der harmlosen Gewohnheitshaltung nicht abgegrenzt werden kann.

Auch *statische Veränderungen* im Beckenbereich oder an den unteren Extremitäten können zu einer skoliotischen Fehlhaltung führen (Abb. 168). So verursacht jeder Beckenschiefstand durch unterschiedliche Beinlänge eine Abweichung der Wirbelsäule in der Frontalebene, die beim Kind und Jugendlichen nach Beseitigung des Längenunterschiedes reversibel ist. Im fort-

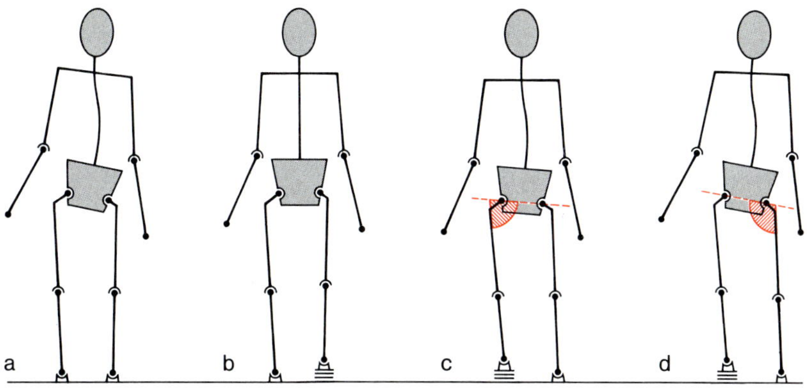


**Abb. 168** Skoliotische Fehlhaltung
a) Beinverkürzung
b) Ausgleich der Beinlängendifferenz durch Brettchenunterlage
c) Adduktionskontraktur
d) Abduktionskontraktur (relative Beinlängendifferenz)

**Skoliotische Fehlhaltungen**

**Definition**
Seitverbiegung der Wirbelsäule ohne Rotation und Einsteifung.

**Säuglings„skoliose"**
Ursachen:
Gewohnheitshaltung des Säuglings, Schräglagedeformität.
C-förmige Totalabweichung, Bewegungseinschränkung der WS.

**Therapie:**
Krankengymnastik
– selten: Bandage nach Kallabis.

**Statische Skoliose**
Ursachen:
– Beinlängendifferenz,
– Ab-, Adduktions- oder Beugekontrakturen.

geschrittenen Alter hat die langdauernde Achsenabweichung der Wirbelsäule häufig schon zu Abstützvorgängen geführt, die eine Ausgradung nicht mehr zulassen, da sich Knochen und Weichteile an diese Situation adaptiert haben. Die Änderung der Statik kann beim alten Menschen sogar zu vermehrten Beschwerden in der Wirbelsäule führen.

**Therapie:**
Beseitigung der Ursache.

Gleiche Veränderungen entstehen auch bei Fehlstellungen im Hüftgelenk, wie Ad- und Abduktions- sowie Beugekontrakturen. Die Therapie ist in jedem dieser Fälle durch ein Ausschalten der Ursache vorzunehmen.

**„Schmerzskoliose"**
bei Bandscheibendegeneration.

Die sog. *„Schmerzskoliose"* (keine echte Skoliose) ist zumeist bei Erkrankungen der Bandscheiben wie dem Nukleusprolaps zu beobachten. In diesen Fällen weicht der Patient im Stehen beim Neigen nach vorn mit der Wirbelsäule dem Schmerz aus. Im Sitzen mit gebeugten Knien bei Ausschaltung des Schmerzes kommt es zum Ausgleich der Wirbelsäulenabweichung. Auch in diesem Fall ist die Beseitigung der Schmerzursache die geeignete Therapie, um eine lotrechte Einstellung der Wirbelsäule zu erzielen.

**Kyphose**

## 3.3.7 Kyphose

*E. Zapfe*

**Definition**
Achsenabweichung in der Sagittalebene über das physiologische Maß von 25–40° hinaus.
Unterteilung in:
- arkuräre Kyphose,
- anguläre = kurzbogige Kyphose (Gibbus).

**Entstehung:**
- Veränderung der Wirbelkörper,
- Insuffizienz der Bänder und Muskeln.

Haltungsinsuffizienz des Jugendlichen reversibel.

*Definition:* Als Kyphose wird eine vermehrte Krümmung der Wirbelsäule nach dorsal verstanden. Bei Berücksichtigung der sich erst im Laufe der ersten Lebensjahre entwickelnden physiologischen Krümmungen der Wirbelsäule wird von einer pathologischen Kyphose erst dann gesprochen, wenn die Krümmung des betroffenen Wirbelsäulenabschnittes über das physiologische Maß von 25–40° hinausgeht. Man unterscheidet zwischen arkuären Kyphosen, den Kyphosen schlechthin und den angulären Kyphosen – auch kurzbogige Kyphose genannt –, die auch als Gibbus in die Nomenklatur eingegangen ist.

Einerseits wird die Kyphose durch die Form der Wirbelkörper, andererseits aber auch durch das Verhalten des Band- und Muskelapparates beeinflußt. Eine Haltungsinsuffizienz des Jugendlichen kann durch den Rundrücken äußerlich das Bild einer Brustkyphose zeigen; sie weist jedoch zunächst keine strukturellen Veränderungen auf und ist daher reversibel. Die Aufforderung, sich gerade zu stellen, beendet die „schlechte Haltung". Das klassische Bild der Kyphose wird durch verschiedene Krankheitsbilder verursacht.

**Adoleszentenkyphose =**

**Scheuermann-Erkrankung**

### 3.3.7.1 Adoleszentenkyphose

*Synonyme:* **Morbus Scheuermann**, juvenile Kyphose, Kyphosis dorsalis juvenilis.

**Ätiopathogenese**
Beeinträchtigung des enchondralen Wachstums,
konstitutionell prädestiniert.
Verknöcherungsstörung der Randleistenapophysen mit strukturellen Störungen der Kollagenfasern.

**Ätiopathogenese:** Die Ursache der Scheuermann-Erkrankung ist noch nicht endgültig geklärt. Scheuermann rechnete die Erkrankung zu den aseptischen Knochennekrosen. Lindemann sieht die Ursache in einer auf das Achsenskelett begrenzten Beeinträchtigung des enchondralen Wachstums, deren Grundlage pränatal-konstitutionell prädestiniert ist. Auch hormonelle Dysregulationen sind offenbar nicht ohne Einfluß. Ein familiäres Vorkommen wird als unregelmäßig dominant angegeben. Heute wird eine Störung der Verknöcherung der ringförmigen Randleistenapophysen (Randleistenanulus) mit strukturellen Störungen im Kollagenfasersystem angenommen. Die Apophysen verknöchern mit dem übrigen Wirbelkörper erst zwischen dem 14. und 17. Lebensjahr.

*Häufigkeit:*
häufigste aller Kyphosen, 25 % aller Jugendlichen betroffen.

*Häufigkeit:* Die Scheuermann-Erkrankung stellt die größte Zahl der Achsenabweichungen in der Sagittalebene. Ihre Häufigkeit ist schwer abzuschätzen, da viele Fälle unerkannt bleiben. Geschätzt werden bei etwa 25 % aller Ju-

gendlichen Veränderungen an der Wirbelsäule, die dem Morbus Scheuermann zuzurechnen sind.
Am häufigsten wird die mittlere und untere Brustwirbelsäule befallen, seltener die obere Lendenwirbelsäule.

Lokalisation
mittlere, untere BWS, obere LWS seltener.

**Klinik:** Es treten nur bei einem Bruchteil – etwa 10–20 % – der Betroffenen Symptome auf. Sie sind häufiger bei Knaben als bei Mädchen anzutreffen (etwa 3:1).
Einerseits werden Schmerzen in der Wirbelsäule nach stärkerer Belastung, nach längerem Sitzen oder eine raschere Ermüdbarkeit beobachtet, andererseits kommen die Jugendlichen zwischen dem 12. und 17. Lebensjahr wegen zunehmender Bewegungseinschränkung, insbesondere wegen einer progredienten Brustkyphose, zur Vorstellung (Abb. 169). Die Verstärkung der Achsenabweichung wird zumeist während eines Wachstumsschubes beobachtet.

**Klinik**
- Schmerzen nur in 10–20 %, besonders bei Befall der LWS,
- raschere Ermüdbarkeit,
- Brustkyphose mit Vorfallen der Schultern,
- Bewegungseinschränkung,
- Progredienz während Wachstumsschubes,
- Tendenz zur Einsteifung in Fehlstellung.

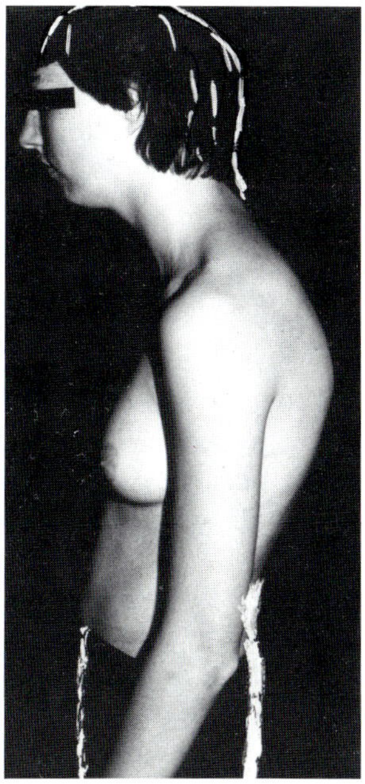

**Abb. 169**
Adoleszentenkyphose (Morbus Scheuermann)

Die verstärkte Krümmung der Brustwirbelsäule nach dorsal weist eine eingeschränkte Beweglichkeit auf. Ein aktiver oder passiver Ausgleich der Kyphose ist nur unvollkommen oder gar nicht möglich! Beim Versuch der Aufrichtung verstärkt sich die Lordose der Lendenwirbelsäule. Beim Neigen des Rumpfes nach vorn fällt der steile Abfall der Rippen und das vermehrte Vorfallen der Schultern auf. Auch eine leichte Abweichung der Wirbelsäule in der Frontalebene ist oft nachweisbar.
Schmerzen treten meist im floriden Stadium auf und beim Befall der Lendenwirbelsäule, die wegen ihrer Beweglichkeit die Erkrankung nicht so gut kompensieren kann wie die relativ starre Brustwirbelsäule.
Laborchemisch wurden bis heute keine Veränderungen gefunden.

**Röntgen:** Röntgenaufnahmen (Abb. 170) der Wirbelsäule in 2 Ebenen zeigen die für den Morbus Scheuermann typischen Veränderungen. Es handelt sich um Unregelmäßigkeiten an den Grund- und Deckplatten als Zeichen eines gestörten Knochenwachstums sowie Eindellungen, die durch Eindringen von Bandscheibengewebe in den Wirbelkörper zu erklären sind. Diese Schmorl-Knorpelknötchen weisen in ihren Grenzbereichen eine Sklerosezone auf. Neben diesen Knötchen ist das Edgren-Zeichen ein sicherer Hinweis, d. h. das „Positiv“ an der dem Knötchen gegenüberliegenden Deckplatte. Durch Wachstumsstörungen an den Wirbelkörperringapophysen und

**Röntgenbild**
- *Veränderungen an Deckplatten:*
  - Schmorl-Knötchen,
  - Edgren-Zeichen („Positiv“ an der dem Knötchen gegenüberliegenden Deckplatte),
  - unregelmäßige Deck- und Bodenplatten,
  - Defekte an den Randleisten.

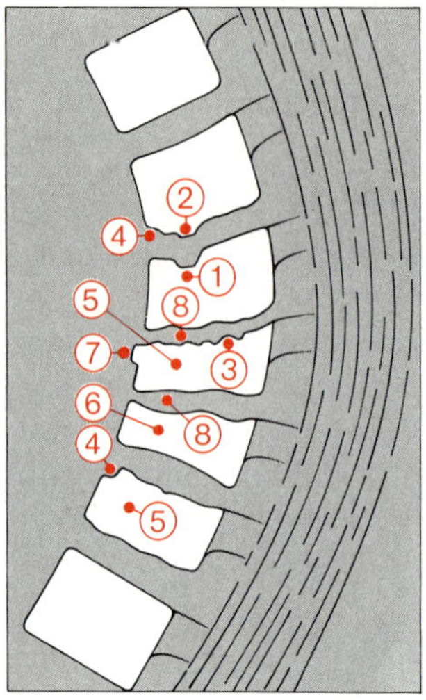


**Abb. 170**
Röntgenbild des Morbus Scheuermann
1 Schmorl-Knötchen, 2 Edgren-Zeichen, 3 unregelmäßige Begrenzung der Abschlußplatten, 4 Defekte an den Randleisten, 5 Höhenminderung des Wirbelkörpers, 6 keilförmige Deformierung, 7 ventrale Verlängerung des Wirbelkörpers, 8 Verschmälerung des Zwischenwirbelraumes

- *Veränderungen an den Wirbelkörpern:*
  - Höhenminderung,
  - Keilform,
  - ventrale Verlängerung.
- *Verschmälerung des Zwischenwirbelraumes*
- *Veränderungen an der LWS:*
  - Schmorl-Knötchen weiter dorsal,
  - Steilstellung der LWS.

eine vermehrte Druckbelastung an den ventralen Wirbelabschnitten resultieren Wirbeldefekte, die eine keilförmige Deformierung der Wirbelkörper verursachen. Hierdurch entsteht thorakal eine Kyphose, deren Hauptkrümmungsscheitel im unteren Brustwirbelsäulenbereich bei Th9–10 liegt. Er ist in der seitlichen Aufnahme als Kyphosewinkel nach Cobb auszumessen, wobei Werte bis 40° als physiologisch anzusehen sind. Neben der keilförmigen Deformierung finden sich höhengeminderte Wirbelkörper und ventrale Verlängerungen der Wirbelkörper. Auch der Zwischenwirbelraum ist verschmälert. Die Schmorl-Knötchen als pathognomisches Zeichen dieser Erkrankung lassen sich zeitlebens nachweisen, so daß z. B. noch im Alter auf eine in der Jugend durchgemachte – symptomlose – Adoleszentenkyphose rückgeschlossen werden kann.
Durch Formveränderungen auch der seitlichen Wirbelkörperanteile entwikkelt sich die Achsenabweichung auch in der Frontalebene, deren Krümmungswinkel jedoch kaum je 25° überschreiten.
Im Lumbalbereich sind die Schmorl-Knorpelknötchen eher weiter dorsal gelagert, die Deformierung der Wirbelkörper weist durch die andersartigen Druckverhältnisse in diesem Wirbelsäulenabschnitt eigene Charakteristika auf. Die Lendenwirbelsäule steht meist steil.

**Therapie**
- KG-Behandlung,
- Sportbefreiung während der floriden Phase,
- Orthesen bei zunehmender Kyphosierung nur im Wachstumsalter.

**Therapie:** In den letzten Jahren sind mit modernen Behandlungsmethoden gute Ergebnisse erzielt worden. Werden Schmerzen ohne nachweisbare Deformierungen geäußert, so sind eine *krankengymnastische* Therapie zur Kräftigung der Muskulatur sowie mobilisierende Maßnahmen im allgemeinen ausreichend, wenn gleichzeitig übermäßige Belastungen der Wirbelsäule vermieden werden. Während der akuten Schmerzphase sollte von einer Sportbeteiligung abgeraten werden, während allein röntgenologische Veränderungen der Wirbelsäule ohne Angaben von Beschwerden kein Grund für eine generelle Sportbefreiung sein sollten. Zu vermeiden sind Stauchungen der Wirbelsäule durch Sprungübungen, Krafttraining und Kontaktsportarten.
Reichen die aktiven krankengymnastischen Maßnahmen nicht aus, um eine zunehmende Kyphosierung zu verhindern, ist eine Versorgung mit einer *Orthese* als passive Hilfe zur aktiven Streckung erfolgversprechend. Die Verminderung der Lendenlordose ist dabei Voraussetzung zur Aufrichtung der Thorakalkyphose. Sehr gute Ergebnisse sind mit dem Milwaukee-Korsett erzielt worden, wobei die Pelotte unterhalb des Kyphosewinkels angebracht wird. Auch andere Orthesen finden breite Anwendung. Uns haben sich das Münsteraner-Korsett und die Gschwend-Orthese bewährt. Die Orthesenversorgung ist ausschließlich bei Patienten indiziert, die noch über ausreichende Wachstumspotenz verfügen. Eine Erhöhung der ventralen Wirbelkör-

peranteile durch eine Druckverminderung im ventralen Wirbelbereich ist dann durchaus noch zu beobachten. Nach Wachstumsabschluß ist eine Verbesserung der Kyphose nicht mehr zu erwarten.
Liegen hohe Winkelgrade vor, so ist die *operative Aufrichtung* indiziert. Diese kann von dorsal z. B. mit dem Harrington-Instrumentarium, besser jedoch mit anderen Operationsverfahren, die eine segmentale Fixation verwenden, erfolgen. Bei sehr starren Kyphosen kann vor der dorsalen Aufrichtung mit Spondylodese die Mobilisierung der Wirbelsäule von ventral erforderlich sein. Hierfür muß über einen transthorakalen Zugang die Eröffnung der an der Krümmung beteiligten Bandscheibenräume vorgenommen werden.

*Operation* nur bei hohen Winkelgraden, Aufrichtung von dorsal (nach Harrington) oder mit ventraler Mobilisation.

**Prognose:** In der Mehrzahl der Fälle günstig, aber Einsteifungstendenz. Ungünstig ist der Befall der Lendenwirbelsäule mit Schmerzen bereits in der Jugend; die Ausheilung erfolgt dann meist in Form eines Flachrückens. Frühzeitige Bandscheibendegeneration ist möglich.

*Prognose:* gut, aber mit Einsteifungstendenz. Ungünstiger bei LWS-Befall und frühen Schmerzen.

### 3.3.7.2 Kyphosen anderer Genese

Kyphosen durch Formveränderungen der Wirbelkörper nach **Frakturen** weisen im allgemeinen eine **kurzbogige** Krümmung auf, die unmittelbar nach der Verletzung aufrichtbar ist. Sie werden auch als anguläre Kyphosen oder Gibbus bezeichnet.
Desgleichen sind kurzbogige Kyphosen **nach entzündlichen Erkrankungen** der Wirbelsäule (spezifische und unspezifische) zu beobachten. In diesen Fällen sind konservative oder operative Maßnahmen neben der Behandlung der Grunderkrankung indiziert, um die Stärke der Kyphose zu verringern oder im Spätstadium zu bessern (vgl. Kap. 3.3.10 und 3.3.11).

**Kyphosen nach Fraktur**
und nach **Entzündungen**:
kurzbogige Kyphosen
= anguläre K.

Die durch Rachitis verursachte Kyphose im dorsalumbalen Übergang, die sog. **Sitzkyphose des Säuglings**, hat heute Seltenheitswert erlangt, da derartig schwere D-Avitaminosen eine Rarität darstellen. Der rachitische Sitzbukkel wird auch bei ausländischen Kindern kaum noch gesehen. Tritt er auf, muß ursächlich an renale Osteopathien oder an Störungen des Vitamin-D-Stoffwechsel gedacht werden (Kap. 2.2.2 und 2.2.3).
Die Sitzkyphose lokalisiert sich am dorso-lumbalen Übergang, sitzt also kaudaler als die meisten Kyphosen. Sie hat eine Tendenz zu progredienten Fixierung. Bei ausgeprägten Sitzkyphosen wird später häufig ein Übergang in einen Flachrücken beobachtet.
*Therapie:* Behandlung der Grundkrankheit, krankengymnastische Stärkung der Rückenmuskeln, Bauchlagerung.

**Sitzkyphose des Säuglings**
heute Rarität.
Ursache: Rachitis und Vitamin-D-Stoffwechselstörungen.

Die bei den verschiedenen Arten von **Dysostosen** beobachteten Kyphosen weisen häufig gleichzeitig Achsenabweichungen in der Frontalebene auf (Kyphoskoliosen). Sie sind kaum durch konservative Maßnahmen beeinflußbar. Operative Korrekturen sind nur bei starken Achsenabweichungen indiziert.

**Kyphoskoliosen**
bei Dysostosen häufig

Jenseits des jugendlichen Alters kommt es beim weiblichen Geschlecht nach der Menopause mit zunehmender **Osteoporose**, verbunden mit Formveränderungen der Wirbelkörper, häufig zu ausgeprägten Kyphosen.
Im Röntgenbild ist die Kalksalzverminderung des Knochens meist deutlich. In diesen Fällen steht therapeutisch außer der Hydrotherapie und krankengymnastischen Maßnahmen die Behandlung der Osteoporose im Vordergrund (Kap. 2.2.5).

Kyphose bei
**Osteoporose**
besonders bei Frauen nach der Menopause.

Die **senile Kyphose** (Altersrundrücken) entsteht meist erst im 7. Lebensjahrzehnt, insbesondere bei Frauen. Im Gegensatz zur Kyphose bei Osteoporose sind nur die ventralen Bandscheibenbereiche im Scheitelpunkt der Kyphose erniedrigt, nicht die Wirbelkörper. Durch Syndesmophyten kann der Wirbelsäulenabschnitt synostosiert werden. Selten Beschwerden.
Kyphose bei *Spondylitis ankylosans* siehe Kapitel 3.3.8.

**Senile Kyphose**
Verschmälerung nur der ventralen Zwischenwirbelräume.
Selten Beschwerden.

**Spondylitis ankylosans = Morbus Bechterew**

## 3.3.8 Spondylitis ankylosans (Sp. a)

*H. Zilch*

*Synonyme:* ankylosierende Spondylitis; Morbus Bechterew; Morbus Strümpell-Marie-Bechterew; Pelvispondylitis ankylosans; die Bezeichnung Spondylarthritis ankylopoetica ist veraltet.

**Definition**
entzündliche Systemerkrankung des rheumatischen Formenkreises mit Einsteifung der Wirbelsäule.

**Definition:** entzündliche Systemerkrankung der Wirbelsäule, der Sakroiliakalgelenke und einiger stammnaher großer Gelenke aus dem rheumatischen Formenkreis mit Einsteifung der betroffenen Regionen.

*Geschichtliches:* 1884 veröffentlichte der Leipziger Internist Strümpell erstmals ausführlich die Symptomatologie dieses Krankheitsbildes. 1893 beschrieb der Russe Bechterew nicht die klassische Spondylitis ankylosans, sondern unter dem Titel: „Steifigkeit der Wirbelsäule mit Kyphose, radikulären Reizerscheinungen und Muskelparesen" eine heterogene Gruppe von Erkrankungen der Wirbelsäule. Eine äußerst fundierte Veröffentlichung der Sp. a. gab 1987 der Franzose Marie. Dem in die Terminologie der Sp. a. eingegangene Mediziner Bechterew kommt medizinhistorisch diese Würdigung nicht zu. Die Bezeichnung Morbus Bechterew ist aber weit verbreitet. 1973 akzeptierte die Nomenklatur-Kommission der Deutschen Gesellschaft für Rheumatologie die Bezeichnung Spondylitis ankylosans.

**Häufigkeit:**
0,08–1,5 %,
♀ 1 : ♂ 6–10,
Bei Frauen mildere Verlaufsform,
familiäre Häufung.

*Häufigkeit:* die Morbidität innerhalb der europäischen Gesamtbevölkerung liegt bei etwa 0,08 %. Werden moderne Diagnoseverfahren (Histokompatibilitätsantigen HLA-B 27) mit herangezogen, erhöht sich die Ziffer auf 1,5 % für das männliche Geschlecht. Dieses ist 6–10 mal häufiger als das weibliche betroffen. Die Geschlechtsverteilung scheint sich aber zuungunsten der Frauen zu verschieben, die meist an einer milderen Verlaufsform erkranken. Familiäre Häufung der Erkrankung ist seit langem bekannt. Epidemiologische Studien lassen geographische Unterschiede erkennen. So ist die Erkrankung bei Schwarzen und Japanern seltener.

**Ätiologie**
genetisch bedingte Krankheitsdisposition,
autosomal-dominante Vererbung,
Penetranz sehr gering:
8 % ♂, 1 % ♀,
Anstieg des Faktors HLA-B 27.

**Ätiologie:** Die Ursachenforschung ist noch nicht aus dem Stadium der Hypothesen herausgekommen. Die Sp. a. ist aber als eigenständiges Krankheitsbild bei Zugehörigkeit zum rheumatischen Formenkreis anerkannt, was durch eindeutige klinische und immunologische Befunde belegt wird. Nach dem gegenwärtigen Erkenntnisstand entsteht die Sp. a. auf dem Boden einer genetisch bedingten Krankheitsdisposition mit Beteiligung mehrerer Gene, wobei u. U. Umweltfaktoren an Auslösung und Chronifizierung beteiligt sind (Hartl). Die Penetranz der Erbanlage ist mit 8 % für Männer und 1 % für Frauen außergewöhnlich niedrig, die Vererbung autosomal-dominant. Genetisch bedingt, läßt sich eine familiäre Häufung nachweisen. Im Verlauf der Erkrankung sind urogenitale Infekte und entzündliche Enteropathien (Colitis ulcerosa, Morbus Crohn) überdurchschnittlich häufig anzutreffen. Über deren ätiologischen Zusammenhang zum Krankheitsbild der Sp. a. ist nichts Gesichertes bekannt. All diese Erkrankungen zeigen einen Anstieg des HLA-B 27-Faktors.

**Pathogenese**
- **Primäre** Entzündung ausgehend von Synovialmembran, Gelenkkapsel, Randleistenanulus.
- Übergreifen auf Knorpel, Folge: Nekrosen.
- **Sekundäre** Verknöcherung, Folge: Einsteifung.

**Pathogenese:** Der dominierende Befund ist der Ossifikationsprozeß an der Wirbelsäule nach einem – ätiologisch ungeklärten – Entzündungsgeschehen.

Die destruierenden Entzündungen können nicht nur von der Synovialmembran, sondern auch von der Gelenkkapsel (Wirbelgelenke, Iliosakralgelenke) und von Sehnen- und Bandverbindungen zum Knochen (Randleistenanulus der Wirbelkörper) ausgehen.

Beim Beginn an der Synovialmembran entsteht das Bild einer akuten Synovialitis mit lymphoplasmazellulärer Infiltration und fibrinoiden Nekrosen, die letztlich auf den Knorpel übergreifen. Beim Ausgang von der Gelenkkapsel dringt gefäßreiches Entzündungsgewebe bis in den Knorpel vor und schädigt diesen bis hin zur Nekrose durch proteolytische Enzyme. Im Verlaufe dieses arthritischen Geschehens füllt entzündliches Granulationsgewebe den gesamten Gelenkspalt aus. Dieses Gewebe wird zunächst in fibröses, später in faserknorpliges Gewebe umgewandelt. Letzteres kann enchondral verknöchern, eine Ankylose ist eingetreten.

Beim Ausgang am Randleistenanulus (Verbindung der Bandscheibe mit den Randleisten der benachbarten Wirbelkörper) kommt es zur ödematösen Verquellung und zur Nekrose. Zellreiches Entzündungsgewebe führt zu runden bis ovalen Erosionen, die im anterioren und anterolateralen Bereich im *Röntgenbild* als *Spondylitis anterior* erkennbar sind. Das Entzündungsgewebe kann bis in den Bandscheibenraum vordringen, so daß das Bild einer *Spondylodiszitis* entsteht. Die reparativen Vorgänge laufen wie oben beschrieben ab. Durch die randleistennahe Verknöcherung entsteht der typische *Syndesmophyt.* Durch Einbeziehen der ligamentären Strukturen in den Ossifikationsprozeß kommt es zu dem typischen röntgenologischen Bild eines *Bambusstabes.*

**Beim Beginn** der Entzündung am Randleistenanulus:
- Spondylitis anterior.

Beim Übergreifen auf Diskus:
- Spondylodiszitis, Syndesmophyt = Verknöcherung.

**Endzustand:**
Bambusstabform der Wirbelsäule, nach 5–30 Jahren ist der Prozeß „ausgebrannt"

Dieser histomorphologische Ablauf ist an verschiedenen Lokalisationen unterschiedlich weit fortgeschritten. Deshalb ist ein Nebeneinander von destruktiven, reaktiven und reparativen Vorgängen typisch für das Bild der Sp. a. Letztendlich kommt der Prozeß nach 5–30 Jahren unter Ossifikation zum Stillstand. Die Sp. a. ist „ausgebrannt".

**Typisch:** Nebeneinander von destruktiven, reaktiven und reparativen Vorgängen.

**Symptome:** Im *Frühstadium* sind lumbale Rückenschmerzen ohne periphere neurologische Symptome, häufig in der Seitenlokalisation wechselnd, typisch. Beim jugendlichen Patienten finden sich gehäuft flüchtige Polyarthritiden, meist der unteren Extremität. Der Schmerz zeigt eine charakteristische nachmitternächtliche Exazerbation. Die Patienten verlassen oft das Bett, um sich durch Herumlaufen Schmerzlinderung zu verschaffen. Weitere charakteristische Schmerzlokalisationen sind am Brustkorb und an Sehnen- und Ligamentenansätzen (Fersenschmerzen, Tubera ossis ischii). Nach einer anfänglich noch zu behebenden morgendlichen Steifigkeit kommt es langsam zu einer Motilitätseinschränkung der Wirbelsäule nach einem über Jahre progredienten Verlauf, bei dem Schübe einer akuten Spondylitis oder Spondylodiszitis mit länger anhaltenden Phasen weitgehender Beschwerdefreiheit abwechseln. Das *Intermediärstadium* ist erreicht worden, in dem Labor- und Röntgenbefunde eindeutig sind. In akuten Phasen können Fieber, Nachtschweiß, Abmagerung und Potenzverlust auftreten.

**Symptomatologie**
- **Frühstadium**
  - Lumbalgien,
  - flüchtige Polyarthritiden,
  - Schmerzen, nachmitternächtliche Exazerbation, an Wirbelsäule, Brustkorb, Fersen, Becken,
  - Morgensteifigkeit,
  - Einsteifungen.
- **Intermediärstadium**
  phasenförmiger Verlauf.

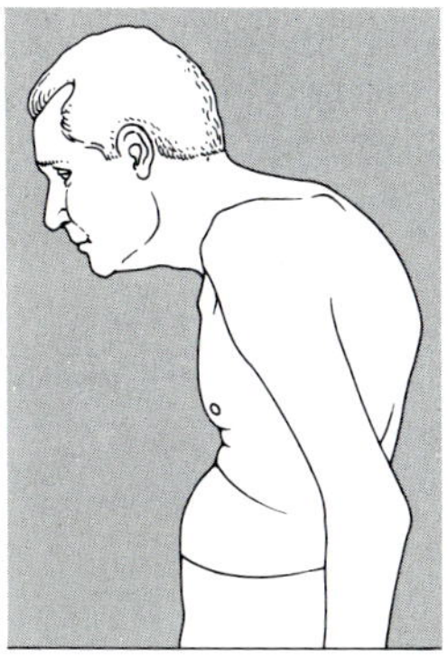

**Abb. 171** Spondylitis ankylosans (Morbus Bechterew)

Die endgültige Einsteifung im *Endstadium* erfolgt in einer oft eindrucksvollen Brustkyphose (Abb. 171) nach einer Erkrankungszeit zwischen 5 und 30 Jahren. Zunächst flacht die Lendenlordose ab und wird aufgehoben. Die Brustkyphose wird umso eindrucksvoller, je stärker eine Spondylitis anterior am Krankheitsprozeß beteiligt ist. Durch Einbeziehen der Kostotransversalgelenke wird die Starre des Brustkorbes ausgeprägter. Im Spätstadium ver-

- **Endstadium**
  - Einsteifung in Kyphosierung der BWS und HWS (Folge: Blickachse fällt unter die Horizontale)
  - und unter Aufhebung der Lendenlordose,

– Thoraxstarre durch Mitbefall der Kostotransversalgelenke,
– Einsteifung auch der stammnahen Gelenke (insbesondere Hüftgelenke).

steift auch die Halswirbelsäule in Kyphose, so daß die Blickachse unter die Horizontale gesenkt wird.
Durch Hüft- und Kniebeugung versucht der Patient, den Blick noch geradeaus zu werfen. Häufig tritt im Spätstadium auch noch eine Ankylose der Hüftgelenke auf, so daß eine Hilflosigkeit droht.

**Diagnose**
Anamnese.

**Diagnose:** Neben der Familienanamnese ist nach o.g. Symptomen des Frühstadiums zu fragen: Kreuzschmerzen in der Iliosakralregion, flüchtige Polyarthritis, Fersenschmerz usw. Alter und Geschlecht können eine Verdachtsdiagnose sichern helfen. Beim seltener betroffenen weiblichen Geschlecht verläuft die Symptomatik insgesamt eher schwächer.

**Klinischer Befund**
- **Inspektion:** Haltung, Gang, Gelenkschwellung, Muskelatrophie.

**Klinik**
**Inspektion:** Haltung, Gang, Fehlhaltung der Wirbelsäule mit vermehrter Kyphose, Gelenkschwellungen?
Atrophie der Rückenstreckmuskulatur?

- **Palpation:**
  – Tonus der Muskulatur,
  – Druckdolenzen an Muskeln, Sehnen, Dornfortsätzen, Iliosakralgelenken,
  – Dehnungsschmerz der Iliosakralgelenke,
  – Thorax-Kompressionsschmerz.
- **Bewegungsprüfung** mit exakter Dokumentation (Verlaufskontrolle).

**Palpation:** Tonussteigerung der Muskulatur mit Druckdolenzen, ebenso an Sehnenansätzen (Achillessehne, Becken), Dornfortsätzen und Iliosakralgelenken. Passiver Dehnungsschmerz dieses Gelenkes (Druck an den Darmbeinschaufeln nach lateral am liegenden Patienten oder mittels des Mennell-Handgriffes)? Kompressionsschmerz des Brustkorbes? Messung des **Bewegungsumfanges** (vgl. S. 7) der Gelenke, insbesondere der Hüftgelenke und der Wirbelsäule. An dieser wird Beugen, Rückstrecken, Lateralflexion und Torsion, Fingerbodenabstand gemessen. Messung der Ventralflexion nach Schober an der Lendenwirbelsäule oder nach Ott an der Brustwirbelsäule. Messung der Motilität der Halswirbelsäule durch den Kinn-Jugulum-Abstand, Okziput-Wand-Abstand (Flèche), Winkel zwischen Gesichtsebene und Horizontaler bei Kopfrückwärtsneigen. Messung des Brustumfanges bei forcierter In- und Exspiration (physiologische Differenz 5–8 cm). Diese Angaben sind zur Beurteilung der Progredienz und des Therapieerfolges notwendig.

**Röntgen:**
**Erstmanifestation an**
- **Iliosakralgelenken**
  – unscharfe Gelenkkonturen,
  – perlschnurartige Usuren,
  – Sklerose am Os ilium,
  – Ankylose.

Das Nebeneinander dieser Phänomene ist typisch, ebenso die Doppelseitigkeit.
- **Wirbelsäule**
  – Spondylitis anterior,
  – Syndesmophyt,
  Folge: Bambusstabform der Wirbelsäule,
  – Ankylose der Wirbelgelenke,
  – Spondylodiszitis.

**Röntgen:** Die entscheidenden Veränderungen spielen sich zuerst an den Kreuzbein-Darmbein-Gelenken und später an der Wirbelsäule ab.
*Kreuzbein-Darmbein-Gelenke:* Im Frühstadium Unschärfe der Gelenkkonturen und Rarefizierung der subchondralen Spongiosastrukturen und Entmineralisierungsvorgänge. Destruktive Veränderungen durch Osteolysen (Usuren), die charakteristischerweise perlschnur- oder rosenkranzähnliche Bilder zeigen (Abb. 172).
Bevorzugt an den gelenknahen Anteilen des Os ilium kommt es zur Spongiosasklerose (Differentialdiagnose: Iliitis kondensans). Im fortgeschrittenen Stadium beherrschen Ankylosierungsprozesse das Röntgenbild. Das Neben- und Nacheinander dieser einzelnen Röntgenphänomene ist für die Sp. a. typisch! Die Sakroiliitis ist immer doppelseitig!
*Wirbelsäule:* Hier ist die Ausbildung des *Syndesmophyten* charakteristisch (s. Abb. 152). Dieser entwickelt sich auf dem Boden einer Entzündung des Anu-

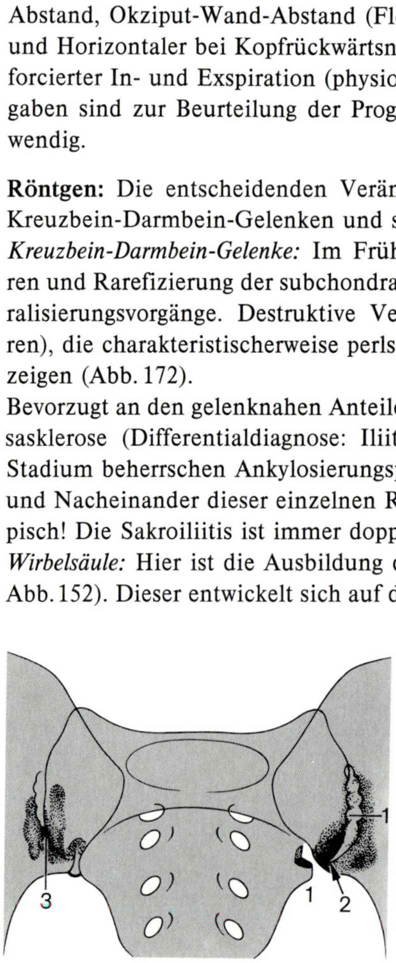


**Abb. 172**
„Buntes" Bild der Sakroiliitis bei ankylosierender Spondylitis
1 Destruktion, z. T. perlschnurartig,
2 Sklerose,
3 Ankylose

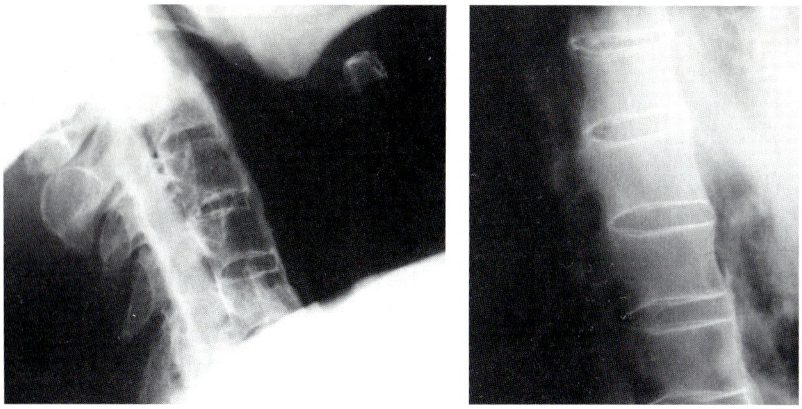

a b

**Abb. 173** Spondylitis ankylosans
a) HWS: Ankylose der Wirbelgelenke, Syndesmophyten
b) LWS: Verknöcherung des vorderen Längsbandes

lus fibrosus der Bandscheibe an dessen Verbindung zu den Wirbelkörperrandleisten, zunächst als *Spondylitis anterior* erkennbar. Durch Ossifikation entsteht der Syndesmophyt, der sich unter dem vorderen Längsband – das primär nicht mitverknöchert – in harmonischer flachbogiger kranio-kaudaler oder kaudo-kranialer Ausrichtung entwickelt (Dihlmann). (Differentialdiagnose zum Spondylophyt S. 307.) Durch diese typische Ossifikation nimmt die Wirbelsäule die Gestalt eines Bambusstabes an (Abb. 173). Verknöchert bei der Sp. a. eine bereits degenerativ vorgeschädigte Wirbelsäule, so entstehen syndesmophytär-spondylophytäre Zwischenformen, als Mixtoosteophyt bezeichnet (s. Abb. 152).

Bei Übergreifen der Entzündung auf die Bandscheibe entsteht eine *Spondylodiszitis*; in dieser Etage sind die Syndesmophyten meist nur gering ausgeprägt. Auch die eigentlichen Wirbelgelenke ankylosieren. Ähnliche Prozesse bis hin zur Ankylose können an der Symphyse ablaufen. Zur Klärung der Diagnose im Frühstadium ist eine Skelettszintigraphie mit Technetium-99 m-Phosphat oder ein Computertomogramm der Iliosakralfugen wertvoll.

**Labor:** Rheumaserologische Befunde, die für die Sp. a. beweisend wären, gibt es nicht. Die höchste Aussagekraft besitzt der Nachweis des Histokompatibilitätsantigen HLA-B 27, das in 95 % der Fälle positiv ist im Gegensatz zu 5–6 % bei gesunden Kontrollpersonen. Bei Letzteren ist höchstens in 20 % mit einer Erkrankung zu rechnen. Die üblichen Rheumafaktoren sind negativ, der Antistreptolysin-O-Titer ist gelegentlich und das C-reaktive Protein häufiger positiv. Die Serumelektrophorese zeigt einen Anstieg der $\alpha_2$- und $\gamma$-Globuline, bei den Immunglobulinen ist IgG erhöht. Im akuten Stadium ist die Blutsenkungsgeschwindigkeit bei fehlender oder geringer Leukozytose meist erhöht; erhöht ist weiterhin das Heptoglobin und Serumkupfer, während Serumeisen erniedrigt ist.

**Labor**
- HLA-B 27 in 95 % positiv,
- BSG ↑,
- Heptoglobin u. Serumkupfer ↑,
- Serumeisen ↓,
- Rheumafaktoren negativ,
- gelegentlich ist AST und C-reaktives Protein ↑.

Ein Diagnoseschema, die sog. Rom-Kriterien, können bei der Diagnosestellung hilfreich sein.

- Die Diagnose ist gesichert, wenn *4 der 5 klinischen Kriterien* oder Kriterium 6 und ein anderes Kriterium erfüllt ist:

**Rom-Kriterien:**
Sicherung der Diagnose, wenn 4 der 5 klinischen Kriterien oder Kriterium 6 und ein anderes erfüllt ist.

⇦

1. Lumbago und lumbale Steife über 3 Monate ohne Besserung bei Ruhigstellung,
2. Schmerzen und Steifheit in der Thoraxregion,
3. eingeschränkte Beweglichkeit in der Lendenwirbelsäule,
4. eingeschränkte thorakale Atemexkursionen,

5. Befund oder anamnetischer Hinweis auf eine Iritis oder deren Folgezustände,
6. Röntgenbefund einer bilateralen Sakroiliitis mit den Röntgenkriterien der ankylosierenden Spondylitis (Ausschluß arthrotischer Veränderungen der Kreuzbein-Darmbein-Gelenke).

**Extraskelettäre Manifestation**
- Iritis,
- Urethritis,
- Prostatitis,
- Spermatozystitis.
- Herz-Kreislaufbeteiligung
- Colitis ulcerosa, Morbus Crohn.

**Extraskelettäre Manifestation.** Die Iritis – vordere Uveitis – gilt als häufigste Begleit- oder seltenere Vorerkrankung.
Urogenitale Manifestationen stellen die Urethritis, Prostatitis und Spermatozystitis dar.
Herz- und Gefäßmanifestation: Aortitis mit Aortenklappeninsuffizienz.
Gastrointestinale Manifestationen: Colitis ulcerosa, Morbus Crohn.

**Differentialdiagnose**
- Lumbalgien, Lumboischialgien,
- Spondylarthrose, Osteoporose,
- Osteomyelitis,
- Reiter-Syndrom,
- rheumatoide Arthritis,
- Morbus Scheuermann,
- Iliitis condensans.

**Differentialdiagnose:** Lumbalgie, Lumboischialgien: Der Schmerz der Sp. a. ist diffus in der Iliolumbalregion, verschlimmert sich während der Nacht, bessert sich nach Bewegung und spricht auf nichtsteroidale Antirheumatika sehr gut an.
Spondylarthrose: Röntgenbild mit horizontal orientierten Spondylophyten (s. Abb. 152), Osteoporose.
Osteomyelitische Wirbelprozesse: stark erhöhte Blutsenkungsreaktion, Leukozytose, Röntgenbild.
Reiter-Syndrom: Trias Urethritis, Konjunktivitis, Polyarthritis. HLA-B 27 häufig positiv!
Rheumatoide Arthritis: Weibliches Geschlecht bevorzugt befallen. Hauptlokalisation: Fingergelenke, positive Rheumaserologie.
Scheuermann-Erkrankung: Schmorl-Knötchen im Röntgenbild. Im Blut keine Entzündungsreaktion.
Iliitis condensans: Homogene Spongiosaverdichtung am Os ilium des Kreuzbein-Darmbein-Gelenkes mit erhaltenen Gelenkstrukturen.

**Therapie**
Nur symptomatisch möglich.
- Nichtsteroidale Antirheumatika:
  - Phenylbutazon,
  - Indometacin,
  - Diclofenac.

**Therapie:** Kausale Therapie nicht möglich, daher nur symptomatische Behandlung.
*Medikamentös:* Nichtsteroidale Antirheumatika wirken ausgezeichnet, womit ihnen sogar eine diagnostische Bedeutung zukommt: Phenylbutazon (Butazolidin®), Indometacin (Ammuno®), Diclofenac (Voltaren®). Bei Dauertherapie besondere Beachtung der Nebenwirkungen erforderlich. Die Therapie mit Röntgenstrahlen ist umstritten und nur in Einzelfällen gerechtfertigt (Erhöhung der Leukämierate).

- Physikalisch-krankengymnastische Therapie zur Erhaltung der Mobilität.

Die *physikalische-krankengymnastische Therapie* stellt den Schwerpunkt unserer Bemühungen dar, um die Mobilität der Wirbelsäule möglichst lange zu erhalten und eine Einsteifung in starker Kyphosierung zu verhindern. Voraussetzung: möglichst schmerzfreier Patient durch gut dosierte medikamentöse Therapie. Alle Möglichkeiten der Balneotherapie ausschöpfen. Intensivierung dieser Therapie im Rahmen einer kurklinischen Anwendung alle 2–3 Jahre.
Sportliche Betätigung, besonders Schwimmen, erwünscht.

- Operative Therapie, Kolumnotomien in Einzelfällen.

*Operative Therapie:* bei Einsteifung in starker Kyphose mit einem Blickfeld unter die Horizontale kommen Kolumnotomien mit Aufrichtung in Frage. Bei Einsteifungen der Hüftgelenke Einsetzen einer Totalendoprothese.

**Prognose**
Keine Einschränkung der Lebenserwartung. Nach max. 20–30 Jahren Stillstand der Erkrankung.

**Prognose:** quoad vitam keine Einschränkung der Lebenserwartung. Die berufliche Prognose hängt im wesentlichen von dem Mitbetroffensein peripherer Gelenke ab. Nach einem maximal 20 bis 30 Jahre dauernden Prozeß ist die Sp. a. zum Stillstand gekommen, sie ist ausgebrannt.

## 3.3.9 Spondylolyse, Spondylolisthesis

*H. Zilch*

**Definition:** Unter Spondylolyse versteht man eine Spaltbildung in der sog. Interartikularportion (IAP) des Wirbelbogens (zwischen oberem und unterem Gelenkfortsatz), die ein Gleiten des oberen gegenüber dem unteren Wirbel nach ventral ermöglicht (Olisthesis). Die dorsal der Lyse gelegenen Strukturen (unterer Gelenkfortsatz, hinterer Bogenanteil, Quer- und Dornfortsatz) bleiben an Ort und Stelle. Ein vollständiges Abgleiten des 5. Lendenwirbelkörpers vor das Os sacrum heißt Spondyloptose.
*Häufigkeit:* In Europa 5–7 %, bei den Eskimos 4 % mit gleicher Geschlechtsverteilung. Bei Negern und Japanern ist das männliche Geschlecht häufiger als das weibliche betroffen. – Nicht jede Spondylolyse führt zur Spondylolisthesis (Verhältnis 1:2–4) und damit zu einem Beschwerdekomplex.
In etwa 80 % ist der 5. Lendenwirbel betroffen, in etwa 15 % der 4., in rund 3 % der 3. Lendenwirbel. Das Krankheitsbild spielt sich daher fast ausschließlich an der unteren Lendenwirbelsäule ab, wenn auch in seltenen Fällen die Halswirbelsäule betroffen sein kann. Bei bestimmten Leistungssportlern ist die Erkrankung 20- bis 30mal häufiger als bei der Normalbevölkerung.

**Ätiologie:** Nach heutigen Erkenntnissen stehen *mechanische* Aspekte bei der Entstehung der Spondylolyse im Vordergrund, die im Zusammenhang mit der Aufrichtung zum Zweifüßlergang stehen: Der Beginn der Erkrankung liegt im Kleinkindalter (um das 2. Lebensjahr), bei Neugeborenen wird sie nicht vorgefunden. Das Maximum der Spondylolyserate liegt unterhalb des 10. Lebensjahres; danach bleibt die Krankheitshäufigkeit in jeder Lebensdekade einer Bevölkerung konstant. Das Krankheitsbild ist spezifisch für den Homo erectus und wird bei anderen Species nicht gefunden.
Durch die Hyperlordosierung das den aufrechten Gang übenden Kindes kommt es zu einer Stauchung des Wirbelbogens und zu einer übermäßigen Biegebeanspruchung der IAP. Dies konnte auch durch Kraftflußmessungen an Leichenwirbelsäulen bestätigt werden. Die Beanspruchung der IAP wird aber auch von der Stellung der Gelenkfazetten der kleinen Wirbelgelenke mitbestimmt. Diese Stellung ändert sich allerdings in den ersten Lebensjahren. Während bei Neugeborenen alle Wirbelgelenke von der Halswirbelsäule bis zum lumbosakralen Übergang auf einer frontalen Ebene liegen, orientieren sie sich nunmehr in einer mehr sagittalen Ebene. Hierdurch wird – insbesondere bei Beugung und Rückstreckung – ein größerer Kraftschluß ermöglicht. Der Gewinn an Stabilität wird allerdings durch eine stärkere Beanspruchung der Wirbelbögen und der IAP erkauft.
Für die Entstehung der Spondylolyse ist demnach die *Kombination* von *Hyperlordosierung* und *ungünstiger Gelenkstellung* von besonderer Bedeutung (Niethard). Sie wird während der kindlichen Entwicklungsperiode der Wirbelsäule erworben. Infolge dieser Fehlbelastung kommt es durch Wachstumsstörungen zu einer Dysplasie des Wirbelbogens, der IAP und häufig auch der Gelenkfazetten (Brocher). Diese *dysplastische* Theorie berücksichtigt, daß auch häufig andere Fehlbildungen, z. B. Spina bifida, vorkommen. Durch diese Schwächung einer mechanisch stark beanspruchten Region kommt es zur Lyse, zur Entstehung des Defektes der IAP. Mit der bevorzugt akzeptierten mechanischen Genese lassen sich Beobachtungen an bestimmten Leistungssportlern vereinbaren, bei denen durch Überlastungsschäden vermehrt Spondylolysen gefunden werden, die als Ermüdungsfrakturen interpretiert werden. Turm- und Trampolinspringer, Turnerinnen, Speerwerfer, Gewichtheber u. a. haben im Vergleich zur Normalbevölkerung eine 20- bis 30fach höhere Rate an röntgenologisch nachweisbaren Lysen der IAP. Auslösend sind Scherkräfte und Rotation der Wirbel (trophostatische Theorie).

**Spondylolyse, Spondylolisthesis**

Definition:
- **Spondylolyse:** Spaltbildung in der Interartikularportion.
- **Olisthesis:** Gleitvorgang der ventral der Lyse gelegenen Strukturen nach ventral.
- **Spondyloptose:** völliges Abgleiten von L 5 vor S 1.

**Häufigkeit:** 5–7 %, nicht jede Lyse führt zur Olisthese (1:2–4).
Lokalisation:
5. Lendenwirbel: 80 %,
4. Lendenwirbel: 15 %,
3. Lendenwirbel: 3 %,
übrige Wirbelsäule: 2 %.
Bei bestimmten Leistungssportlern 20–30 mal häufiger als bei Normalbevölkerung.

**Ätiologie**
*mechanische Genese:*
- Hyperlordosierung während des aufrechten Ganges im Kleinkindalter,
- verbunden mit Änderung der Gelenkstellung in diesem Alter

bewirken:
- verstärkte Beanspruchung der Interartikularportion (IAP)
  → Lyse in der IAP als „Ermüdungsbruch",
  → Wirbelbogen bleibt dysplastisch.

Für diese Theorie sprechen folgende Befunde:
- Beginn der Lyse im 2. Lebensjahr,
- ab 10. Lebensjahr bleibt die Rate in jeder Dekade konstant,
- Erkrankung nur beim Homo erectus bekannt,
- Vorkommen reproduzierbar bei bestimmten Leistungssportlern.

Die *kongenitale* Theorie ging davon aus, daß in jeder Wirbelbogenhälfte 2 Verknöcherungskerne aufträten. Zur Spaltung der IAP käme es, wenn die Verschmelzung beider Kerne unterbliebe. Diese Theorie ist vom Ansatz her sehr einleuchtend. Nur: bei Feten und Neugeborenen ist nie eine Lyse oder Olisthese angetroffen worden, die Verknöcherung einer Bogenhälfte vollzieht sich nur von einem Knochenkern aus.

**Verlauf**
Entstehung der Lyse bis zum 10. Lebensjahr,
Entstehung der Olisthesis:
zwischen 12. und 16. Lbj.
Wirbel ist nun in sich instabil,
Folge:
frühzeitige Bandscheibendegeneration,
Folge:
erneutes leichtes Ventralgleiten möglich.
Durch Umbauvorgänge Stillstand des Gleitvorganges.

**Verlauf:** Während sich die Spondylolyse spätestens bis zum 10. Lebensjahr entwickelt hat, entsteht das Wirbelgleiten meist später zwischen dem 12. und 16. Lebensjahr. Denn im Falle der meist doppelseitigen Lyse ist der Wirbel in sich instabil, da die 3 tragenden Pfeiler – hintere Wirbelkante und beide kleinen Wirbelgelenke – voneinander getrennt sind. Die hochgradigsten Gleitvorgänge entstehen in der Jugend bis hin zur Spondyloptose; etwa die Hälfte der jungen Patienten mit einer Lyse zeigen auch einen Gleitvorgang. Die meist dysplastischen Gelenkfazetten sind im weiteren Leben den normalen Kräften, insbesondere den Torsionskräften, nicht gewachsen. Damit wird die Bandscheibe vermehrt belastet. Ihre frühzeitige Degeneration induziert einen Gleitvorgang mit einem weiteren Maximum zwischen dem 30. und 40. Lebensjahr. Durch Umbauvorgänge im Sinne einer funktionellen Anpassung kommt es nunmehr zum Stillstand der Spondylolisthese. Sichtbarstes Zeichen ist der horizontale Vertebralosteophyt an der Vorderkante von S1, der im Sinne der kausalen Histogenese aus dem vorderen Längsband entsteht, das die Scherkräfte aufnehmen muß. Gleiches gilt für die vordere Unterkante von L5, wodurch die Trapezform des 5. Lendenwirbelkörpers entsteht. Die Hinterkante summiert punktförmig die Druckübertragung, so daß durch Osteonekrose an der Deckplatte von S1 häufig ein s-förmiger Verlauf des verschmälerten Zwischenwirbelraumes entsteht (Abb. 174).

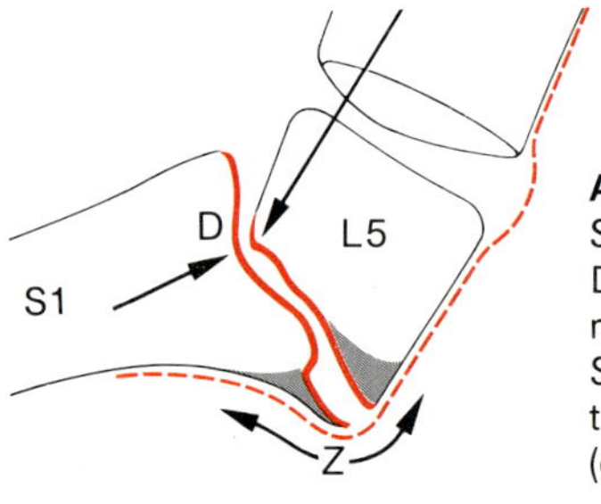


**Abb. 174**
Spondylolisthesis L5/S1.
Durch erhöhte Druckbelastung (D) s-förmige Umwandlung der Deckplatte von S1, durch ventrale Zugkräfte (Z) appositioneller Knochenanbau bei L5 und S1 (grau)

**Symptomatologie**
Hauptsymptom: Schmerz.
Merke: Nicht jede Lyse verursacht Schmerzen!
Oft nur Zufallsbefund. Lumbago,
Ischialgien (meist S1)

Bei Kindern:
Hüftlendenstrecksteife

**Klinische Symptome:** Die meisten Spondylolysen werden zufällig entdeckt, ohne Beschwerden verursacht zu haben. Bei Gleitvorgängen treten meistens – aber nicht zwangsläufig – Schmerzen auf. Ihre Ursachen können statische oder neurologische Probleme sein. Diese äußern sich entweder in meist lageabhängigen Kreuzschmerzen (Lumbago) oder in Reizung einer Nervenwurzel (meist S1): Ischialgien. Beide Beschwerdebilder können klinisch nicht von denen unterschieden werden, bei denen ursächlich nur ein degenerativer Bandscheibenschaden zugrunde liegt. Bei Kindern mit progredienter Spondylolisthese kann es zum Bild der Hüftlendenstrecksteife kommen.

**Diagnostik**
- Lumbago/Ischialgie?
- Dornfortsatz druckdolent,
- oft Muskelhartspann,
- verstärkte Lendenlordose?

**Röntgenbild**
- Schrägaufnahmen zur Darstellung der IAP mit Lyse,

**Diagnostik:** Anamnestische Hinweise durch Lumbago und/oder Ischialgien. Klinische Untersuchung: Druckschmerz über Dornfortsatz L5, der häufig vorspringt; evtl. Muskelhartspann, u. U. verstärkte Lendenlordose. S1 Symptomatologie? Bei Spondyloptose verkürzter Rumpf mit Beckenkippung. Beweisend ist das **Röntgenbild**. Die Lyse in der IAP kommt am deutlichsten in den Schrägaufnahmen zur Darstellung. Die „Hundefigur" trägt nunmehr ein „Halsband" (Abb. 175).
Im *seitlichen Strahlengang* ist der Gleitvorgang augenfällig.

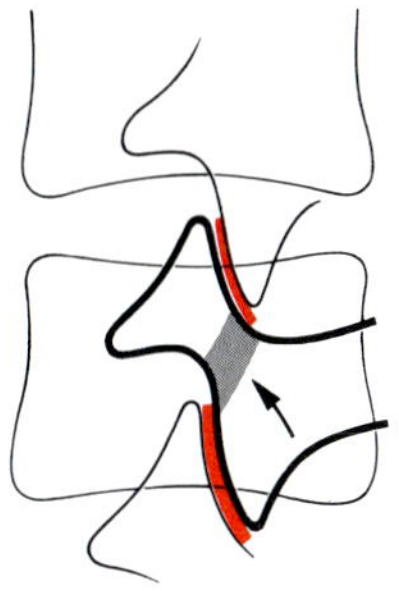

**Abb. 175** Schrägaufnahmen der unteren Lendenwirbelsäule mit Darstellung der „Hundefigur"
Pfeil: Spondylolyse in der Interartikularportion
Rot: Gelenkfazetten

Nach Meyerding kann man je nach Ausmaß der Olisthese **4 Stadien** unterteilen: $I = 1/4$ (= 25% der Kantenlänge der Deckplatte des dem gleitenden Wirbel folgenden Wirbelkörpers), $II = 1/2$, $III = 3/4$, *IV = volles Abgleiten* (100%). Am einfachsten ist die Prozentangabe des Gleitweges.
*Im Profilbild* kommen auch die reaktiven Veränderungen zur Darstellung: ventrale und dorsale Spondylophyten, Trapezform des Gleitwirbels, Verschmälerung und häufig s-förmige Umwandlung des Bandscheibenraumes (s. Abb. 174). Bei sehr starker Spondylolisthesis erkennt man im a.p. Strahlengang durch Überprojektion des 5. Lendenwirbels auf das Kreuzbein einen „umgekehrten Gendarmen'(Napoleons-) hut". Das CT-Bild bringt in der Regel keine neuen Erkenntnisse, es sei denn bei gleichzeitiger Bandscheibenprotrusion oder -prolaps. Es zeigt aber duch seine horizontale Schnittführung augenfällig die völlige Kontinuitätstrennung des betroffenen Wirbelsegmentes.

- seitliche Aufnahme:
  - Ausmaß des ventralen Gleitvorganges, in 4 Stadien unterteilt (Meyerding).
  - Reaktive Veränderungen: ventrale und dorsale Spondylophyten, Trapezform des Gleitwirbels, Bandscheibenraum s-förmig, verschmälert,
- im a.p. Bild: bei Ptosis umgekehrter Gendarmenhut.

**Differentialdiagnose:** Von der klinischen Symptomatologie her: Bandscheibendegeneration mit Protrusion und Prolaps (Lumbalgien, Ischialgien).
*Pseudospondylolisthese* ohne Spondylolyse infolge Erschlaffung des Kapselbandapparates bei Arthrose der Wirbelgelenke und Bandscheibendegeneration mit Erniedrigung des Zwischenwirbelraumes. Die *traumatische* „Spondylolisthese" ist eine Luxationsfraktur mit Bruch der Bogenwurzel, insbesondere im Halswirbelsäulenbereich. Isolierte Brüche der IAP sind nicht bekannt. *Pathologische* Spondylolisthese durch Tumoren oder Entzündungen mit Zerstörung der IAP oder der Wirbelgelenke.

**DD:** Lumbalgien,
Ischialgien anderer Genese,
*Pseudospondylolisthesis* bei Bandscheibendegeneration,
*pathologische* Spondylolisthesis bei Tumoren und Entzündungen.

**Therapie:** Die meisten Lysen verursachen keine Symptome und bedürfen daher keiner Therapie. Der Arzt hüte sich daher, bei zufälliger Diagnosestellung den Befund zu dramatisieren. Lumbalgien und Ischialgien werden zunächst konservativ wie bei Bandscheibendegeneration behandelt. Insbesondere steht bei konservativer Therapie die krankengymnastische Stärkung der Rücken- und Bauchmuskulatur im Vordergrund. Bei neurologischen Symptomen muß die Befreiung der Wurzel vom Druck des vorgefallenen Bandscheibengewebes erfolgen. Reitet die Wurzel über der Hinterkante, ist eine einfache Abtragung dieser Kante erfolgreich. Beide Operationen benötigen einen dorsalen Zugang. Instabilität mit Gleitvorgang benötigt eine – meist – ventrale interkorporale Fusion beider Wirbelkörper mit Auffüllung des ausgeräumten Bandscheibenraumes mit autogenem kortikospongiösem Knochen vom Beckenkamm. Eine Reposition mit entsprechenden Hebeln sollte versucht werden. Bei ausgeprägter Instabilität auch des dorsalen Abschnittes (Wirbelbogen und untere Gelenkfazetten) empfiehlt sich die zusätzliche dorsale Spondylodese und Stabilisierung mit z. B. einer Schmetterlingsplatte nach Louis (Abb. 176). Postoperativ ist nach 4 Wochen Bettruhe das Tragen eines Korsetts aus Kunststoff für 3 Monate erforderlich.
Sportliche Tätigkeiten mit vermehrter Belastung der Lendenwirbelsäule und schwere körperliche Arbeit sollten vermieden werden.

**Therapie**
Bei Lumbalgien konservativ. Stärkung der Bauch- und Rückenmuskulatur durch Krankengymnastik.
Bei neurologischen Defiziten: Bandscheibenoperation.
Bei Instabilität und Schmerzen: stabilisierende Operation des gesamten Segmentes – interkorporale Fusion L5–S1 und dorsale Spondylodese der Gelenke.

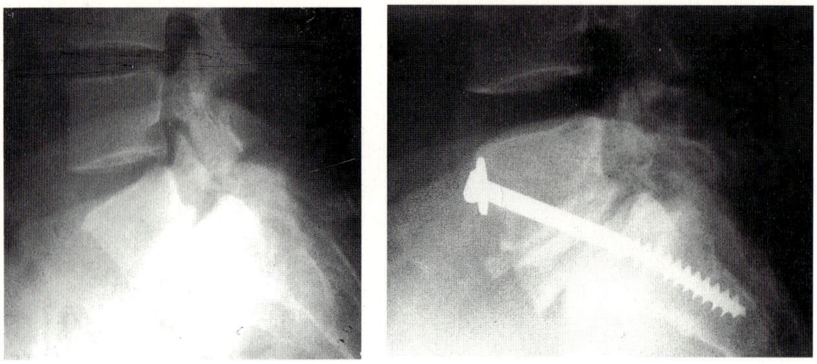

a b

**Abb. 176** Röntgenserie Spondylolisthesis, vor und nach der Operation mit Korrektur der Olisthesis (Operationstechnik nach Louis)

**Unspezifische Entzündung**

## 3.3.10 Unspezifische Entzündung

*H. Zilch*

**Spondylitis:** Entzündung im Wirbelkörper.

**Spondylitis:** Entzündliche Erkrankung mit Beginn im Wirbelkörper, verursacht durch hämatogene Erregeraussaat.

**Diszitis:** Entzündung im Zwischenwirbelraum.

**Diszitis:** Entzündlicher Prozeß des Bandscheibenraumes meist nach operativer Entfernung der Bandscheibe durch Inokulation von Erregern.

**Spondylodiszitis:** Ausbreitung von Bandscheibenraum zum Wirbelkörper.

**Spondylodiszitis:** Ausbreitung der Entzündung vom Bandscheibenraum auf die benachbarten Deck- und Bodenplatten.
*Häufigkeit:* Seltene Erkrankung, meist des Erwachsenenalters.

**Erreger:** meist Staphylococcus aureus, hämatogen, postoperativ.

**Erreger:** Postoperative Entzündungen und solche durch hämatogene Streuung sind am häufigsten durch Staphylococcus aureus verursacht. Selten sind Brucellen und Salmonellen die Erreger. Letztere können endemisch gehäuft vorkommen. Gramnegative Keime stammen aus Infekten des Urogenitalsystems.

**Diagnose:**
3 Wochen nach Inokulation
- umschriebene Rückenschmerzen,
- Temperaturerhöhung,
- Leukozytose,
- BSG ↑,
- u. U. positive Blutkulturen.

**Diagnose:** Einige Wochen – frühestens 3 – nach einer Infektion oder Operation treten erste klinische Zeichen der beginnenden Infektion mit starken, umschriebenen Rückenschmerzen auf. Sie kumulieren des nachts und sind von dumpfem Charakter. Eine Temperaturerhöhung ist im Anfangsstadium die Regel ebenso wie eine Leukozytose. Eine erhöhte Blutsenkungsreaktion bleibt auch im chronischen Stadium bestehen. Positive Blutkulturen lassen sich im akuten Fieberanstieg züchten. Zur Sicherung der Diagnose kann eine Wirbelpunktion unter Bildwandlerkontrolle hilfreich sein.

**Röntgen**
- Verschmälerung des Bandscheibenraumes,
- Osteolysen an benachbarten Deckplatten,
- kurzbogige-anguläre Kyphose.

Ausheilung:
- glatte Konturierung,
- Randzacken ventral,
- Verblockung der Wirbelkörper.

**Röntgen:** Im akuten Stadium fällt lediglich in einem Segment eine Verschmälerung eines Bandscheibenraumes auf (Diszitis). Frühestens nach 3 Wochen lassen sich im seitlichen Bild – im Tomogramm deutlicher als auf der Übersichtsaufnahme – Arosionen der Deck- und Bodenplatten mit osteolytischen Herden der angrenzenden Wirbelkörper feststellen (Spondylodiszitis) (Abb. 177). Sekundär kann eine Retrolisthesis auftreten. Je nach Ausmaß der Destruktionen entsteht eine unterschiedlich starke anguläre Kyphose (Gibbus). Eine Ausheilung läßt sich röntgenologisch durch schärfere Konturierung der Defekte mit Sklerosierung und Glättung der Defekte nachweisen. Osteophytäre Randzacken zeigen die Reparation an ebenso wie die knöcherne Verblockung der benachbarten Wirbelkörper unter Verminderung der Gesamthöhe beider Wirbelkörper.

**DD:** Spondylitis tuberculosa.

**Differentialdiagnose:** Temperaturerhöhung und Leukozytose sprechen für unspezifische und gegen eine tuberkulöse Entzündung. Die Blutsenkungsre-

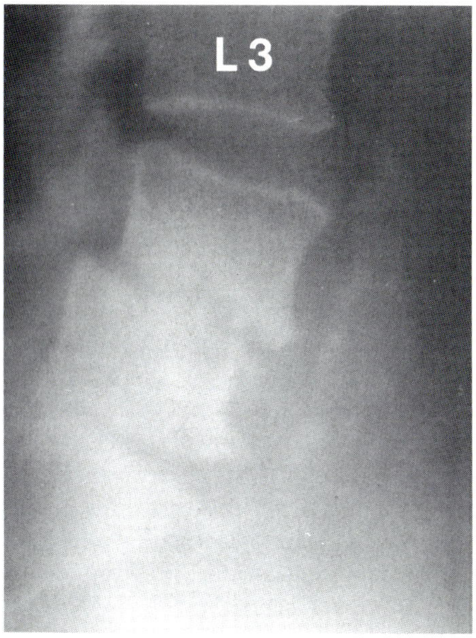


**Abb. 177**
Spondylodiszitis im Röntgenbild

aktion ist bei unspezifischer Entzündung stärker erhöht (z. B. 40/80) als bei einem tuberkulösen Prozeß (z. B. 20/40). Letzterer bildet häufiger paravertebrale Abszesse, die sich schattengebend auf dem Röntgenbild darstellen oder sich im Computertomogramm gut abgrenzen lassen. Verkalkungen und Sequesterbildung spricht eher für Tuberkulose.

**Therapie:** Wie bei der Behandlung der Osteomyelitis gilt auch hier das Prinzip: Ruhigstellung des betroffenen Segmentes und die Gabe eines Antibiotikums. Dieses sollte ohne Kenntnis des Erregers ein breites Spektrum abdekken (z. B. Cephalosporine in Kombination mit einem penicillinasefesten Penicillin).
Gelingt der Erregernachweis, ist gezielte Therapie selbstverständlich. Ruhigstellung erfolgt durch anfängliche Bettruhe von etwa 4 Wochen Dauer, danach durch das Tragen eines Korsetts. Bei fortschreitender Destruktion können Harrington-Stäbe zu internen Stabilisierung oder der Fixateur interne dorsal eingebracht werden. Neben der Stabilisierung und Ruhigstellung des Segmentes halten sie die Wirbelkörper auf Distanz, so daß ein gröberer Höhenverlust vermieden werden kann. Selten ist die Ausräumung des Prozesses und Auffüllung mit autogener Spongiosa erforderlich.

**Therapie**
Ruhigstellung: konservativ, operativ
Antibiotika

## 3.3.11 Spondylitis tuberculosa

*H. Zilch*

**Spondylitis tuberculosa**

*Häufigkeit:* Die Spondylitis tuberculosa (Sp. t.) ist häufiger als die unspezifischen Entzündungen der Wirbelsäule (Verhältnis 3:1). Bezogen auf alle Tuberkuloseformen machen die tuberkulösen Erkrankungen der Knochen und Gelenke etwa 3–5 % aus, bezogen auf die extrapulmonale Tuberkulose etwa 12 %.
Innerhalb des Skelettsystems steht die Sp. t. mit 40 % an der Spitze.

*Häufigkeit:* 3mal häufiger als unspezifische Entzündung.

*Altersverteilung:* Die höheren Altersgruppen überwiegen bei beiden Geschlechtern, bei Männern ab dem 55. und bei Frauen ab dem 60. Lebensjahr.

*Altersverteilung:* Maximum ab 55. bzw. 60. Lbj.

**Ätiopathogenese**
Im Erwachsenenalter:
hämatogene Streuung einer Organ-Tbc (Lunge, Niere).

**Primärlokalisation**
60 % im zentralen deckplattennahen Abschnitt.
2 Verlaufsformen:
- Granulome führen zu Osteolysen,
- exsudative Form bei reduzierter Abwehrlage, Verkäsung der Granulome → kalte Abszesse
  - paravertebral,
  - Senkungsabszeß (Leistengegend bei LWS-Befall).

**Symptomatologie**
Latenzzeit 6–12 Monate, dann
- Schmerzen,
- seltener neurologische Ausfälle, z. B. Pott-Trias: Abszeß, Gibbus, Querschnittslähmung.

**Diagnose**
- Anamnese,
- Druckschmerz lokal,
- Muskelhartspann,
- Beweglichkeit ↓,
- kein Fieber,
- keine Leukozytose,
- leichte BSG ↑.

**Röntgen**
- Arosionen und Teileinbrüche der Wirbelkörperabschlußplatten,
- Verschmälerung des Bandscheibenraumes,

**Ätiopathogenese:** Zu Beginn jeder Sp. t. steht die aerogene Primärinfektion mit Ausbildung eines Primärkomplexes von Lungenherd und regionalem Lymphknotenbefall. Über eine hämatogene Streuung kann im Kindes- und jugendlichen Erwachsenenalter der Wirbelkörper erreicht werden. Im höheren Erwachsenenalter geht die Sp. t. von einer Organtuberkulose (Lunge, Urogenitaltrakt) wiederum durch hämatogene Streuung aus. Die Primärlokalisation am Wirbelkörper liegt in etwa 60 % in zentralen deckplattennahen Abschnitten.
Man unterscheidet 2 Verlaufsformen:
Deckplattennah entstehen *multiple Granulome* aus Epitheloidzellen und mehrkernigen Riesenzellen vom Langhans-Typ, die zu Osteolysen mit Deckplatteneinbrüchen führen.
Bei reduzierter Abwehrlage herrscht die *exsudative* Form vor, bei der die Granulome in Form der Verkäsung nekrotisch zerfallen und Abszesse (sog. kalte Abszesse) bilden. Diese können als Senkungsabszesse fernab der Erkrankung auftreten, z. B. in der Leistengegend, nachdem sich der Abszeß von einem Prozeß der Lendenwirbelsäule ausgehend auf dem M. Psoas bis unter die Haut der Leistenregion senkt. Cave Fehldiagnose Leistenbruch! Dem Abszeß fehlt die Rötung und Überwärmung der unspezifischen Entzündung.

**Symptome:** Im Vordergrund der Beschwerden stehen lokale Rückenschmerzen. Die Latenzzeit zwischen erfolgter Aussaat und dem Beginn der klinischen Symptome dauert in der Regel 6–12 Monate. Schmerzausstrahlung radikulärer, meist pseudoradikulärer Art ist nicht selten. Neurologische Ausfälle bis hin zur Querschnittssymptomatik sind heute selten, so daß die klassische Pott-Trias: Abszeß, Gibbus, Querschnittslähmung zur Ausnahme zählt (Abb. 178).

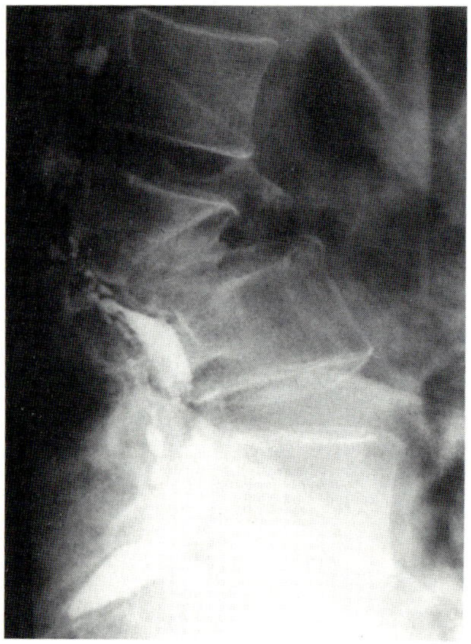

**Abb. 178**
Spondylitis tuberculosa mit Wirbelverschiebung L3/4 und Verlegung des Duralschlauches (Myelographie)

**Diagnose:** Nach Erhebung der Anamnese (Tbc beim Patienten oder dessen Familienangehörigen bekannt?) mit Schilderung der klinischen Symptomatologie bringt die anschließende klinische Untersuchung einen deutlichen Druck- und Klopfschmerz im betroffenen Segment, einen begleitenden Muskelhartspann und eine eingeschränkte Beweglichkeit. Temperaturerhöhung besteht nicht, die Blutsenkung ist nur leicht erhöht, die Leukozytenzahl ist normal oder nur gering erhöht. Die anschließende **Röntgenuntersuchung** offenbart die charakteristischen Zeichen einer entzündlichen segmentalen Wirbelsäulendestruktion, wie sie auch bei der unspezifischen Entzündung auftritt: Arosionen und Teileinbrüche der Deck- und Bodenplatten mit unscharfer Begrenzung, Verschmälerung des Zwischenwirbelraumes; später treten Defektbildungen im Wirbelkörper mit Formveränderungen auf. Die ersten Veränderungen lassen sich im Röntgenbild erst 3 Monate nach Krankheitsbeginn nachweisen. Abszesse bedingen Weichteilschatten (s. Abb. 178); im thorakalen Bereich liegen diese paravertebral, im Lendenbereich verursachen sie eine Unschärfe des Psoasschattens. Diese Veränderungen kommen im Tomogramm und im Computertomogramm deutlich zur Darstellung.

– Abszesse: paravertebral (CT) unscharfer Psoasschatten.

Die *Skelettszintigraphie* hat nur in der Frühphase – bei noch negativem Röntgenbefund – und zur Verlaufskontrolle eine Aussagekraft, ebenso ob mono- oder polysegmentaler Befall vorliegt.

Szintigraphie bei röntgennegativem Befund und zur Verlaufskontrolle.

Bei entsprechendem klinischen und radiologischen Befund besteht die *Verdachts*diagnose Sp. t. Sie muß durch weitere Untersuchungen *erhärtet* werden:

3malige Untersuchung des Sputums, des Magensaftes und des Urins auf säurefeste Stäbchen. Die Laboratoriumsdiagnose beinhaltet eine mikroskopische (Ziehl-Neelsen-Färbung), eine kulturelle Untersuchung und selten einen Tierversuch.

**Zur Diagnosesicherung:** Untersuchung von Sputum, Magensaft, Urin auf säurefeste Stäbchen.

Die **Tuberkulinproben** (Mendel-Mantoux, Tuberkulin-Tine-Test) haben nur bei negativem Ausfall eine Aussagekraft im Sinne einer Ausschlußdiagnose, positive Proben bestätigen lediglich die stattgehabte Auseinandersetzung des Körpers mit Tuberkelbakterien, nicht aber die Diagnose Sp. t.

**Stanzbiopsien** aus dem betroffenen Wirbelkörper erbringen in ca. 80 % eine gesicherte Diagnose.

Tuberkulinproben:
Ausschlußdiagnose bei negativem Ausfall.
Stanzbiopsien.

**Differentialdiagnose:** Unspezifische segmentale Entzündungen der Wirbelsäule. In diesen Fällen treten Temperaturerhöhungen, u. U. mit septischem Verlauf, auf, die BSG ist stark beschleunigt, es findet sich eine Leukozytose. Im Blut oder Punktat lassen sich unspezifische Erreger nachweisen. Selten kommen luetische Wirbelkörperdestruktionen vor.

**Differentialdiagnose**
unspezifische Entzündungen.

**Therapie:** Das Grundprinzip der Behandlung beinhaltet

- Ruhigstellung des erkrankten Gebietes
- in Kombination mit der Gabe von Tuberkulostatika.

Die modernen Tuberkulostatika haben das Bild der Sp. t. enorm verändert. Die schweren neurologischen Komplikationen sind heute die Ausnahme, die Tuberkulose erscheint heilbar. Früher galt die Knochentuberkulose als unheilbar: einmal Tuberkulose, immer Tuberkulose.

**Therapie**
Kombination von
– Ruhigstellung,
– Tuberkulostatika.

Die Ruhigstellung kann grundsätzlich konservativ durch Bettruhe, u. U. mit Gipsliegeschale, erfolgen. Die Liegezeit beträgt 1–2 Monate und ist abhängig vom Rückgang der Schmerzen und der Blutsenkungsgeschwindigkeit. Danach muß für die Dauer eines Jahres ein Korsett getragen werden.

**Ruhigstellung:**
konservativ 1–2 Monate in Gipsliegeschale, dann Korsett für 1 Jahr;
operativ:
dorsal mit Harrington-Stäben oder Fixateur interne.

**Operatives Vorgehen** ist zwingend angezeigt bei

Zwingende Operationsindikation:

- neurologischen Ausfällen,
- Gibbusbildung,
- Abszessen.

In diesen Fällen erfolgt die operative Ausräumung des Herdes und die interkorporale Fusion mit autogener Spongiosa oder kortikospongiösen Spänen. Auch ohne die vorgenannten Indikationen wird die operative Stabilisierung der betroffenen Segmente empfohlen, da hiermit die Liegezeit und die Korsettbehandlung abgekürzt werden kann. In diesen Fällen wird von dorsal mit Harrington-Stäben oder mit dem Fixateur interne stabilisiert.

Operative Herdausräumung
interkorporale Fusion

**Medikamentöse Therapie**
2 Grundsätze:
– Kombinationsbehandlung,
– Langzeitbehandlung.
Nebenwirkungen beachten.

**Medikamentöse Therapie:** Diese erfolgt nach 2 Grundsätzen:

- Es muß kombiniert behandelt werden, um eine Resistenzentwicklung zu vermeiden.
- Es muß lang genug behandelt werden, um ein Rezidiv zu vermeiden.

Folgende Medikamente kommen vorzugsweise zur Anwendung:
Isoniazid (INH), Dosis: 5 mg/kg Gewicht
Rifampizin (RMP), Dosis: 10 mg/kg Gewicht
Ethambutol (EMB), Dosis: 25 mg/kg Gewicht
Pyrazinamid (PZA), Dosis: 35 mg/kg Gewicht
Die Therapie erfolgt über einen Zeitraum von 9–12 Monaten. Mögliche Dreierkombinationen für die gesamte Behandlungsdauer: INH, RMP, EMB (oder PZA)
oder als Viererkombination in der Initialphase (1–3 Monate) und der Stabilisierungsphase (4–6 Monate): INH, RMP, PZA, EMB und in der Sicherungsphase (7–9 Monate) als Dreierkombination: INH, RMP, PZA.
Nebenwirkungen: Polyneuropathien (INH), Neuritis nervi optici (EMB), Leberschädigung (INH, RMP, PZA), Magen-Darm- und Nierenschädigung (PZA).

*Prognose:*
Rechtzeitige Diagnosestellung macht die Tbc heilbar.
Bei Wirbelkörperdestruktionen: Defektausheilung.

**Prognose:** Vor der Tuberkulostatika-Ära galt die Knochentuberkulose als unheilbar. Dank der modernen Medikamente kann sie heute geheilt werden; warnende Stimmen, nicht von einer Ausheilung, sondern von einer Inaktivierung zu sprechen, sind aber nicht zu überhören. Die Prognose hängt, wie so oft in der Medizin, vom Zeitpunkt der Diagnosestellung und des Therapiebeginns ab. Größere Wirbelkörperdestruktionen gehen immer mit Funktionsverlusten einher.
Neurologische Komplikationen trüben die Prognose, insbesondere eine tuberkulöse Pachymeningitis bei Durchbruch des tuberkulösen Prozesses in den Wirbelkanal, so daß eine rasch auftretende Querschnittslähmung resultieren kann.

**Destruktionen durch Tumoren und Metastasen**

## 3.3.12 Destruktionen durch Tumoren und Metastasen

*H. Zilch*

Häufigster Tumor: Metastase!

Wie am übrigen Skelettsystem unterscheidet man auch an der Wirbelsäule zwischen primären und sekundären, gutartigen und bösartigen Tumoren. Durch hämatogene Aussaat ist die *Metastase* der häufigste Tumor. Sitz des Primärtumors ist meist:

Primärtumor: ⇨

- Mamma, Schilddrüse, Prostata, Bronchien, Niere (Hypernephrom), Magendarmkanal.

Primär maligne Tumoren: ⇨

**Primär maligne** Tumoren:

- Chordom, Plasmozytom, osteogenes Sarkom, Chondrosarkom, Ewing-Sarkom, Retikulosarkom (malignes Lymphom).
  Die primären und sekundären Tumoren zeigen in der Mehrzahl der Fälle osteolytische Formen. Selten kommen osteoblastische Aktivitäten vor, z. B. beim Prostatakarzinom.

Gutartige Tumoren selten.

**Gutartige Tumoren** sind selten, z. B.

- Chondrome, Wirbelangiome, Riesenzellgeschwülste, Aneurysmatische Knochenzyste.

**Symptome**
Schmerzen, neurologische Ausfälle.

**Symptome:** lokalisierte Schmerzen, ähnlich denen bei degenerativen Veränderungen. Durch Tumorwachstum mit radikulärer oder spinaler Bedrängnis können neurologische Komplikationen bis hin zum Querschnittssyndrom entstehen.

**Röntgen:** Lysen im Wirbelkörper oder den Bogenwurzeln sind meist auffällig, im Tomogramm oder Computertomogramm augenfällig. Im Frühstadium zeigt das Szintigramm selbst bei negativem Röntgenbild eine Aktivitätsanreicherung, u. U. auch einen polysegmentalen Befund, was für die Therapieplanung entscheidend sein kann. Die Bandscheibe wird lange Zeit ausgespart, so daß die Höhe des Bandscheibenraumes nicht gemindert ist. Dies ist das wichtigste differentialdiagnostische Kriterium in der Beurteilung des Röntgenbildes gegenüber Osteolysen durch entzündliche Destruktionen. Ist der Wirbel den statischen und dynamischen Belastungen nicht mehr gewachsen, kommt es zu Zusammenbrüchen des Wirbels mit z. T. erheblicher Höhenminderung und Fehlstellung (kurzbogige Kyphosen).

**Röntgenbild**
Lysen.
- Beginn im Wirbelkörper (DD: Entzündung, deckplattennahe Lysen),
- zunächst keine Höhenminderung des Zwischenwirbelraumes,
- später: Zusammenbruch des Wirbelkörpers, Höhenminderung, Kyphosen.

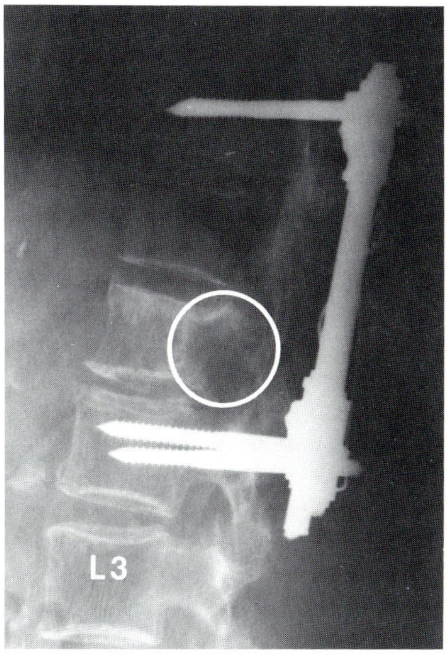


**Abb. 179**
Tumordestruktion der dorsalen Strukturen von L1, Stabilisierung mit Fixateur interne

**Therapie:** Sie richtet sich nach der Art des Tumors, wobei Bestrahlungstherapie und zytostatische Maßnahmen, je nach Tumor, allein oder in Kombination angewandt werden. Operative Ausräumung kann in seltenen Fällen dann eine Ausheilung bringen, wenn eine Solitärmetastase oder ein begrenzter primär maligner Tumor vorliegt. Die Auffüllung des Knochendefektes erfolgt in diesen Ausnahmefällen mit autogenen kortikospongiösen Spänen, sonst mit Knochenzement. Eine zusätzliche Fixation (Platte, Fixateur interne) ist sinnvoll (Abb. 179). Neurologische Komplikationen zwingen häufig zur operativen Befreiung des nervösen Gewebes, wobei häufig unvollständige Ausräumung in Kauf genommen werden muß. Damit kann jedoch ein Querschnittssyndrom abgewendet werden.

**Therapie**
- Zytostatika,
- Strahlentherapie (abhängig vom Tumor),
- u. U. operative Ausräumung Auffüllung mit Knochenzement oder autogenem Knochen (bei Solitärmetastase), Fixation (z. B. mit Fixateur interne).

## 3.3.13 Traumatologie

**Traumatologie**

*H. Zilch*

**Ätiologie:** Am häufigsten wird die Wirbelsäule durch indirekte Gewalt geschädigt. Einfache Verletzungsmuster, wie axiale Stauchung oder reine Überbiegungs- oder Überstreckungsverletzungen sind seltener als solche, die durch eine Kombination, z. B. aus Überbiegung, axialem Druck und Moment resultieren.

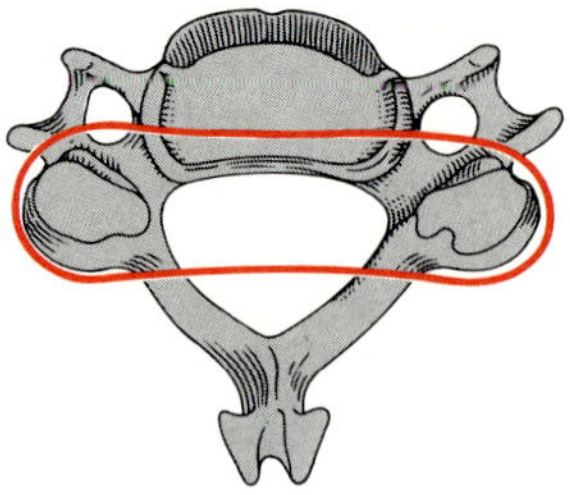

**Abb. 180**
Die 3 tragenden Säulen der Wirbelsäule.
Das mittlere Wirbelsegment entscheidet über die Stabilität.

Klassifizierung in stabile und instabile Verletzung.
Instabilität bei Verletzung der mittleren Säule.

**Klassifizierung der Verletzungen:** Diese richtet sich nach der Stabilität der Wirbelsäule nach dem Trauma. Hierzu gibt es eine Reihe von Einteilungen. Durch die Einführung der Computertomographie ist unser Wissen über das Ausmaß der Verletzung wesentlich vertieft worden, da neben den beiden Standardebenen nun noch eine dritte, eine horizontale Ebene zur Verfügung steht. Die z.Z. anerkannteste Einteilung stammt von Denis und McAfee. Danach wird die Wirbelsäule in 3 osteoligamentäre Säulen eingeteilt (Abb. 180).

*Vordere Säule:* vorderes Längsband, vorderes $\frac{2}{3}$ des Wirbelkörpers und der Bandscheibe

*Mittlere Säule:* hinteres Drittel des Wirbelkörpers und der Bandscheibe, hinteres Längsband

*Hintere Säule:* Wirbelbogen mit Fortsätzen, Gelenkkapsel, hinterer Ligamentenkomplex.

Die mittlere Säule ist für die Stabilität von größter Bedeutung (McAfee, Roy-Camille, Louis). Ist sie ernsthaft verletzt, resultiert eine instabile Verletzung.

Unterteilung in ossäre und diskoligamentäre Instabilität.

Die Instabilität wird in eine ossäre und in eine diskoligamentäre Form (z. B. reine Verrenkung) unterteilt (Abb. 181).

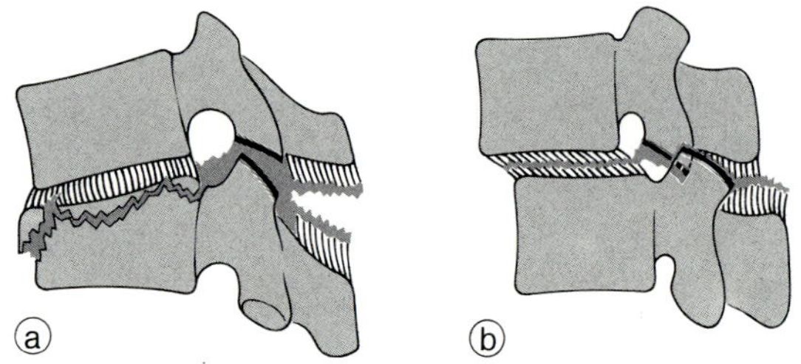


**Abb. 181** Ossäre und diskoligamentäre Instabilität

**Konservative Behandlung**
- Funktionelle Behandlung: verzichtet auf anatomische Reposition, Immobilisation für 5–8 Wochen.
- Frühfunktionelle Behandlung bei Verletzungen nur der vorderen Säule, Dreipunktekorsett.
- Aufrichtung im dorsalen Durchhang (seltene Indikation).

Bei instabilen Brüchen der Halswirbelsäule und konservativem Vorgehen: Extension mit
- Crutchfield-Klammer oder
- Halo-Weste.

### Therapie

**Konservative Behandlung:** Hier steht die *funktionelle* Behandlung (Magnus) im Vordergrund. Sie verzichtet auf Reposition und Retention, stellt den Bruch durch Einhaltung von Bettimmobilisation ruhig. Dauer 5–8 Wochen, je nach Schwere der Verletzung. Bei Verletzungen allein der vorderen Säule kann eine *frühfunktionelle* Behandlung mit kurzzeitiger Immobilisation und nachfolgendem Tragen eines Dreipunkte-Korsetts erfolgen. Das Prinzip der *Aufrichtung* (im dorsalen Durchhang) wurde von L. Boehler propagiert. Trotz mehrmonatigem Tragen eines Gipskorsetts kommt es häufig zum senkundären Einsintern der zerstörten Spongiosa, so daß der primäre Zustand wie nach dem Unfall wieder besteht. Daher ist diese konservativ aufrichtende Behandlung nur noch bestimmten Indikationen vorbehalten.

Bestimmte Verletzungen der Halswirbelsäule (Verrenkungen, Verrenkungsbrüche) erfordern eine *Extension* mittels der Crutchfield-Klammer oder einer Halo-Weste.

*Operative Indikationen:*

Absolute Indikationen zum operativen Eingreifen (vgl. Kap. 2.10.6):
- primär inkomplette Querschnittslähmungen und Cauda-equina-Symptomatik, bedingt durch Einengung des Spinalkanals oder bei instabilen Verletzungen,
- sekundäres Auftreten *oder* Progredienz neurologischer Störungen,
- irreponible Verletzungen,
- offene Verletzungen.

Relative Indikationen:
- Verletzungen mit starker Deformierung – meist instabile Frakturen –, die später statische Probleme erwarten lassen.
- primär totaler Querschnitt zur Pflegeerleichterung und zur Frührehabilitation,
- diskoligamentäre Instabilität bei bekannter schlechter Heilungstendenz,
- posttraumatische Fehlstellung (Gibbus über 30–40°) mit statischen Beschwerden.

*Operative Indikationen*

Absolute Indikationen:

Relative Indikationen:

**Operatives Vorgehen:**
*Temporäre Stabilisierung* von dorsal; Harrington-Stäbe haben folgenden Nachteil: große Überbrückungsstrecke von mehreren Segmenten, die die Gesamtbeweglichkeit der Wirbelsäule unnötig hemmt. Heute wird der Fixateur interne verwendet.
*Spondylodesen:* von *dorsal* durch Entknorpelung der Wirbelgelenke und Anlage von autogener Spongiosa. Zur Stabilisierung Plattenosteosynthese oder Fixateur interne mit Verschraubung durch die Bogenwurzel (transpedikulär).
Interkorporale Fusion von *ventral* mit Aufrichtung, Ausräumung der zerstörten Bandscheibe und Auffüllen mit Spongiosa und kortikospongiösen Spänen. Die Stabilität wird durch eine Plattenosteosynthese erhöht.
Bei primärer Versorgung scheint sich heute der Fixateur interne nach Dick durchzusetzen. Bei einem Kompressionsbruch kann in gleicher Sitzung nach der Aufrichtung die Spongiosatransplantation durch die Pedikel des verletzten Segmentes erfolgen (Abb. 182). Bei allen neurologischen Komplikationen muß die ursprüngliche Weite des Spinalkanals wieder hergestellt werden. Gelingt dies nur durch eine Laminektomie, muß in gleicher Sitzung eine

**Operatives Vorgehen**
*Temporäre Stabilisierung:*
mit Fixateur interne oder Harrington-Stäben (ungünstiger).

*Spondylodesen (Versteifung):*
von *dorsal* nach Entknorpelung der Wirbelgelenke, Fixation mit Platte oder Fixateur interne mit transpedikulärer Verschraubung, von *ventral* als interkorporale Fusion.

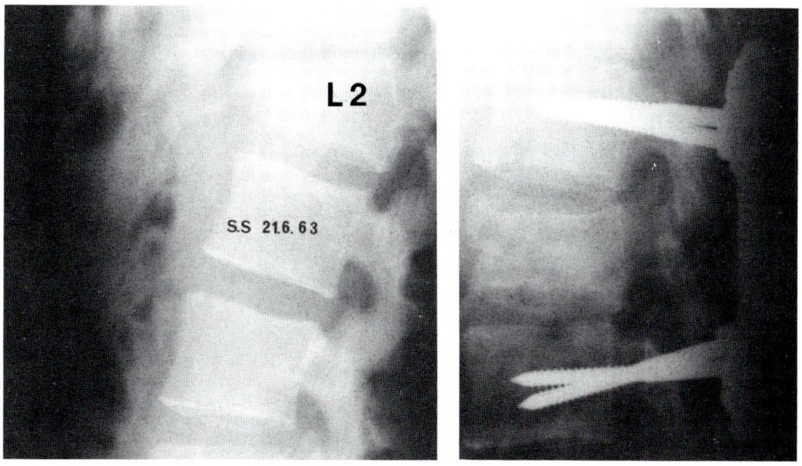


**Abb. 182** Fixateur interne bei Kompressionsbruch des Wirbelkörpers L2

dorsale Spondylodese und Fixation erfolgen. Eine alleinige Laminektomie ohne Fusion ist heute obsolet, da mit einer Spätinstabilität gerechnet werden muß.

**Spätfolgen** nach Wirbelsäulenverletzung
- *Veränderte Statik:*
  - anguläre Kyphose der BWS,
  - Steilstellung der LWS
  
  bei keilförmiger Deformierung des Wirbelkörpers.

Kompensationsfähigkeit der Wirbelsäule abhängig vom Alter und Vorschaden.
Keilwinkel über 30–40°: Korrekturosteotomie.
Nach Einsteifung zweier Segmente werden die Gelenke der darüber bzw. darunter gelegenen Segmente vermehrt beansprucht, Folge: vorzeitige Spondylarthrose.

**Spätfolgen nach Wirbelsäulenverletzung**
Diese können die Statik und nervöse Funktionen (Rückenmark, Wurzeln) betreffen.

**Veränderte Statik:** Bei keilförmiger Deformierung eines Wirbelkörperbruches resultiert im Brustwirbelsäulenbereich eine vermehrte anguläre Kyphosierung (Gibbus), im Lendenwirbelsäulenbereich eine Steilstellung. Ist die Bandscheibe mitverletzt, kann diese bei gleichzeitiger Verletzung des Wirbelkörpers im Laufe des Heilungsprozesses verknöchern, so daß eine Fusion der benachbarten Wirbelkörper entsteht. Dieser Selbstheilungsprozeß erhöht die Stabilität. Bei ungleicher Höhenminderung im a. p. Bild bildet sich eine Seitverbiegung (Skoliose) aus. Die Kompensationsmöglichkeit der Wirbelsäule ist abhängig vom Alter des Patienten und von einer möglichen Vorschädigung. So kann bei jungen Patienten ein Winkel von 20–30° lange Zeit toleriert werden, nicht aber bei einem vorbestehenden Morbus Scheuermann.
Bei einer Fusion (operativ oder spontan entstanden) werden die benachbarten Wirbelgelenke vermehrt beansprucht.
Bei veränderter Statik kann es daher zu vorzeitigen Aufbrauch- und Verschleißerscheinungen der Bandscheiben und Wirbelgelenke kommen, die in den Symptomatologien den Wirbelsäulensyndromen und den Spondylarthrosen ähneln. Auch die Therapie ist die gleiche. Der Verlauf ist häufig aber durch verstärkte Progredienz gekennzeichnet. Bei keilförmiger Deformierung von über 30–40° wird heute allerdings eine Aufrichtungsoperation befürwortet.

- *Instabilität:*
  Insbesondere an der Halswirbelsäule nach diskoligamentärer Verletzung.
  - Diagnose durch Röntgenaufnahmen in maximaler Vorwärts- und Rückwärtsneigung.
  - Therapie: Fusion.

Unterbleibt bei einer diskoligamentären Verletzung die Ausbildung von straffen Narben, verbleibt eine *Instabilität.* Dies wird an der Halswirbelsäule vermehrt beobachtet, so daß hieraus primär eine relative Operationsindikation abgeleitet wird.
Die Spätinstabilität läßt sich auf Röntgenaufnahmen in maximaler Vorwärts- und Rückwärtsneigung exakt belegen. Bei statischen Beschwerden, insbesondere aber beim Auftreten von neurologischen Symptomen, ist die sekundäre Fusion des betroffenen Segmentes durch einen operativen Eingriff angezeigt.

- *Neurologische Defizite:*
  - radikuläre Symptome,
  - Rückenmarksbeteiligung (Spastizität, pathologische Reflexe).

Therapie: Operation.

**Neurologische Defizite:** Durch Instabilität und durch appositionelles Wachstum nach Fraktur können neurologische Symptome radikulärer Art und solche, die das Rückenmark betreffen, auftreten, letztere vermehrt bei primärer Beteiligung der Bandscheibe. Radikuläre Schmerzen äußern sich durch segmentale Störungen im sensiblen oder motorischen Bereich. Diagnostik und Therapie s. Wirbelsäulendegeneration S. 304. Wird das Rückenmark tangiert, treten pathologische Reflexe und Spastizität auf. Die operative Therapie ist nun angezeigt.

*Spätfolgen bei Querschnittslähmung:*
- Dekubitalulzera (Kreuzbein, Trochanter), → operativer Verschluß,
- Infektion der Harnwege,
- Kontrakturen.

**Spätfolgen bei Querschnittsgelähmten**
**Dekubitalulzera**, am häufigsten lokalisiert über dem Kreuzbein und den Trochanteren. Wegen der schlechten Heilungstendenz sind diese fast ausschließlich durch operative Eingriffe zu beheben (Schwenklappenplastiken). Daher kommt der Prophylaxe die größte Bedeutung zu: ständige Überlagerung in der Primärphase, später Lagerung auf besonderer Unterlage in speziellen Betten. Von besonderer Bedeutung ist die Verhinderung einer **Infektion des Harnwegsystems**, so daß auf eine gute Entleerung der autonomen Blase oder der Reflexblase geachtet werden muß. Der Querschnittsgelähmte muß lernen, diese manuell auszudrücken oder durch Beklopfen der unteren

Bauchwand den Entleerungsreflex in Gang zu setzen. Ein Dauerkatheter führt unweigerlich zu einer aufsteigenden Infektion. Weiterhin ist durch eine ständige krankengymnastische Übungsbehandlung eine **Kontrakturprophylaxe** durchzuführen. Ist diese nicht vollständig zu vermeiden, muß zumindest eine Sitzposition erreichbar bleiben, um das Rollstuhlfahren zu ermöglichen.

**Schleudertrauma**

*Synonyme:* Peitschenschlagverletzung, Whiplash-injury.
Beide Begriffe sind in ihrer ätiogenetischen Vorstellung veraltet.

Schleudertrauma

**Ätiologie:** Durch einen Auffahrunfall von hinten wird bei einem überraschten Patienten mit relaxierter Halsmuskulatur der Körper und Teile des Halses ultraschnell nach vorn geschoben während der Kopf und obere Teile des Halses infolge des Trägheitsmomentes in dieser Bewegung zurückbleiben oder gering nach hinten bewegt werden. Hierdurch wird in einem Bewegungssegment eine punktförmige Scherbewegung ausgelöst (Abb. 183), die die Schädigung der Weichteile bewirkt: Einriß des vorderen Längsbandes mit und ohne Diskusverletzung, Kapselrisse an den kleinen Wirbelgelenken mit Unterblutungen. Der Kopf kann nun noch passiv nach vorn kippen. Diese Vor- und Rückwärtsbewegung hat zu der Bezeichnung Peitschenschlagverletzung geführt. Diese Bewegung ist aber nicht für den Schaden verantwortlich.

**Ätiologie**
Punktförmige Scherbewegung in einem Segment durch:
- Auffahrunfall von hinten,
- Überraschungsmoment (= relaxierte Halsmuskulatur).

Folge:
Reiner Weichteilschaden,
Kapsel-Bandrisse,
einschließlich Diskusverletzung.

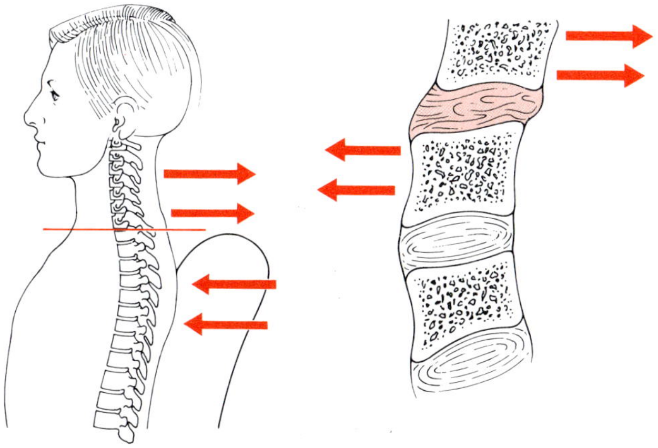

**Abb. 183** Schleudertrauma mit Abscherung in einem Segment (nach Erdmann)

**Diagnose:** Anamnestisch müssen folgende Kriterien erfüllt sein:
Auffahrunfall von hinten, Überraschungsmoment, reiner Weichteilschaden (röntgennegativer Befund),
Schmerzen können typischerweise oft erst nach Stunden oder Tagen auftreten, da die Gelenkkapsel oder das Längsband langsam unterblutet. Bei größerer Unterblutung des vorderen Längsbandes entstehen Schluckschmerzen. Im seitlichen Röntgenbild ist dann der retropharyngeale Raum im befallenen Segment verbreitert.
Klinisch finden sich ein Muskelhartspann, gelegentlich ein Schiefhals, ein umschriebener Druckschmerz in den Weichteilen und eine Funktionseinschränkung der Halswirbelsäule. Gelegentlich treten Schwindel, Ohrensausen und Übelkeit hinzu.
Im Röntgenbild zeigen sich definitionsgemäß keine knöchernen Verletzungen, häufig aber eine Steilstellung der Halswirbelsäule. Funktionsaufnahmen lassen umschriebene Blockierungen eines Segmentes erkennen. Spätere Röntgenbilder zeigen gelegentlich Verkalkungen oder Verknöcherungen in den zerissenen Bändern.

**Diagnose**
- Schmerzen
  sofort oder oft erst nach Stunden,
- Muskelhartspann,
  gelegentlich Schiefhals,
- Druckschmerzen,
- Funktionseinschränkung der Halswirbelsäule.

**Röntgenbild**
Definitionsgemäß reiner Weichteilschaden, aber Steilstellung der HWS.

**Therapie**
Schanz-Krawatte oder Zervikalstütze.

**Prognose:** Nach 3–6 Monaten sind die Beschwerden abgeklungen.
Bei Vorschaden oft längere Beschwerden.
Ausschluß einer Instabilität durch Funktionsaufnahmen der Halswirbelsäule.

**Therapie:** Schanz-Krawatte oder Zervikalstütze aus Schaumstoff für 3–6 Wochen. Wärmcapplikation. Krankengymnastische Übungsbehandlung zur Stärkung der Halsmuskulatur. Muskelrelaxanzien.

**Prognose, Begutachtung:** Im allgemeinen gut. Bei vorgeschädigter Wirbelsäule durch Degeneration – die auf ein Schleudertrauma empfindlicher reagiert – können langanhaltende Beschwerden resultieren. Eine gutachterliche Abgrenzung zwischen Vorschaden und Unfallschaden ist dann vorzunehmen. Im allgemeinen sind Beschwerden allein durch das Schleudertrauma nach 3, spätestens nach 6 Monaten abgeklungen. Länger anhaltende Beschwerden gehen dann zu Lasten des Vorschadens. Eine verbliebene Instabilität (mit oder ohne Diskusschaden) muß jedoch durch Funktionsaufnahmen ausgeschlossen werden.
*Osteoporose der Wirbelsäule* siehe Kapitel 2.2.5.

Schulter

## 3.4 Schulter

*H. Zilch*

### 3.4.1 Funktionelle Anatomie

**Anatomie**

Das große Bewegungsausmaß des Schultergürtels wird ermöglicht durch eine Vielzahl von Gelenken
- echte Gelenke:
  Articulatio glenohumerale
  Articulatio acromioclavicularis
  Articulatio sternoclavicularis
- funktionelle Gelenke Articulatio thoracoscapularis subakromiale Gleitschicht.

Die Bewegungen des Schultergürtels finden nicht nur in anatomisch definierten, echten Gelenken (Articulationes glenohumerale, acromioclavicularis und sternoclavicularis) statt, sondern auch in einem System von Gleitspalten, die als funktionelle Gelenke bezeichnet werden: Articulatio thoracoscapularis (subskapuläre Gleitschicht) und Articulatio subacromialis (subakromiale Gleitschicht = Bursa subacromiale). Alle Gelenke bilden funktionell eine Einheit. Viele Bewegungen, die augenfällig im Glenohumeralgelenk ausgeführt werden, finden in den Nebengelenken statt. Ohne deren Beteiligung wäre die Beweglichkeit der oberen Extremität stark beeinträchtigt. Andererseits ist hierdurch gewährleistet, daß sich Teilfunktionen eines Gelenkes durch andere ersetzen lassen, was im Hinblick auf die Kompensation von Funktionseinbußen durch unterschiedliche Erkrankungen von Bedeutung ist.

**Anatomische Besonderheiten:**
- Mißverhältnis Kopf-Pfanne, trotz des Labrum glenoidale,
- muskelgeführtes Gelenk,
- Rotatorenmanschette,
- chondralapophysäre Ansatzsehne des M. supraspinatus degenerationsgefährdet,
- Lig. coracoacromiale bildet mit dem Akromion das Schulterdach = physiologische Enge,
- Recessus axillaris verödet bei Ruhigstellung in Adduktion,
- Bursa subacromialis für freie Bewegung sehr wichtig, bei Verlötung: Einsteifung,

Die wichtigsten anatomischen Besonderheiten sind:
• *Mißverhältnis* zwischen Kopf und kleiner Pfanne. Das knorplige *Labrum glenoidale* vergrößert zwar die Pfanne funktionell, trotzdem wird nur $\frac{1}{4}$ der Kopfgelenkfläche überdeckt.
• Daher wird das *Gelenk muskelgeführt.* Die *Rotatorenmanschette* (ventral: M. subscapularis, kranial: M. supraspinatus, dorsal: M. infraspinatus und M. teres minor) hat eine gemeinsame haubenförmige Ansatzsehne. Die *Supraspinatussehne* besitzt mit ihrem chondralapophysären Ansatz am Tuberculum majus eine konstante Zone der Hypo- bis Avaskularität. Hier tritt vermehrt Degeneration auf (Abb. 184).
• Einige *Bänder* verstärken die Gelenkkapsel, von denen das Lig. coracohumerale und das Lig. coracoacromiale die wichtigsten sind. Letztere stellt mit dem Akromion das Schulterdach dar, das eine physiologische Enge unter pathologischen Veränderungen weiter einengt (s. Supraspinatussehnen-Syndrom Abb. 187).
• Aussackungen der Gelenkkapsel, z. B. *Recessus axillaris* veröden bei unphysiologischer Ruhigstellung. Daher muß die Schulter bei Ruhigstellung über 3 Wochen immer in Abduktion immobilisiert werden, z. B. im Thorax-Arm-Abduktionsgips.
• Die *Bursa subacromialis* ist für einen ungestörten Bewegungsablauf unentbehrlich. Die Wand der Bursa ist mit der knöchernen Unterlage am Humerus-

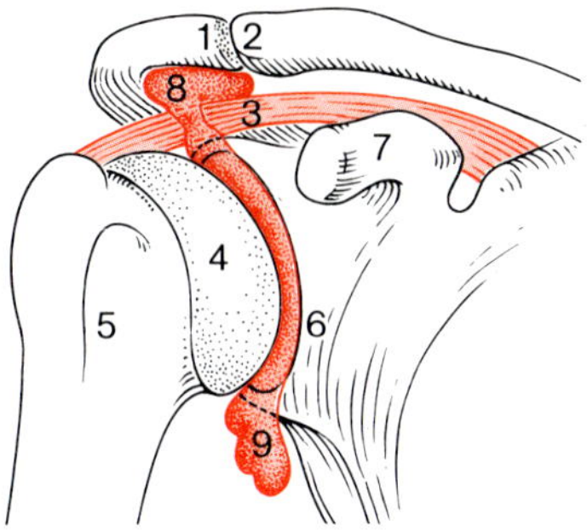


**Abb. 184**
Anatomie der Schulter. Bei einem Riß der Supraspinatussehne (3) kommuniziert die Bursa subacromialis (8) mit dem Gelenkinnenraum (9) mit Recessus axillaris. (1 Akromion, 2 Klavikula, 4 Tuberculum majus, 5 Caput humeri, 6 Cavum glenoidale, 7 Processus coracoideus)

kopf und am Akromion unverschiebbar fest verbunden (s. Abb. 184). Daher kommt es bei Verklebungen oder Verlötungen dieser Gleitschicht zu erheblichen Bewegungseinschränkungen bis hin zur schmerzhaften Schultersteife. Normalerweise bestehen keine Kommunikationen zwischen dem Glenohumeralgelenk und der Bursa, wohl aber bei Rupturen oder Teilrupturen der Supraspinatussehne. Dieser Defekt wird im Arthrogramm sichtbar.

• Die *lange Bizepssehne* zieht nach dem Durchgang im Sulcus intertubercularis frei durch das Schultergelenk, um am Tuberculum supraglenoidale zu inserieren. Am Ort der Umlenkung der Zugrichtung von sagittal nach vertikal erleidet die Sehne gehäuft degenerative Veränderungen.

– lange Bizepssehne zieht im Sulcus intertubercularis, dann frei durch das Glenohumeralgelenk, leicht rupturgefährdet.

## 3.4.2 Biomechanik

**Biomechanik**

Der Schultergürtel ist der Anfang einer Gliederkette, deren Hauptaufgabe darin liegt, die Hand als Greiforgan vor den Rumpf zu bringen, so daß Blick- und Bewegungsfeld annähernd zusammenfallen.

Das Zusammenspiel der gemeinsamen Bewegungskette aller Gelenke des Schultergürtels wird bei Abduktion des Armes verdeutlicht (Abb. 185): Elevation im Glenohumeralgelenk mit Außenrotation des Humerus, Rotation der Klavikula um die Längsachse, Elevation im Sternoklavikulargelenk, Drehung der Skapula nach lateral in einem Drehpunkt nahe dem Skapulahals und einer zusätzlichen Rotation der Skapula senkrecht zum Cavum glenoidale im umgekehrten Uhrzeigersinn. Bei Abduktion des Armes bewegen sich die Articulatio humero-scapularis und die Articulatio scapulo-thoracalis unterschiedlich stark. Während der ersten 30° Abduktion beträgt das Verhältnis etwa 4:1, d. h. die Skapula bewegt sich wenig im Vergleich zum Humerus. Andererseits bedeutet dies, daß die thorako-skapuläre Gleitschicht sofort in Anspruch genommen wird und nicht erst nach 90° Abduktion. Bei weiterer Abduktion zwischen 30 und 120° ändert sich das Verhältnis 5:4. Wenn sich

Zusammenspiel aller Gelenke bei Abduktion des Armes verdeutlicht Abb. 185.

Bei Abduktion des Armes bewegen sich das Glenohumeralgelenk und die Skapula auf der Thoraxwand unterschiedlich stark. Bis 30° Abduktion im Verhältnis 4:1 zwischen 30 und 140° 5:4, weitere Abduktion nur in der skapulo-thorakalen Gleitschicht.

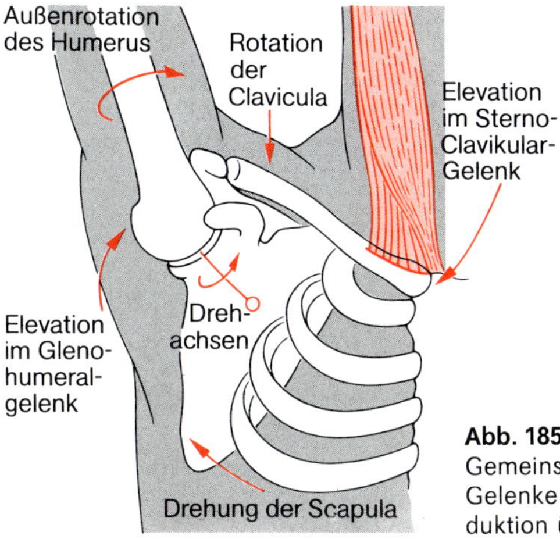


**Abb. 185**
Gemeinsame Bewegungskette aller Gelenke des Schultergürtels bei Abduktion über 90°

Stabilität durch Anordnung der Muskulatur, insbesondere der Rotatorenmanschette und des M. deltoideus. Der Kraftvektor des letzteren allein zieht am oberen Glenoidrand vorbei. Erst durch die Wirkung der Rotatoren, die den Oberarmkopf in die Pfanne zentrieren, erreicht er seine größte Kraftentfaltung.

der Oberarm um 5° im Schulterhauptgelenk bewegt hat, hat sich die Skapula um 1° auf der Thoraxwand gedreht. Bei weiterer Erhebung des Armes erfolgt eine fast ausschließliche Bewegung im skapulo-thorakalen Gelenk.

Die schwierige Aufgabe, trotz größtmöglicher Beweglichkeit eine Stabilität im Glenohumeralgelenk zu erreichen, wird bei fehlender knöcherner Stabilität durch die Anordnung der Muskulatur gelöst.

Es ist die Rotatorenmanschette, die wesentlich zur Stabilität beiträgt, indem sie – bedingt durch ihre Resultierende – während kraftvoller Bewegung den Kontakt zwischen Humeruskopf und Glenoid herstellt und aufrecht erhält. Dies ist besonders wichtig, da der kräftigste Motor für die Schulterbewegung, der M. deltoides, bei alleiniger Wirkung den Humeruskopf kranialwärts und aus dem Glenoid herauszieht, d. h., der Kraftvektor zieht am oberen Glenoidalrand vorbei. Die Stabilisierung durch die Rotatorenmanschette bewirkt einen konstanten Stützpunkt, der es dem Deltamuskel erlaubt, seine größte Wirkung zu entfalten (Abb. 186).

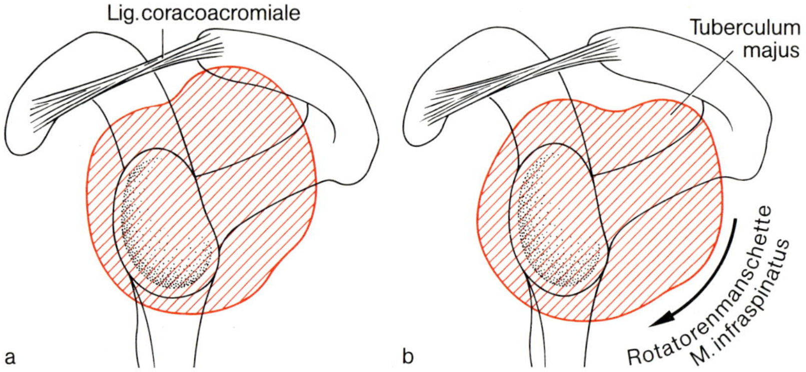


**Abb. 186** Bei Abduktion und gleichzeitiger Außenrotation umgeht das Tuberculum majus durch Zug des M. infraspinatus (Außenrotation und Kopfdepression) die Schulterhöhe bzw. das Lig. coracoacromiale: Umgehung des schmerzhaften Bogens

Schmerzhafter Bogen bei Supraspinatussehnen-Syndrom durch Abduktion mit Einengung der Sehne unter dem Schulterdach, bei 50–100° Schmerzmaximum.
Schmerzminderung bei seitlicher Außenrotation des Oberarmes.

Bei dem Supraspinatussehnen-Syndrom ist ein lebhafter Schmerz bei Abduktion des Armes typisch. Das Tuberkulum majus tritt bereits bei 40° seitlichem Anheben unter das Schulterdach (Akromion bzw. Lig. coracoacromiale). Der Schmerz erreicht einen Höhepunkt bei 50–100° Abduktion, da die Sehne vermehrt eingeengt wird (Impingement-Syndrom). Man spricht von einem *schmerzhaften Bogen* (painful arc). Der Schmerz wird stark gemindert, wenn der Arm bei stärkerer Außenrotation seitlich angehoben wird, da nun der Höcker das Schulterdach umgeht (Abb. 187).

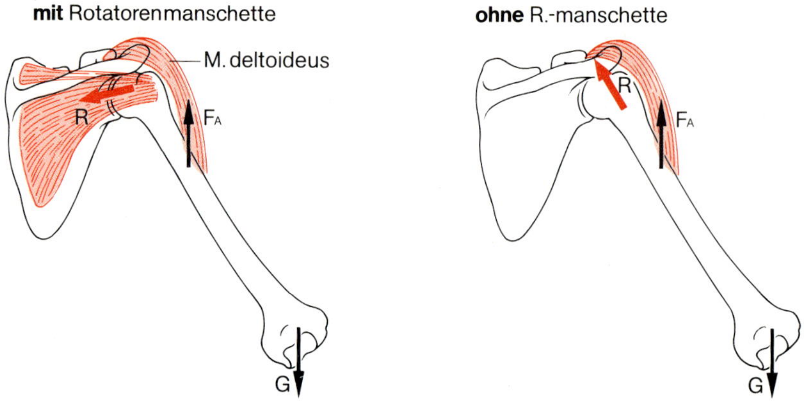


**Abb. 187** Resultierende Gelenkkraft (R) bei Abduktion ($F_A$ = abduzierende Kraft), bei Ausfall der Rotatoren zieht die Resultierende am oberen Glenoidalrand vorbei (rechts) (G = Gewichtskraft des Armes).

## 3.4.3 Untersuchungstechniken

**Untersuchungstechniken**

Die Untersuchung der Schulter ist nur dann präzise, wenn sie systematisch, am besten nach einer Checkliste, vorgeht. Zunächst ist die **Schmerzanamnese** zu erfragen: Unfallereignis? Direktes oder indirektes Trauma, Hebetrauma? Spontanschmerz? Belastungsabhängig oder Ruhe- und Nachtschmerz?

Anamnese mit Erfragung des Schmerzcharakters.

**Inspektion:** Bestimmte Verletzungsformen haben typische Erkennungsmerkmale. Schulterluxation: fehlende Schulterwölbung; Akromioklavikulargelenkssprengung: Hochstand der lateralen Klavikula; subkapitale Humerusfraktur: Hämatom an der Innenseite des Oberarmes. Gelenkschwellung? Muskelatrophie? z. B. Axillarisparese führt zur Atrophie des M. deltoideus. Schultergeradstand? Schulterblattstand: Scapula alata?

**Inspektion:**
- Gelenkfehlstellungen,
- Hämatome,
- Muskelatrophien,
- Schultergeradstand,
- Scapula alata?

**Palpation:** Die Untersuchung der Schulter beginnt mit der Palpation der Halswirbelsäule auf Druckschmerz, Muskelhartspann und Bewegungseinschränkungen.
Bei Palpation der Schulter steht der Arzt hinter dem Patienten. Die typischen Punkte des Schultergürtels werden nun abgetastet.
Druckschmerz am Tuberculum majus: Veränderungen an der Supraspinatussehne.
Druckschmerz um den Processus coracoideus: Impingement-Syndrom (Engpaß unterhalb des Schulterdaches).
Druckschmerz im Sulcus intertubercularis: Tendinitis der langen Bizepssehne.
Druckschmerz am Akromioklavikulargelenk: Instabilität, Arthrose.

**Palpation:**
Zunächst Halswirbelsäule:
- Druckschmerz,
- Muskelhartspann,
- Bewegung ↓

Druckpunkte am Schultergürtel
- Tuberculum majus → Supraspinatussehne,
- Processus coracoideus → Impingement-Syndrom,
- Sulcus intertubercularis → Tendinitis lange Bizepssehne,
- AC-Gelenk: Instabilität, Arthrose.

Die palpierende Untersuchung wird nun mit passiven und aktiven **Bewegungsprüfungen** fortgesetzt. Zunächst wird die Globalbewegung des gesamten Schultergürtels überprüft. Bei Prüfung der isolierten Bewegung des Glenohumeralgelenkes wird der untere Schulterblattwinkel zwischen Daumen und Zeigefinger fixiert. Nun gelingt eine Abduktion bis etwa 90°, wenn sich auch die Skapula bereits mitbeteiligen will. Zunächst wird die Abduktion in Neutralstellung, dann in Innen- und Außenrotation geprüft. Schmerzhafter Bogen zwischen 50–100°, der durch Außenrotation abgefangen werden kann? Dreht das Schulterblatt schon zu Beginn der Abduktionsbewegung voll mit, liegt eine „frozen shoulder", eine schmerzhafte Schultersteife, vor. Schmerzverstärkung bei Abduktion von 90° und Innenrotation spricht für ein Impingement-Syndrom, da bei dieser Bewegung der subakromiale Raum weiter eingeengt wird. Eine Subluxationstendenz der langen Bizepssehne nach vorn medial kann bei Abduktion und Außenrotation unter dem palpierenden Finger im Sulcus intertubercularis als Schnapp-Phänomen getastet werden.

**Bewegungsprüfungen:**
- Globalbewegung in allen Ebenen,
- Glenohumeralgelenk unter Fixierung der Skapula,
- schmerzhafter Bogen,
- dreht die Skapula bei Abduktion sofort mit (schmerzhafte Schultersteife)?

*Isometrische Funktionstests:* Läsionen der Supraspinatussehne werden durch folgende Tests verifiziert.
*Drop-arm-sign:* Den passiv auf 90° abduzierten Arm kann der Patient nicht halten, der Arm sinkt ab (Sehnenruptur).

**Isometrische Funktionstests:**

- Prüfung der Supraspinatussehne
  - Drop-arm-sign,
  - Null-Grad-Abduktionstest,
  - Supraspinatustest.

*Null-Grad-Abduktionstest:* Der gestreckte, anliegende Arm kann gegen Widerstand nicht oder nur unter Schmerzen abduziert werden.
*Supraspinatustest:* Abwärtsgerichteter Druck auf den gestreckten, 90° abduzierten und 30° nach vorn gerichteten Arm mit Innenrotation (Daumen zeigt nach unten) löst einen heftigen Schmerz aus. In dieser Stellung wird von den Rotatoren nur der M. supraspinatus innerviert.
*Außenrotationsstreß* und *Innenrotationsstreß* bei am Körper angelegtem Oberarm ergibt bei Schwäche oder Schmerzen eine Läsion der Außenrotatoren (M. supraspinatus, M. infraspinatus, M. teres minor) oder der Innenrotatoren (M. subscapularis).

- Prüfung der Rotatoren
  - Außenrotationsstreß,
  - Innenrotationsstreß.

- Prüfung der langen Bizepssehne
  - Yergasontest.

*Yergason-Test* zur Überprüfung der langen Bizepssehne: Bei rechtwinklig gebeugtem Ellenbogen und proniertem Unterarm weist eine Schmerzangabe bei kräftiger Supination gegen Widerstand auf eine Affektion dieser Sehne hin.

**Stabilitätsprüfungen:**
- Subluxation durch Daumendruck in Abduktion und Außenrotationsstellung,
- im AC-Gelenk: Zug am Arm.

**Stabilitätsprüfungen:** Am Glenohumeralgelenk kann eine *Instabilität* Ursache eines Schulterschmerzes sein. Bei forcierter Außenrotation und Abduktion kann ein Daumendruck des Untersuchers den Kopf auf den vorderen Glenoidalrand und damit in schmerzhafte Subluxationsstellung bringen (Apprehension-Test).
Am Akromioklavikulargelenk verursacht ein Zug am Arm eine Verstärkung einer Subluxationsstellung dieses Gelenkes, d. h. ein Höhertreten des lateralen Klavikulaendes.

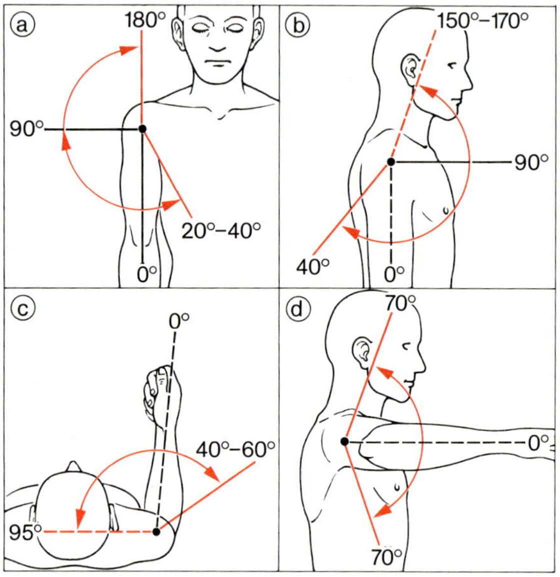


**Abb. 188** Bewegungsausmaß des Schultergürtels

**Bewegungsumfang:**
Bewegungsausmaß und Umfangsmessungen in einem Meßblatt dokumentieren.

**Bewegungsumfang:** Das Bewegungsausmaß des gesamten Schultergürtels wird in einem Meßblatt dokumentiert. Hier werden auch die Umfangsmessungen an definierten Punkten festgehalten (z. B. vordere Axillarlinie, 15 cm oberhalb des Epicondylus humeri radialis, 10 cm unterhalb dieses Knochenvorsprunges, Handgelenk und Mittelhand ohne Daumen).
Betreffs der Untersuchungstechnik und der Normalmaße s. Abbildung 188.

**Habituelle Schulterluxation**

- **Habituelle Luxation:** gewohnheitsmäßig ohne äußere Gewalteinwirkung.
- **Rezidivierende L.:** nach traumatischer Erstluxation.
- **Angeborene Luxation**
- **Willkürliche Luxation:** jederzeit reproduzierbar und vom Patienten reponierbar.

*Luxationsrichtung:*
- Luxatio subcoracoidea (nach vorn, häufig)
- Luxatio axillaris (nach unten),
- hintere Luxation (selten).

## 3.4.4 Habituelle Schulterluxation (HSL)

**Formen:** Die *habituelle* – gewohnheitsmäßige – Schulterluxation wird als eine bei den geringsten Anlässen auftretende Verrenkung des Schultergelenkes definiert, die meist nicht selbst reponiert werden kann (Seidel 1918). Der Begriff der *rezidivierenden* Luxation ist auf eine sich wiederholende Verrenkung nach traumatischer Erstluxation – nach erneutem Trauma – reserviert. Diesen Verrenkungen stehen die *angeborenen* Verrenkungen gegenüber, ebenso wie die *willkürlichen*, die durch eigene Muskelleistung produziert und ebenso wieder behoben werden können.
Nach der Richtung der Luxation unterscheiden wir die am häufigsten vorkommende vordere (Luxatio subcoracoidea) von einer unteren (Luxatio axillaris) und einer hinteren, die mit 2 % der Verrenkungen nur selten ist.

**Häufigkeit:** Bei dem knöchern schlecht stabilisierten Gelenk kann die dynamische Führung durch die Muskulatur versagen. Daher ist das Schultergelenk dasjenige Gelenk, das am häufigsten verrenkt wird. Etwa 10–20 % aller Verrenkungen beruhen auf anlagebedingten Veränderungen. Die Rezidivneigung nach erster traumatischer Luxation ist stark altersabhängig. Je jünger der Patient zum Zeitpunkt der Erstluxation desto höher die Rezidivneigung. Um das 20. Lebensjahr rezidiviert jede 2. Luxation!
Die altersmäßige Aufteilung zeigt 2 Häufigkeitsgipfel, den ersten im 2.–3.und den zweiten im 6.–7. Lebensjahrzehnt.
Das männliche Geschlecht ist dreimal häufiger als das weibliche betroffen.

**Häufigkeit:**
Schultergelenk luxiert von allen Gelenken am häufigsten, 10–20 % sind anlagebedingt. Rezidivneigung nach Trauma altersabhängig: Um das 20. Lebensjahr rezidiviert jede 2. Luxation.

Häufigkeitsgipfel 2.–3. und 6.–7. Lebensjahrzehnt, ♂ : ♀ = 3 : 1.

**Ätiopathogenese:** Strukturelle Veränderungen begünstigen die HSL.

**Ätiopathogenese**
Strukturelle Veränderungen können konstitutioneller oder posttraumatischer Art sein.

**Konstitutionelle Faktoren:**
- Pfannendysplasie (zu flache oder zu kleine Pfanne),
- abnorme Schlaffheit der Kapsel und Bänder,
- veränderter Pfannenneigungswinkel (z. B. verstärkte Anteversion),
- verminderte Retrotorsion des Humerus,
- Fehlinnervation der Muskulatur.

**Posttraumatische Läsionen:**
- Impressionsfraktur am Caput humeri,
- knöcherne Abrisse am vorderen unteren Pfannenrand,
- Limbusein- oder -abrisse (Bankart-Läsion),
- Verletzungen am Muskel- und Kapselapparat.

Eine Impressionsfraktur im dorso-kranialen Kopfbereich – sog. Hill-Sachs-Delle – entsteht bei der Erstverrenkung, wenn der Kopf gegen den unteren Pfannenrand rammt. Bei Außenrotation und Abduktion rastet der Kopf erneut in den Pfannenrand ein und leitet damit die Reluxation ein (Abb. 189).

Hill-Sachs-Delle: Defekt am dorso-kranialen Kopfbereich, der bei typischer Bewegung (Abduktion, Außenrotation) die Luxation erneut einleitet.

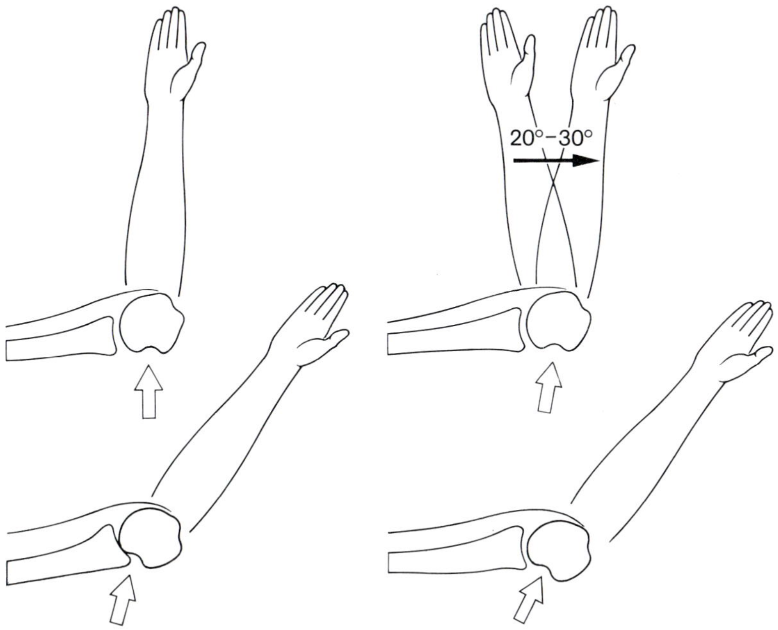


**Abb. 189** Mechanismus der Luxation bei Hill-Sachs-Delle (links), nach Drehosteotomie (rechts)

**Klinik**
Auslösen der HSL bei Abduktion und Außenrotation bei Gelegenheitsbewegungen

**Klinik:** Der Zustand bei HSL entspricht dem bei traumatischer Luxation (s. S. 364). Die habituelle Luxation wird am häufigsten bei Abduktion und Außenrotation des Oberarmes ausgelöst (z. B. im Schlaf, beim Kopfsprung ins Wasser, beim Ausziehen, also häufig schon bei Gelegenheitsbewegungen).

**Diagnose**
Zwangshaltung, tastbare leere Pfanne; Röntgenbild in 2 Ebenen, Nachweis der Hill-Sachs-Delle bei Innenrotation des Armes.

**Diagnose:** Zwangshaltung des Armes, leere Pfanne, Röntgenbild in 2 Ebenen.
Die Instabilität des Gelenkes wird mit dem Apprehension-Test (S. 356) geprüft. Die Hill-Sachs-Delle wird als ventro-dorsale Profilaufnahme bei innenrotiertem Oberarm (40–60°), am besten unter Bildwandlerkontrolle, gefunden. Weitere Spezialaufnahmen zum Nachweis der Pfannendysplasie und Pfannenverletzungen.

**Therapie**
Nach mehr als 3 Luxationen besteht Operationsindikation.
Verschiedene Operationsverfahren:

1. Operation nach Putti-Platt
   - reiner Weichteileingriff,
   - vordere Kapselraffung,
   - laterale Versetzung des M. subscapularis.
2. Operation nach Eden-Hybinette-Lange
   - wie Putti-Platt,
   - zusätzlich: Verbreiterung des vorderen unteren Pfannenrandes durch Einschlagen eines Knochenspanes.

Nachbehandlung zu 1. und 2.:
- Thoraxarmabduktionsgips in Innenrotation des Armes,
- krankengymnastische Nachbehandlung.

Gewöhnlich 20° Außenrotationsverlust.

**Therapie:** Nach mehr als 3 Luxationen ist eine Operation angezeigt, um dem Gelenk eine stabile Führung wiederzugeben. Von der Vielzahl der angegebenen Operationsmethoden haben sich im wesentlichen folgende durchgesetzt (Abb. 190):

- *Operation nach Putti-Platt:* Sie beinhaltet als reine Weichteiloperation eine Stabilisierung und Straffung der vorderen Kapsel und der Muskulatur. Die vordere Kapsel wird gerafft und der M. subscapularis nach Absetzen am Tuberculum minus nach lateral versetzt und reinseriert. Das postoperative Narbengewebe stabilisiert ebenfalls.
- *Operation nach Eden-Hybinette-Lange:* Diese Operation umfaßt 2 Schritte. Der erste entspricht der vorgenannten Weichteiloperation, der zweite ist eine knöcherne Stabilisierung durch Verbreiterung des vorderen unteren Pfannenrandes. An dieser Stelle wird die Pfanne durch Einschlagen eines Knochenspanes vergrößert.
  Beide Operationsverfahren erfordern eine postoperative Ruhigstellung im Thoraxarmabduktionsgips mit innenrotiertem Arm. Anschließend ist eine intensive krankengymnastische Nachbehandlung erforderlich. In der Regel verbleibt durch die Versetzung des M. subscapularis (Innendreher) ein Verlust der Außenrotationsfähigkeit von 20°.

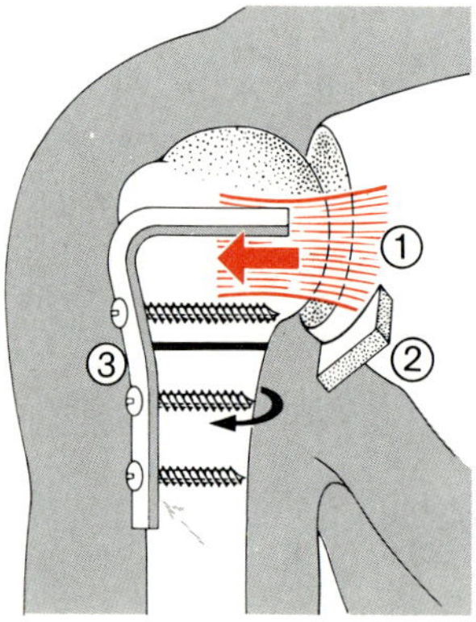


**Abb. 190**
Operationen bei habitueller Schulterluxation:
1 Putti-Platt: Versetzung des M. subscapularis nach lateral mit Kapselraffung,
1 und 2 Operation nach Eden-Hybinette-M. Lange,
3 subkapitale Rotationsosteotomie nach Weber

3. Drehosteotomie nach Weber
   - subkapital,
   - Drehung des Kopfes um 25–30° nach innen,
   - Stabilisierung mit Winkelplatte.

Indikation: Hill-Sachs-Delle, verminderte Retrotorsion des Humerus.

- *Drehosteotomie nach Weber:* Quere subkapitale Osteotomie und Drehung des Kopfes nach innen um 25–30° (bzw. Drehung der peripheren Fragmente um den gleichen Betrag nach außen.) Stabilisierung mit spezieller Winkelplatte. Die Versetzung des M. subscapularis nach lateral sollte mit durchgeführt werden. Indikation: 1. Nachweis einer Hill-Sachs-Delle, die somit aus dem Gefahrenbereich herausgedreht wird (Abb. 189), 2. bei verminderter Retrotorsion des Humerus.

Prognose: Rezidive postoperativ: 2–4 %.

**Prognose:** Im allgemeinen gut. Rezidivneigung postoperativ bei 2–4 %.

## 3.4.5 Periarthropathia humeroscapularis (PHS)

**Periarthropathia humeroscapularis** (PHS)
degenerative Prozesse am Schultergelenk *periartikulär.*

PHS: Symptom, keine Diagnose.

Schulterschmerzen sind ein Alltagsproblem in der orthopädischen Praxis. Das Glenohumeralgelenk erleidet im Vergleich zu den belasteten Gelenken der unteren Extremität seltener degenerative Veränderungen am Gelenk selbst als vielmehr Aufbrauch- und Abnutzungserscheinungen an den *periartikulären* Strukturen. Nun ist nicht jeder Schulterschmerz mit der PHS gleichzustellen, erstens weil nicht jeder Schulterschmerz seine Ursache in Veränderungen der periartikulären Strukturen haben muß und zweitens weil der Arzt in dem irrigen Glauben verharren könnte, eine entscheidende Diagnose gestellt zu haben mit allen erfolgversprechenen therapeutischen Konsequenzen. Der Begriff der PHS – mehr Symptom als Diagnose – muß zunächst noch entfächert werden, um zu einem vernünftigen therapeutischen Ansatz zu kommen.
Einige völlig verschiedene anatomisch-pathologische Krankheitsbilder sind schon seit langem bekannt. Die Zuordnung der pathologischen Veränderungen zu einem bestimmten Krankheitsbild gelang erst in der letzten Zeit.
Dyplay (1872) prägte den Begriff der *Periarthritis humeroscapularis* mit der Annahme einer Entzündung nach Trauma. Bald wurde der Genese widersprochen, da die schmerzhafte Schultersteife häufiger auch ohne Trauma beobachtet wurde. 1907 sah Stieda Verkalkungen, die in die Bursa subakromialis lokalisiert wurden. Im gleichen Jahr diagnostizierte Codman als Erster einen Abriß der Supraspinatussehne. Der Begriff der Bursitis calcarea wurde geprägt. 1912 sah Wrede diese Verkalkungen in der Supraspinatussehne und nicht in der Bursa. Er erkannte bereits, daß zwischen Größe des Kalkschattens und klinischer Symptomatologie kein Zusammenhang besteht.
Pathologische Veränderungen an der Bizepssehne wurden bereits 1867 beschrieben und 1914 eine Arthrose im Akromioklavikulargelenk.
Der Begriff der Periarthritis humeroscapularis hat sich lange Zeit – insbesondere im deutschsprachigen Raum – gehalten, obwohl er keine nosologische Einheit darstellt. Da die Ursache am weitaus häufigsten eine Degeneration ist, wird heute der Oberbegriff der Periarthropathia humeroscapularis zunehmend akzeptiert, wohl wissend, daß auch dieser Begriff diagnostisch weiter aufgefächert werden muß. Da sekundär entzündliche Komponenten hinzutreten können, wird auch noch der Begriff der Periarthritis der Schulter angewendet.

**Die PHS umfaßt 4 Krankheitsbilder:**

Die sog. PHS umfaßt 4 Krankheitsbilder. Drei von ihnen spielen sich an den Sehnen der Rotatorenmanschette ab, insbesondere am kranialen Teil, an der Supraspinatussehne; die vierte betrifft die Gelenkkapsel, die zur Kapselschrumpfung und damit zur Blockierung der Beweglichkeit führt (schmerzhafte Schultersteife).

### 3.4.5.1 Supraspinatussehnen-Syndrom

**Supraspinatussehnen-Syndrom**

*Synonyme:* Supraspinatus-Tendinitis, Rotatorenmanschetten-Tendinitis, Insertionstendopathie der Supraspinatussehne, einfach schmerzhafte Schulter in Anlehnung an den französischen Begriff der „épaule douloureuse simple"; Impingement-Syndrom der Supraspinatussehne.

**Ätiopathogenese**
degenerative Veränderungen am Sehnenansatz, begünstigt durch
- chondralapophysären Ansatz,
- Drosselung der Blutzufuhr bei Ad- und Abduktion.

**Ätiopathogenese:** degenerative Veränderungen am Sehnenansatz mit mechanischem Reizzustand, bedingt durch die primär hypovaskularisierte Ansatzzone (chondralapophysär) aufgrund anatomischer Disposition. Hinzu kommt die völlige Unterbrechung der Blutzufuhr bei Adduktion, da nunmehr der Humeruskopf auf den Ansatz der Supraspinatussehne drückt und die Blutzufuhr unterdrückt, ebenso wie bei forcierter Abduktion durch Anschlag der Sehne an das Schulterdach, insbesondere an das Lig. coracoacromiale. Die Sehnenzellen sind bei der Zuführung der ernährenden Substrate auf Diffusion angewiesen. Diese wird mit zunehmendem Alter immer schwieriger. Der Zelltod ist die Folge. Die darauffolgende – sekundäre – Entzündungsreaktion wird als Tendinitis bezeichnet.

**Symptomatologie**
Schmerzen bei Elevation, nachts.

**Symptome:** Schmerzen bei Elevation des Armes, auch nächtlicher Schmerz beim Liegen auf der erkrankten Seite. Keine Einschränkung der aktiven oder passiven Beweglichkeit, doch endgradiger Bewegungsschmerz.
Während des Durchganges der Sehne durch die physiologische Enge zwischen Tuberculum majus und Lig. coracoacromiale Schmerzverstärkung (Impingement).

**Diagnose**
Druckschmerz am Tuberculum majus, Null-Grad Abduktionstest positiv, Supraspinatus-Test positiv, Außenrotationsstreß schmerzhaft, schmerzhafter Bogen.

**Diagnose:** Anamnese, klinische Symptomatologie. *Untersuchungsbefund:* bei Palpation druckempfindliche Tuberkula, besonders des Tuberculum majus. Schmerzen bei Abduktion gegen Widerstand (Null-Grad-Abduktionstest). Positiver Supraspinatus-Test, Außenrotationsstreß (s. S. 355). Schmerzhafter Bogen (s. S. 354).

**Therapie**
Antiphlogistika. Injektion von Superoxiddismutase bei akuten Schmerzen. Kortison nur ausnahmsweise.

*Operativ:* Akromioplastik.
Ziel: Vergrößerung des subakromialen Raumes.

**Therapie:** Bei akuten Schmerzen Injektion von Superoxiddismutase an die Sehne. Entzündungshemmende Medikamente. Subakromiale Kortison-Injektion nur bei anhaltenden Beschwerden und nur in 1–2 Sitzungen. Wärmeapplikation.
*Operativ* bei anhaltenden Beschwerden durch Akromioplastik, die eine Vergrößerung des subakromialen Raumes beinhaltet; z. B. Resektion des Lig. coracoacromiale und tangentiale Abmeißelung des Akromion.

**Prognose:** Beschwerden können rezidivieren.
Bei anhaltenden Schmerzen Gefahr der Rotatorenmanschetten- bzw. Supraspinatussehnenruptur.

**Ruptur der Rotatorenmanschette**

Speziell Ruptur der Supraspinatussehne, Riß der Sehne infolge Degeneration. Deren Ursachen wie bei Supraspinatussehnen-Syndrom.

### 3.4.5.2 Ruptur der Rotatorenmanschette

*Synonyme:* Ruptur der Supraspinatussehne, pseudoparalytische Schulter.

**Ätiopathogenese:** Eine gesunde Sehne reißt nicht; bei plötzlichem Streß kommt es entweder zum knöchernen Sehnenausriß oder zum Muskelriß. Ein Zusammenspiel verschiedener Faktoren ist für Häufigkeit der Ruptur der Supraspinatussehne im Vergleich zu anderen Sehnen verantwortlich.
Verminderte Blutversorgung führt zur Degeneration mit Faszikulation mit Auseinanderweichen der Kollagenbündel und damit zur Herabsetzung der Zugkraft.
Der Druckeffekt des Caput humeri bewirkt eine Konzentration der Kräfte am Sehnenansatz nahe dem Tuberculum majus.
Ein partieller Riß schafft eine Zone geringer Belastbarkeit, die den totalen Riß erwarten läßt.
Der degenerativ veränderten Sehne fehlt eine normale propriozeptive Rückkoppelung. Dadurch wird die Sehne vor unphysiologischen Muskelreaktionen nicht mehr geschützt.

**Symptomatologie, Diagnose**
- heftiger Schmerz nach einer mäßigen Anstrengung,
- Schmerzverstärkung des nachts,
- Unfähigkeit zur aktiven Abduktion (Pseudoparalyse),

**Symptome:** Nach einer mehr oder weniger heftigen Anstrengung, gelegentlich auch bei „falscher Bewegung“ tritt plötzlich ein starker Schmerz auf. Der Arm kann aktiv nicht mehr gehoben werden (Pseudoparalyse). Häufig nächtlicher Schmerz mit Unfähigkeit, auf der erkrankten Seite zu schlafen.

**Diagnose:** Anamnese, akuter heftiger Schmerz. Druckschmerz am Tuberkulum und vorn unter dem Korakoid. Verlust der aktiven Elevation des Armes (Riß der Supraspinatussehne) und/oder der Außenrotation (Riß der Infraspinatussehne). Im letzteren Fall fällt der leicht abduzierte Arm in Innenrotation und Pronation. Passive Beweglichkeit frei. Bei kleineren Rissen leichte Ermüdbarkeit dieser Bewegungsformen. Häufig schmerzhafter Bogen. Indirektes Röntgenzeichen: Hochstand des Humeruskopfes durch Zug des M. deltoideus bei Ausfall des Kraftvektors der Rotatorenmanschette. Sicherung des Risses durch Arthrographie, bei der nunmehr eine Kommunikation des Gelenkraumes mit der Bursa subacromiale besteht (s. Abb. 184). Auch eine Ultraschalluntersuchung und die Arthroskopie können die klinische Diagnose bestätigen.

- Druckschmerz am Tuberkulum und vor dem Korakoid,
- Röntgen: Hochstand des Humeruskopfes,
- bei kleinen Rissen: leichte Ermüdbarkeit, schmerzhafter Bogen,
- Sicherung der Diagnose durch Arthrographie: Austritt des Kontrastmittels in die Bursa subacromiale.

**Therapie:** Bei akuter Form: Ruhigstellung auf einer Thoraxarmabduktionsschiene, Kryotherapie, Gabe von Analgetika und Antiphlogistika. Nach Abklingen der akuten Schmerzsymptomatik krankengymnastische Übungsbehandlung. Bei weiterbestehenden Beschwerden und Funktionsausfall operative Rekonstruktion der Sehne: Sehnennaht, transossäre Fixierung am Tuberculum majus, plastischer Ersatz, je nach Befund.

**Therapie**
*Konservativ:* Ruhigstellung auf Thoraxarmabduktionsschiene. Dann krankengymnastische Behandlung.
*Operativ:* Bei bleibendem Funktionsausfall Naht, plastischer Ersatz.

**Prognose:** Häufig chronische, über Monate bis Jahre bestehende Beschwerden. Durch Operation bei korrekter Indikation können bessere Ergebnisse erwartet werden.

Prognose: häufig monate- bis jahrelange Beschwerden.

### 3.4.5.3 Tendinitis calcarea

**Tendinitis calcarea**

*Synonyme:* Bursitis calcarea, hyperalgische Schulter, Tendinosis calcarea.

**Ätiopathogenese:** Die ums Überleben kämpfenden Bindegewebezellen in dem hypovaskulären Bezirk der Supraspinatussehne – seltener der Infraspinatussehne – wandeln sich infolge des notwendigen anaeroben Stoffwechsels in Chondrozyten um und bilden Verkalkungsherde. Andererseits kann die Verkalkung in einer fettig degenerierten Sehne eine Verkalkung von Fettseifen sein (Hydroxylapatit). Die in der Sehne gebildeten Kalkherde brechen in die Bursa subakromialis durch.

Verkalkung in der hypovaskularisierten Supraspinatussehne. Ursachen:
- Umwandlung von Fibrozyten in Chondrozyten durch anaeroben Stoffwechsel → Verkalkungsherde,
- Verkalkung von Fettseifen.

**Symptome:** Da die Verkalkungen an eine Mindestdurchblutung der Sehne gebunden sind – Totalnekrosen der Sehne führen zu Spontanrupturen – ist die betroffene Altersgruppe jünger und steht im 3.–4. Lebensjahrzehnt. Daher sind Kombinationen von Ruptur und Tendinitis calcarea ungewöhnlich. Die akute Attacke ist kurzfristig äußerst schmerzhaft. Charakteristisch ist der Wechsel zwischen Zeiten völliger oder relativer Beschwerdefreiheit und solchen intensiver Schmerzhaftigkeit. Die akute Schmerzattacke wird durch Auslaufen der Kalkdepots in die Bursa subakromialis mit konsekutivem Überdruck in einem physiologischen Engpaß verursacht. Die Größe des radiologisch nachweisbaren Herdes steht in keinem Verhältnis zur Schmerzintensität. In der gut vaskularisierten Bursa wird der Kalk in der Regel verflüssigt und resorbiert.

**Symptomatologie, Diagnose**
- heftige Schmerzen im akuten Stadium (= Durchbruch der Kalkdepots in die Bursa subacromialis),
- danach stark wechselnder Schmerzverlauf,
- Altersgruppe: 3.–4. Lebensjahrzehnt,
- keine Korrelation zwischen Größe der Kalkdepots und Stärke der Schmerzen,
- Druckschmerz am Tuberculum majus,
- schmerzhafter Bogen, insbesondere bei Innenrotation,
- Supraspinatussehnen-Tests positiv,
- im Röntgenbild: Kalkschatten.

**Diagnose:** Typische Anamnese: wechselnde Schmerzen mit akuten Schmerzattacken. Schmerzlokalisation im Ansatzgebiet des Deltamuskels mit Druckschmerzen um das Tuberculum majus und ventral davon. Schmerzhafter Bogen, heftiger bei innenrotiertem Arm. Positive Supraspinatussehnen-Tests einschließlich des Impingement-Syndrom (s. S. 354/5). Röntgenologischer Nachweis des Kalkschattens.

**Therapie**
- Analgetika, Antiphlogistika,
- im akuten Stadium: Kryotherapie, Injektion von Superoxiddismutase
- u. U. operative Entfernung der Kalkherde.

**Prognose:** gute Selbstheilungstendenz, gelegentlich chronische Schmerzzustände.

**Therapie:** konservativ mit Analgetika und Antiphlogistika. Eisbehandlung im akuten Stadium, Wärmeapplikation im chronischen. Lokale Injektion der Superoxiddismutase. Punktion des verflüssigten Kalkherdes möglich. Analgetische diadynamische Ströme. Operativ: Entfernung der Kalkherde bei anhaltenden Beschwerden ohne Tendenz der Selbstauflösung dieser Herde.

**Prognose:** gute Selbstheilungstendenz, problematisch bleiben chronische Schmerzzustände.

**Schmerzhafte Schultersteife**

### 3.4.5.4 Schmerzhafte Schultersteife

*Synonyme:* Frozen shoulder, retraktile Capsulitis, Periarthritis humero scapularis ankylosans.

**Ätiopathogenese:**
Kapselschrumpfung des Recessus axillaris, Verlötung der Bursa subacromialis.
Ursachen:
- posttraumatisch,
- nach Ruhigstellung,
- nach neurologischen Störungen; Sudeck-Syndrom!
- Häufig: keine Ursache zu eruieren.

**Ätiopathogenese:** Einzige Ursache der Blockierung ist eine Kapselschrumpfung, besonders des Recessus axillaris und Verlötung der für die Bewegung so wichtigen Bursa subacromialis. Schultersteife tritt auf: nach Verletzungen der oberen Extremität mit einer Tendenz zum Sudeck-Syndrom, insbesondere auch nach längerer Ruhigstellung; nach neurologischen Störungen; nach Herzinfarkt; nach längerer Einnahme von Barbituraten. Oft läßt sich auch keine Ursache eruieren.

**Symptomatologie, Verlauf**
zyklischer Verlauf:
- zu Beginn hartnäckige Schmerzen bei freier Beweglichkeit,
- Wochen später weniger Schmerzen, aber Zunahme der Bewegungseinschränkung,
- Monate später Blockierung des Glenohumeralgelenkes, weitgehende Schmerzfreiheit,
- langsame Zunahme der freien Beweglichkeit.

**Symptome und Verlauf:** Der Verlauf ist zyklisch. Im ersten Stadium bestehen hartnäckige Schmerzen bei Bewegungen und in Ruhe, auch nachts. Noch freie Beweglichkeit. Einige Wochen später Verminderung der Schmerzen und Zunahme der Bewegungseinschränkung. In diesem zweiten Stadium kann die Bewegungseinschränkung allerdings auch mit heftigen Schmerzen bei geringster Aktivität verbunden sein. Im dritten Stadium – einige Monate nach Beginn der Erkrankung – findet sich bei weitgehender Schmerzfreiheit eine fast vollständige Blockierung des Glenohumeralgelenkes in allen Bewegungsrichtungen. Muskelatrophie.
Das vierte Stadium ist gekennzeichnet durch eine schrittweise Zurückgewinnung der aktiven und passiven Beweglichkeit; Beginn dieses Stadiums 5–6 Monate nach Krankheitsbeginn. Dauer: Bis zu 2 Jahren!

**Diagnose**
Anamnese, klinische Untersuchung, unterschiedliche Druckschmerzen.
Röntgenbild: lediglich Kalksalzminderung
Arthrographie: Kapselschrumpfung.

**Diagnose:** Anamnese (Unfall, neurologische Störung, Ruhigstellung). Zeichen einer Sudeck-Dystrophie? Aktive und passive Bewegungseinschränkung des Glenohumeralgelenkes, wobei die Beweglichkeit des gesamten Schultergürtels noch recht gut sein kann. Druckschmerz unterschiedlicher Lokalisation. Unauffälliges Röntgenbild, evtl. lediglich Dekalzifikation. Aussagekräftig ist die Arthrographie, die das Ausmaß der Kapselretraktion erkennen läßt.

**Therapie:**
- Analgetika, Antiphlogistika,
- Kryotherapie im akuten,
- Wärme (Fango) im chronischen Stadium, dium,
- Calcitonin,
- krankengymnastische Behandlung nach akutem Stadium.

Prognose: gut, aber langer Verlauf.

**Therapie:** Analgetische und antiphlogistische Medikamente. Während akuter Schmerzen Kryotherapie. Fangopackungen bei chronischer Form. Gabe von Calcitonin. Beim Nachlassen der akuten Schmerzen krankengymnastische Übungsbehandlung, u. U. Mobilisation in Narkose.
Prophylaxe: Bei notwendiger Ruhigstellung der Schulter über 3 Wochen Thoraxarmabduktionsgips zur Vermeidung der Verlötung des Recessus axillaris.

**Prognose:** Langer Verlauf bis zu 2 Jahren. Danach ist mit einer vollständigen Wiederherstellung zu rechnen.

## 3.4.6 Arthrosen

**Arthrosen**

**Glenohumeralgelenk** (Omarthrose)
Wesentlich seltener als Arthrosen der belasteten unteren Extremität.

**Omarthrose**

**Ursachen:** Posttraumatisch nach Luxationsfrakturen, idiopathische Nekrose des Caput humeri, Osteochondrosis dissecans, Chondromatose, postinfektiös, bei Instabilität.

**Ursachen:** posttraumatisch, Nekrose des Caput humeri, Chondromatose, postinfektiös, bei Instabilität.

**Symptome:** Schmerzen bei aktiver und passiver Bewegung. Bewegungseinschränkung, insbesondere für Rotationsbewegung.

**Symptome:** schmerzhafte Bewegungseinschränkung.

**Diagnose:** Anamnese, klinischer Befund mit Muskelatrophie. Im Röntgenbild Abflachung des Humeruskopfes, Randzacken, Zysten im Caput humeri, Verschmälerung des Gelenkspaltes.

**Diagnose:** Anamnese, klinischer Befund. Im Röntgenbild Arthrosezeichen.

**Therapie:** Konservativ (s. S. 224). Das Einsetzen einer Endoprothese hat sich nicht bewährt, da keine schmerzfreie Beweglichkeit erzielt wird.

**Arthrose im Akromioklavikulargelenk** (AC-Gelenk)
Häufig nach Verletzungen des AC-Gelenkes. Auch bei einer Verletzung Typ Tossy I und II kann es zum Auftreten einer Inkongruenzarthrose kommen.

**Arthrose im AC-Gelenk**
Häufig nach Verletzungen.
Druck- und Bewegungsschmerz.
Im Röntgenbild: Arthrosezeichen.
Therapie: konservativ.

**Diagnose:** Druckschmerz über dem AC-Gelenk. Bewegungsschmerz, insbesondere bei Rotation der Klavikula (Elevation und Außenrotation des Armes). Im Röntgenbild typische Arthrosezeichen.

**Therapie:** Konservativ. Nur in hartnäckigen Fällen Resektion des lateralen Klavikulaendes (Ausnahmeindikation).

## 3.4.7 Differentialdiagnose des Schulterschmerzes

**Differentialdiagnose des Schulterschmerzes**

Neben den vorab geschilderten Krankheitsbildern können weitere Erkrankungen, insbesondere mit anatomisch entfernteren Lokalisationen, in die Schulter fortgeleitete Schmerzen verursachen. Die verschiedenen Krankheitsbilder der Periarthropathia humeroscapularis lassen sich im wesentlichen schon durch den Schmerzcharakter unterscheiden.

- **Mechanische Schmerzen:** Auftreten oder Verschlimmerung bei körperlicher Belastung weist auf degenerative Veränderungen hin (z. B. Supraspinatussehnen-Syndrom, Bizepssehnen-Tendinose, Arthrose im Glenohumeral- und Akromioklavikulargelenk).
- **Entzündliche Schmerzen:** Auftreten in Ruhe, besonders auch nachts, z. B. bei Tendinitis calcarea, rheumatische Arthritis. (Bei letzterer: Gelenkschwellung, nicht aber bei den Formen der Periarthropathia humeroscapularis; Rheumaserologie positiv, meist mehrere Gelenke befallen). Spezifische (Tbc) und unspezifische Entzündungen des Schultergelenkes (Schultergelenkschwellung, meist monoartikulärer Befall, bei unspezifischer Entzündung Haut überwärmt).
  Vom *Nacken* ausstrahlende Schmerzen bei degenerativem Schaden der Halswirbelsäule mit radikulärer Ausstrahlung (Zervikal-Syndrom). Daher gehört zur Untersuchung einer Schulter immer die der Halswirbelsäule dazu. Röntgenologisch zeigt sich eine zervikale Spondylose.
- **Aufsteigende Schmerzen:** Epikondylopathie (Epicondylitis humeri radialis/ulnaris, Karpaltunnel-Syndrom).
- **Thoracic-outlet-Syndrom:** Schulter- und Armschmerzen vaskulären oder nervösen Ursprungs infolge Kompression an anatomischen Engpässen im subklavikulären oder axillären Bereich (Mm. Scaleni, Halsrippe).

Schmerzcharakter:
**Mechanischer Schmerz:**
- Belastungsschmerz, bei
  - Supraspinatussehnen-Syndrom,
  - Bizepssehnen-Tendinose,
  - Arthrosen.

**Entzündlicher Schmerz:**
- Ruheschmerz, nächtlicher Schmerz, bei
  - Tendinitis calcarea,
  - rheumatoider Arthritis,
  - spezifischer, unspezifischer Entzündung.

Neben den Krankheiten der Schulter gehen auch Erkrankungen entfernterer Regionen mit Schulterschmerzen einher:
- Zervikal-Syndrome,
- Epikondylitis humeri,
- u. U. Karpaltunnel-Syndrom,
- Thoracic-outlet-Syndrom,
- viszeraler Schmerz (Herz, Zwerchfell).

- **Viszeraler Schmerz** mit Ausstrahlung in die Schulter bzw. Arm, z. B. bei Angina pectoris, Herzinfarkt, Zwerchfellhernien.

**Tumore** der Schulter, des Oberarmes und der Halswirbelsäule, Pancoast-Tumor.

Benigne sowie primäre oder sekundäre maligne *Tumoren* der Schulter, des Oberarmes und der Halswirbelsäule einschließlich *Pancoast*-Tumor (meist Plattenepithelkarzinom der Lungenspitze).

Diffuse Fibrositis

**Diffuse Fibrositis:** Patienten klagen über allgemeine Steifigkeit des Bewegungsapparates mit lokalen Schmerzzentren im Nacken und Schulter, verbunden mit morgendlicher Zerschlagenheit und Müdigkeit während des Tages. Verstärkung der Beschwerden durch ungewohnte Anstrengung, Kälte und emotionalen Streß.

**Traumatologie**

## 3.4.8 Traumatologie

**Schultergelenkverrenkung**

### 3.4.8.1 Schultergelenkverrenkung

Häufigste Luxation.
Luxationsrichtung: nach vorn, unten, hinten.

Die Hälfte aller Verrenkungen spielen sich am Glenohumeralgelenk ab! Damit ist die Verrenkung dieses Gelenkes die häufigste überhaupt. Luxationsrichtung: unten vorn (Luxatio axillaris), nach vorn (Luxatio subcoracoidea) und nach dorsal (selten, nur 2 %).

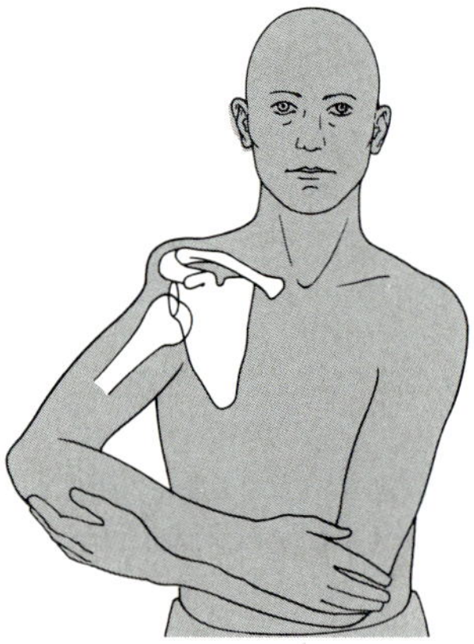

**Abb. 191**
Typische Haltung des Patienten bei Schulterluxation

**Diagnose**
- typische Haltung (Abb. 191),
- leere Pfanne,
- federnde Fixierung,
- Röntgenbild in 2 Ebenen,
- Beachte: Nerven- und Gefäßverletzungen.

**Diagnose:** Der Patient kommt in typischer Haltung in die Klinik: Arm in leichter Abduktion und geringer Elevation nach vorn. Die gesunde Hand unterstützt den gebeugten Unterarm der verletzten Seite. Fehlende seitliche Schulterwölbung (Abb. 191). Tastbare leere Pfanne, Schulter federnd fixiert. Röntgenbild immer in 2 Ebenen (zweite Ebene transskapulär oder transthorakal, da die hintere Luxation im ap. Bild leicht übersehen werden kann). Auf Nerven- und Gefäßverletzungen achten.

**Begleitverletzungen**
- Limbus glenoidale (Bankart),
- Impressionsfraktur am Humeruskopf (Hill-Sachs-Delle),
- N. axillaris-Schädigung,
- Abriß des Tuberculum majus.

**Begleitverletzungen:** Eine Verletzung des Limbus glenoidale (Bankart-Läsion) oder eine Impressionsfraktur des Humeruskopfes (Hill-Sachs-Delle) können Ursache einer rezidivierenden Luxation sein. Schädigung des N. axillaris bedingt einen Ausfall des M. deltoideus. Seltener sind Teilschädigungen des Plexus brachialis, häufiger ist der Abriß des Tuberculum majus.

**Therapie**
Reposition.
Reposition nach Hippokrates

**Therapie:** schnellstmögliche Reposition, wobei die nach Hippokrates oder nach Arlt die bekanntesten sind.

- *Reposition nach Hippokrates:* Am flachgelagerten Patienten wird am gestreckten Arm gezogen, wobei die unbeschuhte gleichseitige Ferse des Arztes in die Achselhöhle gestemmt als Hypomochlion wirkt. Der Arm wird aus Abduktion-Außenrotation in Adduktion-Innenrotation geführt.

*Reposition nach Arlt:* Über eine gepolsterte Stuhllehne wird die verletzte Schulter gehängt und am Unterarm gezogen.

Reposition nach Arlt

⇦

Nach Reposition Ruhigstellung für 1–3 Wochen, je nach Alter (jüngere Patienten – längere Immobilisationszeit) im Desault-Verband. Sofortige Röntgenkontrolle im Verband in 2 Ebenen erforderlich, um eine spontane Reluxation zu erkennen. Eine Operationsindikation besteht bei Abbruch des Tuberculum majus, das auch noch nach Reposition disloziert ist. Der Zug der Sehne des M. supraspinatus zieht den knöchernen Abriß nach kranial unter das Akromion, wodurch eine dauernde Bewegungseinschränkung zu erwarten ist. Operative Fixierung: Schraubenosteosynthese.

Nach Reposition: Ruhigstellung im Desault-Verband für 1–3 Wochen, sofortige Röntgenkontrolle in 2 Ebenen.
Operationsindikation: verlagerter Abbruch des Tuberculum majus.

**Prognose:** Abhängig vom Alter. Jede zweite Luxation um das 20. Lebensjahr wird zur rezidivierenden Luxation!

**Prognose:** altersabhängig, bei jüngeren Patienten häufiger rezidivierende Luxation.

### 3.4.8.2 Subkapitale Humerusfraktur

**Subkapitale Humerusfraktur**

Die meist querverlaufende Fraktur im chirurgischen Hals ist eine der häufigsten Frakturen, besonders der alten Frau. Sie tritt als Ab- oder Adduktionsfraktur auf, je nach Stellung des Armes zum Zeitpunkt der Gewalteinwirkung. Abduktionsbrüche sind häufiger. Eingestauchte Brüche kommen vor.
An **Begleitverletzungen** finden sich Schädigungen des N. axillaris, des Plexus brachialis und der Axillargefäße.

Häufige Fraktur der alten Frau, meist Abduktionsbruch.

Begleitverletzungen an N. axillaris, Plexus und Axillargefäßen.

**Diagnose:** Schmerzbedingte Bewegungseinschränkung, Weichteilschwellung, z. T. ausgedehnte Hämatomverfärbung. Röntgenbild in 2 Ebenen.

**Diagnose**
schmerzbedingte Bewegungseinschränkung, Hämatom.
Röntgenbild in 2 Ebenen.

**Therapie:** Bis auf wenige Ausnahmen konservativ. Die subkapitale Humerusfraktur ist ein Paradebeispiel für die Anwendung einer funktionellen Behandlung, in diesem Fall nach Poelchen: Oberarmgipsschale, Patient trägt ein Gewicht (maximal 1 kg) in der Hand. Er führt hiermit Pendelübungen aus. Dadurch wird sowohl die Retention gehalten als auch eine „Schienung“ des Bruches durch den angespannten Deltamuskel erreicht. Weiterhin wird das Schultergelenk mobilisiert. In der 2.–3. Woche geführte Abduktionsbewegungen durch die Krankengymnastin. Rotationsbewegungen nicht vor der 4. Woche (nach Röntgenkontrolle).

**Therapie**
Konservativ funktionell nach Poelchen. Oberarmgipsschale, Patient trägt Gewicht und führt Pendelbewegungen durch. In der 2.–3. Woche geführte Abduktionsbewegung, ab 4. Woche Rotationsbewegung.

**Operationsindikationen:**
- *Dislozierte Abrißfrakturen* des Tuberculum majus durch den M. supraspinatus. Dislokation bis unter das Akromion möglich. Damit besteht neben einer mechanischen Abduktionshemmung auch eine Insuffizienz dieses Muskels.
- *Frakturen mit Nerven- und Gefäßkomplikationen.*
- *Luxationsfrakturen* mit irreponiblem Kopffragment. Osteosynthese mit K-Drähten oder T-Plattenosteosynthese. Nur in Ausnahmefällen (sehr alte Leute) Kopfresektion mit dem Preis eines instabilen Gelenkes.
- *Knöcherne Ausrisse der Rotatorenmanschette.* Gesunde Sehnen reißen nicht, eher kommt es zum knöchernen Ausriß. Nur degenerativ veränderte Sehnen reißen. Nach Reposition: Schraubenosteosynthese.

**Operationsindikationen:**
- dislozierte Abrißfrakturen des Tuberculum majus,
- Frakturen mit Nerven- und Gefäßkomplikationen,
- Luxationsfrakturen mit irreponiblem Kopffragment,
- knöcherne Ausrisse der Rotatorenmanschette.

Bei kindlichen Epiphysenverletzungen kann eine stärkere Dislokation häufig nur in Elevation und Außenrotation reponiert werden. In dieser sog. Fechterstellung Eingipsen im Thoraxarmabduktionsgips oder perkutane K-Drahtspickung und danach Eingipsen in Normalstellung.

Bei Kindern als Epiphysenverletzung, meist Typ Aitken I.
Ruhigstellung in sog. Fechterstellung.

*Prognose:* Gut.

**Prognose:** Gute Heilungstendenz. Pseudarthrosen sind selten. Keine Röntgenkosmetik betreiben. Gewisse Fehlstellungen werden ohne Funktionseinbußen toleriert.

**Luxatio acromioclavicularis**

### 3.4.8.3 Luxatio acromioclavicularis

Häufigkeit: 4–5 % aller Luxationen.
Folge: Stabilitätsverlust, nicht der Beweglichkeit.

3 Schweregrade nach Tossy

⇨

Die relativ häufige Verrenkung (4–5 % aller Luxationen) bedeutet zwar einen gewissen Stabilitätsverlust, die Beweglichkeit des Schultergürtels ist aber nicht eingeschränkt. Die Stabilität wird durch Bänder gewährleistet, die auf Zug beansprucht werden.
Je nach Ausmaß der Bandverletzung unterscheidet man nach Tossy und Mitarbeiter *3 Schweregrade* (Abb. 192):

**Tossy I:** Zerrung oder Teileinrisse der Ligg. acromioclavicularia.
**Tossy II:** Zerreißung der Ligg. acromioclavicularia.
**Tossy III:** Zerreißung der Ligg. acromioclavicularia und der Ligg. coracoclavicularia.

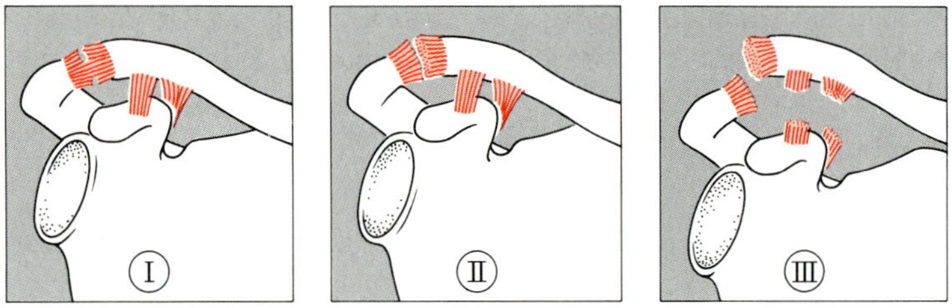


**Abb. 192** Luxatio acromioclavicularis, Einteilung in 3 Schweregrade nach Tossy

**Diagnose**
- Hochstand der lateralen Klavikula,
- positives Klaviertastenphänomen,
- Röntgenbild mit Hochstand der Klavikula, nach Belastung ausgeprägter.

**Diagnose:** Klinisch fällt der Hochstand der lateralen Klavikula mit deutlicher Stufenbildung zum Akromion auf. Die Schulterwölbung tritt tiefer. Positives Klaviertastenphänomen: Die Klavikula läßt sich zwar leicht in das Niveau des Akromion zurückdrücken, beim Wegnehmen des palpierenden Fingers springt das Schlüsselbein durch Muskelzug wieder in die luxierte Stellung zurück. Druck- und mäßiger Bewegungsschmerz. Röntgenbild in 2 Ebenen: im ap. Bild Hochstand der Klavikula, in der 2. Ebene verbreiterter Gelenkspalt. Bei klinisch unsicherem Befund Belastungsaufnahme im Stehen mit 10 kp Gewicht in den Händen im Seitenvergleich.

**Therapie**
Tossy I: funktionelle Behandlung.
Tossy II: 2wöchige Immobilisation.

Tossy III: Operation bei Patienten im arbeitsfähigen Alter mit Naht der Bänder und zusätzlicher Sicherung der Bandnaht durch Osteosynthesematerial,
z. B. Zuggurtungsosteosynthese über das Akromioklavikulargelenk.

**Therapie:**
**Tossy I:** Keine spezielle Therapie, funktionelle Übungsbehandlung.
**Tossy II:** In der Regel reicht eine zweiwöchige Immobilisation im Desault- oder Gilchristverband aus.
**Tossy III:** Da die zerrissenen Bandstrukturen rein auf Zug beansprucht werden, ist eine Retention auf konservativem Weg nicht möglich. Der Entschluß zur konservativen Behandlung mit Immobilisation der Schulter und Zügelverband zur Retention beinhaltet daher das Eingeständnis, keine Restitutio ad integrum erreichen zu können. Diese kann nur auf operativem Weg mit Naht der Bänder und zusätzlicher metallischer Fixation zur Sicherung der Bandnähte erreicht werden, letztere z. B. mit einem durch das Akromioklavikulargelenk geschossenen Kirschnerdraht und einer Zugschraube durch die Klavikula in den Processus coracoideus oder mittels einer Zuggurtungsosteosynthese über das Akromioklavikulargelenk. Ruhigstellung im Thoraxarmabduktionsgips für 4–6 Wochen. Die Indikation zur Operation wird im allgemeinen nur bei Patienten im arbeitsfähigen Alter gestellt, da der Funktionsverlust nicht gravierend ist.

**Prognose:** Bei veralteten Fällen mit Beschwerden werden die retrahierten Bänder bandplastisch ersetzt. Hierzu kann autogenes (z. B. Palmarissehne), heterogenes (z. B. lyophylisierte Dura) oder xenogenes Material (z. B. C-Faserband) verwendet werden.

Bei veralteten Fällen mit Beschwerden: bandplastischer Ersatz.

#### 3.4.8.4 Luxatio sternoclavicularis

**Luxatio sternoclavicularis**

Seltene Verrenkung, meist nach vorn unten. Die klinische *Diagnose* mit tastbarer Vorwölbung und federnder Fixation wird durch Röntgen, Tomogramm oder Computertomogramm erhärtet.
*Die operative Therapie* ist nur bei jüngeren Patienten angezeigt: Naht der Bänder, Zuggurtungsosteosynthese.
*Differentialdiagnose* der Schwellung im Sternoklavikulargelenk: neben Traumafolge unspezifische Arthritis, tuberkulöse Arthritis, Tumor. Abklärung durch Probeexstirpation.

seltene Verrenkung, meist nach vorn unten. Operation nur bei jüngeren Patienten, mit Zuggurtungsosteosynthese.

### 3.4.9 Begutachtung

**Begutachtung**

Sehnenrisse (Bizeps- oder Supraspinatussehne) treten nur bei einem degenerativen Vorschaden auf. Eine gesunde Sehne reißt nicht; es kommt bei einem adäquaten Trauma zu einem knöchernen Ausriß (Abrißfraktur). Nur bei letzterem Ereignis kann der posttraumatische Schaden als Unfallfolge anerkannt werden.

Bei Sehnenruptur immer degenerativer Vorschaden! Daher meist keine Unfallfolge.

Bei einer Schulterluxation ist die Frage nach dem ursächlichen Ereignis entscheidend. Ist das Trauma adäquat? Die Suche nach posttraumatischem Schaden (Hill-Sachs-Delle, Bankart-Läsion) erleichtert die Entscheidung, ob das Trauma als Ursache, Teilursache oder nicht als Ursache in Frage kommt.

Bei Schulterluxation: War das Trauma geeignet, eine Schulterluxation zu bewirken?

## 3.5 Ellenbogengelenk

**Ellenbogengelenk**

*M. Sparmann, H. Zilch*

### 3.5.1 Radioulnare Synostosen

**Radioulnare Synostosen**

Seltene Erkrankung.

*Angeboren:* seltene Hemmungsmißbildung.

**Ätiologie:** Hemmungsmißbildung. Das häufige Auftreten von radioulnaren Synostosen wurde beim Klinefelter-Syndrom beschrieben.
Prinzipiell liegt die Verlötung der Vorderarmknochen bei der angeborenen Form proximal bei unvollkommener oder fehlender Ausbildung des Radiusköpfchens. Beide Knochen sind auf einer Länge von 2–6 cm synostosiert.

Lokalisation: proximal, Radiusköpfchen unvollständig oder fehlend.

**Klinik:** Weitgehende Aufhebung der Drehbewegungen des Unterarmes. Die Handflächen stehen häufig in Pronationsstellung. Die Extremität kann insgesamt verschmächtigt sein. Die Funktionsbehinderung wird häufig durch Kompensationsbewegungen der Nachbargelenke, insbesondere der Schulter, erstaunlich gut ausgeglichen. Die Fehlbildung kann doppelseitig auftreten.

**Klinik**
Drehbewegung des Unterarmes völlig aufgehoben,
Kompensation durch Nachbargelenke

**Therapie:** Die Resektion der Synostose und die Formung eines Radiusköpfchens haben nicht zu dem gewünschten Erfolg geführt, da es rasch zu einer Resynostosierung trotz Interpositionsplastiken kommt. Auch das einfache Anlegen einer Radiuspseudarthrose durch Resektion eines Knochenstückchens brachte keine besseren Ergebnisse, da neben der Knochenanomalie auch Muskeln (M. supinator) fehlen.

**Therapie**
Operationsmethoden nicht befriedigend.
Beachte: Drehmuskeln fehlen!

*Erworbene radioulnare Synostose:*
Brückenkallus nach Frakturen.
**Therapie**
Exzision und Interposition einer Silastikmembran.

Eine radioulnare Synostose kann auch *erworben* werden. Sie tritt als sog. **Brückenkallus** nach Unterarmfrakturen oder auch bei isolierter Fraktur eines Unterarmknochens auf, sowohl nach konservativer als auch nach operativer Therapie. Die Verknöcherungstendenz der Membrana interossea ist entwicklungsgeschichtlich zu verstehen, da sie gleichen Ursprungs ist wie das Periost. Die einfache operative Resektion des Kallus hat eine hohe Rezidivrate. Bewährt hat sich daher die Interposition einer Silastikmembran nach Kallusresektion.

## 3.5.2 Arthrose, Arthritis und Kontrakturen des Ellenbogengelenkes

**Ellenbogengelenksarthrose**
Selten.
Folge von
- beruflichen Belastungen,
- Traumen,
- Dysplasien.

**Klinik**
- schmerzhafte Bewegungseinschränkung,
- Einklemmungen,
- geringe röntgenmorphologische Veränderungen.

**Therapie**
konservativ symptomatisch, Endoprothesen selten erforderlich.

**Arthritis**

- **unspezifische Arthritis**
  Meist Traumafolge. Reizerguß bis Empyem, Schmerzen, Rötung, Überwärmung, Schonhaltung.
- **tuberkulöse Arthritis**
  bevorzugter Sitz am Ellenbogengelenk. Diagnose durch Synovia-Probeexzision sichern.

### Arthrose

Primäre Gelenkarthrosen treten wegen der relativ geringen mechanischen Belastung des Ellenbogens hier seltener auf als an der unteren Extremität. Häufig sind Ellenbogengelenkarthrosen Ausdruck vermehrter Belastungen (Preßluftbohrarbeiten), Dysplasien oder posttraumatischer Folgezustände.

**Klinik:** Es bestehen schmerzhafte Bewegungseinschränkungen des Ellenbogengelenkes. Röntgenologisch finden sich in der Regel nur geringe degenerative Veränderungen. Osteophytäre Randkantenzacken, subchondrale Sklerosierungen, Entrundungen der Gelenkfläche finden sich am ehesten am Humeroradialgelenk. Durch Abriß von Randkantenzacken können sich in der Fossa olecrani und Fossa coronoidea Gelenkmäuse finden. Einklemmungserscheinungen sind Ausdruck dieser freien Körper, die röntgenologisch nicht immer nachgewiesen werden können. Arthrosen des proximalen Radioulnargelenkes sind meist Traumafolge. Sie bedingen eine schmerzhafte Umwendbewegung.

**Therapie:** Im allgemeinen reichen konservative Maßnahmen aus, um das Beschwerdebild zu lindern. In seltenen Fällen ist eine Arthroplastik des Ellenbogengelenkes erforderlich.

### Arthritis

Eine Entzündung kann unspezifischer, spezifischer oder rheumatischer Natur sein.

- **Unspezifische Arthritis:** Die Erreger erreichen das Gelenk beim Erwachsenen selten über die Blutbahn, sondern gelangen direkt aus unmittelbarer Nähe in den Gelenkraum: durch offene Gelenkverletzung oder infizierte Osteosynthesen, z. B. per-/suprakondyläre Oberarmfrakturen mit Osteitis. Von der Schwellung mit Reizerguß bis zum Empyem finden sich alle Übergänge.

  **Diagnose:** Schwellung, Ruheschmerz, besonders nachts, Rötung, Überwärmung. Schonhaltung des Gelenkes in leichter Beugung. Die Drehbeweglichkeit des Unterarmes bleibt lange erhalten.
  Die **Therapie** richtet sich nach den allgemeinen Grundsätzen bei Gelenkinfektion.
- **Spezifische Arthritis:** Das Ellenbogengelenk ist ein bevorzugter Sitz der Tuberkulose. Sie geht mit Schmerzen, Schwellungen ohne wesentliche Überwärmung und Bewegungseinschränkung einher. Zur **Diagnosesicherung** ist oft eine Synovia-Probeexzision erforderlich.
  Die **Therapie** orientiert sich an den Richtlinien der Behandlung bei Gelenktuberkulose:
  Tuberkulostatika, Ruhigstellung. Bei produktiver Form Synovektomie und ausgiebiges Debridement.

- **Rheumatoide Arthritis:** Auch bei der rheumatischen Erkrankung ist das Ellenbogengelenk nicht selten betroffen.

- **Rheumatoide Arthritis**

**Kontrakturen**

**Definition:** Erhebliche Bewegungseinschränkung bis aufgehobene Beweglichkeit. Einsteifungen im Ellenbogengelenk können sowohl die Beugung – Streckung als auch die Drehbeweglichkeit betreffen. Beide gehen nicht zwangsläufig Hand in Hand. Auch bei völliger Einsteifung des Humeroulnargelenkes kann die Drehbeweglichkeit erhalten bleiben.

**Kontrakturen**
erhebliche Bewegungseinschränkung bis aufgehobene Beweglichkeit.

**Ursachen:** posttraumatisch (in ca. 15 % kommt es nach Frakturen zu einer Gelenksteife), postinfektiös, seltener durch Arthrose. Des weiteren spielen Muskel- und Nervenerkrankungen eine Rolle (angeborene Spastik, erworbene durch Schlaganfall).

**Einteilung** in *fibröse Streifen* mit bindegewebigen Verwachsungen innerhalb des Gelenkraumes mit erhaltenem Gelenkknorpel; in *Kontrakturen* mit Schrumpfung des peri- und paraartikulären Weichteilmantels (Kapsel, Seitenbänder, Sehnen, Muskeln) und in *Ankylosen.* Letztere entstehen durch Zerstörung des Gelenkknorpels infolge einer Trümmerfraktur oder postinfektiös mit knöchernem Durchbau. Weiter abzugrenzen sind noch *Anschlagsperren* durch Knochenneubildungen (meist Kallus), z. B. in der Fossa olecrani; als Ausziehungen des Olekranons oder Processus coronoideus oder auch innerhalb des Gelenkes durch Stufenbildung.

**Ursachen**
posttraumatisch, nach Infektion, spastische Erkrankungen, durch Arthrose.
Unterteilung in
- fibröse Streifen – bindegewebige Verwachsung intraartikulär,
- Kontrakturen – Schrumpfung des peri- und paraartikulären Gewebes,
- Ankylosen – knöcherner Durchbau,
- Gelenksperren – als Anschlagsperren

**Therapie:** Konservativer Versuch mit Krankengymnastik und Quengelung. Verschiedene operative Verfahren:
Die *Arthrolysen* erfordern eine Beseitigung der extra- und intraartikulären Verwachsungen und Behinderungen; eine *Arthroplastik* glättet die Oberfläche des Gelenkknorpels in der Hoffnung, daß Faserknorpel den Defekt glättet. Neuformungen der Gelenkpartner durch Resektion im Sinne einer *Resektionsarthroplastik* mit Interposition, z. B. Faszia lata, bergen die Gefahr einer Instabilität. Sie sind daher selten indiziert.

**Therapie**
Krankengymnastik, Quengelung.
Operativ:
- Arthrolysen,
- Arthroplastik,
- Resektionsarthroplastik.

**Gebrauchsstellung** im Ellenbogengelenk ist die Rechtwinkelstellung, da hiermit selbst bei völliger Einsteifung die besten funktionellen Ergebnisse erzielt werden. Die Hand muß zum Mund geführt werden können. Daher ist Beugung wichtiger als Streckung. Bei Verlust der Umwendbewegung ist die beste Stellung eine Mittelstellung. Die Pronation ist im täglichen Gebrauch der Hand wichtiger als die Supination.

**Gebrauchsstellung**
Ellenbogengelenk:
Rechtwinkelstellung,
für Unterarmdrehung:
Mittelstellung, eher Pronationsstellung.

## 3.5.3 Osteochondrosis dissecans und Chondromatose

**Osteochondrosis dissecans**

*Häufigkeit:* Nach dem Kniegelenk ist das Ellenbogengelenk die zweithäufigste Lokalisation für eine Osteochondrosis dissecans. Fast immer ist das Capitulum humeri betroffen. Der Häufigkeitsgipfel liegt bei Männern zwischen dem 20. und 40. Lebensjahr.

**Osteochondrosis dissecans**
Zweithäufigste Lokalisation, Capitulum humeri betroffen.

**Pathogenese:** Insbesondere bei schweren körperlichen Arbeiten kommt es als Folge dauerhafter Vibrationsbelastungen (z. B. Arbeiten mit Straßenbaumaschinen) zu lokalen Durchblutungsstörungen, die das Krankheitsbild auslösen.

**Pathogenese**
Vibrationsbelastungen → lokale Ischämie.

**Klinik:** Schmerzhafter Funktionsverlust, Gelenksperren bei der Entstehung freier Gelenkkörper, Reizergüsse sind die Symptome des Krankheitsbildes.

**Klinik**
Bewegungsschmerz, Funktionsverlust, Gelenksperren, Reizergüsse.

**Diagnose:** Röntgenologisch kann ein Mausbett bzw. ein freier Gelenkkörper im allgemeinen nachgewiesen werden.

**Diagnostik**
Röntgen: Mausbett.

**Therapie**
operative Entfernung freier Gelenkkörper.

**Therapie:** Die Behandlung erfolgt operativ. Die freien Gelenkkörper sind zu entfernen, Knorpelglättungen im Bereich des Mausbettes können erforderlich werden.

**Chondromatose**
Knorpelgries = „freie Gelenkmäuse" aus synovialem Gewebe entstehend.

**Therapie**
Operative Entfernung.

**Chondromatosis des Ellenbogengelenkes**
Seltenes Krankheitsbild, das im Gegensatz zur Osteochondrosis dissecans vom synovialen Gewebe ausgeht: In der Gelenkkapsel wird durch eine Metaplasie von Synovialzellen Knorpelgewebe gebildet, welches sich ablöst und als freie Gelenkmäuse die Gelenkfläche ausfüllt (Abb. 111c).
Die Therapie entspricht der der Osteochondrosis dissecans.

**Epicondylitis humeri radialis** und **ulnaris**

## 3.5.4 Epicondylitis humeri radialis und ulnaris

*Synonyme* für Epicondylitis humeri radialis:
Tennisellenbogen, Epikondylose, Epikondylalgie, Epikondylopathie, Insertionstendopathie, Myotendinose;
für die Epicondylitis ulnaris:
S. oben und Werfer- oder Golferellenbogen.

Sehr häufige Erkrankung, insbesondere bei Männern zwischen dem 35. und 50. Lbj.

**Häufigkeit:** Bei der Epicondylitis humeri radialis handelt es sich um eine der häufigsten Erkrankungen auf orthopädischem Gebiet. Männer sind häufiger betroffen als Frauen. In der Regel ist der Gebrauchsarm betroffen. Das Durchschnittsalter der Erkrankten liegt zwischen dem 35. und 50. Lebensjahr. Die Erkrankung kann im Zusammenhang mit einseitigen körperlichen Belastungen bei der täglichen Arbeit auftreten.

**Ätiopathogenese**
nicht eindeutig geklärt, Ursprungstendopathie der Streck- und Beugemuskulatur der Hand.

**Ätiopathogenese:** Bei der Epicondylitis humeri handelt es sich um eine schmerzhafte Erkrankung an den Ursprungspunkten der Strecksehnen auf der radialen bzw. Beugesehnen auf der ulnaren Seite des distalen Humerus. Die endogene Voraussetzung ist eine Degeneration des Bindegewebes, auf die sich exogene Schädigungen aufpfropfen können. Neben vom Ellenbogengelenk selbst ausgehenden Erkrankungen werden Verkalkungen und Kalkablagerungen am Ursprungsbereich der Sehnen, lokale Durchblutungsstörungen, Reizzustände an der Knochenhaut, Muskelverkürzungen, Irritation von Gelenkästen des N. radialis u. v. a. als Ursache für das Beschwerdebild diskutiert.

**Klinik**
Bewegungsschmerz im Ellenbogengelenk, Dehnungsschmerz der betroffenen Muskulatur, Druckschmerz lokal.

**Klinik:** Hauptsymptom der Erkrankung ist der Schmerz im Bereich des Ellenbogengelenkes, der nicht selten nach distal bis zum Handgelenk, seltener nach proximal ausstrahlt. Maximale Dehnung einzelner Muskelgruppen führt zu erheblichen Schmerzverstärkungen, so können häufig Drehbewegungen oder der Faustschluß zu Schmerzen am lateralen Epikondylus führen. Bei der klinischen Untersuchung lassen sich Druckschmerzen am Rande des Epikondylus ebenso auslösen wie spontane Schmerzen bei passiver Überdehnung der betroffenen Muskelgruppen. Anspannung der Muskeln gegen Widerstand führt zu charakteristischen Schmerzen im Ursprungsgebiet der Muskulatur.

**Therapie**
konservativ:
- Salbenverbände,
- lokale Injektionen,
- analgetische Ströme.

Bei resistenten Beschwerden:
für 3 Wochen Oberarmgips.
Bei Erfolglosigkeit:
Diszision nach Hohmann,
Denervierung nach A. Wilhelm.

**Therapie:** Zunächst wird eine symptomatische Behandlung lokal mit Salbenverbänden, Injektionen und analgetisch wirkenden Strömen einschließlich Ultraschall durchgeführt. Bei negativem Behandlungsergebnis erfolgt eine dreiwöchige Gipsruhigstellung im zirkulären Oberarmgipsverband in Funktionsstellung. Führt auch diese Therapie nicht zu einem Abklingen der Beschwerden und zu einer ausreichenden Belastbarkeit des Armes, werden operative Behandlungen vorgenommmen. Das Verfahren der Wahl ist die Hohmann-Diszision, bei der die Streck- bzw. Beugesehnen am Epicondylus humeri radialis bzw. ulnaris abgetrennt werden, so daß es zu einer Muskelverkürzung kommt (Abb. 193). Gelegentlich ist eine Denervierungsoperation

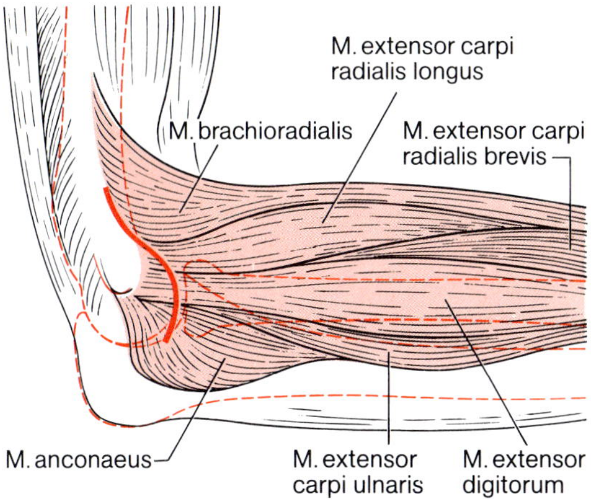


**Abb. 193** Muskelursprünge am Epicondylus humeri radialis, die bei einer Hohmann-Diszision abgetrennt werden (rote Linie)

nach A. Wilhelm durchzuführen. Manche Autoren führen diese Operation routinemäßig durch.

**Prognose:** Wird die Hohmann-Diszision bzw. eine Denervierungsoperation nach A. Wilhelm exakt durchgeführt, kann die Erkrankung im allgemeinen zur Ausheilung gebracht werden. In seltenen Fällen führt auch die operative Behandlung zu keiner dauerhaften Besserung der Beschwerden.

**Prognose:** auf Dauer gut, gelegentlich prolongierter Verlauf.

**Differentialdiagnose:** Zu differenzieren sind Brachialgien bei Zervikalsyndromen, Nervenkompressionssyndrome des N. radialis (Supinator-Syndrom), des N. medianus (Pronator-Teres-Syndrom) und des N. ulnaris (Rinnen-Syndrom) sowie Ellenbogengelenksarthrosen.

**DD:**
Zervikalsyndrome,
Nervenkompressionssyndrome,
Arthrosen des Ellenbogengelenkes.

## 3.5.5 Bursitis olecrani

**Bursitis olecrani**
- Druckeinwirkung,
- Traumafolge,
- Entzündung.

**Ursachen:** Chronische Druckeinwirkung (Schreibtischarbeiter, -student's elbow), Traumafolge, akute und chronische Entzündungen, u.a. auch bei rheumatischen Erkrankungen und bei Gicht.

**Diagnose:** Umschriebene Schwellung, die nicht auf das Gelenk übergreift. Fluktuation, keine Bewegungseinschränkung. Schmerzen nur bei akut entzündlichen Formen, ebenso Rötung und Überwärmung.

**Diagnose**
- Schwellung, Fluktuation.
- Schmerzen nur bei Entzündung.

**Therapie:** Punktion. Inhalt: Blut (Traumafolge), seröse Flüssigkeit, evtl. mit Uratkristallen (Gicht), Eiter. Endgültige Heilung bringt in der Regel nur die operative Exstirpation. Auch hierbei Rezidive, wenn die Bursa nicht radikal entfernt wurde.

**Therapie**
Punktion zur Diagnosesicherung.
Operative Exstirpation.

## 3.5.6 Frakturen und Luxationen

### 3.5.6.1 Ellenbogengelenkverrenkung

**Ellenbogenluxation**
zweithäufigste Verrenkungslokalisation.

*Häufigkeit:* Die zweithäufigste Verrenkungslokalisation nach der Schulter ist das Ellenbogengelenk mit 20–25 % aller traumatischen Auskugelungen.

**Pathogenese:** Durch direkten Sturz auf die Hand können beide Unterarmknochen aus der Fossa olecrani über den Processus coronoideus herausgehebelt werden, der häufig bei diesen Verletzungsformen abreißt. Das Olekranon steht dann hinter der Trochlea (Luxatio antebrachii posterior). Tritt die

**Ursache**
Sturz auf die Hand → Luxatio antebrachii posterior, oft mit Fraktur des Processus coronoideus.

Luxatio antebrachii anterior mit Fraktur des Olekranon (selten).
Komplikationen:
- Seitenbandriß,
- Abbruch des Kronenfortsatzes,
- Gefäß-Nervenverletzungen.

Verletzung in Kombination mit einer Olekranonfraktur auf, kann die seltene Luxatio antebrachii anterior auftreten.
Die Verletzung ist meist mit einem Seitenbandausriß am Epicondylus radialis bzw. ulnaris oder Abbruch des Processus coronoideus verbunden. Gefäß-Nervenverletzungen, osteochondrale Abscherfragmente können die Verletzung komplizieren.
Die **Diagnose** wird röntgenologisch gesichert.

**Diagnose**
klinischer Befund, Röntgenbild in 2 Ebenen.

**Therapie**
- Reposition in Narkose,
- ggf. Naht des Seitenbandapparates,
- Schraubenosteosynthese bei großem Abriß des Processus coronoideus oder knöchernem Seitenbandausriß.

**Therapie:** Die Behandlung erfolgt zunächst konservativ. Eine geschlossene Reposition in Narkose ist immer möglich. Danach muß die Seitenbandstabilität sofort überprüft werden. Bei seitlicher Aufklappbarkeit des Bandapparates, insbesondere auf der ulnaren Seite, ist der Bandapparat zu nähen. Ist der Processus coronoideus abgebrochen oder ein knöcherner Seitenbandausriß vorhanden, sollte eine Schraubenosteosynthese vorgenommen werden.
Nach Reposition erfolgt eine erneute Röntgenkontrolle in 2 Ebenen. Die Extremität wird im Oberarmgipsverband für 3 Wochen ruhiggestellt.

**Habituelle Luxationen**
treten in 2–3% auf.

**Habituelle Ellenbogenluxation**
In ca. 2–3% der Fälle kann es zu einer gewohnheitsmäßigen Verrenkung des Ellenbogengelenkes nach Traumen kommen. Ursache sind häufig nicht geheilte Risse der Gelenkkapsel und des lateralen Bandapparates, seltener nicht ausgeheilte Abrisse des Kronenfortsatzes sowie Abscherungen am Capitulum radii und mediale Kondylarfrakturen.

**Therapie:** Beseitigung der ausgeweiteten dorsoradialen Kapseltasche.

**Therapie:** Sie kann nur operativ sein. Am gebräuchlichsten sind Weichteileingriffe, insbesondere zur Beseitigung der ausgeweiteten dorsoradialen Gelenkkapsel (Operation nach Osborne und Cotterill).

### 3.5.6.2 Verrenkungen des Radiusköpfchens

**Angeborene Radiusköpfchenluxation**
Mißbildung des Ellenbogens. Nach Systemerkrankungen fahnden.

**Angeborene Luxation**
*Häufigkeit:* Die Radiusköpfchenluxation ist die häufigste Mißbildung am Ellenbogengelenk. Im allgemeinen sind aber Dysplasien, die ausschließlich das Ellenbogengelenk betreffen, sehr selten. Oft sind sie Leitsymptome für weitere Mißbildungen oder Systemerkrankungen, z. B. die hereditäre Osteoonychodysplasie, die hereditäre Osteochondrosis dissecans usw.

**Klinik**
- Bewegungseinschränkung im Ellenbogengelenk oft minimal!
- Prominenz bei dorsaler oder seitlicher Luxation,
- kein Schmerz,
- Valgusfehlstellung während des Wachstums.

**Klinik:** Die beugeseitige Luxation ist nicht sichtbar. Sie wird daher später als die dorsale oder seitliche Luxation erkannt, die eine Prominenz entwickeln. Die Behinderung der Drehbewegung ist oft so gering, daß die Diagnose als Zufallsbefund gestellt wird! Schmerzen bestehen nicht.
Im Verlauf des Wachstums kann es zu einer Valgusfehlstellung im Ellenbogengelenk kommen.

**Röntgen**
Radiushals verlängert,
Dysplasie der Gelenkfläche,
Endrundung des Radiusköpfchens.

**Röntgen:** Eine Verlängerung des Radiushalses ist nachweisbar, so daß sich der Radius an der Ulna vorbeigeschoben hat. Das Radiusköpfchen ist erheblich entrundet. Dies ist das entscheidende differentialdiagnostische Kriterium gegenüber einer übersehenen traumatischen Luxation. Häufig sind Veränderungen am distalen Humerusende i. S. einer Abflachung der Gelenkflächen nachweisbar.

**Therapie**
selten indiziert.
Cave: Radiusköpfchenresektion im Kindesalter

**Therapie:** In seltenen Fällen ist eine operative Behandlung erforderlich. Eine Radiusköpfchenresektion kann im Erwachsenenalter vorgeschlagen werden. Sie ist allerdings im Kindesalter kontraindiziert, da es beim weiteren Wachstum zu erheblichen Wachstumsstörungen, insbesondere am distalen Radioulnargelenk, kommt.

**Subluxatio radii perianularis**
Im Lebensalter von 2–6 Jahren häufige Verrenkung bei plötzlichem Zug am Arm mit gleichzeitiger Pronation (Hochreißen des Kindes): sog. Pronatio dolorosa, Chassaignac.

**Diagnose:** Schonhaltung des Armes. Es besteht ein Druckschmerz über dem Radiusköpfchen. Negatives Röntgenbild.

**Therapie:** Durch vorsichtige Manipulation – Streckung des Unterarmes mit gleichzeitiger Supination – kann die Reposition unter hörbarem Knacken leicht erfolgen. Eine Ruhigstellung ist nicht erforderlich.
**Traumatische Luxationen** des Radiusköpfchens kommen als isolierte Verletzung selten vor. Häufiger besteht eine Kombination mit einem Bruch der Elle: Monteggia-Verrenkungsbruch.

**Subluxatio radii perianularis**
häufigste Luxation im Alter von 2–6 Jahren durch Hochreißen des Kindes am Arm.

**Diagnose**
typische Schonhaltung,
Druckschmerz über dem Radiusköpfchen.

**Therapie**
geschlossene Reposition durch Streckung und Supination.

*Traumatische Luxation*
meist als **Monteggia-Luxationsfraktur.**

### 3.5.6.3 Distale Humerusfrakturen

*Häufigkeit:* Bruch des distalen Humerus beim Sturz auf den ausgestreckten Arm ist im Kindesalter die häufigste Frakturform.

**Pathogenese:** Die Gewalteinwirkung ist meist indirekt durch Sturz auf die Hand, selten direkt durch Schlag auf den Ellenbogen.

**Bruchformen:**
1. Suprakondyläre Querfraktur in Form einer Hyperextensionsfraktur häufiger als in Flexionsfrakturen.
2. Transkondyläre Brüche in T- oder Y-Form überwiegen beim Erwachsenen, im Kindesalter sind eher Abbrüche der Epikondylen nachweisbar. Kommt es zur Fraktur des Capitulum humeri, ist damit meist ein Bruch des Condylus radialis verbunden.

**Diagnose:** Die Diagnose wird aufgrund der schmerzhaften Bewegungseinschränkung, des lokalen Druckschmerzes und der Röntgendiagnostik gestellt. Insbesondere bei den suprakondylären Hyperextensionsfrakturen kann es zu einer Kompression der A.brachialis und des N.medianus kommen, so daß diese Funktionen sofort überprüft werden müssen.

**Therapie:** Da es aufgrund des Muskelzuges im allgemeinen zu erheblichen Verschiebungen der Fragmente kommt, ist meist eine operative Behandlung erforderlich. Bei Kindern erfolgt eine Fixation mit Kirschnerdrähten, um die Wachstumsfugen zu schonen. Beim Erwachsenen können Platten- und Zugschraubenosteosynthesen angewendet werden.
Bei konservativen Behandlungsversuchen im Kindesalter ist auf eine exakte Rotationsstellung des distalen Fragmentes zu achten, um Wachstumsfehler zu vermeiden.
Häufige Komplikation nach ellenbogengelenknahen Frakturen sind die Varusfehlstellungen (Cubitus varus). Ursache hierfür ist eine Imbalance der Wachstumsfugen, die Tendenz des distalen Fragmentes, nach innen abzukippen, das sekundäre Abrutschen, insbesondere mit Rotationsfehler, und ungenaue Reposition.
Ein stärkerer Cubitus varus kann mit einer suprakondylären Umstellungsosteotomie behandelt werden.

**Distale Humerusfrakturen**

Häufigste Frakturform des Kleinkindes: suprakondyläre Humerusfraktur und Abbruch des Epicondylus oder Condylus radialis. Meist indirektes Trauma.

**Formen**
– suprakondylär,
– transkondylär,
– Abbruch des Epicondylus,
– Kondylenfraktur.

**Diagnose**
Schmerzen, Schwellung,
Functio laesa,
Röntgenbild in 2 Ebenen.
Begleitverletzungen an A. brachialis, N. medianus.

**Therapie**
meist operativ,
Osteosynthese mit Kirschnerdrähten im Kindesalter.

*konservative Therapie*
auf exakte Rotationsstellung achten.

**Komplikation**
Fehlwachstum (Cubitus varus).
**Ursachen:** Imbalance der Wachstumsfugen, Abrutschen der Fraktur, ungenaue Reposition.

### 3.5.6.4 Olekranonfraktur

*Häufigkeit:* häufigste Gelenkverletzung am Ellenbogen beim Erwachsenen.

**Diagnose:** Schmerzhafte Schwellung über dem Ellenbogengelenk streckseitig, schmerzhafte Bewegungseinschränkung, wobei die aktive Streckung ge-

**Olekranonfraktur**

Häufigste Gelenkverletzung der Erwachsenen am Ellenbogen.

**Diagnose**
– Schwellung, Schmerz,

- Functio laesa,
- Streckung gegen Widerstand ∅,
- Delle am Olekranon.

**Therapie**
selten konservativ,
meist operativ:
Zuggurtungsosteosynthese Methode der Wahl.

*Prognose:*
Abhängig vom Ausmaß der Gelenkbeteiligung
→ Inkongruenzarthrose.

**Hand**

**Untersuchungstechniken**
- Anamnese,
- Inspektion,
- Palpation,
- Funktionsprüfung,
- Sensibilitätsprüfung,
- Röntgendiagnostik.

- **Inspektion**
- Form und Spontanhaltung der Hand,
- Hautfarbe,
- Beschwielung,
- Befeuchtung,
- Narben,
- Fingernägel.

- **Palpation**
- Turgor,
- Temperatur,
- Druckschmerzhaftigkeit,
- genaue Lokalisation von Knoten und Indurationen.

- **Funktionsprüfung**
- Aktion und passive Beweglichkeit,
- arthrogene Einschränkung,
- Sehnendurchtrennungen,
- Muskellähmungen,
- Sehnenverwachsungen,
- Muskelkontrakturen.

gen Widerstand aufgehoben sein kann (Trizepsfunktion). Meist ist dann eine Delle an der proximalen Ulna tastbar. Die Röntgenuntersuchung in 2 Ebenen sichert die Diagnose.

**Therapie:** Bei unverschobenen Brüchen, die selten sind, genügt eine Gipsruhigstellung für 4–6 Wochen.
Bei der geringsten Dislokation ist eine operative Behandlung erforderlich:
1. da es sich um eine intraartikuläre Fraktur handelt,
2. wegen der Muskelzüge (Trizeps) ist eine Retention nicht möglich.

Im allgemeinen wird eine Zuggurtungsosteosynthese durchgeführt. Eine frühzeitige aktive krankengymnastische Bewegungstherapie ist erforderlich.

**Prognose:** Bei exakter Reposition ist die Prognose gut. Geringe Streckdefizite sind funktionell unbedeutend. Bei Trümmerfrakturen kann eine Inkongruenzarthrose mit Bewegungseinschränkung resultieren.

## 3.6 Hand

*B.-D. Partecke*

### 3.6.1 Untersuchungstechniken

Die enge räumliche Beziehung der einzelnen tieferen Gewebeanteile der Hand zueinander führt häufig bei Verletzung oder Erkrankung einer einzelnen Struktur zu einer Beeinträchtigung benachbarter nichtverletzter oder -erkrankter Strukturen und somit zu einer nicht unbeträchtlichen Funktionseinbuße. Genaueste Kenntnisse der Anatomie sowie der Untersuchungstechniken einschließlich der röntgenologischen, computertomographischen, szintigraphischen und laborchemischen Methoden helfen, die Erkrankung oder Verletzung richtig zu erkennen und die jeweils geeignete Therapie einzuleiten.
Vor einer Inspektion und Palpation der Hände sowie der entkleideten Arme steht die Erhebung einer genauen Anamnese, in der Ort, Zeitpunkt und Art einer eventuellen Verletzung, der Verletzungsgegenstand bzw. -mechanismus sowie die vorhandenen Beschwerden exakt erfragt werden müssen. Bei der Inspektion, Palpation und Funktions- sowie Sensibilitätsprüfung wird festgestellt, ob die subjektiv vorgebrachten Beschwerden mit dem klinischen Bild übereinstimmen und auf eine Erkrankung oder Verletzung hinweisen.
Die **Inspektion** umfaßt Form und Spontanhaltung der Hand, Hautfarbe, Beschwielung und Befeuchtung, Verlauf und Zustand von Narben sowie die Beschaffenheit der Fingernägel.
Die **Palpation** gibt Auskunft über Turgor, Temperatur, Verschieblichkeit, Konsistenz sowie Schmerzempfindlichkeit vorhandener Schwellungen und die Beschaffenheit der Haut selbst.
**Sehnenverletzungen** werden häufig schon inspektorisch an der unphysiologischen Stellung des betroffenen Fingers im Vergleich der anderen Finger erkannt. Weitere Klärung bringt die Funktionsprüfung.
Eine komplette Sehnendurchtrennung ist leicht aus der fehlenden Funktion der Finger zu erkennen. Die Funktion der tiefen Beugesehnen wird durch aktive Beugung der Endgelenke bei fixiertem Mittelgelenk überprüft; die der oberflächlichen Beugesehnen der Langfinger III–V durch Fixierung der benachbarten Finger in Streckstellung. Die aktive Beugung im Mittelgelenk eines Fingers erfolgt durch die oberflächliche Beugesehne; das Endgelenk ist locker, weil die Funktion der tiefen Beugesehne durch die in Streckstellung

fixierten Nachbarfinger aufgehoben ist. Bei Durchtrennung der oberflächlichen Sehnen ist durch die intakte Profundussehne das Endglied nunmehr fest gebeugt. Die oberflächliche Beugesehne am Zeigefinger kann durch einen festen Spitzgriff zwischen gestrecktem Zeigefingerendglied und dem Daumen kontrolliert werden. Die Abgrenzung einer Beugesehnenverletzung von einem motorischen Funktionsausfall kann die passive Bewegungsprüfung erbringen. Durch Druck auf die einzelnen Muskelbäuche am Unterarm werden die Gelenke bei intakten Beugesehnen passiv bewegt.

Isolierte Sehnenverwachsungen und Muskelkontrakturen zeigen eine Bewegungseinschränkung, deren Ausmaß je nach Stellung der Nachbargelenke unterschiedlich ist. Dagegen sind arthrogene Bewegungseinschränkungen nicht beeinflußbar durch Stellungsveränderungen der Nachbargelenke und das aktive sowie passive Bewegungsausmaß ist gleich. Für jedes einzelne Gelenk wird sowohl das aktive als auch das passive Bewegungsausmaß nach der Neutral-0-Methode dokumentiert.

Die **Gelenkprüfung** gibt Aufschluß über die Stabilität. Sie darf jedoch erst nach vorgenommener Röntgenuntersuchung stattfinden, sonst kann bei Vorliegen von Frakturen ein größerer Schaden entstehen. Eine deutliche Überstreckbarkeit eines Gelenkes weist auf eine Ruptur der palmaren Platte hin, bei einer seitlichen Aufklappbarkeit muß eine Verletzung des Kollateralbandes angenommen werden. Die physiologische Bandfestigkeit ist jedoch individuell recht unterschiedlich; deshalb ist der Vergleich mit der gesunden Seite unerläßlich.

- **Gelenkprüfung**
Erst nach Röntgenuntersuchung
– Überstreckbarkeit,
– Aufklappbarkeit,
– Vergleich zur gesunden Seite.

Die **Sensibilität** wird mit dem Zwei-Punkte-Unterscheidungsvermögen nach Weber überprüft. Dabei wird die kleinste Distanz zweier Punkte festgestellt, die noch als zweifache Berührung empfunden wird. Je nach Lokalisation und Beschwielung sind folgende Werte als normal anzusehen: Kuppen von Daumen und Zeigefinger 3–5 mm, andere Langfingerkuppen 4–6 mm, Beugeseite der Fingergrundglieder 5–7 mm, Hohlhand und Handballen 5–8 mm, Fingerstreckseite 6–9 mm, Handrücken 7–12 mm.

Die 3 Stammnerven (N. medianus, N. ulnaris und N. radialis) haben ein autonomes Gebiet: der N. medianus die Zeigefingerkuppe, der N. ulnaris die Kleinfingerkuppe und der N. radialis die I. Zwischenfingerspalte.

Bei der **motorischen Lähmung** finden sich typische Ausfallserscheinungen: Beim Schaden des N. radialis kommt es zur Fallhand durch Lähmung sämtlicher Strecker außer denen der Mittel- und Endglieder, welche vom N. medianus sowie N. ulnaris versorgt werden. Ist der N. ulnaris geschädigt, liegt eine Krallenstellung des Ring- und Kleinfingers vor durch Lähmung der Mm. interossei und der beiden ulnaren Lumbrikales. Eine Schädigung des N. medianus zeigt einen Verlust der Daumenoppositionsfähigkeit; bei einer hohen Medianusschädigung kommt noch eine Beugeunfähigkeit der ersten 3 Finger hinzu. Seddon und Sunderland konnten jedoch eine Vielzahl von Mischinnervationen aufzeigen, so daß diese typischen Lähmungserscheinungen verfälscht sein können. Dies gilt insbesondere für Nervenwiederherstellungen durch Nähte bzw. Transplantate, bei denen durch solche Mischinnervationen falsch-positive Ergebnisse gedeutet werden können. In diesen Fällen hilft die temporäre Ausschaltung der nicht betroffenen Nerven mit einem Betäubungsmittel.

- **Sensibilitätsprüfung**
Zweipunkte-Unterscheidungsvermögen nach Weber:
kleinste Distanz zweier Punkte, die noch als zweifache Berührung wahrgenommen wird.
*Normalwerte:*
– Kuppen von Daumen und Zeigefinger 3–6 mm,
– andere Langfinger 4–6 mm,
– Fingergrundglieder 5–7 mm,
– Hohlhand und Handballen 5–8 mm,
– Fingerstreckseite 6–9 mm,
– Handrücken 7–12 mm.
*Autonomes Gebiet:*
– N. medianus = Zeigefingerkuppe,
– N. ulnaris = Kleinfingerkuppe,
– N. radialis = I. Zwischenfingerfalte.

**Typische Ausfallserscheinungen**
bei motorischer Lähmung:
- N. radialis = Fallhand,
- N. ulnaris = Krallenhand,
- N. medianus = tiefe Lähmung = Daumenoppositionsunfähigkeit, hohe Lähmung = Schwurhand.

**Cave!** Vielzahl von Mischinnervationen.

Bei den Lähmungserscheinungen wird außerdem zwischen komplettem und inkomplettem Ausfall unterschieden.

Highet stellte ein Schema auf, in welchem die Reinnervation der Sensibilität (S0–S4) sowie der Motorik (M0–M5) beurteilt werden kann. S0 bedeutet keine Sensibilitätsrückkehr, S4 volle Unterscheidung der normalen Zwei-Punkte-Diskriminierung. M0 bedeutet keine Muskelkontraktionen möglich, M5 volle Wiedererlangung der normalen Muskelkraft.

Zur Untersuchung gehört zweifelsohne auch die **Röntgendiagnostik.** Die Hand wird in 3 Ebenen geröntgt (a. p., seitlich und schräg). Bei einzelnen

- **Röntgenuntersuchung**
– Hand in 3 Ebenen

- Finger in 2 Ebenen
- Handwurzel in 4 Ebenen
- gehaltene Aufnahmen

Fingern reichen 2 Ebenen aus. Die Handwurzel erfordert 4 Ebenen. Häufig müssen zusätzlich Spezialaufnahmen oder gehaltene Aufnahmen angefertigt werden.
Das Ergebnis der Untersuchung muß schriftlich dokumentiert werden. Vielfach erleichtern Skizzen oder sogar Fotografien die manchmal mühsame Beschreibung.

**Voraussetzungen für operative Vorbereitungen in Handchirurgie**
- spezielles Instrumentarium,
- optische Vergrößerungsmaßnahmen,
- ausreichende Anästhesie,
- Blutleere,
- Inzisionen nach handchirurgischen Grundprinzipien.

Für die **operative Versorgung** von Handverletzungen oder -erkrankungen sind neben einem gewebeschonenden Operieren ein spezielles Instrumentarium sowie optische Vergrößerungsmaßnahmen, zumindest eine Lupenbrille notwendig. Der Eingriff muß außerdem mit einer ausreichenden Anästhesie sowie in Blutleere erfolgen. Nur durch sie können eine genügende Übersicht des Operationsfeldes sowie ein Schonen der feinsten Strukturen erreicht werden. Die Hautschnitte müssen nach den handchirurgischen Grundprinzipien erfolgen und dürfen keine Gelenkfalten oder Handlinien senkrecht überqueren.
Dies würde zu narbigen Kontrakturen führen und einen erheblichen Funktionsverlust an der Hand bedeuten.

Postoperative Ruhigstellung in Funktionsstellung, krankengymnastische Nachbehandlung.

Die **postoperative Ruhigstellung** sowie die gezielte krankengymnastische Nachbehandlung stellen einen sehr bedeutenden Faktor dar, um das Ausmaß der Schädigung an der Hand so gering wie nur möglich zu halten.

**Dupuytren-Kontraktur**

## 3.6.2 Dupuytren-Kontraktur

- erste Veränderung im Kollagenfaserbündel,
- Verschwinden der elastischen Fasern,
- Zunahme der kollagenen Substanz,
- Zellproliferation,
- narbiges Gewebe mit Schrumpfungsneigung,
- Beugekontraktur der Finger.

**Ätiopathogenese:** Nach einem französischen Chirurgen benannte Kollagenose der Palmaraponeurose, deren Ursache noch ungeklärt ist. Sicher ist eine hereditäre Komponente; mechanische Faktoren werden angenommen, sind aber bisher nicht nachgewiesen. Zusammenhänge mit vielen anderen Erkrankungen, wie Epilepsie, Alkoholismus, chronischen Lungen- und Leberleiden, Diabetes mellitus, Gicht, Rheuma, HWS-Veränderungen, Herzinfarkt, Angina pectoris und Schädigungen peripherer Nerven, bestehen. Erkranken schon Jugendliche, reagiert die Dupuytren-Kontraktur aggressiver. Das Erkrankungsverhältnis von Männern zu Frauen beträgt 5:1. Die Erkrankung tritt vor allen Dingen bei Nordeuropäern auf, Chinesen und Neger sind nicht befallen.
Pathogenetisch beginnt die Veränderung in den kollagenen Fasern; während die elastischen Bündel verschwinden, nimmt die kollagene Substanz zu. Eine Zellproliferation setzt ein. Durch diese Umbauvorgänge entsteht ein narbiges Gewebe, welches eine Schrumpfungsneigung aufweist und zu der bekannten Beugekontraktur der Finger führt.

**Diagnosen**
- Beginn mit knotiger Verhärtung in der Hohlhand,
- Ausbreitung der Kontraktur auf die Finger, am häufigsten Ringfinger,
- Krankheitsbeginn selten an einem Finger mit knotigem Strang, der bis zur Basis der Mittelglieder reicht,
- Beugung im Mittelgelenk, häufig mit Hyperextension des Endgelenkes,
- Verhärtung der Plantaraponeurose = Morbus Ledderhose, ca. 10 %,
- Induratio penis plastica, ca. 2–3 %,
- Einteilung in verschiedene Schweregrade.

**Diagnose:** Die Erkrankung beginnt mit knotiger Verhärtung in der Hohlhand, meist zunächst einseitig; Abgrenzung zur Hohlhandschwiele bei Schwerarbeitern im Anfangsstadium erschwert. Seltener beginnt die Erkrankung mit einem Knoten oder isoliertem Strang an einem Finger. Mit großer Regelmäßigkeit wird später auch die andere Hand befallen. In 10 % der Fälle liegen gleichfalls knotige Verhärtungen der Plantaraponeurose (Ledderhose) vor, in 2–3 % eine Induratio penis plastica. Häufig finden sich knotige Verdickungen an den Streckseiten der Langfingermittelgelenke, die Knöchelpolster. Von den Fingern ist der Ringfinger am häufigsten betroffen (ca. 30 %); Kleinfinger erkranken in ca. 28 %, Mittelfinger in ca. 25 % der Fälle. Die Beugestellung in den Fingern wird durch Stränge hervorgerufen, die von der Hohlhand bis zu den Grundgliedern, in den meisten Fällen jedoch bis zu den Mittelgliedern ziehen. Nicht selten ziehen diese Stränge dann auch in die Streckaponeurose im Mittelgliedbereich und ziehen damit das Endgelenk in eine Hyperextension. Aus Gründen der Dokumentation und Vergleichbarkeit wurde die Erkrankung in 4–5 Schweregrade je nach Ausdehnung und nach Ausmaß der Fingerkontraktur eingeteilt (Iselin, Tubiana).

**Therapie:** Die auch empfohlene konservative Therapie, wie Strahlenbehandlung, Ultraschall, Kortison-Injektion und Vitamin-E-Gabe ist wissenschaftlich bisher nicht begründet. Die positiven Berichte hierüber beruhen wahrscheinlich auf der nicht richtigen Deutung spontaner Remissionen sowie eines vorübergehenden Stillstandes. Therapie der Wahl bleibt die Operation. Eine Operationsindikation stellen eine Beugekontraktur von mindestens 20–30 Grad eines oder mehrerer Gelenke, ein ausgedehnter knotiger Befall der Hohlhand und ein rasches Fortschreiten der Veränderungen dar. Wird die Operation zu früh vorgenommen, besteht die Gefahr des schnellen Rezidivs (Abb. 194) oder aber der Aggressivität der Erkrankung, besonders bei sehr jungen Patienten; eine zu späte Operation hat in vielen Fällen ein Einsteifen der Gelenke zur Folge.

**Therapie**
Meist progredienter Verlauf,
selten spontane Remission,
daher:
*Therapie der Wahl:* Operation.
Operationsindikation: ausgedehnter, knotiger Befall, Beugekontraktur von 20–30°.
Zu frühe Operation = Gefahr des schnellen Rezidivs,
zu späte Operation: Einsteifen der Gelenke.

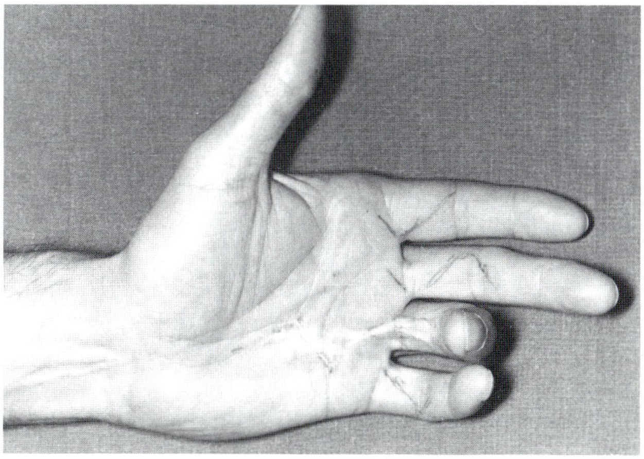

**Abb. 194** Rezidiv einer Dupuytren-Kontraktur, knotig strangförmiger Befall sämtlicher Langfinger, Narbenkontraktur am Ringfinger, eingezeichnete Schnittführung

**Operationsmethoden:**

1. *Durchtrennung des Kontrakturstranges (Fasziotomie):* Nur indiziert bei hohem Alter der Patienten und schlechtem Allgemeinzustand, da es zu ausgeprägten Rezidiven kommt. Gefahr der Nerven- und Gefäßverletzungen.
2. *Begrenzte Strangexzision:* Lediglich das befallene Gewebe wird entfernt. Die Behandlungsdauer ist kurz, da nur ein kleiner Eingriff. Erhebliche Rezidivgefahr bzw. Gefahr der raschen Ausbildung neuer Veränderungen in benachbarten Bindegewebeabschnitten.
3. *Partielle oder totale Exzision (Fasziektomie):* Entfernung von Anteilen oder der gesamten Palmaraponeurose und aller Bindegewebezüge zu den Fingern unter Schonung der Nervengefäßbündel. Durch den größeren Eingriff ist die Behandlungsdauer länger, die Rezidivquoten sind aber deutlich geringer.

**Operationsmethoden:**
⇦

**Operationstechnik und Nachbehandlung:** Von den zahlreichen angegebenen Hautinzisionen hat sich der Y-Schnitt nach Millesi für die Hohlhand am besten bewährt. Dabei wird die Hohlhand in 3 annähernd gleiche Dreiecke mit breiter Basis aufgeteilt, wobei die in die Haut einstrahlenden feinsten Gefäße zur besseren Durchblutung der Haut unbedingt geschont werden müssen. An den Fingern wird das Dupuytren-Gewebe entweder durch Zickzack-Schnitte oder durch einen längsverlaufenden Schnitt entfernt. Dieser

**Operationstechnik**
Y-Schnitt nach Millesi:
Aufteilung der Hohlhandmitte in 3 Dreiecke.
An den Fingern:
Zickzack-Schnitte oder Längsschnitt, der an den Gelenkfalten durch Z-Plastiken unterbrochen wird.

längsverlaufende Schnitt muß in seinem Verlauf über den Gelenkbeugefalten durch Z-Plastik unterbrochen werden, sonst kommt es zu Narbenkontrakturen. Durch die Z-Plastiken erreicht man auch eine Verlängerung der Haut in der Längsrichtung.

Open-Palm-Technik bei Grundgelenksbeugekontrakturen: quere Inzision wird offen gelassen. Spontane Heilung mit guten Ergebnissen.

Eine andere Methode stellt die Open-Palm-Technik nach McCash dar, bei der eine quer angelegte, im Verlauf der distalen queren Hohlhandfalte liegende Inzision nicht zugenäht, sondern offengelassen wird. Besonders gut eignet sich diese Technik, wenn die Beugekontrakturen hauptsächlich in den Grundgelenken liegen.

Veränderungen an den Fußsohlen bedürfen nur in Ausnahmefällen chirurgischer Maßnahmen, da die entstehenden Narben gleichfalls sehr störend sind. Entlastende Schuheinlagen sind in den meisten Fällen ausreichend.

Sorgfältige Blutstillung,
Einlage einer Saugdrainage,
Druckverband,
Ruhigstellung auf Unterarmgipsschiene.
Frühzeitige Krankengymnastik.

Wichtig sind eine sorgfältige Blutstillung zur Vermeidung eines Hämatoms, die Einlage einer Saugdrainage, ein Druckverband aus Mull und elastischer Bandage sowie die Ruhigstellung auf einer dorsalen Unterarmgipsschiene, die bis zu den Fingermittelgelenken reichen muß und erst am fünften postoperativen Tag entfernt wird. Am ersten postoperativen Tag erfolgt der erste Verbandswechsel. Liegt ein Hämatom vor, kann es zu diesem Zeitpunkt noch durch Entlastung (Entfernung einiger Hautfäden) ausgeräumt werden. Eine aktive Übung der nicht eingegipsten und ruhiggestellten Finger erfolgt ebenfalls am ersten postoperativen Tag. Nach Gipsabnahme sowie Entfernung der Fäden (meist am 12. postoperativen Tag) wird eine gezielte krankengymnastische Übungsbehandlung, einschließlich Paraffinkneten, empfohlen. Häufig reicht aber auch schon eine eigentätige Übung in Form von Schwammausdrücken im lauwarmen Wasser aus. Narbenauflockerung sowie passive Streckübung der einzelnen Gelenke, manchmal unter Zuhilfenahme von Quengelschienen, sind unerläßlich.

**Komplikationen**
- Hämatom und Schwellung,
- Gelenkversteifung,
- Wundrandnekrosen und Dehiszenzen,
- iatrogene Komplikationen: Nervendurchtrennung, Gangrän eines Fingers, Narbenkontrakturen.

**Komplikationen** sind Hämatom, Schwellung und Gelenkversteifungen. Wundrandnekrosen und Dehiszenzen sind relativ häufig, bedürfen aber keiner speziellen Behandlung. Iatrogene Komplikationen sind Nervendurchtrennungen, Gefäßverletzungen und damit verbunden Gangrän eines Fingers sowie Narbenkontrakturen durch Längsschnitte ohne Z-Plastiken.

**Ganglion**

## 3.6.3 Ganglion

Häufigste Geschwulst im Handbereich, durch degenerative Veränderung im Kapselbandapparat,
chronische Reizzustände oder als myxomatöse Neubildung.

**Ätiopathogenese:** Häufigste gutartige Geschwulst im Handbereich.
Eine degenerative Veränderung im Kapselbandapparat bei Überbelastung, chronische Reizzustände sowie eine myxomatöse Neubildung werden angenommen.

**Diagnose**
prall-elastische Tumoren in der Umgebung von
- Gelenken,
- Sehnenscheiden.

**Lokalisation:**
- Handgelenk über Kopfbein,
- radiale Beugeseite des Handgelenkes,
- Mitte der Fingergrundglieder.

**Diagnose:** Prall elastische Tumoren unterschiedlicher Größe in der Umgebung von Gelenken und Sehnenscheiden. Die ein- oder auch mehrkammerigen Geschwülste mit gallertigem Inhalt haben wurzelähnliche Fortsätze, die eine offene Verbindung mit einem Gelenk haben. Streckseitig am Handgelenk (dorsoradial) über dem Kopfbein ist die häufigste Lokalisation. Aber auch die radiale Beugeseite des Handgelenkes (radiopalmar), die Mitte der Fingergrundglieder (Beugesehnenscheidenganglion) sowie die Fingerend- und -mittelglieder (dorso-lateral) in Verbindung mit arthrotischen Gelenkveränderungen sind befallen.

**Therapie**
- Exstirpation in toto,
- postoperative Ruhigstellung.

**Therapie:** Eine konservative Behandlung mit Zerdrücken oder Veröden hat häufig das rasche Rezidiv zur Folge. Therapie der Wahl ist die vollständige Exstirpation in Blutleere mit Unterbindung oder Umstechung der Basis des Ganglions. Eine postoperative Ruhigstellung bis zur Wundheilung ist unerläßlich.

**Prognose:** Bei mangelhafter Radikalität der Exstirpation besteht eine nicht unerhebliche Rezidivgefahr. Auch eine Neubildung wegen der bestehenden Bindegewebeschwäche ist möglich.

**Prognose:**
- Rezidivgefahr bei ungenügender Radikalität,
- Neubildung wegen bestehender Bindegewebeschwäche.

## 3.6.4 Schnellender Finger

**Schnellender Finger**

**Ätiopathogenese:** Spindelförmige Auftreibung der Sehnen oder Stenosierung durch das erste Ringband am Beginn des fibrösen Sehnenscheidenkanals der Fingerbeugesehnen. Als Ursache werden rheumatische Erkrankung oder Überbelastung (mechanischer Reiz) angenommen.

Spindelförmige Auftreibung der Sehnen durch rheumatische Erkrankung oder Überlastung.

**Diagnose:** Verdickung der Beugesehne oder Stenosierung des ersten Ringbandes am Daumen und an den Langfingergrundgelenken, die ein unbehindertes Durchgleiten durch den fibrösen Sehnenscheidenkanal einschränken. Im Anfangsstadium wird durch erhöhten Kraftaufwand das Hindernis überwunden, dabei tritt bei Beugung und Streckung das charakteristische Schnellen (typisches Phänomen) auf. Im Spätstadium kann der betroffene Finger in Beuge- oder Streckstellung fixiert bleiben. Ein Fehlwachstum der Phalangen kann dadurch bei Kindern auftreten.

**Diagnose**
- Verdickung der Beugesehne am $A_1$-Ringband,
- Phänomen des Schnellens,
- im Spätstadium fixierter Finger,
- bei Kindern Gefahr des Fehlwachstums.

**Therapie:** Eine konservative Maßnahme, wie Kortison-Injektion in den Sehnenscheidenkanal (Gefahr der Sehnenruptur) oder eine vorübergehende Ruhigstellung bessern häufig nur kurzfristig die Beschwerden. Therapie der Wahl ist die vollständige Spaltung des fibrösen Sehnenscheidenanteiles ($_1$-Ringband) in Handgelenkblockade und einer kurzfristigen Oberarmblutleere zur besseren Übersicht und Vermeidung von Verletzungen der Gefäßnervenbündel bzw. einer unvollständigen Ringbandspaltung. Eine Gipsruhigstellung ist nicht notwendig.

**Therapie**
Therapie der Wahl:
Vollständige Spaltung des fibrösen Sehnenscheidenanteiles in Blutleere. Sonst Gefahr der Nervenverletzung.
Keine Gipsruhigstellung.

## 3.6.5 Tendovaginitis stenosans De Quervain

**Tendovaginitis stenosans De Quervain**

**Ätiopathogenese:** Schmerzhafter Reizzustand des Sehnengleitgewebes im ersten Strecksehnenfach (M. abductor pollicis longus und M. extensor pollicis brevis), wahrscheinlich ausgelöst durch chronische Traumatisierung (übermäßige Beanspruchung oder ungewohnte intensive Arbeitsbelastungen), wodurch sich degenerative Veränderungen in der Sehnenscheide entwickeln. Anfangs liegt eine unspezifische entzündliche Schwellung des Sehnengleitgewebes vor, die später eine bindegewebige Verdickung des osteofibrösen Sehnenkanals hervorruft und zu einer schmerzhaften Behinderung der Sehnengleitfähigkeit führt.

Degenerative Veränderungen der Sehnenscheide des ersten Strecksehnenfaches durch chronische Traumatisierung.

**Diagnose:** Typisch sind die Schmerzen in Höhe des Processus styloideus radii, welche sich bei der ulnaren Abwinkelung des Handgelenkes verstärken (Finkelstein-Test); damit auch Abgrenzung zur Styloiditis radii, einer Insertionstendopathie des M. brachioradialis.

**Diagnose**
Schmerzen, besonders bei ulnarer Abwinklung des Handgelenkes.

**Therapie:** Eine konservative Behandlung, wie Kortison-Injektion (Gefahr der Sehnenruptur) oder eine Gipsruhigstellung auf einer dorsalen Unterarmgipsschiene, weisen nur vorübergehende Erfolge auf. Therapie der Wahl bleibt die vollständige Spaltung des Sehnenfaches in Plexusanästhesie oder Narkose und pneumatischer Oberarmblutleere. Sonst besteht die Gefahr der Verletzung der oberflächlichen Radialisäste (Neurome sehr schmerzhaft) oder der unvollständigen Spaltung. Eine Gipsruhigstellung bis zur Wundheilung ist unbedingt notwendig.

**Therapie**
Therapie der Wahl:
- vollständige Sehnenfachspaltung in Blutleere, sonst Gefahr der Nervenläsion (oberflächliche Radialisäste),
- Gipsruhigstellung.

## 3.6.6 Chronische Polyarthritis

**Chronische Polyarthritis**

Durch Zerstörung der Gelenkflächen typische Deformitäten an der Hand:

⇨

**Ätiopathogenese:** siehe Seite 192
In der Hand bilden sich aufgrund der Zerstörung der Gelenkflächen, der Bänder und Sehnen typische Deformitäten aus.

1. Ulnare Fingerdeviation,
2. Knopflochdeformität,
3. „Ninety-to-Ninety-Deformity" am Daumen,
4. Schwanenhalsdeformität.

**Ulnare Fingerdeviation**
- Überdehnung der Kollateralbänder,
- ulnare Zugrichtung der Strecksehnen,
- Luxation der Strecksehne in die ulnare Interdigitalgrube.

### Ulnare Fingerdeviation

Mehrere Faktoren sind für diese Deformität (Häufigkeit etwa 30–40 %) verantwortlich: eine Überdrehung der Kollateralbänder, eine ulnare Zugrichtung der Strecksehnen mit nachfolgender Luxation in die ulnare Interdigitalgrube neben dem Grundgelenk sowie der von radial gegen die Langfinger bestehende Druck des Daumens beim Greifen.

**Therapie**
- Synovektomie,
- Raffung des radialen Kollateralbandes,
- Behebung der Strecksehnenluxation,
- bei Gelenkzerstörungen Prothesen oder Arthroplastiken,
- gezielte Krankengymnastik.

**Therapie:** Synovektomie, Raffung des radialen Kollateralbandes bei gleichzeitiger Lösung des ulnaren, Behebung der Luxation der Strecksehnen, evtl. durch Sehnenumlagerungen, bei Zerstörung der Gelenke Implantation von Prothesen oder Durchführung einer Arthroplastik. Dabei ist eine gezielte Krankengymnastik postoperativ vorzunehmen, evtl. eine mehrmonatige Behandlung mit speziellen dynamischen Schienen.

**Knopflochdeformität**
- Überdehnung oder Zerreißung des Mittelzügels,
- Abgleiten der Seitenzügel nach palmar.

### Knopflochdeformität

Überdehnung oder Zerreißung des Strecksehnenmittelzügels über dem Mittelgelenk, nachfolgend Abgleiten der Seitenzügel über die Achse des Grundgliedköpfchens nach palmar (wie bei der posttraumatischen Knopflochdeformität), verbunden mit der Beugekontraktur im Mittelgelenk und gleichzeitiger Überstreckung des Endgliedes.

**Therapie**
- Rekonstruktion des Mittelzügels,
- Synovektomie,
- temporäre Kirschner-Drahtfixation des Mittelgelenkes,
- bei Gelenkzerstörung Prothese oder Arthrodese.

**Therapie:** Bei noch intakten Gelenkflächen empfiehlt sich die Rekonstruktion des Mittelzügels und gleichzeitige Synovektomie; hierfür muß das Mittelgelenk dann selbst mit einem Kirschner-Draht für 5 Wochen temporär fixiert werden. Sind Gelenkzerstörungen vorhanden, wird entweder eine Prothese (Swanson) oder die Arthrodese (empfehlenswert) in einer günstigen Beugestellung des Gelenkes vorgenommen.

**„Ninety-to-Ninety-Deformity"**
Überdehnung oder Zerstörung der Daumengrundgelenkkapsel, einschließlich der Sehne des M. extensor pollicis brevis,
Luxation der Sehne des M. extensor pollicis longus.

### „Ninety-to-Ninety-Deformity" des Daumens

Ist der Knopflochdeformität der Langfinger ähnlich. Dabei kommt es zur Überdehnung bzw. Zerstörung der Gelenkkapsel des Daumengrundgelenkes und der Sehne des M. extensor pollicis brevis. Die Sehne des M. extensor pollicis longus wird ulnar vor die Achse des Grundgelenkes verlagert, wodurch es neben der Beugekontraktur im Daumengrundgelenk zu einer Hyperextension des Endgelenkes kommt.

**Therapie**
- Gelenkkapselraffung sowie der Sehne des M. extensor pollicis brevis,
- Verlagerung der Sehne des M. extensor pollicis longus.
- Bei Gelenkzerstörung: Arthrodese.

**Therapie:** Nur bei intakten Gelenkflächen empfiehlt sich die Rekonstruktion mit Raffung der Gelenkkapsel sowie der Sehne des M. extensor pollicis brevis. Der Extensor pollicis longus muß gleichzeitig nach proximal an das Grundglied des Daumens verlagert werden. Häufig aber sind die Gelenke schon so zerstört, daß nur noch eine Arthrodese eine Beschwerdefreiheit erbringt.

**Schwanenhalsdeformität**
- Verkürzung des Mittelzügels,
- Abgleiten der Seitenzügel nach dorsal.

### Schwanenhalsdeformität

Das typische Bild zeigt eine Beugung des Grund- und Endgelenkes mit einer Überstreckung des Mittelgelenkes. Hervorgerufen wird diese Deformität der

Langfinger durch Verkürzung des Mittelzügels und Verlagerung der Seitenzügel nach dorsal über die Achse des Mittelgelenkes.

**Therapie:** Viele Rekonstruktionsverfahren werden vorgeschlagen. Ist die Deformität passiv ausgleichbar, wird eine Z-förmige Verlängerung des Mittelzügels und gleichzeitige Verlegung der Seitenzügel nach lateral bzw. palmar vorgenommen. Bei fixierter Fehlstellung sowie bei Gelenkveränderungen empfiehlt sich die Arthrodese in günstiger funktionsgerechter Beugestellung des Gelenkes.

**Therapie**
Viele Rekonstruktionsverfahren:
- Z-förmige Verlängerung des Mittelzügels,
- Verlagerung der Seitenzügel.
- Bei Gelenkzerstörung: Arthrodese.

## 3.6.7 Arthrosen

**Arthrosen**

Neben den entzündlichen Gelenkerkrankungen sowie traumatischen Gelenkzerstörungen (Bandverletzungen oder intraartikuläre Brüche) können Polyarthrosen mit z. T. unbekannter Ätiologie zu Gelenkveränderungen mit Zerstörung der Gelenkknorpelflächen führen.

Polyarthrosen mit z. T. unbekannter Genese.

### Heberden-Arthrosen

**Ätiopathogenese:** Häufigste Arthrose sämtlicher Endgelenke, auch des Daumens; Frauen etwa 10mal häufiger betroffen als Männer. Beginn nach dem fünfzigsten Lebensjahr mit reinen Weichteilveränderungen (Heberden-Knötchen), selten schon in diesem Stadium Röntgenveränderungen sichtbar. Im Spätstadium schwerste Gelenkdeformierungen, Seitenbandinstabilitäten, Subluxationen sowie Streckdefizite. Die Funktion der Hände ist trotz der erheblichen Gelenkveränderungen nur gering beeinträchtigt, auch eine gröbere Schmerzhaftigkeit besteht nicht.

**Heberden-Arthrosen**
Häufigste Arthrose der Endgelenke, Beginn mit Weichteilveränderungen, später:
- Gelenkdeformierungen,
- Seitenbandinstabilitäten,
- Subluxationen und Streckdefizite.

Keine wesentliche Schmerzhaftigkeit.

**Diagnose:** Im Frühstadium an den Weichteilveränderungen (Heberden-Knötchen), später an den Gelenkveränderungen zu erkennen.

**Therapie:** Die früher empfohlene Röntgenbestrahlung ist mehr als kritisch zu beurteilen. Die Entfernung der Knötchen sowie der Knochenexostosen haben keinen anhaltenden Effekt. Bei starken Gelenkveränderungen sowie Instabilität bringen Arthrodesen in Beugstellung der Gelenke Beschwerdefreiheit.

**Therapie**
Arthrodese.

### Bouchard-Arthrosen

**Ätiopathogenese:** Verwandt der Heberden-Arthrose, obwohl Weichteilveränderungen selten vorkommen. Statt dessen sind die unregelmäßigen destruktiven Gelenkveränderungen charakteristisch. Befallen sind die Mittelgelenke.

**Bouchard-Arthrosen**
selten Weichteilveränderungen, ausgeprägte Deformierungen der Gelenke.

**Diagnose:** Die häufig entzündlichen Veränderungen führen zum charakteristischen Röntgenbild, auf dem die typischen, ausgeprägten, destruktiv deformierenden Veränderungen gesehen werden können.

**Therapie:** Ähnliche Behandlung wie bei den Heberden-Arthrosen. Prothesen können Beweglichkeit des Gelenkes erhalten, wenn auch nur in einem geringen Bewegungsausmaß; wird keine Schmerzfreiheit dadurch erlangt, bleibt nur noch die Arthrodese.

**Therapie**
Prothese,
Arthrodese.

### Daumensattelgelenkarthrose – Rhizarthrose

**Ätiopathogenese:** Nicht selten ist die idiopathische Arthrose des Daumensattelgelenkes. Oft tritt sie an beiden Händen auf. Ein gehäuftes familiäres Vorkommen wird beobachtet. Posttraumatische Arthrosen im Daumensattelgelenk treten auch nach MHK-I-Frakturen (Bennett) oder nach Trapezium-Frakturen mit Gelenkbeteiligung auf.

**Daumensattelgelenkarthrose**
Ursache:
- idiopathisch,
- traumatisch.

**Diagnose**
- Schmerzhaftigkeit,
- Adduktionskontraktur des I. MHK,
- physiologische Daumengrundgelenküberstreckung,
- röntgenologische Zeichen.

**Diagnose:** Schmerzhafte Bewegungseinschränkung am Daumensattelgelenk mit kraftlosem Spitz- und Schlüsselgriff; häufig entgleiten dem Patienten Gegenstände aus der Hand. Später tritt eine Verdickung des Gelenkes auf, außerdem eine Adduktionskontraktur des I. Mittelhandknochens, verbunden mit einer physiologischen Überstreckbarkeit des Daumengrundgelenkes. Röntgenologisch finden sich eine Gelenkspaltverschmälerung, eine Sklerosierung, knöcherne Exophyten sowie eine Subluxationsstellung des I. Mittelhandknochens.

**Therapie**
*Im Frühstadium:*
- physiotherapeutische Behandlung,
- Kortison-Injektion.

*Im Spätstadium:*
Operation.
Operationsmöglichkeiten:

⇨

**Therapie:** Im Frühstadium kann eine physiotherapeutische Behandlung mit Bestrahlung sowie Wärmeanwendung eine gewisse Erleichterung bringen. Auch ist zunächst eine Kortison-Injektion zu empfehlen. Nur bei Wiederauftreten der Beschwerden muß eine operative Therapie erfolgen.

Folgende Operationsmöglichkeiten bestehen:

1. schmerzausschaltende Operation (Denervation nach Wilhelm),
2. Arthroplastiken,
3. Prothesen,
4. Arthrodesen.

*Denervation:*
Unterbrechung der schmerzleitenden Nerven,
präoperative Testausschaltung notwendig.
Nachbehandlung:
10 Tage Gipsruhigstellung,
danach Krankengymnastik.

*Schmerzausschaltende Operation:* Die Denervation nach Wilhelm bringt nur im Frühstadium der Sattelgelenkarthrose eine Besserung der Beschwerden. Eine präoperative Testausschaltung kann einen Aufschluß über den zu erwartenden Erfolg dieser Operation bringen. Nach einer zehntägigen postoperativen Gipsruhigstellung auf einer dorsalen Unterarmgipsschiene mit Einschluß des Daumens muß sich eine ca. 2- bis 3wöchige intensive krankengymnastische Übungsbehandlung anschließen.

*Arthroplastik:*
Trapezium-Entfernung und Sehneninterposition oder Aufhängung I. MHK an der Sehne des M. flexor carpi radialis.

*Arthroplastiken:* Für die Erhaltung der freien Beweglichkeit im Daumensattelgelenk wird bei nicht schwer körperlich arbeitenden Patienten die Resektionsarthroplastik vorgenommen. Dabei wird das Trapezium entfernt und der I. Mittelhandknochen an der Hälfte der abgespaltenen Sehne des M. flexor carpi radialis, welche an der Basis des I. Mittelhandknochens beugeseitig ansetzt, fixiert. Für diese Anheftung, die eine Proximalisierung des I. Mittelhandknochens verhindern soll, wird ein Bohrkanal durch die Basis des I. Mittelhandknochens angelegt und der abgespaltene Sehnenanteil hindurchgezogen und mit der Kapsel vernäht.
Eine andere Methode stellt die Auffüllung des Hohlraumes nach Trapezium-Exstirpation mit einem Sehnenknäuel, bestehend aus der Palmaris-longus-Sehne und einem Teil der Flexor-carpi-radialis-Sehne dar.

Nachbehandlung:
3 Wochen Gipsruhigstellung, danach Krankengymnastik.

Eine dreiwöchige Gipsruhigstellung auf einer dorsalen Unterarmgipsschiene mit Daumeneinschluß in Mittelstellung ist notwendig. Danach muß sich ebenfalls eine intensive krankengymnastische Übungsbehandlung einschließlich der Ergotherapie und Paraffinkneten anschließen.

*Prothese:*
Probleme:
- Fixation des Implantates,
- Abrieb des Silastikmaterials → Kapselbandreaktion.

*Prothesen:* Eine weitere Interpositionsarthroplastik stellt die Implantation einer Prothese dar. Das Problem bei der Protheseneinsetzung liegt in der Fixation des Implantates selbst – häufig wird eine Luxation bzw. Subluxation beobachtet – sowie in dem vorhandenen Abrieb des Silastikmaterials mit der nachfolgenden Kapselbandreaktion. Vor allem wird die Prothese bei der chronischen Polyarthritis implantiert. Bei manuell schwer tätigen Patienten ist die Protheseneinsetzung nicht indiziert.

*Arthrodese:*
Methode der Wahl bei Schwerstarbeitern.

*Arthrodese:* Die Versteifung des Daumensattelgelenkes gilt als Methode der Wahl bei Patienten mit schwerer handwerklicher Tätigkeit. Der Daumenstrahl muß dabei in einer mittleren Position zwischen radialer und palmarer Abduktion stehen, damit die Greiffunktion nicht wesentlich gemindert ist. Eine gewisse Beweglichkeit des Daumens ist zwar im Gelenk zwischen Trapezium und Kahnbein zu erwarten. Dabei kann es jedoch nicht selten zu einer Arthrose in diesem Interkarpalgelenk kommen, welche den Patienten dann ebenfalls Schmerzen bereitet und eine weitere Versteifung dieses Gelenkes notwendig macht.

## 3.6.8 In Fehlstellung verheilte Radiusfrakturen

**Ätiopathogenese:** Die distale Radiusfraktur gehört zu den häufigsten Brüchen überhaupt. Übereinstimmung besteht in der zunächst konservativen Behandlung, mit der in 80–90 % der Fälle gute Ausheilungsergebnisse erzielt werden können. Die Colles-Fraktur ist vielfach mit einer Zersplitterung der dorsalen Kortikalis verbunden. Außerdem ist die Spongiosa durch das axiale Trauma komprimiert. Nach der Reposition fehlt die dorsale Kortikalisabstützung, die Fraktur ist dabei durch die Reposition aus einer stabilen in eine instabile Lage gebracht worden. Die Tendenz der Redislokation ist daher groß. Eine Röntgenkontrolle in wöchentlichen Abständen ist unbedingt notwendig. Liegt eine Redislokation vor, muß die Fraktur operativ fixiert werden. Häufig reicht schon eine Kirschner-Drahtspickung nach ausreichender Reposition aus, um die Fraktur zu halten. Oft muß jedoch gleichzeitig eine Spongiosaunterfütterung vorgenommen werden.
Bei in Fehlstellung verheilter distaler Radiusfraktur mit einem Ellenköpfchenvorschub sowie bei Brüchen mit Gelenkbeteiligung liegen häufig neben einer erheblichen Bewegungseinschränkung des Handgelenkes und der Unterarmdrehung Kraftlosigkeit sowie beträchtliche Schmerzhaftigkeit vor, die das Einsetzen der Hand beeinträchtigen.

**Diagnose:** Fehlstellung und Verplumpung des Handgelenkes, verstrichene Handgelenkkonturen, schmerzhafte Bewegungseinschränkung sowie Kraftlosigkeit der Hand; das Röntgenbild des Handgelenkes in 2 Ebenen erhärtet die klinische Diagnose.

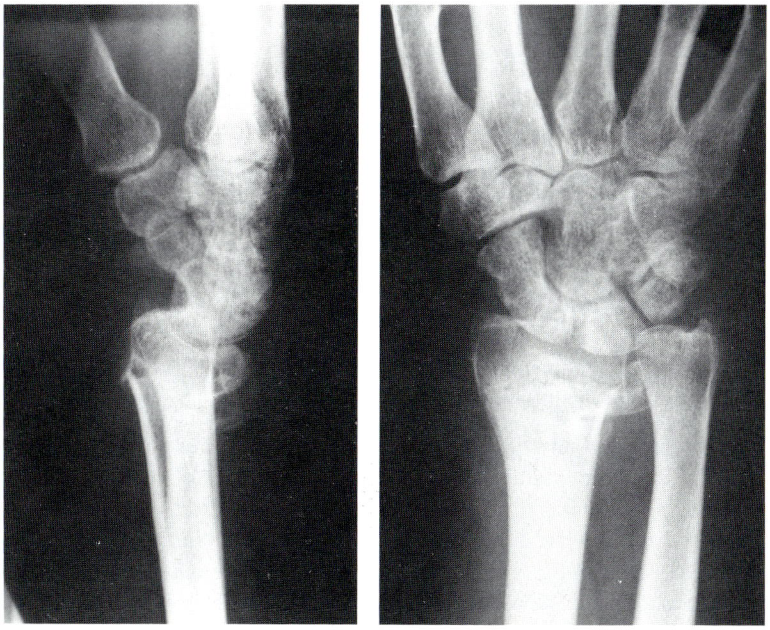

**Abb. 195** Unter Einstauchung und Ellenköpfchenvorschub verheilte distale Radiusfraktur

**Therapie:** Bei Fehlstellung des Radius ohne wesentliche Arthrose empfiehlt sich die Korrekturosteotomie mit gleichzeitiger Darmbeinspaninterposition sowie Fixation mit Platte; mit arthrotischen Veränderungen gleichzeitig die

**In Fehlstellung verheilte Radiusfrakturen**

häufigster Bruch,
konservative Behandlung erbringt in 80–90 % gute Ergebnisse.
Bei Colles-Fraktur:
dorsale Kortikaliszersplitterung. Daher nach Reposition starke Redislokationstendenz, dann:
operative Fixierung,
Spongiosaauffüllung.

**Diagnose**
- Fehlstellung und Verplumpung des Handgelenkes,
- Schmerzhaftigkeit,
- Kraftlosigkeit,
- Bewegungseinschränkung,
- Röntgenbild.

**Therapie**
- Korrekturosteotomie,
- Denervation bei Arthrose,

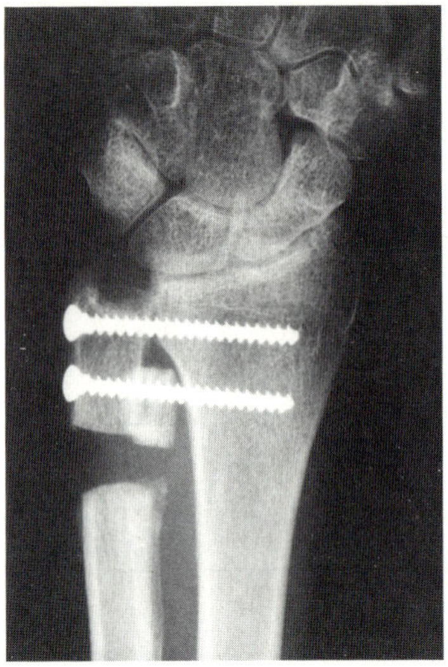

**Abb. 196**
Arthrodese des distalen Radioulnargelenkes (Kapanji) mit Ellensegmentresektion)

- Ellenköpfchenresektion,
- Ellenverkürzung,
- Arthrodese mit Ellensegmentresektion,
- Handgelenkarthrodese.

Denervation nach Wilhelm (Durchtrennung der schmerzleitenden Nervenfasern). Bei einer eingestauchten Radiusfraktur mit Verbreiterung des Radiusendes ohne wesentliche palmare oder dorsale Kippung, aber bestehendem Ellenköpfchenvorschub kann entweder die Ellenköpfchenresektion, eine Ellenverkürzung oder aber die Arthrodese zwischen Radiusende und Ellenköpfchen, verbunden mit einer Segmentresektion der Elle (Kapandji), vorgenommen werden (Abb. 195, 196). Sind deutliche sekundärarthrotische Veränderungen im Radio-Karpalbereich sowie in den angrenzenden Interkarpalgelenken vorhanden, bleibt nur noch die Handgelenkversteifung. Häufig findet sich eine Schädigung des Discus triangularis, der nach arthrographischem Nachweis operativ entfernt wird.

**Prognose:** Nur eine frühzeitige Korrekturosteotomie kann eine Sekundärarthrose verhindern und die Handgelenkfunktion erhalten. Zu spät erfolgte Maßnahmen hinterlassen immer einen mehr oder weniger starken Funktionsverlust in Abhängigkeit der schon bestehenden sekundärarthrotischen Veränderungen.

**Kahnbeinpseudarthrose**

Heilung der Kahnbeinfraktur abhängig von:
- Früherkennung,
- Dislokation der Fragmente,
- Ruhigstellung und Blutversorgung.

**Diagnose**
- Unfallmechanismus,
- Druckschmerzhaftigkeit,
- Schwellung,
- Röntgenunterbrechung.

## 3.6.9 Kahnbeinpseudarthrose

**Ätiopathogenese:** Nicht erkannte oder durch eine konservative Behandlung nicht zur Ausheilung gebrachte Frakturen sind häufig die Ursache. Die Heilung einer Skaphoidfraktur hängt von folgenden Faktoren ab:

- Früherkennung,
- Dislokation der Fragmente,
- Ruhigstellung und Blutversorgung.

**Diagnose:** Liegt ein typischer Unfallmechanismus vor – Sturz auf die ausgestreckte Hand – und besteht eine klinische Symptomatik am Handgelenk mit einer Druckschmerzhaftigkeit und Schwellung im Bereich der Tabatière, muß an eine Kahnbeinfraktur gedacht werden. Die Diagnose „Distorsion" des Handgelenkes ist eine Verlegenheitsdiagnose, die mehr den Verletzungsmechanismus ausweist. Es wird alles darunter eingeordnet, was sich zunächst nicht genauer erklären läßt. Es kann sich sowohl um eine geringfügige Verletzung mit einer Bänderdehnung als auch um eine komplexe Schädigung der Handwurzel handeln. Eine Röntgendiagnostik (Kahnbeinserie: Handgelenk in 4 Ebenen) ist unerläßlich. Auch bei primär negativem Röntgenbild sollte bei der Anamnese eine zweiwöchige Ruhigstellung mit einer dorsalen Unterarmgipsschiene erfolgen. Danach ist die Röntgenuntersuchung zu wie-

derholen. Erst wenn diese Röntgenuntersuchung einen nochmaligen negativen Befund ergibt, kann eine Kahnbeinfraktur ausgeschlossen werden!
In vielen Fällen kann eine Kahnbeinpseudarthrose über Jahre symptomlos bleiben. Sie wird dann rein zufällig aufgrund einer Röntgenkontrolle entdeckt, die aus anderer Ursache veranlaßt wurde (s. Abb. 34b). Oder die zunehmende Sekundärarthrose verursacht besonders bei Schwerarbeitern, die das Handgelenk starker Belastung aussetzen müssen, zunehmende Handgelenkbeschwerden und eine Bewegungseinschränkung. Differentialdiagnostisch muß ein Os bipartitum ausgeschlossen werden.

**Therapie**

1. *Matti-Russe* (Spanplastik): Der Pseudarthrosenspalt wird reseziert und sowohl das proximale als auch das distale Fragment ausgehöhlt und mit einem kortikospongiösen Darmbeinspan verblockt.
Eine mehrmonatige Ruhigstellung ist erforderlich, wobei zunächst eine mindestens sechswöchtige Immobilisierung mit einem Oberarmgips zu empfehlen ist. Röntgenaufnahmen in Abständen von 4 Wochen ermöglichen eine Kontrolle des knöchernen Durchbaus. Wegen der langen Immobilisierung ist unbedingt eine krankengymnastische Übungsbehandlung anzuschließen. Kontraindiziert ist die Matti-Russe-Operation bei dislozierten Fragmenten, Nekrosen und Kollaps des proximalen Fragmentes, Arthrose des Handgelenkes und bei älteren Patienten.

**Therapie**
1. *Spanplastik (Matti-Russe):*
– mehrmonatige Ruhigstellung,
– danach Krankengymnastik!

Kontraindiziert bei:
– dislozierten Fragmenten,
– Nekrose und Kollaps,
– Arthrose,
– alten Patienten.

2. *Osteosynthese und Spanplastik:* Diese Operationsmethode findet zunehmend Anwendung.
Neben der Streli-Schraube und der Ender-Platte hat sich neuerdings die von Herbert entwickelte Schraube bewährt. Durch die an beiden Enden liegenden Schraubenköpfe mit gegenläufigem Gewinde kann eine ausreichende Kompression auf die Fragmente ausgeübt werden. Da die beiden Schraubenköpfe in die Fragmente versenkt werden, ist eine spätere Entfernung nicht notwendig. Es resultiert eine viel kürzere Ruhigstellung im Unterarmgips, was die gesamte Behandlungsdauer erheblich verkürzt. Nicht angewendet werden kann die Osteosynthese bei Kollaps oder Nekrosen des proximalen Fragmentes und bei Handgelenkarthrosen.

2. *Osteosynthese und Spanplastik:*
- Streli-Schraube und Ender-Platte müssen später wieder entfernt werden,
- Herbert-Schraube verbleibt im Kahnbein,
- kürzere Ruhigstellung.

Kontraindiziert bei:
– Nekrose und Kollaps,
– Arthrose.

3. *Fragmentexstirpation:* Liegt ein Kollaps oder eine Nekrose der Fragmente vor, empfiehlt sich die Exstirpation und Interposition entweder einer Prothese oder eines Sehnenknäuels. Die Belastbarkeit des Handgelenkes ist aber erheblich gemindert, eine Umschulung oder Umsetzung auf einen Arbeitsplatz mit körperlich leichter Arbeit ist immer notwendig.

3. *Fragmentexstirpation:*
– Prothese,
– Sehneninterposition
→ geminderte Belastbarkeit.

4. *Denervation:* Bei gleichzeitig bestehender Handgelenkarthrose kann zunächst die Denervation nach Wilhelm (Durchtrennung der schmerzleitenden Nervenfasern am Handgelenk) erwogen werden, wenn die noch vorhandene Beweglichkeit am Handgelenk erhalten werden soll.

4. *Denervation:*
bei schon bestehender Arthrose.

5. *Arthrodese:* Die Versteifung des Handgelenkes mit Span und Platte ist indiziert bei ausgedehnter Arthrose und Patienten, die weiterhin ihre Hand zu schwerer Arbeit benötigen.

5. *Arthrodese:*
– bei ausgedehnter Arthrodese,
– bei Schwerarbeitern.

**Prognose:** Die neuerdings vermehrt angewendete Herbert-Schraube mit gleichzeitiger Spanplastik bietet eine sehr gute Möglichkeit, die Kahnbeinpseudarthrosen zur Ausheilung zu bringen. Je geringer die Arthrose ausgebildet ist, desto günstiger ist das Ausheilungsergebnis mit gut erhaltener Funktion sowie Belastbarkeit der Hand bzw. des Handgelenkes.

**Mondbeinnekrose**
Lunatummalazie

**Ursache:**
- einmaliges Trauma,
- chronische Traumatisierung,
- Längendifferenz der Unterarmknochen,
- Störung der arteriellen Versorgung des Mondbeines.

**Diagnose**
- schleichender Beginn,
- Schmerzen bei Sekundärarthrose,
- Röntgen in 4 Ebenen.

**Stadieneinteilung der Mondbeinnekrose:** ⇨

**Therapie**
*Decoulx I:* Os-pisiforme-Transfer, Niveauoperation, Triskaphoid-Arthrodese.
*Decoulx II:* Interpositionsarthroplastik, Prothese, Triskaphoid-Arthrodese.
*Decoulx III:* Interpositionsarthroplastik, Denervation.
*Decoulx IV:* Denervation, Arthrodese.

1. *Os-pisiforme-Transfer:*
vaskularisiertes Knochentransplantat
- evtl. Kirschner-Drahtfixation für 6 Wochen,
- Krankengymnastik.

2. *Niveauausgleich:*

## 3.6.10 Mondbeinnekrose

**Ätiopathogenese:** Aseptische Knochennekrose, die 1910 erstmals vom Radiologen Kienböck beschrieben wurde. Als Ursache werden die chronische Traumatisierung, z. B. Preßluftarbeiten, die einmalige Traumatisierung mit einer Mondbeinfraktur sowie die Formvarianten mit Längendifferenzen der Unterarmknochen (Hultén) angenommen. Sicher ist, daß eine Störung der arteriellen Gefäßversorgung verantwortlich ist.

**Diagnose:** Da das Frühstadium keine Symptome bietet, ist die Erkennung meist nur zufällig. Erst bei Auftreten von sekundärarthrotischen Veränderungen stellen sich Symptome ein, wie Bewegungsschmerz, Bewegungseinschränkung, Kraftverlust der Hand sowie lokaler Druckschmerz. Einteilung der Mondbeinnekrose nach den verschiedenen röntgenologischen Veränderungen in einzelnen Stadien. Dabei hat sich das Schema nach Decoulx durchgesetzt.

| | |
|---|---|
| **Decoulx I:** | Verdichtung, aber noch keine Formveränderung des Mondbeines, keine Arthrose, |
| **Decoulx II:** | Kortikaliseinbrüche sowie Beginn des scholligen Zerfalls, aber noch keine wesentliche Verformung, |
| **Decoulx III:** | Zusammensinterung des Mondbeines als Abschluß des scholligen Zerfalls, Beginn der Arthrose, |
| **Decoulx IV:** | starke Arthrose im Handgelenk und im Bereich der Handwurzel, Mondbeinzerfall, Handwurzelgefügestörung. |

**Therapie:** Die Behandlung der Mondbeinnekrose ist nach wie vor problematisch. Die Vielzahl der Behandlungsvorschläge seit Bekanntwerden des Krankheitsbildes Anfang des Jahrhunderts läßt erahnen, welche Schwierigkeiten in einer erfolgversprechenden Behandlung der Mondbeinnekrose liegen. Die Wahl der Methode richtet sich nach den schon bestehenden röntgenologischen Veränderungen, aber auch nach anderen Kriterien, wie Schmerzsymptomatik, Bewegungseinschränkung am Handgelenk sowie Beruf und Alter der Betroffenen.

*Decoulx I:* Os-pisiforme-Transfer, Niveauoperation, Triskaphoid-Arthrodese.

*Decoulx II:* Interpositionsarthroplastik, Prothese, Triskaphoid-Arthrodese.

*Decoulx III:* Interpositionsarthroplastik, Denervation.

*Decoulx IV:* Denervation, Handgelenkarthrodese.

1. *Os-pisiforme-Transfer:* Bei der Normvariante der Unterarmknochen wird das Os pisiforme am Gefäßstiel als vaskularisiertes Knochentransplantat in das ausgehöhlte Mondbein transponiert. Hat es eine Tendenz zur Luxation, ist eine Kirschner-Drahtfixation notwendig. Eine sechswöchige Ruhigstellung auf einer Unterarmgipsschiene ist erforderlich; nach Gipsabnahme sowie Kirschner-Drahtentfernung kommt eine intensive krankengymnastische Übungsbehandlung, einschließlich einer Ergotherapie sowie Paraffinkneten zur Anwendung.

2. *Niveauausgleich:* Beim Vorliegen eines Niveauunterschiedes zwischen Elle und Speiche am Handgelenk wird durch einen Niveauausgleich (Verlänge-

rung der Elle oder Verkürzung der Speiche) der Druck auf das Mondbein verringert.

a) *Verlängerung der Elle* (Pearson 1945):
Z-förmige Osteotomie der Elle im distalen Abschnitt, Interposition eines Darmbeinspanes und Verplattung.

b) *Verkürzung der Speiche* (Hultén 1928):
1973 berichtete Axelsson über verschiedene Osteotomieformen, besonders über die Höhe der Osteotomie am Radius. Dabei stellte er die außerordentliche Bedeutung des Lig. radiocarpeum dorsale fest, welches schräg vom Radius zum Os triquetrum verläuft. Eine Osteotomie distal der Insertionsstelle am Radius beeinträchtigt die Unterarmdrehbewegung durch Schädigung des distalen Radioulnargelenkes. Die Osteotomie proximal der Insertionsstelle erhöht den Zug auf das Ligament, und es kommt somit zu einer vermehrten Kompression auf das Mondbein statt zu einer Entlastung. Nur die Osteotomie in Höhe des Insertionsbereiches mit gleichzeitiger Abpräparation führt zu einer Entlastung am Mondbein.

a) *Verlängerung der Elle (Pearson 1945):*
Z-förmige Osteotomie mit Knochenspaninterposition.

b) *Verkürzung der Speiche:*
Wichtig: Höhe der Osteotomie zur Insertionsstelle des Lig. radiocarpeum dorsale, Plattenosteosynthese.

3. *Triskaphoid-Arthrodese:* Durch Verkippung des Kahnbeines um seine Achse kommt es zu einer Höhenminderung des Karpus und somit zu einem verstärkten Druck des Kopfbeines auf das Mondbein (Abb. 197). Eine Druckentlastung wird erreicht, wenn das Kahnbein aufgerichtet und mit dem Trapezium sowie Trapezoideum zusammen verblockt wird. Nach Entknorpelung der Gelenkfläche, einer Fixation mit Kirschner-Drähten erfolgt die Spongiosaauffüllung (Abb. 198). Eine sechswöchige Gipsruhigstellung ist notwendig bis zum vollständigen Durchbau der Arthrodese. Nach Entfernung der Kirschner-Drähte muß eine Übungsbehandlung angeschlossen werden. Trotzdem verbleibt immer eine Bewegungseinschränkung des Handgelenkes, besonders der radialen Abwinkelung.

3. *Triskaphoid-Arthrodese:*
Höhenminderung des Karpus durch Kahnbeinverkippung – Druckentlastung durch Arthrodese zwischen Kahnbein, Trapezium und Trapezoideum nach Kahnbeinaufrichtung.
Nachbehandlung:
6 Wochen Gipsruhigstellung, danach Krankengymnastik.

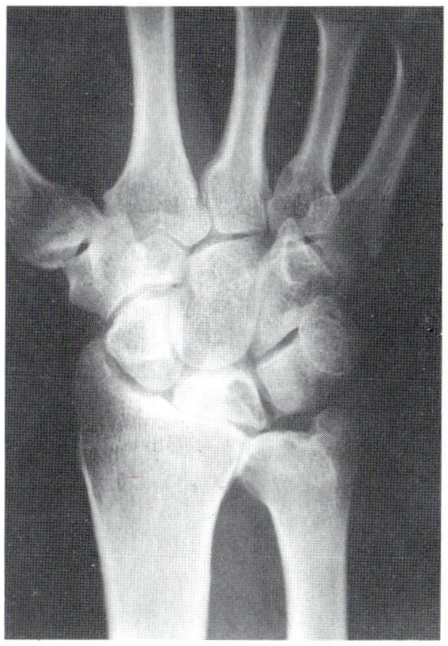

**Abb. 197**
Mondbeinnekrose; durch Kippung des Kahnbeines kommt es zu einem vermehrten Druck des Kopfbeines auf das Mondbein

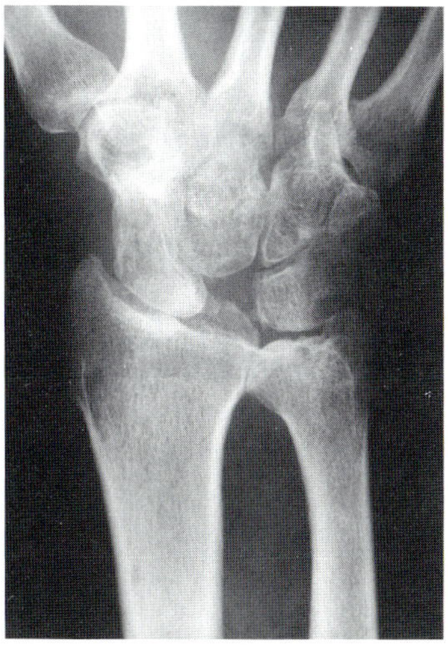

**Abb. 198**
Triskaphoidarthrodese zwischen Kahnbein, Trapezium und Trapezoideum. Das veränderte Mondbein ist entfernt worden

4. *Prothese:* Nach Entfernung des zerfallenen Mondbeines muß ein Platzhalter implantiert werden, um eine Gefügestörung der Handwurzel zu verhindern. Hierfür können Silastikprothesen verwendet werden. Luxationen sowie Brüche der Prothesen, aber auch eine vermehrte Fremdkörperreaktion am Handgelenk durch Abriebpartikel zeigen die Grenzen der prothetischen Versorgung auf.

4. *Prothesen:*
Komplikationen:
- Luxationen,
- Prothesenbrüche,
- Fremdkörperreaktion.

5. *Interpositionsarthroplastik:*
Auffüllung des Hohlraumes durch Sehnenmaterial.
Nachbehandlung:
3 Wochen Gipsruhigstellung,
danach Krankengymnastik.

5. *Interpositionsarthroplastik:* Die Auffüllung des Hohlraumes des entfernten Mondbeines mit körpereigenem Material, so z. B. Sehnen, ist eine andere Möglichkeit. Verwendung findet die Sehne M. palmaris longus oder des M. plantaris, manchmal muß auch noch zusätzlich etwa die Hälfte der Sehne des M. flexor carpi radialis genommen werden, wenn der Hohlraum nicht voll ausgefüllt werden konnte. Eine dreiwöchige Gipsruhigstellung schließt sich an, danach muß wiederum eine intensive krankengymnastische Übungsbehandlung vorgenommen werden.

6. *Denervation:*
Durchtrennung der schmerzleitenden Nerven am Handgelenk. Präoperative Testausschaltung erforderlich.
Nachbehandlung:
10 Tage Gipsruhigstellung,
danach Krankengymnastik.

6. *Denervation:* Bei schmerzhafter Bewegungseinschränkung sowie schon auf dem Röntgenbild ersichtlichen arthrotischen Veränderungen wird die Denervation des Handgelenkes nach Wilhelm empfohlen.

Dabei werden die zum Handgelenk ziehenden schmerzleitenden Nervenfasern durchtrennt. Den Erfolg einer solchen Operation kann man präoperativ durch Ausschaltung der einzelnen Nerven mit einem Anästhetikum überprüfen. Nach einer ca. zehntägigen Ruhigstellung auf einer dorsalen Unterarmgipsschiene muß sich mindestens eine drei- bis vierwöchige Übungsbehandlung anschließen.

7. *Arthrodese:*
Spongiosaauffüllung der entknorpelten Gelenkflächen, Fixation mit Platte und Darmbeinspan.
Nachbehandlung:
12 Tage Gipsruhigstellung,
danach Krankengymnastik.

7. *Arthrodese:* Bei nicht erlangter Beschwerdefreiheit durch eine der vorgenannten operativen Eingriffe wird die Handgelenkversteifung mit einer Kleinfragment-AO-DC 10- oder 12-Lochplatte, die am Radius sowie am II. Mittelhandknochen angebracht wird, sowie mit einem Darmbeinspan zwischen Radius und proximaler Handwurzelreihe vorgenommen. Die entknorpelten Gelenkflächen werden mit Spongiosa aufgefüllt. Da es sich um eine übungsstabile Fixation handelt, kann nach etwa 10–12 Tagen mit der Krankengymnastik begonnen werden.
Der Funktionsverlust ist trotz der Handgelenkversteifung relativ gering, liegen doch neben einer freien Fingerbeweglichkeit eine nicht eingeschränkte Unterarmdrehung und Schmerzfreiheit vor.

Funktionsverlust gering:
– freie Fingerbeweglichkeit,
– freie Unterarmdrehung,
– Schmerzfreiheit.

**Prognose:** Je früher die Mondbeinnekrose erkannt wird, je weniger röntgenologische Veränderungen zu erkennen sind, desto günstiger sind die Voraussetzungen, daß das Mondbein in Form und Funktion erhalten werden kann. Im Spätstadium können nur noch palliative operative Eingriffe eine Beschwerdelinderung bei schon bestehendem Funktionsverlust erbringen.

## 3.6.11 Sekundäre Beugesehnenwiederherstellung

**Sekundäre Beugesehnenwiederherstellung**

Beugesehnentransplantation notwendig nach:
- zu langem Zeitraum nach der Verletzung,
- Rupturen der Beugesehnennähte,
- abgelaufenen Infektionen.

*Einzeitige Transplantation:*
bei gutem Transplantatlager.
*Zweizeitige Transplantation:*
zunächst Einlage eines Silastikstabes zur Gleitlagerschaffung.

**Ätiopathogenese:** Durch die sehr guten Ergebnisse der primären Beugesehnennähte und ihrer Nachbehandlung mit der dynamischen Schiene nach Kleinert sind die sekundären Rekonstruktionsmaßnahmen eher selten geworden. Ein zu langer Zeitraum nach einer Sehnenverletzung, Rupturen nach Beugesehnennähten – besonders nach Tenolysen – und eine abgelaufene Infektion der Beugesehnenscheiden mit Sehnensequestern sind die Domäne sekundärer Wiederherstellungsmaßnahmen. Diese bestehen einerseits in der einzeitigen Sehnentransplantation bei gut erhaltenem Sehnengleitlager und andererseits in der zweizeitigen Rekonstruktion, wobei zunächst ein Silastikstab zur Schaffung eines adäquaten Gleitlagers einer Beugesehnenscheide implantiert wird.
Als Transplantatspender eignen sich folgende Sehnen, ohne wesentliche Funktionsverluste zu hinterlassen,
vom M. plantaris,
M. palmaris longus,
M. extensor indicis,
M. extensor digiti minimi,
M. extensor digitorum longus der Zehen II–V.

*Transplantatspender:*
M. palmaris longus,
M. plantaris,
M. extensor indicis,
M. extensor digiti minimi,
M. extensor digitorum longus II–V.

In der Regel werden lange Transplantate genommen, die vom Endglied bis zum Handgelenk reichen, damit Verwachsungen im Nahtstellenbereich außerhalb der Beugesehnenscheiden und des Karpaltunnels zu liegen kommen. Eine freie passive Bewegung der Gelenke muß vorhanden sein, sonst ist vor der Sehnentransplantation eine intensive Krankengymnastik vorzunehmen.

*Vorbedingung:*
freie passive Gelenkbeweglichkeit.

**Therapie:** Am Endglied erfolgt die Fixation durch eine Ausziehnaht. Die proximale Naht am Handgelenk wird nach der Durchflechtungstechnik von Pulvertaft vorgenommen.
taft vorgenommen.
Auch die Nachbehandlung bei Beugesehnentransplantaten erfolgt mit einer dynamischen Schiene nach Kleinert, wie bei den primären Nähten. Die dynamische Schiene verbleibt 3 Wochen, die Gummizügel an den Fingern weitere 2 Wochen, wobei sie dann am Handgelenk an einer elastischen Bandage fixiert werden. Danach ist immer eine intensive krankengymnastische Nachbehandlung einschließlich Paraffinkneten, Ergotherapie sowie Schwimmen notwendig. Häufig muß noch ab der 6. postoperativen Woche eine Quengelschienenbehandlung – besonders bei unvollständiger Streckung in den Mittelgelenken – erfolgen.

**Therapie**
lange Transplantate,
Nachbehandlung mit dynamischer Schiene,
danach Krankengymnastik,
evtl. Quengelschienenbehandlung.

**Prognose:** Narbige Verwachsungen der Sehnen können durch Tenolysen gelöst werden, frühestens jedoch nach 6 Monaten. Nicht selten sind die Mittelgelenke mit eingesteift, so daß gleichfalls eine Arthrolyse vorgenommen werden muß. Die Nachbehandlung nach Tenolysen muß in den ersten 3 Wochen gezielt und vorsichtig vorgenommen werden, weil die Rupturgefahr der gelösten Sehnen besonders groß ist.

## 3.6.12 Rekonstruktive Maßnahmen nach Daumenverlust

**Daumenverlust**

Der Daumen stellt für die Greiffunktion der Hand den wichtigsten Finger dar. Sein Verlust beeinträchtigt die Funktion der Hand in starkem Ausmaß. Bei Daumenamputationen muß grundsätzlich ein Replantationsversuch unternommen werden, gegebenenfalls durch Veneninterponate. Auch die Replantation eines ebenfalls amputierten Langfingers auf den Daumenstrahl stellt eine Methode dar, die Greiffunktion der Hand zu erhalten.
Kann aber trotzdem der Daumenstrahlverlust nicht vermieden werden, stehen verschiedene sekundäre Rekonstruktionsmaßnahmen zur Wahl:

1. Phalangisation des I. Mittelhandknochens,
2. osteoplastische Daumenstumpfverlängerung,
3. Pollizisation auf neurovaskulärem Stiel,
4. freie Zehenübertragung,
5. freie Fingerübertragung.

**Möglichkeiten der Daumenstrahlrekonstruktion:**
- Phalangisation des I. MHK,
- osteoplastische Daumenstumpfverlängerung,
- Pollizisation auf neurovaskulärem Stiel,
- freie Zehenübertragung,
- freie Fingerübertragung.

**Phalangisation des I. Mittelhandknochens:** Die I. Zwischenfingerfalte wird durch eine Z-Plastik vertieft, der Ansatz des M. adductor pollicis nach proximal verlagert und am Periost erneut vernäht.
Das Verfahren kommt nur in Betracht, wenn eine ausreichende Daumenstumpflänge vorhanden ist, also der Verlust des Daumens distal des Grundgelenkes liegt.

**Phalangisation:**
- Vertiefung der I. Zwischenfingerfalte,
- Verlagerung des Ansatzes des M. adductor pollicis.

**Osteoplastische Daumenstumpfverlängerung:** Hierbei unterscheidet man die Knochenspaninterposition von der Knochenspanaufstockung (distale Spanverlängerung nach Gillies).
1. *Knochenspaninterposition:* Der Mittelhandknochen wird osteotomiert und ein Knochenspan (Darmbeinspan) interponiert. Die Länge des einzubringenden Spanes hängt von der Dehnbarkeit der Weichteile ab. Häufig ist ein

**Osteoplastische Stumpfverlängerung:**

1. *Knochenspaninterposition*
- Osteotomie des I. Mittelhandknochens,
- Darmbeinspaninterposition,
- Vertiefung der I. Zwischenfingerfalte,

– Proximalisierung des Ansatzes des M. adductor pollicis.

2. *Knochenspanaufstockung:*
– Aufsetzen eines Knochenspanes auf den Mittelhandknochen,
– Weichteilbedeckung mit Lappen meist erforderlich.

**Nachteile:**
– mögliche Resorption des Knochenspanes,
– weitere Operationen häufig notwendig: Lappenentfettung, Resensibilisierung der Greiffläche des Daumenstumpfes mit einem neurovaskulären Lappen (freier Zwischenzehenlappen oder Insellappen vom III. oder IV. Finger).

*Pollizisation:*
Transposition eines Fingers oder Fingerstumpfes auf neurovaskulärem Stiel.

*Freie Zehenübertragung:*
Genommen wird die II. Zehe, lange Operationszeit, risikoreich durch mikrovaskulären Ausschluß.

*Freie Fingerübertragung:*
seltenes Verfahren.

**Angeborene Fehlbildungen der Hand**

Entstehung durch:
– Virusinfektionen,
– bestimmte Medikamente,
– genbedingte Ursachen,
– chromosomalbedingte Ursachen.

Längengewinn von 1–2 cm zu erzielen. Die gleichzeitige Vertiefung der Zwischenfingerfalte und die Proximalisierung des M. adductor pollicis lassen einen brauchbaren Daumenstumpf gewinnen. Dieses Verfahren ist insbesondere bei Schwerarbeitern anzuwenden.

2. *Knochenspanaufstockung (distale Spanverlängerung nach Gillies):* Auf den I. Mittelhandknochenrest wird ein Knochenspan aufgesetzt. Bei einer Knochenspanlänge von 1–2 cm kann der abpräparierte Weichteilmantel zur Deckung genommen werden. Häufig verbleibt auf der dorso-radialen Seite ein Hautdefekt, der dann mit einem Hauttransplantat verschlossen werden muß. Bei einer größeren Knochenspanlänge muß die osteoplastische Aufstockung mit einer Lappenplastik kombiniert werden. Hier bietet sich der Leistenlappen, neuerdings der distal gestielte Unterarminsellappen an.

Nachteile dieses Verfahrens sind zum einen die mögliche Resorption des Knochenspanes, zum anderen die Dicke sowie die Asensibilität des Lappens; weitere operative Schritte sind daher notwendig:
– Lappenentfettung,
– Resensibilisierung der Greiffläche des Daumenstumpfes mit einem neurovaskulären Lappen (freier Zwischenzehenlappen oder Insellappen vom III. oder IV. Finger).

**Pollizisation:** Jeder Langfinger kann für die Umsetzung auf den Daumenstrahl genommen werden. Die besten funktionellen und kosmetischen Ergebnisse erbringt jedoch der Zeigefinger. Die Transposition erfolgt auf neurovaskulärem Stiel. Sind neben dem Daumen andere Langfinger ebenfalls teilamputiert, so kann einer dieser Langfingerstümpfe auf die Stelle des Daumens gesetzt werden. Ein intakter Langfinger muß deshalb nicht zusätzlich geopfert werden.

**Freie Zehenübertragung:** Dieses Operationsverfahren wird angewendet, wenn Daumen und mehrere Langfinger gleichzeitig amputiert sind und eine Umsetzung eines Fingerstumpfes die Greiffunktion der Hand noch stärker beeinträchtigen würde. Vom optischen paßt für den Daumenersatz besser die Großzehe. Der funktionelle und auch kosmetische Nachteil am Fuß ist aber beträchtlich. Deshalb wird nur noch die II. Zehe als Daumenersatz verwendet.

Sämtliche Strukturen, wie Sehnen, Nerven und Gefäße werden am Fuß langstreckig freipräpariert. Dies erleichtert den Anschluß weit proximal vom vernarbten Gebiet an der Hand. Der Wundverschluß am Fuß läßt sich primär vornehmen, an der Hand sind kleinere Hauttransplantate oder lokale Verschiebelappen erforderlich.

**Freie Fingerübertragung:** Dieses äußerst seltene Verfahren findet eigentlich nur Anwendung, wenn eine freie Zehenübertragung wegen Erkrankung oder Verletzung beider Füße nicht möglich ist.

## 3.6.13 Angeborene Fehlbildungen der Hand

**Ätiopathogenese:** Umwelteinflüsse (exogene Faktoren) und Erblichkeit (endogene Faktoren) sind hauptsächlich für angeborene Fehlbildungen verantwortlich.

Bei den exogenen Einflüssen handelt es sich um Virusinfektionen oder Medikamenteneinnahme (z. B. Thalidomid) während der Schwangerschaft. Je früher die schädigende Noxe in die Embryogenese eingreift, um so ausgeprägter ist die Fehlbildung.

Bei den endogenen Faktoren werden gen- und chromosomalbedingte Fehlbildungen unterschieden. Die Vielzahl der bekannten Syndrome hat eine einheitliche Klassifikation bisher erschwert (s. Kap. 2.3).

**Operationszeitpunkt:** Verfeinerte handchirurgische Operationstechniken unter Zuhilfenahme optischer Vergrößerungsmaßnahmen (Lupenbrille und Operationsmikroskop) erlauben die korrigierenden Maßnahmen bereits im Säuglingsalter. Funktionelle, kosmetische und psychosoziale Gesichtspunkte sind dabei zu beachten. Eine zu späte Korrektur kann zusätzlich zu Wachstumsstörungen und zu Gelenkdeformierungen führen. Nicht immer ist aber eine exakte Beurteilung vorhandener Knochenkerne möglich, die dann doch zu abwartender Haltung zwingen. Eine frühe Korrektur beinhaltet aber ein problemloses Umlernen der neugeschaffenen Greifform im Säuglings- oder Kindesalter.

**Operationszeitpunkt:**
Wenn möglich, bereits im Säuglings- oder Kindesalter.
Vorteile: Frühe Korrekturen beinhalten ein problemloses Umlernen.
Zu späte Korrektur kann zu
- Wachstumsstörungen und
- Gelenkdeformierungen führen.

**Syndaktylie**
**Häufigkeit:** einmal auf 2000–3000 Geburten, Erblichkeit 20–40 %

**Diagnose:** Verbindung zweier oder mehrerer Nachbarfinger (Abb. 199a + b). Unterscheidung in kutane und ossäre Syndaktylie.
Häufigste Lokalisation an der Hand ist die III. Zwischenfingerfalte (ZFF), am Fuß die II. Zwischenzehenfalte (ZZF).

**Syndaktylie**

**Diagnose**
Kutane und ossäre Syndaktylie.
Häufigste Lokalisation:
- an der Hand III. Zwischenfingerfalte,
- am Fuß II. Zwischenzehenfalte.

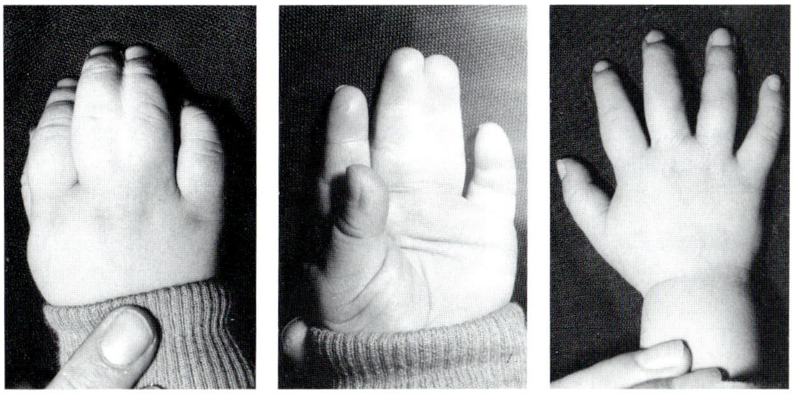

a b c

**Abb. 199** Kutane Syndaktylie des III. und IV. Fingers (a + b), getrennte Syndaktylie des III. und IV. Fingers mit Bildung einer weiten Kommissur der III. Zwischenfingerfalte (c)

**Therapie:** Bei nicht gleich langen Fingerstrahlen erfolgt die frühzeitige Trennung zur Vermeidung von Fehlwachstum und Gelenkdeformitäten. Dabei werden dreieckförmige Hautzipfel im Bereich der Gelenke durch Zickzack-Inzisionen gebildet. Durch das spannungslose Vernähen dieser zipfelwinkeligen Hautlappen wird der mit einem Hauttransplantat zu verschließende Bereich in mehrere kleine Bezirke unterteilt und somit eine größere Narbenschrumpfung durch die kleinen Hauttransplantate vermieden. Vorzugsweise werden Vollhauttransplantate aus der Leiste genommen, denen eine gewisse Wachstumspotenz erhalten bleibt. Nicht nur vom kosmetischen Aussehen her, sondern auch funktionell ist die Bildung einer weiten Kommissur wichtig. Sie wird durch 2 dreieckförmige oder rhomboid- bzw. blattartige Lappen geformt, wobei auf ein Abfallen von dorso-proximal nach palmar-distal geachtet wird (Abb. 199c).
Die postoperative Behandlung besteht in einer zehntägigen Gipsruhigstellung der operierten Finger. Eine frühzeitige Spalthauttransplantation bei Wundheilungsstörungen vermeidet Vernarbungen, Kontrakturen, Verziehungen oder Fehlwachstum.

**Therapie**
Frühzeitige Trennung durch spitzwinklige Zickzack-Inzision und spannungslose Naht in Gelenkhöhe. Verschluß der verbliebenen Defekte durch Vollhauttransplantate. Bildung einer weiteren Kommissur durch 2 dreieckförmige, rhomboid- oder blattförmige Lappen.
Für 10 Tage Gipsruhigstellung.

Bei Wundheilungsstörung:
frühzeitige Spalthauttransplantate → Vermeidung von Vernarbungen, Kontrakturen, Verziehungen oder Fehlwachstum.

**Prognose:** Routinemäßige Kontrolluntersuchungen bis zum Wachstumsabschluß sind unerläßlich. Auftretende Narbenkontrakturen sind durch rechtzeitig vorzunehmende Z-Plastik, andere lokale Verschiebelappen oder erneute Hauttransplantate zu beseitigen.

**Polydaktylie**

**Diagnose**
radiale, zentrale, ulnare Form.

**Therapie**
**Radiale Form:**

- *2 ungleich große Daumen:*
- Abtragung des wertloseren,
- Seitenbandrekonstruktion,
- Mittelhandknochenverschmälerung,
- Verbreiterung der I. Zwischenfingerfalte.

- *2 gleich große Daumen:*
- Abtragung des radialen Daumens,
- sonst wie bei 1.

- *2 gleich große hypoplastische Daumen:*
- Keilexzision der mittleren Daumenanteile,
- genaue Adaptation der Gelenkflächen und Epiphysenfugen.

**Zentrale und ulnare Form:**
- Abtragung der überzähligen Fingeranteile,
- Seitenbandrekonstruktion,
- Keilosteotomie bei abgewinkelten Knochen.

## Polydaktylie

**Häufigkeit:** sehr häufige Fehlbildung, hohe Erblichkeit, einmal auf 3000 Geburten; in ca. 40% doppelseitig vorhanden.

**Diagnose:** Je nach Lokalisation wird in radiale, zentrale und ulnare Form unterteilt.

**Therapie:** Bei der **radialen Form** richtet sich die operative Therapie nach der jeweiligen Ausbildung der beiden angelegten Daumenstrahlen.

1. Liegen 2 *ungleich große Daumen* vor, erfolgt die Entfernung des funktionswertloseren. Dabei müssen eine Seitenbandrekonstruktion und gleichzeitige Verschmälerung des I. Mittelhandknochens sowie häufig auch eine Verlagerung der Sehnenansätze erfolgen. Ist die I. Zwischenfingerfalte zu eng, wird diese entweder durch Z-Plastik oder durch einen Verschiebelappen vom Handrücken verbreitert.
2. Sind 2 *gleich große Daumenstrahlen* vorhanden, empfiehlt sich immer die Abtragung des radialen Daumens. Dabei kann das für die Greiffunktion (Spitzgriff, Schlüsselgriff) sehr wichtige ulnare Seitenband erhalten werden, während das radiale dann nur wiederhergestellt werden muß; ansonsten muß wie unter 1. verfahren werden.
3. Bei 2 gleich großen, aber *hypoplastisch* angelegten Daumen wird die Keilresektion nach Bilhaut-Cloquet vorgenommen. Etwa ein Drittel aus den mittleren Anteilen beider Daumen wird dabei entfernt und die beiden Daumenstrahlen danach exakt zusammengebracht. Eine genaue Adaptation der Gelenkfläche und der Epiphysenfugen ist erforderlich zur Vermeidung von Wachstumsstörungen und Gelenkflächenveränderungen.

Bei der **zentralen und ulnaren Form** der Polydaktylie werden die überzähligen Fingeranteile abgetragen. Häufig ist gleichfalls eine Seitenbandrekonstruktion notwendig, bei abgewinkelten Knochen eine Keilosteotomie erforderlich.

**Prognose:** Eine Einschränkung der Gelenkbeweglichkeit läßt sich nur selten vermeiden. Die Ergebnisse hängen selbstverständlich vom Ausgangsbefund ab.

**Hypoplasie und Aplasie des Daumens**

**Diagnose**
5 verschiedene Schweregrade: geringfügige Verkürzung bis zu vollständiger Aplasie.

**Therapie**
*Leichte Form* = Erhaltung des Daumens:
- Seitenbandrekonstruktion,
- Opponensplastik,
- Verschiebelappen oder Z-Plastik für I. Zwischenfingerfalte.

*Schwere Form:*
- Abtragung des wertlosen Daumens und Pollizisation des Zeigefingers.

## Hypoplasie und Aplasie des Daumens

**Häufigkeit:** relativ häufige Fehlbildung, sehr oft doppelseitig vorhanden oder zusammen mit anderen Fehlbildungen (z. B. Klumphand).

**Diagnose:** Einteilung in 5 verschiedene Schweregrade von nur geringfügiger Verkürzung des Daumenstrahles bis zur vollständigen Aplasie.

**Therapie:** Abhängig von den ausgebildeten Schweregraden der Fehlbildung. Bei den leichteren Formen wird der Daumen erhalten. Dabei ist bei Gelenkinstabilitäten eine Seitenbandrekonstruktion, bei Adduktionskontrakturen eine Verbreiterung der I. Zwischenfingerfalte durch Z-Plastiken oder Verschiebelappen vom Handrücken sowie bei fehlender Thenarmuskulatur eine Opponensplastik notwendig. Bei funktionell wertlosem Daumen (flottierender Daumen) empfiehlt sich die Abtragung und Pollizisation des Zeigefingers.

**Prognose:** Abhängig vom Schweregrad der Fehlbildung sind die zu erwartenden funktionellen und kosmetischen Ergebnisse. Eine frühzeitige, noch innerhalb des ersten Lebensjahres vorgenommene Operation läßt günstige Resultate erwarten. Ungünstige Greifmuster des Kindes sind dann noch nicht ausgebildet.

### Spalthand

**Häufigkeit:** einmal auf 90000 Geburten, dominante Erblichkeit.

**Diagnose:** Unterteilung in typische und atypische Formen. Bei der typischen Form fehlt der III. Strahl im Grundgelenk; bei der atypischen Form fehlen die 3 mittleren Finger oder sind verkürzt. Die Spalthand ist häufig begleitet von anderen Fehlbildungen, wie Syndaktylien, Transversalknochen, Beugekontrakturen, Lippen-Kiefer-Gaumenspalte sowie Spaltfüßen.

**Therapie:** Sie besteht in komplexen operativen Eingriffen, die schrittweise vorgenommen werden. Bei Vorliegen einer Syndaktylie zwischen Daumen und Zeigefinger ist eine frühzeitige, noch vor dem Ende des ersten Lebensjahres vorzunehmende Trennung notwendig. Querknochen werden später entfernt, verbunden mit Osteotomien sowie Entfernung von bindegewebigen Strängen zur Beseitigung von Kontrakturen. Häufig sind auch Arthrolysen erforderlich. Muß die I. Zwischenfingerfalte verbreitert werden, geschieht dies durch Transposition des II. Strahles im Austausch mit den Weichteilen.

**Prognose:** Ergebnisse abhängig von den Begleitfehlbildungen.
Je früher die operative Behandlung vorgenommen wird, desto bessere funktionelle Resultate sind zu erwarten.

**Spalthand**

**Diagnose**
*Typische Form:*
Fehlen des III. Fingers im Grundgelenk.
*Atypische Form:*
Fehlen oder Verkürzung der 3 mittleren Strahlen.

**Therapie**
komplexe operative Eingriffe:
- frühzeitige Trennung einer Syndaktylie zwischen Daumen und Zeigefinger,
- später Entfernung vorhandener Querknochen,
- Entfernung bindegewebiger Stränge und verkürzter Beugesehnenscheidenanteile,
- Arthrolysen,
- Transposition II. Strahl im Austausch mit den Weichteilen.

### Kamptodaktylie

*Definition:* angeborene Mittelgelenkbeugekontraktur.

**Häufigkeit:** relativ häufig, meist beidseitig mit unterschiedlich ausgeprägter Kontraktur.

**Diagnose:** Vorwiegend betroffen sind IV. und V. Finger. Ursachen sind Ursprungsanomalien der Mm. lumbricales oder Anomalien des Strecksehnenapparates. Vielfach bleibt aber die Ursache unbekannt. Selten kommt es wegen der kompensatorischen Überstreckbarkeit in den Grundgelenken zu einer echten Funktionsbehinderung.
Im Röntgenbild liegen häufig Veränderungen des Mittelgelenkes vor mit Verbreiterung der Basis des Mittelgliedes und einer Abflachung des Köpfchens des Grundgliedes.

**Therapie:** Nur bei ausgeprägter Funktionsbehinderung ist eine operative Behandlung angezeigt; sie besteht entweder in der Resektion der Lumbrikalismuskulatur oder Transposition der oberflächlichen Beugesehnen auf die Streckaponeurose, verbunden mit einer beugeseitigen Kapselresektion am Mittelgelenk. Auch Arthrodesen bei starken Gelenkveränderungen oder Implantationen von Prothesen werden empfohlen.

**Prognose:** Oft schlechte postoperative Resultate; daher werden operative Eingriffe nur vor dem 20. Lebensjahr empfohlen.

**Kamptodaktylie**

**Diagnose**
- Beugekontraktur vorwiegend IV. und V. Finger,
- Röntgenveränderungen.

Ursache:
Anomalien der Muskeln und des Strecksehnenapparates.

**Therapie**
- Resektion der Lumbrikalismuskulatur,
- Transposition der oberflächlichen Beugesehnen,
- Kapselresektion der Mittelgelenke.

### Schnürringe

**Häufigkeit:** Isoliert oder mit anderen Fehlbildungen möglich.
Genetische Ursachen und intrauterine Abschürfungen werden angenommen.

**Diagnose:** Zirkuläre narbige Einschnürungen an den Fingern und Unterarmen, die die Haut und das subkutane Gewebe bis zur Faszie betreffen.

**Therapie:** Exzision des zirkulären Narbengewebes durch multiple Z-Plastiken. Postoperative Ruhigstellung bis zur Wundheilung auf einer Unterarmgipsschiene mit Einschluß der betroffenen Finger.

**Prognose:** Gute Ergebnisse ohne Funktionsausfall.

**Schnürringe**

Ursache:
- intrauterine Abschürfungen,
- genetische Ursachen.

**Diagnose**
zirkuläre Einschnürungen.

**Therapie**
Exzision des zirkulären Narbengewebes, multiple Z-Plastik.

Gute Prognose.

**Madelung-Deformität**
Ursache:
Wachstumsstörung am distalen Radius,
- angeborene Form,
- traumatisch erworbene Form.

### Madelung-Deformität

**Ätiologie:** 1879 beschrieb Madelung eine angeborene Deformität, welche auf einer Wachstumsstörung am distalen Radiusende beruht. Neben dieser angeborenen Form kommt eine weitere posttraumatisch vor. Die erworbene ist einseitig, während die kongenitale häufig doppelseitig auftritt. Beiden Formen liegt ein vorzeitiger Verschluß der ulnaren Hälfte der distalen Radiusepiphyse zu Grunde. Der Radius bleibt in der Länge zurück und zeigt eine Verbiegung nach palmar und ulnar. Es kommt zur Luxation des Ellenköpfchens mit extremer Verschieblichkeit (Abb. 200).

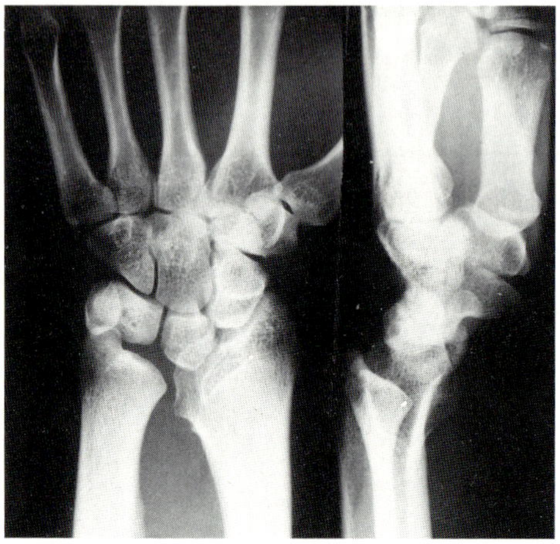

**Abb. 200**
Madelung-Deformität

**Diagnose**
Bajonettartige Abknickung der Hand nach palmar, vorspringendes Ellenköpfchen, Einschränkung der Unterarmdrehung, Röntgenbefund.

**Diagnose:** Wird klinisch gestellt durch die schon optisch sichtbare Deformität; es findet sich eine bajonettartige Abknickung der Hand nach palmar mit stark vorspringendem Ulnaköpfchen. Während die Handgelenkbeweglichkeit nicht selten nur wenig behindert ist, liegt eine erhebliche Einschränkung der Unterarmdrehung vor. Die klinische Diagnose wird röntgenologisch untermauert. Bei der posttraumatischen Form kann auch das frühe Stadium röntgenologisch erfaßt werden.

**Therapie**
Frühe Form:
- Verknöcherung der Radiusepiphyse.

Spätere Form:
- Korrekturosteotomie,
- Ellenköpfchenresektion oder
- Arthrodese distales Radioulnargelenk mit Ellensegmentresektion,
- Raffung des ulnaren Handgelenkbandes.

**Therapie:** Nicht nur die Fälle mit starker Funktionseinschränkung und Schmerzen bedürfen einer operativen Behandlung, sondern auch die frühe Form der Madelung-Deformität. Dabei wird eine vollständige Verknöcherung der distalen Radiusepiphyse angestrebt, um ein weiteres Fehlwachstum zu vermeiden. Ansonsten besteht die Operation in einer Korrekturosteotomie des Radius, einer Ellenverkürzung oder Ellenköpfchenresektion, evtl. auch einer Arthrodese des Ellenköpfchens mit dem Radius im distalen Radioulnargelenk bei gleichzeitiger Ellensegmentresektion. Häufig muß zugleich eine Raffung des ulnaren Handgelenkbandes vorgenommen werden.

**Prognose:** Trotz erheblicher Fehlstellung im Radiokarpalgelenk liegt häufig kein starker Funktionsverlust vor. Die ständige Fehlbelastung führt aber zu einem vorzeitigen Verschleiß, welcher eine Handgelenkversteifung zur Folge hat.

### Andere komplexe Fehlbildungen

Eine Vielzahl anderer komplexer Fehlbildungen ist bisher beschrieben worden. Besonders zahlreich sind die Kombinationen verschiedener Fehlbildungssyndrome. Bezüglich der Nomenklatur sowie der notwendigen operativen Eingriffe sei auf die spezielle Literatur verwiesen. Ihre Abhandlung hier würde den Rahmen dieses Lehrbuches sprengen.

# 3.7 Hüftgelenk

**Hüftgelenk**

## 3.7.1 Entwicklung und Untersuchung

*E. Zapfe*

**Entwicklung**

Die *Entwicklung* des Hüftgelenkes ist auf das Zusammenspiel der beiden Gelenkanteile – Kopf und Pfanne – angewiesen. So wirkt einerseits die Stellung des koxalen Femur und damit die Belastungsrichtung des Schenkelkopfes auf die Entwicklung der Hüftpfanne, andererseits nimmt auch die Form der Hüftpfanne Einfluß auf die Entwicklung des Kopf- und Schenkelhalsbereiches. Auch Veränderungen des Muskeltonus in Form der Hypotonie oder Hypertonie beeinflussen die Gelenkentwicklung.

Gegenseitige Beeinflussung der Pfannenentwicklung und Stellung des koxalen Femur.

Die **Prüfung der Beweglichkeit** des Hüftgelenkes erfolgt zunächst in Rükkenlage. Hierbei werden Streckung-Beugung (10/0/130°), Abduktion-Adduktion (40/0/30°) sowie Außen-Innenrotation (40/0/30°) untersucht. In Bauchlage erfolgt die Prüfung der Rückstreckung. Um Beugekontrakturen auszuschließen, bedient man sich des *Thomas-Handgriffes* (Abb. 201). Hierzu wird ein Bein im Hüftgelenk in maximale Beugung gebracht, um die Lendenlordose auszugleichen. Unter physiologischen Verhältnissen muß dann das andere Bein im Hüftgelenk voll zu strecken sein.

**Untersuchung der Beweglichkeit**
- Streckung-Beugung: 10/0/130°,
- Abduktion-Adduktion: 40/0/30°,
- Außen-Innenrotation: 40/0/30°.

Bei Beugekontraktur:
*Thomas-Handgriff:*
zum Ausgleich der Lendenlordose Beugung in einem Hüftgelenk,
Streckung im anderen.

Das gesunde Neugeborene weist bis zur 3. Lebenswoche eine physiologische Beuge- und Abduktionshaltung in den Hüftgelenken auf. Etwa ab der 4. Lebenswoche besteht eine volle Streckung und eine Abspreizung bis mindestens 60°.

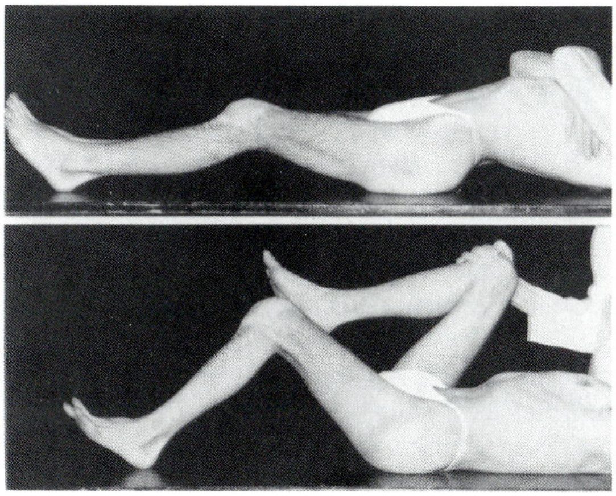

**Abb. 201**
Thomas-Handgriff

Von großer Bedeutung ist die Prüfung der **Stabilität** des Hüftgelenkes bei Kindern über 2 Jahren. Sie wurde von Trendelenburg angegeben und gibt Auskunft über die muskuläre Sicherung des Gelenkes. Beim Stehen auf einem Bein wird das andere in Hüft- und Kniegelenk gebeugt und angehoben. Im Normalfall kann der Patient das Becken auf der Spielbeinseite über die Horizontale anheben. Sinkt das Becken auf der Spielbeinseite ab, so ist das Zeichen positiv, d. h. das Hüftgelenk ist auf der Standseite instabil (s. Abb. 3, S. 7).

**Prüfung der Stabilität**
Trendelenburg-Zeichen (s. Abb. 3).

## 3.7.2 Hüftluxation – Dysplasia coxae congenita

*E. Zapfe*

**Dysplasia coxae congenita**
Unterschiedliche Stadien:
- Pfannendysplasie,
- Coxa valga,
- vermehrte Antetorsion,
- Subluxation,
- Luxation.

**Definition:** Die bei weitem häufigste Störung der Entwicklung des Hüftgelenkes stellt die sog. angeborene Hüftluxation dar. Dieser Begriff beinhaltet alle Veränderungen des Hüftgelenkes von der Hüftpfannendysplasie, der

Coxa valga (Steilstellung des Schenkelhalses über die altersgemäße Norm), der verstärkten Antetorsion des koxalen Femur, der Subluxation bis zur vollständigen Hüftluxation.

„Sog. angeborene" Hüftluxation deshalb, weil zum Zeitpunkt der Geburt nur die Fehlentwicklung des Gelenkes (Dysplasie), noch nicht aber die Luxation besteht.

Endgültige Luxation:
Zwischen 2.–4. Monat.

Es wird von einer „sog. angeborenen" Hüftluxation gesprochen, da zum Zeitpunkt der Geburt zwar im allgemeinen beide Komponenten vorliegen, die zu einer Luxation führen können, nämlich die Pfannendysplasie und die Coxa valga antetorta, der Hüftkopf sich jedoch noch im Gelenkbereich befindet. Die pathologisch steil geformte und abgeflachte Hüftpfanne umschließt das koxale Femur ungenügend, so daß durch den Muskelzug die langsame Kranialwanderung des Hüftkopfes nach hinten außen oben begünstigt wird. Der obere Pfannenanteil wird allmählich ausgewalzt und ermöglicht das endgültige Heraustreten des Kopfes aus dem Pfannenbereich. Dies geschieht ohne Behandlung am häufigsten zwischen dem 2. und 4. Lebensmonat. Damit geht der zur physiologischen Entwicklung unerläßliche funktionelle Reiz der beiden Gelenkanteile verloren.

**Teratologische Luxation**
besteht bereits bei Geburt,
fetale Entwicklungsstörung.

Von der sog. angeborenen Hüftluxation ist die **teratolische Luxation** abzugrenzen. Hierbei handelt es sich um eine fetale Entwicklungsstörung, die meist noch mit anderen Fehlbildungen einhergeht und in voller Ausprägung bereits zum Zeitpunkt der Geburt besteht.

**Häufigkeit:** 2–3 %,
aber nur in 2 % Auftreten einer vollständigen Luxation.

**Häufigkeit:** Die Hüftdysplasie bei Säuglingen weist eine Häufigkeit von etwa 2–3 % auf; von diesen luxieren aber nur 2 % vollständig. Die früher beobachtete regional unterschiedliche Häufigkeit hat sich während der letzten Jahrzehnte durch die Mischung und Umsiedlung der Bevölkerungsgruppen weitgehend ausgeglichen.

**Ätiopathogenese**
endogene und exogene Faktoren,
endogen:
familiäre Häufung, ♀6:♂1,
exogen:
Vorkommen li. > re.,
Schräglagedeformität,
Beckenendlage.

**Ätiopathogenese:** Es handelt sich primär um ein Erbleiden mit unregelmäßig dominantem Erbgang. Familiäre Häufung und eine konstante Verteilung unter den Geschlechtern von 6 Mädchen gegenüber 1 Knaben sprechen für vorwiegend endogene Faktoren.

Exogene Einflüsse begünstigen das Auftreten der Hüftluxation. Das häufige Vorkommen einseitiger Veränderungen, besonders am linken Hüftgelenk bei Schräglagedeformitäten (Adduktionsstellung des linken Beines bei Rechtsschräglage des Kindes) und nach Beckenendlagen lassen zumindest eine Mitursache dieser Faktoren nicht ausschließen.

**Weichteilveränderungen**
- elongierte Gelenkkapsel, Iliopsoassehne bildet Isthmus,
- Verlängerung des Lig. capitis femoris,
- Limbuseinschlag,
- Pulvinar (Bindegewebe im luxierten Gelenk).

Bei dem Vorgang der langsamen Luxation während der ersten Lebensmonate wird die das Hüftgelenk umfassende Gelenkkapsel elongiert, es kann sich durch Zug der Sehne des M. iliopsoas ein Kapselisthmus vor der Gelenkpfanne bilden, der den Pfanneneingang weitgehend versperrt (Abb. 202). Das Lig. capitis femoris verlängert sich gleichfalls bis zu mehreren Zentimetern.

Der vordere oder auch hintere Limbus (eine bindegewebige Verbreiterung des Pfannenrandes) können sich in das Gelenk einschlagen und den Pfanneneingang verkleinern. Hat der Hüftkopf die Gelenkpfanne verlassen, so bildet sich an deren Boden ein Pulvinar (Binde- und Fettgewebepolster) aus, das den Pfannenboden weitgehend ausfüllt.

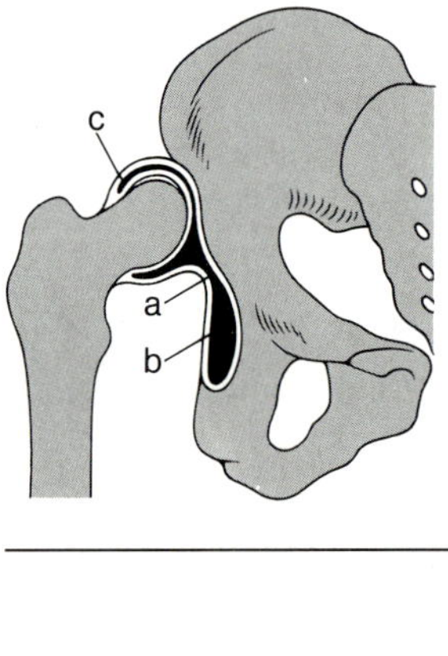


**Abb. 202**
Kapselisthmus bei Hüftluxation
a Isthmus durch Psoassehne
b unterer Teil der Gelenkkapsel
c oberer Teil der Gelenkkapsel

**Diagnose**

**Unsichere Hinweiszeichen:** Die klinischen Symptome gehören zu den unsicheren Zeichen, die aber insbesondere beim Nachweis mehrerer Abweichungen einen guten Hinweis auf das Vorliegen einer Hüftluxation geben können.

Zu ihnen gehören:

- *Instabilität* des Gelenkes. Der physiologische Gelenkablauf ist gestört, der Hüftkopf erfährt in der Pfanne keinen ausreichenden Halt. Der Nachweis hierfür ergibt sich beim Säugling in Rückenlage bei gebeugtem Hüft- und Kniegelenk, wobei ein leichter Druck am Femur nach kranial ausgeübt wird.
- Die *Abspreizung* im Hüftgelenk auf weniger als 60 Grad bei gleichzeitiger Beugung von 90 Grad weist häufig auf eine Veränderung im Hüftgelenk im Sinne einer Dysplasie oder Luxation hin. Im Extremfall ist kaum eine Abspreizung möglich, beim Vorliegen einer vollständigen Luxation drückt der nach kranial dislozierte Hüftkopf an die Beckenschaufel und läßt dadurch keine Abduktion zu. Bei Vorliegen eines muskulären Hypertonus kann dieser durch eine vermehrte Anspannung der Adduktoren einen falsch positiven Befund vortäuschen.
- Die *Entlastungshaltung* eines Beines in leichter Beugung und Außenrotation im Hüftgelenk bei mäßiger Kniebeugung, verbunden mit einer gewissen Bewegungsarmut, gibt einen Hinweis für das Vorliegen einer Hüftererkrankung (verwertbar nur bei einseitigem Befund).
- *Veränderungen der Hüftkonturen* werden deutlich beim Anheben der gestreckten Beine in Rückenlage. Die Verlagerung des Hüftkopfes nach dorso-kranial verursacht eine deutliche laterale Gesäßwölbung. Bei Abduktion und Beugung im Hüftgelenk ist die asymmetrische Lage der Oberschenkel zumindest verdächtig.
- Der *Knietiefstand* in Rückenlage bei Beugung in Knie- und Hüftgelenk ist bei einseitiger Hüftluxation ein deutliches Zeichen der relativen Beinverkürzung, verursacht durch die Dorsalverlagerung des Hüftkopfes (Abb. 203).
- Die *Gesäß- und Adduktorenfaltenasymmetrie* stellt ein unzuverlässiges Zeichen auf eine Hüfterkrankung dar. Zwar kann die einseitige Verlagerung des Hüftkopfes die Weichteilkonturen verändern, jedoch werden zahlreiche Fälle mit Faltenasymmetrien beobachtet, bei denen keine Hüfterkrankung vorliegt.
- Die *verstärkte Adduktion* im Hüftgelenk in Beugung über die Mittellinie hinaus ist nur möglich, wenn eine komplette Hüftluxation vorliegt. Die mangelhafte Gelenksicherung läßt das Hinausgleiten des Hüftkopfes nach lateral zu.

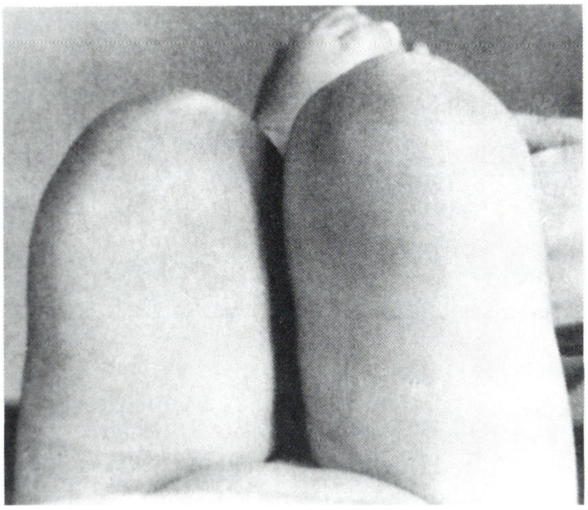

**Abb. 203** Knietiefstand bei linksseitiger Hüftluxation

**Diagnose**
**Unsichere Zeichen:**

1. Gelenkinstabilität,
2. Abspreizbehinderung,
3. Entlastungshaltung eines Beines,
4. Veränderung der Hüftkonturen,
5. Knietiefstand,
6. Faltenasymmetrie,
7. Verstärkung der Adduktion bei Luxation,
8. Ortolani-Klick,
9. leere Pfanne tastbar,
10. hinkendes Gangbild.

- Ein *Ortolani-Klick* ist bei Vorliegen einer Hüfterkrankung während der ersten 10 Lebenstage auslösbar. Er äußert sich in einem Schnappen bei Beugung im Hüftgelenk und Abduktion bzw. Adduktion als Zeichen der Unregelmäßigkeit zwischen Kopf und Pfanne. Er tritt nicht nur bei kompletten Luxationen auf, sondern ist auch bei Dysplasien nachweisbar.
- Die *Palpation der leeren Gelenkpfanne* gehört fast schon zu den sicheren Zeichen einer Hüftluxation. Im Normalfall ist der Hüftkopf von ventral oberhalb der Adduktoren in der Pfanne zu fühlen. Bei dorsokranialer Verlagerung des Hüftkopfes fühlt sich die Pfanne leer an.
- Beim älteren Kind zeigt sich besonders deutlich am *hinkenden Gangbild* die relative Beinverkürzung bei positivem Trendelenburg-Zeichen. Die Dorsalverlagerung des koxalen Femur verursacht eine z.T. sehr erhebliche Lendenlordose. Die klinischen Hinweiszeichen haben jedes für sich ihre eigene Bedeutung, einige von ihnen sind jedoch ausschließlich bei kompletter Luxation nachweisbar.

**Sichere Zeichen:**
Sonographie
Röntgenbild

**Sichere Hinweiszeichen** auf das Vorliegen einer Hüftluxation geben die Ultraschalluntersuchung und die Röntgenuntersuchung.

1. *Ultraschalluntersuchung*
Während des 1. Lebensjahres möglich.
Vorteile:
- keine Strahlenbelastung,
- Darstellung sowohl der Knochen als auch der Weichteile, wie Knorpel, Kapsel, Muskeln,
- beliebig wiederholbar.

- *Ultraschalluntersuchung:* Sie nimmt während des 1. Lebensjahres einen besonderen Platz ein. Es handelt sich um ein bildgebendes Verfahren, das während des ersten Lebensjahres eine verbindliche Aussage über die Reifung des Hüftgelenkes gestattet. Die Untersuchung stellt keine Strahlenbelastung dar und ist damit der Röntgenuntersuchung zweifelsfrei überlegen. Außerdem gestattet das Verfahren die Darstellung sowohl der knöchernen als auch der Weichteilanteile des Hüftgelenkes. Die Methode beruht darauf, daß Ultraschallwellen vom Knochen reflektiert werden, während der Knorpel schallarm bzw. schallfrei ist. Kapsel und Muskulatur imponieren dagegen echodicht und lassen sich daher von den übrigen Gewebearten gut differenzieren. Die Ultraschalluntersuchung ist völlig unschädlich, wenig zeitaufwendig und kann beliebig oft wiederholt werden.

Untersuchungstermin:
- nach Geburt,
- 3 Monate später.

Empfehlenswert ist die erste Untersuchung unmittelbar nach der Geburt, bei physiologischen Verhältnissen dann noch einmal mit 3 Monaten. Zu diesem Zeitpunkt ist das Hüftgelenk soweit gereift, daß eine verbindliche Aussage erlaubt ist.

Die Untersuchung erfolgt in Seitlage des Säuglings. Durch Auflage des Schallkopfes auf den Trochanter major läuft der Schallstrahl in frontaler Richtung, so daß Schnittbilder der Gelenke entstehen, die einer a. p. Röntgenaufnahme entsprechen. Es werden die einzelnen Reifestadien des Gelenkes nach Graf unterschieden, die bei Vorliegen pathologischer Befunde die Möglichkeit bieten, eine frühzeitige Behandlung einzuleiten.

Unterteilung der Hüftreifung in 4 Grade (nach Graf).

Nach Graf läßt die Ultraschalluntersuchung die Einteilung in *4 verschiedene Typen* zu (Abb. 204, 205).

⇨

| | |
|---|---|
| **Typ I a und I b:** | physiologischer Befund, |
| **Typ II a:** | physiologische Unreife (bis 3. Lebensmonat), |
| **Typ II b:** | Dysplasie (ab 3. Lebensmonat), |
| **Typ II c:** | Dysplasie mit Dezentrierungsgefahr, |
| **Typ III:** | Luxation (Kopf dezentriert), |
| **Typ IV:** | hohe Luxation. |

Beurteilt wird jeweils die knöcherne Formgebung des Gelenkes, die Ausbildung des köchernen und knorpeligen Pfannenerkers und die Lage des Labrum acetabulare. Aus der Grundlinie, der Pfannendach- und der Ausstelllinie sind die Winkel $\alpha + \beta$ zu bestimmen.

An dieser Stelle sei besonders darauf hingewiesen, daß die Ultraschalluntersuchung eine verläßliche Methode zur Beurteilung der Säuglingshüfte dar-

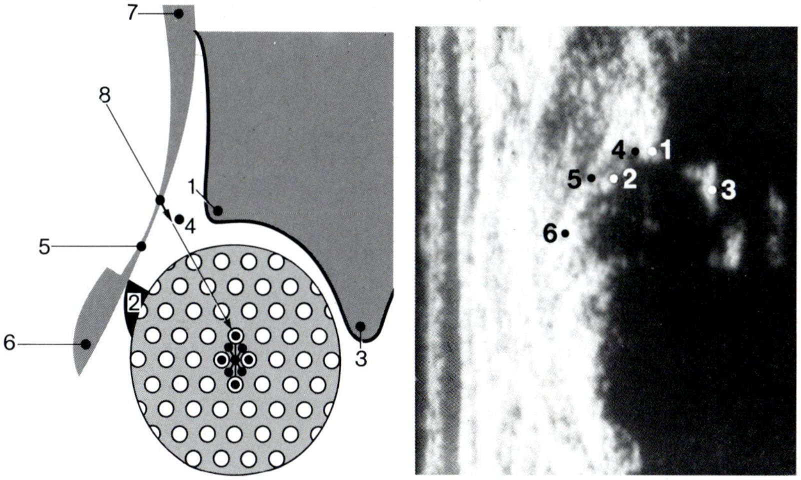


a b

**Abb. 204** a) Schematische Darstellung des Hüftsonogramms
b) Hüftsonogramm einer ausgereiften Hüfte (1–6 entspricht Bild a)

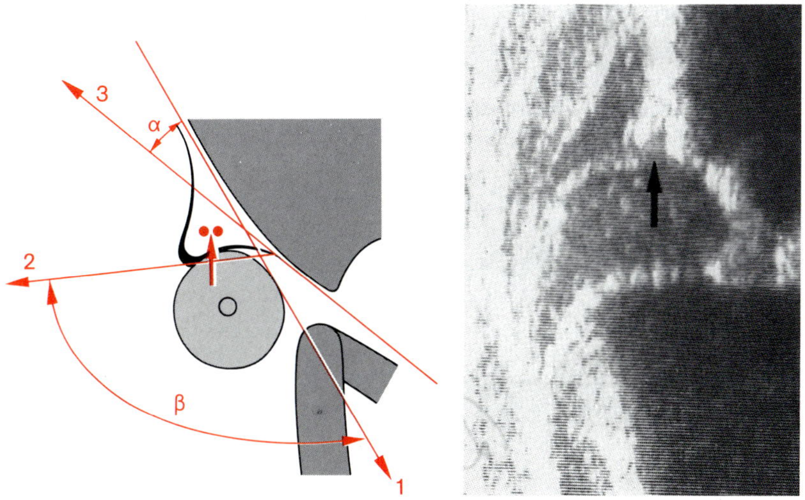


**Abb. 205** Hüftsonogramm Typ IIIa, knorpeliger Erker ohne histologischen Umbau
∢ $\alpha$ (Knochenwinkel) = $<43°$
∢ $\beta$ (Knorpelwinkel = $<77°$

stellt. Allerdings sollte sie von einem mit dieser Untersuchungstechnik Erfahrenen durchgeführt werden, da nur in der richtigen Ebene aufgezeichnete Bilder, die exakt ausgewertet werden, auch verbindliche Aussagen gestatten.

2. *Röntgenuntersuchung*
nach dem 1. Lebensjahr als Beckenübersicht (Vergleich beider Hüften möglich).

• *Röntgenuntersuchungen:* Jenseits des ersten Lebensjahres ist sie die einzige diagnostische Maßnahme, die eine verbindliche Aussage über die knöcherne Entwicklung des Hüftgelenkes geben kann. Sie sollte grundsätzlich als Beckenübersicht angefertigt werden, um einen Vergleich in der Beurteilung der Entwicklung beider Hüftgelenke zu ermöglichen. Bei der Anfertigung des Röntgenbildes muß das Becken orthograd getroffen werden. Um eine Beckenkippung auszuschließen, sollte eine leichte Beugung in den Hüftgelenken vorgenommen werden, damit wird die Lendenlordose ausgeglichen. Die Beine liegen dabei parallel mit der Patella ventral.

Hilfslinien im Röntgenbild (Abb. 206)
– Hilgenreiner,
– Ombredanne,
– Menard-Shenton.

Eine Beurteilung der Röntgenaufnahmen wird durch eine Reihe von Hilfslinien erleichtert (Abb. 206).
Die *Hilgenreiner-Linie* wird durch beide Y-Fugen gezogen, die *Ombredanne-Linie* verläuft als Lot vom Pfannenerker. Hierdurch wird das Gelenk in

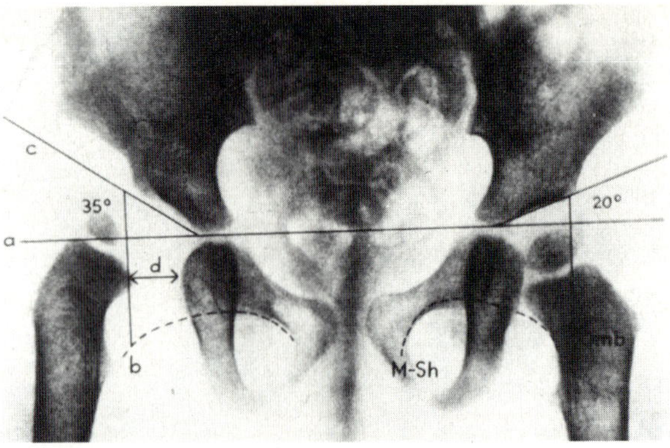


**Abb. 206** Hilfslinien zur Beurteilung des Röntgenbildes
a Hilgenreiner-Linie
b Ombredanne-Linie
c Tangente am Pfannendach, AC-Winkel rechts 35°, links 20° M-SH Menard-Shenton-Linie, rechtsseitige Hüftluxation

4 Quadranten eingeteilt. Unter physiologischen Bedingungen sollte der Hüftkopf dann im unteren inneren Quadranten liegen. Eine am Pfannendach angelegte Tangente bildet mit der Hilgenreiner-Linie den Acetabulumwinkel (AC ∢). Dieser ist weitgehend altersabhängig. Auskunft über die Standardabweichungen gibt die von Tönnis erstellte Berechnung (Tab. 12). Unter normalen Bedingungen verkleinert sich der AC-Winkel bis etwa zum Ende des 2. Lebensjahres. Darüber hinaus finden nur noch geringe Veränderungen der Pfannenentwicklung statt.

Die *Menard-Shenton-Linie* stellt eine Verbindung vom Foramen obturatum zum Schenkelhals dar. Bei Kranialwanderung des koxalen Femur ist die Linie unterbrochen. Diese Veränderung ist aber häufig auch bei einer starken Coxa valga zu finden, sie weist also nicht immer auf das Vorliegen einer Luxation hin.

**Tabelle 12** Pfannendachwinkel nach Tönnis (Normalwerte)

| Alter | Mädchen | | | | Jungen | | | |
|---|---|---|---|---|---|---|---|---|
| | leicht dysplastisch AB (3) | | schwer dysplastisch AB (2,5) | | leicht dysplastisch AB (3) | | schwer dysplastisch AB (2,5) | |
| | rechts | links | rechts | links | rechts | links | rechts | links |
| 1 u. 2 Monate | 35,8 | 36,1 | 41,6 | 41,6 | 27,7 | 31,2 | 31,8 | 35,2 |
| 3 u. 4 Monate | 31,4 | 33,2 | 36,3 | 38,7 | 27,9 | 29,1 | 33,4 | 33,7 |
| 5 u. 6 Monate | 27,3 | 29,3 | 31,8 | 34,1 | 24,2 | 26,8 | 29,0 | 31,6 |
| 7 u. 9 Monate | 25,3 | 26,9 | 29,4 | 31,1 | 24,6 | 25,4 | 28,9 | 29,5 |
| 10 Mon. – 1 Jahr | 24,7 | 27,1 | 28,6 | 31,4 | 23,2 | 25,2 | 27,0 | 29,1 |
| 1 J. 1 M.–1 J. 3 M | 24,6 | 26,9 | 29,0 | 31,7 | 23,1 | 24,0 | 27,5 | 27,7 |
| 1 J. 4 M – 1 J. 6 M. | 25,0 | 26,1 | 29,3 | 30,4 | 23,8 | 25,8 | 23,1 | 30,0 |
| 1 J. 7 M – 2 J. | 24,1 | 26,4 | 28,4 | 30,8 | 20,6 | 23,2 | 24,4 | 27,3 |
| 2 J. 1 M – 3 J. | 21,8 | 23,3 | 25,6 | 27,1 | 21,0 | 22,7 | 25,3 | 26,9 |
| 3 J.1 M. – 5 J. | 17,9 | 21,2 | 21,3 | 25,8 | 19,2 | 19,8 | 23,5 | 23,8 |
| 5 J. 1 M. – 7 J. | 19,3 | 19,8 | 23,4 | 23,8 | 16,8 | 19,3 | 20,9 | 23,2 |

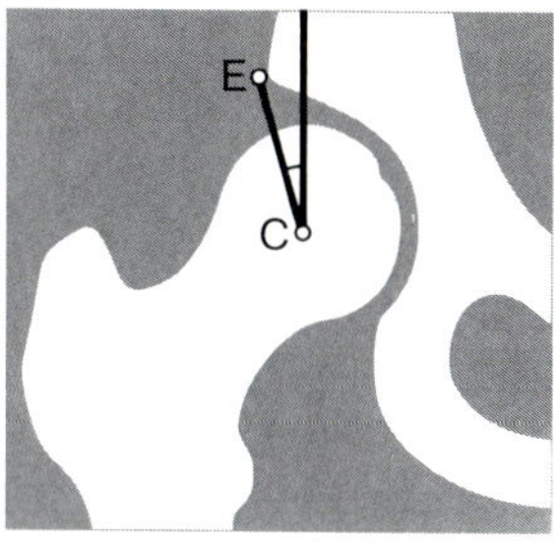


**Abb. 207**
Zentrum-Ecken-Winkel nach Wiberg

Durch den von Wiberg angegebenen *Zentrumeckenwinkel* (CE ∢) läßt sich die Ausnutzung der Hüftpfanne durch den Femurkopf feststellen. Er errechnet sich aus dem Winkel der durch den Kopfmittelpunkt verlaufenden Parallelen zur Körperachse und einer Verbindungslinie zwischen Kopfmittelpunkt und Pfannenerker (Abb. 207). Bei Kindern gelten Werte unter 15° als sicher pathologisch.

Winkelmessung im Röntgenbild
- AC = Acetabulumwinkel,
- CE = Zentrumeckenwinkel,
- ACM nach Idelberger = Maß der Pfannentiefe.

Der *ACM-Winkel nach Idelberger* gibt das Maß der Pfannentiefe an. Um ihn zu berechnen, wird der Pfannenerker mit dem unteren Pfannenrand durch eine Gerade verbunden. Auf ihrem Mittelpunkt errichtet man eine Senkrechte, die den Pfannengrund schneidet. Von hier wird wiederum durch eine Gerade die Verbindung zum Pfannenerker hergestellt.
Der errechnete Normwert liegt etwa bei 50°. Er ist nur bei älteren Kindern und Jugendlichen verwertbar.

Kopfkernentwicklung zwischen dem 2. und 6. Lebensmonat,
verzögerte Entwicklung gibt Hinweise auf Hüfterkrankung.

Die Röntgenaufnahme gibt weiterhin Auskunft über die *Entwicklung des koxalen Femur* und dessen Einstellung zur Gelenkpfanne. Beurteilt wird die Richtung der Wachstumsfuge, die parallel zur Pfanneneingangsebene liegen sollte, und das Ausmaß der Hüftkopfüberdachung durch das Pfannendach. Erste Zeichen der Verknöcherung des Hüftkopfes zeigen sich im Röntgenbild zwischen dem 2. und 6. Lebensmonat, im Durchschnitt im 3. Lebensmonat. Verzögerte Kopfkernverknöcherungen stellen einen wichtigen Hinweis auf das eventuelle Vorliegen einer Hüfterkrankung dar. Dabei stellt die unterschiedlich schnelle Verknöcherung eines Hüftkopfes auf der einen oder anderen Seite keine Besonderheit dar, wenn es sich um einen Zeitpunkt von nur wenigen Wochen handelt.
Hinsichtlich der Schwere der Hüftluxation werden röntgenologisch *4 Grade der Dislokation* unterschieden (Abb. 208).

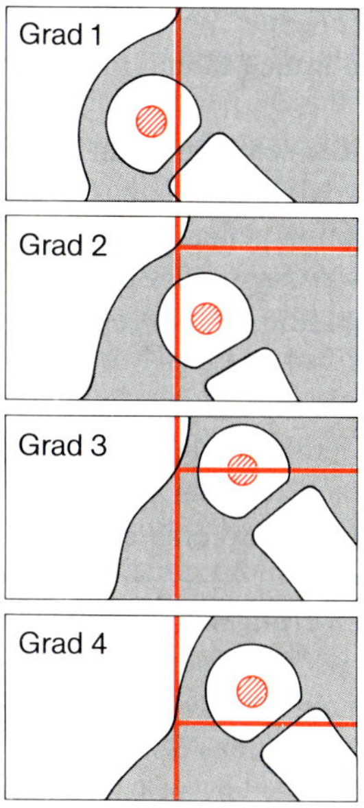


**Abb. 208**
Luxationsgrade

Behandlungsdauer: 4–6 Wochen.

- *Hanaussek-Apparat* und
- *Fettweis-Gips* verfolgen das gleiche Prinzip.

leimzügel. Stehen die Hüftköpfe der Gelenkpfanne gegenüber, so schließt sich die Überführung der Beine in die *Vertikalextension (Overhead-Extension)* und leichte Abduktion an.

Gleichzeitig wird das koxale Femur durch weitere Zügel über der Leiste nach kaudal gehalten. Unter zunehmender Abduktion stellen sich hierdurch nach Unterlage eines als Hypomochlion wirkenden Kissens unter beide Hüftgelenke die Hüftköpfe in die Pfannen ein. Geschieht dies nicht spontan, so genügt häufig ein geringer manueller Druck von dorsal, um die Reposition zu erreichen. Die Behandlungsdauer erstreckt sich bei diesem Vorgehen über etwa 4–6 Wochen. Nach der Reposition stehen zur Retention Schienen in Lorenz- oder Lange-Stellung zur Verfügung.

Nach gleichem Prinzip erfolgt die Behandlung mit dem *Hanaussek-Apparat.* Auch die Reposition im *Sitz-Hock-Gipsverband* nach *Fettweis* erfolgt auf ähnliche Weise. Zunächst Überführung der Oberschenkel in kraniokaudale Richtung mit nur geringer Abduktion, in dieser Position wird der erste Gipsverband angelegt. Die Fortsetzung der Behandlung weist nach Reposition langsam zunehmende Streckung möglichst bei Innenrotation in den Hüftgelenken auf. In mehreren Etappen über Gipsschalen und später mit Gurten erfolgt die Retention, bis eine ausreichende Entwicklung der Hüftpfannen eingetreten ist.

Auch Kombinationen mehrerer Behandlungsverfahren werden durchgeführt, immer folgt dem Vorgang der Reposition eine anschließende Retention. Dringend muß davor gewarnt werden, mehrere Repositionsverfahren nacheinander zu versuchen, da erfahrungsgemäß hierdurch die Hüftkopfnekroserate erheblich gesteigert wird.

Die nachfolgende Tabelle 13 gibt eine Zusammenfassung der konservativen Therapiemöglichkeiten.

**Tabelle 13** Mögliche konservative Maßnahmen zur Therapie der sog. angeborenen Hüftluxation

| | 0–2 Mon. | 2–8 Mon. | 8–12 Mon. | 12–24 Mon. | 2–3 Jahre |
|---|---|---|---|---|---|
| Luxationsgrad I (Pfannendysplasie) | 1, 2 | 2 | 2, 7 | 7 | – |
| Luxationsgrad II | 2, 5, 8 | 2, 5, 7, 8 | 2, 5, 7, 8 | 7 | (7) |
| Luxationsgrad III | 3, 5, 6 | 3, 5, 6 | 3, 5, 6 | 3, 4, 6 | 3, 4, 6 |
| Luxationsgrad IV | 3, 5, 6 | 3, 4, 5, 6 | 3, 4, 5, 6 | 3, 4, 6 | 3, 4, 6 |

1 Breite Wicklung
2 Spreizhose
3 Extensionsreposition
4 Overhead
5 Pavlik
6 Fettweis
7 Abduktionsschienen
8 von Rosen-Schiene

**Operative Therapie**
offene Einstellung beim Versagen der konservativen Behandlung.

### Operative Therapie der Hüftluxation

Bei Versagen des konservativen Repositionsversuches steht als Alternative nur noch die **offene Einstellung** zur Verfügung. Dabei ist vom Alter her eine Grenze nach unten nicht gegeben. Die Operation ist grundsätzlich indiziert, wenn die konservative Reposition versagt. Je früher der Hüftkopf in die Pfanne eingestellt wird, um so größer ist der formative Reiz, der zwischen Kopf und Pfanne stattfindet, um so schneller und besser entwickelt sich das Pfannendach.

Arthrographie zur präoperativen Diagnostik der Repositionshindernisse.

Die präoperativ durchgeführte Arthrographie gibt Auskunft über das Vorliegen von Repositionshindernissen, welche die Einstellung des Hüftkopfes in die Pfanne nicht zulassen. Hierfür wird in Rückenlage unter Durchleuchtungskontrolle von distal eine Punktionsnadel in das Gelenk eingeführt und ein Kontrastmittel mit etwas Luft injiziert. Röntgenaufnahmen in verschiedenen Beinstellungen lassen dann erkennen, welche Repositionshindernisse das Eintreten des Kopfes in die Pfanne verhindern.

Der operative Zugang zum kindlichen Hüftgelenk kann von ventral, von kaudal, bei älteren Kindern auch von dorsal erfolgen. Besondere Beachtung muß der Schonung der Gefäße, besonders der A. circumflexa femoris, geschenkt werden. Nach der Gelenkeröffnung können die in Frage kommenden **Repositionshindernisse** beseitigt werden.

Es können sein:

*1. Lig. capitis femoris.* Das bei hoher Luxation um mehrere Zentimeter verlängerte Ligament kann bedenkenlos reseziert werden, da die Kopfdurchblutung vorwiegend über die Gelenkkapsel erfolgt und die Ligatur des das kleine Ligament durchziehenden Gefäßes kaum je eine Kopfnekrose verursacht. Andererseits ist das verlängerte und verbreiterte Kopfband nach der Reposition nicht mehr im Gelenkbereich unterzubringen.

*2. Die Sehne des M. iliopsoas,* die durch den Kopfhochstand verkürzt ist, verlagert sich zuweilen zwischen Hüftkopf und Gelenkpfanne. Die z-förmige Verlängerung der Sehne schafft in diesem Falle ausreichend Platz zur Reposition des Hüftkopfes.

*3. Gelenkkapselanteile,* die durch den Zug der Psoassehne als Kapselisthmus vor die Gelenkpfanne gelagert und z. T. mit dem Pfannenrand verklebt sind, werden reseziert.

*4. Der eingeschlagene Limbus* (vorderer oder hinterer) kann zuweilen bei der Operation ausgekrempelt werden. Dadurch erfährt der Pfannenrand eine Verbreiterung, und der reponierte Hüftkopf bleibt breiter umfaßt. Gelingt das Auskrempeln nicht, wird die partielle oder komplette Resektion des Limbus vorgenommen.

*5. Das Pulvinar,* am Pfannenboden angesiedeltes Fett- und Bindegewebe, läßt sich meist stumpf lösen und wird entfernt.

**Repositionshindernisse:**
1. Lig. capitis femoris,
2. Iliopsoassehne,
3. Kapselisthmus,
4. eingeschlagener Limbusanteil,
5. Pulvinar.

Besteht ein Mißverhältnis zwischen Hüftkopf und Pfanne, bringt die Spaltung des Lig. transversum zusätzlichen Raum für die Femurepiphyse.

Nach der Reposition des Kopfes erfolgt postoperativ die Ruhigstellung im Gipsverband in mäßiger Abduktion in Lorenz- (Beugung und Außenrotation) oder Lange-Stellung (leichte Beugung und Innenrotation). Dies geschieht für einen Zeitraum von etwa 4 Wochen, bis die Kapsel ausreichend geschrumpft ist und damit keine Gefahr der Reluxation mehr besteht. Nach Durchführung von Scharnierbewegungen im Hüftgelenk bietet sich als Nachbehandlung die weitere Retention in einer der Schienen in Abduktion an, bis sich die Hüftpfanne zufriedenstellend ausgebildet hat.

Nach Reposition Ruhigstellung im Gipsverband
(Lange- oder Lorenz-Stellung)
für 4 Wochen.
Danach Schienenversorgung,
Dauer: Bis sich die Hüftpfanne normal entwickelt hat.

**Hüftpfannenentwicklung unter der Therapie**

Die Pfannenentwicklung nimmt einen nicht immer vorhersehbaren Verlauf. Die besten Voraussetzungen für eine gute Entwicklung der Hüftpfanne sind unter der funktionellen Frühbehandlung. Die von Tönnis erstellten Werte für die Standardabweichungen geben Auskunft über Veränderungen des AC-Winkels und seine Grenzwerte. Mit Ende des 2. Lebensjahres ist die Entwicklung der Hüftpfanne weitgehend abgeschlossen. Zwar treten auch nach diesem Zeitpunkt noch Formveränderungen auf, jedoch korrigieren sich stark von der Norm abweichende Werte meist nicht mehr.

Größte Potenz der Pfannenentwicklung bis zum 2. Lebensjahr.

**Operative Behandlung der Pfannendysplasie**

**Operative Behandlung der Pfannendysplasie**

Die Möglichkeiten der operativen Korrektur der verbliebenen Pfannendysplasie sind altersabhängig.

Verschiedene Verfahren stehen zur Verfügung:

*1. Acetabulumplastik*

Eine noch immer häufig angewandte Methode ist die von Lance angegebene Pfannendachplastik. Sie beruht darauf, daß oberhalb des Pfannenerkers mit

- *Acetabulumplastik*
  - Pfannendachplastik nach Lance führt zur Pfannenvertiefung, nicht zur Verbreiterung.

einem Meißel eingegangen und der laterale Pfannenanteil distalisiert wird. In den verbleibenden Osteotomiespalt wird ein von der gleichseitigen Beckenschaufel entnommener Knochenkeil eingefügt. Mit diesem Verfahren ist ein Herunterheben des Pfannendaches zwar möglich, eine Verbreiterung der Hüftpfanne und damit eine breitere Überdachung des Hüftkopfes erfolgt jedoch nicht. Zahlreiche Varianten der Acetabulumplastik sind später angegeben worden.

- Perikapsuläre Acetabulumosteotomie nach Pemberton
  → etwas bessere Ergebnisse.

Das von Pemberton angegebene Verfahren mit einer Osteotomie des Acetabulum perikapsulär und gleichfalls das Einbringen eines Knochenspans läßt schon eine umfassendere Korrektur zu.

- *Beckenosteotomie*
  - nach Salter (2–6 Jahre), AC-Winkel unter 35°, gute Ergebnisse.

Vorgehen: Beckenosteotomie oberhalb des Pfannenerkers, Schwenkung des distalen Beckenanteils nach vorn, unten, außen.

*2. Beckenosteotomie*

Nach unseren Erfahrungen ist die Beckenosteotomie nach *Salter* beim Kleinkind bis etwa zum 6. Lebensjahr die Methode der Wahl zur Korrektur der dysplastischen Pfanne (Abb. 210a). Allerdings darf hierfür der AC-Winkel Werte von 35° nicht übersteigen. Das Mindestalter für ein gutes Operationsergebnis beträgt 20 Monate. Bei der Innominate-Osteotomie nach Salter erfolgt die Osteotomie des Beckens oberhalb des Pfannenerkers. Durch Schwenkung des distalen Beckenanteiles nach vorne unten und außen wird die Umlagerung der Pfanne und damit die völlige Überdachung des Hüftkopfes erreicht. Auch bei dieser Operationsmethode wird der Defekt mit einem Beckeneigenspan ausgefüllt. Die Ruhigstellung ist postoperativ im Gipsverband für mindestens 4 Wochen erforderlich. Nach dieser Operation ist im Verlaufe der nächsten Jahre oft noch eine weitere spontane Verbesserung des AC-Winkels zu beobachten.

Pfannenkorrekturen beim älteren Kind und Jugendlichen, ja auch beim Erwachsenen, unterliegen etwas anderen Gesetzen. Eine Beckenschwenkung ist sowohl in der Y-Fuge als auch in der Symphyse nicht mehr ausreichend möglich.

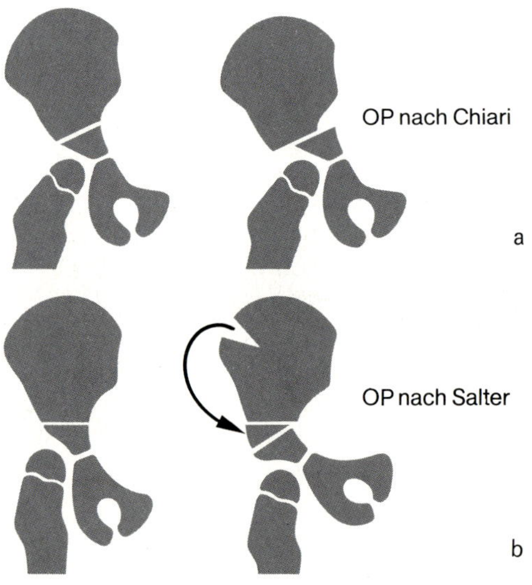


**Abb. 210** Operative Therapie der Hüftdysplasie
a) Schematische Darstellung der Beckenosteotomie nach Salter
b) Schematische Darstellung der Beckenosteotomie nach Chiari

- nach Chiari, ab 6. Lebensjahr, nach schräger Osteotomie Medialisierung des distalen Beckens
  → bessere Kopfüberdachung.

*Chiari* hat für diese Fälle ein eigenes Verfahren zur Verbesserung der Kopfüberdachung angegeben. Es handelt sich um eine bogenförmige Beckenosteotomie vom Pfannenerker nach innen schräg aufwärts verlaufend (Abb. 210b). Durch Medialisierung des distal der Osteotomie gelegenen Beckenanteiles mit dem koxalen Femur kommt es zur Überdachung des Hüftkopfes. Als Interpositum zwischen Femurkopf und der Osteotomiefläche dient die weit nach distal abgeschobene Gelenkkapsel. Trotz Fehlens des hyalinen Knorpels am neugebildeten Pfannenerker führt dieses Verfahren teilweise zu sehr zufriedenstellenden Ergebnissen. Voraussetzung ist die exakte Anlage der Osteotomie und die ausreichende Medialisierung des distalen Beckenanteils. Bei Verwendung von Spongiosaschrauben zur Stabilisierung der Osteotomie ist eine Ruhigstellung im Beckenbeingips nicht erforderlich.

Zahlreiche Verfahren der *Pfannenschwenkung* durch Dreifachosteotomie des Beckens oder schalenförmige Osteotomie um den Pfannenknorpel sowie Anlage von Knochenspänen am Pfannenerker zeigen ebenfalls positive Ergebnisse, wenn auch Spätbeobachtungen hierfür noch fehlen (Abb. 211 a + b).

– Dreifachosteotomie mit Pfannenschwenkung (neueres Verfahren).

Das Ziel aller pfannenkorrigierenden Eingriffe ist es, möglichst eine weitgehende Kongruenz zwischen Hüftkopf und Pfanne herzustellen sowie die Überdachung des Hüftkopfes zu verbreitern und damit die Belastungsfläche zu vergrößern. Im Einzelfall ist abzuklären, ob durch eine zusätzliche operative Korrektur des Schenkelhalswinkels das Ergebnis zu verbessern ist.

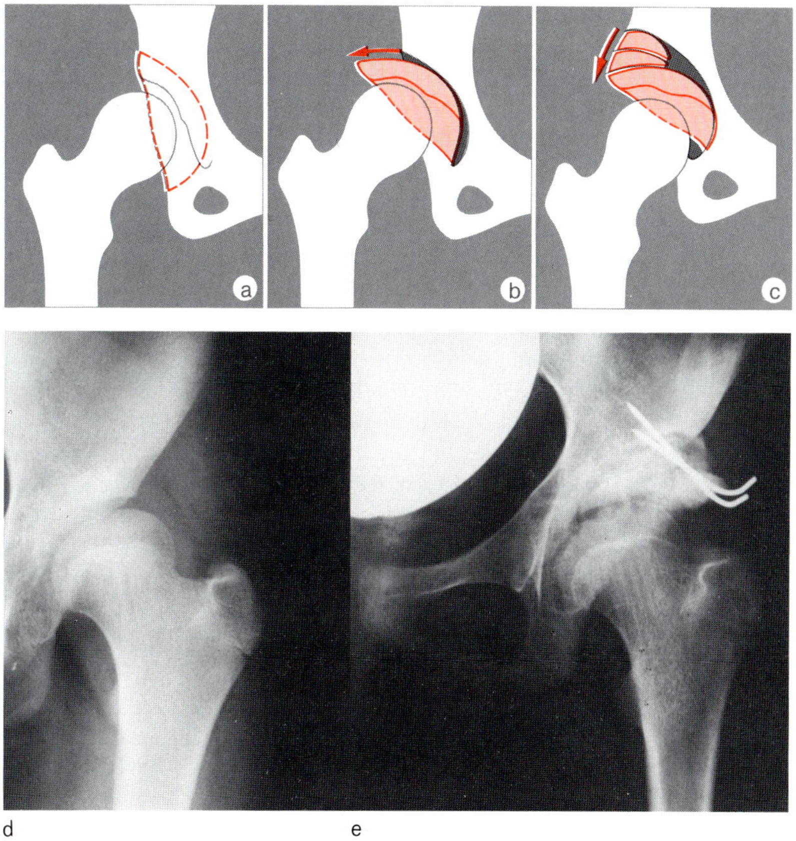


**Abb. 211** a–c Pfannenschwenkplastik nach Ninomiya und Tagawa
d) Pfannendysplasie vor der Therapie, e) nach Pfannenschwenkplastik

### Veraltete hochstehende Luxationen

Ein besonderes Problem stellen die veralteten hochstehenden Hüftluxationen dar. Auf der einen Seite verursachen sie zunächst kaum Beschwerden, führen aber andererseits zu starker Instabilität des Gelenkes und zu einer erheblichen Beinverkürzung.

Repositionen stellen ein aufwendiges Verfahren dar und lassen kaum je eine freie Gelenkbeweglichkeit erwarten. Besonders bei einseitiger Luxation wird vom Betroffenen wegen der bis zu 8 cm betragenden Beinlängendifferenz die Reposition oft gewünscht. Um sie möglich zu machen, erfordert es zunächst eine Distraktion. Hierfür hat von Arcq die Distalisierung des Hüftkopfes

**Veraltete Luxationen**
- zunächst kaum Schmerzen,
- Beinverkürzung,
- operatives Vorgehen aufwendig, dabei
- hoher Prozentsatz an Komplikationen: Bewegungseinschränkung, Hüftkopfnekrose.

Operatives Vorgehen
Beim Jugendlichen in mehreren Schritten:
- Distraktion des Kopfes,
- offene Einstellung,
- Chiari-Osteotomie (fakultativ).

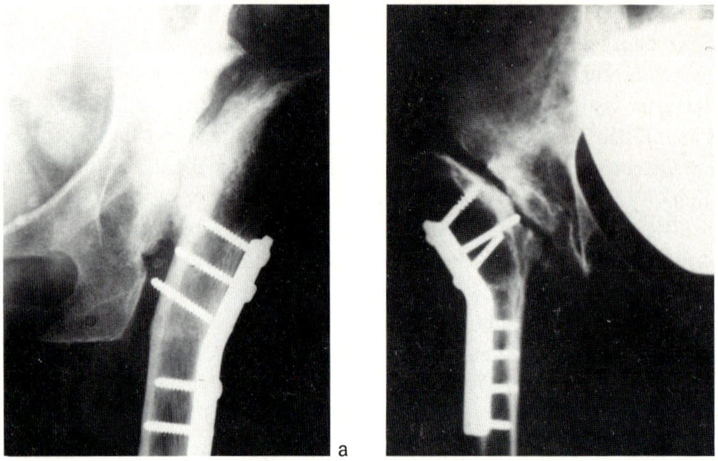

a b

**Abb. 212** Angulationsosteotomie (a), Resektions-Angulationsosteotomie (b)

durch Distraktion und die nachfolgende offene Einstellung angegeben. Bei dysplastischen Pfannen ist zusätzlich fast immer eine Chiari-Osteotomie nach der Reposition des Hüftkopfes erforderlich. Neben der postoperativen Bewegungseinschränkung ist bei diesem Vorgehen die Gefahr der Hüftkopfnekrose besonders groß.

Beim Erwachsenen:
- Palliativmaßnahmen:
  - tiefe Osteotomie nach Schanz,
  - Angulationsosteotomie (mit und ohne Hüftkopfresektion).
- Später: Hüftendoprothese.

Unbehandelte hochstehende Luxationen im Adoleszenten- oder Erwachsenenalter, die durch eine Arthrose in der Sekundärpfanne Schmerzen verursachen, können eine Verbesserung der Beschwerden durch die *tiefe Osteotomie* nach *Schanz* erfahren. Es handelt sich um eine Palliativmaßnahme, die einerseits eine Abstützung des Trochanter minor im Pfannenbereich herbeiführt, andererseits durch Lateralverlagerung des Hüftkopfes von einer deutlichen Beschwerdeminderung geprägt ist. Besonders erfreuliche Ergebnisse werden durch die *Angulationsosteotomie* mit oder ohne Hüftkopfresektion erreicht. Durch eine unterhalb des Sitzbeinhöckers gelegene Osteotomie mit Entnahme eines Knochenkeiles mit medialer Basis von ca. 30° erfolgt die Umlagerung des koxalen Femur in der Weise, daß eine Abstützung am Becken erfolgt. Hierdurch wird eine bessere Stabilität erreicht. Erfolgt außerdem eine Kopfresektion, resultiert gleichzeitig eine bessere Beweglichkeit und Schmerzbeseitigung (Abb. 212).

**Tabelle 14** Mögliche operative Maßnahmen bei der sog. angeborenen Hüftluxation

| | 0–2 Mon. | 2–12 Mon. | 13–24 Mon. | 2–6 Jahre | 6–10 Jahre | 10–16 Jahre |
|---|---|---|---|---|---|---|
| 1. Luxationsgrad I (Pfannendysplasie) | – | – | Pfannendachplastik<br>Pemberton | Pfannendachplastik<br>Pemberton<br>Salter<br>DVO | Salter<br>Chiari<br>DVO | Pfannendachschwenkplastik<br>3fach-Osteotomie<br>DVO |
| 2. Luxationsgrad II | – | offene Reposition | offene Reposition | offene Reposition | offene Reposition | offene Reposition |
| 3. Luxationsgrad III | – | offene Reposition | offene Reposition | offene Reposition | offene Reposition evtl. nach Distraktion | offene Reposition nach Distraktion |
| 4. Luxationsgrad IV | – | offene Reposition | offene Reposition | offene Reposition | offene Reposition nach Distraktion | keine OP oder offen nach Distraktion |

Gruppe 2–4:
Bei Luxationsgrad II–IV können, falls erforderlich, zusätzlich Operationen der Gruppe 1 durchgeführt werden.

In der heutigen Zeit hat sich die Behandlung der hochstehenden veralteten Hüftluxation dahingehend verändert, daß es wünschenswert ist, durch operative Verfahren Verhältnisse zu schaffen, die es möglich machen, zu einem späteren Zeitpunkt eine endoprothetische Versorgung vorzunehmen.
Die Tabelle 14 gibt eine Übersicht über z. Z. mögliche und übliche operative Maßnahmen bei der angeborenen Hüftluxation.

## 3.7.3 Schenkelhalsdeformitäten

*E. Zapfe*

**Schenkelhalsdeformitäten**

Die Entwicklung des koxalen Femur unterliegt einer eigenen Gesetzmäßigkeit. Abhängig von der Änderung der Funktion und Statik, beginnend mit der intrauterinen Flexionshaltung über Strampelbewegungen, Krabbeln und schließlich dem aufrechten Gang, erfährt die Schenkelhalsentwicklung eine langsame Veränderung. Beträgt der Caput-Collum-Diaphysenwinkel (CCD) zum Zeitpunkt der Geburt 150° oder auch mehr, so verkleinert er sich unter der physiologischen Entwicklung und Belastung spontan bis etwa zum 14. Lebensjahr auf 125–130°. In gleicher Weise ändert sich die anfängliche Antetorsion von etwa 30° zum Zeitpunkt der Geburt auf ca. 10° (Abb. 213). Störungen der Gelenkfunktion oder des Muskelgleichgewichtes führen zur Veränderung dieser physiologischen Entwicklung. Wenn dabei Schenkelhalswinkel auftreten, die oberhalb der altersgemäßen Norm liegen, wird von einer Coxa valga gesprochen. Ein zu kleiner Schenkelhalswinkel wird als Coxa vara bezeichnet. Auch die spontane Derotation kann ausbleiben, dann verbleibt die anfänglich bestehende Antetorsion.

CCD = Caput-Collum-Diaphysenwinkel,
bei Geburt 150°,
beim Erwachsenen 125–130°.

Antetorsion des Schenkelhalses
bei Geburt 30°
beim Erwachsenen 10°.

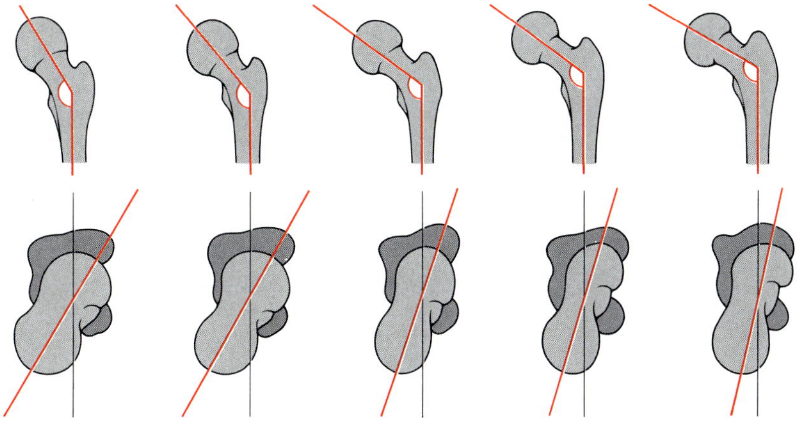

**Abb. 213** Entwicklung des koxalen Femur bis zum 14. Lebensjahr, oben: Schenkelhals-Schaftwinkel, unten: Antetorsionswinkel

### 3.7.3.1 Coxa valga

**Coxa valga**

**Ätiopathogenese:** Bleibt die physiologische Spontanvarisierung des Schenkelhalswinkels aus, so wird bei Werten oberhalb des altersphysiologischen Bereichs von einer Coxa valga gesprochen (Abb. 214). Dies kann konstitutionell bedingt sein, kann aber auch durch exogene Einflüsse, wie Fehlbelastung oder ein Trauma, insbesondere aber durch Änderung des Muskelgleichgewichts, hervorgerufen werden. Denn die Entwicklung des Schenkelhalswinkels hängt weitgehend von dem Zustand der Muskulatur ab. Daraus resultiert ein pathologischer CCD-Winkel bei Patienten mit Hypertonien der Muskulatur, wie bei Spastikern, oder bei Hypotonien, wie z. B. schlaffen Paresen. Bei einer Hüftdysplasie ist die Coxa valga meist in Kombination mit

Schenkelhalswinkel oberhalb der altersgemäßen Norm,
- endogen,
- exogen durch:
  - Änderung des Muskelgleichgewichtes (Spastik, Paresen)
  - Trauma,
  - Hüftdysplasie, meist als Coxa valga antetorta.

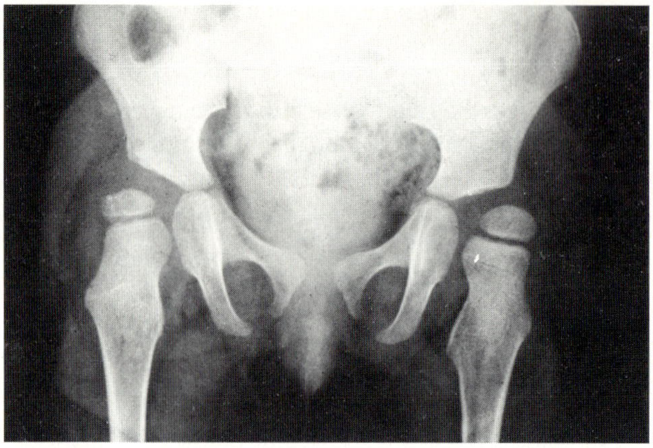

**Abb. 214** Coxa valga subluxans bei mangelhafter Kopfüberdachung

einer vermehrten Antetorsion des koxalen Femur anzutreffen (Coxa valga antetorta).

**Röntgen**
2 Aufnahmen erforderlich:
- a.p. Aufnahme und
- AT- (Antetorsions-)Aufnahme in 90° Beugung und 20° Abduktion.

Aus Rippstein-Tabelle läßt sich der reelle CCD und AT-Winkel ablesen.

**Röntgen:** Die a.p. Röntgenaufnahme in Mittelstellung der Beine läßt lediglich einen projizierten CCD-Winkel erkennen, da die Antetorsion in dieser Ebene nicht meßbar ist. Ein in Innenrotation angefertigtes Röntgenbild gibt am ehesten Auskunft über den wahren Schenkelhalswinkel. Die genaue Antetorsion ist jedoch mit einer Spezialaufnahme (Antetorsionsaufnahme) bei Lagerung in einer Schiene unter 90° Beugung und 20° Abduktion meßbar. Die reellen CCD- und AT-Winkel lassen sich in einer Tabelle nach Rippstein ablesen.

**Verlauf**
Pathologischer CCD-Winkel ist als praearthrotische Deformität anzusehen, da Lastübertragung auf kleine Fläche (Abb. 215).

**Verlauf:** Der pathologisch zu große CCD-Winkel führt zu einer Veränderung der Belastung im Gelenkbereich, die als präarthrotische Deformität anzusehen ist, wird doch die Belastungsfläche vom Pfannendach auf den Pfannenerker verlagert. Auch die Richtung der Wachstumsfuge, die physiologischerweise in Richtung der Pfanneneingangsebene verläuft, verlagert sich in die Horizontale. Mit zunehmender Größe des Hüftkopfes wird die Überdachung durch das Acetabulum mangelhaft. Am Pfannenerker kommt es im Verlauf von Jahren zu einer vermehrten Sklerosierung als Ausdruck der veränderten Lastübertragung mit Spitzenbelastungen auf eine kleinere Fläche (Abb. 215).

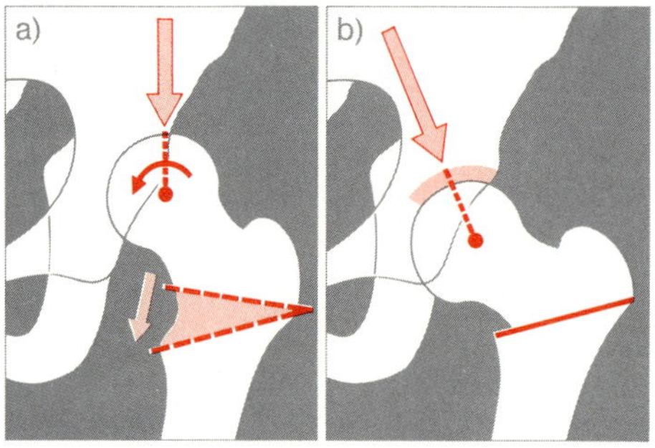


**Abb. 215** Druckverteilung bei Coxa valga (a) und nach Korrekturosteotomie (b), Reduzierung der Last von 220 kp/cm² auf 16 kp/cm²

**Klinische Symptome**
- ziehende Schmerzen
- vorzeitige Ermüdung
- Gelenkinstabilität

**Klinik:** Die Symptome bei der Coxa valga hängen weitgehend von der Suffizienz der Glutealmuskulatur ab. Die typischen Beschwerden werden als ziehende Schmerzen im Hüftgelenk in Verbindung mit vorzeitiger Ermüdung nach längerem Gehen geklagt. Häufig ist das Trendelenburg-Zeichen (s. S. 7) als Ausdruck der Gelenkinstabilität positiv. In leichten Fällen stehen

Schmerzen im Trochanterbereich als Ausdruck einer Insertionstendopathie am Ansatz der kleinen Glutaeen im Vordergrund.

**Therapie:** *Konservative* Maßnahmen sind begrenzt wirksam. Eine Beschwerdebesserung ist u. U. durch eine krankengymnastische Behandlung mit Kräftigung der Glutaeen zu erreichen. Auch lokale Infiltrationen am Trochanter major können zur Schmerzbeseitigung beitragen.

**Therapie**
*Konservativ:*
- KG-Behandlung,
- Injektionen.

Nur vorübergehende Beschwerdebesserung.

*Operativ:*
Im Kindesalter bei Coxa valga antetorta:
- DVO = **D**erotations-**v**arisierungs-**o**steotomie.

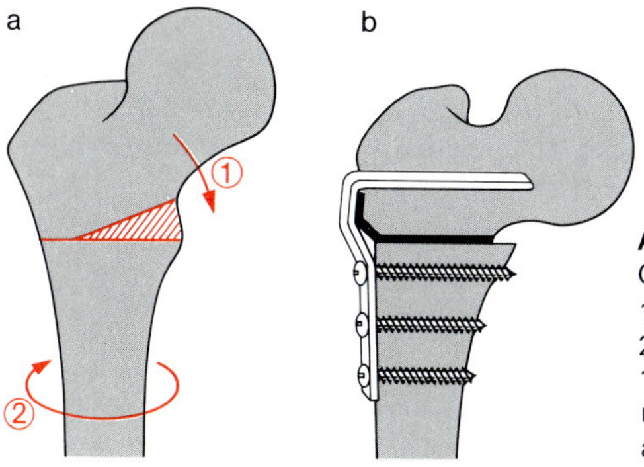


**Abb. 216**
Operation am koxalen Femur:
1. Varisierungsosteotomie
2. Derotation
1. und 2. **D**erotations**v**arisierungs**o**steotomie (DVO)
a) vor, b) nach Osteosynthese

Nur durch *operative* Maßnahmen ist eine Änderung der anatomischen Verhältnisse zu erreichen. Beim Erwachsenen wird die Coxa valga durch eine Varisierungsosteotomie korrigiert. Nach intertrochantärer Osteotomie mit Entnahme eines Keiles mit lateraler Basis wird die Operation mit einer stabilen Osteosynthese mittels Winkelplatte beendet (Abb. 216). Die Operation hat eine Beinverkürzung von 1–2 cm zur Folge.

Bei Kindern mit Coxa valga antetorta werden mit der von Bernbeck angegebenen **D**erotations**v**arisierungs**o**steotomie (DVO) beide Faktoren, die Coxa valga und die Antetorsion, in einem Vorgang korrigiert. Nach Varisierung wird zusätzlich das Femur nach außen gedreht (s. Abb. 216).

DVO im frühkindlichen Alter birgt Gefahr der Revalgisierung.
Daher:
Zurückhaltung bei Indikationsstellung.
Im Erwachsenenalter:
- Varisierungsosteotomie.

Bei der Indikation zur Operation muß berücksichtigt werden, daß postoperativ am wachsenden Skelett eine Aufrichtungstendenz besteht, die umso größer ist, je jünger das Kind ist und je kleiner der Schenkelhalswinkel gestaltet wird.

Oft ist aus diesem Grunde auch lediglich die Derotation erforderlich. Zurückhaltung bei der Durchführung der DVO ist in jedem Fall anzuraten, bis während des Wachstums geklärt ist, inwieweit eine Spontankorrektur in beiden Ebenen eintritt. Oft sind mehrjährige Kontrollen erforderlich, um sich hierüber eine Übersicht zu verschaffen. Besteht trotz extrem pathologischer Werte keine Luxationsgefahr, so empfiehlt es sich auf jeden Fall, abzuwarten, da gelegentlich erstaunliche Spontankorrekturen zu beobachten sind. Ebenso können jedoch auch nach-zunächst fast idealen Ergebnissen einer behandelten Hüftluxation während der Pubertät erhebliche Veränderungen im Sinne einer starken Valgisierung eintreten. So sollte jeder während der Kindheit wegen einer Hüftluxation behandelte Patient im Pubertätsalter nachuntersucht werden.

### 3.7.3.2 Coxa vara

Eine Coxa vara bedeutet einen zu kleinen CCD-Winkel.

**Coxa vara congenita**

Bereits zum Zeitpunkt der Geburt kann ein Schenkelhalswinkel bestehen, der weit kleiner ist, als es den physiologischen Werten entspricht. Es handelt sich hierbei um eine angeborene Fehlbildung, deren Ätiologie weitgehend unbekannt ist.

*Röntgen:* Diese Veränderung ist neben dem verkleinerten Schenkelhalswinkel durch eine deutlich verbreiterte Wachstumszone gekennzeichnet, die

**Coxa vara congenita**
Schenkelhalswinkel zu klein, angeboren.

**Röntgenbild:**
1. zu kleiner CCD-Winkel,
2. verbreiterte Wachstumszone,
3. isoliertes Fragment im unteren Metaphysenstachel häufig.

sich im Verlaufe der ersten Lebensjahre nicht ändert. Auch findet sich häufig am unteren Metaphysenstachel ein isoliertes Knochenfragment.

**Klinische Zeichen**
- Belastungsbeschwerden,
- Gelenkinstabilität,
- Längendifferenz bei Einseitigkeit.

**Klinik:** Durch die bei Belastungsbeginn auftretenden mechanisch ungünstigen Scherkräfte kann sich die Varusfehlstellung noch verstärken. Klinisch äußert sich die Coxa vara congenita nicht selten in Belastungsbeschwerden und gelegentlich auch in einer Instabilität des Hüftgelenkes. Bei einseitigem Auftreten kann eine Beinlängendifferenz erstes Zeichen der Veränderung sein.

**Operative Therapie**
Aufrichtungsosteotomie (Valgisierung).

**Therapie:** Die Operation stellt die einzig mögliche Maßnahme dar. Hierbei ist das Ziel die Vergrößerung des Schenkelhalsschaftwinkels durch intertrochantäre Aufrichtungsosteotomie (Valgisierung). Die Änderung der Belastungsdrucke führt danach meist zur Festigung der Wachstumszone. Postoperativ kommt es zur Stabilität des Hüftgelenkes durch Distalverlagerung des Trochanter major und zum weitgehenden Ausgleich der Beinlängendifferenz.

**Erworbene Coxa vara**
**Ursachen**
- Rachitis,
- Hüftkopfepiphysenlösung,
- Morbus Perthes.

**Klinik**
- Beinverkürzung,
- instabiles Gelenk.

**Therapie**
- Valgisierungsosteotomie oder
- Distalisierung des Trochanter major.

**Erworbene Coxa vara**

Die erworbene Coxa vara kann verschiedene *Ursachen* haben. Zu den häufigsten gehören die Rachitis, die Epiphysenlösung unter der Geburt und die Epiphysiolysis capitis femoris lenta und der Morbus Perthes. Alle führen **klinisch zur gleichen Symptomatik**. Beinverkürzung, Instabilität des Gelenkes (positives Trendelenburg-Zeichen). Auch in diesen Fällen ist möglichst die weitgehende Wiederherstellung der physiologischen Verhältnisse durch **operative Maßnahmen** anzustreben, wenn Instabilitäten bestehen. Erscheinen die Gelenkverhältnisse kongruent und zeigen in Adduktionsstellung schlechtere Voraussetzungen, so ist durch die Aufrichtungsosteotomie kein Gewinn zu erzielen. Durch die operative Distalisierung des Trochantermassivs kann in diesen Fällen eine physiologische Anspannung der Glutaeen und damit die Stabilität des Gelenkes wiederhergestellt werden. Konservative Maßnahmen zur Korrektur stehen nicht zur Verfügung.

**Innenrotationsgang**

### 3.7.3.3 Innenrotationsgang

**Definition:** Ein bei Kindern bis zum 6. Lebensjahr häufig beobachtetes Gangbild mit nach innen gedrehten Füßen. Bei sehr kleinen Kindern vom Gehbeginn bis etwa zum 3. Lebensjahr ist hierdurch nicht selten ein häufigeres Stürzen zu beobachten.

**Ursache**
vermehrte Antetorsion des koxalen Femurendes.

**Ursache** des Innenrotationsganges ist im allgemeinen die im Alter bis zu etwa 8 Jahren noch bestehende *vermehrte Antetorsion* des koxalen Femurendes, Coxa antetorta.
Kompensatorisch drehen die Kinder beim Laufen die Beine nach innen.

**Klinische Zeichen**
Im Hüftgelenk eingeschränkte Außenrotation bei vermehrter Innenrotation bis 90°.

**Klinik:** Klinisch findet sich bei Streckung im Hüftgelenk eine stark vermehrte Innenrotation bis zu 90°. Dann können die Kinder im Sitzen die Unterschenkel parallel zur Sitzfläche legen. Die Außenrotation ist häufig eingeschränkt.

**Keine Therapie,**
da spontane Rückbildung der Coxa antetorta bis zum 8. Lebensjahr wahrscheinlich ist.

**Verlauf:** In den meisten Fällen verschwindet der Innenrotationsgang spontan bis zum 8. Lebensjahr mit dem physiologischen Rückgang der Antetorsion.
Eine **Behandlung** ist im allgemeinen nicht erforderlich. In Ausnahmefällen kann vorübergehend eine Rotationsbandage das häufige Stürzen des Kindes verhindern. Bei Ausbleiben der spontanen Korrektur kann nach dem 10. Lebensjahr eine intertrochantäre Derotationsosteotomie erforderlich werden.

**DD**
Sichelfußstellung,
Rotationsfehlstellung des Unterschenkels.

**Differentialdiagnose:** Es muß eine Sichelfußstellung und eine Rotationsfehlstellung des Unterschenkels ausgeschlossen werden.

## 3.7.4 Veränderungen am Hüftkopf

*E. Zapfe*

### 3.7.4.1 Kopfaufbaustörung

**Kopfaufbaustörung**

**Definition:** Die Verknöcherung des zunächst knorplig angelegten Hüftkopfes beginnt im allgemeinen etwa im 3. Lebensmonat, wobei Verzögerungen um 1–2 Monate durchaus noch im Normbereich liegen. Verzögerte Kopfkernentwicklung mit ersten Anzeichen der Verknöcherung nach Abschluß des ersten Lebensjahres gehen zumeist mit einer Struktur- und Formveränderung des Kopfes einher.

Normal: Verknöcherung des Hüftkopfepiphysenkernes im 3. Lebensmonat.

Verzögerte Kopfkernentwicklung nach dem 1. Lebensjahr *bedeutet*: Struktur- und Formveränderung des Hüftkopfes.

**Ursache:** Sie ist nur selten zu erkennen, es sei denn, sie ist hervorgerufen durch die Behandlung einer Hüftdysplasie oder anderer vorausgegangener Hüfterkrankungen. Spontan sich entwickelnde Kopfaufbaustörungen wurden von Meyer als Zeichen einer knöchernen Fehlentwicklung beschrieben. Veränderungen der Epiphysenstruktur und verzögerte Kopfkernentwicklung sind gleichfalls bei Skelettdysplasien, besonders bei den metaepiphysealen Dysostosen, zu beobachten.

**Ursachen**
- Therapiefolge bei Hüftluxation oder anderer Hüfterkrankung,
- Skelettdysplasien (metaepiphyseale Dysostosen),
- unbekannt.

**Diagnose:** Als Zufallsbefund beim Ausschluß einer Hüftdysplasie werden sie zumeist zwischen dem 1. und 2. Lebensjahr im Röntgenbild diagnostiziert. Regelmäßige Beobachtungen zeigen einen verlangsamten Aufbau des Hüftkopfes während der ersten Lebensjahre ohne auffällige Deformierung. Familiäres Vorkommen wird beschrieben. Kopfaufbaustörungen verursachen keine Beschwerden.

Keine Beschwerden,
nicht therapiebedürftig.

**Therapie:** Kopfaufbaustörungen sind keiner Behandlung zugängig.

### 3.7.4.2 Kindliche Hüftkopfnekrose

**Kindliche Hüftkopfnekrose**

**Ursachen:** Ernstere Kopfveränderungen kommen als Folge der Behandlung einer Hüfterkrankung vor. Sie werden durch 2 Komplikationen verursacht:
1. Adaptation von Kopf und Pfanne nach der Einstellung eines luxierten Kopfes,
2. vaskuläre Schädigungen durch Kompression oder Überdehnung von Gefäßsträngen durch forcierte Behandlungsmaßnahmen.

Die durch Formanpassung bedingten Veränderungen sind als harmlos anzusehen und um so geringer, je früher die Reposition des Hüftkopfes erfolgt. Schwerwiegender sind die vaskulären Schädigungen zu bewerten. Sie stellen eine ernste Komplikation in der Behandlung der Hüftluxation dar.

**Ursachen**
Therapiefolge-Komplikation einer Hüftluxation durch
- erschwerte Formanpassung von Kopf und Pfanne nach Einstellung,
- Durchblutungsstörung des Hüftkopfes (schwerwiegende Komplikation).

**Formen:** Hinsichtlich der Schwere der Veränderungen können 4 Grade unterschieden werden (Abb. 217).

4 Schweregrade: ⇦

**Grad 1:** Hüftkopfkern leicht unscharf in der Berandung, leicht körnig und etwas unregelmäßig in der Struktur. Meist erfolgt Abklingen ohne Folgen.

**Grad 2:** Rand des Kopfkernes etwas unregelmäßiger, Struktur körniger und aufgelockerter, deutliche Veränderungen. Eine zweite Form, die auch unter diesen Grad fällt, umfaßt die ausgestanzten Teildefekte des Hüftkopfes, oft als kleiner lateraler Einschnitt in der Kopfoberfläche erkennbar. Dieser Grad der Nekrose hinterläßt leichte Kopfabflachungen.

**Grad 3:** Hüftkopfkern schollig zerfallen und nur in einzelnen Fragmenten oder als flacher Streifen erkennbar, oder bei sehr kleinen Kernen ganz aufgelöst. Starke Verformungen von Hüftkopf und Schenkelhals bleiben lebenslang sichtbar.

**Grad 4:** Metaphysäre Beteiligung, damit schwerste Folgen für das Wachstum. Man erkennt Unregelmäßigkeiten auch am Rand der Epiphysenfuge des Schenkelhalses oder schon im Schenkelhals.

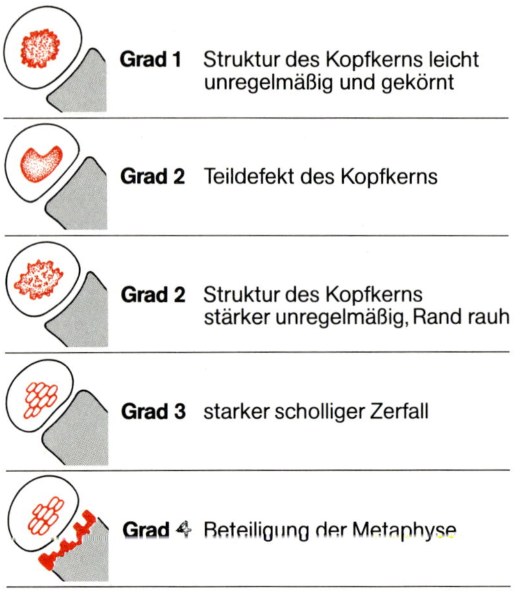
Grad 1 Struktur des Kopfkerns leicht unregelmäßig und gekörnt
Grad 2 Teildefekt des Kopfkerns
Grad 2 Struktur des Kopfkerns stärker unregelmäßig, Rand rauh
Grad 3 starker scholliger Zerfall
Grad 4 Beteiligung der Metaphyse

**Abb. 217** Nekrosegrade der Hüftkopfepiphyse

Nekrosen 1. Grades können als solche vernachlässigt werden, da sie ohne Konsequenzen auszuheilen pflegen. Anders jedoch die Nekrosegrade 2–4.
Sie hinterlassen stets Formveränderungen des Kopfes, ja u. U. auch des Schenkelhalses. Sie verursachen kaum je Beschwerden. Die **Diagnose** wird durch die Röntgenaufnahme gestellt.

Ähnlichkeit mit Morbus Perthes.

Eine Ähnlichkeit der Hüftkopfnekrose mit dem Morbus Perthes imponiert zunächst, jedoch entwickelt sich dieser nicht infolge therapeutischer Maßnahmen, sondern aus sich heraus; auch verlaufen die Krankheitsstadien beim Morbus Perthes in anderer Gesetzmäßigkeit.
In jedem Fall stellt die Hüftkopfnekrose mit konsekutiver Formveränderung eine ernste Komplikation in der Therapie der Hüftdyplasie und -luxation dar, die immer das sonstige therapeutische Ergebnis verschlechtert.

**Therapie**
vorübergehende Entlastung,
bei Schenkelhalsdeformität: evtl. korrigierende Operation.

**Therapie:** Als Behandlungsmaßnahme kommt eine vorübergehende Entlastung des Hüftgelenkes durch eine Schiene in Frage, bis röntgenologisch erste Anzeichen des Wiederaufbaues der Hüftkopfepiphyse zu beobachten sind. Sollten sich aus der Durchblutungsstörung durch Mitbefallensein des Schenkelhalses auch Achsenfehler im Schenkelhalsbereich entwickeln, müssen achsenkorrigierende operative Maßnahmen erwogen werden.

**Morbus Perthes**

### 3.7.4.3 Morbus Perthes

*Synonyme:* Calvé-Legg-Perthes-Erkrankung,
Osteochondropathia deformans coxae juvenilis.

**Ätiopathogenese**
Verminderte Blutversorgung der proximalen Femurepiphyse
→ aseptische Nekrose.

**Ätiopathogenese:** Die Erkrankung zählt zu den *aseptischen Knochennekrosen.* Unter diesen ist sie nicht nur die häufigste, sondern hinterläßt auch die am meisten ernstzunehmenden Schäden.
Die Ursache des Morbus Perthes ist wie bei den übrigen Osteonekrosen in einer verminderten Blutversorgung der Femurepiphyse unklarer Genese zu suchen. Diskutiert wird eine Umorientierung der Gefäßversorgung der Epi-

physyse, auch mikroembolische Vorgänge werden vermutet. Offenbar kann die Quellneigung des Knorpels sich noch zusätzlich auf die Kompression der zuführenden Gefäße auswirken.

Der Morbus Perthes tritt zwischen dem 3. und 8. Lebensjahr auf. In der Geschlechtsverteilung werden Knaben 4mal häufiger als Mädchen betroffen. Doppelseitiges Vorkommen wird in etwa 20% beobachtet.

Auftreten zwischen dem 3. und 8. Lbj.
Häufigkeit: ♂4 : ♀1,
doppelseitig in 20%.

**Symptome:** Zunächst wird beim Betroffenen eine leichte Ermüdbarkeit, dann ein intermittierend hinkendes Gangbild beobachtet, erst Wochen später werden Schmerzen im Hüftgelenk oder im Kniegelenk geäußert.

**Diagnose:** Klinisch findet sich als charakteristisches Symptom eine schmerzhafte Einschränkung von Innenrotation und Abduktion bei Beugung im Hüftgelenk. Laborchemisch ist nur gelegentlich eine beschleunigte Blutsenkung zu beobachten. Während der ersten Krankheitswochen ist es oft schwer, die Verdachtsdiagnose zu sichern.

**Klinische Symptome:**
- hinkendes Gangbild,
- Innenrotation und Abduktion eingeschränkt und schmerzhaft.

**Röntgen:** Es werden beim Morbus Perthes 4 verschiedene Stadien unterschieden:

1. Verbreiterung des Gelenkspaltes,
2. Kondensation,
3. Fragmentation,
4. Regeneration.

4 röntgenologische Stadien

Das **erste Stadium** ist so unsicher in der Beurteilung, daß eine einwandfreie Bestätigung des Krankheitsbildes oft nicht möglich ist. Die Gelenkspaltverbreiterung ist teils durch die vermehrte Quellung des Knorpels, z. T. auch durch einen Gelenkerguß verursacht. Dieser ist sonographisch frühzeitig erfaßbar, weist jedoch nicht ausschließlich auf einen Morbus Perthes hin. Am ehesten ist eine Frühdiagnose durch die szintigraphische Untersuchung möglich. Aufgrund der Minderdurchblutung der Femurkopfepiphyse während der ersten Krankheitswochen weist sie eine geringere Anreicherung gegenüber der gesunden Seite auf und kann damit ein wichtiger Hinweis auf das Vorliegen eines Morbus Perthes sein.

1. *Gelenkspaltverbreiterung*
durch Knorpelödem und/oder Gelenkerguß.
Szintigramm zeigt Minderdurchblutung.

Das **zweite Stadium** ist charakterisiert durch eine Kalksalzvermehrung in der Hüftkopfepiphyse, die sich im Röntgenbild als milchige Trübung darstellt (Kondensation). Gleichzeitig wird eine beginnende Abflachung der Epiphyse beobachtet.

Diese röntgenologische Veränderungen sind jedoch frühestens 3–4 Wochen nach Auftreten der ersten Beschwerden im Röntgenbild nachweisbar. Beginnende Veränderungen am Schenkelhals werden deutlich, er zeigt bereits eine leichte Verkürzung und Verbreiterung.

2. *Kondensation*
Röntgenbild positiv
3–4 Wochen nach Krankheitsbeginn.

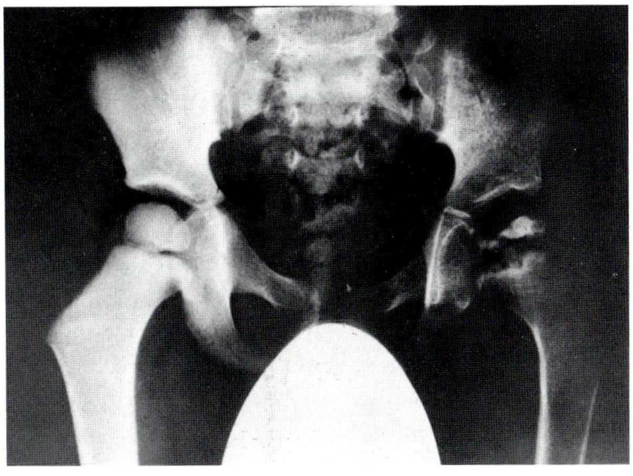

**Abb. 218** Morbus Perthes, 3. Stadium

3. *Fragmentation mit scholligem Zerfall*
   Szintigramm zeigt Mehranreicherung.

4. *Regeneration*
   über 2–4 Jahre.

Catteral-Stadien geben Auskunft über die Ausdehnung der Erkrankung.
Stadium 1:
folgenlose Ausheilung möglich.
Stadium 2–4:
- Coxa plana,
- Coxa valga mit Kopf-in-Nacken-Stellung,
- Coxa vara,

jeweils mit Kopfdeformierung.

Das **dritte Stadium**, die Fragmentation des Kopfes, vollzieht sich im Verlaufe mehrerer Wochen oder Monate (Abb. 218). Im Szintigramm ist eine Mehranreicherung zu sehen.
Das **vierte Stadium** ist das der Regeneration des Hüftkopfes. Bis zum endgültigen Wiederaufbau vergehen nicht selten 2–4 Jahre.

**Prognose:** Die 4 verschiedenen Schweregrade nach Catteral sind zum Krankheitsbeginn zunächst nicht erkennbar. Abgesehen vom Krankheitsverlauf Catteral 1, der im allgemeinen ohne Folgen ausheilt, vollzieht sich bei Catteral 2–4 jeweils eine Abflachung und Verbreiterung des Hüftkopfes (Coxa plana) sowie eine Verkürzung und Verbreiterung der Metaphyse. Letztlich verkleinert sich häufig der Schenkelhalsschaftwinkel im Sinne einer Coxa vara. Besonders ungünstig wirken sich Defekte im proximalen Schenkelhalsbereich aus, da es hierdurch häufig zum Absinken der Kopfepiphyse in den durchblutungsgestörten Herd kommt und sich daraus eine sog. Kopf-in-Nakken-Lage entwickelt, die immer gleichbedeutend mit den charakteristischen Zeichen und Folgen der Coxa valga ist (Abb. 219).

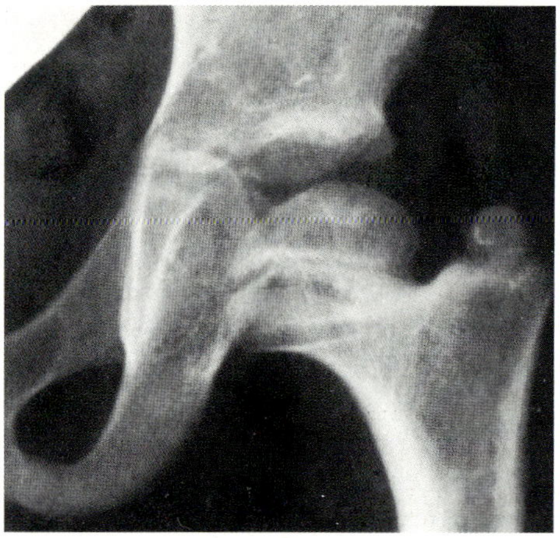

**Abb. 219** Ausheilungsstadium nach Morbus Perthes in Kopf-in-Nackenlage

**Therapie**
*Konservativ:*
- Extension,
- Punktion des Gelenkergusses,
- Schienenversorgung zur Entlastung,
- krankengymnastische Behandlung.

**Therapie:** Sie hängt vom Krankheitsstadium ab. Während früher eine langdauernde Ruhigstellung im Gipsverband vorgenommen wurde, wird heute vielmehr die mobilisierende, zeitweise entlastende Behandlung bevorzugt. Sieht man vom Initialstadium ab, in dem neben einer Entlastungspunktion des Gelenkes die Schmerzbeseitigung durch kurzfristige Ruhigstellung in Extension im Vordergrund steht, wird vielseits die rein konservative Behandlung durch Versorgung mit das Hüftgelenk entlastenden Gehapparaten als ausreichend erachtet. Hierbei können Schienen in Mittelstellung oder auch in Abduktion im Hüftgelenk verwandt werden.
Obwohl die Kinder mit diesen entlastenden Schienen laufen können, ist die gleichzeitige krankengymnastische Behandlung erforderlich, um einer Inaktivitätsatrophie vorzubeugen. Bereits im Stadium der beginnenden Regeneration ist bei völliger Beschwerdefreiheit gegen eine vorsichtige Belastung kein Einwand zu erheben.

*Operativ:*
sparsame Varisierung und Medialverschiebung des Femurschaftes, zunächst nur im Stadium 1 oder 2 ratsam.
Ziel:
- Belastungsänderung,
- Förderung der Durchblutung.

Auch **operative Maßnahmen** finden vielerorts Anwendung. Durch eine sparsame Varisierung und Medialisierung des Femurschaftes wird die Belastungsrichtung im Hüftgelenk verändert und der Druck im Gelenk selbst reduziert.
Insbesondere bei bestehender Coxa valga scheint die Hüftkopfdeformierung durch diese Maßnahme verringert zu werden. Andererseits wurde nach varisierender Operation bei Morbus Perthes der Zeitraum bis zum endgültigen Wiederaufbau des Hüftkopfes z. T. um mehrere Monate verringert. Vermutlich ist der Grund hierfür einerseits in dem Durchblutungsreiz durch die

Operation selbst, aber auch durch eine Änderung der Belastungsrichtung zu sehen. Allerdings kann ein positiver Effekt durch das operative Vorgehen nur erwartet werden, wenn dieses während der ersten beiden Stadien erfolgt. Hat die Regeneration bereits begonnen, ist die ausschließlich konservative Behandlung zu bevorzugen.

Als eine der ernstzunehmenden *Komplikationen* während der Behandlung des Morbus Perthes ist die Adduktionskontraktur anzusehen. Sie wird meist dann beobachtet, wenn eine zu frühzeitige Belastung erfolgt oder keine ausreichende mobilisierende Behandlung durchgeführt wird. Weiterhin ist die ernsthafte Kopfdeformierung zu fürchten, die immer als präarthrotische Deformität angesehen werden muß. Liegt eine mangelhafte Hüftkopfüberdachung vor, kann eine Chiari-Osteotomie bessere Gelenkverhältnisse schaffen.

**Komplikation:**
- Adduktionskontraktur,
- Kopfdeformierung.

Jeder bei Kindern entsprechenden Alters geklagte Hüftschmerz sollte darauf geprüft werden, ob ein Morbus Perthes vorliegen könnte. Bei negativem Röntgenbild darf man sich nicht scheuen, nach 4 Wochen eine erneute Kontrolle durchzuführen.

**Differentialdiagnose:** rheumatoide Arthritis, Coxitis fugax, spezifische und unspezifische Coxitiden.

**DD:** rheumatoide Arthritis, Coxitis fugax, Coxitiden.

## 3.7.5 Coxitis fugax

**Coxitis fugax**

*E. Zapfe*

Bei Kindern bis etwa zum 10. Lebensjahr kann es ohne vorausgegangenes Trauma zu einem plötzlich auftretenden Bewegungs- und Belastungsschmerz im Hüftgelenk kommen. Die klinische Symptomatik entspricht der des Morbus Perthes mit Einschränkung der Innenrotation und Abduktion bei Beugung im Hüftgelenk; die Blutsenkung zeigt im allgemeinen normale Werte. Der akute Reizzustand im Hüftgelenk verschwindet bei der Coxitis fugax innerhalb weniger Tage spontan. Im Röntgenbild zeigen sich keinerlei pathologische Veränderungen.

Reizzustand des Hüftgelenkes bei Kindern,
Einschränkung der Innenrotation und Abduktion,
Belastungsschmerz,
Röntgen negativ.

Therapeutisch führt die Entlastung des betroffenen Gelenkes durch Extension über mehrere Tage im allgemeinen schnell zur Beschwerdefreiheit.

**Therapie**
kurzfristige Entlastung.

**Differentialdiagnose:** Morbus Perthes, rheumatoide Arthritis, Coxitis (bakteriell bedingt), Epiphysiolysis.

**DD:** Morbus Perthes, rheumatoide Arthritis, Coxitis, Epiphysiolysis.

## 3.7.6 Epiphysiolysis capitis femoris

*E. Zapfe*

Bei der Lösung der Wachstumsfuge am koxalen Femur sind hinsichtlich ihrer Genese und Therapie zwei verschiedene Krankheitsbilder zu unterscheiden:

**Epiphysiolysis capitis femoris acuta**

**Ursache:** Sie wird durch ein Trauma, meist einen Sturz auf die Hüfte, hervorgerufen.

**Epiphysiolysis capitis femoris acuta**
Ursache: traumatisch.

**Klinik:** Es sind erhebliche Schmerzen im Hüftgelenk, ähnlich einer frischen Schenkelhalsfraktur, und eine Außenrotationsfehlstellung des Beines.

**Diagnose:** Neben der klinischen Symptomatik ist die Diagnose durch das Röntgenbild zu stellen. Hier findet sich ein Abgleiten des Schenkelhalses von der Femurepiphyse nach proximal und außen. Die Wachstumsfuge klafft in ihrem oberen Teil, der Trochanter minor wird durch die Außenrotation gut sichtbar.

**Klinik**
Außenrotation im Hüftgelenk,
sehr starke Schmerzen.
**Röntgenbild**
Klaffen der Wachstumsfuge,
Dislokation zwischen
Kopf und Schenkelhals.

**Therapie**
- Reposition,
- Stabilisierung mit Schrauben oder Kirschner-Drähten,
- Gelenkhämatom ablassen.

Nach Operation:
Entlastung für 6–12 Monate.

**Therapie:** Notfallmäßige Reposition unter Bildwandlerkontrolle ist durchzuführen. Dies gelingt im allgemeinen unmittelbar nach dem Trauma leicht bei Beugung im Hüftgelenk unter Extension, Abduktion und Innenrotation. Die Stabilisierung kann dann in exakter Position durch Einbringen von 2 Epiphysenschrauben, bei jüngeren Kindern mehrerer Kirschner-Drähte, vorgenommen werden. Immer empfiehlt sich das intraoperative Ablassen des intraartikulären Hämatoms, da anderenfalls der erhöhte Druck im Gelenk das Auftreten einer Hüftkopfnekrose begünstigen kann. Nach der Wundheilung ist die Entlastung des Hüftgelenkes mindestens über 6–12 Monate durch eine Schiene dringend erforderlich, da eine Durchblutungsstörung der Kopfepiphyse im Röntgenbild erst nach Monaten sichtbar wird.

**Differentialdiagnose:** Ausschluß einer Fraktur.

**Epiphysiolysis capitis femoris lenta**
Langsames Abgleiten des Hüftkopfes nach hinten unten über Monate.

### Die Epiphysiolysis capitis femoris lenta

**Definition:** Es handelt sich um ein langsames Abgleiten des Schenkelhalses in der Wachstumsfuge. Dieser Vorgang kann sich über Monate erstrecken. Das Krankheitsbild ist im jugendlichen Alter häufig zu beobachten und häufiger als die traumatische Lösung (Abb. 220).
Die Dislokationsrichtung des Hüftkopfes ist am weitaus häufigsten nach hinten unten.

**Ursache**
hormonelle Dysfunktion,
Habitus: Dystrophia adiposogenitalis.

**Ursache:** Für das langsame Abgleiten des Hüftkopfes ist ursächlich eine hormonelle Dysfunktion mit Störung des Gleichgewichtes in der Auswirkung des somatotropen Wachstumshormons und der Geschlechtshormone verantwortlich zu machen. Der äußere Habitus der Betroffenen entspricht häufig einer Dystrophia adiposogenitalis.

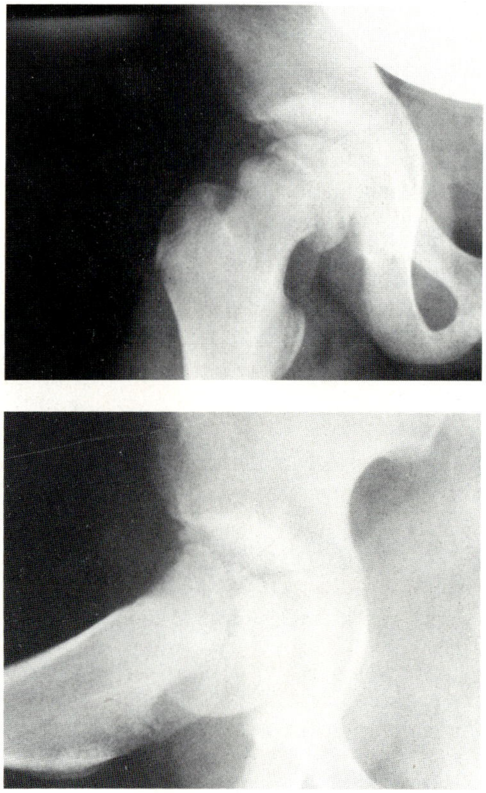

a

b

**Abb. 220** Epiphysiolysis capitis femoris lenta
a) a. p. Röntgenaufnahme
b) Röntgenaufnahme nach Lauenstein beim gleichen Patienten

Das **Prädilektionsalter** liegt in der Präpubertät, also bei Mädchen zwischen dem 10. und 14. Lebensjahr, bei Knaben zwischen dem 12. und 15. Lebensjahr. Das männliche Geschlecht ist dreimal häufiger betroffen als das weibliche. Doppelseitigkeit wird bei 80 % beobachtet.

Prädilektionsalter;
♀ 10–14 Lbj.
♂ 12–15 Lbj.
Häufigkeit: ♂ 3:♀ 1,
Doppelseitigkeit bei 80 %.

**Klinik:** Am häufigsten werden Beschwerden im Kniegelenk angegeben, bedingt durch die Fehlbelastung bei Außenrotation im Hüftgelenk. Diese Schmerzlokalisation macht verständlich, daß die Erkrankung oft über längere Zeit unerkannt bleibt. Auch Schmerzen im Hüftgelenk werden geäußert. Am eindruckvollsten ist ein leicht hinkendes Gangbild. Bei bereits eingetretener Dislokation ist das Drehmann-Zeichen positiv (bei Beugung im Hüftgelenk geht der Oberschenkel in Außenrotation). Fehlende Innenrotation. Während des über Wochen und Monate dauernden langsamen Abgleitens des Hüftkopfes kommt es am unteren Schenkelhalsbereich zu einer zarten Knochenbrücke, die eine konservative Reposition schon aus mechanischen Gründen nicht möglich macht.

**Klinik**
- Schmerzen im Hüft- oder Kniegelenk,
- Außenrotationsstellung,
- fehlende Innenrotation,
- hinkendes Gangbild.

**Diagnose:** Sie wird neben meist typischer Anamnese und der klinischen Symptomatik mit Hilfe des **Röntgenbildes** gestellt (s. Abb. 220). Dies zeigt in der a.p. Aufnahme oft nur eine dezente Auflockerung der Metaphyse und u. U. auch eine Varusfehlstellung. Eine Aufnahme in Lauenstein-Stellung (70° Beugung, 50° Abduktion) läßt dann die Fehlstellung mit Abgleiten des Kopfes erkennen. Da die Epiphysiolysis capitis femoris lenta häufig doppelseitig auftritt, sollte dieser Tatsache besondere Aufmerksamkeit geschenkt werden.

**Röntgenbild**
Strukturauflockerung der Metaphyse im a.p. Bild.
Dislokation des Hüftkopfes erst in Lauenstein-Aufnahme erkennbar.

**Therapie:** Das Ziel der Therapie ist es, eine Stabilisierung zwischen Schenkelhals und Kopf durch Einbringen von Schrauben herbeizuführen und, falls erforderlich, durch eine korrigierende Osteotomie eine möglichst physiologische Einstellung des Kopfes in die Pfanne zu erreichen. So richtet sich der Therapieplan nach dem Ausmaß der Achsenabweichung in der Axialebene (Abb. 221). Bei einer Achsenabweichung bis 30° reicht im allgemeinen die Stabilisierung ohne Stellungskorrektur aus, es sei denn, die Außenrotationsfehlstellung ist so stark, daß eine Mittelstellung nicht erreicht werden kann. In diesem Falle wäre neben der Stabilisierung die intertrochantäre Rotationsosteotomie erforderlich. Liegt die Achsenabweichung zwischen 30 und

**Therapie operativ**
Bis 30° Dislokation:
Fixierung mit Schrauben ohne Reposition,
30–50° Imhäuser-Osteotomie (dreidimensional, intertrochantär),
über 50° subkapitale Schenkelhalsosteotomie.

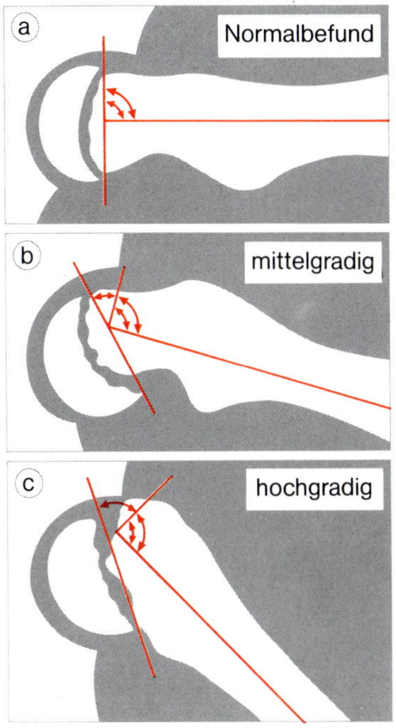


**Abb. 221**
Schweregrade der Epiphysiolysis capitis fermoris, gemessen am Winkel zwischen Femurachse und Epiphysenfuge

50°, so ist die Stellungskorrektur des Kopfes durch die intertrochantäre Osteotomie nach Imhäuser geeignet, um eine Korrektur in der Rotation, der Varusfehlstellung und der axialen Fehlstellung herbeizuführen. Oberhalb von 50° bringt die Operation nach Imhäuser im allgemeinen keine zufriedenstellenden Ergebnisse mehr. In diesen Fällen führen wir die subkapitale Schenkelhalsosteotomie durch und können damit wiederum in allen 3 Ebenen mit fast physiologischem Ergebnis korrigieren. Postoperativ ist eine Ruhigstellung nicht erforderlich, wenn die Osteotomie durch 2 oder 3 Epiphysenschrauben gesichert ist.

Allen angegebenen Operationsverfahren ist bei Verwendung von Epiphysenschrauben, die einen **Epiphyseodeseeffekt** herbeiführen sollen, ein sistierendes Wachstum am koxalen Femurende eigen. Dies führt bei noch vorhandener Wachstumspotenz zu einer Beinverkürzung, die insbesondere bei noch jüngeren Kindern letztlich mehrere Zentimeter betragen kann. Aus diesem Grunde ist in Kenntnis des sehr häufigen doppelseitigen Vorkommens und des nicht immer gleichzeitigen Befallenseins die **prophylaktische** Epiphyseodese der gesunden Seite zweckmäßig.

Prophylaktische Epiphyseodese kontralateral, um einseitigen Wachstumsstop zu vermeiden.

Bei nur geringer Körperlänge werden anstelle der Epiphysenschrauben 4–5 Kirschner-Drähte verwandt, bei deren Anwendung mit einem Wachstumsstop nicht gerechnet werden muß. Nach dem operativen Vorgehen ist eine Ruhigstellung des Gelenkes nicht erforderlich. Lediglich nach Durchführung der subkapitalen intrazervikalen Osteotomie ist die Entlastung des Gelenkes durch Tragen einer PTF-Schiene wegen der Gefahr der Kopfnekrose zwingend.

Die Epiphysiolysis capitis femoris lenta kann in Ausnahmefällen nach einem schweren Trauma in eine Epiphysiolysis acuta übergehen. Symptomatik und Therapie entsprechen dann der bei Epiphysiolysis capitis acuta.

**Coxa saltans**
= schnappende Hüfte

## 3.7.7 Coxa saltans

*E. Zapfe*

*Synonym:* schnappende Hüfte.

**Definition:** Beim Bewegen im Hüftgelenk kommt es zuweilen zu einem oft schmerzhaften Schnapp-Phänomen.

Überspringen des Tractus iliotibialis über Trochanter major.

**Ursache** hierfür ist das Hinüberspringen des Tractus iliotibialis über den Trochanter major.

**Therapie:** Durch lokale Infiltrationen kann eine Beschwerdebesserung eintreten, jedoch verbleibt das Schnappen zumeist. Spontanes Verschwinden nach einigen Jahren ist jedoch durchaus möglich.

**Therapie** operativ.

Therapeutisch kommen *nur operative Maßnahmen* in Frage, falls die Beschwerden als erheblich angegeben werden. Dazu stehen mehrere Verfahren zur Verfügung:

1. Fasziendoppelung mit Fixation der Faszie am Trochanter,
2. z-förmige Verbreiterung der Faszie,
3. weite ovaläre Faszienfensterung.

Nach allen operativen Eingriffen empfiehlt sich eine dreiwöchige Lagerung in Abduktion. Alle 3 Verfahren haben sich bewährt, wenn auch immer wieder einmal Rezidive zu beobachten sind.

**Protrusio acetabuli**

## 3.7.8 Protrusio acetabuli

*E. Zapfe*

Vermehrte Pfannentiefe, präarthrotische Deformität.

Zu den seltenen Fehlformen im Hüftgelenkbereich gehört die Protrusio acetabuli. Gekennzeichnet ist die Protrusion von einer übermäßigen Umfassung des Hüftkopfes durch die Gelenkpfanne auf Kosten eines verschmälerten

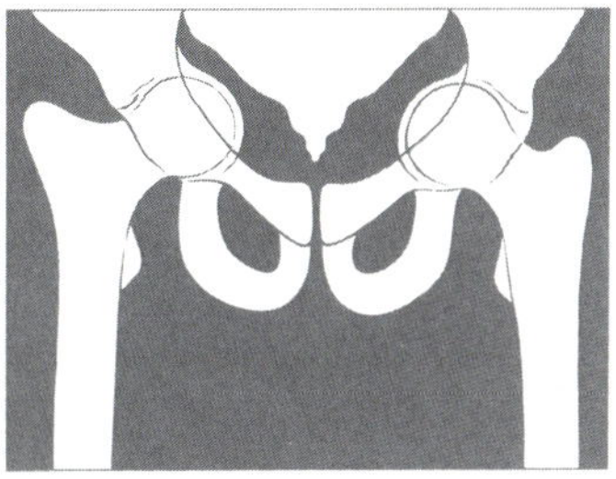

**Abb. 222**
Doppelseitige Protrusio acetabuli

Pfannenbodens, der sich in das kleine Becken vorwölben kann (Abb. 222). Es wird die primäre von der sekundären Form unterschieden. Die Protrusio acetabuli stellt eine präarthrotische Deformität dar.

Die Ursache für die Entstehung der **primären** Protrusio acetabuli wird in einer Ossifikationsstörung im Bereich der Y-Fuge gesehen, obwohl der schlüssige Beweis dafür fehlt. Bei der bereits im jugendlichen Alter beobachteten Veränderung ist familiäres Vorkommen beobachtet worden. Hinsichtlich der Häufigkeit sind bei der jugendlichen Form beide Geschlechter offenbar gleich betroffen.

Ursache für *primäre Protrusio acetabuli:* Ossifikationsstörung im Bereich der Y-Fuge.

Während das Krankheitsbild zunächst symptomlos verläuft, kommt es schon während der Adoleszenz zu einer Abduktionseinschränkung im Hüftgelenk. Die Diagnose ist nur durch das Röntgenbild zu erhärten.

**Klinik**
Abduktionseinschränkung.
*Diagnose:* Röntgenbild.

Therapeutisch steht im jugendlichen Alter außer krankengymnastischen Maßnahmen nur die operative Abtragung eines knöchernen Fragmentes vom Pfannenerker zur Verfügung. Dadurch kann eine Besserung der Abduktionseinschränkung bewirkt werden. Beim älteren Menschen mit zunehmenden Zeichen der Koxarthrose kann die endoprothetische Versorgung vorgenommen werden.

**Therapie**
bei Koxarthrose
Totalendoprothese.

Eine **sekundäre** Protrusio acetabuli ist im Kindes- und Jugendalter kaum zu beobachten. Sie tritt nach entzündlichen Erkrankungen, Tumoren oder Traumen auf, sofern der Pfannenboden eine verminderte mechanische Belastbarkeit aufweist. Beim Erwachsenen führt insbesondere die rheumatoide Arthritis häufig zu erheblichen Deformierungen des Hüftgelenkes, so auch zu einer sekundären Acetabulum-Protrusion. Nach Implantation isolierter Hüftkopfprothesen (Moore oder Thompson) wird bei Vorliegen einer Osteoporose ein erhebliches Wandern des implantierten Hüftkopfes nach medial zum kleinen Becken hin beobachtet. Klinisch äußert sich der Befund in zunehmenden Schmerzen im Hüftgelenk beim Bewegen mit Verminderung des Bewegungsausmaßes. Therapeutisch führen konservative Maßnahmen nicht zur Besserung. Lediglich die Implantation einer Totalendoprothese, möglicherweise mit Unterlage eines Pfannenbodennetzes, führt sowohl zur Beschwerdeminderung als auch zur Besserung des Bewegungsausmaßes.

*Sekundäre Protrusio acetabuli*
- bei rheumatoider Arthritis,
- bei Kopfprothesen (ohne Pfannenersatz).

## 3.7.9 Koxarthrose

*H. Zilch*

**Koxarthrose**

*Häufigkeit:* Nach dem Kniegelenk wird die Hüfte am zweithäufigsten von einer Arthrose befallen. Frauen sind häufiger als Männer betroffen.

Hüfte am zweithäufigsten von Arthrose betroffen,
Frauen > Männer.

**Ätiologie:** Etwa 80 % aller Koxarthrosen liegt eine präarthrotische Deformität zugrunde; sie sind als sekundäre Arthrosen einzustufen. Bei der primären Arthrose mit unbekannter Ätiologie führt das sog. *Malum coxae senile* recht rasch zu einem fortschreitenden Hüftkopfzerfall (partiell oder total). Wahrscheinlich stehen systemische Faktoren, die möglicherweise die Widerstandsfähigkeit des Knorpels stark herabsetzen, im Vordergrund. So wurden im Gewebe der betroffenen Gelenke vermehrt Immunkomplexablagerungen gefunden (IgM- und komplementhaltige Komplexe).

**Ätiologie**
- **primäre Arthrose,** z. B. Malum coxae senile, unbekannte Ätiologie.

- **sekundäre Arthrose**
  Folge einer präarthrotischen Deformität (80 %):

⇨

Aus folgenden *präarthrotischen Deformitäten* kann sich eine Koxarthrose entwickeln:

- *angeborene Leiden:* Pfannendysplasie, Coxa vara, Protrusio acetabuli, Dysostosen,
- *erworbene Leiden:* Morbus Perthes und Hüftepiphysendurchblutungsstörungen anderer Genese, Epiphysiolysis capitis femoris,
- *postinfektiöse Zustände:* Säuglingskoxitis, unspezifische Koxitis, tuberkulöse Koxitis, rheumatoide Arthritis,
- *posttraumatische Ursachen:* nach Hüftpfannenfrakturen als Inkongruenzarthrose, nach Schenkelhalsfrakturen oder Luxationen mit nachfolgender Hüftkopfnekrose.

Weitere Ursachen:
Chondromatose, Osteochondrosis dissecans,
Caisson-Krankheit,
idiopathische Hüftkopfnekrose,
Stoffwechselstörungen.

Seltener sind eine Chondromatose der Synovia, eine Osteochondrosis dissecans, eine Radionekrose (z.B. nach Bestrahlung eines Uteruskarzinoms) oder die Caisson-Krankheit bei Tauchern die Ursache.
Idiopathische Hüftkopfnekrose siehe Seite 428.
Nachfolgende Stoffwechselstörungen können eine Arthrose des Hüftgelenkes induzieren: Diabetes mellitus, Hämophilie, Ochronose, Chondrokalzinose, Morbus Paget, Sichelzellanämie, Morbus Gaucher, Fettstoffwechselstörungen, Psoriasis. Betreffs der Ätiologie vgl. auch Seite 211.

**Pathogenese:** siehe Kapitel Arthrosis deformans, Seite 217 mit Abbildung 103.

**Symptomatologie**
- Zunächst Schmerz vom mechanischen Typ:
  Anlauf-, Ermüdungs-, Belastungsschmerz.
- Später mit dem Auftreten der sekundären Synovitis:
  Schmerz vom entzündlichen Typ = Dauerschmerz, nächtlicher Schmerz.

*Symptome:* Entsprechend dem Verlauf einer Arthrose (s. auch S. 222) handelt es sich im Prodromalstadium um einen Schmerz, dessen Charakter dem mechanischen Typ zuzuordnen ist. Er ist charakterisiert durch einen *Anlauf-*, *Ermüdungs-* und *Belastungsschmerz*, verbunden mit *Steifigkeitsgefühl* des Gelenkes. Es besteht häufig Witterungsabhängigkeit. Der Verlauf ist episodenhaft mit Zeiten deutlicher Besserung. Mit dem Fortschreiten der Arthrose und der Zunahme der sekundären Synovitis treten auch des Nachts Schmerzen auf, der Belastungsschmerz wird zum Dauerschmerz: Schmerz vom entzündlichen Typ. Die Schmerzen werden häufig in die Knieregion lokalisiert. Grund: Der N. obturatorius, der bis zur Knieregion reicht, versorgt auch mit einem Seitenast die Kapsel des Hüftgelenkes.

**Klinik**
- Endphasenschmerz,
- Schonhinken,
- Bewegungseinschränkung, zunächst für Rotation, dann für Ab-, Adduktion. Folge: Hüfte nur noch Scharniergelenk.
- Beinlängendifferenz.

*Klinik:* Im Anfang der Erkrankung läßt sich nur der *Endphasenschmerz* auslösen: Bei passiver Prüfung der Beweglichkeit werden insbesondere bei Rotations-, Ab- und Adduktionsbewegungen nur in den Endphasen Schmerzen angegeben. Später sind alle Bewegungsabläufe schmerzhaft. Es kommt zum Schonhinken mit verkürzter Standphase des erkrankten Beines. Häufig entsteht durch Zusammensintern des Hüftkopfes eine Beinlängendifferenz. Der

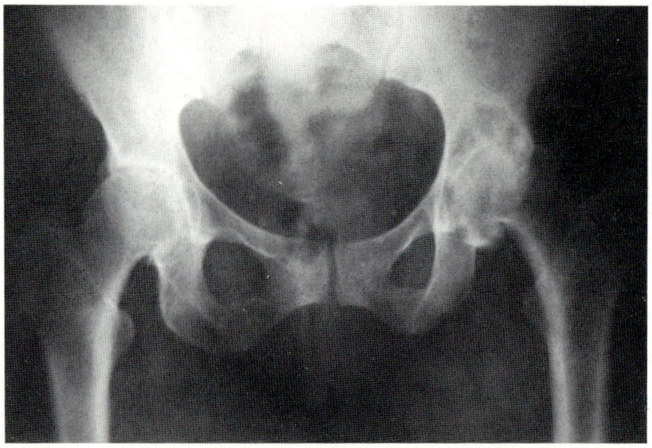

**Abb. 223** Röntgenbild einer Koxarthrose beiderseits

Untersuchungsbefund ergibt zunächst eine Behinderung der Rotationsfähigkeit (Innenrotationseinschränkung häufiger als Außenrotationshemmung) und der Ab- und Adduktionsbewegung. Schließlich kann nur noch im bescheidenen Ausmaß eine Beugung erzielt werden. Das Hüftgelenk ist damit zu einem Scharniergelenk degradiert worden. Im Endstadium findet sich ein kontraktes Gelenk mit Beuge- und Außenrotationsfehlstellung.

**Röntgen:** Zunächst Verschmälerung des Gelenkspaltes; subchondrale Sklerose mit Zunahme der Verdichtung größerer Kopfareale; osteophytäre Randzacken, die am Pfannenerker und am kaudalen Pol des Hüftkopfes am ausgeprägtesten sind – in Zonen der stärksten Zugbelastung; subchondrale Einbrüche in Form der Geröllzysten (Abb. 223)

**Röntgen**
- Gelenkspaltverschmälerung,
- subchondrale Sklerose,
- osteophytäre Randzacken,
- Geröllzysten.

**Therapie:** Auch in der Zeit der ungebrochenen Protheseneuphorie gilt immer noch der Grundsatz, daß der gesunde eigene Hüftkopf immer besser ist als jede Prothese. Daher stellt der prothetische Ersatz immer den letzten Ausweg dar. Vorher müssen alle konservativen und kopferhaltenden Operationen ausgeschöpft sein.
**Konservative Therapie.** Alle auf Seite 224 angeführten Maßnahmen kommen zur Anwendung.

**Therapie**
Grundsatz:
- zunächst konservativ,
- dann möglichst gelenkerhaltende Operation,
- Endoprothese als letzte Möglichkeit.

**Operative Therapie**
**1. Gelenkerhaltende Operationen**
• **Korrekturosteotomien** am proximalen Femur stehen ihrer Bedeutung und Häufigkeit nach an erster Stelle. Sie kommen zur Anwendung bei präarthrotischer Deformität (Coxa valga, Coxa vara) und bei eng umschriebener Arthrose oder partieller Kopfnekrose. Das Wirkungsprinzip wurde von Pauwels in eindrucksvoller Weise erarbeitet. Die bei der Coxa valga fast punktförmige Lastübertragung führt zu einer mechanischen Überforderung des Knorpels an umschriebener Stelle (s. Abb. 215). Durch eine Varisierung mit Entnahme eines medialen Keiles wird nunmehr die Last auf eine möglichst große Fläche verteilt (s. Abb. 216). Ein anschaulicher Vergleich: Ein Stöckelabsatz wird sein Profil in jedem Fußbodenbelag (z. B. Linoleum) hinterlassen; ein normaler Schuh der gleichen Person geht spurlos über den Boden.
Dabei ist zu bedenken, daß die Kraft, die auf ein Gelenk wirkt, nicht nur vom Körpergewicht abhängig ist, sondern auch von der Muskelkraft der Muskeln, die über das Gelenk ziehen. So wirkt beim Einbeinstand oder beim Gehen auf das Standbein auch die Kraft z. B. der Glutaeen, die ein Absinken des Beckens zur Gegenseite verhindert. Somit wirkt auf das Hüftgelenk eine *Resultierende* aus $R_{gewicht}$ und $R_{muskel}$, die am Hüftgelenk das Mehrfache des Körpergewichtes ausmacht (s. Abb. 11).

**1. Gelenkerhaltende Operationen**
• **Korrekturosteotomien:**
insbesondere bei präarthrotischer Deformität.
*Prinzip:* Verbesserung der Lastübertragung über das Hüftgelenk.

Neben den am häufigsten zur Anwendung kommenden varisierenden Operationen werden auch valgisierende (mit lateralem Keil), extendierende (mit dorsalem Keil) und flektierende (mit ventralem Keil) Osteotomien bei entsprechender Indikation durchgeführt. Eine Rotationsosteotomie muß im Erwachsenenalter gut überlegt sein. Sie soll nur bei kontrakter Außenrotationsfehlstellung erfolgen. Besteht nur eine Bewegungseinschränkung, kann eine Rotationsosteotomie von der Muskulatur im Gegensatz zum Kindesalter nicht mehr korrigiert werden. Es verbleibt bei Derotation ein Außenrotationsgang.

*Formen:*
- varisierende Osteotomie
- valgisierende O.
- Extensions-O.
- Flexions-O.

Diese Osteotomien benötigen bei der operativen Planung in besonderem Maße eine genaue Analyse der Pathophysiologie: Bei der Extensionsosteotomie die genaue Kenntnis der Beugekontraktur, um das Bein wieder strecken zu können; bei allen Osteotomien die genaue Lage des aus der Belastungszone herauszudrehenden nekrotischen Knorpelbezirkes; bei geplanter Rotationsosteotomie die genaue Rotationsfehlstellung. Die Osteotomien werden im *intertrochantären Bereich* durchgeführt, da hier sowohl die obengenannten Winkelveränderungen als auch *Schaftverschiebungen* durchgeführt werden

Genaue Operations*planung* nach dem Bewegungsausmaß unerläßlich!

*Lokalisation* der Osteotomie: intertrochantär.
Grund: Winkelveränderung und Schaftverschiebung (Medialisierung) möglich.

können. Letztere werden nach McMurray als Medialisierung durchgeführt, indem das distale Femurende um 1–1,5 cm nach medial versetzt wird. Damit ändert sich die Tragachse und damit die Belastungsrichtung.

*Zeitpunkt der Operation:*
Bei der Indikationsstellung fließen ein:
- morphologischer Befund (Röntgenbild) *und*
- klinischer Befund (Schmerzen, Bewegungseinschränkung erfolglose konservative Behandlung).

Bei Stellung der Diagnose einer präarthrotischen Deformität anhand des Röntgenbildes erhebt sich die Frage nach dem *Zeitpunkt der Operation.* Liegen keine erkennbaren Veränderungen im Sinne einer Arthrose vor, ist diese Entscheidung von großer Tragweite; gibt es doch Menschen mit einer Coxa valga, die beschwerdefrei durchs Leben gehen, bei denen die Diagnose lediglich zufällig, z. B. infolge eines Unfalles, röntgenologisch festgestellt wird! Deshalb muß neben der morphologischen Veränderung der klinische Befund mit herangezogen werden. Anhaltende Schmerzen trotz intensiver krankengymnastisch-physikalischer Therapie über einen Zeitraum von ca. 4–6 Monaten rechtfertigen eine intertrochantäre Umstellungsosteotomie. Dieser kommt damit die Bedeutung einer Prävention der Arthrose zu. Bei bereits erkennbaren röntgenologischen Veränderungen wird die Operation zügig durchgeführt.

*Präoperative Röntgenaufnahmen*
in mehreren Ebenen einschließl. Ab- und Adduktionsaufnahme.
*CT:* zur Lokalisation der Defekte bei Kopfnekrose.

Vor der Operation müssen neben einer exakten und gut dokumentierten Untersuchung **Röntgenaufnahmen** in mehreren Ebenen angefertigt werden. Aufnahmen in maximaler Abduktion und Adduktion lassen die optimale Anpassung des Kopfes an die Pfanne erkennen. Wird bei Adduktion der Gelenkspalt weiter als bei Abduktion, kann bei relativ normalem Collum-Diaphysen-Winkel eine valgisierende – aufrichtende – Osteotomie besser sein als eine varisierende Osteotomie. Ein *Computertomogramm* gibt die genaue Lokalisation eines Kopfdefektes wieder und erleichtert damit die Entscheidung über eine Extensions- oder Flexionsosteotomie. Bei einer varisierenden Operation wird das Bein um ca. $1\frac{1}{2}$ cm kürzer, worauf der Patient hingewiesen werden muß.

*Operationstechnik, postoperative Behandlung:*
- Keilentnahme,
- übungsstabile Osteosynthese mit Winkelplatte,
- Entlastungszeiten 6–12 Wochen,
- Materialentfernung nach 1–2 Jahren.
- Bei bestehender Insuffizienz der Glutealmuskeln: Distalisierung des Trochanter major.

*Operationstechnik:* Nach Entnahme der entsprechenden Keile erfolgt eine übungsstabile Osteosynthese mit Winkelplatten (meist zwischen 90–120°). Damit kann der Patient das Bett und das Krankenhaus vor knöchernem Durchbau der Osteotomie verlassen, da er sich mit Unterarmstützen ohne Belastung des operierten Beines fortbewegen kann. *Entlastungszeiten* von 6–12 Wochen Dauer je nach durchgeführter Osteotomie und röntgenologisch kontrolliertem knöchernen Durchbau sind einzuhalten. Zeigt sich zum Zeitpunkt der Materialentfernung (nach 1–2 Jahren) bei durchgeführter varisierender Osteotomie immer noch ein positives Trendelenburg-Zeichen, kann die Insuffizienz der Glutealmuskulatur durch Versetzen und Fixieren des Trochanter major nach distal behoben werden.

Die von *Bombelli* angegebene *Valgusextensionsosteotomie* bei bestehender Koxarthrose mit vorhandener Erkerbildung am Pfannendach hat andere biomechanische Überlegungen als die vorgenannten zur Grundlage. Es wird durch Druckerhöhung am Gelenk eine Vergrößerung des Pfannenerkers erwartet und damit eine größere druckübertragende Fläche. In diesem Zusammenhang muß der Spontanverlauf der Arthrose in Erinnerung gerufen werden, der besonders bei jüngeren Patienten infolge eines Aufbaues von Ersatzknorpel jahrelange Remissionen erzielen kann.

Wirkung der intertrochantären Osteotomien:
- verbesserte Lastübertragung,
- verbesserte Hüftkopfdurchblutung (Reizosteotomie).

Alle intertrochantären Osteotomien können neben einer verbesserten (bei präarthrotischer Deformität) oder einer geänderten (bei Teilarthrosen oder -nekrosen des Hüftkopfes) Lastübertragung infolge der **Reizosteotomie** auch eine Verbesserung der Hüftkopfdurchblutung bewirken.

Wegen der Bedeutung dieser Osteotomien muß nochmals erwähnt werden, daß bei Patienten – insbesondere diesseits des 60.–65. Lebensjahres – wenn möglich immer zunächst eine Umlagerungsosteotomie geplant werden soll und erst als späterer Eingriff eine Totalendoprothese des Hüftgelenkes.

- **Operationen am Becken**

- **Operationen am Becken.** Zur Verbesserung der Überdachung des Hüftkopfes wurden verschiedene *Pfannendachplastiken* erarbeitet (s. Kap. 3.7.2). Die meisten haben sich jedoch nicht bewährt.

Eine Pfannenschwenkplastik, bei der die gesamte Pfanne mit einem Spezialmeißel konkav ausgemeißelt und nach lateral verschoben wird, hat sich bei uns bewährt. Damit wird eine gute Überdachung erreicht (s. Abb. 211).

Des weiteren steht im Erwachsenenalter die *Beckenosteotomie* nach Chiari zur Verfügung. Nach Durchtrennung des Beckens direkt oberhalb der Hüftpfanne werden die Fragmente gegeneinander verschoben, so daß eine Vergrößerung des kraniolateralen Pfannenanteils mit Verbesserung der Hüftkopfüberdachung resultiert. Fixation des Operationsergebnisses mit K-Drähten und Zugschraube. Der den Hüftkopf neu überdachende Knochen soll sich mit Faserknorpel auskleiden (s. Abb. 210b).

Im Kindesalter kommt die Beckenosteotomie nach Salter in Frage (vgl. S. 406).

- **Spongiosaübertragung** bei beginnender Kopfnekrose oder in größere zystische Degenerationen haben die in sie gesetzten Erwartungen nicht erfüllt. Die Arthrose schreitet weiter fort. Das gleiche gilt offenbar für gestielte kortiko-spongiöse Späne, z.B. für den von Judet angegebenen, am M. quadratus femoris gestielten Span. Ob mikrovaskulär gestielte freie Transplantate bessere Resultate erbringen werden, muß bei Kenntnis der Ätiologie und insbesondere der Pathogenese der Arthrose bezweifelt werden.
- Das gleiche gilt für **druckentlastende Operationen** mittels Durchtrennung kontrakter Muskeln. Die sog. Voss-Hängehüfte mit Durchtrennung der Adduktoren, des M. iliopsoas und Abmeißelung des Trochanter major hat sich nicht bewährt. Der Erfolg ist nur kurzfristig, wenn er sich überhaupt einstellt.

– Pfannendachplastik, insbesondere Pfannenschwenkplastik, zur Verbesserung der Kopfüberdachung,
– Beckenosteotomie nach Chiari. Medialisierung der Pfanne bewirkt bessere Kopfüberdachung.
– Beckenosteotomie nach Salter im Kindesalter.

- **Spongiosatransplantation** in den Hüftkopf: Ergebnisse unbefriedigend.
- Druckentlastende Operationen durch Tenotomien sind verlassen worden.

### 2. Die Arthrodese

Die Arthrodese des Hüftgelenkes erlaubt eine schmerzfreie und stabile Belastung. Sie wurde durch die Endoprothetik in ihrer Bedeutung in den Hintergrund gedrängt. Sie hat aber ihre Berechtigung bei bestimmten Indikationen auch heute noch. So ist sie bei Patienten mit wackelsteifer Hüfte zu diskutieren, die sich bereits an den Bewegungsverlust adaptiert haben. Voraussetzung ist eine einseitige Koxarthrose, ein frei bewegliches Kniegelenk und eine freie Mobilität der Lendenwirbelsäule ohne Kreuzschmerzanamnese. Auf eine exakte Einstellung ist zu achten: Mittelstellung bis 10° Außenrotation für die Drehstellung, 10° Adduktion und 10–20° Beugung. Eine vermehrte Außenrotationsstellung geht zu Lasten einer unphysiologischen Kniegelenkbelastung durch Verstellung der Knieachse. Ein erhöhter Verschleiß an diesem Gelenk, das nach Versteifung des Hüftgelenkes bereits vermehrt belastet wird, ist zu erwarten. Dies ist zu betonen, da wackelsteife arthrotische Hüftgelenke häufig in einer vermehrten Außenrotationsfehlstellung kontrakt sind. Mit der Stabilisierung der Arthrodese mittels der Kreuzplatte der AO entfällt die früher übliche lange Gipsimmobilisation.

**2. Arthrodese**
*Vorteil:* schmerzfreie, stabile Belastung möglich.
*Indikation:*
– nur einseitige Koxarthrose,
– freie Beweglichkeit des Kniegelenkes und der Lendenwirbelsäule.
Einstellung der Hüfte:
– bis 10° Außenrotation,
– 10° Adduktion,
– 10–20° Beugung.
Stabilisierung mit Kreuzplatte der AO.
*Nachteil:* vermehrte Belastung des Kniegelenkes.

### 3. Endoprothetischer Gelenkersatz

Versuche, schmerzhaft arthrotische Hüftgelenke durch eine Alloarthroplastik zu ersetzen, wurden schon vor gut 100 Jahren unternommen, jedoch ohne Erfolg. Um 1950 errangen die Gebrüder Judet – Paris mit der zementfreien Implantation von Metallköpfen erste bescheidene Erfolge. Der Durchbruch gelang Charnley Anfang der 60er Jahre, da es ihm gelang, mit Hilfe eines gewebeverträglichen Knochenzementes die Prothese sofort stabil zu verankern. Außerdem ersetzte er Kopf *und* Pfanne (Totalendoprothese = TEP).

Er führte das Low-friction-Prinzip ein, daß Kopf und Pfanne aus 2 verschiedenen Werkstoffen (Metall – Kunststoff) bestehen. Hierdurch werden die *tribologischen* Eigenschaften verbessert: wenig Abrieb, gute Gleitfähigkeit bei minimalster Reibung. Seit dieser Zeit ist eine regelrechte Protheseneuphorie ungebrochen. Man schätzt die jährliche Zahl der Hüftimplantationen in der Bundesrepublik Deutschland auf 50000. Aber wegen der Gefahr der Früh-

**3. Gelenkersatz**
TEP = Totalendoprothese (Ersatz von Kopf und Pfanne).
Low-friction-Prinzip:
Kopf und Pfanne aus verschiedenen Werkstoffen.
Dadurch gute *tribologische* Eigenschaften:
- wenig Abrieb,
- gute Gleitfähigkeit,
- minimale Reibung.

und Spätkomplikationen sollte jeder verantwortungsbewußte Operateur zunächst überlegen, ob nicht eines der vorgenannten Verfahren auch zum Ziel führt.

**Werkstoffe:**
- verschiedene Metallegierungen,
- Kunststoffe (Polyethylen),
- Aluminiumoxidkeramik,
- Knochenzement, 2 Komponenten → Polymethylmetacrylat (PMMA).

**Werkstoffe:** Heute wird eine Vielzahl von Prothesenmodellen angeboten, die sich teilweise nur minimal voneinander unterscheiden. Bei den konventionellen Endoprothesen kommt eine große Anzahl von Metallegierungen für den Kopfersatz zur Anwendung, die Eisen, Chrom, Nickel, Molybdän, Kobalt, Titan in verschiedenen Kombinationen und Mengenverhältnissen enthalten. Die Pfanne besteht aus verschiedenen Kunststoffen, z. B. aus Polyethylen. Seit einigen Jahren werden auch keramische Werkstoffe (Aluminiumoxid $Al_2O_3$) angewendet. Der Knochenzement besteht aus 2 Komponenten, die sich unter Wärmeabgabe zum Polymethylmetacrylat (PMMA) aushärten (vgl. S. 26).

**Prothesentypen:**
- *Konventioneller Typ* Kunststoffpfanne;

**Prothesentypen:** Die *konventionellen* Prothesen, die z. Z. mehrheitlich implantiert werden, besitzen eine Kunststoffpfanne und einen Kopf, dessen

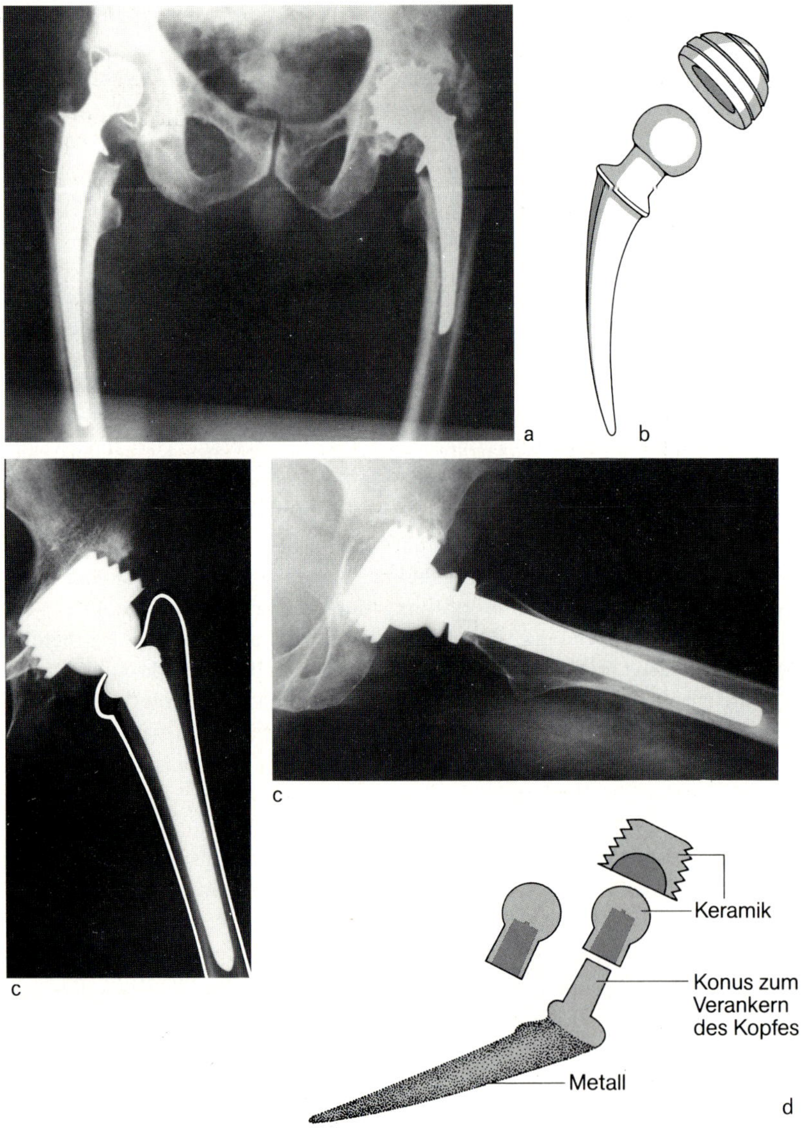


**Abb. 224** a) konventionelle TEP im Röntgenbild
b) Bestandteile einer TEP
c) Keramik-TEP im Röntgenbild in 2 Ebenen
d) Bestandteile einer Keramik-TEP

Prothesenstiel in die Markhöhle des Femur implantiert wird, wobei sich eine Halskrause am Kalkar avis, am Adam-Bogen, abstützt (Abb. 224a). Beide Prothesenteile werden durch die dritte Komponente, den Zement, fixiert (Abb. 224b). Eine nennenswerte Modifikation dieses Prothesentyps besteht im Wegfall der Halskrause. Es wird erhofft, daß die Prothese ohne Aufsitz bei eventueller Lockerung in den Femurschaft sintert, sich verkeilt und damit erneut verfestigt.

Kopf mit Prothesenstiel, der in das Femur implantiert wird (mit und ohne Halskrause),
Stiel und Pfanne werden einzementiert.

Um die Resektion des Hüftkopfes im Schenkelhalsbereich zu vermeiden, wurde die *Schalenprothese* (Cupplastik) als Oberflächenersatz entwickelt (Freeman, Wagner). Auf den entknorpelten und geformten Hüftkopf wird eine Metallkappe mit Zement fixiert, die Hüftpfanne wird durch eine Polyäthylenpfanne ersetzt. Man erhoffte sich hierdurch bei Fehlschlägen bessere Rückzugsmöglichkeiten, da durch den erhaltenen Kopf nach Entfernung der Prothese z. B. wegen schwerer Infektion keine wesentliche Beinverkürzung resultiert. Leider haben sich jedoch eine hohe Lockerungsrate und auch Schenkelhalsbrüche unter der Schale entwickelt, so daß die Erwartungen enttäuscht wurden.

- *Schalenprothese*
  Pfanne wie oben.
  Oberflächenersatz des Kopfes durch Schale.
  Beides wird einzementiert.
  Nachteil: größere Komplikationsrate.

Da bei der konventionellen Endoprothetik der Schwachpunkt des Systems im Zement liegt (Lockerung), wurde nach Werkstoffen gesucht, die eine *zementfreie* Protheseninplantation erlauben. *Keramik* ($Al_2O_3$) scheint die Erwartungen zu erfüllen, so daß auch jüngeren Patienten mit schwerer Koxarthrose eine haltbare Prothese angeboten werden kann, zumal dessen tribologische Eigenschaften sehr gut sind (Abb. 224c, d).
Daher werden Modelle angeboten, bei denen sowohl Kopf als auch Pfanne (Schraubpfanne) aus Keramik bestehen und solche, die nach dem herkömmlichen Modell zweier Werkstoffe (Low friction) einen Keramikkopf und eine Polyäthylenpfanne (einschraubbar) besitzen. Der Prothesenstiel aus Legierungen oder aus Titan besitzt eine angerauhte Oberfläche zur besseren Knochenhaftung.

- *Zementfreie Prothesen*
  aus Keramik und Metallegierungen oder Titan.

**Indikation zur TEP:** Patienten mit fortgeschrittener Arthrose, bei denen keiner der vorgenannten Operationen mehr Erfolg beschieden ist. Jenseits des 60. Lebensjahres (biologisches, nicht kalendarisches Alter entscheidend) wird eine einzementierbare Prothese eingesetzt (s. Abb. 224a), die sofort belastbar ist. Man hofft, daß die älteren Patienten die nach 10–15 Jahren zu erwartende Lockerung durch Zementzerrüttung nicht mehr erleben oder aber eine Austauschoperation noch durchführbar ist. Bei jüngeren Patienten wird eine zementfrei zu implantierende Prothese gewählt (s. Abb. 224c, d). Diese erlaubt nur eine schrittweise aufbauende Belastung des operierten Beines mit Gehen an Unterarmstützen, was von älteren Patienten nicht mehr erlernt wird. Die Entwicklung scheint aber in Richtung auf zementfreie Prothesen zu gehen.

**Indikation:**
fortgeschrittene Arthrose.
Über 60 Lbj.: einzementierte TEP.
Bis zum 60. Lbj.: zementfreie TEP,
wenn gelenkerhaltende Operationen ausgeschöpft sind.

Das Einsetzen nur einer *Kopfprothese* ist heute ausschließlich bei sehr alten Patienten nach Schenkelhalsbruch indiziert, die lediglich innerhalb der eigenen Wohnung gehfähig oder gar schon bettlägerig sind. Der Metallkopf zerstört nach kürzerer Zeit den Pfannenknorpel, es entsteht eine schmerzhafte Protrusio acetabuli.

Indikation zur Kopfprothese:
bei sehr alten Patienten (stark gehbehindert bis bettlägerig) nach Schenkelhalsbruch

**Komplikationen:** Eine der schwerwiegendsten Komplikationen ist der *Frühinfekt*, der durch inokulierte Keime während des Operationsvorganges entsteht. Daher das Bemühen, durch z. B. Reinraumkabinen auch die Luft als Keimträger auszuschalten. Die Keime finden auf den toten Kunststoffen und dem Zement einen Lebensraum, in dem sie, von Antibiotika unerreicht, vermehrungsfähig bleiben. In der Regel ist die Prothese verloren. Entweder wird sie ersatzlos entfernt oder durch eine Austauschoperation ersetzt, bei der ein Knochenzement mit Antibiotikumzusatz verwendet wird. Ein gründliches Débridement – Entfernung allen nekrotischen und vereiterten Gewebes – ist bei beiden Verfahren unumgänglich. Durch die Entfernung der Prothese

**Komplikationen:**
- *Frühinfekt*
  Therapie:
  - Entfernung der TEP, Girdlestone-Einstellung oder
  - Austauschoperation mit antibiotikumhaltigem Knochenzement nach gründlichem Débridement.

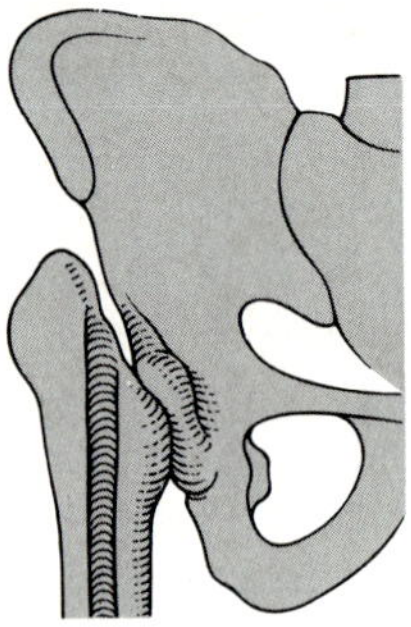

**Abb. 225**
Girdlestone-Einstellung

stützt sich der Trochanter minor in der Pfanne und der Trochanter major an der Beckenschaufel ab: **Girdlestone-Hüfte** (Abb. 225). Die Hüfte wird instabil (positives Trendelenburg-Zeichen), das Bein um 6–8 cm kürzer. Mit entsprechendem Längenausgleich (orthopädischem Schuh) kann der Patient aber belasten.

- *Aseptische Lockerung*
  - Lockerung an der Grenzschicht Knochen-Zement durch Zementermüdung und -zerrüttung. Diagnose: Schmerzen, Lysesaum im Röntgenbild.
  - Prothesenstielbruch: bei Wechselbiegebelastung als Materialermüdung.

*Aseptische Lockerung:* Die Problemzone der einzementierten TEP's ist die Grenzschicht (Interface) Knochen-Zement. Infolge Zementermüdung und -zerrüttung, die nach etwa 10–15 Jahren, je nach Beanspruchung der Prothese, zu erwarten sind, wird sich eine aseptische Lockerung einstellen und damit erneut Schmerzen auftreten. Röntgenologisch findet sich um die Prothese ein gerader Lysesaum. Eine durch Abrieb entstandene, fremdkörperinduzierte *Synovitis* kann den Prozeß beschleunigen. Verbleibt die Prothesenspitze infolge Verklammerung fest im Markraum und lockert sich nur der proximale Teil der Schaftprothese, so entsteht eine Wechselbiegebelastung auf den Stiel. Dieser Kraft gibt das Metall nach einer gewissen Zeit nach. Es entsteht der *Prothesenstielbruch.*

- *Spätinfektion*
  Jeder Fremdkörper kann eine Infektion unterhalten, herabgesetzte Abwehrlage. Therapie: wie beim Frühinfekt.

*Spätinfektion:* Jeder Fremdkörper kann eine Infektion unterhalten (vgl. Gallen-, Blasen- und Nierensteine!), da hier die Abwehrlage herabgesetzt ist. So können über den Blutweg Keime zur TEP wandern und eine *septische Lockerung* bewirken. Um die Prothese erkennt man im Röntgenbild einen bogig bis fransig begrenzten Lysesaum. Bei langanhaltender Eiterung entsteht eine Fistel.
Therapie: Wie beim Frühinfekt, entweder Austauschoperation oder Girdlestone Einstellung, Débridement.

- *Knochenatrophie*
  entsteht durch Entlastung des Knochens durch Prothese. Folge: bei Sturz häufig Femurfraktur an Prothesenspitze. Therapie: Osteosynthese.

*Atrophie des Knochens:* Durch Druckentlastung des Knochens kann sich eine Knochenatrophie des Femurs entwickeln, insbesondere am Adam-Bogen. Unterhalb des Prothesenstiels geht die Lastübertragung abrupt auf den Knochen über. Dies bedeutet Gefahr für den Knochen, insbesondere auch durch unterschiedliche Steifigkeit von Metall und Knochen. Bei einem Sturz kann es daher zu einer Femurfraktur an der Prothesenspitze kommen.
Therapie: Osteosynthese.

**Idiopathische Hüftkopfnekrose**

## 3.7.10 Idiopathische Hüftkopfnekrose

*M. Sparmann*

Häufigste Osteonekrose,
Krankheitsgipfel
30.–45. Lbj.
Männer : Frauen = 4:1

*Häufigkeit:* häufigste Osteonekrose des Bewegungsapparates als Folge von lokalen Durchblutungsstörungen. Der Erkrankungsgipfel liegt zwischen dem 30. und 45. Lebensjahr. Männer sind im Verhältnis zu Frauen viermal häufiger betroffen.

**Noxen:** Diabetes, Hyperlipidämie, Hyperurikämie, Alkoholismus, Kortikoide.

**Folge:** lokale Mikrozirkulationsstörungen.

**Ätiologie:** Bei der sog. *idiopathischen* Hüftkopfnekrose besteht ein Zusammenhang mit zahlreichen Noxen: Diabetes, Hyperlipidämie, Hyperurikämie, Alkoholismus, längere Kortison-Behandlungen werden häufig im Zusammenhang mit Hüftkopfnekrosen diagnostiziert. Für den Untergang des subchondralen spongiösen Knochens wird eine Mikrozirkulationsstörung, wahrscheinlich auf dem Boden einer Fettstoffwechselstörung, verantwortlich gemacht. Derartige Veränderungen finden sich auch bei der Caisson-Krankheit. Die Bedeutung der kortisoninduzierten Hüftkopfnekrosen nimmt im Zeitalter der Transplantationschirurgie erheblich zu.

**Pathogenese:** Im Rahmen einer *lokalen* Ischämie kommt es zur Zerstörung des spongiösen Knochens subchondral, zunächst im kranio-ventralen/kranio-lateralen Anteil des Hüftkopfes.

Durchblutungsstörung mit kranio-ventraler/kranio-lateraler Lokalisation.

**Klinik:** Zunächst werden Belastungsschmerzen im Bereich des Hüftgelenkes angegeben. Bei Progredienz der Erkrankung kommt es zur zunehmenden Bewegungseinschränkung (Abduktions-, Adduktions- und Rotationsbewegungen).

**Klinik**
Belastungsschmerzen, Bewegungseinschränkung.

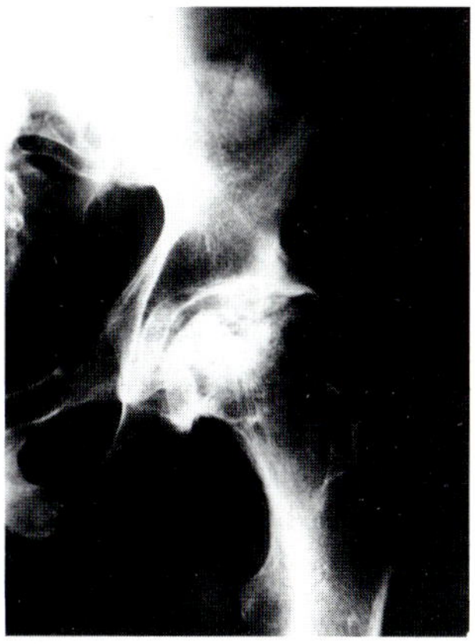
a

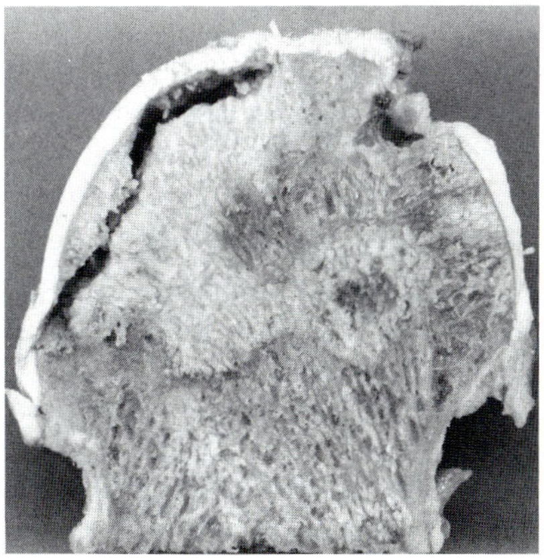
b

**Abb. 226** Hüftkopfnekrose
a) V-förmiger Knorpel- und Spongiosaeinbruch mit Entrundung des Hüftkopfes und Inkongruenz der Gelenkanteile
b) schollige Ablösung des Knorpels mit Einbruch in die Hauptbelastungszone, Sklerosierung der trabekulären Knochenanteile

**Diagnose:** Die ausgeprägte Hüftkopfnekrose ist radiologisch einfach zu diagnostizieren. Im Gegensatz zu einer gewöhnlichen Koxarthrose findet sich eine *umschriebene Nekrose* meist kranio-ventral (Abb. 226).
Ficat hat *4 Stadien* der Hüftkopfnekrose angegeben:

**Diagnose**
Röntgenbild: Umschriebene Nekrose.

Ficat-Einteilung

⇦

| | |
|---|---|
| **Stadium 0:** | keine Symptome (= silent Hip), |
| **Stadium I:** | Leistenschmerz, geringe Bewegungseinschränkung (Abduktion, Innenrotation), Röntgenbild o. B., |
| **Stadium II:** | erste Röntgenveränderungen, Sklerosierung, Zystenbildung im Hüftkopf, |
| **Stadium III:** | Sequestrierung des Knorpels, |
| **Stadium IV:** | Zusammenbruch des Hüftkopfes. |

Schwierigkeiten bereiten die Frühstadien, da morphologisch nur geringe Veränderungen bestehen. Röntgenspezialuntersuchungen sind erforderlich (Tangentialaufnahmen nach Schneider). Szintigraphische, computertomographische und kernspintomographische Untersuchungen können auch im Anfangsstadium der Hüftkopfnekrose negativ verlaufen.

**Frühstadien:**
Röntgenspezialaufnahmen (Schneider),
später:
Szintigramm,
Computertomogramm,
Kernspin.

**Therapie:** Wegen des lokalisierten Befalls des Hüftkopfes können in frühen Stadien Umstellungsosteotomien, evtl. in 2 Ebenen, z. B. als Flexions-Valgisierungsosteotomien, durchgeführt werden, um den erkrankten Bezirk aus der Belastungszone herauszudrehen. Diese Verfahren werden gelegentlich mit Herdausräumungen und subchondraler Spongiosaauffüllung kombiniert. Das Einbringen gefäßgestielter Knochenspäne ist möglich. Durch diese Maßnahmen kann der Erhalt des Gelenkes für einige Jahre gesichert werden. Bei

**Operative Behandlung**
1. Umstellungsosteotomien, z. B. Flexions-Valgisierungsosteotomien,
2. Spongiosaplastiken,
3. Endoprothetik.

älteren Patienten und ausgedehnten Hüftkopfnekrosen ist die endoprothetische Versorgung des Hüftgelenkes erforderlich.

**Traumatologie**

## 3.7.11 Traumatologie

*H. Zilch*

**Schenkelhalsfrakturen**
Einteilung nach
- *anatomischer Lokalisation* medial (intraartikulär), lateral (extraartikulär),
- *biomechanischen Gesichtspunkten:* Lage der Frakturebene zur Horizontalen, Pauwels I bis 30° günstige Bruchform, Pauwels II 30–70°, Pauwels III über 70°, sehr ungünstig, da nur Scherkräfte und Kippmoment einwirken,
- *biologischen Gesichtspunkten* nach Garden: Garden I: Blutzufuhr zum Hüftkopf erhalten, unverschobener Abduktionsbruch, Garden IV: völlig dislozierter Adduktionsbruch.

**Schenkelhalsfrakturen**

Häufigkeit: Häufige Verletzung des alten Menschen, Frauen sind häufiger als Männer betroffen. Ursächlich kommt die Osteoporose in der Menopause infrage.

**Formen:** Unterteilung nach *anatomischer* Lokalisation in *mediale* (intraartikuläre) und *laterale* (extraartikuläre) Frakturen. Die pertrochantären Frakturen liegen bereits im Oberschenkelbereich.
Unterteilung nach *biomechanischen Gesichtspunkten:* Lage der Frakturebene zur Horizontalen. Liegt der Winkel unter 30° (Typ *Pauwels I*), liegt eine mechanisch günstige Frakturform vor, da auf den Frakturspalt nur Druckkräfte wirken. Bei einem Winkel zwischen 30 und 70° *(Pauwels II)* ist die Prognose ungünstiger, da der Kopf durch Scherkräfte nach kaudal kippt. Liegt der Winkel über 70° *(Pauwels III)*, wirken auf das Kopffragment nur Scherkräfte und ein Kippmoment, so daß die Fragmente allein durch konservative Maßnahmen nicht retiniert werden können.
Eine Unterteilung nach *biologischen* Gesichtspunkten, die das Ausmaß der Fragmentverschiebung und die damit verbundene Unterbrechung der Blutzufuhr für den Hüftkopf berücksichtigt, erfolgt nach Garden. *Garden I* beinhaltet einen unverschobenen oder eingestauchten Abduktionsbruch, *Garden IV* einen völlig dislozierten Adduktionsbruch.

**Diagnose**
Bein verkürzt, Außenrotationsfehlstellung, Belastungsunfähigkeit, Bein kann aktiv nicht gehoben werden.
**Therapie**
konservativ nur bei eingekeiltem Abduktionsbruch.
**Operativ**
- Pat. unter 65 Jahren: Osteosynthese,
- Pat. über 65–70 Jahre: TEP, damit schnelle Belastbarkeit erreichbar,
- Pat. mit geringer Lebenserwartung oder Bettlägerigkeit: Kopfprothese.

**Diagnose:** Belastungsunfähigkeit des Beines; dieses ist verkürzt und steht in Außenrotationsfehlstellung; es kann aktiv nicht mehr angehoben werden.

**Therapie:** Konservative Therapie nur bei eingekeilten Abduktionsbrüchen, sonst immer operative Versorgung anstreben. Diese ist bei den alten Patienten lebensrettend, da bei konservativer Therapie mit 12wöchiger Bettruhe und Extension die Komplikationsrate extrem hoch ist. Die Therapie hat eine möglichst schnelle Belastbarkeit des Beines zum Ziel. Patienten unter 65 Jahren: kopferhaltende Osteosynthese mit z. B. dynamischer Hüftschraube oder einer 130° Winkelplatte oder bei jüngeren Patienten mit 3 Spongiosazugschrauben. Patienten über 65–70 Jahre: Entfernung des Hüftkopfes und Einsetzen einer Totalendoprothese. Hiermit ist eine schnelle Mobilisierung gewährleistet und die möglichen Komplikationen, wie Kopfnekrose und Pseudarthrose, werden umgangen.
Patienten im hohen Alter (Lebenserwartung unter 3 Jahre) und bei bettlägerigen Patienten: Kopfentfernung und Einsetzen lediglich einer Kopfprothese. Komplikation: schmerzhafte Protrusio acetabuli des Metallkopfes.
*Komplikationen:* avaskuläre Nekrose des Hüftkopfes (bis zu 30 % bei medialen Schenkelhalsfrakturen) und Pseudarthrose (10–15 %).

*Komplikationen:*
Kopfnekrose, Pseudarthrose.

**Kopfnekrose**
Auftreten nach
- Schenkelhalsfrakturen,
- traumatischer Hüftluxation,
- Acetabulumfrakturen.

**Hüftkopfnekrose**

Diese tritt als Komplikation sowohl bei den bereits oben erwähnten Schenkelhalsfrakturen als auch nach traumatischen Hüftluxationen und Luxationsfrakturen (Acetabulumfrakturen) auf. Sie stellt ein biologisches Problem dar, da das Schicksal des Hüftkopfes zum Zeitpunkt des Unfalles durch das Ausmaß der Gefäßzerreißung und spätere Thrombosierung der Venen bereits besiegelt ist. Daher ist die Kopfnekrose weniger durch die Art der

Osteosynthese als vielmehr durch eine möglichst schnelle Reposition zu beeinflussen. Der Häufigkeitsgipfel liegt um das 2. Jahr nach dem Unfall. Sie tritt daher auch nach bereits durchbauter Fraktur auf!
Die *Blutversorgung des Hüftkopfes* erfolgt im Erwachsenenalter weitgehend über die beiden Äste der A. circumflexa femoris, wobei der Ramus superior der bedeutendere ist. Die Blutversorgung des Hüftkopfes über die Arterien des Lig. capitis femoris nimmt mit zunehmendem Alter ab. Dies bedingt die hohe Rate an Kopfnekrosen nach Zerreißung der Kapsel bei dislozierten Frakturen, da die Gefäße über die Kapsel zum Hüftkopf ziehen. Daher ist die sofortige Reposition einer Fraktur oder einer Luxation für das weitere Schicksal des Hüftkopfes entscheidend.

Biologisches Problem, da zum Zeitpunkt des Unfalles die ernährenden Gefäße zerrissen worden sind. Um eine spätere Venenthrombose zu verhindern, die ebenfalls zur Nekrose führt, ist schnelle Reposition der Fraktur angezeigt.

**Diagnose:** Zunahme der Belastungsschmerzen oder deren erneutes Auftreten nach einem freien Intervall deuten auf eine lokale Komplikation hin. Zunahme der Bewegungseinschränkung, zunächst für Dreh-, Ab- und Adduktionsbewegungen, später auch der Rückstreckung und Beugung.

**Diagnose**
- Belastungsschmerz,
- Bewegungseinschränkung nach freiem Intervall.

**Röntgen:** Zunächst zeigt sich ein kalksalzreicherer Bezirk, da der übrige Knochen durch seine ungestörte Durchblutung infolge Immobilisationsatrophie Kalksalze abgibt. Der durchblutungsgestörte Bezirk schafft diesen Abtransport nicht. Später entwickelt sich hieraus eine vermehrte Sklerosierung durch Zusammensintern der Spongiosabälkchen. Der Hüftkopf entrundet sich, zeigt an der Belastungszone Einbrüche. Diese Einbrüche können partiell oder total sein. Zunächst ist der Gelenkspalt infolge eines intakten Knorpels noch normal weit, später verschmälert er sich, und weitere allgemeine Röntgenzeichen einer Arthrose treten auf: subchondrale Sklerosierung, Randzacken und subchondrale Zystenbildung.
Neben der vorgenannten vaskulär bedingten Schädigung kann auch eine primäre *mechanische Schädigung des Knorpels* infolge schwerer Kontusion mit und ohne Unterblutung der subchondralen Zone eine Arthrose induzieren. Des weiteren kommt eine Inkongruenzarthrose bei Acetabulumfrakturen mit verbliebener Stufe infrage.

**Röntgen**
- Zunächst erhöhter Kalksalzgehalt, während der gut vaskularisierte Knochen Kalksalze abgibt,
- dann Sklerosierung,
- Hüftkopfentrundung mit Einbrüchen der Spongiosa,
- zunächst Gelenkspalt normal weit, später Verschmälerung,
- zum Schluß: Randzacken, Zystenbildung.

- **Mechanische** Schädigung des Knorpels durch Unfallgeschehen führt ebenfalls zur Arthrose.
- **Stufenbildung** im Gelenk durch Fraktur → Inkongruenzarthrose.

**Therapie:** Bei partiellen Nekrosen und jüngeren Patienten Umstellungsosteotomien, auch in 2 Ebenen, z. B. als Flexionsvarisierungsosteotomie; ansonsten: Alloarthroplastik.

**Therapie**
Umstellungsosteotomie, TEP.

### Pseudarthrose des Schenkelhalses

Das Ausbleiben der Konsolidierung, insbesondere bei mechanisch ungünstigen Frakturformen, stellt ein mechanisches Problem dar. Die auf die Fragmente einwirkenden Scherkräfte und Kippmomente müssen neutralisiert werden. Damit wäre dieses Problem durch eine geeignete Osteosynthese

**Pseudarthrose des Schenkelhalses**
Mechanisches Problem,
daher lösbar durch Neutralisierung der Scherkräfte und Kippmomente:
Valgisierende intertrochantäre Umlagerungsosteotomie.

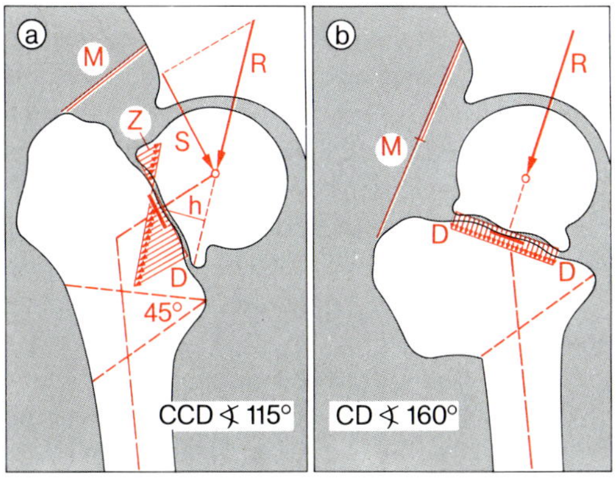


**Abb. 227** Umstellungsosteotomie bei Schenkelhalspseudarthrose von einem CCD-Winkel von 115° auf 160°, wodurch Scherkräfte und Zugkräfte (Z) in Druckkräfte (D) umgewandelt werden (R Resultierende, M Muskelkraft)

theoretisch lösbar. Bei Vorliegen einer Pseudarthrose müssen die schädlichen Kräfte und Momente ausgeschaltet bzw. in reine Druckkräfte umgewandelt werden. Dies gelingt mit einer valgisierenden (aufrichtenden) intertrochantären Umlagerungsosteotomie (Abb. 227). Somit wird eine Pauwels-III-Fraktur in eine vom Typ I umgewandelt. Beim alten Menschen wird eine Totalendoprothese eingesetzt. Als Rarität gilt eine angeborene Schenkelhalspseudarthrose.

### 3.7.12 Begutachtung

*H. Zilch*

Im Vordergrund steht die Frage nach dem Zusammenhang zwischen einem Trauma und dem Auftreten einer Kopfnekrose. Die Nekrose muß als Unfallfolge anerkannt werden, wenn das schädigende Ereignis geeignet war, die Blutzufuhr zum Schenkelkopf zu unterbinden. Dies trifft bei allen Schenkelhalsfrakturen mit starker Dislokation, bei Luxationen und bei Acetabulumfrakturen zu.

Kniegelenk

## 3.8 Kniegelenk und Unterschenkel

### 3.8.1 Funktionelle Anatomie und Biomechanik

*H. Zilch*

Stabilisierung durch statische und dynamische Stabilisatoren. Dabei wirken mehrere Strukturen synergistisch.

Das enormen Kräften ausgesetzte Kniegelenk kann in jeder Stellung von statischen (mehr oder weniger kongruente Gelenkflächen, Bandstrukturen, insbesondere auch an der dorsomedialen und dorsolateralen Kapselecke) und dynamischen Stabilisatoren (wenige Muskeln und einige Sehnen) gegen Streß geschützt werden, wenn auch in Streckung wirkungsvoller als in Beugung. Dabei ist zu beachten, daß eine Bewegungsrichtung nie allein von einer Struktur gesichert wird, sondern immer von mehreren synergistisch wirkenden Stabilisatoren. Daher ist bei Verletzung offenbar nur einer Struktur immer nach Beteiligung der Synergisten zu suchen! Des weiteren ist zu beachten, daß die statischen Stabilisatoren außerdem durch Muskeln bzw. deren Sehnen dynamisiert werden (Abb. 228).

**Mediale Stabilisatoren:**
- mediales Seitenband mit oberflächlichem und tiefem Anteil,
- Pes anserinus,
- dorsomediale Kapselecke,
- M. semimembranosus.

- **Mediale Stabilisatoren:** Lig. collaterale tibiale, dessen tiefer Anteil in einen meniskofemoralen und meniskotibialen Anteil unterteilt wird. Das mediale Seitenband wird über die 3 Sehnen des Pes anserinus dynamisiert, die im tibialen Anteil Fasern zum Band abgeben. Ventral wird die Kapsel über das Retinaculum longitudinale mediale vom M. vastus medialis dynamisiert und die dorsomediale Kapselecke (Lig. collaterale mediale posterius) vom M. semimembranosus. Da diese Kapselecke hauptsächlich von diesem Muskel durch seine Ansätze und seine Funktion beherrscht wird, wird sie auch als „Semimembranosuseck" bezeichnet (W. Müller). Der posteriore Anteil dieses Gelenkecks hat enge funktionelle Beziehung zum Hinterhorn des Innenmeniskus. Mediales Seitenband, Pes anserinus, M. semimembranosus und dorsomediales Kapseleck werden auch als medialer Viererkomplex (Nicholas) bezeichnet.
  Dieser Komplex verhindert einen Varus- und Außenrotationsstreß.

**Laterale Stabilisatoren:**
- fibulares Seitenband mit oberflächlichem und tiefem Anteil,
- Tractus iliotibialis,
- M. biceps femoris,
- M. popliteus (posterolaterales Gelenkeck).

- **Laterale Stabilisatoren:** Fibulares Seitenband mit oberflächlichem und tiefem Teil; Tractus iliotibialis, der wegen seines Ansatzes und seiner Ausdehnung bereits statisch, über den M. tensor fasciae latae auch dynamisch stabilisiert; M. biceps, M. popliteus („lateraler Viererkomplex" nach Nicholas). Der M. popliteus dynamisiert das so wichtige posterolaterale Gelenk-

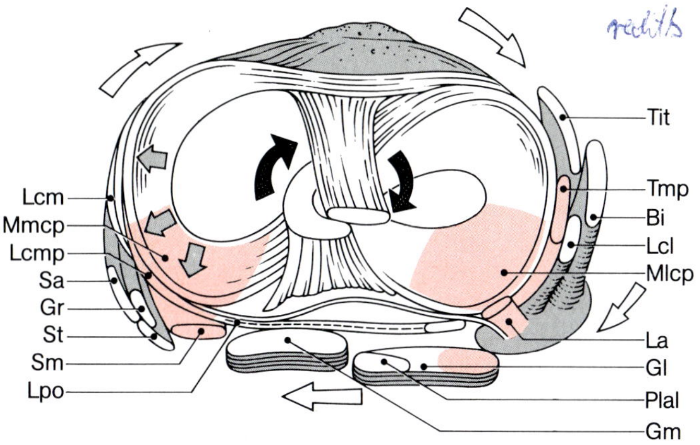


**Abb. 228** Statische und dynamische Stabilisation am Kniegelenk (nach W. Müller)

| | |
|---|---|
| Lcm | Lig. collaterale mediale |
| Lcmp | Lig. collaterale mediale posterius |
| Sa | M. sartorius |
| Gr | M. gracilis |
| St | M. semitendinosus |
| Sm | M. semimembranosus |
| Lpo | Lig. popliteum obliquum |
| Tit | Tractus iliotibialis |
| Tmp | Tendo m. popliteus |
| Bi | M. biceps |
| Lcl | Lig. collaterale laterale |
| La | Lig. arcuatum |
| Gl | M. gastrocnemius lateralis |
| Plal | M. plantaris longus |
| Gm | M. gastrocnemius medialis |
| Mmcp | Meniscus medialis caput posterior |
| Mlcp | Meniscus lateralis caput posterior |

eck der Kapsel (Popliteuseck). Der Komplex hemmt einen Valgus- und Innenrotationsstreß.

- **Dorsale Stabilisatoren:** Die hintere Kapsel wird durch das Lig. popliteum und Lig. arcuatum verstärkt. Der M. gastrocnemius dynamisiert. Diese Strukturen stabilisieren in sagittaler Richtung und verhindern die Überstreckung, wobei das hintere Kreuzband kräftig unterstützt.

**Dorsale Stabilisatoren:**
Lig. popliteum, Lig. arcuatum, hinteres Kreuzband.
Funktion: verhindern Überstreckung.

- **Zentrale Stabilisatoren:** Die Kreuzbänder sind für die Stabilität in sagittaler Richtung verantwortlich. Das vordere verläuft von vorn medial nach hinten lateral. Bei seinem Riß ist die vordere Schublade positiv. Es hemmt auch die Innenrotation und Abduktion. Einzelne Fasern beider Kreuzbänder sind bei jeder Gelenkstellung angespannt, bedingt durch ihren schrägen Verlauf und die Torsion des eher flachen Bandes.

**Zentrale Stabilisatoren**
Vorderes und hinteres Kreuzband

- **Zusammenspiel der Bänder:** Durch die Dynamisierung der Bänder durch Muskeln und deren Sehnen kann eine Instabilität durch gut entwickelte Muskulatur überdeckt bzw. überspielt werden, ein Phänomen, was bei aktiven Sportlern häufig beobachtet werden kann.
  Kreuz- und Seitenbänder wirken bei Rotation antagonistisch. Die Kreuzbänder entspannen sich bei Außenrotation und spannen sich bei Innenrotation durch Verquirlung an. Bedingt durch ihre topographische Lage spannen sich die Seitenbänder bei Außenrotation an und werden bei Innenrotation locker. Das Semimembranosuseck auf der medialen Gelenkseite wirkt als der Synergist des vorderen Kreuzbandes. Diese Wirkung kommt über das Hinterhorn des Meniskus zustande, mit dem das Lig. collaterale mediale posterius verbunden ist. Der Meniskus verhindert – wie das vordere Kreuzband – eine Dislokation der Tibia nach antero-medial.

Gut entwickelte Muskeln können Bandverletzungen überdecken.

Außenrotation:
Kreuzband entspannt,
Seitenbänder angespannt.
Innenrotation:
Kreuzband angespannt,
Seitenbänder entspannt.

**Biomechanik**
Bewegung im Kniegelenk:
Rollen **und** Gleiten. Anatomisches Substrat des Rollgleitprinzips sind die Kreuzbänder. Beim Riß des vorderen Kreuzbandes besteht vermehrte Rollbewegung und Überstrekkung. Dadurch läuft die Femorkondyle auf das Hinterhorn des Meniskus und schädigt diesen.

**Biomechanik**

**Roll-Gleit-Prinzip:** Die Bewegung im femorotibialen Gelenk ist eine Kombination von Drehgleiten und Rollbewegung. Wie sinnvoll dieses Prinzip ist, ergibt sich aus folgenden Überlegungen: Bei reiner Abrollung würde das Femur weit über das Tibiaplateau dorsal hinausrollen; bei reinem Gleiten – wie bei einem sich in einer feststehenden Achse drehenden Rad – würde die Femurmetaphyse bei ca. 130° Flexion auf der hinteren Kante des Tibiaplateaus aufschlagen.

Das Verhältnis des Rollens zum Gleiten bleibt nicht in jeder Phase der Bewegung konstant. Am Anfang der Bewegung liegt das Verhältnis bei 1:2, um sich gegen Ende auf 1:4 zu verändern.

Anatomisches Substrat dieses Rollgleitens sind die Kreuzbänder (Verlaufsrichtung und Funktion) und die Kondylenform. Die Kreuzbänder sind das Kernstück der Kinematik, sie haben die Funktion eines regelrechten Getriebes (überschlagene Viergelenkkette). Allein durch die Anordnung der femoralen Ursprungspunkte der Kreuzbänder am Dach der Fossa intercondylaris, die mit der Femurlängsachse einen Winkel von 40° bilden, wird eine normale Kniebeweglichkeit von 5°–0–145° ermöglicht. Ein zerrissenes vorderes Kreuzband begünstigt demnach eine Überstreckung und ein Überschießen der Rollbewegung mit dem Ergebnis, daß die Femurkondyle mit ihrem Auflagepunkt gegenüber dem Tibiaplateau rückverlagert wird. Die Femurkondyle gleitet nunmehr vermehrt auf das Hinterhorn des Meniskus und drängt diesen zurück. Dies führt zum vorzeitigen Verschleiß des Meniskus beim Kreuzbandriß (Abb. 229).

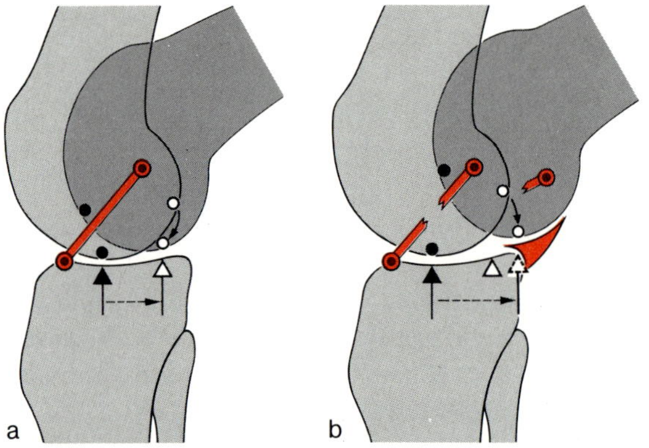


**Abb. 229** Funktion des normalen (a) und gerissenen (b) vorderen Kreuzbandes. Bei letzterem schießt die Rollbewegung über, so daß das Femur die Meniskushinterhörner überrollt und auswalzt (nach W. Müller)

**Schlußrotation:** Tibia rotiert um 15° nach außen während der letzten 20° Streckung

**Schlußrotation:** Diese Rotation während der letzten 20° Streckung (– oder zu Beginn der Beugung) läuft automatisch ab (automatische Rotation). Sie ist bedingt durch die ungleiche Länge der Kondylenrollen – medial länger mit zusätzlichem Kreisringsektor. Dadurch rotiert die Tibia im Vergleich zum Femur um 15° nach außen, was dem Ausmaß der automatischen Rotation entspricht. Hierdurch kommt es zum langen Gleiten gegenüber kurzem Rollen. Diese fehlende Schlußrotation bei Knieprothesen mit starren Achsen ist für die gehäufte Lockerung dieses Prothesentyps verantwortlich.

**Untersuchungstechniken**

## 3.8.2 Untersuchungstechniken

*H. Zilch*

**Inspektion**
- Schwellung, Rötung,
- Verfärbung,
- Muskelminderung,
- Beinachsen (X-, O-Bein?).

**Inspektion:** Weichteilschwellung: Gelenkkonturen verstrichen durch intra- oder extraartikulären Erguß? Hautfarbe: Rötung weist auf entzündlichen Prozeß hin. Hämatome?

Muskelminderung: insbesondere des M. vastus medialis, der als erster Muskel der Knieregion atrophiert, z.B. beim chronischen Meniskusschaden. Vergleichende Umfangsmessungen 20 und 10 cm oberhalb des inneren Kniegelenkspaltes, dort und 15 cm darunter (Wade), dazu Fessel- und Knöchelbereich, alles im Seitenvergleich.
Beinachsen: Genu varum oder valgum, Crus varum oder valgum? Abstand der Kondylen bzw. der Innenknöchel messen.

**Palpation:** Unterscheidung zwischen intra- oder extraartikulärem Erguß. Beim Ausstreichen der oberen Rezessus mit einer Hand kann die andere ein **„Tanzen der Patella“** nachweisen, die Patella „fluktuiert“.
Die Haut ist beim entzündlichen Prozeß überwärmt. Druckschmerz am inneren oder äußeren Kniegelenkspalt, Schmerzen bei Ab-, Adduktion oder bei Rotation, Überstreckschmerz? (s. Meniskuszeichen); Schmerzen am Bandansatz?
Patella: freie Beweglichkeit auf der Unterlage, Patellaverschiebeschmerz, Patellaanpreßschmerz (Zohlen-Zeichen)? Druckschmerz an der Unterseite bei Subluxationsstellung? (s. Chondropathia patellae).

**Palpation**
- „Tanzen der Patella“ weist auf intraartikulären Erguß hin,
- Überwärmung,
- Druckschmerz an Gelenkspalten und Bandansätzen,
- Patellaanpreßschmerz?

**Funktionsprüfungen:** Prüfung der aktiven und passiven Beweglichkeit (5/0/145°) im Seitenvergleich. Prüfung der Seitenbandstabilität in Streckstellung und 30° Beugung bei Außenrotation des Unterschenkels wegen der Bandverläufe. Prüfung der Kreuzbandstabilität in etwa 30° Beugung (Lachmann-Test) und 90° Beugung. Vordere oder hintere Schublade? Positives pivotshift-Zeichen? Prüfung auf Rotationsinstabilität mit exzentrischer Verlagerung des Rotationspunktes am Tibiaplateau bei 30° Beugung und in 3 verschiedenen Stellungen des Fußes: in Nullstellung, in Innenrotation und Außenrotation (s. Bandverletzungen, S. 462).

**Funktionsprüfung**
- aktive und passive Beweglichkeit (5/0/145°),
- Prüfung der Seitenband- und Kreuzbandstabilität
- Rotationsstabilität.

## 3.8.3 Kniegelenkerguß

*H. Zilch*

**Kniegelenkerguß**

Ein Gelenkerguß ist immer ein Alarmzeichen. Er stellt die Ernährung des Knorpels und dessen Integrität infrage und führt auch zur Überdehnung der Kapselbandstrukturen. Zelluläre Elemente des Ergusses enthalten lysosomale Enzyme, die die Knorpeloberfläche schädigen und über die Diffusionsstrecke auch zum Chondrozyten gelangen. Damit wird dessen ausgewogene Produktivität zwischen Katabolismus und Anabolismus gestört. Dies gilt insbesondere für ein **Hämarthros** mit den Unmengen an Erythrozyten, die enzymatisch abgebaut werden müssen.
Die Punktion ist daher ein therapeutischer Eingriff, der unter sterilen Kautelen zu erfolgen hat. Darüber hinaus ist er aus diagnostischen Gründen indiziert.

Erguß schädigt den Knorpel, daher: Punktion = therapeutischer und diagnostischer Eingriff.

**Diagnose:** verstrichene Gelenkkonturen mit vorgewölbten oberen Rezessus, tanzende Patella. Überwärmung spricht für entzündlichen Prozeß, ebenso Schmerzangabe bei fehlendem Trauma. Der Patient hält das Kniegelenk in leichter Beugung, da in dieser Stellung das Fassungsvermögen des Gelenkes am größten ist.
Anamnese: Trat der Erguß sofort nach einem Trauma oder später auf? Kein Trauma in der Anamnese: Ist das Kniegelenk das einzige geschwollene Gelenk? Fingergelenke ansehen. Rheumatische Erkrankung?

**Diagnose**
- verstrichene Konturen,
- tanzende Patella,
- Entlastungsstellung: leichte Beugung.

**Punktion:** Farbe des Punktates: Bernsteinfarben-klar (Reizerguß, z. B. bei chronischem Meniskusschaden oder Arthrose), trüb (rheumatischer Erguß), eitrig (Empyem); blutiger Erguß spricht für frische Verletzung, Fettaugen auf dem Punktat für knöcherne Bandläsionen oder osteochondrale Frakturen. Fleischwasserfarbiges Punktat weist auf ältere Verletzung hin.

**Punktat**
- klar: Reizerguß,
- trüb: rheumatischer Erguß
- eitrig: Empyem
- blutiger Erguß: frisches Trauma
- Fettaugen: knöcherne Bandläsion, osteochondrale Fraktur,
- fleischwasserfarbig: ältere Verletzung. Weitere Untersuchung auf Zellzahl und Erreger.

Das Punktat wird weiterhin untersucht
- auf Zellzahl: Bei nichtentzündlicher Ursache liegt die Zellzahl unter 2 000,
- serologisch auf Enzyme und Antikörper (Rheumaserologie),
- bakteriologisch auf Erreger.

Bei schwerem *Gelenktrauma* eher diffuse Weichteilschwellung.

**Merke:** Nach einem Trauma ist der intraartikuläre Erguß (Hämarthros) um so geringer, je größer die Schädigung ist! Durch Zerreißung von Strukturen des Kapselbandapparates kann das Blut in die Weichteile abfließen. Es tritt daher eher eine diffuse Weichteilschwellung auf.

Bei *Hämarthros* ohne röntgenologische oder klinische Veränderungen: Arthroskopie erforderlich (Ruptur des vorderen Kreuzbandes?)

**Habituelle Peronaealsehnenluxation**

Ein nachgewiesener Hämarthos ohne röntgenologische Veränderungen und ohne klinischen Nachweis einer Instabilität muß durch Arthroskopie weiter abgeklärt werden. Häufig findet sich eine Ruptur des vorderen Kreuzbandes, die sich bei der ersten klinischen Untersuchung der Diagnose entziehen kann. Eine übersehene Ruptur dieses Bandes führt aber zu einer chronischen Instabilität mit nachfolgender Arthrose.

## 3.8.4 Habituelle Patellaluxation

*H. Zilch*

Mädchen häufiger als Jungen betroffen. Alter bei Erstluxation: 8–15 Jahre.

Angeborene Luxation unblutig nicht zu reponieren.

Patellalateralisation: Vorstufe der Luxation

**Definition:** Im Gegensatz zu der sehr seltenen traumatischen Luxation zeigt die habituelle Patellaluxation eine Reihe von anatomisch-funktionellen Besonderheiten, die die Luxation begünstigen. Hierbei lösen Alltagsbewegungen oder Bagatelltraumen eine Luxation aus. Mädchen sind häufiger als Jungen betroffen, das Alter bei der Erstluxation liegt in der Regel bei 8–15 Jahren. Die *angeborene Patellaluxation* ist meist doppelseitig, Folge von Formstörungen der Patella und des femoropatellaren Gleitlagers und läßt sich unblutig nicht reponieren. Die *Patellalateralisation* wird als Vorstufe der habituellen Patellaluxation angesehen (Abb. 230).

**Ätiopathogenese**
meist angeborene Störfaktoren:

**Ätiopathogenese:** Die Führung der Patella im femoropatellären Gelenk ist gestört, am häufigsten durch kombinierte und meist angeborene – seltener erworbene – Störfaktoren:

- **Patellafehlform** (Hypoplasie) mit Patellahochstand (Patella alta),
- **Unterentwickelte Kondylen,** insbesondere der Höhe der lateralen Begrenzung der Gleitrinne,
- Genu valgum,
- **Torsionsfehler des Femur** (vermehrte Außenrotation) oder der Tibia,
- **Dysbalance der muskulären-sehnigen Zügelung:** Atrophie des M. vastus medialis, schlaffe Retinaculae patellae.

Luxationsrichtung: lateral.

- Die Luxationsrichtung ist aus den o.g. Gründen immer lateral.

**Diagnose**
- Patella steht senkrecht lateral der Kondyle,
- meist spontane Einrenkung,
- vermehrte Verschiebefreiheit der Patella, insbesondere nach lateral,
- schlaffe Kapsel,
- evtl. Reizerguß.

**Diagnose:** Spontane Einrenkungen sind die Regel – im Gegensatz zur traumatischen Patellaluxation. Im luxierten Zustand steht die Patella senkrecht lateral neben der Kondyle. Nach Reposition kann die Kniescheibe passiv auffallend weit lateral in Subluxationsstellung verschoben werden. Bei passiver und aktiver Bewegung zieht die Patella in ihrem Gleitlager weit nach lateral. Schlaffe Kapsel einschließlich Retinaculum. Bei den ersten Luxationen kommt es häufig noch zu einem Reizerguß, später seltener.

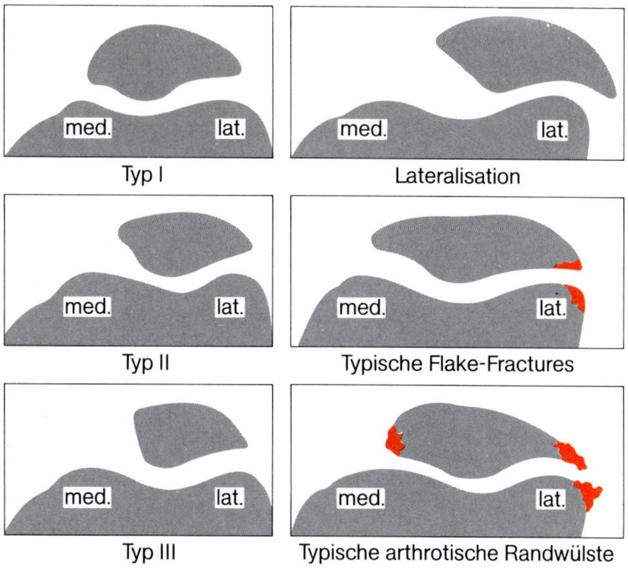


**Abb. 230** Verschiedene Typen der Patellaform nach Wiberg (links) und typische Schäden im femorapatellären Gleitlager (rechts)

**Röntgen:** immer in 3 Ebenen, sie lassen die o.g. Fehlformen erkennen. Im tangentialen Strahlengang (Défilé-Aufnahme, z.B. nach Knutsson in 30, 60 und 90° Beugung) zeigt sich die Fehlform der Patellarückfläche und die der lateralen Femurkondyle (Abb. 230).

**Begleitverletzung:** osteochondrale Abscherfrakturen (Flake fractures) an der lateralen Femurkondyle oder an der Patellarückfläche (Abb. 230) Hämarthros mit Fettaugen.

**Therapie:** Die Reposition gelingt leicht unter Überstreckung des Kniegelenkes und Druck von lateral auf die luxierte Kniescheibe.
Bei Erstluxation Ruhigstellung im Tutor für maximal 3 Wochen oder mit Patellaluxationsbandage. Unter letzterer kann das Muskeltraining, insbesondere des M. vastus medialis, sofort begonnen werden, um die muskuläre Dysbalance auszugleichen. Bei mehrfacher Luxation sofortiges krankengymnastisches Muskeltraining. Bei mehrfachen Luxationen kann nur eine Operation erfolgreich helfen.
*Operation nach Ali Krogius:* Ein etwa 1 cm breiter Retinaculumstreifen wird medial entnommen und am lateralen Kniescheibenrand vernäht. Durch Verschluß des Entnahmedefektes entsteht eine Raffung des medialen Retinaculum und damit eine passive Fesselung der Patella.
*Operation nach Gocht:* Aktive Zügelung der Patella nach medial, indem die Sehne des M. gracilis subperiostal auf die Patella verankert wird.
Neben diesen Weichteiloperationen, die auch in Kombination angewandt werden, haben bei vorbestehender Indikation auch knöcherne Operationen ihre Berechtigung:
*Operation nach Roux:* Verlagerung der Tuberositas tibiae mit dem Lig. patellae nach medial, um die Zugrichtung dieser Sehne zu korrigieren.
Bei Genua valga und Torsionsfehler an Femur oder Tibia sind Korrekturosteotomien erforderlich.

**Prognose:** Bei mehrfachen Luxationen wird der Knorpel geschädigt, so daß eine Arthrose des Femoropatellargelenkes droht. Diese entsteht auch bei unbehandelten Flake fractures, insbesondere am lateralen Patellarand und an der lateralen Femurkondyle (s. Abb. 230).

**Röntgen:**
Kniegelenk in 3 Ebenen, axiale Aufnahme nach Knuttson in 30, 60 u. 90 Grad Beugung: Hinweise auf Fehlform des femoropatellaren Gleitlagers und der Patella.

Begleitverletzung:
Osteochondrale Frakturen.

**Therapie**
Reposition. Bei Erstluxation Ruhigstellung. Krankengymnastische Behandlung zur Muskelkräftigung.
Bei *mehrfacher Luxation Operation:*
- nach Ali Krogius: passive Fesselung durch medial entnommenen und lateral aufgenähten Faszienstreifen der Kapsel,
- nach Gocht: aktive Zügelung der Patella durch den M. gracilis,
- nach Roux: Medialisierung der Tuberositas tibiae → Änderung der Zugrichtung des Lig. patellae.

Bei Genua valga und Torsionsfehler an Femur oder Tibia → Korrekturosteotomie.

*Prognose:* arthrosegefährdet.

**Achsenabweichungen**

**Physiologische Beinachse**
O-Bein bis 2 Jahre,
X-Bein von 2–8 Jahren,
ab 8 Jahre gerade.
Innenrotation gleicht sich bis zum 8. Lebensjahr aus, im Erwachsenenalter sind 20° Außenrotation physiologisch.

**Diagnose**
*Klinisch:* Kondylen- und Knöchelschluß bei geraden Achsen

*Röntgen:* Beinachsenaufnahme. Tragachse läuft durch Hüftkopf-, Knie- und Sprunggelenksmitte.
*Varusfehlstellung:* Kondylenabstand in cm angeben.
Im Röntgenbild Tragachse nach medial verlagert.
*Valgusfehlstellung:*
Tragachse nach lateral verlagert.

## 3.8.5 Achsenabweichungen der unteren Extremität

*E. Zapfe*

**Physiologische Entwicklung:** Die Beinachsen entwickeln sich über eine O-Beinstellung im Säuglingsalter um das 2. Lebensjahr herum in eine X-Beinstellung. Diese geradet sich im allgemeinen bis zum Ende des 8.–10. Lebensjahres spontan aus. Besteht zum Zeitpunkt der Geburt eine leichte Innenrotation beider Unterschenkel, so geht diese im Laufe des Wachstums, bis etwa zum 8. Lebensjahr, in eine leichte Außenrotation bis zu 20° über.

**Diagnose:** Die klinische *Beurteilung* der Beinachsen erfolgt unabhängig vom Lebensalter in Mittelstellung der Beine im Liegen und Stehen. Im Normalfall besteht bei Kondylenschluß auch ein Knöchelschluß. Jede Rotationsfehlstellung im Unterschenkel kann eine Achsenabweichung vortäuschen.

**Röntgen:** Es erfolgt die Messung der Beinachse durch Anfertigung von langen Achsenaufnahmen. Beim geraden Bein des Erwachsenen liegen hierin Hüftkopf-, Knie- und Sprunggelenksmitte auf einer Linie, die als Traglinie (Mikulicz-Linie) bezeichnet wird. Im Oberschenkelbereich entspricht die Traglinie nicht der anatomischen Femurachse, während sie sich im Unterschenkel mit der Tibiaachse deckt. Dabei steht im Normalfall die Kniegelenkachse horizontal.

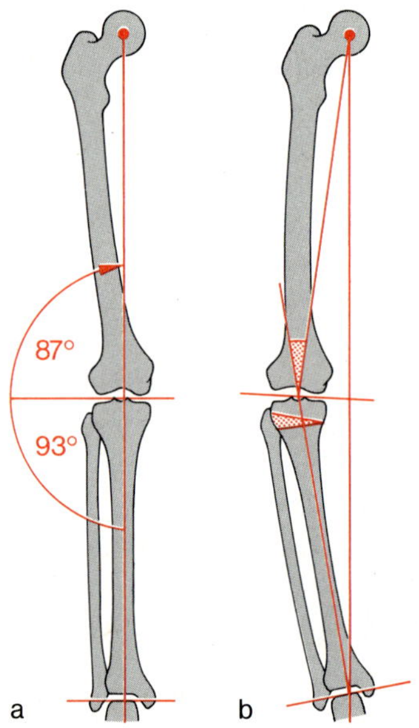


**Abb. 231**
Tragachse des gesunden Beines (a) und beim O-Bein mit eingetragenem Korrekturwinkel (b)

Bei Vorliegen einer Achsenabweichung im Kniegelenk verlagert sich die Traglinie bei einer Varusfehlstellung im Kniebereich nach medial, bei Valgusfehlstellung nach lateral (Abb. 231). Selten können sich im Ober- und Unterschenkelbereich gegenläufige Abweichungen aufheben. Die Kniegelenkachse kann jedoch je nach Lokalisation der Achsenabweichung nach innen oder außen geneigt sein. Die Belastung des Kniegelenkes ist im Stand auf beiden Beinen in den jeweiligen Kniegelenkshälften gleich, verlagert sich beim Laufen jedoch vermehrt auf den inneren Anteil. Hierbei verhindert der Zug des Tractus iliotibialis auf den lateralen Gelenkanteil eine laterale Aufklappbarkeit und wirkt der vermehrten Belastung des inneren Gelenkanteiles entgegen (vgl. S. 214 und Abb. 104).

### 3.8.5.1 Genu valgum

**Ursachen:** Häufig ist die Ursache für die Störung der Normalentwicklung, die zu einer pathologischen X-Beinstellung führt, nicht bekannt. Fehlstellungen im Schenkelhalsbereich (Coxa valga) sowie ein ausgeprägter Knick-Senkfuß sind als Ursache der Entstehung eines Genu valgum mit zu berücksichtigen. Auch starke Übergewichtigkeit in Verbindung mit schwach ausgebildeter Muskulatur führt nicht selten zur Lockerung der medialen Bandstrukturen und damit zu einer mehr oder weniger starken X-Beinstellung. Restzustände nach abgelaufener Rachitis, primäre Bandinstabilitäten als auch epiphysäre Wachstumsstörungen kommen als Ursache gleichermaßen wie Tumoren oder entzündliche Erkrankungen infrage. Posttraumatische Achsenfehlstellungen gleichen sich im Wachstumsalter häufig durch die korrigierende Wachstumspotenz der Epiphysenfuge aus. Die Ursache der besonders häufig gesehenen zunehmenden Valgusabweichung der Tibia nach einer Tibiakopffraktur im frühen Kindesalter wird unterschiedlich interpretiert. Sowohl der Zug der intakten Fibula als auch ein Einschlagen des Periostes oder des Pes anserinus werden für dieses Fehlwachstum verantwortlich gemacht.

**Genu valgum**

**Ursache**
1. häufig unbekannt,
2. Adduktionsstellung im Hüftgelenk,
3. Knick-Senkfuß,
4. Übergewicht,
5. posttraumatisch,
6. Rachitis,
7. Bandinstabilität,
8. epiphysäre Wachstumsstörung,
9. Tumoren,
10. Entzündungen.

**Symptome:** Beschwerden werden im Kindesalter bei X-Beinstellung kaum geäußert. Bei Verbleiben der Achsenfehlstellung über das Jugend- bis zum Erwachsenenalter resultiert eine vermehrte Belastung des lateralen Gelenkanteiles und eine Dehnung der medialen Bandstrukturen. Die Folge sind Gelenkinstabilitäten und die Entwicklung einer Arthrose.

**Symptomatologie**
Im Kindesalter selten Beschwerden.
Im Erwachsenenalter:
- lateral Beschwerden,
- mediale Bandinstabilität,
- Valgusgonarthrose.

**Klinik:** Bei der klinischen Untersuchung wird der Knöchelabstand bei Kondylenschluß unter Ent- und Belastung gemessen (Abb. 232) und die Prüfung der Festigkeit der Kniebänder vorgenommen. Wert ist auf die Untersuchung des Hüft- und Sprunggelenkes zu richten, da Adduktionsfehlstellungen im Hüftbereich eine kompensatorische X-Beinstellung verursachen, und Veränderungen im Sprunggelenk gleichzeitig die Statik des Kniegelenkes beeinflussen.

**Klinische Untersuchung**
Knöchelabstand bei Kondylenschluß in cm, Hüftgelenke, Sprunggelenke überprüfen!

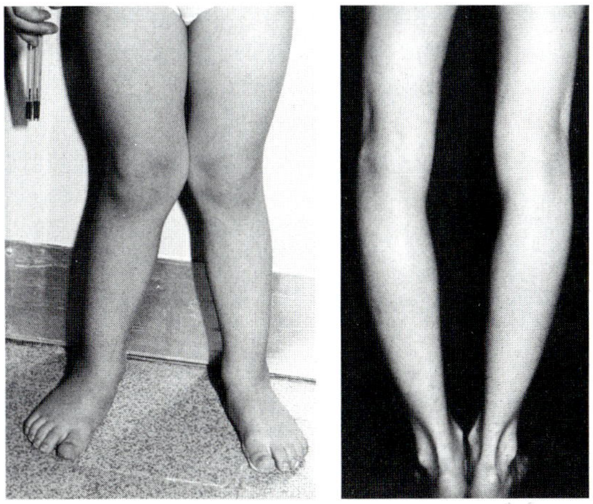

**Abb. 232**
X- und O-Bein

**Röntgen:** Lange Achsenaufnahmen sind erforderlich. In diese werden die Traglinien und die Kniegelenkachse eingezeichnet. Normalerweise bildet die Tragachse mit der horizontalen Knieachse im femoralen Anteil einen Winkel von 87° und mit der Tibiaachse von 93°. Je nachdem, welcher Winkel verändert ist, wird erkennbar, ob die Achsenabweichung suprakondylär oder im Tibiakopf gelegen ist, was hinsichtlich der Therapie von besonderer Bedeutung ist (s. Abb. 231). Die Traglinie ist bei Vorliegen eines Genu valgum nach lateral verlagert. Auch epiphysäre Veränderungen sind im Röntgenbild erkennbar.

**Röntgen**
Lange Achsenaufnahme, Eintragen der Tragachse und der Kniegelenkachse.

**Therapie**
abhängig von Ursache der Fehlbildung.
*Konservativ:*
- Schuhranderhöhung (innen), Einlagen,
- krankengymnastische Behandlung.

*Operativ:*
- temporäre Epiphyseodese nach Blount vom 10. Lbj. bis 2 Jahre vor Wachstumsabschluß: Verklammerung der medialen Epiphysenfugen am distalen Femur oder an der proximalen Tibia,
- bei jüngeren Kindern oder extremen Abweichungen: Osteotomien am Tibiakopf oder suprakondylär, Fixierung mit Kirschner-Drähten und Gipsverband,

**Therapie:** Die Therapie hängt weitgehend von der Ursache der Fehlbildung ab. Bei kleinen Kindern muß die Entwicklung über Jahre beobachtet werden. Eine X-Beinstellung bis zu ca. 4 cm Knöchelabstand ist bei Kindern bis etwa zum 6. Lebensjahr nicht behandlungsbedürftig, wenn Hüft- und Sprunggelenke keine Besonderheiten aufweisen.

Bei stärkeren Valgusabweichungen reichen häufig **konservative Maßnahmen**, so z. B. eine Schuhinnenranderhöhung von 4–5 mm, je nach Alter des Kindes, oder eine Einlagenversorgung aus, um durch eine Änderung der Statik die physiologische Normalisierung zu unterstützen. Zusätzliche krankengymnastische Maßnahmen tragen zur Bandstabilität im Kniegelenk bei. Passive Redressionen mit Gipsverbänden oder Schienen haben keinen überzeugenden Erfolg gezeigt. Jenseits des 10. Lebensjahres sind der konservativen Behandlung Grenzen gesetzt. Lediglich die mediale Schuhranderhöhung kann auch im Erwachsenenalter zur Änderung der Statik und damit zur Entlastung des lateralen Kniegelenkanteiles und zur Beschwerdeminderung beitragen.

An **operativen Maßnahmen** stehen bei Genu valgum die Wachstumshemmung durch Epiphysenklammerung oder die korrigierende Osteotomie zur Verfügung. Die temporäre Epiphyseodese nach Blount eignet sich bei Kindern vom 10. Lebensjahr bis etwa 2 Jahre vor dem Wachstumsabschluß. Je nach Lokalisation der Achsenabweichung werden hierbei über die distale Femurepiphysenfuge oder die proximale Tibiaepiphysenfuge medial epiperiostal Klammern eingebracht, die während der folgenden Wachstumsschübe eine einseitige Wachstumsverzögerung bewirken. Wegen der fraglichen Dosierbarkeit, mit der dieses Vorgehen belastet ist, sind dreimonatige klinische und röntgenologische Kontrollen dringend erforderlich (Abb. 233). Korrigierende suprakondyläre oder Tibiakopfosteotomien werden bei Kindern durchgeführt, wenn diese entweder für eine Epiphyseodese zu jung sind oder extreme Achsenabweichungen vorliegen, die eine Korrektur erforderlich machen. Sie werden als Keil- oder Pendelosteotomien vorgenommen und im allgemeinen mit gekreuzten Kirschner-Drähten fixiert. Da es sich in diesem Fall um keine stabile Osteosynthese handelt, ist eine Ruhigstellung im Gipsverband unbedingt erforderlich.

Liegt die Ursache eines einseitigen X-Beines in dem Sistieren des Wachstums durch vorausgegangene traumatische Verletzung der Epiphysenfuge, so ist die Eröffnung der Fuge durch Resektion des überbrückenden Knochenblockes möglich.

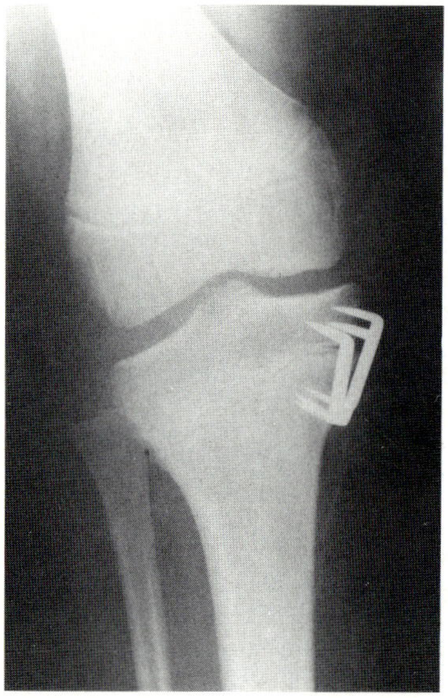

**Abb. 233**
Blount-Klammern am medialen Tibiakopf zur Korrektur eines X-Beines (temporäre Epiphyseodese)

Wegen der Rezidivgefahr sind operative Korrekturen bei epiphysären Wachstumsstörungen möglichst erst nach Wachstumsabschluß durchzuführen.

Korrigierende Osteotomien beim Erwachsenen erfordern genau wie im Kindesalter einen genauen Operationsplan. Dieser wird anhand des klinischen Befundes und mit Hilfe der langen Achsenaufnahme erstellt. Hieraus ergibt sich der Grad der Achsenabweichung und die Lokalisation im distalen Femur oder in der proximalen Tibia. Bei exakter Berechnung der vorgesehenen Operation sollte auf der Korrekturzeichnung die Traglinie postoperationem wieder durch alle Gelenke verlaufen und die Kniegelenkachse horizontal gestellt sein.

– im Erwachsenenalter.

Dies kann durch eine suprakondyläre Keilosteotomie oder durch eine Tibiakopfosteotomie erreicht werden. Letztere kann als Keilosteotomie, als Pendelosteotomie oder als interligamentäre Anhebeosteotomie erfolgen. In jedem Falle ist beim Erwachsenen eine stabile Osteosynthese anzustreben, um eine sofortige Mobilisierung des Kniegelenkes zu ermöglichen. Dies kann durch eine Plattenosteosynthese oder durch Stabilisierung mit äußeren Spannern erreicht werden. Je nach den Stabilitätsverhältnissen im Kniegelenk kann die Osteotomie mit einer Keilresektion mit medialer Basis oder durch Einfügen eines Knochenkeiles lateral erfolgen (vgl. auch S. 459).

suprakondyläre Keilosteotomie oder Tibiakopfosteotomie als
- Keilosteotomie,
- Pendelosteotomie,
- interligamentäre Osteotomie bei Bandinstabilität.

Anschließend stabile Osteosynthese (Platte, Fixateur externe).

### 3.8.5.2 Genu varum

**Genu varum**

Während beim Kind bis zu $1\frac{1}{2}$, maximal 2 Jahren eine O-Beinstellung als physiologisch anzusehen ist, stellen diese Achsenabweichungen jenseits dieses Alters eine beachtliche Fehlstellung dar. Nachweislich ist die bei Anhalten der Fehlbelastung zu erwartende Gonarthrose stärker ausgeprägt als jene, die bei einer Valgusfehlstellung zu erwarten ist. Auch ist Varusgonarthrose wesentlich häufiger als die Valgusgonarthrose.

O-Bein häufiger als X-Bein.

Auch sind die Achsenfehler im Gegensatz zu diesem nicht immer in Gelenknähe, sondern häufig auch diaphysär aufzufinden: **Crus varum.**

**Crus varum**
Fehlstellung diaphysär.

**Ursache:** Für das Auftreten des Genu varum im Kindesalter werden epiphysäre Wachstumsstörungen im Tibiakopfbereich für möglich gehalten. Diese können durch eine Rachitis ausgelöst werden, jedoch werden sie auch bei generalisierten Dysostosen beobachtet. Fibröse Dysplasien, renale Rachitis, Knochenveränderungen durch Stoffwechselerkrankungen und Resorptionsstörungen werden nicht selten als Ursache für die Deformierung beobachtet. Im Alter steht das Versagen der mechanischen Servoleistung und damit der Verlust der Chondroprotektion (s. S. 211) im Vordergrund.
Das einseitige Genu varum ist zumeist posttraumatisch, durch Tumoren, Kortikalisdefekte oder Entzündungen verursacht.

**Ätiopathogenese**
*Im Kindesalter:*
Rachitis,
Dysostosen,
fibröse Dysplasie,
renale Rachitis,
Stoffwechselerkrankungen.
*Im Alter:*
Verlust der mechanischen Servoleistung.
*Einseitiges Vorkommen:*
posttraumatisch, Kortikalisdefekte,
Tumoren, Entzündungen.

**Klinik:** Es findet sich beim Genu varum bei Knöchelschluß ein mehr oder weniger großer Kondylenabstand im Liegen, meist noch stärker im Stehen ausgeprägt (s. Abb. 232). Ähnlich wie beim Genu valgum ist die gleichzeitige Untersuchung von Hüft- und Sprunggelenken erforderlich, da z. B. Abduktionsfehlstellungen im Hüftbereich die O-Beinstellung begünstigen. Die Überprüfung der Bandstabilität lateral ist obligat, da häufig eine Laxizität nachzuweisen ist. Diese verstärkt den Druck auf das mediale Kompartiment und fördert ihrerseits die Entwicklung der Varusgonarthrose.

**Klinische Untersuchung**
Kondylenabstand in cm angeben,
Hüft- und Sprunggelenke überprüfen,
Bandapparat lateral stabil?

**Röntgen:** In Form von langen Achsenaufnahmen, in die Traglinie und Knieachse einzuzeichnen sind. Hieraus ergibt sich die Verlagerung der Traglinie nach medial und die Änderung der Knieachse in Abhängigkeit von der Lokalisation des Krümmungsscheitels. Der Grad der Achsenfehlstellung im Tibiabereich ist durch die Richtungsabweichung der Epiphysenfugen meßbar.

**Röntgen**
lange Achsenaufnahmen:
Verlagerung der Traglinie nach medial, Änderung der Knieachse.

**Therapie:** Konservative Maßnahmen haben wie beim Genu valgum nur unterstützende Wirkung. Krankengymnastische Maßnahmen sind in jedem Fall

**Therapie**

*konservativ:*
Schuhaußenranderhöhung,
krankengymnastische Behandlung.

*Operativ:*
beim Kind:
- Pendelosteotomie,
- temporäre Epiphyseodese nach Blount (nach 10. Lbj.),

beim Erwachsenen:
- suprakondyläre oder
- Tibiaosteotomie als Keil- oder Pendelosteotomie.

empfehlenswert. Redressionsverbände oder Schienen im Kindesalter sind im allgemeinen wenig nützlich und wegen der Gefahr der Überdehnung der Kniebänder eher fragwürdig. Die Schuhaußenranderhöhung kommt wegen der bestehenden physiologischen Knickfußstellung des Kleinkindes nur selten in Frage.
Eine durch eine floride Rachitis verursachte leichte O-Beinstellung korrigiert sich bei sorgsam gesteuerter antirachitischer Therapie häufig spontan. In diesen Fällen sollte die Therapieplanung mit dem Kinderarzt abgestimmt werden. Liegen andere Ursachen vor, ist mit einer Spontankorrektur nicht zu rechnen. In Kenntnis der schweren Veränderungen am medialen Kniegelenk bei Verbleiben einer Varusfehlstellung ist die Indikation zur operativen Achsenkorrektur häufiger als beim X-Bein zu stellen. Die Art des Vorgehens entspricht dem bereits beim Genu valgum Beschriebenen. Beim Kind eignet sich wiederum die Pendelosteotomie mit anschließender Ruhigstellung im Gipsverband. Sie ist jedoch kaum je vor dem 4. Lebensjahr zweckmäßig, um genügend Zeitraum zu belassen, die Spontanentwicklung beobachten zu können. Jenseits des 10. Lebensjahres ist bei gelenknahen Achsenfehlern wiederum die lateral gelegene temporäre Epiphyseodese nach Blount eine geeignete Korrekturmaßnahme.
Beim Erwachsenen ist je nach Lokalisation die suprakondyläre oder die Tibiaosteotomie als Keil- oder Pendelosteotomie mit stabiler Osteosynthese die erforderliche Maßnahme. In jedem Fall ist mit der Operation die achsengerechte Stellung des Beines anzustreben (vgl. S. 459).

**Genu recurvatum**

### 3.8.5.3 Genu recurvatum

Veränderungen der knöchernen Gelenkanteile
Bandinstabilität

Die Streckung im Kniegelenk wird einerseits durch die anatomisch gerechte Form der knöchernen Gelenkanteile, andererseits durch intakte Bandstrukturen gesichert. Veränderungen einer der beiden Elemente können eine Überstreckbarkeit im Kniegelenk, das Genu recurvatum, verursachen.

**Genu recurvatum congenitum**
selten,
meist mit anderen Fehlbildungen kombiniert.

**Therapie konservativ:**
In 90° Beugung Gipsimmobilisation.

Das **Genu recurvatum congenitum** wird im allgemeinen gleichzeitig mit weiteren Extremitätenfehlbildungen beobachtet. Es ist eine seltene Veränderung des Kniegelenkes, die jedoch der sofortigen Therapie bedarf. Klinisch ist eine ausgeprägte Überstreckbarkeit eines oder beider Kniegelenke nachweisbar, die bisweilen sogar das Bild der Subluxation oder Luxation abgeben kann. Die Behandlung ist fast ausschließlich konservativ. Durch umgehende Ruhigstellung des Gelenkes in Beugung von 90° im Gipsverband oder in Schienen wird im allgemeinen im Verlaufe von 2–3 Monaten eine ausreichende Schrumpfung der dorsalen Gelenkkapsel erreicht und damit die Überstreckung im Kniegelenk beseitigt.

**Erworbenes Genu recurvatum**

verursacht durch:
- Dysostosen,
- Tumoren,
- Entzündungen,
- Bindegewebeschwäche,
- Traumen,
- Kapselüberdehnung, Riß des hinteren Kreuzbandes,
- neurogene Schädigung,
- Spitzfuß.

**Erworbene Form des Genu recurvatum**
Sie kann durch eine Vielzahl von Krankheitsbildern verursacht werden. Diese können sowohl ligamentäre Insuffizienzen als auch Wachstumsstörungen im Bereich der proximalen Tibia verursachen. Ursächlich spielen Dysostosen, Tumoren, Verletzungen der proximalen Tibiaepiphyse, aber auch Entzündungen eine Rolle. Muskuläre Ausfälle, Überdehnungen der hinteren Kapselanteile, neurogene Schädigungen als auch eine allgemeine Bindegewebeschwäche können gleichfalls zu dem Bild des Genu recurvatum führen. Kompensatorisch wird die Überstreckbarkeit des Kniegelenkes bei kontraktem Spitzfuß beobachtet, wenn trotz der mangelhaften Dorsalextension im Sprunggelenk der Versuch gemacht wird, den Fuß plan aufzusetzen.

**Diagnose:** Klinisch wird die Diagnose des Genu recurvatum durch Prüfung des Bewegungsausmaßes gestellt. Die Untersuchung erfolgt im Stehen. Bei seitlicher Betrachtung des Beines ist die Überstreckung im Kniegelenk

augenfällig. Im Liegen wird der Abstand der Ferse von der Unterlage bei gestreckt aufliegendem Kniegelenk gemessen.
Das Röntgenbild gibt Aufschluß über eine eventuelle Fehlform der knöchernen Gelenkanteile. Das Schienbeinplateau fällt von hinten proximal nach vorn distal ab, so daß eine deutliche Schräge nachweisbar ist.

**Röntgenbild**
ventrale Abflachung des Tibiaplateaus.

**Therapie:** Sie ist unabhängig von der Ursache der Fehlstellung. Konservativ kann eine krankengymnastische Behandlung zur muskulären Stabilisierung des Gelenkes oft nützlich sein. Beim Vorliegen einer Lähmung kann die Überstreckung durch eine Orthese mit dorsaler Sperre verhindert werden. Beim kontrakten Spitzfuß hilft die operative Korrektur dieser Fehlstellung durch Achillessehnenverlängerung oder eine entsprechende Absatzerhöhung, um das Aufsetzen des Fußes ohne Überstreckung im Kniegelenk zu ermöglichen. Knöcherne Fehlbildungen können durch eine Korrekturosteotomie am Tibiakopf mit Einbringen eines ventral eingebrachten Knochenkeiles behoben werden.

**Therapie**
abhängig von der Ursache.
*konservativ:*
krankengymnastische Behandlung,
Orthese.

*Operativ:*
abhängig von der Ursache
- Spitzfußkorrektur durch Achillessehnenverlängerung,
- Korrekturosteotomien.

## 3.8.6 Torsionsfehler am Unterschenkel

*E. Zapfe*

**Torsionsfehler am Unterschenkel**

Als Torsionsfehler bezeichnet man pathologische Verdrehungen um die Transversalebene. Im Unterschenkel gelegen wirken sie störend auf das Gangbild und führen sekundär über eine Fehlbelastung zu Schäden am Kniegelenk. Die klinische Messung der Unterschenkeltorsion geschieht im Sitzen mit hängendem Unterschenkel unter Neutralstellung im Sprunggelenk. Einseitige pathologische **Innenrotation** im Unterschenkel wird nach Frakturen oder z. B. bei Klumpfüßen beobachtet, wobei die Verdrehung bei diesen meist von dem Fußwurzelknochen verursacht wird. Konservative Maßnahmen haben keinen Effekt; operativ führt die Tibiadrehosteotomie zu einer deutlichen Verbesserung des Gangbildes.
**Außenrotationsfehler** der Unterschenkel bis über 30° sind bei Kindern häufiger zu beobachten. Beim Gehen wird dieser Drehfehler vom Betroffenen durch eine Innenrotation in den Hüftgelenken kompensiert. Im Erwachsenenalter sind sie meist Folge einer Fraktur und deren Behandlung. So ist bei intramedullärer Fixation eine Außenrotationsfehlstellung nicht selten.
Klinisch fällt eine O-Beinstellung bei einwärts gedrehtem Kniegelenk auf. Bei Ausgleich der Drehfehlstellung und Mittelstellung des Kniegelenkes verschwindet die scheinbare O-Beinstellung, die Füße stehen weit nach außen. Eine Spontankorrektur ist auch in diesem Fall nicht zu beobachten. Korrekturosteotomien im Unterschenkelbereich sind bei Kindern jedoch fragwürdig, da sie sich auf die meist gleichzeitig bestehende Antetorsion im Hüftgelenk negativ auswirken. Im Erwachsenenalter erfolgt Derotationsosteotomie.

Folge:
gestörtes Gangbild, Fehlbelastung des Kniegelenkes.

**Innenrotation**
nach Frakturen,
bei Klumpfüßen.

**Außenrotationsfehlstellung**
- Frakturfolge (Marknagelung),
- bei Kindern häufig, aber ohne Krankheitswert.

**Klinik**
O-Beinstellung bei einwärts gedrehtem Kniegelenk.
**Therapie operativ**
im Kindesalter:
fragwürdig wegen meist gleichzeitig bestehender Antetorsion im Hüftbereich,
im Erwachsenenalter:
Derotationsosteotomie.

## 3.8.7 Beinlängendifferenzen

*E. Zapfe*

**Beinlängendifferenzen**

Beinlängendifferenzen wirken sich durch Änderung der Statik auf die Mechanik der angrenzenden Gelenke und der Wirbelsäule aus. Dabei liegt ein Beinlängenunterschied bis zu einem Zentimeter im normalen Schwankungsbereich und wird im allgemeinen gut toleriert. Differenzen über 1 cm führen durch einseitiges Absinken des Beckens zu einem Beckenschiefstand, auf dem sich die Wirbelsäule s-förmig aufbaut (Skoliose). Das Gangbild wird inharmonisch, es entsteht das sog. Verkürzungshinken. Es muß zwischen den relativen und absoluten Längenunterschieden der Beine differenziert werden.

**Auswirkung**
- Beckenschiefstand,
- benachbarte Gelenke unphysiologisch belastet,
- verändertes Gangbild (Verkürzungshinken),
- Wirbelsäulenverbiegung (Skoliose).

- **Funktionelle Beinlängendifferenz**
  Ursachen: Fehlstellungen in Hüft- oder Kniegelenken, z. B. Hüft- und Kniebeugekontraktur, Hüftadduktionskontraktur.

- **Echte Beinlängendifferenz**
  Ursachen:
  - idiopathisch bis 2 cm,
  - posttraumatische Differenzen,
  - Verkürzungen nach Hüftgelenkserkrankungen,
  - angeborene Fehlbildungen,
  - partieller Riesenwuchs,
  - nach Lähmungen.

**Relative** oder **funktionelle Längenunterschiede** werden verursacht durch Fehlstellungen in den Hüft- oder Kniegelenken als Adduktions-, Abduktions- oder Beugekontrakturen. Auch einseitige Valgus- oder Varusabweichungen können eine unterschiedliche Beinlänge vortäuschen. Häufig ist eine Hüft- und Kniebeugekontraktur mit Adduktionskontraktur der Hüfte.

Die Ursachen der **absoluten** oder **echten Beinlängendifferenz** sind vielseitig:

1. *Idiopathisch* finden sich Längenunterschiede der Beine bis maximal 2 cm. Liegt eine Beinlängendifferenz über 1 cm vor, so sollte nach der Ursache hierfür gesucht werden.
2. *Traumatische Verkürzungen* oder Verlängerungen werden nach Schenkelhals-, Ober- oder Unterschenkelfrakturen bzw. Verletzungen der Wachstumszone beobachtet.
3. *Oberschenkelverkürzungen durch Hüftgelenkserkrankungen* (einseitige Coxa vara, Zustand nach Osteomyelitis oder nach Hüftoperationen, Coxarthrose und idiopathische Hüftkopfnekrosen). Im Kindesalter sind eine Perthes-Erkrankung und Hüftkopfnekrosen, eine Koxitis und eine Epiphysiolysis capitis femoris lenta zu nennen.
4. *Angeborene Fehlbildungen*, wie Femurhypoplasie, Tibiahypoplasie, Fibulaaplasie, Crus varum congenitum verursachen im allgemeinen sehr erhebliche Längendifferenzen.
5. *Partieller Riesenwuchs* weist außer dem Längenunterschied gleichzeitig eine Umfangsvermehrung im Ober- und Unterschenkel sowie eine ungleiche Fußgröße bei weitgehend gleicher Verteilung des Pluswachstums am Ober- und Unterschenkel auf.
6. Zustand nach *Poliomyelitis mit Lähmung* eines Beines.

- **Scheinbare Beinverkürzung**
  absolute Länge des Beines erhalten, aber durch Hüftluxation Verkürzung des Abstandes Hüftkopf – Beckenkamm.

**Messung der Beinlänge**

- Im Stand durch Höhenvergleich der Beckenkämme,
  Brettchenunterlage unter verkürzten Fuß → Geradstand,
- metrische Messung, z. B. Abstand Spina iliaca ant. sup.
  – Außenknöchel.

Neben der funktionellen und der echten Beinverkürzung gibt es noch die **scheinbare Beinverkürzung.** Bei einer hochstehenden Hüftluxation mit Ausbildung einer Sekundärpfanne oberhalb der ursprünglichen ist der Abstand Hüftkopf-Beckenkamm verkürzt, nicht aber die eigentliche Beinlänge.

Die **Messung der Beinlänge** erfolgt zunächst im Stand, wobei die Höhe der Beckenkämme festgelegt wird. Befindet sich das Becken im Geradstand, so kann mit gleicher Beinlänge gerechnet werden. Bei Nachweis eines Beckenschiefstandes kann durch Brettchenunterlage unter das kürzere Bein bis zum Geradstand ein Anhalt für das Ausmaß des Längenunterschiedes gewonnen werden (Abb. 234). Die metrische Messung erfolgt durch Ausmessen der Beine im Liegen von der Spina iliaca anterior superior zum Außenknöchel. Zusätzlich sollten außer der Gesamtbeinlänge Ober- und Unterschenkel getrennt gemessen werden, damit die tatsächliche Verkürzung oder Verlängerung lokalisiert werden kann. In jedem Fall ist die Längenmessung durch wenig markante Meßpunkte ein relativ unsicheres Verfahren.

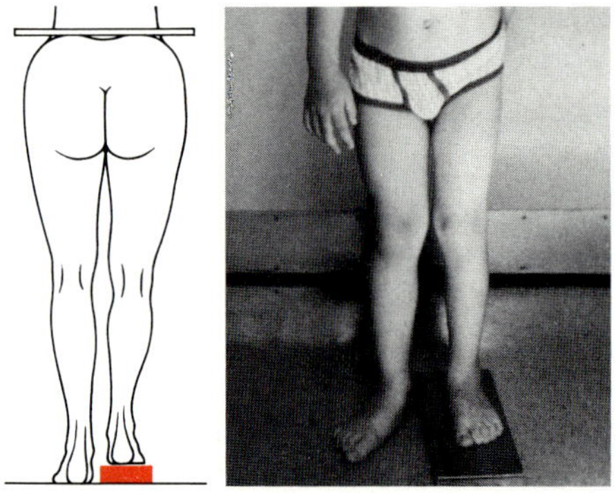

**Abb. 234** Beinlängenausgleich durch Brettchenunterlage

Exakt ist die Länge durch Röntgenaufnahmen mit angelegtem Meßstab oder Raster festzustellen.

**Therapie:** Der Längenausgleich kann *konservativ* oder operativ erfolgen. Für die Entscheidung, welches Verfahren angewandt werden soll, ist von Bedeutung, welche Erkrankung zugrunde liegt und ob mit einer Zunahme der Längendifferenz gerechnet werden muß.
Grundsätzlich sind Längendifferenzen bis zu 3–4 cm beim Kind zunächst durch eine Schuherhöhung oder durch eine spezielle Einlage auszugleichen. Dabei wird von vielen Jugendlichen aus ästhetischen Gründen eine operative Korrektur vorgezogen. Beim Erwachsenen muß bei einer Längendifferenz von mehr als 3 cm eine orthopädische Schuhversorgung erfolgen.
Mehrere *operative* Verfahren stehen zum Längenausgleich der Beine zur Verfügung.

1. Verkürzung des längeren Beines
2. Verlängerung des kürzeren Beines
3. Kombination von Verkürzung eines und Verlängerung des anderen Beines.

Bei jedem dieser Verfahren sollte eine möglichst gleiche Kniehöhe nach Abschluß der Therapie erreicht werden.

- **Verkürzungen** werden durch die definitive Epiphyseodese nach Phemister oder die temporäre Epiphyseodese nach Blount am distalen Femur oder an der proximalen Tibia vorgenommen. Bei ersterer erfolgt die Verödung der Wachstumsfuge durch Einbolzen eines Knochenspanes. Das Verfahren nach Blount eignet sich für Kinder ab dem 10. Lebensjahr, solange noch ausreichend Wachstum zu erwarten ist (mögliche Komplikationen (s. S. 440).

  Auch können Verkürzungen durch lineare Osteotomien oder z-förmige Resektion der gewünschten Länge am Knochen erzielt werden. Dabei sind Verkürzungen über 4 cm nicht empfehlenswert, da die entstehende Umfangsvermehrung des Ober- oder Unterschenkels durch die relative Weichteilzunahme ästhetisch ungünstig ist und muskuläre Insuffizienzen auftreten können.
- **Verlängerungen** werden bei Differenzen bis zu 3 cm z-förmig mit oder ohne zusätzliche Knochenspananlage durchgeführt. Größere Längenunterschiede werden nach linearer oder z-förmiger Osteotomie mit langsamer Distraktion nach Wagner ausgeglichen (Abb. 235). Dabei lassen sich Verlängerungen am Oberschenkel bis zu 15 cm, am Unterschenkel bis zu 6 cm erzielen. Erfolgt die Distraktion langsam genug, so reicht im Kindesalter die Spontanossifikation meist aus, so daß im Wachstumsalter nur bei sehr großen Distanzen eine zusätzliche Spantransplantation erforderlich wird. Bei Jugendlichen und Erwachsenen muß eine zusätzliche Spongiosaübertragung erfolgen.
- Eine weitere Möglichkeit der Verlängerung steht mit der **Epiphysendistraktion** zur Verfügung. Allerdings eignet sich dieses Vorgehen nur bei Kindern kurz vor dem Wachstumsabschluß, da es nach der Eröffnung der Epiphysenfuge durch die Ossifikation zum Fugenschluß kommt. Verlängerungen über 4 cm erfordern in jedem Fall mehrere Monate der Behandlung.

Verlängerungen am Oberschenkel zwischen 6 und 8 cm, am Unterschenkel zwischen 3 und 5 cm lassen sich durch Entnahme eines Knochenfragmentes auf der längeren Seite und Einfügen desselben nach Distraktion auf der kürzeren Seite ausgleichen.

*Welches Verfahren zur Anwendung kommen soll, hängt von verschiedenen Faktoren ab:*

1. Höhe der Längendifferenz,
2. Alter des Patienten,

- Röntgenaufnahme, mit Meßstab oder Raster.

**Therapie**
*Konservativ:*
- Einlage,
- Schuherhöhung,
- orthopädische Schuhe (über 3 cm beim Erwachsenen).

*Operativ:*
Längenausgleich
1. Verkürzung des längeren Beines,
2. Verlängerung des kürzeren Beines,
3. Kombination von Verkürzung eines und Verlängerung des anderen Beines.

*Verkürzungen:*
1. Epiphyseodesen bei Kindern ab 10. Lbj.
- temporär nach Blount (Klammern),
- definitiv nach Phemister (Knochenspaneinbolzung).

2. Osteotomien (bis 4 cm)
- linear,
- Z-förmig.

**Verlängerung:**
Vorgehen ab 3 cm
- Osteotomien, linear, z-förmig,
- langsame Distraktion mittels Wagnergerät.

Nach Erreichen der gewünschten Länge:
- Transplantation von kortikospongiösem Knochen (bei Kindern häufig ausreichende spontane Ossifikation).

*Epiphysendistraktion*
kurz vor Wachstumsabschluß.

Verkürzung eines,
Verlängerung des anderen Beines um den gleichen Betrag bei Längendifferenzen zwischen 6–8 cm am Oberschenkel und 3–5 cm am Unterschenkel möglich.

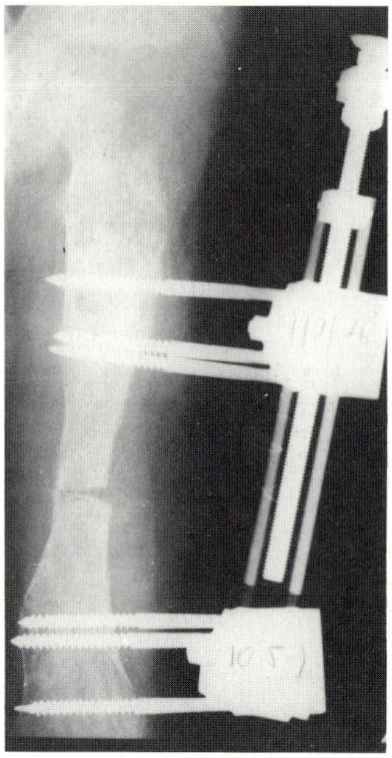

a

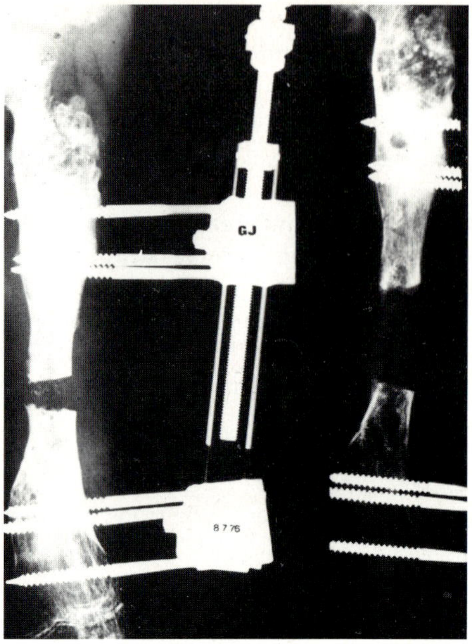

b

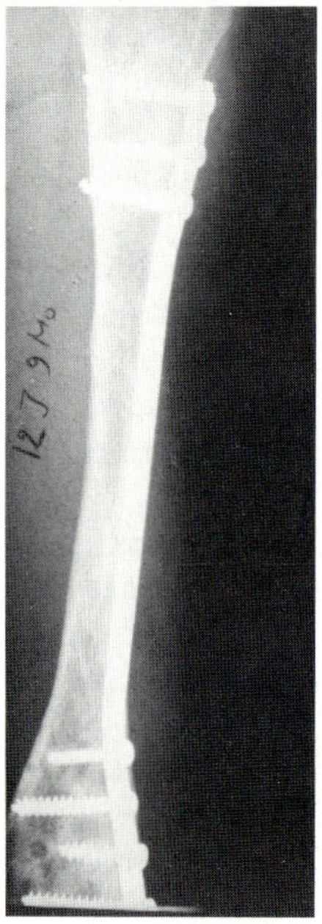

c

**Abb. 235**
Verlängerung mit Wagner-Distraktor
a) Osteotomie, Anlegen des Distraktors
b) kontinuierliche Distraktion
c) Ausheilungsbild, gewonnene Länge: 8 cm

3. zu erwartende Körperlänge nach Wachstumsabschluß,
4. Zustand der angrenzenden Gelenke,
5. Wunsch des Patienten hinsichtlich der Therapie, Operation an der vorgeschädigten oder gesunden Extremität bzw. an beiden etc.

Ist aufgrund der Ursache der Beinlängendifferenz (z. B. Verletzung der Wachstumsfuge) bei einem kleineren Kind bis zum Abschluß des Wachstums mit einem erheblichen Längenunterschied zu rechnen, kann es erforderlich sein, mehrere Etappenbehandlungen durchzuführen.

Eine besondere Herausforderung stellt die Verlängerung der unteren Extremitäten bei übermäßig starken Längendifferenzen dar. Auch die Verlängerung beider Beine bei Zwergwuchs erfordert meist aufwendige Maßnahmen, um ein für den Patienten zufriedenstellendes Ergebnis zu erzielen. Das von *Ilisarow* angegebene Verfahren erlaubt Verlängerungen der Röhrenknochen in großem Ausmaß. Hierbei ist das Vorgehen ähnlich wie das von Wagner angegebene. Allerdings verwendet Ilisarow für seine Verlängerungen ein eigenes Gerät zur Fixation der in den Knochen eingebrachten Kirschner-Drähte. Hiermit sind die Patienten während des Vorganges der Verlängerung belastungsfähig.

## 3.8.8 Crus valgum postero-mediale

*E. Zapfe*

**Crus valgum postero-mediale**
meist einseitige, angeborene Achsenabweichung.

**Klinik**
- Valgusstellung,
- Rekurvation von Tibia und Fibula,
- Verkürzung des Unterschenkels,
- Hackenfuß.

**Definition:** Es handelt sich um eine der selteneren, meist einseitigen angeborenen Fehlbildungen des Unterschenkels. Charakterisiert ist sie durch eine Valgusdeformierung bei gleichzeitiger Rekurvation von Tibia und Fibula (Abb. 236). Ein mehr oder weniger starker Hackenfuß mit Einschränkung der Beweglichkeit im Sprunggelenk gehört zu dem Krankheitsbild. Immer ist diese Fehlbildung mit einer Verkürzung des Unterschenkels kombiniert, deren Ausmaß von dem Grad der Krümmung abhängig ist.

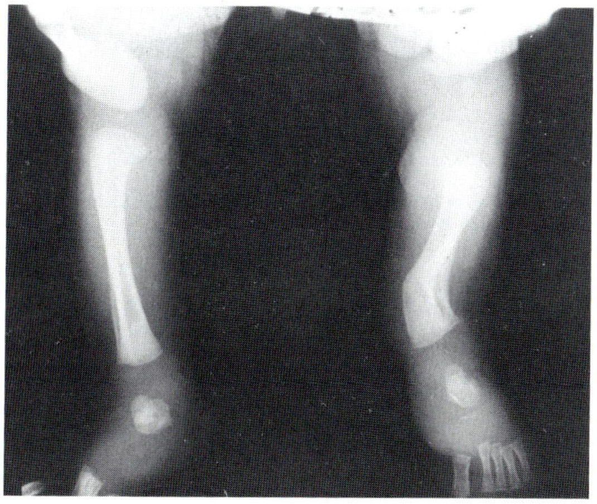

**Abb. 236** Crus valgum postero-mediale (4 Monate alt)

Ursache unbekannt.

Die **Ursache** der Fehlbildung ist unbekannt.

**Diagnose:** Zunächst klinisch aufgrund der klassischen Achsenabweichung. Die *Röntgenaufnahme* bestätigt die Art der Fehlbildung. Im Vergleich zur gesunden Seite ist auch das genaue Ausmaß der Längendifferenz festzulegen. Verspätetes Auftreten der distalen Tibiaepiphyse wird beobachtet.

**Therapie konservativ**
- Gipsschalen,
- Schienen,
- Ausgleich der Längendifferenz.

- Operation möglich, meist nicht erforderlich.

**Therapie** mit konservativen Maßnahmen, wie korrigierende Schienen oder Schalen. Hierdurch wird insbesondere Einfluß auf die Stellung im Sprunggelenk genommen. Mit dem Wachstum tritt im allgemeinen eine weitgehende spontane Korrektur der Fehlstellung ein. Fast immer verbleibt jedoch eine Verkürzung bis zu etwa 4 cm. Operative Achsenkorrekturen haben sich bewährt, sind aber in den meisten Fällen nicht erforderlich. Sie werden als Korrekturosteotomien im Hauptkrümmungswinkel vorgenommen. Eine gleichzeitig bestehende Rotationsfehlstellung des Unterschenkels erfordert gelegentlich eine operative Derotation, die mit einer Verlängerung kombiniert vorgenommen werden kann.

**Crus varum congenitum**
= Angeborene Tibiapseudarthrose

**Formen**
Varusschwung im distalen Drittel bis hin zur angeborenen Pseudarthrose.

## 3.8.9 Crus varum congenitum – angeborene Tibiapseudarthrose

*E. Zapfe*

Eine eher seltene angeborene Fehlbildung stellt das Crus varum congenitum dar. Es ist gekennzeichnet durch einen einseitigen Varusschwung der Tibia, meist auch der Fibula, mit konstanter Lokalisation im unteren Drittel. In schweren Fällen besteht bereits eine angeborene Pseudarthrose der Tibia. Gelegentlich entwickelt sich diese aber auch erst unter der Belastung (Abb. 237).

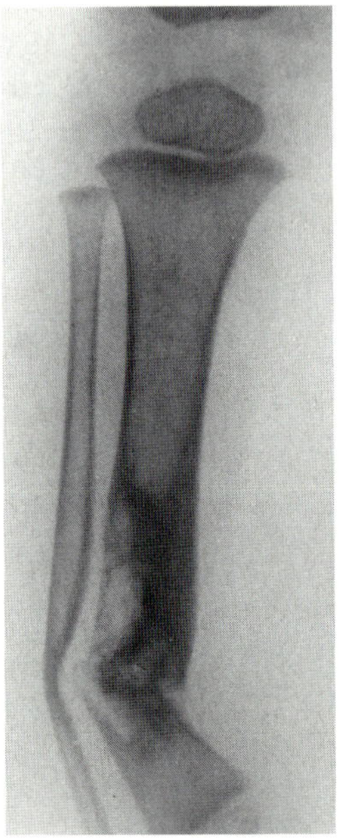
a

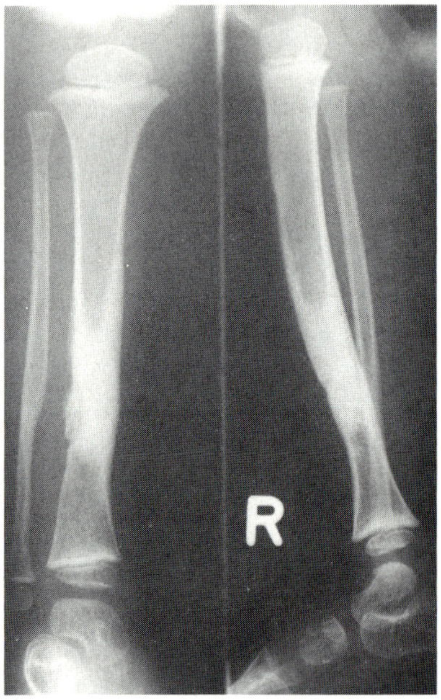

b

**Abb. 237** Crus varum congenitum
a) einige Monate alt
b) 1 Jahr nach operativer Korrektur

**Ätiologie**
Nicht eindeutig geklärt, möglicher Zusammenhang mit Neurofibromatose

**Ätiologie:** Ist noch nicht endgültig geklärt. Gemeinsame Verläufe des Crus varum und der Tibiapseudarthrose lassen darauf schließen, daß es sich um dasselbe Krankheitsbild handelt. Dafür spricht auch, daß beide Fehlbildungen familiär beobachtet werden und die betroffenen Kinder häufig Café-au-lait-Flecke aufweisen. Histologische Untersuchungen aus dem Pseudarthrosengewebe haben verschiedentlich gleiche Veränderungen wie bei der Neurofibromatosis Recklinghausen gezeigt, so daß ein Zusammenhang mit diesem Krankheitsbild wahrscheinlich ist.

**Klinik**
- Varusschwung im unteren Drittel,
- Verkürzung,
- bei Pseudarthrose Instabilität,
- Antekurvation.

**Röntgen**
- Varusschwung meist distal,
- Kortikalisverdickung medial,
- zystische Aufhellungen.

**Klinik:** Es findet sich eine Verkürzung des betroffenen Unterschenkels mit leichter Antekurvation und einem Varusschwung im unteren Drittel. Bei Vorliegen einer Pseudarthrose besteht Instabilität. Die *Röntgenaufnahme* des betroffenen Unterschenkels weist im allgemeinen außer dem markanten Varusschwung eine Kortikalisverdickung im medialen Tibiabereich auf, wenn nicht bereits eine Konturunterbrechung als Ausdruck der Pseudarthrose nachweisbar ist. Häufig finden sich im gleichen Tibiaabschnitt zystische Aufhellungen unterschiedlich starken Ausmaßes.

**Therapie**
*konservativ:*
Apparateversorgung, keine Redression.

**Therapie:** Die konservative Behandlung ist begrenzt auf eine Apparateversorgung mindestens bis zum 3. oder 4. Lebensjahr. Redressierende Maßnahmen sind wegen der Gefahr der Pseudarthrosenbildung kontraindiziert. Unter Entlastung des Unterschenkels sind beim Crus varum zumindest teilweise

Spontankorrekturen nicht ausgeschlossen. Bei Ausbleiben der Spontankorrektur oder bei Vorliegen einer Pseudarthrose ist die operative Stabilisierung mit Korrektur der Achse unumgänglich. Dabei erfolgt die Resektion des zystisch veränderten Knochengewebes und die Stabilisierung der Tibia mit 1 oder 2 Platten nach Transplantation eines stabilen kortikospongiösen Knochenspanes auf der Konkavseite und Einbringen von reichlich spongiösem Knochen in den Pseudarthrosenspalt. Die Gefahr einer erneuten Pseudarthrosenbildung ist außerordentlich groß. Eine langdauernde Entlastung bis zum absoluten knöchernen Durchbau ist unerläßlich. Nicht selten sind jedoch bis zur völligen knöchernen Ausheilung mehrere operative Eingriffe erforderlich (Abb. 237b).

Bei ausbleibender Spontankorrektur:
*operativ:*
- Resektion des zystischen Gewebes,
- Achsenkorrektur,
- Plattenosteosynthese,
- reichlich Spananlage.
  Häufig mehrfache Operationen erforderlich, langdauernde Entlastung.

## 3.8.10 Tibiahypoplasie – Tibiaaplasie

*E. Zapfe*

**Tibiahypoplasie – Tibiaaplasie**

Mit Fehlen eines Teiles bzw. der ganzen Tibia besteht, je nach Lokalisation und Ausdehnung des Defektes, eine Fehlstellung im Kniegelenksbereich bei proximalen Hypoplasien oder eine meist starke Varusabweichung im Sprunggelenk bei distalem Defekt. In jedem Fall besteht eine Instabilität im Unterschenkelbereich. Es handelt sich um eine angeborene Fehlbildung, die ein-, aber auch doppelseitig auftreten kann.

Defektmißbildung

**Klinik**
Instabilität,
Verkürzung.

Liegt proximal ein Tibiadefekt vor, so entsteht eine Instabilität im Kniegelenk, da eine korrespondierende Gelenkfläche für das Femur nicht vorhanden ist. Konservative Maßnahmen führen zu keiner befriedigenden Stabilität. Das operative Vorgehen hängt von der anatomischen Situation ab. Bei guten muskulären Verhältnissen am Oberschenkel kann eine Gelenkverbindung zwischen Femur und Fibula herbeigeführt werden. Findet sich ein Tibiakopfrest, kann dieser zur Aufnahme der Fibula genutzt werden. Bei dem von Hahn angegebenen Verfahren wird die Fibula proximal osteotomiert und in den Tibiakopf fest eingebolzt (Fibula pro Tibia). Unter der Belastung kommt es zu einer allmählichen Anpassung des zunächst sehr schlanken Knochens (Abb. 238).

**Proximaler Tibiadefekt:**
Instabilität im Kniegelenk.

**Therapie**
operativ, evtl. Verfahren nach Hahn (Fibula pro Tibia).

Ein Fehlen des distalen Tibiaanteiles oder der gesamten Tibia ist stets mit dem Vorliegen einer kontrakten Klumpfußstellung verbunden. Die Wiederherstellung der Sprunggelenksregion ist nur durch Einstellung der Fibula in

**Distaler Tibiadefekt:**
immer kombiniert mit kontrakter Klumpfußstellung.
**Therapie**
- Einstellung der Fibula in Talus (nach Klumpfußkorrektur),
- Teilamputation.

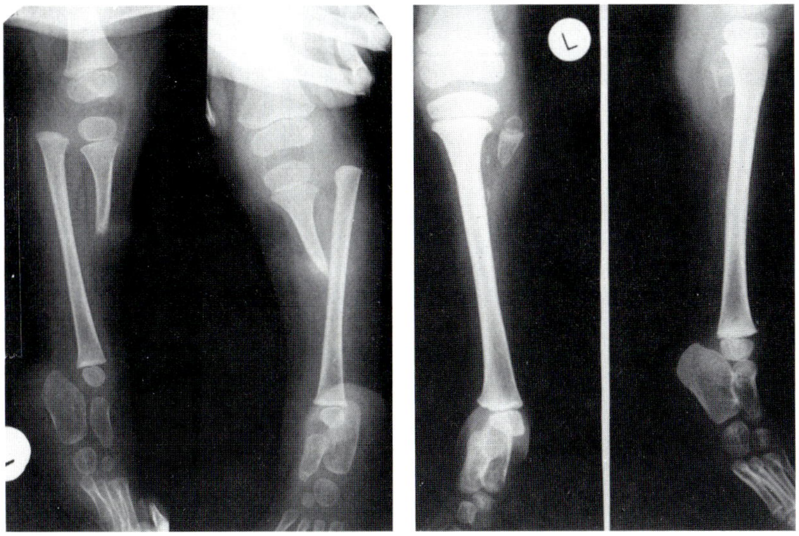


a b

**Abb. 238** a) angeborener distaler Tibiadefekt
b) nach Hahn-Operation

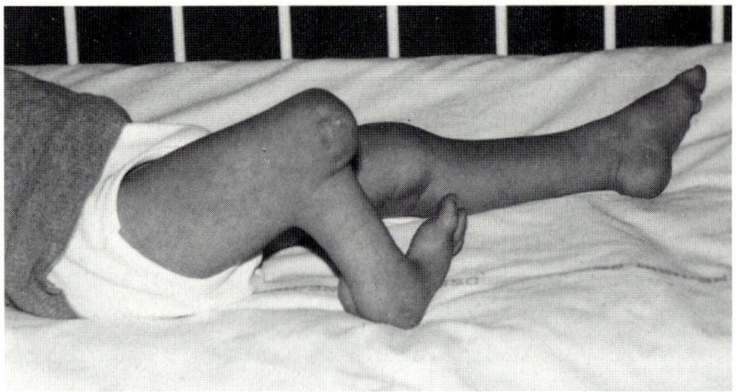

**Abb. 239** Einseitige Tibiaaplasie

den Talus unter Verzicht auf eine Beweglichkeit möglich. Dies setzt eine Korrektur der Klumpfußstellung voraus. Anderenfalls kommt nur eine Teilamputation infrage. Bei völligem Fehlen der Tibia (Abb. 239) stellt die Exartikulation im Kniegelenk eine gute Alternative dar. Nach Versorgung der Kinder mit einer gut sitzenden Knieexartikulationsprothese wird häufig ein stabiles, unauffälliges Gangbild erzielt.

**Fibuladefekt**

## 3.8.11 Angeborener Fibuladefekt

*E. Zapfe*

- Defektmißbildung
- Hypoplasie
- Aplasie.

Zu den häufigeren angeborenen Fehlbildungen gehört der angeborene Fibuladefekt. Je nach Ausdehnung werden 2 Arten unterschieden:

1. Fibulahypoplasie,
2. Fibulaaplasie.

Beide sind oft mit einer Valgusfehlstellung im Sprunggelenk sowie mit mehr oder weniger starken Zehen- und Fußfehlbildung kombiniert. Auch eine

**Klinik**
- Valgusfehlstellung,
- Fuß- und Zehenfehlbildung,
- Antekurvation der Tibia,
- Verkürzung des Unterschenkels beider Knochen (Längendifferenz bleibt konstant).

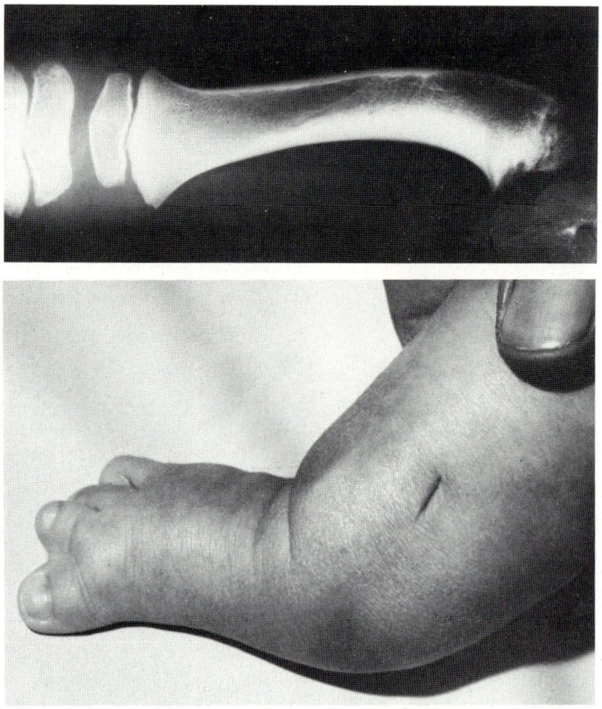

a

b

**Abb. 240** Angeborene Fibulaaplasie mit Fehlstellung der Tibia
a) Röntgenbild
b) klinisch mit Fußdeformität

Verkürzung der Tibia und häufig eine Antekurvation im unteren Tibiadrittel gehören zum Krankheitsbild (Abb. 240). In Einzelfällen kann ebenfalls eine Valgusfehlstellung im Kniegelenk nachweisbar sein. Die Differenz des Längenunterschiedes der beiden Unterschenkel bleibt weitgehend konstant, so daß eine Vorausberechnung des endgültigen Längenunterschiedes möglich ist. Liegt die Fehlbildung im distalen Fibulaabschnitt, so findet sich häufig eine Veränderung des Sprunggelenkes in Kugelform (Volkmann-Sprunggelenksdeformität). Neben dem klinischen Bild zeigt die Röntgenaufnahme in beiden Ebenen, welche Anteile der Fibula betroffen sind. Die Antekurvation ist in der seitlichen Aufnahme deutlich, wobei der Durchmesser der Tibia im allgemeinen größer ist als auf der gesunden Seite. Die Fuß- und Zehenfehlbildungen betreffen vorwiegend den fibularen Anteil.

**Therapie:** Unterschiedliches Vorgehen bei Hypoplasie und Aplasie. Während die **Hypoplasie** des proximalen Fibulaabschnittes selten eine Behandlung erforderlich macht, so bereitet die Behandlung bei Hypoplasie des distalen Anteiles oft Schwierigkeiten. An konservativen Maßnahmen kommt eine Apparateversorgung in Betracht, die aber durch die Valgusfehlstellung im Sprunggelenk Schwierigkeiten bereiten kann. Deshalb ist es bei der Aplasie und dem Fehlen des distalen Fibulaabschnittes ratsam, frühzeitig die Resektion des fast immer vorhandenen bindegewebigen Stranges an dem eigentlichen Platz der Fibula, der sich über die ganze Länge des Unterschenkels ziehen kann, vorzunehmen. Damit wird der anhaltende Zug in Valgusfehlstellung vermindert und die Apparateversorgung vereinfacht. Die Antekurvation der Tibia erfordert eine operative Korrektur durch Osteotomie, die man mit einer Verlängerung kombinieren kann. In Ausnahmefällen kann durch eine Teilamputation des Fußes eine zweckmäßige Endbelastung durch den Kalkaneus geschaffen werden.

**Therapie**
*Konservativ:*
Orthesenversorgung bei distalem Befall.

*Operativ:*
Resektion der Bindegewebestränge,
Tibiakorrekturosteotomie,
Teilamputation in Ausnahmefällen.

## 3.8.12 Psychogener Knieschmerz im Kindesalter

*H. Zilch*

**Psychogener Knieschmerz im Kindesalter**

**Definition:** Schmerzangaben von Kindern um das 10. Lebensjahr ohne nachweisbare krankhafte Veränderungen, daher immer als Ausschlußdiagnose anzusehen. Es handelt sich meistens um besonders behütete Kinder (‚overprotected child'). Er ist häufiger als jede andere Erkrankung, die differentialdiagnostisch aber abgeklärt werden muß.

**Definition:** Ausschlußdiagnose!
Auftreten beim „overprotected child".

**Diagnose:** Alter um das 10. Lebensjahr. Die Schmerzen treten typischerweise abends oder des nachts kurz vor dem Einschlafen auf, sie sind demnach *belastungsunabhängig.* Die Schmerzen verschwinden durch indifferente Behandlungsmethoden der besorgten Mutter, wie Handauflegen, Einreibungen, Massagen. Weder anamnestisch noch bei der aktuellen klinischen Untersuchung besteht eine Gelenkschwellung. Der Untersuchungsbefund ist daher normal. Normale BKS und Rheumafaktoren. Auch das Röntgenbild ist unauffällig. Nur bei typischer Anamnese und den aufgeführten negativen Befunden darf die Diagnose gestellt werden.

**Diagnose**
Alter um das 10. Lebensjahr
Schmerzen: abends, belastungsunabhängig.
Kein klinisches Korrelat zu finden.
Therapieerfolg durch Beruhigung.

**Therapie:** Aufklärung der Mutter und des Kindes, das jedoch nicht als Simulant hingestellt werden darf. Mit der Verlegenheitsdiagnose „Wachstumsschmerz" lassen sich die Eltern relativ leicht beruhigen. Hierbei muß der Arzt wissen, daß Wachstum nicht schmerzt.

**Therapie**
Aufklärung der Mutter und des Kindes.

**Differentialdiagnose:** Alle Schmerzen organischen Ursprungs müssen ausgeschlossen werden: 20 % aller Knieschmerzen haben ihre Ursache im Hüftgelenk: Morbus Perthes, Epiphysenlösung, Coxitis, sog. Hüftschnupfen. Im Gegensatz zu Hüfterkrankungen bewirken Fußerkrankungen bei Kindern und

**Differentialdiagnose**
Alle organischen Schmerzen müssen ausgeschlossen werden.

Jugendlichen nur sehr selten Kniebeschwerden. Daher selbst bei schweren Fußfehlformen, X- oder O-Beinen nach weiteren Ursachen fahnden: Chondropathia patellae, Morbus Schlatter, Morbus Sinding-Larsen-Johannsson (Patellaspitzensyndrom), Osteochondrosis dissecans, posttraumatische Zustände (Meniskus- und Bandverletzungen, osteochondrale Frakturen), Scheibenmeniskus, Popliteazysten, rheumatische Kniegelenkentzündungen, hämatogene Osteomyelitis, benigne und vor allem maligne Tumoren mit bevorzugtem Sitz in der Knieregion (Osteosarkom, Ewing-Sarkom).

**Meniskusläsion, Meniskusriß**

## 3.8.13 Meniskusläsion und Meniskusriß

*H. Zilch*

Medialer Meniskus mehr halbmondförmig und seitlich hinten fester verankert, lateraler mehr ringförmig.

**Funktionelle Anatomie:** Der mediale Meniskus ist mehr C- oder halbmondförmig ausgebildet, der laterale mehr ringförmig. Der mediale geht mit dem Seitenband, insbesondere mit dessen hinteren Partien (Lig. collaterale mediale posterius) über Kollagenfasern feste Verankerungen ein, da er sich gegenüber diesen Bandstrukturen physiologischerweise nicht verschieben muß. Bei Beugung bewegen sich beide Menisken nach hinten, bei Rotation am gebeugten Knie unterliegen sie starken Formveränderungen.

**Aufgaben des Meniskus:** Verbesserung der Gelenkkongruenz u. Belastungsfläche, Schmierung, Stoßdämpfung.

Vaskularisiert ist nur der äußere Rand.

**Aufgaben:** Verbesserung der Gelenkkongruenz, Vergrößerung der Belastungsfläche, Verbesserung der Verteilung der Synovialflüssigkeit und damit der Schmierung, elastischer Stoßdämpfer. Der Meniskus als bradytropher Faserknorpel wird nur am äußeren Drittel bis Fünftel vaskularisiert, der Hauptteil des Gewebes muß sich von der Unter- und Oberseite durch Diffusion ernähren.

*Häufigkeit:* häufige Sportverletzung. Medialer 20mal häufiger als lateraler verletzt.

*Häufigkeit:* Häufige Sportverletzung. Durch Zunahme des Breitensports nimmt auch die Meniskusverletzung zu. Der mediale Meniskus wird etwa 20mal häufiger als der laterale verletzt, da er durch seine stärkere Fixierung nicht ausweichen kann.

**Ätiologie**
Meist degenerativer Vorschaden: Meniskusläsion,
selten rein traumatisch: Meniskusriß.
Meist beide Geschehen beteiligt:
1. Degeneration
2. Trauma, häufig als Gelegenheitsursache

**Ätiologie:** Ein gesunder Meniskus reißt selten (Meniskusriß). Fast immer liegt ein degenerativer Vorschaden vor (Meniskusläsion). Diese liegt typischerweise an der Stelle, die von der Ernährungsquelle am weitesten entfernt liegt: Die mukoide Degeneration liegt im Zentrum des Meniskusquerschnittes als zylindrische Zone, die nach hinten voluminöser wird, da der Meniskus zum Hinterhorn größer wird.
*Ursachen:* Bei der Mehrzahl der Meniskusläsionen sind zwei Geschehen beteiligt:
1. degenerativer Vorschaden mit Abnutzung und Usurrissen,
2. ein akutes Trauma, das den vorbestehenden Dissoziationsriß vergrößert.
Ein rein traumatischer Riß ist selten. Daher reicht das Trauma von Gelegenheitsursachen (z. B. Aufstehen aus der Hocke) bis zu Drehstürzen beim Skifahren oder Fußballspiel.

Typischer Bewegungsablauf:

⇨

Der typische Bewegungsablauf:

- Gewaltsame Drehung des belasteten und fixierten Unterschenkels im gebeugten Knie, das häufig noch gestreckt wird.

Sekundäre Schädigung der Menisken bei Ruptur des vorderen Kreuzbandes.

Beim isolierten Riß des vorderen Kreuzbandes kommt es zu einer vermehrten Rollbewegung der Femurkondylen und damit zu einer pathologischen Rückverlagerung der Femurkondylen gegenüber dem Tibiaplateau. Diese Bewegung wird von den Hinterhörnern der Menisken aufgefangen, so daß bei dieser Verletzung die Menisken sekundär geschädigt werden.

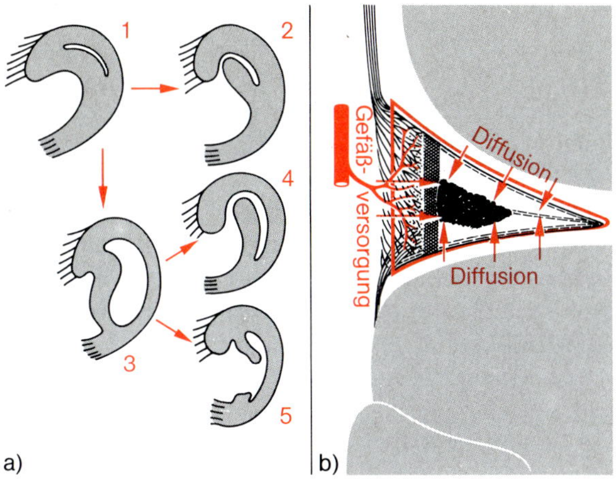


**Abb. 241** a) Formen der Meniskusrisse, ausgehend vom Längseinriß des Hinterhornes 1, Lappenrisse 2, 4, 5, Korbhenkelriß 3
b) typische Lage der Degeneration des Meniskus in dessen Zentrum (schwarz) und dessen vaskularisierter äußerer Anteil

**Rißformen:** Die Einteilung der Meniskusrisse beruht auf morphologischen Gesichtspunkten. Die Prädilektionslinien der Rißformen sind durch die Anordnung der Kollagenfasersysteme und durch den Ort der größten mukoiden Degeneration im Zentrum des Knorpels vorbestimmt. Der sogenannte *Initialriß* liegt im *Hinterhorn* als Längsriß. Er kann sich zum *Korbhenkelriß* erweitern, wenn der Riß bis zum Vorderhorn reicht, oder zum *Lappenriß* entwickeln, wenn der Initialriß quer aufreißt (Abb. 241).
Traumatische Risse liegen peripherer im kapsulären und damit im durchbluteten Gebiet. Sie gehen häufig mit Bandverletzungen einher.

**Rißformen**
Initialriß am Ort der größten mukoiden Degeneration, am Hinterhorn als Längsriß.
Hieraus kann sich entwickeln:
- Korbhenkelriß,
- Lappenriß.

Traumatische Risse:
am Kapselansatz häufig mit Bandverletzungen.

**Diagnose:** Anamnese mit Erfragung der auslösenden Ursache und des Unfallherganges (Drehsturz?). Der Patient erscheint mit Schonhaltung des Kniegelenkes in leichter Beugung. Bei der frischen Läsion findet sich ein Erguß, der bei degenerativem Vorschaden rein serös (Reizerguß) und bei traumatischem Riß im durchbluteten Randgebiet blutig ist. Bei veralteten Befunden entwickelt sich sehr rasch eine Atrophie des M. vastus medialis (Umfangsmessung!).
Folgende Befunde sprechen für eine Meniskusläsion, wobei die Diagnose um so sicherer wird, je mehr Zeichen positiv sind. Ein einziges positives Zeichen hat nur eine begrenzte Aussagekraft.

**Diagnose**
Anamnese, Unfall?
Erguß, bei Unfall evtl. blutig.
Bei veralteten Rissen:
Atrophie des M. vastus medialis.

Meniskuszeichen:
⇐

- **Spontanschmerz** am inneren oder äußeren Gelenkspalt, je nach verletztem Meniskus.
- Schmerzhafte **Einklemmungen** mit akuter Streckhemmung durch einen ins Gelenk eingeschlagenen Meniskusanteil. Nur noch eine „Gelenkmaus" (Osteochondrosis dissecans) kann ein solches Phänomen auslösen.
- **Druckschmerz** am inneren oder äußeren Gelenkspalt in Höhe der Läsion.
- **Überstreck- oder Wippschmerz:** Ruckartige Überstreckung wird als sehr schmerzhaft empfunden.
- **Ab- oder Adduktionsschmerz** des gestreckten Kniegelenkes weist auf Außen- bzw. Innenmeniskusschaden hin *(Böhler-Zeichen)* (oder Innenband- bzw. Außenbandschädigung bei gleicher Bewegungsrichtung).
- **Steinmann I:** Schmerzen am inneren Gelenkspalt bei Außendrehung des gebeugten Unterschenkels weisen auf einen Innenmeniskusschaden hin, Drehung nach innen erzeugt einen Schmerz am äußeren Gelenkspalt bei Läsion des Außenmeniskus.

- **Steinmann II:** Bei zunehmender Beugung des Kniegelenkes aus einer Streckstellung heraus wandert der Druckschmerzpunkt von vorn über lateral nach hinten.
  Die Zeichen nach Steinmann beruhen auf der physiologischen Mitbewegung der Menisken nach hinten bei Beugung.
- **Payr-Zeichen:** Beim Schneider- oder Türkensitz Schmerzen am inneren Gelenkspalt bei Innenmeniskusläsion. Dieser Test entspricht praktisch dem Adduktionstest. Gleiches gilt für die Untersuchung in Bauchlage mit Überkreuzen der Beine.
- **McMurray-Zeichen:** Schnappphänomene, knurpsende Geräusche oder ein tastbarer „Klick" bei folgender Bewegung:
  Streckung aus voller Beugung mit außenrotiertem Unterschenkel am inneren Gelenkspalt weist auf einen Innenmeniskusschaden hin, bei Innenrotation am äußeren Gelenkspalt auf einen Schaden am Außenmeniskus.

**Arthroskopie** zur Diagnosesicherung und zu therapeutischen Eingriffen.

**Die Arthroskopie** wird in letzter Zeit vermehrt eingesetzt, da sie bei klinisch nicht eindeutigen Fällen die Diagnose letztendlich klären kann. Sie kann in gleicher Sitzung zum Zwecke der Therapie eingesetzt werden, da es mit speziellen Instrumenten gelingt, eine Teilmeniskektomie durchzuführen.

**Röntgen**
- Gelegentlich Randzacke mit zystischer Aufhellung ohne Verschmälerung des Gelenkspaltes.

*Arthrographie* möglich.

**Röntgen:** Ein Röntgenbild des Kniegelenkes in 2 Ebenen zeigt naturgemäß keine Besonderheiten. Bei länger bestehendem Meniskusschaden oder nach Meniskektomie erkennt man häufig eine kleine Randzacke am seitlichen Tibiaplateau mit kleiner zystischer Aufhellung ohne eine Verschmälerung des Gelenkspaltes (Rauber-Zeichen) (Abb. 242a). Eine *Arthrographie* kann das Ausmaß und die Lokalisation des Meniskusrisses aufklären. Bei einer Chondrokalzinose (Pseudogicht) zeigt sich der Meniskus infolge seiner Kalkeinlagerungen bereits im normalen Röntgenbild (Abb. 242b).

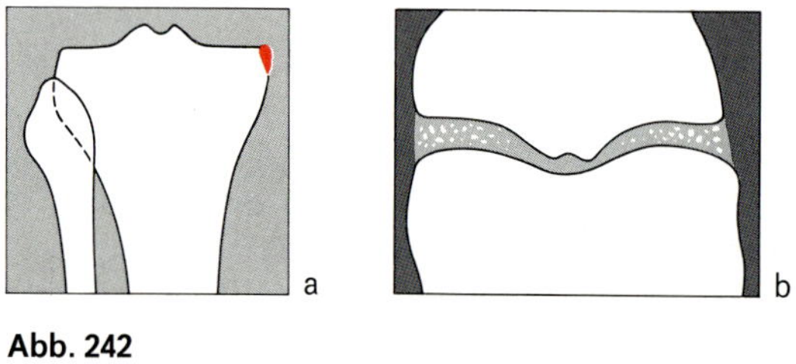

**Abb. 242**
a) Rauber-Konsole nach Meniskusschaden
b) verkalkter Meniskus

**Therapie**
- Gelenkpunktion,
- Beseitigung der Einklemmung,
- bei Riß: Meniskektomie.

Ideale Resektionslinie:
peripher der größten Degenerationszone als Teilresektion.
**Keine totale Meniskektomie!**

Bei traumatischem Riß im vaskularisierten Areal:
*Naht.*

**Therapie:** Bei Bestehen eines Gelenkergusses erfolgt aus diagnostischen und therapeutischen Gründen eine Gelenkpunktion. Bei Vorliegen eines Hämarthros erfolgt die diagnostische Arthroskopie, um das weitere therapeutische Vorgehen festzulegen.
Bei Einklemmung mit Streckhemmung: manuelle Reposition mit Zug am Unterschenkel, Rotation, Abduktion (bei Innenmeniskusriß) und Streckung des Kniegelenkes. Die Reposition in einer Manschettenextension am Knöchel unter stationären Bedingungen ist in Erwägung zu ziehen.
Da eine Heilung des zerrissenen Meniskus nur bei einem Riß im vaskularisierten Randteil möglich ist und diese Verletzung nur traumatisch auftritt, ist bei degenerativem Schaden eine **Meniskektomie** erforderlich. Die ideale Zone für die Resektion des Meniskus wird durch seine Ernährungssituation und den daraus resultierenden Bezirken der Degeneration vorgegeben. Die Degenerationszone verläuft als gekrümmter Zylinder durch die Mitte des ge-

samten Meniskus. Peripher dieser Zone liegt die ideale Resektion (s. Abb. 241 b). Damit ist gewährleistet, daß

- ein Randsaum stehenbleibt, der durch seine Verbindung zum Kapselbandapparat die Stabilität aufrecht erhält und
- alles degenerative Meniskusgewebe entfernt worden ist.

Eine totale Meniskektomie ist obsolet, da sie die funktionelle Anatomie und Biomechanik des Kniegelenkes mißachtet. Sie führt bei medialer Entfernung zwangsläufig zu einer anteromedialen Rotationsinstabilität!

Ein traumatischer Riß im äußeren Kapselbezirk erfordert eine Reinsertion durch atraumatische Nähte.

*Nachbehandlung:* Abhängig vom Alter der Patienten, da jüngere Patienten mit reaktionsfähiger Synovialis leichter einen Reizerguß ausbilden. Ab 1. postoperativen Tag isometrische Spannungsübungen für den M. quadriceps, ab 3.–6. Tag Beginn mit krankengymnastischer Übungsbehandlung, je nach Alter. Keine Gipsruhigstellung.

**Sonderformen**

- **Scheibenmeniskus:** Die Menisken werden frühembryonal als Scheiben (Diskoidmeniskus) angelegt. Es handelt sich demnach um eine Entwicklungsstörung mit Stehenbleiben auf einer frühembryonalen Stufe.
  Im Kindesalter treten hörbare knackende oder schnappende Geräusche bei Beugung und Streckung auf. Nur gelegentlich ist dieses Phänomen schmerzhaft. Infolge der unphysiologischen Form ist der Scheibenmeniskus erhöht anfällig für Traumen und Degeneration, so daß sich bald eine Meniskusläsion einstellen wird. Dann ist der Zeitpunkt zur partiellen Meniskektomie gekommen.
- **Meniskusganglion:** Seitliche, runde oder ovale Ausstülpung von degenerativem Meniskusgewebe, häufig auch gestielt. Das Ganglion kommt lateral weitaus häufiger als medial vor, da das Hinterhorn des Außenmeniskus voluminöser ist. Daher ist die Zone der mukoiden Degeneration hier auch am größten.
  *Therapie:* Exstirpation des Ganglion, wenn möglich unter Stehenlassen des Meniskus.
- **Plica-Syndrom:** Während der Entwicklung der Synovialis können Septen bestehen bleiben, so die Plica synovialis infrapatellaris, die vor dem Lig. cruciatum liegt, und die Plica synovialis mediopatellaris. Diese verläuft vom Hoffa-Fettkörper medial der Patella zum oberen Rezessus. Diese letztere Plica, die bei Arthroskopien bei bis zu 50 % der Gelenke gesehen wird, kann gelegentlich klinische Symptome verursachen, wenn sie bei Beugung angespannt zwischen Patella und Kondyle einklemmt. Knieschmerzen und ein Gelenkschnappen können die Folge sein. Dann ist die arthroskopische Resektion angezeigt.

**Differentialdiagnose:** Nach adäquaten Traumen: Seitenbandzerrung oder -teileinrisse. Bei Einklemmung: Osteochondrosis dissecans oder Gelenkchondromatose (Röntgenbild). Die Chondropathia patellae kann Meniskussymptome vortäuschen; die Randpartie der Patella ist dann druckschmerzhaft, positives Zohlen-Zeichen. Plica Syndrom.

**Prognose:** Ein unbehandelter Meniskusschaden schädigt über einen chronischen Reizerguß mit nachfolgender Synovitis den gesamten hyalinen Gelenkknorpel. Ein geschädigter Meniskus muß daher entfernt werden. Die besten Frühergebnisse (postoperative Schmerzen und Dauer der stationären Behandlung) und die besten Lanzeitergebnisse hat aus o. g. Gründen die partielle Meniskektomie. Bei totaler Meniskektomie droht die anteromediale Instabilität mit Zerreibung des hyalinen Knorpels und Entstehung einer Arthrose.

**Scheibenmeniskus**
– Stehenbleiben auf frühembryonaler Stufe,
– leicht vulnerabel.

**Meniskusganglion**
Meist lateral gelegen.
Ausstülpung der mukoiden Degeneration in Form eines Ganglion.
*Therapie:* Exstirpation.

**Plica-Syndrom**
Plica synovialis mediopatellaris,
selten für Kniebeschwerden verantwortlich,
bei Einklemmung, dann Resektion.

**DD**
Seitenbandverletzungen,
Osteochondrosis dissecans,
Chondropathia patellae,
Plica-Syndrom.

**Prognose:** Ein geschädigter Meniskus muß entfernt werden, da er über eine Synovitis den Knorpel schädigt.
Eine totale Meniskektomie ist obsolet, Instabilität!

**Begutachtung:** Bei entsprechender körperlicher Disposition u. U. Berufserkrankung.

**Begutachtung:** Arbeiten in vorwiegend knieender oder hockender Stellung (Bergarbeiter) prädisponieren zu einem vorzeitigen Verschleiß. Daher ist u. U. die Anerkennung als Berufserkrankung möglich.
Da der Meniskus frühzeitig degenerativen Veränderungen unterliegt, ist die Aussage eines adäquaten Traumas für versicherungsrechtliche Fragen von entscheidender Bedeutung. Reichte das Trauma aus, um einen gesunden Meniskus zu zerreißen? Kann der Unfall als Arbeitsunfall versicherungsrechtlich anerkannt werden? Jeder resezierte Meniskus muß aus diesen Gründen histologisch untersucht werden.

**Chondromalacia patellae**
**Definition**

- Malazie = anatomisch-pathologische Veränderung,
- Chondropathie: Malazie mit Schmerzen.

## 3.8.14 Chondromalacia patellae

*H. Zilch*

*Synonyme:* Chondropathia patellae, femoropatelläres Schmerzsyndrom, Retropatellararthrose.
**Definition:** Chondromalacia patellae beinhaltet eine pathologisch-anatomische Erweichung des retropatellären Knorpels, die nicht unbedingt schmerzhaft sein muß. Demgegenüber bedeutet Chondropathie (pathein = griechisch „leiden“) Schmerzen. Die Malazie führt nicht zwangsläufig zur Retropatellararthrose.

**Häufigkeit:** sehr häufig, kann bereits im Jugendalter manifest werden.

*Häufigkeit:* Sehr häufige Erkrankung, insbesondere auch bereits bei Jugendlichen. Durch vermehrte Anwendung der Arthroskopie wird die Diagnose noch häufiger gestellt. Eine Retropatellararthrose findet sich im 3. Lebensjahrzehnt bereits bei 80 % der Bevölkerung. Allerdings muß nicht jede Knorpeldegeneration klinisch manifest werden.

**Ätiologie**
Störung des femoropatellären Gleichgewichtes
- *Anatomische Varianten:*
  - Patellfehlformen,
  - Patella alta, -hypoplasie,
  - Trochleadysplasie lateral,
  - Achsenfehler
    X-Bein, Torsionsfehler im Unterschenkel.
- *Funktionelle Varianten*
  - Insuffizienz des M. vastus medialis,
  - Bandinsuffizienz.
- *Mikrotraumen* (Sport).
- Nach Patellafraktur.

**Ätiologie:** Multifaktorielles Geschehen, was letztendlich zu einer Störung des femoropatellären Gleichgewichtes führt.
Häufig führen sportliche Überbelastungen im Sinne von Mikrotraumatisierungen zu einer Chondromalazie. Reduktion der sportlichen Tätigkeit führt prompt zur Beschwerdefreiheit. Makrotraumen (osteochondrale Frakturen, Patellafrakturen) können zu einer Chondromalazie führen. Ansonsten kommen ursächlich anatomische und funktionelle Varianten infrage:
Anatomische Varianten: Patellaformen des Typs Wiberg II und III mit Druckerhöhung, aber auch Druckverminderung der medialen Fazette, mehr noch Patellafehlformen wie „Jägerhut“ (Abb. 230 links unten), „Kieselstein“ oder Flachpatella (Abb. 230 rechts unten); Gleitwegdysplasien mit verminderter Konkavität der Trochlea, besonders lateral; Patella alta (Hochstand) mit hypoplastischer (runder) Patella; abnorme Beinachsen (X-Bein, Torsionsfehler des Unterschenkels).
Funktionelle Varianten: muskuläre Insuffizienz, insbesondere des M. vastus medialis; ligamentäre Insuffizienz infolge Bandlaxizität, insbesondere veraltete, nicht erkannte vordere Kreuzbandrupturen.

**Stadieneinteilung**

*Stadieneinteilung nach Outerbridge:*
**Stadium I:** Verfärbung des Knorpels mit Erweichung,
**Stadium II:** Defektbildung des Knorpels mit Rissen und Lefzen,
**Stadium III:** Defekte bis zum Kochen,
**Stadium IV:** freiliegender und sklerosierter subchondraler Knochen.

**Symptomatologie**
Schmerzen bei Erhöhung des retropatellären Druckes:
Kniebeugen,
Treppensteigen,
Pseudoblockaden.

**Symptome:** Schmerzen vorn am Kniegelenk – gelegentlich auch medial –, insbesondere bei Belastung mit Erhöhung des retropatellären Druckes: bei Kniebeugen, Treppensteigen, häufiger auch beim Abwärtsgehen, längerem Sitzen mit angezogenen Beinen. Pseudoblockaden und Pseudo-giving-way.

**Diagnose:** Patellaanpreßschmerz und -verschiebeschmerz (in allen Ebenen, nach oben, unten und zur Seite). Positives Zohlen-Zeichen: Der Arzt fixiert die Patella an ihrem oberen Rand; bei gleichzeitiger Anspannung des M. quadrizeps femoris (Aufforderung, die Kniescheibe hochzuziehen) wird ein starker Schmerz ausgelöst. Häufig Patellareiben hörbar. Schmerzen bei Beklopfung der Patella mit dem Perkussionshammer. Bei Subluxation der Patella kann der Schmerz an der medialen oder lateralen Fazette lokalisiert werden.
Bei längerem Reizzustand: Reizerguß. Dann auch Muskelatrophie, besonders des M. vastus medialis, sichtbar.
Die Arthroskopie klärt die Größe des Schadens und hilft, ein Therapiekonzept zu entwickeln.

**Diagnose**
- Patellaanpreß- und verschiebeschmerz,
- Patellareiben,
- Patellaklopfschmerz,
- bei Reizzustand: Gelenkerguß,
- Arthroskopie.

**Röntgen:** Standardaufnahmen (a.p. und seitlich) zeigen u.U. Formvarianten der Patella und arthrotische Veränderungen. Diese können aber auf Patellatangentialaufnahmen in 30°, 60° und 90° Beugung des Kniegelenkes besser dargestellt werden (sog. Défilé-Aufnahmen z. B. nach Knutsson) (s. Abb. 230). Beurteilung der subchondralen Sklerosierung, Verschmälerung des femoropatellären Gleitlagers, Randosteophyten. Die Beurteilung der Patellaformen (s. Abb. 230) gelingt nur beim Vorliegen aller 3 Aufnahmen, da sich die Form je nach Röntgeneinstellung ändern kann. Die beiden Fazetten der Patella bilden normalerweise einen Winkel von 120–140°. Bei kleinerem Winkel fehlt häufig der Druck auf die mediale Fazette, was zur Knorpelerweichung führen kann.

**Röntgen**
Aufnahmen: a.p., seitlich und tangential in 30–60- und 90° Beugung (Défilé-Aufnahmen z. B. nach Knutsson).

Beurteilung der Patellaform und der möglichen Arthrose.

**Therapie**
**Konservativ:** Schwergewicht der Behandlung liegt auf dem konservativen Sektor. Limitierung oder Änderung der sportlichen Tätigkeit mit Vermeidung einer Druckerhöhung im femoropatellären Gleitlager (Hocken). Physiotherapie mit Kräftigung, u. U. auch Dehnung der knienahen Muskeln, insbesondere des M. vastus medialis. Diadynamische Ströme, Kurzwelle, Iontophorese. Gabe von knorpelaufbauenden Präparaten (Arteparon®, Dona 200, Arumalon®), u. U. auch intraartikuläre Injektionen, umstritten. Keine Steroide! Bei entzündlicher Begleitsynovitis: nichtsteroidale Antiphlogistika.
**Operativ:** Eine Operation muß wegen der hohen Spontanheilungsrate und der kritischen Analyse der Behandlungsresultate gründlich überlegt werden. Torsions- und Achsenfehler bedürfen der Korrektur. Aber selbst als „kausal" deklarierte Operationsverfahren, wie die Ventral- und/oder Medialversetzung der Tuberositas tibiae (Maquet-Bandi) zur Reduzierung des retropatellären Druckes bringen nur in Einzelfällen Besserung. Auch die Spaltung des lateralen Retinaculums zur Beseitigung der lateralen Hyperpression hat nur einen zeitlich begrenzten Effekt. Die Abrasio, die Knorpelglättung und die subchondrale Bohrung (Pridie 1959) zur Förderung des Ersatzknorpels (Faserknorpels) bleibt fortgeschritteneren Fällen vorenthalten. Auch hier ist der Erfolg begrenzt.

**Therapie**
- überwiegend konservativ,
- Vermeidung einer Druckerhöhung im femoropatellären Gleitlager,
- krankengymnastische Übungsbehandlung zur Stärkung des M. vastus medialis,
- u.U. knorpelaufbauende Präparate,
- hohe Spontanheilungsrate!

**Operativ**
- Korrektur der Torsions- und Achsenfehler,
- Ventralisierung der Tuberositas tibiae,
- Retinaculumspaltung,
- Pridiebohrung in fortgeschrittenen Fällen.

**Prognose:** Im jugendlichen Alter ist die Selbstheilungstendenz sehr hoch. Nicht jede Malazie geht in eine Arthrose über. Jedoch ist bereits im mittleren Alter die Arthrosehäufigkeit sehr hoch. Manche Autoren haben degenerative Veränderungen am Patellaknorpel in Altersgruppen über 50 Jahren bis zu 100% gefunden! In diesem Alter ist die Prognose schlecht, insbesondere was die Langzeitergebnisse nach den verschiedenen Operationen betrifft.

**Prognose**
- in der Jugend gut,
- im Alter schlecht,
- häufig Beginn der Arthrose.

**Differentialdiagnose:** Meniskusläsion, meist mit akutem Schmerz und echten Einklemmungserscheinungen. Knieinstabilität als Ursache der Dysbalance durch exakte klinische Untersuchung ausschließen. Gelegentlich verursacht eine schmerzhafte Plica mediopatellaris ähnliche Symptome. Entzündliche Prozesse (lokale Überwärmung, Erhöhung der Leukozytenzahl und der BKS) und Tumoren (Röntgenbild) ausschließen.

**Differentialdiagnose**
- Meniskusläsion,
- Knieinstabilität,
- Entzündung,
- Tumor.

**Gonarthrose**

**Häufigkeit:** häufigste Arthrose, zwischen 30 und 40 Jahren bereits 50 %! Beginn im Femoropatellargelenk. Unterscheidung zwischen röntgenologischer Arthrose und Arthrosekrankheit.

**Ätiologie**
- primäre – genuine – Arthrosen unbekannter Ätiologie,
- präarthrotische Deformität

⇨

- Entzündungen

⇨

- Stoffwechselstörung

⇨

Pathogenese: s. S. 217

**Symptomatologie**
- Prodromi: Arthralgien, Steifigkeitsgefühl, Schwellungsgefühl,
- Schmerzen vom mechanischen Typ: Anlauf-, Ermüdungs-, Belastungsschmerz,
- bei sekundärer Synovitis: Dauer- und Nachtschmerz.

**Klinik**
- Gelenkverplumpung,
- Druckschmerzen,
- Bewegungsschmerz.

## 3.8.15 Gonarthrose

*H. Zilch*

*Häufigkeit:* Die Arthrosis deformans des Kniegelenkes ist die häufigste Arthrose überhaupt. Zwischen dem 30. und 40. Lebensjahr wird bereits die 50 % Häufigkeit erreicht, im 60. Lebensjahr haben 90 % der Bevölkerung eine Arthrose, um das 70. Lebensjahr werden bei jedem Menschen arthrotische Veränderungen gefunden. Die früheste Manifestation liegt im Femoropatellargelenk.
Röntgenologisch nachweisbare Gelenkveränderungen bedeuten noch keine Arthrosekrankheit. Frauen haben zum Zeitpunkt der Menopause einen gewissen Vorsprung.

**Ätiologie:** Neben den primären (genuinen) Arthrosen unbekannter Ätiologie spielen am Kniegelenk präarthrotische Deformitäten eine besondere Rolle.

**Angeboren:** hypoplastische Gelenkanteile (z. B. Femurkondylen, Patella), neuromuskuläre Funktionsstörung bei Zerebralparesen.
**Wachstumsstörungen:** aseptische Knochennekrosen (Osteochondrosis dissecans, Sinding-Larsson-Johannson-Syndrom), X- und O-Beine.
**Erworben:** Inkongruenzarthrose als Folge von Tibiakopf-, Kondylen- und Patellafrakturen, Meniskektomie, Instabilitätsfolge nach Verletzungen der Kreuz- und Seitenbänder;
Lähmungsfolge: Poliomyelitis, traumatische Nervenläsion;
Achsenabweichung: O-, X-Bein, Genu recurvatum.

**Entzündungen:** Rheumatisch: rheumatoide Arthritis.
Unspezifisch: bakterielle Gonitis (z. B. nach Gelenkinjektion).
Spezifisch: Tuberkulose, Lues (tabische Arthropathie), Gonorrhoe.

**Stoffwechselstörungen:** Gicht, Chondrokalzinose,
Diabetes mellitus;
Hämophilie – Hämarthros;
Chondromatose der Synovialis.

**Pathogenese:** Vergleiche „Pathogenese der Arthosis deformans" S. 217. Gelegentlich kommt es im Stadium 3 und 4 zu fokalen Ablösungen ovalen Knochenknorpelstückchens aus der Femurkondyle (Morbus Ahlbäck).

**Symptome:** Sie entsprechen dem im allgemeinen Teil der Arthrose abgehandelten Befund (s. S. 222). Auffällig häufig ist ein langsamer Verlauf über Jahre hinweg. Prodromi: uncharakteristische, kurzdauernde Arthralgien, Steifigkeit, Schwellungsgefühl in der Kniekehle.
Der bald einsetzende Schmerz ist dem mechanischen Typ zuzuordnen. Anlauf-, Ermüdungs- und Belastungsschmerz, verbunden mit Steifigkeitsgefühl. Später kommt der Dauer- und Nachtschmerz hinzu, insbesondere bei Ausbildung einer sekundären Synovitis. Die Beschwerden sind oft witterungsabhängig. Die Schmerzen sind häufig in der Oberschenkel- und Wadenmuskulatur lokalisiert, entsprechend der mechanischen Chondroprotektion dieser Muskulatur. Gangunsicherheiten und Hinken stellen sich ein.

**Klinik:** Bei Inspektion lassen sich bald Exophyten, Gelenkverplumpung und Fehlstellungen erkennen. Eine Atrophie der Oberschenkelmuskulatur ist häufig. Bei Palpation sucht man Druckpunkte (meist an Exophyten, am Gelenkspalt oder Sehnenansätzen), beurteilt die Patellaverschieblichkeit und die Kapsel (verhärtet bei Arthrose, schwammig ödematös bei Arthritis rheu-

matica). Die tendomyotische Muskulatur ist häufig druckdolent. Beurteilung der Kniekehle (Baker-Zyste?).
Bei der Funktionsprüfung wird das Ausmaß der Beweglichkeit festgelegt, wobei Streckausfälle prognostisch ungünstiger als Beugebehinderungen sind. Stabilitätsprüfung der Bänder: Bei einem O-Bein stellt sich eine Außenbandlockerung ein, bei einem X-Bein eine Innenbandlockerung.

**Röntgen:** Als erstes Zeichen einer beginnenden Arthrose zeigt sich eine Ausziehung der Eminentiae intercondylicae. Bald folgen Gelenkspaltverschmälerungen, insbesondere bei O- oder X-Bein auf der belasteten Seite des Gelenkes, subchondrale Osteosklerose, osteophytäre Randzackenbildung am Gelenkspalt und seitlich am Übergang Gelenkrolle-Oberschenkelknorren, evtl. Pseudozysten als Geröllzysten. Die Destruktion kann im Spätstadium erheblich sein. Im Gegensatz zur Destruktion bei der rheumatoiden Arthritis verbleibt immer eine breite Sklerosezone (s. Abb. 108 S. 219).

**Röntgen**
- Ausziehung der Eminentiae intercondylicae,
- Gelenkspaltverschmälerung,
- subchondrale Sklerose,
- Osteophyten,
- Geröllzysten,
- Destruktion.

**Punktat:** Bei Ergußbildung erfolgt aus therapeutischen und diagnostischen Gründen eine Punktion. Bei Arthrose ist die Gelenkflüssigkeit klar, von bernsteingelber Farbe. Die Zellzahl liegt unter 2 000, Bakterien und Enzyme lassen sich nicht nachweisen.

Punktat:
Klare Farbe,
Zellzahl < 2 000

**Therapie:** Alle im Kapitel 2.7.1.1, Seite 224 angegebenen *konservativen* Therapieverfahren finden ihre Anwendung. Die Gonarthrose ist die Erkrankung, bei der der Praktiker die meisten intraartikulären Injektionen, vor allem auch mit knorpelaufbauenden Präparaten, verabreicht.

**Therapie**
*Konservativ* s. S. 224

**Operativ:** In Fällen mit starker Synovitis: *Synovektomie* mit und ohne *Gelenktoilette:* Abtragen von osteophytären Randzacken und von zerstörtem Knorpel, Anbohren der subchondralen Sklerosezone zur Eröffnung des Markraumes *(Pridie-Bohrung).* Hiermit wird die körpereigene Reparation im Hinblick auf Faserknorpelbildung unterstützt.
*Korrekturosteotomien* zur Begradung eines Genu varum, valgum oder recurvatum beseitigen die präarthrotische Deformität. Die Osteotomie liegt, je nach dem Ort der größten Abweichung, im Schienbeinkopf (am häufigsten beim O-Bein) oder suprakondylär am Femur. Durch präoperative Röntgenganzaufnahmen des Beines (Achsenaufnahmen) läßt sich der Korrekturwinkel exakt bestimmen. Normalerweise läuft die Tragachse des Beines (Mikulicz-Linie) durch das Zentrum des Hüftkopfes, die Kniemitte und die Mitte des oberen Sprunggelenkes. Beim O-Bein ist die Achse nach medial, beim X-Bein nach lateral verschoben (s. Abb. 231 S. 438, vgl. auch Abb. 12 S. 25).
Klassische Indikation zur Korrekturosteotomie sind Achsabweichungen über

*Operativ:*
- bei *Synovitis:*
  - Synovektomie,
  - Gelenktoilette,
  - Pridie-Bohrung.
- *Korrekturosteotomie*
  bei Genu valgum, – varum, – recurvatum, Achsenaufnahmen anfertigen, Korrekturwinkel und -höhe (Schienbeinkopf, suprakondylär) festlegen.

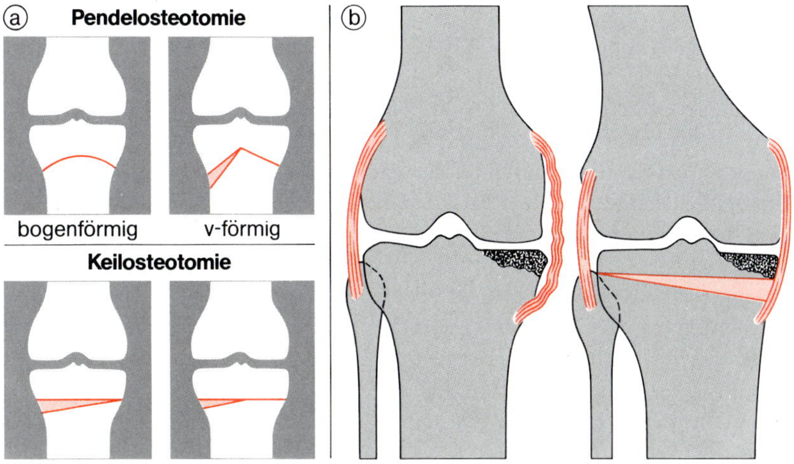


**Abb. 243** a) Formen der Umstellungsosteotomie am Tibiakopf
b) interligamentäre keilförmige Anhebeosteotomie bei instabilem Genu varum

5° mit und ohne Arthrose eines Kompartimentes. Besteht bereits eine Panarthrose, kommt diese Osteotomie zu spät.

Technik der Osteotomien s. Abb. 243

Die Osteotomie erfolgt am häufigsten als Keilentnahme, am Schienbeinkopf auch in Form einer Pendelosteotomie mit bogenförmiger Durchtrennung. Mäßige Bandlockerungen, insbesondere nach Trauma durch Absacken eines Tibiaplateaus, können durch interligamentäre Anhebeosteotomie und Interposition eines Knochenkeiles behoben werden. Damit wird gleichzeitig die Achsabweichung und die relative Bandverkürzung behoben (Abb. 243).

- *Endoprothetik*
  - Oberflächenersatz bei erhaltenem Bandapparat,
  - einseitige Schlittenprothese bei Varus- oder Valgusgonarthrose,
  - Scharnierprothese.

*Endoprothetik:* Grundsätzliche Unterscheidung zwischen Endoprothesen als Oberflächenersatz und Scharnierprothesen. Voraussetzung zur Implantation der ersteren ist ein intakter Bandapparat, der die Knieführung gewährleistet. Außerdem darf keine gröbere Bewegungseinschränkung bestehen. Bei einseitiger Zerstörung nur eines Kompartiments kann eine einseitige Schlittenprothese in Erwägung gezogen werden, z. B. bei einem O-Bein die Ersetzung des medialen Kompartiments (Abb. 244). Scharnierprothesen mit starren Achsen haben in bezug auf Haltbarkeit aus biomechanischen Gründen die schlechteste Prognose. Sie sind daher nur bei sehr alten Patienten mit völliger Zerstörung des Gelenkes indiziert. Die modernen Prothesen lassen trotz Achsführung die Schlußrotation des Unterschenkels zu.

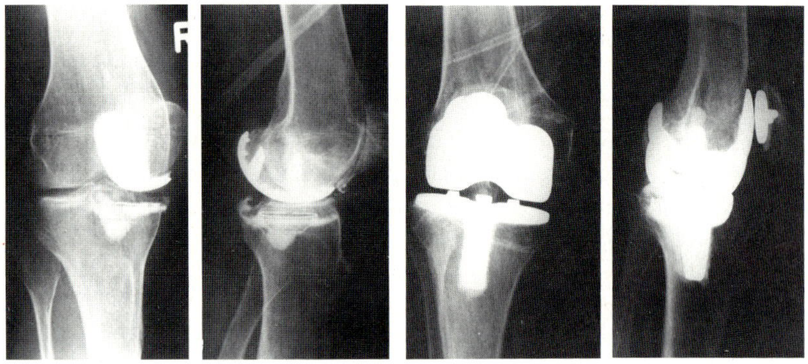

a b

**Abb. 244** a) Einseitige Schlittenprothese b) Totalendoprothese

- *Arthrodese* meist nach mißlungener Endoprothetik

Eine *Arthrodese* ist auch heute noch in Erwägung zu ziehen. Sie macht das Bein zwar zur Stelze, aber stabil und belastungsfähig. Nach mißlungener Implantation einer Prothese bleibt sie ein willkommenes Verfahren.

**Differentialdiagnose**
Arthritis rheumatica, neuropathische Arthropathien, Meniskusschaden, Hüfterkrankungen!

**Differentialdiagnose:** *Arthritis rheumatica:* Klinisch imponiert bereits eine primäre Synovitis mit teigig-ödematöser Kapselschwellung und Schmerzen vom entzündlichen Typ (s. S. 223). BKS erhöht und positive Rheumafaktoren. Röntgenologisch besteht eine Knochenatrophie, die entzündlichen Knochendefekte sind reaktionsloser (fehlender Sklerosesaum).

*Neuropathische Arthropathien* verursachen bei schweren Destruktionen keine oder nur geringe Schmerzsymptome. Eine Chondropathia patellae ist häufig die erste Lokalisation einer Arthrose des Kniegelenkes: Schmerzen bevorzugt bei Treppensteigen und aus der Hocke gehen; positives Zohlen-Zeichen.

*Meniskusschaden:* bei Verletzung entsprechendes Unfallereignis, meist Rotationstrauma; bei degenerativ vorgeschädigtem Meniskus reicht auch eine Gelegenheitsursache aus, z. B. aus der Hocke gehen. Positive Meniskuszeichen, meist eindeutiger Reizerguß.

Ganglion und Baker-Zysten am stehenden Patienten in der Kniekehle suchen.

Bei Patienten mit Kniebeschwerden an *Hüfterkrankung* denken, da etwa 20 % der Hüfterkrankten primär Knieschmerzen angeben.

## 3.8.16 Traumatologie

*H. Zilch*

**Traumatologie**

1. **Tibiakopfbrüche**

**Tibiakopfbrüche**

**Ursachen:** Valgus-, seltener Varusstreß in Kombination mit axialer Stauchung; z. B. beim Stoßstangenanpralltrauma.

**Frakturformen:** Spaltbruch ohne Verschiebung, Impressionsbruch mit in den Tibiakopf eingetauchten Gelenkflächenanteilen, Depressionsbruch mit Absinken der seitlichen Gelenkflächen. Mono-, bikondyläre und Trümmerbrüche. Stabile und instabile Brüche.

**Frakturformen:**
- Spalt-, Impressions-Depressionsbruch,
- mono-, bikondylär, Trümmerbrüche
- stabile, unstabile Brüche.

**Therapie:** Konservatives Vorgehen bei fehlender Dislokation und erhaltenen Gelenkflächen und bei den meisten Brüchen des alten Menschen. Ruhigstellung für ca. 3 Wochen im gespaltenen Oberschenkelliegegips, danach Mobilisation, Belastung nach 10–12 Wochen. Operatives Vorgehen bedeutet stufenweise Wiederherstellung der Gelenkflächen, bei Impressionsfrakturen mit zusätzlicher Unterfütterung der angehobenen Gelenkfläche durch autogene Spongiosa vom Beckenkamm. Übungsstabile Osteosynthese (Spongiosazugschrauben, u. U. in Kombination mit einer Abstützplatte) beendet den Operationsvorgang. Belastung wie bei konservativem Vorgehen nach 10–12 Wochen, vorher natürlich intensive krankengymnastische Übungsbehandlung zur Gelenkmobilisation und Muskelkräftigung.

**Therapie**
- konservativ bei erhaltener Gelenkfläche und bei alten Menschen
- operativ mit Rekonstruktion der Gelenkfläche, u. U. Spongiosaunterfütterung, stabiler Osteosynthese.

**Prognose:** Mögliche Spätfolgen: posttraumatische Arthrose infolge Inkongruenz der Gelenkfläche, einer schweren Knorpelkontusion oder durch Achsenfehlstellung. Restinstabilität durch mitverletzte Bänder.

Spätfolgen: posttraumatische Arthrose (Inkongruenz, Knorpelkontusion), Instabilität durch verletzte Bänder.

1. **Patellafraktur**

**Ursachen:** Meistens direkte Anpralltraumen (daher gehäuft offene Fraktur), seltener sind Abrißfrakturen am oberen oder unteren Pol. Häufigkeit: etwa 1 % aller Knochenbrüche.

**Patellafraktur**
meist durch direktes Trauma.

**Formen:** Querbruch, Sternbruch, Mehrfragment- und Trümmerbrüche, Längsfrakturen, Polabrisse.

**Formen:** meist Quer- oder Sternbruch.

**Diagnose:** Hämarthros, da intraartikuläre Fraktur. Sichtbare und tastbare Delle. Bei gleichzeitigem Riß der Retinacula (sog. Reservestreckapparat) kann das Bein aktiv nicht gestreckt gehoben werden. Röntgenaufnahmen in 2 Ebenen, bei unklaren Befunden Tangentialaufnahmen z. B. nach Knutsson.

**Diagnose**
Hämarthros,
Stufenbildung,
Bein kann aktiv nicht gehoben werden.

**Differentialdiagnose:** Patella bipartita. Diese liegt immer am äußeren oberen Quadranten und ist häufig doppelseitig.

**DD**
Patella bipartita (immer oben außen).

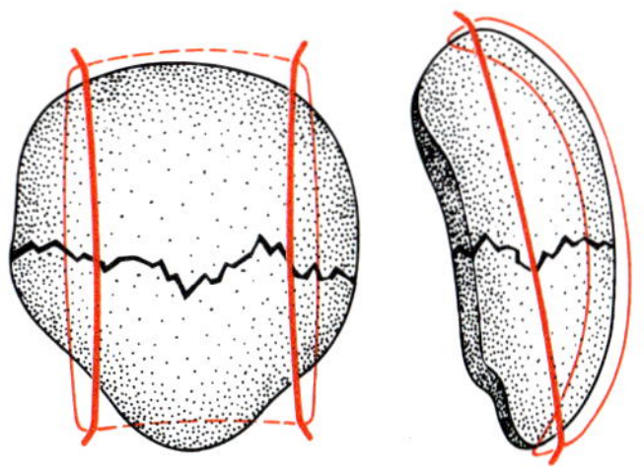

**Abb. 245**
Patellafraktur:
ventrale Zuggurtung über
2 parallele Kirschner-Drähte

**Therapie:** Die Notwendigkeit einer *operativen* Wiederherstellung wurde bereits 1905 von Thiem klar umrissen, nachdem Trendelenburg bereits 1878 die erste offene Reposition in Deutschland durchgeführt hatte. Heute gilt die Zuggurtungsosteosynthese als die Methode der Wahl, die ventral über die Patella zieht. Zusätzlich können K-Drähte oder Schrauben die Fragmente fassen (Abb. 245). Naht der zerrissenen Retinacula unumgänglich. Bei Teil-

**Therapie**
Operativ durch Zuggurtungsosteosynthese.

zerstörung: Teilresektion, z. B. des unteren Patellapols und Reinsertion des Lig. patellae auf die Restpatella. Bei völliger Zerstörung: Patellektomie.

**Prognose**
Posttraumtische Arthrose möglich.

**Prognose:** Posttraumatische Arthrose nicht selten, bedingt durch Inkongruenz oder primären schweren Knorpelschaden oder Knorpelkontusion.

**Bandverletzungen**
Dehnung (Grad I),
Teilruptur = Zerrung (Grad II),
Riß (Grad III).

3. **Bandverletzungen**

**Schweregrade der Bandverletzungen**

Im klinischen Alltag wird zwischen

- **Dehnung** (Grad I),
- **Zerrung** = Teilruptur (Grad II) und
- **Ruptur** (Grad III) unterschieden.

Man muß sich aber darüber im klaren sein, daß auch bei Grad I und II anatomische Strukturen zerrissen sind. Bei Grad I ist das Band über die 5 % Elastizitätsgrenze hinaus überdehnt.

Makroskopisch sind Einrisse nicht zu erkennen, wohl aber elektronenoptisch Risse der Kollagenfasern. Bei Schweregrad II finden sich auch bereits makroskopische Einrisse und Einblutungen in verschiedenen Etagen. Das Band ist stark geschwächt. Grad III bedeutet völlige Kontinuitätsdurchtrennung sowohl der kollagenen als auch der (geringen) elastischen Fasern.

Grad I benötigt keine Immobilisation, jedoch Limitierung des Bewegungsausmaßes zur Vermeidung von Spannungsspitzen am verletzten Band. Grad II sollte kurzfristig ruhiggestellt werden, Grad III erfordert operative Rekonstruktion der Bänder.

**Instabilität in einer Ebene**
Varus- und Valgusinstabilität durch lateralen bzw. medialen Seitenbandriß.

**Instabilität in einer Ebene**

- **Mediale** (Valgus-) **Instabilität:** isolierte Zerreißung der medialen Bandstrukturen durch Valgusstreß.
- **Laterale** (Varus-) **Instabilität:** isolierte Zerreißung der lateralen Bandstrukturen durch Varusstreß. Diese Instabilität ist seltener als die mediale.

Stabilitätsuntersuchung
- in Streckstellung:
  bei Aufklappbarkeit Riß des Seitenbandes **und** der dorsomedialen bzw. lateralen Kapselecke,
- in 30° Flexion:
  bei Aufklappbarkeit Riß des Seitenbandes.

Untersuchung in Außenrotation des Unterschenkels (Seitenbänder gespannt).

**Diagnose:** Stabilitätsprüfung in Extension des Kniegelenkes und in 30° Flexion. In dieser Beugestellung sind die hintere Kapsel und die seitlichen hinteren Stabilisatoren (Popliteuseck bzw. Semimembranosuseck) entspannt und stabilisieren nicht das Gelenk. Daher weist eine Aufklappbarkeit in Flexion auf eine isolierte Zerreißung des Seitenbandes hin (Varusstreß: laterales Seitenband; Valgusstreß: mediales Seitenband). Bei Aufklappbarkeit in Streckstellung sind daher weit mehr Strukturen zerrissen als nur die seitlichen Bänder, nämlich auch die Strukturen der Kapselecken. Die Prüfung auf Seiteninstabilität hat in Außenrotation des Unterschenkels und immer im Seitenvergleich zu erfolgen. Bei starker seitlicher Aufklappbarkeit muß darüber hinaus auch das Kreuzband mitzerrissen sein, so bei starker medialer Instabilität das vordere Kreuzband. Jetzt liegt aber bereits eine Rotationsinstabilität vor.

Knöcherne Ausrisse:
Fixation mit Schrauben.
Bandrisse:
Einzelknopfnähte.
Bei Elongation:
Versetzung des Bandansatzes.

**Rißarten und Therapie:** Knöcherner Ausriß, Risse am Bandansatz oder im Bandverlauf. Die beiden ersteren werden mit Schrauben refixiert, die letzteren mit Einzelknopfnähten wiedervereint. Bei veralteten (elongierten) Seitenbandverletzungen können die Bandansätze proximal mit einer Knochenlamelle abgemeißelt und nach proximal hinten versetzt werden. Damit wird eine Straffung des Bandes erreicht. Bei Insuffizienz: bandplastischer Ersatz.

**Sagittale Instabilität**
bei Riß des vorderen oder hinteren Kreuzbandes.
Unterschenkel kann am gebeugten Knie in sagittaler Richtung verschoben werden.

- Die **sagittale Instabilität** wird in eine vordere Instabilität und in eine hintere Instabilität in einer Ebene unterteilt, je nachdem, ob eine Läsion des vorderen oder hinteren Kreuzbandes vorliegt. Damit kann der gebeugte Unterschenkel gegen die Femurkondylen in sagittaler Richtung verschoben werden, was sich z. B. besonders beim Treppensteigen und -absteigen als Instabilität unangenehm bemerkbar macht.

Der isolierte Riß des **vorderen Kreuzbandes** galt früher als seltene Verletzung. Heute sieht man diese Verletzung durch konsequente Anwendung der Arthroskopie bei klinisch unklaren Befunden wesentlich häufiger. Jeder Hämarthros ist daher auf Verletzung der Kreuzbänder verdächtig und muß notfalls durch Arthroskopie abgeklärt werden.

**Riß des vorderen Kreuzbandes**
Bei Hämarthros: durch Arthroskopie Riß des vorderen Kreuzbandes ausschließen.

**Klinische Prüfung**

*Vordere Schublade:* Der gebeugte Unterschenkel in Neutralrotation kann gegenüber dem Oberschenkel nach vorn geschoben werden: positive vordere Schublade. Die pathologisch-anatomische Grundlage ist die Desintegration des Roll-Gleit-Prinzips (S. 434). Eine isolierte vordere Kreuzbandruptur kann besonders gut bei 30° Beugung geprüft werden *(Lachmann-Test)*, da in dieser Stellung der Tractus iliotibialis die quere Flexionsachse überquert und damit zur Stabilität weniger beitragen kann. Auch ist das mediale Seitenband in dieser Position weniger straff. Ist die vordere Schublade auch bei 90° Beugung positiv, spricht dies für eine Mitverletzung des Semimembranosusecks.

**Diagnose**
- vordere Schublade bei 30° Beugung (Lachmann-Test),
- lateral ‚pivot shift' als Subluxationsschnappen.

*Lateral „pivot shift"* (McIntosh): Der Arzt hält das Bein des Patienten am Fuß hoch, dreht diesen in Innenrotation und drückt mit der anderen Hand im Bereich der Wade das Knie in Valgusposition. Nun wird das Kniegelenk langsam gebeugt. Bei 30–40° Beugung entsteht ein Subluxationsschnappen. Durch den Riß des vorderen Kreuzbandes rollt das Femur über das dorsale Tibiaplateau, was klinisch als ein Vorrücken des Tibiaplateaus gegenüber dem Femur imponiert. Dieser pathologische Vorschub der Tibia verschwindet bei 30–40° Beugung ruckartig. Auch ist der Tractus iliotibialis an diesem Phänomen mitbeteiligt, da er bei dieser Stellung über die quere Flexionsachse am Femurkondylus hinübergleitet und nunmehr zum Synergisten der Beuger wird.

Der Valgusstreß begünstigt das Rollen gegenüber dem Gleiten, die Innenrotation strafft den Tractus iliotibialis.

Das Subluxationsschnappen läßt sich auch auslösen, wenn bei Innenrotation und Valgusstreß aus 40–50° Beugung gestreckt wird (*Jerk-Test*, Test nach *Losee*).

Diese Tests werden bei zusätzlicher Schädigung der medialen und mediodorsalen Stabilisatoren noch eindrucksvoller positiv, bei völliger Zerreißung dieser Strukturen allerdings nicht, da das mediale Widerlager fehlt.

*Rißformen:* Knöcherne Kreuzbandausrisse (meist tibial) stehen reinen Bandausrissen gegenüber, die femoral, tibial oder zentral gelegen sein können. Die tibialen haben die beste Prognose, da das Hauptgefäß der Ernährung des vorderen Kreuzbandes proximal am femuralen Ansatz eintritt. Risse im mittleren Drittel haben keine gute Prognose. Deshalb entscheiden sich manche Operateure neben der primären Naht in gleicher Sitzung zu einer additiven plastischen Operation.

**Rißformen:**
- knöcherne Ausrisse,
- reine Bandrisse, Rißlokalisation prognostisch bedeutend,

schlechte Prognose:
Risse im zentralen Bandanteil.

**Therapie:** Bei frischer Verletzung schafft die rasche operative Versorgung die beste Voraussetzung, einer chronischen Instabilität vorzubeugen. Die konservative Behandlung ist unzureichend, da keine Adaptation der Bandstümpfe erreicht wird. Bei ossärem Ausriß: Schrauben- oder Zuggurtungsosteosynthese. Beim tibialen oder femoralen Abriß: Reinsertion des Bandes durch einen vorgebohrten Knochenkanal in Zugrichtung des Bandes als transossäre Fixation. Der Faden, mit dem das Band gefaßt wird, wird transossär durchgezogen und subperiostal fixiert (Abb. 246).

Bei einem Riß im mittleren Drittel empfiehlt sich die primäre Verstärkung des vorderen Kreuzbandes mit einer autogenen Sehne (z. B. Sehne des M. semitendinosus oder M. grazilis), die in den Verlauf des Kreuzbandes umgelagert wird (Abb. 246).

**Therapie**
- Nur operativ kann eine Wiederherstellung erreicht werden.
- Knöcherne Ausrisse: Fixation mit Schrauben,
- sonst Reinsertion und Nähte,
- beim Riß im mittleren Drittel: Augmentationsplastik mit der Sehne des M. semitendinosus.

Bei *chronischer Instabilität* kann nur durch eine bandplastische Ersatzoperation eine gewisse Stabilität zurückgewonnen werden. Hierzu sollte in erster

- *Chronische Instabilität:* Bandplastische Operation mit autogenem Material.

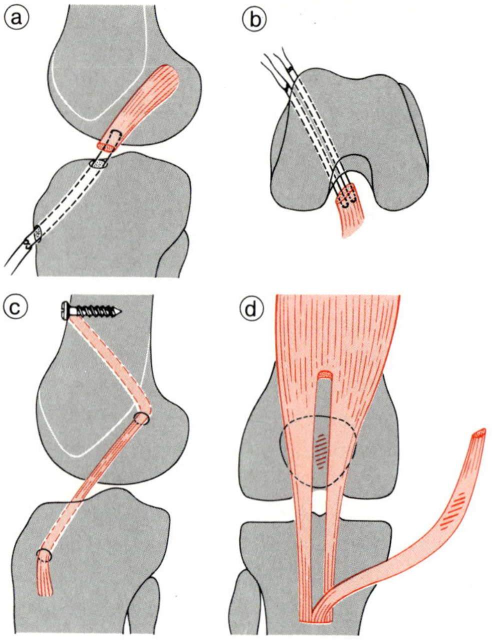


**Abb. 246** Verschiedene Möglichkeiten der Kreuzbandversorgung
a) knöcherner tibialer Ausriß: transossäre Drahtnaht
b) proximaler Bandausriß: 2 transossäre Bandnähte durch vorgebohrte Kanäle
c, d) sekundäre bandplastische Wiederherstellung bei chronischer Instabilität mit der in Verlaufsrichtung des Kreuzbandes umgelagerten Sehne des M. semitendinosus, distal gestielt (c) oder mit einem mittleren Streifen aus dem Lig. patellae, der über die Patella bis zur Quadrizepssehne ausgedehnt wird (d)

Linie autogenes Material verwendet werden. Gut bewährt hat sich die Umlagerung der Sehne des M. semitendinosus oder z. B. ein Streifen aus dem mittleren Drittel des Lig. patellae (Abb. 246). Weiterhin kann Fascia lata oder ein Kutisstreifen verwendet werden. Auch Fremdmaterial aus Kunststoffasern ist im Handel.

**Hinteres Kreuzband**
- positive hintere Schublade,
- Behandlung analog zum vorderen Kreuzbandriß.

**Hinteres Kreuzband:** Sein Riß bedingt eine positive hintere Schublade. Das gebeugte Knie fällt in Ruhehaltung nach hinten, erkennbar an der zurückgesunkenen Tuberositas tibia (Abb. 247). Dadurch wird klinisch eine positive vordere Schublade vorgetäuscht! Aus einer Mittelstellung heraus kann der Unterschenkel jedoch nach hinten geschoben werden.
Was die Rißformen und die Therapie betrifft, so unterscheiden sich diese nicht von dem, was im Abschnitt „vorderes Kreuzband" abgehandelt wurde. Die anatomische Zugrichtung des Bandes ist zu beachten, insbesondere auch beim bandplastischen Ersatz.

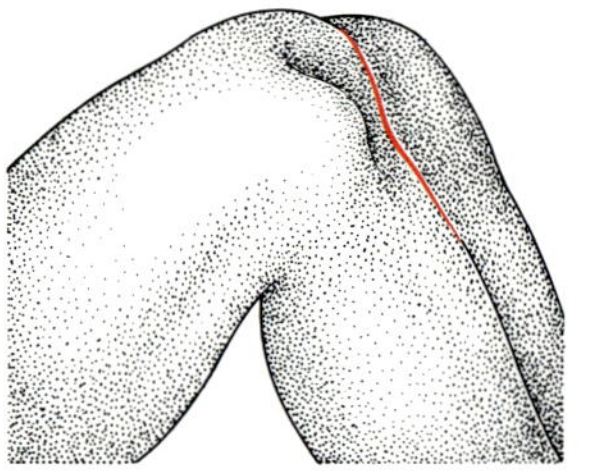

**Abb. 247**
Klinisches Bild der hinteren Kreuzbandruptur. Bei gebeugten Kniegelenken sinkt der Tibiakopf der verletzten Seite nach hinten

**Rotationsinstabilität**
Verletzung mehrerer Strukturen, z. B. unhappy triad:
- Riß des medialen Seitenbandes,
- Riß des vorderen Kreuzbandes,
- Riß des Innenmeniskus.

**Rotationsinstabilität** (Sloccum und Larson 1968)
Bei der Schwere der heute möglichen Gewalteinwirkungen (Verkehrsunfälle, Ski- bzw. Sportunfälle) sind Verletzungen verschiedener Strukturen häufig, zumal eine Bewegungsrichtung nie von einer Bandstruktur allein limitiert wird. Eine von O'Donoghue bereits 1950 beschriebene komplexe Verletzung

ist die „unhappy triad“: Riß des medialen Seitenbandes, des vorderen Kreuzbandes und des Innenmeniskus. Die Einteilung in verschiedene Rotationsinstabilitäten, von Nicholas 1973 auch als Komplexinstabilität bezeichnet, hat sich aber aus biomechanischen Überlegungen durchgesetzt. Die auf das Knie geleitete Kraft zerreißt synergistisch arbeitende Bänder, die nunmehr eine vermehrte Rotationsfreiheit des Unterschenkels im Kniegelenk erlauben. Normalerweise liegt die Rotationsachse im Zentrum des Tibiaplateaus. Nunmehr kann sich diese Achse – je nach Verletzung – in alle 4 Quadranten des Tibiaplateaus verlagern.

Bei Rotationsinstabilität:
Verlagerung der Rotationsachse vom Zentrum des Tibiaplateaus in die Peripherie.

Die Untersuchung erfolgt am 30° gebeugten Unterschenkel in 3 Rotationsstellungen: Neutralrotation, Innenrotation und Außenrotation. Es sind demnach mehrere Untersuchungsgänge erforderlich, wodurch ein subtiles Erfassen jeder Instabilität ermöglicht wird.

**Untersuchung** in 30° Beugung in Außenrotation.

Bei 30° Beugung in Neutralstellung (NR)
sind die hinteren Kapselstrukturen erschlafft (im Gegensatz zur Untersuchung in Streckung). Die Seitenbänder sind weniger angespannt, das vordere Kreuzband ist wenig gespannt, das hintere straff.

- In Neutralstellung:
  Seitenbänder und vorderes Kreuzband wenig gespannt, hinteres Kreuzband straff.

Bei 30° Beugung in Außenrotation (AR)
sind beide Kreuzbänder locker, die Seitenbänder angespannt.
Bei 30°Beugung in Innenrotation (IR)
sind die Seitenbänder locker, die Kreuzbänder und das Semimembranosuseck angespannt.

- In Außenrotation:
  Seitenbänder straff,
  Kreuzbänder locker.
- In Innenrotation:
  umgekehrt.

Nach ihrer Häufigkeit unterscheidet man in:

• *Anteromediale Rotationsinstabilität* (Abb. 248)
*Trauma:* Valgus-, Außenrotations-, Flexionsstreß.
*Läsion:* Innenband bis zum Semimembranosuseck (mediodorsale Kapselschale), vorderes Kreuzband. Meist ist auch der Innenmeniskus am kapsulären Ansatz abgerissen.
*Diagnose:* Bei Prüfung der Rotationsschublade ist diese in NR positiv, noch deutlicher in AR, kaum feststellbar in IR. Die Rotationsachse ist vom Zentrum des Tibiaplateaus nach lateral verschoben, so daß der mediale Tibiakopf nach vorn dreht (Abb. 248). Mediale Aufklappbarkeit.

*Anteromediale Rotationsinstabilität (häufig).*
Läsion: Innenband und mediodorsale Kapselschale, vorderes Kreuzband, Innenmeniskus.
Rotationsschublade in AR positiv.

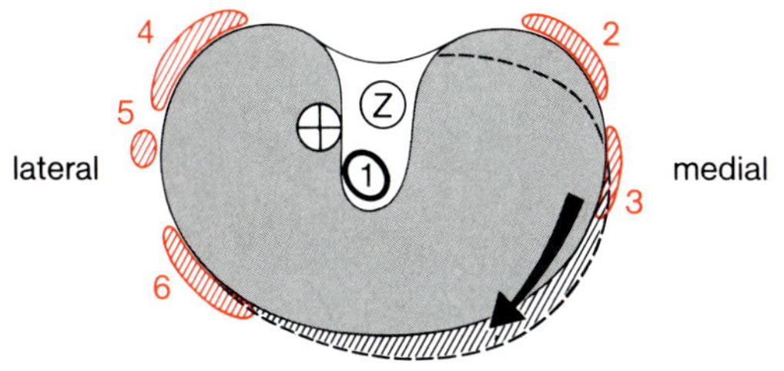


**Abb. 248** Anteromediale Rotationsinstabilität, Aufsicht auf das Tibiaplateau. Die Rotationsachse hat sich vom Zentrum (Z) nach lateral (+) verlagert, damit rotiert der mediale Tibiakopf nach vorn (Pfeil). Die Instabilität ist bedingt durch die Ruptur des Lig. collaterale mediale (3), des Semimembranosusecks (2) und des vorderen Kreuzbandes (1). 4 Popliteuseck, 5 Lig. collaterale laterale, 6 Tractus iliotibialis

• *Anterolaterale Rotationsinstabilität*
*Trauma:* Adduktion, Innenrotation, leichte Flexion.
*Läsion:* Außenband bis zum Popliteuseck, vorderes Kreuzband. Häufig ist auch der laterale Meniskus im Vorderhorn gerissen.
*Diagnose:* Die Rotationsschublade ist in NR leicht positiv, stärker in IR und am schwächsten in AR. Der laterale Tibiakopf dreht sich nach vorn, da das Rotationszentrum nach medial verlagert ist. Laterale Aufklappbarkeit. Positives „pivot shift“-Zeichen.

*Anterolaterale Rotationsinstabilität*
Läsion: Außenband bis zum Popliteuseck, vorderes Kreuzband.
Rotationsschublade in IR positiv.

*Posterolaterale Rotationsinstabilität*

- *Posterolaterale Rotationsinstabilität*

*Trauma:* Die eingeleitete Kraft in Neutralstellung oder Innenrotation drückt den Tibiakopf nach dorsal.

*Läsion:* Außenband bis hin zum Popliteuseck, hinteres Kreuzband.

*Diagnose:* Der laterale Tibiakopf dreht sich nach hinten, laterale Aufklappbarkeit.

- *Posteromediale Rotationsinstabilität* ist sehr selten.

**Therapie**
Naht der zerrissenen Bänder.
Bei veralteten Rissen:
plastische Ersatzoperation
- Kreuzbandersatz durch Sehne des Semitendinosus oder Grazilis, mittleres Drittel des Lig. patellae,
- medialer Seitenbandersatz durch Sehne des M. grazilis,
- lateraler Seitenbandersatz durch Teile des Tractus iliotibiale oder der Bizepssehne.

**Therapie:** Eindeutig zerrissene Bandstrukturen müssen operativ versorgt werden. Denn nur die operative Adaptation und die Naht der Bandstümpfe schaffen die Voraussetzung zur Wiedererlangung einer guten Bandfunktion. Dies kann mit einer konservativen Behandlung mit Ruhigstellung im Oberschenkelgipsverband selbst über Monate hin *nicht* erreicht werden. Durch breite Narbenbildung resultiert eine chronische Instabilität mit all ihren Folgen. Durch die heutigen verfeinerten Untersuchungstechniken lassen sich die Instabilitäten gut erfassen. Im Zweifelsfall kann die Arthroskopie weiterhelfen. Das operative Vorgehen siehe bei den einzelnen Bandstrukturen. Bei veralteten Rotationsinstabilitäten können plastische Ersatzoperationen ein stabiles Gelenk zurückgewinnen. Bewährt haben sich statische oder dynamische Sehnenumlagerungen.

- *Kreuzbandersatz:* durch Umlagerung der Sehne des M. semitendinosus oder grazilis oder Ersatz aus dem mittleren Drittel des Lig. patellae (s. Abb. 246).
- *Das mediale Seitenband* kann durch die Sehne des M. grazilis ersetzt bzw. sein Ursprung nach kranial hinten versetzt werden.
- *Das laterale Seitenband* kann aus Teilen des Tractus iliotibialis oder der Bizepssehne, die in Verlaufsrichtung des Bandes verlagert und fixiert werden, ersetzt werden.

Weiteres autogenes Material:
Kutisstreifen, Fascia lata.

Als weiteres autogenes Ersatzmaterial kann ein Kutisstreifen oder ein Streifen der Fascia lata verwendet werden, als allogenes Material z. B. lyophylisierte Dura. Deren Stabilität ist aber begrenzt. Des weiteren sind alloplastische Materialien aus verschiedenen Kunststoffen im Handel.

Bei chronischer Instabilität orthopädische Versorgung.

Bei Restinstabilität können orthopädische Hilfsmittel eingesetzt werden. Bei geringer Seiteninstabilität hilft eine Kniekappe mit seitlichen Spiralfedern, bei Rotationsinstabilität ein Derotations-Brace, bei grober Instabilität ein Schienenapparat.

**Nachbehandlung** nach operativer Versorgung:
6 Wochen Oberschenkelliegegips, danach krankengymnastische Übungsbehandlung zur Mobilisation und zum Muskeltraining.

**Nachbehandlung:** Im allgemeinen Fixation im zirkulären Oberschenkelliegegips für durchschnittlich 6 Wochen in ca. 30–40° Flexion, da in dieser Stellung Seitenbänder und vorderes Kreuzband am wenigsten gedehnt werden. Danach intensive krankengymnastische Behandlung zur Gelenkmobilisation und Muskelkräftigung, insbesondere des M. quadriceps femoris. Funktionelle Nachbehandlungen können über ein gewisses Bewegungsausmaß (0/20/60°) nicht hinausgehen, ohne die Bandnaht zu gefährden. Dies setzt eine gesicherte Kooperation des Patienten voraus.

**Prognose:** Chronische Bandinstabilität bedeutet Knorpelschädigung → vorzeitige Arthrose.

**Prognose:** Bei unsachgemäßer Behandlung resultiert eine posttraumatische chronische Bandinstabilität. Es verbleibt eine Stand- und Gangunsicherheit mit dem Gefühl des plötzlichen Wegknickens (giving way). Beim Treppensteigen – insbesondere -absteigen – wird die Unsicherheit deutlicher. Nunmehr wird der Knorpel, der sonst im wesentlichen auf Druck beansprucht wird, unphysiologischen Scherkräften ausgesetzt. Die Folge ist eine vorzeitige Arthrose.

*Schlottergelenk:* Instabilität in allen Ebenen.

*Schlottergelenk:* Instabilität in beiden Ebenen, in seitlicher und sagittaler.

### 3.8.17 Begutachtung

*H. Zilch*

Schwierigkeiten kann die gutachterliche Beurteilung eines Meniskusschadens bereiten, da zu seiner Entstehung häufig ein degenerativer Vorschaden beiträgt. Ein gesunder Meniskus reißt selten und dann eher an seiner vaskularisierten Basis und häufig in Kombination mit Bandverletzungen (Rotationsinstabilitäten).
Ein Meniskusschaden kann als entschädigungspflichtige *Berufskrankheit* anerkannt werden, wenn mindestens eine dreijährige ununterbrochene Tätigkeit unter Tage in hockender Stellung nachgewiesen werden kann.
In der *Unfallversicherung* kann ein Meniskusschaden dann als Unfallfolge anerkannt werden, wenn das schädigende Ereignis in der Lage war, auch einen gesunden Meniskus zu zerreißen. Dies setzt eine gewisse Gewalt und bestimmte Unfallmechanismen voraus: Drehtrauma des belasteten Unterschenkels (Ski- oder andere Drehstürze). In diesen Fällen sind Schmerzen, eventuelle Ergüsse und Einklemmungen sofort vorhanden.
Häufig ist der Meniskus schon degenerativ vorgeschädigt. Dann ist zu klären, ob dieser Meniskus auch ohne das angeschuldigte Ereignis in absehbarer Zeit bei normaler Alltagsbelastung (z. B. aus der Hockegehen) zu einem ähnlichen akuten Ereignis Anlaß gegeben haben könnte. Hier hilft die histologische Unterstützung weiter, die den degenerativen Vorschaden abschätzen kann. Allerdings verwischen sich nach etwa 3 Monaten die reparativen und degenerativen Veränderungen am Meniskus, so daß dem Pathologen die Entscheidung schwer fällt.

## 3.9 Fuß

**Fuß**

*M. Sparmann, H. Zilch*

### 3.9.1 Anatomische und funktionelle Gesichtspunkte

**Funktionelle Anatomie**

Die Belastung des Fußes stützt sich auf 3 Punkte, den Großzehen- und Kleinzehenballen sowie die Ferse. Die knöcherne Abstützung wird dabei von den Metatarsaleköpfchen I und V sowie dem Tuber calcanei gewährleistet. Durch diese Dreipunktabstützung entstehen das Längs- und Quergewölbe des Fußes. Es wird weiterhin eine mediale Längswölbung (I. Fußstrahl) unterschieden, welche für die Statik (Kraftaufnahme) wesentlich ist.

Belastungspunkte
– Großzehenballen,
– Kleinzehenballen,
– Ferse,
anatomisches Längs- und Quergewölbe
\+ mediales Längsgewölbe.

Für die Aufrechterhaltung der Gewölbe sind intakte statische (Knochen, Bänder, insbesondere Plantaraponeurose) und dynamische Stabilisatoren (z. B. Sehne des M. tibialis anterior und posterior, Flexorensehne) notwendig. Da das Gewölbe bei Belastung physiologischerweise nachgibt, ist die Konstruktion eher mit einem gespannten Bogen als einem statischen Gewölbe zu vergleichen.

Aufrechterhaltung der „Gewölbe" durch statische und dynamische Stabilisatoren.

Beim gesunden Fuß entspricht das Beschwielungsmuster den oben beschriebenen Belastungspunkten. Kommt es durch Fehlformen bzw. Fehlbildungen des Fußes zu unphysiologischen Belastungen, ist dies bei der Inspektion des Fußes als pathologisches Beschwielungsmuster nachweisbar. Hornschwielen über dem Metatarsaleköpfchen III weisen z. B. auf einen durchgetretenen Spreizfuß hin.

Beschwielungsmuster
≙ Belastungspunkten,
pathologische Belastung
→ pathologische Beschwielung.

## 3.9.2 Kongenitaler Klumpfuß

**Kongenitaler Klumpfuß**

Zweithäufigste Mißbildung (nach Hüftluxation)
♂:♀ = 2:1

*(Pes equino varus-adductus-excavatus)*
*Häufigkeit:* Nach der Hüftluxation zweithäufigste angeborene Mißbildung. 1 % der Neugeborenen sind betroffen (männlich: weiblich = 2:1).

**Ätiologie**
1. Fibrose → Muskelungleichgewicht oder
2. Stehenbleiben des Fußes auf frühembryonaler Stufe.

**Ätiologie:** Rezessiver Erbgang, ein- und doppelseitig auftretend. Bei einseitiger Heridität Auftreten in 3 %, bei doppelter in 25 % der Nachkommenschaft. Vermutliche Ursache der Fehlbildung ist eine Fibrose, die ein Muskelungleichgewicht der dorsomedialen Muskulatur und eine Skelettfehlentwicklung bedingt. So finden sich regelmäßig ein verkürzter und verschmächtigter M. triceps surae und eine veränderte Lage der Tarsalknochen zueinander. Auch ein Stehenbleiben auf einer frühembryonalen Entwicklungsstufe (~3. Monat) wird diskutiert.

**Symptome und Diagnostik:** Beim Neugeborenen sind die klinischen Zeichen des kongenitalen Klumpfußes eindeutig (Abb. 249):

**Befund**
⇨

- Adduktion des Vorfußes,
- Supination des ganzen Fußes,
- Varusfehlstellung des Rückfußes,
- Spitzfußstellung.

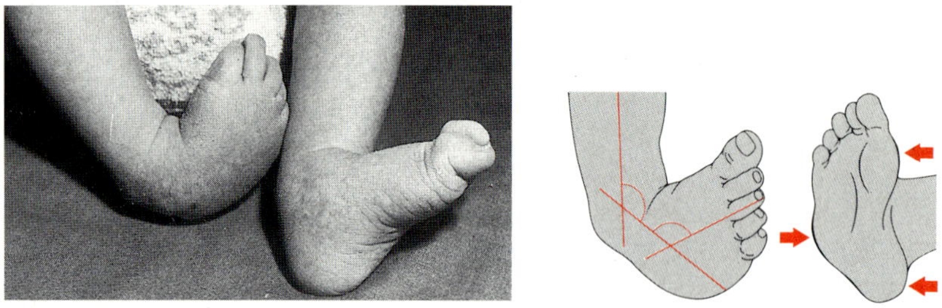

a b

**Abb. 249** Klumpfuß a) klinisches Bild, b) Redressionspunkte

Außerdem: Atrophie der Wade.
Krasse Fehlstellung des Fußes bedingt Belastung des lateralen Fußrandes oder des Fußrückens in unbehandelten Fällen.

Daneben findet sich regelmäßig eine Atrophie der Wadenmuskulatur.
Bei der klinischen Untersuchung ist der Rückfuß kontrakt, die Spitzfußstellung bis 90°. Die Varusstellung kann bis 60° betragen. Die Inversion und Adduktion des Vorfußes führt dazu, daß die Fußsohle nach innen, in manchen Fällen sogar nach oben gekippt ist. Bleibt eine Behandlung aus, steht der Patient auf dem äußeren Fußrand, gelegentlich auf dem Fußrücken.

**Röntgen**
Talus/Kalkaneuswinkel ↓

Das Röntgenbild im 3. Lebensmonat zeigt eine Abflachung des Längswinkels zwischen Talus und Kalkaneus von 30–40° auf 0–20°.

**Therapie**
Redressierende Gipsverbände
= Korrektur der Varus-Adduktions-Supinationsfehlstellung.
Korrektur der Spitzfußstellung erst im 3.–4. Lebensmonat,
evtl. mit Achillessehnenverlängerung und hinterer Kapseldiszision im oberen Sprunggelenk.
Danach: Dreipunkteeinlagen und Nachtschienen.

**Therapie:** Unmittelbar nach Diagnosesicherung Beginn einer schonenden *redressierenden* Gipsbehandlung. Die zirkulären Oberschenkelgipsverbände werden anfangs zweimal, später einmal wöchentlich gewechselt, dabei wird der Varusschwung der Ferse und die Adduktions-Supinationsfehlstellung des Vorfußes korrigiert (Abb. 249b). Erst im 3.–4. Lebensmonat wird versucht, die Spitzfußstellung auszugleichen. Diese Manipulation muß vorsichtig vorgenommen werden, um eine Talusschädigung mit Bildung eines Schaukelfußes zu vermeiden. Eventuell ist dazu eine operative Achillessehnenverlängerung mit gleichzeitiger Diszision der hinteren Kapsel des oberen Sprunggelenkes notwendig. Danach Gipsruhigstellung. Später Verordnung korrigierender Nachtschienen, Unterschenkeldoppelschiene mit Dreipunkteeinlagen gegen die Vorfußadduktions- und Varusfehlstellung und gegen die Spitzfußstellung.

Ist eine konservative Behandlung nicht erfolgreich (rebellischer Klumpfuß), bieten sich weitere operative Behandlungsmaßnahmen an:

- Bei ungenügend korrigierbarer Vorfußadduktion und Supination im Lebensalter von 2–8 Jahren: *mediale Fußrandentflechtung* (Spaltung der Gelenkkapsel des Talonavikulargelenkes und der Kapsel zwischen Os naviculare und Os cuneiforme I).
- Bei Supinations- und Adduktionsfehlstellung: im Alter von 4–12 Jahren *Verlagerung der Tibialis-anterior-Sehne* nach lateral.
- In schwersten Fällen verbleibt lediglich die Möglichkeit einer *subtalaren Arthrodese*, um eine persistierende Fehlstellung im Rückfuß zu korrigieren, möglichst nach Wachstumsabschluß.

*„Rebellischer Klumpfuß"*
Therapie:
– mediale Fußrandentflechtung,
– Verlagerung der Tibialisanterior-Sehne,
– subtalare Arthrodese nach Wachstumsabschluß.

**Erworbene Klumpfüße:** entstehen als Folge eines Muskelungleichgewichtes bei schlaffen Lähmungen der Peronealmuskulatur (Poliomyelitis), spastischen Lähmungen bei Zerebralparesen, insbesondere nach Hemiplegien. Die Varus- und Spitzfußkomponente ist dabei stärker ausgeprägt als die Vorfußadduktion.

**Erworbener Klumpfuß**
Folge eines Muskelungleichgewichtes bei Paresen:
– schlaff,
– spastisch,
Varus- und Spitzfußkomponente imponieren.

## 3.9.3 Sichelfuß

**Sichelfuß**

*(Pes adductus congenitus, Pes metatarsus, Pes varus congenitus)*
Bei dieser Mißbildung steht lediglich der Vorfuß und die Zehen in vermehrter Adduktionsstellung (Abb. 250). Der Fuß ist frei beweglich. Am Rückfuß finden sich keine krankhaften Veränderungen. Ist der Vorfuß leicht redressierbar, reichen zur Behandlung manuelle Redressionen aus, um das Krankheitsbild zu bessern. Allein bei Bestreichen des lateralen Fußrandes richten die Kinder den Fuß gerade. Abzugrenzen sind allerdings die kontrakten Adduktionsstellungen des Metatarsus, welche sich nicht über die Mittelstellung hinaus redressieren lassen. In diesen Fällen ist eine Behandlung mit redressierenden Gipsen, nach dem 1. Lebensjahr mit Dreipunkteeinlagen, ggf. auch mit Antivarusschuhen, erforderlich. Bei therapieresistenten Fällen kommt eine mediale Fußrandentflechtung oder Osteotomien der Metatarsalia in Frage.

Adduktion von Vor- und Mittelfuß und Zehen.

**Therapie**
Manuelle Redression.
Bei kontraktem Mittelfuß:
redressierende Gipse,
Dreipunkteeinlagen,
Antivarusschuhe.
Bei Therapieresistenz:
mediale Fußrandentflechtung,
Osteotomien der Metatarsalia.

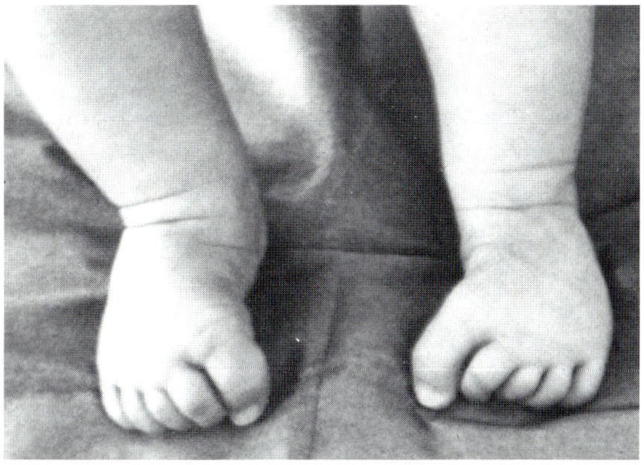

**Abb. 250**
Sichelfuß

## 3.9.4 Hackenfuß

**Hackenfuß**

*(Pes calcaneus)*
Der **angeborene Hackenfuß** (Abb. 251) entwickelt sich durch ein Muskelungleichgewicht. Gehäuftes Auftreten bei Spina bifida weist auf eine neurogene Störung hin. Der **erworbene Hackenfuß** entwickelt sich durch Lähmung der Trizepsmuskulatur, z. B. bei Poliomyelitis. Das Gangbild ist stampfend.

Entstehung durch Muskelungleichgewicht (angeboren, erworbene Form).

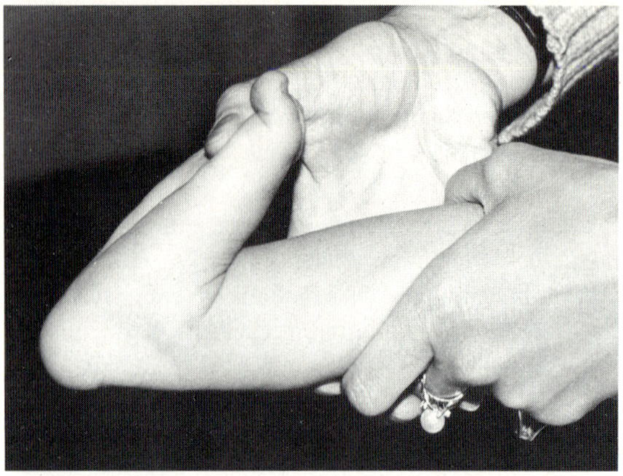

**Abb. 251**
Hackenfuß

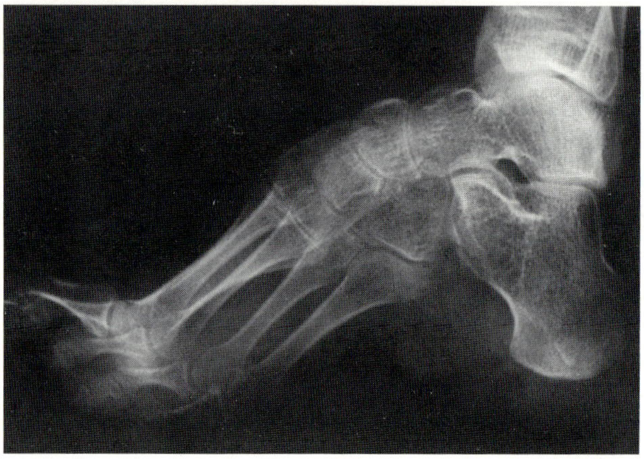

**Abb. 252** Ballenhohlfuß mit verstärktem Längsgewölbe; das Fersenbein steht in Verlängerung der Tibia

Fersenbein steht in Verlängerung des Unterschenkels,
Hohlfußkomponente durch Fehlstellung der Ferse.

Beim Hackenfuß bleibt das Tuber calcanei kurz und steil, die Ferse steht klinisch und röntgenologisch in Verlängerung des Unterschenkels (vgl. Abb. 252 bei Ballenhohlfuß). Hierdurch imponiert eine deutliche Hohlfußkomponente (Hackenhohlfuß).

**Therapie**
angeborener Hackenfuß:
redressierende Gipsverbände,
erworbene Form:
Maßschuhe,
subtalare Arthrodese.

**Therapie:** Beim angeborenen Hackenfuß steht die konservative Behandlung mit redressierenden Gipsverbänden und nachfolgender krankengymnastischer Behandlung zur Stärkung der Fuß- und Zehenbeuger im Vordergrund. Im Erwachsenenalter steht die Behandlung mit orthopädischen Maßschuhen oder subtalarer Arthrodese in Korrekturstellung zur Verfügung.

**Hohlfuß, Ballenhohlfuß**

## 3.9.5 Hohlfuß

*Ursachen:* Spina bifida occulta, schlaffe, spastische Paresen.

**Klinik**
- verstärktes Längsgewölbe,
- Steilstellung der Fersen,
- plantare Vorwölbung des Ballens,
- Krallenstellung der Zehen.

**Therapie**
Redressionsverbände,
evtl. Keilosteotomien.

Als weitere angeborene Fehlbildung ist der Pes excavatus (Hohlfuß), angeboren nach Spina bifida occulta sowie erworben nach schlaffen und spastischen Lähmungen, zu beschreiben. Die Fehlbildung kann progredient sein.
Bei der klinischen Untersuchung zeigt sich ein verstärkt ausgeprägtes Längsgewölbe und eine Steilstellung der Ferse, die Zehen stehen in Krallenstellung. Infolge einer Steilstellung des I. Metatarsalknochens wölbt sich der Großzehenballen verstärkt plantar vor: **Ballenhohlfuß** (Abb. 252). Führen Redressionsverbände nicht zu dem gewünschten Erfolg, ist nach Wachstumsabschluß eine operative Behandlung, evtl. Keilosteotomien, durchzuführen.

## 3.9.6 Angeborener Plattfuß

*(Pes planus congenitus)*

Selten auftretende, schwere und kontrakte Mißbildung mit ungünstiger Prognose. Die Fußsohle verläuft plan, das mediale Längsgewölbe liegt dem Fußboden auf, es findet sich ein Fersenhochstand und eine Valgusstellung des Rückfußes (Knick-Plattfuß Abb. 253a). Bei plantarkonvexer Fußsohle spricht man von einem Schaukelfuß.

**Klinik:** Es zeigt sich eine starke Pronation des Fußes, der Taluskopf springt am medialen Fußrand gegen die Fußsohle vor. Wegen einer starken Verkürzung der Achillessehne läßt sich beim Anheben des Fußes die Ferse nicht mobilisieren.

Röntgenologisch ist das Tuber calcanei nach hinten oben gerichtet, der Taluskopf schaut nach plantar. Talus- und Kalkaneuslängsachse stehen fast senkrecht aufeinander (Abb. 253b).

**Angeborener Plattfuß**

- Plane Fußsohle (Verlust des medialen Fußgewölbes),
- Fersenhochstand,
- Valgusstellung des Rückfußes (Knick-Plattfuß),

- Pronationsstellung des Fußes,
- Verkürzung der Achillessehne.

Schaukelfuß: konvexe Fußsohle.

**Röntgen**
Talus/Kalkaneus stehen senkrecht aufeinander.

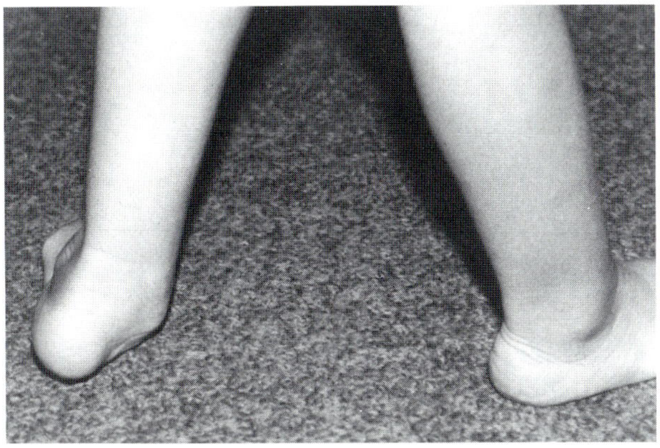

a

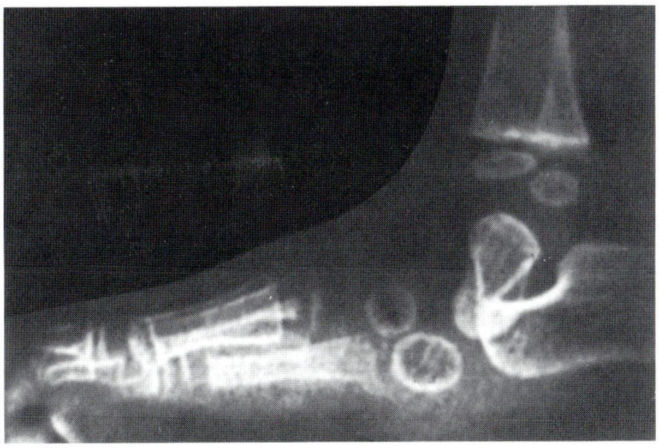

b

**Abb. 253** Angeborener Knickplattfuß
a) klinisches Bild
b) Röntgenbefund: Der Talus steht senkrecht zum Kalkaneus

**Therapie:** Versuch einer konservativen Behandlung mit Redressionsgipsen kombiniert mit einer operativen Achillessehnenverlängerung, gegebenenfalls operative Einstellung von Talus und Os naviculare mittels Durchtrennung der Gelenkkapsel, evtl. Tibialis anterior-Verpflanzung.

**Therapie**
Redressionsgipse,
Achillessehnenverlängerung,
ggf. Einstellung des Talus,
Gelenkkapseldiszision,
Tibialis anterior-Verpflanzung.

Im Kleinkindesalter kann sich ein erworbener **kindlicher Knick-Plattfuß** entwickeln, der u. U. bei Umstellung der Beinachsen von O- auf X-Beine entsteht. Ein X-Bein begünstigt ganz allgemein eine Knick-Plattfußstellung des Fußes. Fußgymnastik zur *aktiven* Unterstützung der Muskulatur, die das Fußgewölbe aufrichtet, steht zur Behandlung an erster Stelle. Zusätzliche

**Kindlicher Knick-Plattfuß**

**Therapie**
aktive Fußgymnastik,
nur in schweren Fällen Einlagenverordnung.

Einlagenverordnung mit Supinationskeil und hinterer Außenbacke der *passiven* Redression ist schwereren Fällen vorbehalten.

**Erworbener Plattfuß**

## 3.9.7 Erworbener Plattfuß

Definition: Aufhebung des Längsgewölbes (fixiert).
**Ursache**
häufig dekompensierter Knick-Senkfuß,
Folge von Paresen,
von Polyarthritis,
nach Kalkaneusfraktur.

*(Pes planus, Pes plano valgus)*
**Definition:** Als Plattfuß bezeichnet man eine Veränderung, bei der das Längsgewölbe des Fußes völlig aufgehoben ist. Im Gegensatz zum Knick-Senkfuß ist die Deformität fixiert und richtet sich im unbelasteten Zustand nicht mehr auf. Der statische Plattfuß kann als Endzustand eines dekompensierten Knick-Senkfußes bezeichnet werden. Beim Plattfuß ist die mediale Fußwölbung abgeflacht, in schweren Fällen konvex durchgebogen. Das Osnaviculare springt vor. Hierdurch können Schmerzen auftreten. Die Ursachen dieser Insuffizienz sind statisch bei konstitutionellen Band- und Muskelinsuffizienzen, Lähmungen bei Poliomyelitis und Zerebralparesen, entzündlich bei chronischer Polyarthritis, posttraumatisch als Folge von Kalkaneusfrakturen (Abb. 254).

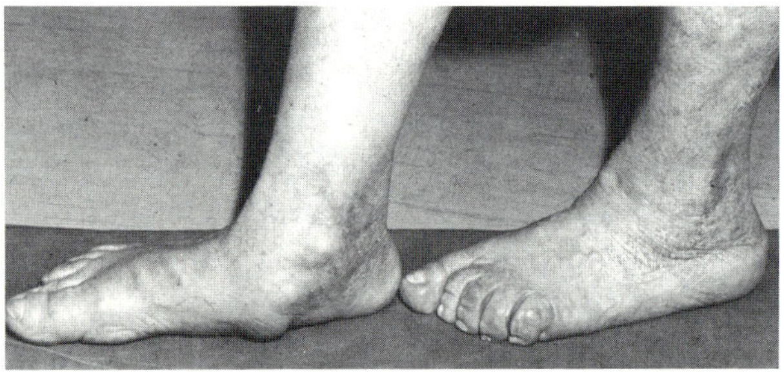

**Abb. 254** Posttraumatischer Plattfuß nach Kalkaneusfraktur

**Therapie**
*Beim Kind:*
konservativ durch supinierende Schaleneinlagen.
Selten operativ, da geringe Behandlungserfolge.

**Therapie:** Während beim Kind reversible und irreversible Formveränderungen zu trennen sind, so daß die Entwicklung zur Deformität noch aufgehalten bzw. umgelenkt werden kann, ist beim Erwachsenen ein Endzustand vorhanden, der nur noch in geringen Grenzen korrigiert werden kann.
Die Behandlung des *kindlichen* Plattfußes (Talus vertikalis) erfolgt zunächst konservativ. Das Bild kann durch eine supinierende Schaleneinlage deutlich gebessert werden. Eine passive Abstützung des Mittelfußlängsgewölbes ist hierdurch möglich. Operative Maßnahmen an den Sehnen (Rückverlagerung der Tibialis anterior-Sehne), an den Kapseln und Bändern, extraartikuläre Arthrodesen subtalar nach Grice führen nicht immer zu Erfolgen, so daß Operationsindikationen selten gestellt werden.

*Beim Erwachsenen:* umfassend gewalkte Einlage,
ggf. mit Kehlung.
Bei schweren Arthrosen:
subtalare Arthrodese,
postoperativ:
Maßschuhe und Einlagen notwendig.

Im *Erwachsenenalter* zeigt sich meist eine weitgehende Versteifung des Fußes *(kontrakter Plattfuß)* mit erheblichen Beschwerden im Bereich der Belastungszone.
Die Behandlung kann durch eine Versorgung mit umfassend gewalkten Einlagen unter Entlastung der vorliegenden Druckstellen (Kehlung) durchgeführt werden. Häufig ist die Verordnung von Maßschuhen erforderlich. Sind die Beschwerden überwiegend als Folge der konsekutiven Arthrosen hervorgerufen, sollte eine subtalare Arthrodese vorgenommen werden. Postoperativ ist die Versorgung mit Maßschuhen und Einlagen erforderlich.

*Beim Jugendlichen:* „akuter Plattfuß".
Klinik: plötzlicher Schmerz subtalar.
Therapie:
Schaleneinlagen,
Gipsruhigstellung,
Lokalanästhetika an Sinus tarsi
(bei Kontrakturen).

Liegt ein kontrakter *Knick-* oder *Plattfuß* beim *Jugendlichen* vor, kann bei vermehrter Belastung im Adoleszentenalter ein akuter Beschwerdebeginn bei Belastung des Fußes auftreten. Klinisch zeigt sich meist eine Blockierung der subtalaren Gelenke sowie eine vermehrte Schmerzempfindung bei Supination des Mittelfußes als Ausdruck einer Verkürzung der Peronealmuskulatur. Stützende Schaleneinlagen sind erforderlich, um die Beschwerden zu verringern. Bei anhaltenden Beschwerden ist eine Ruhigstellung im Gipsverband erforderlich. Die Lösung der Kontrakturen gelingt gelegentlich durch Injektion von Lokalanästhetika an den Sinus tarsi.

## 3.9.8 Spreizfuß

**Spreizfuß**

*(Pes transversus)*
Häufigste erworbene Veränderung im Bereich des Vorfußes ist der sog. Spreizfuß. Er entsteht konstitutionell oder ist statisch bedingt. Als morphologischer Befund zeigt sich eine Insuffizienz des Quergewölbes des Vorfußes, Folge ist ein fächerförmiges Auseinandertreten der 5 Metatarsaleknochen (Abb. 225a). Die Hauptbelastung wird auf das II. bzw. III. Metatarsaleköpfchen verlagert. Ein pathologisches Beschwielungsmuster über dem II. und III. Metatarsaleköpfchen ist die klinische Folge. Die randständigen Metatarsaleköpfchen I und V rücken nach außen, es treten Beschwerden im Schuh auf. Wegen der Subluxationsstellung der Zehengrundgelenke kommt es zu Clavi (Hühneraugen) über den Zehen.
Das Auswärtsdrängen des Großzehs wird als Hallux valgus bezeichnet. Der Kleinzeh wandert nach innen (Digitus quintus varus), die mittleren Zehen werden hierdurch zusammengedrückt, es wird die Bildung von Hammerzehen ausgelöst.

Häufigste erworbene Veränderung.
Ursache: Insuffizienz des Quergewölbes.
Folge: Auseinanderweichen des Vorfußes → patholog. Belastungsmuster am II./III. Metatarsaleköpfchen,
pathologisches Beschwielungsmuster,
Hühneraugen,
Hallux valgus,
Digitus quintus superductus,
Hammerzehen.

**Therapie:** Die Behandlung der Spreizfußbeschwerden (Metatarsalgie) erfolgt konservativ. Durch eine Spreizfußeinlage ist die Entlastung der fehlerhaft belasteten Metatarsaleköpfchen vorzunehmen. Dies kann durch Einlagen mit retrokapitaler Abstützung erfolgen, d. h., die Metatarsaleköpfchen schweben, die Last wird weiter proximal aufgenommen. Hierfür sind Kork-Leder-Einlagen geeignet. Zurichtungen am Schuh sind die sog. Schmetterlingsrolle, die die Metatarsaleköpfchen II und III durch eine zentrale Delle aus der Belastung nimmt oder die Abrollrampe, welche ein „Schweben" des Vorfußes ermöglicht.
Gelegentlich kann es durch das Auseinanderweichen der Metatarsaleköpfchen durch Zug zur Irritation der Interdigitalnerven mit Ausbildung von Pseudoneuromen kommen: *Morton Metatarsalgie.*

**Therapie**
Einlagenversorgung mit retrokapitaler Abstützung,
Schmetterlingsrolle als Zurichtung am Konfektionsschuh.

*Morton Metatarsalgie:*
Pseudoneuromschmerz durch Interdigitalnerven.

## 3.9.9 Hallux valgus

**Hallux valgus**

*Häufigkeit:* Der Hallux valgus kommt meist zusammen mit Spreizfüßen vor, die Krankheitsbilder beeinflussen sich gegenseitig negativ. Durch das fächerförmige Auseinanderweichen der Metatarsalia wird der Großzeh in Valgusfehlform gedrückt (Abb. 255b). Häufigkeitsgipfel ist das Alter.

Oft Folge eines Spreizfußes.

**Ätiologie:** Es kommen insbesondere mechanische Ursachen als Folge von zu engem Schuhwerk in Betracht. Das Krankheitsbild wird verschlimmert durch den Zug der Großzehenstrecksehne, die die Valgisierung des Grundgelenkes verstärkt.

**Ätiologie**
- mechanisch: Schuhwerk
- endogen: Zug der Großzehenstrecksehne

**Klinik:** Beschwerden werden insbesondere an der seitlichen Druckstelle über dem vorspringenden Metatarsaleköpfchen geklagt. Hier finden sich häufig Bursitiden über einer medialen Pseudoexostose.

**Klinik**
Belastungsschmerz,
verstärkt durch Bursitiden über Metatarsaleköpfchen I.

**Therapie:** Zahlreiche operative Verfahren zur Behandlung des Hallux valgus sind beschrieben. Bei jungen Patienten im Alter zwischen 20 und 30 Jahren sollte eine Umstellungsosteotomie des Metatarsale I nach Hohmann mit trapezförmiger Knochenentnahme und Versetzung des Köpfchens nach plantarlateralwärts vorgenommen werden. Die Nachbehandlung erfolgt über

**Therapie**
Operation:
1. Umstellungsosteotomie nach Hohmann,
2. Resektionsosteotomie, ⅔ der Grundphalanx,
3. Versetzung der beteiligten Muskulatur,
4. Sehnenverlängerung.

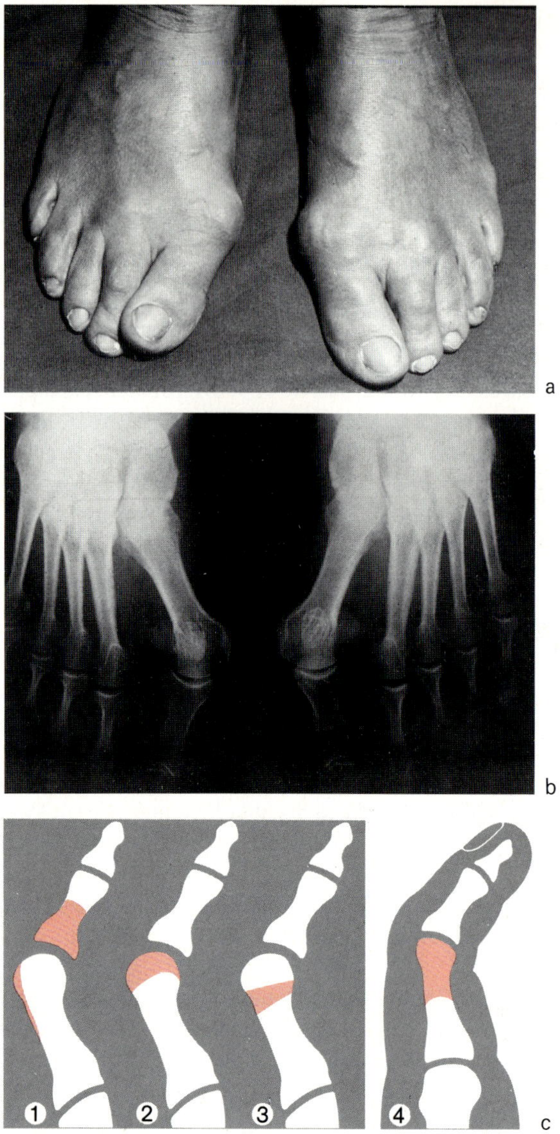


**Abb. 255** a) Hallux valgus, links < rechts
b) Röntgenbild bei Spreizfuß und Hallux valgus
c) Operationsmethoden bei Hallux valgus:
1. Brandes: $\frac{2}{3}$ Grundgliedresektion und Abmeißelung der Exostose
2. Köpfchenteilresektion nach Hueter-Mayo
3. trapezförmige Osteotomie nach Hohmann
4. Operation bei Hammerzeh: $\frac{2}{3}$ Resektion der proximalen Grundphalanx nach Hohmann

6 Wochen im Unterschenkelgipsverband. Einfachstes Verfahren ist die $\frac{2}{3}$-Resektionsosteotomie der Grundphalanx nach Brandes bei gleichzeitiger Entfernung der Pseudoexostose am Metatarsale I. Bei der operativen Behandlung nach McBride werden die Sehnen des M. adductor hallucis versetzt, so daß das pathologische Muskelgleichgewicht günstig beeinflußt werden kann. Die Verlängerung der Strecksehne ist aus denselben Gründen häufig sinnvoll. Die Operation nach Hueter-Mayo mit Teilresektion des Köpfchens des I. Metatarsaleknochens und Neumodellierung hat als gehäufte Komplikation einen Hallux rigidus zur Folge.

## 3.9.10 Hammer- und Krallenzehen

**Hammer-/Krallenzehen**

**Definition:** Bei Hammerzehen besteht eine Beugekontraktur im Endgelenk, häufig auch im Mittelgelenk. Bei einer Krallenzehe liegt zusätzlich noch eine Überstreckung – oft mit Subluxation oder gar Luxation – im Grundgelenk vor (Abb. 256).

**Hammerzehen**
Beugekontraktur im End-, häufig auch im Mittelgelenk.
**Krallenzehen**
Zusätzlich Überstreckung im Grundgelenk.
**Ursachen:** neurologische Störungen, chronische Polyarthritis.
Mechanisch von außen:
Schuhwerk.

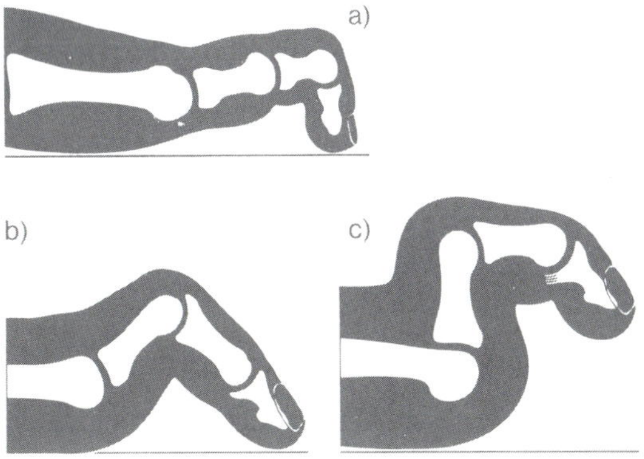


**Abb. 256** a und b) Formen der Hammerzehe
c) Krallenzehe (Überstreckung im Grundgelenk)

**Ätiopathogenese:** Als typische statische Zehendeformität bei Spreizfüßen treten Hammer- und Krallenzehen auf. Wird permanent zu enges Schuhwerk getragen, kommt es zu einer Verkümmerung der kleinen Fußmuskeln, so daß die Streckfähigkeit der Zehen beeinträchtigt wird. Neurologische Störungen, Zustände nach Fuß- und Beinverletzungen sowie insbesondere die chronische Polyarthritis führen ebenfalls zur Ausbildung von Hammerzehen.

**Klinik:** Die Zehenstellung ist charakteristisch. Durch die Aufrichtung der Zehen kommt es oft zur Bildung von Clavi auf der Dorsalseite der Zehen (Mittelgelenk).

**Klinik**
Charakteristische Fehlform,
Clavi über den Mittelgelenken.

**Therapie:** Die Beschwerden werden meist durch die Klavi hervorgerufen, sodaß das Tragen offener Schuhe (Sandalen) die Beschwerden verringert. Filz- und Gummipolster verringern den Druck des Schuhwerks auf die Zehen.
Die operative Behandlung erfolgt durch Resektion des nach oben vorspringenden Köpfchens der Grundphalanx nach Hohmann. Postoperativ wird die Ausheilung in Funktionsstellung durch einen Zügelverband bzw. einen für 14 Tage liegenden transossären Kirschnerdraht gewährleistet. Besteht eine Luxation der Zehe im Grundgelenk, wird die Behandlung durch die Resektion der Basis der Grundphalanx nach Gocht-Nicoladoni vorgenommen. Die Nachbehandlung wird wie oben beschrieben durchgeführt.

**Therapie**
Wechsel des Schuhwerks.

**Operativ**
- Resektionsosteotomie des Köpfchens des Grundgliedes (Hohmann),
- Resektion der Basis der Grundphalanx (Gocht-Nicoladoni).

## 3.9.11 Mißbildungen

**Mißbildungen am Fuß**

Ähnlich wie die Mißbildungen an den Händen können an den Füßen Spaltbildungen, Mehrgliedrigkeiten, Syndaktylien, partieller Riesenwuchs usw. nachgewiesen werden.
Die Behandlung der Fußfehlbildungen richtet sich, im Gegensatz zu denen der Hand, mehr nach funktionell biomechanischen Gesichtspunkten als nach kosmetischen. Hierbei ist zu unterscheiden
1. die Belastbarkeit der Füße und
2. das Tragen von Konfektionsschuhen (s. auch Mißbildungen).

- Spaltbildungen,
- Syndaktylien,
- Mehrgliedrigkeit usw.
**Therapie** nach funktionellen Gesichtspunkten.

**Akzessorische Knochenkerne**

- Os tibiale externe,
- Os peronaeum,
- Os trigonum,
- Os vesalianum.

**DD:** frische Frakturen.
Röntgen: Seitenvergleich.

## 3.9.12 Akzessorische Knochenelemente am Fuß

Akzessorische (überzählige) Knochenkerne finden sich häufig auf Röntgenbildern des Fußes. Insbesondere das Os tibiale externum über dem Naviculare in der dorso-plantaren Röntgenaufnahme des Fußes, das Os peronaeum, Os trigonum und Os vesalianum sind häufig röntgenologisch nachweisbar. Nach Traumen ist die Differenzierung zwischen einem akzessorischen Fußknochen und einer knöchernen Absprengung wesentlich. Gelegentlich ergeben sich Probleme an der Basis des Metatarsale V, so daß eine Röntgenuntersuchung der Gegenseite anzufertigen ist, da überzählige Fußknochen symmetrisch auftreten.

**Haglund-Exostose**

Hinterer oberer Fersensporn am Tuber calcanei mit Bursa.

## 3.9.13 Haglund-Exostose

*Synonym:* hinterer oberer Fersensporn.

**Definition:** Prominenz des hinteren, oberen lateralen Randes des Tuber calcanei, meist in Verbindung mit einem entzündlichen Schleimbeutel hinter der Achillessehne (Abb. 257).

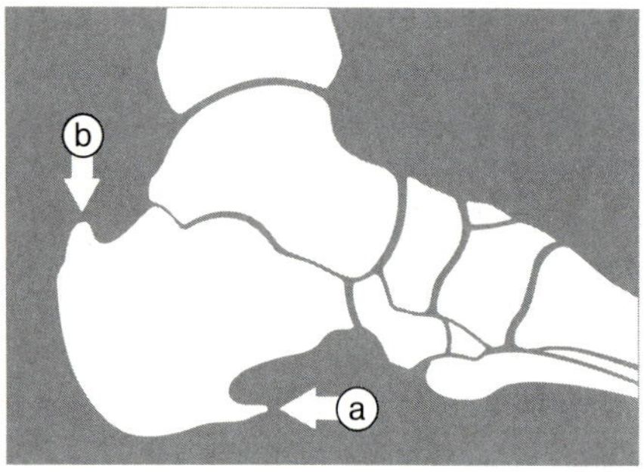


**Abb. 257**
a) Fersensporn,
b) Haglung-Ferse

**Ätiologie:** Meist vom Druck des hinteren Schuhrandes ausgelöste Irritation des Achillessehnenansatzes mit klinischem Symptom einer Bursitis. Röntgenologisch ist die Exostose häufig kleiner als die klinisch tastbare, da ihre Spitze knorplig ausgebildet sein kann.

**Therapie**
Wechsel des Schuhwerkes,
balneophysikalische Maßnahmen.

**Therapie:** Meist durch Wechsel des Schuhwerkes und lokale balneophysikalische Maßnahmen behandelbar, gelegentlich ist jedoch die operative Entfernung des Fersensporns notwendig. Dabei muß auf eine ausreichend großzügige Resektion der Exostose geachtet werden, da anderenfalls Rezidive auftreten können.

**Hinterer unterer Fersensporn**

Häufig auftretend infolge Abflachung des Längsgewölbes.

## 3.9.14 Hinterer unterer Fersensporn

**Ätiopathogenese:** Durch Aufdehnung des Längsgewölbes beim Knick-Senkfuß kommt es zu einer vermehrten Zugbelastung an der Insertion der Plantaraponeurose und der kleinen Fußmuskeln im Sinne einer Insertionstendopathie. Vermehrter Zug induziert eine Verknöcherung des Ansatzgebietes dieser Sehnen (Abb. 257). Häufig findet sich eine Bursa über dem Sporn. *Häufigkeit:* Relativ häufig auftretende (10 % der Bevölkerung), oft ohne Symptome als Zufallsbefund nachweisbare Veränderung.

**Klinik**
lokale Belastungsschmerzen.

**Röntgen**
knöcherner Sporn.

**Klinik:** Belastungsbeschwerden im Bereich des Kalkaneus. Stechender Druckschmerz am medialen Rand des Tuber calcanei auslösbar.
Röntgenologisch vom Kalkaneus plantarwärts zeigende knöcherne Nase (Sporn) unterschiedlicher Länge.

**Therapie:** Versorgung mit einer Einlage mit zentraler Kehlung über der druckdolenten Stelle und gutem Fußgewölbe zur Entlastung der Sehne, Kurzwellen, gelegentlich lokale Kortison-Infiltrationen.
Von einer operativen Behandlung sollte Abstand genommen werden, da Rezidive sehr häufig sind.

**Therapie**
Einlage mit Kehlung,
Kurzwellen.

**Dorsaler Fußhöcker (Silfverskjöld-Exostose)**
Selten auftretender umschriebener Knochenvorsprung am Fußrist, welcher dem Metatarsale I oder dem Os cuneiforme zuzuordnen ist.
Läßt sich durch Änderung des Schuhwerkes keine Besserung hervorrufen, ist die operative Entfernung der Exostose anzuraten.

**Doraler Fußhöcker**
Knochenvorsprung am Fußrist.

Häufig operative Entfernung erforderlich.

## 3.9.15 Arthrosen

**Arthrosen**
Häufig nach Kalkaneusfrakturen und Mittelfußbrüchen.

Arthrosen an den Fußgelenken sind meist Folge von Frakturen, insbesondere nach Kalkaneusfrakturen mit Abflachung des Tuber-Kalkaneus-Winkels. Es kommt zu erheblichen degenerativen Veränderungen des unteren Sprunggelenkes. Nach Mittelfußbrüchen können Arthrosen im Bereich des Mittelfußes (insbesondere im sog. Lisfranc-Gelenk) auftreten.
Sofern Abrollrampen nicht zu einer ausreichenden Minderung der Beschwerden führen, sollten Arthrodesen in den betroffenen Gelenken vorgenommen werden.
Die Arthrose des Großzehengrundgelenkes, häufig ohne Ursache auftretend, wird als **Hallux rigidus** bezeichnet. Beschwerden entstehen durch die Unfähigkeit des Patienten, den Abrollvorgang physiologisch durchzuführen, da das Grundgelenk in seiner Beweglichkeit nach dorsal schmerzhaft eingeschränkt ist.
Röntgenologisch zeigt sich ein verschmälerter Gelenkspalt und ein typischer rosendornartiger Sporn, der im Gegensatz zur medial gelegenen Hallux-valgus-Exostose *dorso*-medial gelegen ist.
Durch Verordnung einer Abrollrampe kann der physiologische Gangablauf wiederhergestellt werden. Die operative Behandlung nach Brandes (Resektion der Basis der Großzehengrundphalanx) führt zu guten Behandlungsergebnissen, so daß die Indikation zur Operation großzügig gestellt werden sollte.

**Therapie**
- Abrollrampe,
- Arthrodesen.

Arthrose des Großzehengrundgelenkes = *Hallux ridigus.*

**Therapie**
- Abrollrampe,
- Operation, z.B. nach Brandes.

## 3.9.16 Luxationsfrakturen des oberen Sprunggelenkes

**Luxationsfraktur im oberen Sprunggelenk**

*Häufigkeit:* Sie sind eine der häufigsten Verletzungen an den lasttragenden Extremitäten mit 10% aller Frakturen.

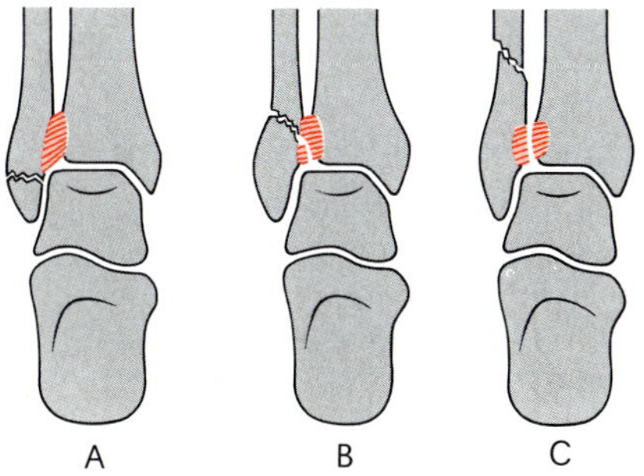


**Abb. 258** Schematische Darstellung der Sprunggelenksfrakturen nach Weber
Typ A: Außenknöchelfraktur unterhalb der Syndesmose, diese ist unbeteiligt
Typ B: Außenknöchelfraktur in Höhe der Syndesmose, deren Beteiligung ungewiß ist
Typ C: Außenknöchelfraktur oberhalb der Syndesmose, die mitbeteiligt ist

**Ursachen:**
meist Supinations-Adduktionsbewegung oder Pronations-Abduktionsstreß.

Einteilung nach Weber:

⇨

**Ursachen:** Umknicken des Fußes nach innen im Sinne eines Supinations-Adduktions-Traumas oder Pronations-Abduktions-Traumas führt zu direkten Gewalteinwirkungen am oberen Sprunggelenk.

**Formen:** Die Einteilung nach Weber erfolgt nach biomechanischen Gesichtspunkten (Abb. 258):

**Typ A:** *Außenknöchelquerbruch* unterhalb der Syndesmose, Bruch des Innenknöchels oder Ruptur des Lig. deltoideum ist möglich.

**Typ B:** *Bruch des Außenknöchels* in Höhe der Syndesmose. Die Syndesmose kann mitverletzt sein (knöcherner Ausriß = Ausriß des Tubercule de chaput). Am Innenknöchel kann eine Bandruptur oder ein Knöchelbruch auftreten. Gelegentlich kommt es zur Absprengung des hinteren lateralen Tibiadreiecks (sog. Volkmann-Dreieck).

**Typ C:** *Fibulafraktur* oberhalb der Syndesmose bis hoch zum Fibulaköpfchen reichend (Typ Maisonneuve). Riß der Membrana interossea distal der Fraktur bis zur Syndesmose, die stets mitverletzt ist. Am Innenknöchel kann eine Bandruptur oder eine Fraktur vorliegen.

**Diagnose**
Schwellung, Schmerzen, Functio laesa.
Röntgen.
**Therapie**
Weber A = Gipsverband,
Weber B + C = operativ
Bandnaht (Syndesmose!),
Osteosynthesen,
Gipsverband 6–8 Wochen.

**Diagnose:** Schwellung, Schmerzen, Functio laesa.
Röntgenologisch wird die Diagnose gesichert.

**Therapie:** Typ Weber A Verletzungen können konservativ behandelt werden.
Weber B und C Verletzungen sind operativ zu behandeln, um die korrekte Länge und Rotation des Außenknöchels wiederherzustellen (Gelenkführung), die Syndesmose zu rekonstruieren und das Innenband zu nähen. Die Nachbehandlung erfolgt in einem Unterschenkelgipsverband bis zur 6. bzw. 8. Woche.

## 3.9.17 Bandverletzungen des oberen Sprunggelenkes

**Bandverletzungen des oberen Sprunggelenkes**
Häufigste Bandverletzungen.
Supinations-Eversionstrauma;
Dehnung, Teilausrisse,
Rupturen:
1. Lig. fibulotalare anterius,
2. Lig. fibulocalcaneare,
3. Lig. fibulotalare posterius.

**Beachte:**
Osteochondrale Abscherfrakturen am Talus.

*Häufigkeit:* Häufigste Bandverletzungen des Menschen.
**Ursachen:** Pathophysiologisch sind Supinations-Eversionstraumen Grund für die Verletzungen des lateralen Bandapparates. In Abhängigkeit von den auf den Bandapparat einwirkenden Kräften kommt es zunächst zu Überdehnungen, Teilausrissen, später zu Rupturen, zunächst des Lig. fibulotalare anterius, dann zum zusätzlichen Riß des Lig. fibulocalcaneare. Alle 3 Bänder (einschließlich des Lig. fibulotalare posterius) sind selten verletzt.
**Begleitverletzungen** sind osteochondrale Abscherfrakturen an der Talusrolle.

**Diagnose**
Schwellung, Druckschmerz,
verstärkt bei Varusstreß
**Röntgen**
gehaltene Aufnahme:
vermehrt Aufklappbarkeit in beiden Ebenen.

**Diagnose:** starke Weichteilschwellung, erhebliches Hämatom über dem Außenknöchel, Druckschmerzen im Bandverlauf, Schmerzverstärkung bei Varusstreß.
Die Diagnose wird durch *gehaltene* Aufnahmen des lateralen Bandapparates gesichert. Hierbei kommt es in der ap. Ebene zur Taluskippung und in der seitlichen Aufnahmetechnik zum Talusvorschub (Abb. 259 und s. Abb. 6).

**Therapie**
Distorsion: konservativ.
Ruptur von 2 und mehr Bändern:
Bandnaht.
Veraltete Ruptur: Bandplastik mit der Fibularis-brevis-Sehne, die umgelagert wird.

**Therapie:** Bei Distorsion Salbenverbände.
Bei nachgewiesenem Riß mindestens zweier Bänder operative Wiederherstellung durch Bandnähte. Unterschenkelgehgipsverband für 6 Wochen oder funktionelle Nachbehandlung mit Orthesen oder Spezialschuhen, die nur Scharnierbewegungen erlauben, nicht aber eine Supination.

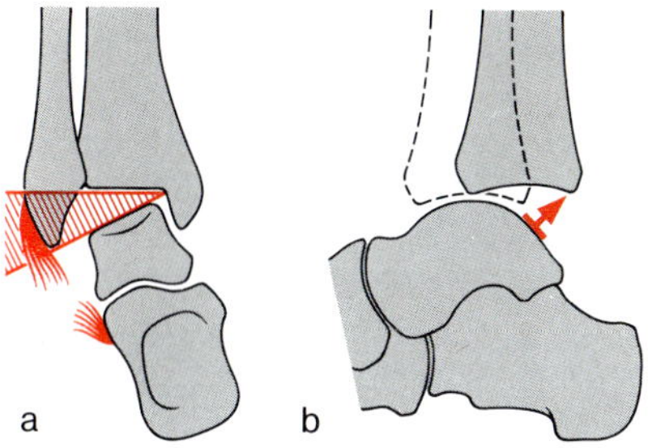


**Abb. 259**
Röntgenbefunde bei Verletzung der Außenknöchelbänder
a) Taluskippung
b) Talusvorschub

Liegen veraltete Instabilitäten vor, empfiehlt sich bei häufigem Umknicken und rezidivierenden Beschwerden im Bereich des oberen Sprunggelenkes der Bandersatz. Dieser kann mit der Fibularis-brevis-Sehne vorgenommen werden, die, durch knöcherne Kanäle umgelagert, den Bandverlauf imitiert.

## 3.9.18 Habituelle Peronaealsehnenluxation

Die Peronaealsehnen, die hinter dem Außenknöchel zum Mittelfuß ziehen, können bei Dorsalextension des Fußes nach vorne luxieren, sofern eine flache Malleolarrinne vorliegt. Beschwerden treten bei vermehrter Belastung der unteren Extremitäten auf.

Bei Dorsalextension des Fußes Sehnenluxation.
**Habituelle Patellaluxation**

**Therapie:** Durch Versetzung einer Knochenlamelle von der Fibula nach dorsal kann die knöcherne Führung der Peronaealsehnen verbessert werden. Üblicherweise werden heute jedoch plastische Ersatzmaßnahmen des Retinaculums bevorzugt. Hierbei kommen häufig Duraplastiken zur Anwendung. Die postoperative Behandlung erfolgt mit einer Gipsruhigstellung (Unterschenkelgehgips) für 6 Wochen.

**Therapie**
Versetzung einer Knochenlamelle,
Retinakulumplastiken,
Gipsbehandlung.

# Literatur


Albrecht, H. J.: Rheumatologie für die Praxis. Karger, Basel 1975

Bamberger, H., E. Gugler: Die akute Osteomyelitis im Kindesalter. Schweiz. Med. Wochenschr. **113** (1983) 1219–1288

Bateman, J. E.: The Shoulder and Neck. Saunders, Philadelphia – London – Toronto 1972

Bauer, A.: Die operative Behandlung der Skoliose. Huber, Bern – Stuttgart – Wien 1979

Baumgartl, F., H. Kremer, H. W. Schreiber (Hrsg.): Spezielle Chirurgie für die Praxis in 4 Bänden. Thieme, Stuttgart 1976

Becker, W., H. Krahl: Die Tendopathien. Thieme, Stuttgart 1978

Bernbeck, E., G. Dahmen: Kinderorthopädie. Thieme, Stuttgart 1983

Biener, K., S. Fasler: Sportunfälle, Epidemiologie und Prävention – Lehre, Forschung, Verhütung. Huber, Bern – Stuttgart – Wien 1978

Blauth, W., M. Blauth: Zur Theorie und Praxis der angeborenen Unterschenkelpseudarthrosen. Z. Orthop. **119** (1981) 36–53

Burri, C., A. Rüter (Hrsg.): Verletzungen des Schultergürtels. Hefte Unfallheilkunde 160. Springer, Berlin – Heidelberg – New York 1982

Catterall, A.: Legg-Calvé-Perthes-Syndrome. Clin. Orthop. **158** (1981) 41–52

Chapchal, G.: Kongenitale Dysplasien und Defekte der unteren Extremität. Thieme, Stuttgart 1986

Colloquia rheumatologica – Aktuelle Rheumaprobleme, Heft 21 (1984): Arthrosen, Ursachen – Verlauf – Behandlung (Hrsg. D. Brackertz); Heft 28 (1986): Knorpelschaden – Knorpelschutz (Hrsg. U. Gerlach, H. H. Mathias, W. Wirth) mit Beiträgen von D. Brackertz, H. G. Faßbender, H. Greiling, H. Hartmann, P. Otte. Werk-Verlag Dr. E. Banaschewski, München – Gräfelfing

Dahlin, D. C.: Bone Tumors. 3. Aufl. Thomas, Springfield 1978

Dambacher, M. A., J. Ittner, Roegsegger: Neue Aspekte zur Pathogenese (und Therapie) der Osteoporose. Therapiewoche **35** (1985) 1879

Debrunner, A. M.: Orthopädie. Huber, Bern – Stuttgart – Toronto 1985

Dihlmann, W.: Gelenke, Wirbelverbindungen. Klinische Radiologie. Thieme, Stuttgart 1987

Dominok, G. W., H. G. Knoch: Knochengeschwülste und geschwulstähnliche Knochenerkrankungen, 3. Aufl. Fischer, Jena 1982

Echtermeyer, V.: Das Kompartment Syndrom. Hefte Unfallheilkunde 169. Springer, Berlin – Heidelberg – New York 1985

Enzinger, F. M., S. W. Weiss: Soft tissue tumors. Mosby, St. Louis – Toronto – London 1983

Ficat, P.: Vaskuläre Besonderheiten der Osteonekrose. Orthopädie **9** (1980) 238–244

Freyschmidt, J.: Knochenerkrankungen im Erwachsenenalter. Springer, Berlin – Heidelberg – New York 1980

Freyschmidt, J.: Gelenkerkrankungen, Röntgenologische Diagnose und Differentialdiagnose. Springer, Berlin – Heidelberg – New York – Tokyo 1985

Gläser, A.: Klinische Pathologie der Geschwülste, Lfg. I. Fischer, Stuttgart 1974

Graf, R.: Ultraschalldiagnostik bei Säuglingshüften. Orthop. Praxis **8** (1982) 583–624

Gschwend, N.: Die operative Behandlung der chronischen Polyarthritis, 2. Aufl. Thieme, Stuttgart 1977

Häring, R., H. Zilch (Hrsg.): Chirurgie mit Repetitorium, 2. Aufl. Walter de Gruyter, Berlin – New York 1988

Hajdu, S. I.: Pathology of soft tissue tumors. Lea & Febiger, Philadelphia 1979

Hartl, P. W.: Ankylosierende Spondylitis. Morbus Strümpell-Marie-Bechterew. Werk-Verlag Dr. E. Banaschewski, München – Gräfelfing 1982

Hermanek, P.: Klinische Pathologie der Weichteiltumoren. Chirurg **48** (1977) 685

Hohmann, D., R. Uhlig: Orthopädische Technik. Enke, Stuttgart 1982

Jäger, M., C. Wirth: Praxis der Orthopädie. Thieme, Stuttgart – New York 1986

Jerusalem, F.: Muskelerkrankungen. Thieme, Stuttgart – New York 1979

Kotz, R., M. Salzer-Kuntschik, G. Lechner, et al.: Knochentumoren. In: Orthopädie in Praxis und Klinik (Hrsg. A. N. Witt, H. Rettig, K. F. Schlegel, M. Hackenbroch, W. Hupfauer), Bd. III, Teil 2. Thieme, Stuttgart – New York 1984

Krämer, J.: Funktionelle Behandlung der Hüftdysplasie und Hüftverrenkung. Bücherei des Orthopäden 11. Enke, Stuttgart 1975

Laer, L. v.: Frakturen und Luxationen im Wachstumsalter. Thieme, Stuttgart-New York 1986

Lange, M., E. Hipp: Lehrbuch der Orthopädie und Traumatologie. Bd. I und II. Enke, Stuttgart 1976

Louis, R.: Die Chirurgie der Wirbelsäule. Springer, Berlin – Heidelberg – New York – Tokyo 1985

Mathies, H. (Hrsg.): Handbuch der inneren Medizin, Bd. VI, Rheumatologie B, Spezieller Teil I, Gelenke. Springer, Berlin – Heidelberg – New York 1984

Merle d'Aubigné, R. Postel, M. Mazarbraud, et al.: Idiopathic necrosis of the femoral head in adults. J. Bone Surg. **47** B (1965) 612

Müller, K. H.: Stoffwechselerkrankungen. In: Orthopädie in Praxis und Klinik (Hrsg. A. N. Witt, H. Rettig, K. F. Schlegel, M. Hackenbroch, W. Hupfauer), Bd. III, Teil 1. Thieme, Stuttgart – New York 1984

Müller, M. E.: 12 Osteotomie an der Hüfte. Springer, Berlin – Heidelberg – New York 1973

Müller, M. E., M. Allgöwer, R. Schneider, H. Willenegger: Manual der Osteosynthese. Springer. Berlin – Heidelberg – New York 1976

Müller, W.: Das Knie. Springer, Berlin – Heidelberg – New York 1982

Müller, W., F. Schilling: Differentialdiagnose rheumatischer Erkrankungen. Aesopus Wsb, Wiesbaden 1982

Mumenthaler, M., H. Schliack (Hrsg.): Läsionen peripherer Nerven: Diagnostik und Therapie. Thieme, Stuttgart – New York 1982

Munzinger, U., L. Dubs, R. Buchmann, et al.: Das femuropatellare Gelenk. Orthopädie **14** (1985) 247–265

New Trends in Osteoarthritis (Hrsg. E. C. Huskissen, G. Katenag). Deutschsprachige Ausgabe mit Beiträgen von D. S. Howell, J. C. Pita, J. L. Woesner, M. Lequesne, J. G. Peyron, E. L. Radin, L. Sokoloff. Karger, Basel 1982

Niethard, F. U.: Die Form-Funktionsproblematik des lumbosakralen Übergangs. In: Die Wirbelsäule in Forschung und Praxis (Hrsg. H. Junghanns), Bd. 90. Hippokrates, Stuttgart 1981

Nigst, H., D. Buch Gramcko, H. Millesi (Hrsg.): Handchirurgie in 2 Bänden. Thieme, Stuttgart – New York 1981

Rabl, C. R. H., W. Myga: Orthopädie des Fußes, 6. Aufl. Enke, Stuttgart 1982

Reichelt, A.: Die idiopathische Hüftkopfnekrose. Z. Orthop. **106** (1969) 273

Ringe, J. D.: Klinik und Therapie des Morbus Paget (Ostitis deformans). Dtsch. Med. Wochenschr. **108** (1983) 1207

Ross, R.: Die hämatogene Osteomyelitis im Kindesalter. Perimed, Erlangen 1985

Schajowicz, F.: Tumors and tumorlike lesions of bone and joints. Springer, New York 1981

Schenk, P., H. Willenegger: Zur Histologie der primären Knochenheilung. Unfallheilkunde **80** (1977) 155–160

Schirmer, M.: Querschnittslähmungen. Springer, Berlin – Heidelberg – New York 1986

Schneider, R.: Die Totalendoprothese der Hüfte. Aktuelle Probleme in Chirurgie und Orthopädie, Bd. 24. Huber, Bern – Stuttgart – Wien 1982

Suezawa, Y., H. A. C. Jacob: Zur Äthiologie der Spondyloisthesis. In: Die Wirbelsäule in Forschung und Praxis (Hrsg. H. Junghanns), Bd. 94. Hippokrates, Stuttgart 1981

Torklus, D. v., W. Gehle: Die obere Halswirbelsäule. Thieme, Stuttgart 1983

Waldvogel, F. A., H. Vasey: Osteomyelitis: the past decade. N. Engl. J. Med. **303** (1980) 360–370

Weber, U., K. Müller: Periphere Weichteiltumoren. Thieme, Stuttgart 1983

Weber, U., H. Rettig, H. Jungbluth (Hrsg.): Knochen- und Gelenktuberkulose. Perimed, Erlangen 1985

Welfing, J., J. Macnab, N. Gschwend, et al.: Der Schulterschmerz und die sogenannte Periarthritis humeroscapularis. Orthopädie **10** (1981) 185–205

Willert, H. G.: Pathogenese und Klinik der spontanen Knochennekrosen. Orthopädie **10** (1981) 19–39

Witt, A. N., H. Rettig, K. F. Schlegel, et al. (Hrsg.): Orthopädie in Praxis und Klinik in 7 Bänden. Thieme, Stuttgart – New York

Zichner, L.: Die Systemerkrankungen des Skelettes. Therapiewoche **29** (1979) 8402–8420

# Sachwortverzeichnis

## A



## B



## C

# D



# E



# F



# G



# H



# I



# K

## L



## M



## N

# T



# U



# V



# W



# X



# Y



# Z